ALLGEMEINE UND SPEZIELLE CHIRURGISCHE

# OPERATIONSLEHRE

VON

**DR. MARTIN KIRSCHNER**
O. PROFESSOR · DIREKTOR DER CHIRURGISCHEN KLINIK
DER UNIVERSITÄT TÜBINGEN



ZWEITER BAND

SPEZIELLER TEIL I

## DIE EINGRIFFE IN DER BAUCHHÖHLE

MIT 395 ZUM GRÖSSTEN TEIL FARBIGEN ABBILDUNGEN

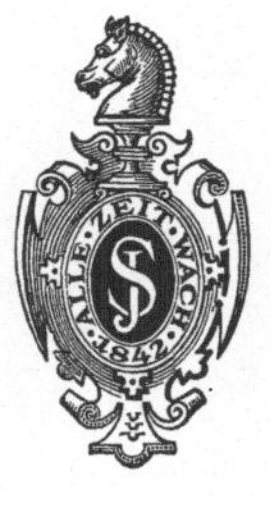

BERLIN
VERLAG VON JULIUS SPRINGER
1932

ISBN-13: 978-3-642-47208-4 e-ISBN-13: 978-3-642-47558-0
DOI: 10.1007/ 978-3-642-47558-0


Softcover reprint of the hardcover 1st edition 1932

# Vorwort zum zweiten Bande.

Seit dem Erscheinen des ersten Bandes, des Allgemeinen Teiles meiner Operationslehre, sind 4 Jahre vergangen. Der zweite Band hat sich also wider mein und meiner Leser Erwarten ungebührlich verspätet. In dieser Zeit haben mir zahlreiche Bezieher des ersten Bandes und einzelne Buchhändler schwere Vorwürfe wegen des langen Ausbleibens der Fortsetzung des angefangenen Werkes gemacht, so daß ich die Gelegenheit des Erscheinens des zweiten Bandes benutze, seine Verzögerung zu erklären und zu entschuldigen.

Infolge der unerwarteten Verlegung des Feldes meiner beruflichen Tätigkeit von Königsberg Pr. nach Tübingen im Herbste 1927 mußte ich auf Jahre die praktisch-klinische Seite meiner Arbeit auf Kosten der wissenschaftlich-theoretischen Betätigung stark in den Vordergrund rücken. Abgesehen davon, daß ich in der chirurgischen Klinik in Tübingen mit ihren 265 etatsmäßigen Betten ein erheblich größeres Krankenmaterial als an der Königsberger Klinik antraf, bedeutete das Vertauschen eines seit vielen Jahren auf mich reibungslos eingespielten klinischen Apparates mit einer neuen Umgebung, bedeutete der Ersatz fast meiner sämtlichen seit Jahren eingearbeiteten Assistenten durch neue Mitarbeiter für mich die Notwendigkeit einer Steigerung der praktischen Arbeit in der Klinik. Denn der Kliniker gehört, will er die im ersten Bande meiner Operationslehre geforderten Eigenschaften des wahren Chirurgen nicht verleugnen, in erster Linie seinen Kranken, seinen Studenten und seinen Assistenten, und erst in zweiter Linie kommt sein theoretisches und literarisches Wirken.

Aber auch bei der Verteilung der für die wissenschaftliche Tätigkeit verfügbar bleibenden Zeit darf der Leiter einer Universitätsklinik die Bearbeitung ihn anziehender neuer Fragen seines Faches nicht zugunsten eines Lehrbuches auf Jahre vollständig abdrosseln, sofern er sich zur Mitarbeit an den Fortschritten der Wissenschaft überhaupt berufen fühlt. Ob allerdings meine in dieser Richtung liegenden Versuche der letzten Jahre mich bei den Beziehern meiner Operationslehre ausreichend entlasten werden, wage ich nicht zu entscheiden.

Die Ausgestaltung des ersten Bandes für eine inzwischen erschienene amerikanische und eine im Erscheinen begriffene spanische Auflage zog weitere Arbeitskräfte von der Fortführung des Werkes ab. In einer Zeit, wo die deutsche Wissenschaft und das deutsche Buch um ihre Weltgeltung kämpfen, glaubte ich, mich auch aus vaterländischen Rücksichten dieser Pflicht nicht entziehen zu dürfen.

Der Umstand, daß die beiden Übersetzungen des ersten Bandes von den ausländischen Verlegern ohne Rücksicht auf den Zeitpunkt der Fertigstellung des Gesamtwerkes betrieben wurden, ist mir eine Bestätigung meiner stets vertretenen Ansicht, daß der erste Band als „Allgemeine chirurgische Operationslehre" ein in sich abgeschlossenes Ganzes bildet, der ebenso wenig wie ein „Lehrbuch der Allgemeinen Chirurgie" unbedingt oder unmittelbar eine Fortsetzung durch einen „Speziellen Teil" verlangt. Gerade dieser Hinweis scheint mir die Vorwürfe über die Verzögerung des Erscheinens des „Speziellen Teiles" am wirksamsten zu entkräften.

Ferner bitte ich, eine andere starke, wenn auch nur kurzfristige Zeitbelastung mir bei der Verzögerung der Operationslehre als mildernden Umstand anzurechnen: Die Übernahme des Rektoramtes an der Tübinger Universität. Ich bin der Ansicht, daß die Rücksicht auf die Verfolgung literarischer Arbeiten auch nicht den durch seine zeitraubende operative Tätigkeit bereits stark belasteten Inhaber des chirurgischen Lehrstuhles berechtigt, das höchste Ehrenamt, das die Universität zu vergeben hat, auf die Dauer abzulehnen.

Zu all diesen Hindernissen aber kam ein außerordentliches, außerhalb meines engeren Berufskreises liegendes Ereignis, das in dem Arbeitsprogramm meines Lebens nicht vorgesehen war und meine Zeit ungewöhnlich beanspruchen mußte: Der Neubau der Chirurgischen Universitätsklinik Tübingen. Für den Klinikdirektor bedeutet ein derartiger Bau eine schwere und umfangreiche Verantwortung: Gewaltige, in der heutigen Notzeit doppelt wertvolle Kapitalien — hier mehr als 5 Millionen Mark — werden verausgabt. Und die Gestaltung der neuen Klinik wird durch viele Generationen auf das Schicksal tausender von Menschen und auf zahlreiche Verhältnisse mitbestimmend einwirken: Auf das Schicksal der Kranken, auf die Ausbildung der Studenten und auf die Fortbildung der Ärzte, auf die Tätigkeit der Angestellten, auf das Wirken des männlichen und des weiblichen Pflegepersonals und der Schwestern, auf die Durchbildung der Assistenten, auf die Auswahl in der Person und auf das Wirken der künftigen Klinikleiter, auf das gesamte wissenschaftliche Leben der Klinik und hierdurch auf ihre Stellung zur übrigen wissenschaftlichen Welt im In- und Auslande und auf ihren Anteil an den Fortschritten der chirurgischen Wissenschaft.

Wer die Mitwirkung und Verantwortung des Klinikleiters bei der Gestaltung eines derartigen Baues nicht allein auf die theoretische Zusammenfassung seiner Forderungen und Wünsche und auf die Durchsicht der ihm hierauf von dem Architekten unterbreiteten Pläne beschränkt, sondern wer ihm darüber hinaus das Recht und die Pflicht der selbständigen baulichen Gestaltung nach eigenen Entwürfen zuerkennt — wie ich das in meiner Arbeit über den „Neubau der Chirurgischen Universitätsklinik Tübingen im „Chirurg“ 1929/30 zu schildern versuchte —, der wird sich eine ungefähre Vorstellung von meiner Belastung durch den Klinikbau, von der zwangsläufigen Umstellung des Geistes auf Bauprobleme und von der Entfremdung des gesamten Denkens von chirurgischen Fragestellungen machen können. Es ist schwer, die Einzelheiten einer Magenoperation zu Papier zu bringen, während die Nieteinschläge an dem Eisenskeletbau der neuen Klinik dem Schreiber die Mahnung ins Bewußtsein hämmern, daß von Minute zu Minute unter seiner Verantwortung ein nunmehr unabänderliches Bauwerk emporwächst; und es bedarf einer gewaltsamen Umstellung des Geistes, um mit seinem Zeichner die Feinheiten eines operativen Eingriffes im Bilde festzuhalten, während am Nebentisch der Plan der neuen Operationsanlage oder des neuen Röntgeninstitutes mit Architekten und Fachmännern bis auf den letzten Steckkontakt gezeichnet werden soll. Vielleicht wird daher die heute im Rohbau bis zum 12. Geschoß fertig dastehende, gleichzeitig mit dem Erscheinen dieses Bandes unter Dach gekommene neue Chirurgische Klinik zu Tübingen für mich zu einem Sühnemal, das mich auf die Verzeihung der ungeduldigen und nicht immer freundlichen Mahner meiner Operationslehre hoffen läßt.

Unter dem zusammenwirkenden Druck dieser zahlreichen Umstände mußte ich, wollte ich die Fertigstellung des an sich schon ungebührlich verzögerten Werkes nicht auf unabsehbare Zeit hinausschieben, schweren Herzens von meinem ursprünglichen Plane Abstand nehmen, die gesamte Operationslehre mit einem Mitarbeiter als eine einheitliche gemeinsame Arbeit zu gestalten. Eine Änderung in dieser Richtung lag um so näher, als die durch meine Übersiedelung nach Tübingen bedingte räumliche Trennung von dem Mitbearbeiter des ersten Bandes das weitere hierfür erforderliche Hand-in-Hand-Arbeiten unmöglich machte.

Zudem mußte ich bei der Bearbeitung einzelner Grenzgebiete feststellen, daß mir hier vielfach die eingehenden Kenntnisse fehlten, wie sie gerade für eine straff zusammenfassende Darstellung unerläßlich sind. Ich glaubte aber, auf die Aufnahme wichtiger Nachbargebiete in meine Operationslehre, die auf allen Gebieten des chirurgischen Handelns ein getreuer Ratgeber sein will, nicht verzichten zu dürfen. Zu einer Zeit, wo in den Lehrbüchern der Gynäkologie die Magenresektion und die Eingriffe am Gallensystem abgehandelt werden, wo in den Operationslehren der Otolaryngologen die Hirnchirurgie und die Kropfoperationen einen breiten Raum einnehmen, könnten die Vertreter dieser Gebiete gegen eine chirurgische Operationslehre mit Recht den Vorwurf der Mißachtung ihrer Kunst erheben, wenn sie den Eingriffen ihres Faches nicht den gebührenden breiten Platz einräumen würde.

Daher entschloß ich mich, umfangreiche Gebiete zu selbständiger Bearbeitung abzugeben. Ich freue mich, in den Herren Guleke-Jena, Kleinschmidt-Wiesbaden, Lautenschläger-Berlin und Wagner-Berlin rühmlichst bekannte Mitarbeiter gefunden zu haben, die den auf die Fortsetzung der Operationslehre wartenden Beziehern des ersten Bandes eine angenehme Überraschung verbürgen.

Durch diese Aufteilung des Stoffes unter mehrere Bearbeiter wird es voraussichtlich möglich sein, den Speziellen Teil in kurzer Zeit vollständig erscheinen zu lassen.

Der Herr Verleger hat mir bei der textlichen und bildlichen Gestaltung dieses zweiten Bandes meiner Operationslehre trotz des gegenwärtigen Tiefstandes der Wirtschaft unseres Vaterlandes und der ganzen Welt keine Beschränkung auferlegt, so daß auch dieses Buch in mustergültiger und würdiger Ausstattung erscheinen kann. Das Werk legt hierdurch zugleich Zeugnis ab von dem festen und unbeirrbaren Glauben an die Zukunft und den Wiederaufstieg des deutschen Volkes!

Tübingen, Dezember 1931.

Professor Dr. **Kirschner.**

# Inhaltsverzeichnis.

# DIE EINGRIFFE
# IN DER BAUCHHÖHLE

# A. Der Bauchschnitt. (Die Laparotomie.)

Die Ausgestaltung der Technik der Bauchchirurgie, die Sicherheit, abdominelle Eingriffe ohne erhebliche Gefahren durchzuführen, die Widerstandskraft der Bauchhöhle gegenüber operativen Schädigungen, der verführerische Reiz, Diagnosen nach Eröffnung der Leibeshöhle durch unmittelbare Besichtigung zu stellen, hat die Ehrfurcht der Chirurgen vor der Eröffnung der Bauchhöhle stark gemindert. Es sei daher ins Gewissen zurückgerufen, daß jede Laparotomie eine sorgfältige Indikationsstellung verlangt, und daß ein Kranker, dessen Bauchdecken einmal mit einem größeren Schnitt durchtrennt wurden, in den meisten Fällen einen lebenslänglichen Schaden behält.

## 1. Die Vorbereitung und die Lagerung des Kranken.

In denjenigen Fällen, in denen die Art des Leidens eine mehrtägige Wartezeit gestattet, unterscheidet sich die Vorbereitung des Kranken auf einen Eingriff in der Bauchhöhle kaum von der Vorbereitung bei anderen Eingriffen. Sie erfolgt nach den in Bd. I, S. 6 f. aufgestellten Grundsätzen. Hierbei mag die Einschränkung der Nahrung und die Entleerung des Darmes ohne Übertreibung etwas stärker betont werden, da durch eine gründliche Entleerung der Därme das Aus- und Einpacken der Baucheingeweide erleichtert, die Gefahren ihrer Eröffnung gemindert und an die Haltbarkeit der Darmnähte zunächst geringere Anforderungen gestellt werden. Bei dem Bestehen eines wenn auch nur geringfügigen Darmverschlusses wird man jedoch mit der Verabreichung von Abführmitteln besonders zurückhaltend sein, da das Anpeitschen des vor einer Verengerung gelegenen Darmabschnittes stürmische Erscheinungen herbeiführen kann.

Wird der Eingriff nicht am frühen Morgen, sondern später als drei Stunden nach dem Erwachen begonnen, so kann auch vor Bauchoperationen als Frühstück eine Tasse Kaffee oder Tee und etwas Zwieback bewilligt werden. Bei Operationen am Magen wird, wenn keine Blutungs- oder Perforationsgefahr besteht, der Magen am Abend vor dem Eingriff sauber gespült und eine halbe Stunde vor dem Eingriff ausgehebert. Manche Operateure hebern selbst bei erfolgter Magenperforation den Magen aus; eine Spülung ist aber unbedingt verboten. Ich widerrate jedoch auch die Ausheberung, weil die hierdurch ausgelösten Würgebewegungen Mageninhalt in die Bauchhöhle pressen können.

Verlangt die Art des Leidens den unverzüglichen Beginn des Eingriffes, so darf, abgesehen von den im Band I beschriebenen Vorbereitungen allgemeiner Natur, die gründliche Ausspülung des Magens dann nicht vergessen werden, wenn die Kranken an Erbrechen, womöglich an Koterbrechen leiden (Miserere!) oder in den letzten Stunden gegessen haben.

Die künstliche Entleerung des Magens begegnet der Gefahr, daß während der Operation Mageninhalt durch die Speiseröhre in den Schlund fließt und von dem betäubten oder in seinen Reflexen beeinträchtigten Kranken aspiriert wird, was zum Erstickungstod oder zur Aspirationspneumonie führen kann. Im Hinblick auf diese Möglichkeiten ist in derartigen Fällen auch mit der Beckenhochlagerung Vorsicht geboten. Oft läßt sich das gefürchtete Ausfließen von Mageninhalt in die Speiseröhre nach Eröffnung der Bauchhöhle durch das Anlegen einer elastischen Klemme um die Speiseröhre dicht oberhalb der Kardia verhindern.

Um die Entleerung des Dickdarms zu erleichtern, erhalten alle Kranken während der Dauer der Laparotomie ein Mastdarmrohr.

Da die Bauchhöhle zumeist von der Vorderseite eröffnet wird, so ist die gewöhnliche Lage der Kranken bei einer Bauchoperation die Rückenlage. Besonders die in den mittleren Abschnitten zwischen dem Zwerchfell und dem Promontorium gelegenen Gebilde der Leibeshöhle werden durch lordotische Krümmung des zugehörigen Wirbelsäulenabschnittes gehoben, wie das durch Unterschieben einer Rolle, am besten in Form eines aufblasbaren Luftkissens unter das Kreuz, geschieht (Bd. I, Abb. 20). Da diese Lagerung für den unbetäubten Kranken unbequem oder schmerzhaft ist, so wird das Luftkissen im Bedarfsfalle erst nach eingetretener Betäubung aufgeblasen. Man darf nicht vergessen, vor dem Wiedereinpacken der hervorgeholten Baucheingeweide oder vor dem Beginn der Bauchdeckennaht die Erhöhung unter dem Kreuz zu beseitigen, was beim Luftkissen einfach durch Öffnung des Verschlußhahnes geschieht.

Die Lage des menschlichen Körpers im Raum hat bei offener Bauchhöhle einen erheblichen Einfluß auf die Lage der einzelnen Baucheingeweide, namentlich der an ihrem langen Mesenterium hängenden Dünndarmschlingen. Wir machen bei der Eröffnung der Bauchhöhle von dieser Möglichkeit der Lageverschiebung des Bauchinhaltes einen ausgedehnten Gebrauch, um das eine Mal das kranke Organ möglichst in die Bauchdeckenwunde einzustellen, und um das andere Mal störende Därme, vor allem den Dünndarm, aus dem Operationsgebiete zu entfernen. Die Gegend des in Angriff zu nehmenden Organes soll bei der Lagerung den höchsten Punkt der Bauchhöhle bilden. Nach den Untersuchungen meines früheren Assistenten GRUBE (Chirurgenkongreß 1927) besteht hierbei keine Gefahr, daß umschriebene freie Eiteransammlungen sich bei geschlossener Bauchhöhle der Schwere nach senken und andere Teile der Bauchhöhle infizieren, so daß wir auch infizierte Abschnitte der Bauchhöhle, z. B. die Umgebung eines durchgebrochenen Wurmfortsatzes unbedenklich hochlagern können.

An sich lagert man den Kranken mit dem Oberkörper höher (Beckentieflagerung) bei Operationen kranial vom Nabel, also vor allem bei Eingriffen an Gallenblase und Magen. In Verbindung mit vertiefter Betäubung läßt der Zug des Lebergewichtes an dem weniger gespannten Zwerchfell diese Organe oft beträchtlich unter dem Rippenbogen hervortreten, und die Dünndärme sinken in das kleine Becken. Bei Eingriffen kaudal vom Nabel wende ich zumeist, bei Eingriffen im kleinen Becken wende ich regelmäßig Beckenhochlagerung an. Bei jedem Eingriff, wo die Beckenhochlagerung auch nur im entferntesten in Frage kommt, schnalle ich den Kranken von vornherein in entsprechender Lage mit rechtwinklig abgeknickten Knien fest, so grundsätzlich bei allen die Bauchhöhle kaudal vom Nabel eröffnenden Schnitten, z. B. bei Bruch- und Appendixoperationen. Bei steiler Beckenhochlagerung gleitet die von der Blasenwand auf die Innenfläche der vorderen Bauchwand übergehende Umschlagsfalte des Bauchfells unter Umständen um mehrere Zentimeter nabelwärts, namentlich bei gefüllter Blase. Man kann alsdann oberhalb der Symphyse leichter als bei waagerechter Lage des Kranken extraperitoneal zur Blase gelangen, weshalb diese Stellung bei der Sectio alta bevorzugt wird. Hinsichtlich der Technik, Gefahren und Gegenanzeigen der Beckenhochlagerung wird auf Bd. I, S. 45 f. verwiesen.

Die Vorzüge meiner gürtelförmigen Spinalanästhesie, bei der in ununterbrochener Beckenhochlagerung der kaudale Teil des Duralsackes von einer Luftblase eingenommen wird, sind jedoch gerade bei den Bauchoperationen gegenüber anderen Schmerzbetäubungen so entscheidend, daß der von diesem Anästhesieverfahren unzertrennlichen Beckenhochlagerung in der Regel der Vorrang vor anderweitig begründeten Lagerungen eingeräumt wird.

Auch von der Verlagerung der Eingeweide durch Drehung um die Längsachse des Körpers (rechter Seitentieflage — linker Seitentieflage) mache ich ausgiebig Gebrauch, z. B. bei Operationen am Wurmfortsatz, an der Gallenblase, am Magen und an der Milz. Hierzu gehört natürlich ein auch um die Längsachse drehbarer Tisch. Zumeist wird hierbei die Seitenlagerung mit Beckenhochlagerung oder Beckentieflagerung vereinigt, so daß der Körper in zwei Ebenen schräg liegt. Bei Eingriffen, die sich in den rückennahen Teilen einer Bauchseite abspielen, z. B. bei Milzoperationen, kann die Lagerung des Körpers vollkommen auf eine Seite zweckmäßig sein (Nierenoperationslage), wobei beide Arme auf der gleichen Seite des Operationstisches festgemacht werden (Bd. I, S. 52 f.).

Zumeist steht der Operateur beim Bauchschnitt rechts vom Kranken. Ihm gegenüber steht der erste Assistent, fußwärts davon der Instrumenteur mit dem Instrumententisch, links von dem Operateur, gelegentlich auch ihm gegenüber der zweite Assistent. Bei den in Beckenhochlagerung stattfindenden Eingriffen steht der Operateur meist links, der erste Assistent rechts, der Instrumenteur tritt ans Kopfende, der zweite Assistent neben den Operateur ans Fußende des Kranken. Bei Eingriffen, die sich unter einem Rippenbogen abspielen (Gallenoperationen, Milzoperationen), steht der Operateur am besten auf der gegenüberliegenden Seite.

Das Anzeichnen des Hautschnittes und das Abdecken des Operationsfeldes geschehen nach den in Bd. I, S. 213 f. angegebenen Vorschriften. Zur Verhinderung einer Berührung der Baucheingeweide mit der Haut und mit dem zu ihrer Desinfektion verwendeten Mittel bestreiche ich nach der Bepinselung der Haut mit Tanninalkohol die Gegend des mit meiner Farblösung angezeichneten Bauchdeckenschnittes in weitem Umkreise mit Mastisol und beklebe diese Stelle mit einem großen Stück durchsichtigen Kondomgummistoffes (Hersteller Schack & Pearson, Hamburg). Nun erfolgt eine eng begrenzte Abdeckung mit Tüchern, die über die Gummiplatte gelegt werden, wobei es zweckmäßig ist, im einzelnen folgendermaßen zu verfahren: 1. werden von dem angezeichneten Schnitte ab die kaudalen Abschnitte des Körpers mit einem großen Tuch abgedeckt, 2. werden die kranialen Abschnitte einschließlich des Narkotiseurs mit einem großen Tuch abgedeckt, wobei der äußere Rand des großen Abdecktuches an meinem „Operationsgalgen" zeltartig mit Klammern befestigt wird, 3. und 4. werden die beiden Seiten durch je ein kleines Tuch abgedeckt. Der Schnitt wird alsdann durch die in der Mitte des abgedeckten Feldes freiliegende Kondomgummiplatte geführt.

Zur gründlichen Untersuchung und unbehinderten Inangriffnahme des in der Bauchhöhle gelegenen Krankheitsherdes müssen die Ränder der Bauchdeckenwunde gehörig auseinander gezogen werden. Es geschieht das durch Einsetzen der von den Assistenten bedienten Bauchdeckenhaken. Der abgestufte Zug an diesen Haken entfaltet nicht allein die Bauchwunde in beliebiger Richtung und in beliebiger Form, sondern die absichtliche Ungleichmäßigkeit des ausgeübten Zuges ermöglicht es auch bis zu einem gewissen Grade, die Bauchöffnung über entferntere Teile des Bauchraumes zu verlagern. Erschweren vorquellende Eingeweide den Einblick oder den Zugang in die Tiefe des Bauchraumes, so werden sie mit geraden Bauchdeckenhaken, mit besonderen Spateln (Kader) oder durch die zwirnbehandschuhten Hände eines Assistenten zurückgehalten, wobei das später geschilderte Einlegen von Kompressen diese Aufgabe erleichtert. Sehr empfehlenswert, besonders für die Bauchdeckenschnitte in der Mittellinie, ist das sich selbsttätig in Spreizstellung haltende Rahmenspekulum (Bd. I, Abb. 47). Die Kraft, Ruhe und Gleichmäßigkeit seiner Wirkung ist durch keinen Assistenten auch nur annähernd zu erreichen.

## 2. Allgemeine Grundsätze der Trennung und der Wiedervereinigung der Bauchdecken.

An einen Bauchdeckenschnitt stellen wir vor allem drei Forderungen: Der Bauchdeckenschnitt soll erstens unmittelbar auf die Operationsstelle im Innern des Bauches leiten und hierbei eine gute Übersicht und einen bequemen Zugang zum Krankheitsherd gewähren. Der Bauchdeckenschnitt soll sich zweitens ohne Schwierigkeiten erweitern lassen, damit wir von ihm aus die Operation auch in denjenigen Fällen zu Ende führen können, in denen die Lage und die Ausdehnung des Krankheitsherdes unseren Erwartungen nicht entspricht. Und der Bauchdeckenschnitt soll drittens genügende Sicherheiten gegen die Entstehung eines postoperativen Prolapses oder eines Bauchbruches bieten.

Die letzte Forderung ist besonders schwer zu erfüllen. Die Anschauungen über die hierzu geeignetsten Wege sind zur Zeit noch geteilt. Auf folgende Punkte ist hierbei besonders zu achten:

1. Die größeren Nerven der Bauchmuskeln dürfen nicht durchtrennt werden. Wie die Muskeln der Gliedmaßen nach der Unterbrechung ihrer nervösen Verbindung mit dem Rückenmark entarten, so werden auch die Bauchmuskeln durch die Durchschneidung ihrer Nerven geschädigt, was zu partiellen Vorwölbungen der Bauchdecken und zur Bildung von Hernien führen kann. Die Bauchmuskelnerven haben im großen und ganzen die gleiche Verlaufsrichtung wie die zugehörigen Muskeln, so daß parallel den Muskelfasern geführte Schnitte am wenigsten Schaden anrichten.

Nur die Nerven der geraden Bauchmuskeln verlaufen nicht parallel zu den Muskelfasern, sondern parallel zu den Rippen schräg von lateral oben nach medial unten. Sie treten von hinten in die geraden Bauchmuskeln ein. Wollen wir der Forderung der Nervenschonung bei der Durchtrennung oder beim Abheben der geraden Bauchmuskeln von ihrer Unterlage nachkommen, so müssen wir die Nerven einzeln freilegen. Glücklicherweise pflegt jedoch die Durchtrennung eines oder auch zweier benachbarter Nerven der geraden Bauchmuskeln keinen wesentlichen Schaden zu stiften, so daß man ihre Verletzung im Notfalle verantworten kann.

2. Die Bauchmuskeln und ihre Aponeurosen sollen nicht quer zu ihrer Zug- und Verlaufsrichtung, sondern parallel zu ihrer Faserung gespalten werden. Noch besser ist es, ihre Fasern in der Verlaufsrichtung stumpf auseinander zu drängen. Durchtrennen wir die Muskelsubstanz oder die Aponeurosen quer, so weichen die Stümpfe auseinander, sie sind durch Naht nur schwer wieder zu vereinigen, und sie pflegen beim kräftigen Anspannen der Bauchpresse wieder auseinander zu weichen. Die aufgetretene Lücke wird durch Narbengewebe ausgefüllt, das nur wenig widerstandsfähig ist. Bei der Durchtrennung parallel zum Faserverlauf schließt sich der Spalt dagegen infolge

der Elastizität der Muskelfasern selbsttätig, und der Zusammenschluß wird um so fester, je stärker der Muskel sich anspannt.

In den seitlichen Abschnitten des Bauches verlaufen die Muskeln im großen und ganzen in querer Richtung zur Körperlängsachse, wobei der Musculus obliquus externus in der Richtung von dorsal nach ventral kaudalwärts,

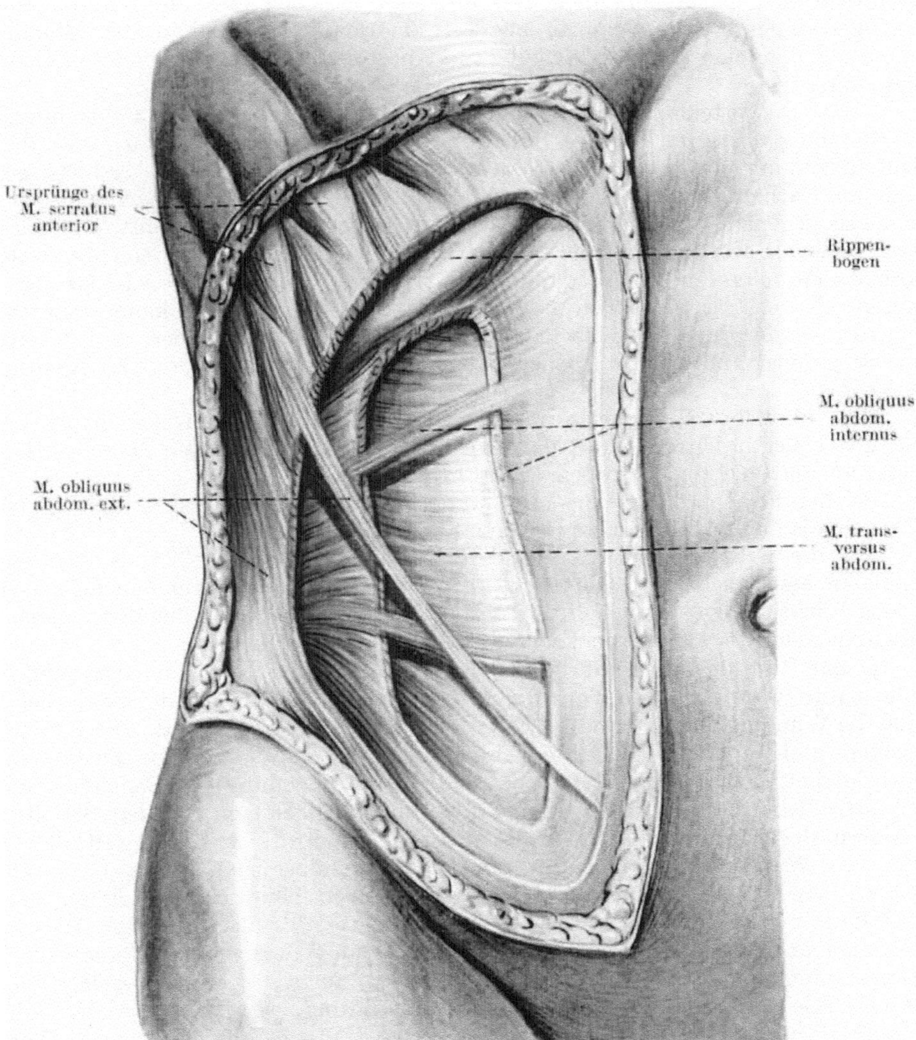


Abb. 1. Die Muskulatur der vorderen und der seitlichen Bauchwand.

der Internus von der Spina iliaca anterior superior aus fiederförmig abweicht, während der Transversus fast vollständig quer verläuft (Abb. 1).

Die mittleren Teile des Bauches werden von den beiden Musculi recti eingenommen, die parallel zur Längsachse des Körpers gerichtet sind. Die eingeflochtenen Inscriptiones tendineae verfilzen die Muskelsubstanz mit der vorderen Rektusscheide, so daß die quere Durchtrennung dieses Muskels an einer Stelle das Auseinanderweichen nur der zwischen zwei derartigen Sehnenstreifen gelegenen Muskelbündel gestattet, während die jenseits der beiden benachbarten Inskriptionen gelegenen Teile nicht in Mitleidenschaft gezogen werden.

Die beiden Rekti werden durch die sich in der Mittellinie miteinander verflechtenden Aponeurosen der seitlichen Bauchmuskeln eingescheidet. Da der Zug dieser Muskeln kräftiger als der Zug der geraden Bauchmuskeln sein soll, so überwiegt auch in den mittleren Abschnitten des Bauches die quere Zugspannung gegenüber der Längsspannung. Das bedeutet, daß quergestellte Schnitte ein geringes, längsgestellte Schnitte aber ein beträchtliches Klaffen der Wunde bewirken und eine stärkere Neigung zum postoperativen Auseinanderweichen besitzen.

3. Es ist vorteilhaft, die Bauchdecken an einer Stelle zu durchtrennen, an der möglichst zahlreiche Schichten übereinander liegen, und die Durchtrennung dieser Schichten derartig anzuordnen, daß die Nahtstellen und die Narben der einzelnen Schichten nicht unmittelbar übereinander liegen, sondern gegeneinander verlagert sind. Die Verschiebung kann entweder derartig gewählt werden, daß die Schnittrichtungen der einzelnen Schichten sich kreuzen (Wechselschnitt); dann kommt nur an diesem einen Kreuzungspunkte Narbe auf Narbe zu liegen. Oder die Verschiebung kann dadurch bewirkt werden, daß die einzelnen Schichten in parallelen, aber seitlich ein Stück gegeneinander verschobenen Linien durchschnitten werden (Kulissenschnitt).

Eine ähnliche Sicherung wird erreicht, wenn die Bauchdecken in einer Schnittebene durchtrennt, bei der Naht aber einzelne Schichten übereinander gelagert und gedoppelt werden (Bauchdeckendoppelung).

Bei der Fascia transversalis herrscht die quere Spannung vor. Dem Bauchfell fehlt eine ausgesprochene Elastizitätsrichtung.

Auf die Spaltrichtung der Haut, die aus der Abb. 326, S. 327 im I. Bande ersichtlich ist, brauchen wir bei der Schnittführung am Bauche keine große Rücksicht zu nehmen, da der Haut dieses Körperteiles bei den meisten Menschen keine große kosmetische Bedeutung zukommt.

4. Zur Erzielung einer auf die Dauer zuverlässigen Bauchdeckennarbe gehört eine ungestörte glatte Wundheilung. Hierzu ist zunächst erforderlich, daß die Wundheilung nicht durch eine Infektion gestört wird. Die Bauchdeckenwunde muß daher nach Möglichkeit keimfrei gehalten werden. Zu diesem Zwecke befestigen die meisten Operateure nach Vollendung des Bauchdeckenschnittes Kompressen oder Gummistoffe mit Tuchklemmen an den Schnitträndern des Peritoneums, „die Bauchdeckenwunde wird abgedeckt“. Von der Wunde ist alsdann während der Bauchoperation nichts mehr zu sehen, sondern die äußere Abdeckung setzt sich ohne Unterbrechung auf das Peritoneum parietale fort, und in der Mitte des austapezierten Wundtrichters öffnet sich die Peritonealhöhle. Bei einer derartigen vollkommenen Umsäumung der Bauchdeckenöffnung kommen auch die etwa vorgelagerten Baucheingeweide nicht mit der Haut in Berührung, so daß sie weder mit Hautkeimen infiziert noch durch die auf der Haut befindlichen chemischen Substanzen gereizt werden können.

Mir erscheinen die dieser Maßnahme zugrunde liegenden Vorstellungen nicht einmal theoretisch richtig. Wenn bei der Laparotomie überhaupt infektiöses Material in das Operationsgebiet gelangt, so läßt sich durch eine derartig unzulängliche Abdeckung die Überimpfung der Keime auf die Bauchdeckenwunde unmöglich verhindern. Die Bakterien finden trotz sorgfältigster Abdeckungen ihren Weg durch die Kompressen und neben den Gummitüchern. Wird eine Wunde aber überhaupt durch Keime reichlicher infiziert, so ist es ziemlich gleichgültig, ob einige Keime mehr oder weniger eindringen. Nur die Verhinderung der Berührung der Eingeweide mit der Oberfläche der Haut erscheint mir von Wert, obwohl die Nachteile einer derartigen Berührung bei der von mir grundsätzlich geübten Bevorzugung des Tanninspiritus vor der Jodtinktur zurücktreten. Bei dem oben unter A, 1, S. 3 geschilderten Aufkleben von Kondomgummistoff auf die Oberfläche des Bauches vor dem Abdecken ist eine derartige Berührung überdies ausgeschlossen. Andernfalls kann man sich damit begnügen, die großen Abdecktücher vor der Operation bis hart an den vorgezeichneten Bauchdeckenschnitt heranzuführen, so daß nach dem Hautschnitt kaum etwas von der Hautoberfläche zu sehen ist, zumal wenn man die Abdecktücher nach Ausführung

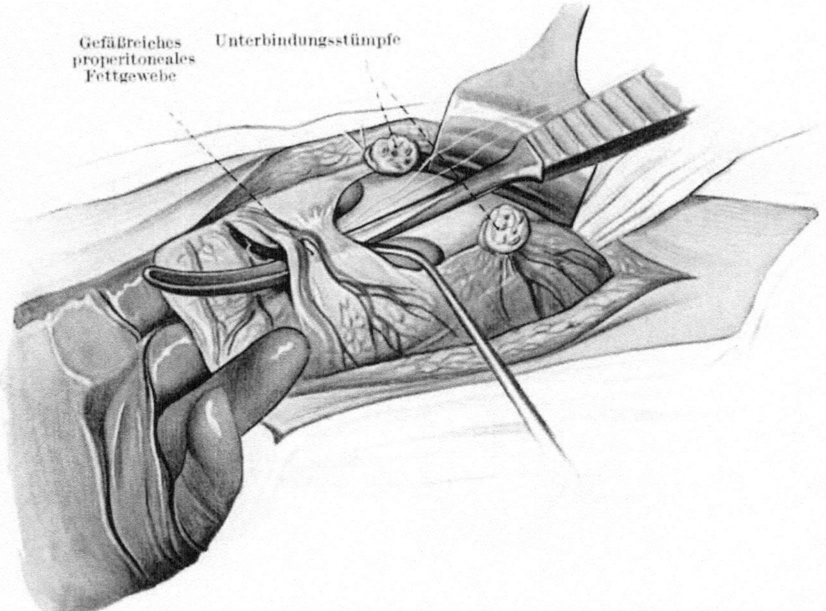


Abb. 2. Medianer Bauchdeckenlängsschnitt. Durchtrennung gefäßreicher Abschnitte des properitonealen Fettgewebes zwischen doppelten Abbindungen.

des Hautschnittes mit Tuchklammern am Hautwundrande befestigt. Die Laparotomiewunde selbst bedarf dann keiner besonderen Abdeckung.

Eine weitere wichtige Vorbedingung für die glatte Heilung einer Bauchdeckenwunde ist eine sorgfältige Blutstillung, da postoperative Hämatome die Haltbarkeit der Nähte und die Heilung einer Wunde gefährden. Es ist ratsam, die Blutstillung der Weichteilwunde durch Fassen und Unterbinden der angeschnittenen Gefäße möglichst vor der Eröffnung des Bauchfelles durchzuführen, schon um die Bauchhöhle vor dem Eindringen von Blut zu bewahren und den Zugang zum Bauchinnern nicht durch herumhängende Klemmen, die überdies leicht in die Bauchhöhle fallen können, zu beengen. Auch im properitonealen Fettgewebe kreuzen bisweilen beträchtliche Blutgefäße den Weg des Vordringens. Sie werden am besten vorsorglich mit der Hohlsonde unterfahren und zwischen zwei Unterbindungen durchtrennt (Abb. 2).

Jede durch die Bauchwunde geleitete Drainage oder Tamponade gefährdet ihre Haltbarkeit. Einerseits kann hierdurch eine Infektion der Wunde vermittelt werden. Andererseits wird die nach Herausnahme der Drains und Tampons in den Bauchdecken zurückbleibende Öffnung nur per granulationem durch wenig widerstandsfähiges Narbengewebe geschlossen, das in der Folgezeit die Ausbildung eines Narbenbruches begünstigt.

5. Die Bauchwunde muß nach der Beendigung des intraabdominellen Eingriffes in sorgfältiger und sicherer Weise geschlossen werden.

Der Bauchdeckennaht geht die Reposition der absichtlich vorgelagerten oder zufällig vorgefallenen Baucheingeweide unmittelbar voraus. Wesentlich erleichtert wird dieser Akt durch die gänzliche Erschlaffung der Bauchmuskeln, wie sie in tiefer Narkose oder durch die gürtelförmige Spinalanästhesie eintritt, während Spannen und Pressen die Rücklagerung und einen zuverlässigen Bauchdeckenschluß fast unmöglich machen können. Bei Allgemeinbetäubung hat der Narkotiseur daher die Pflicht, die Narkose rechtzeitig zu vertiefen.

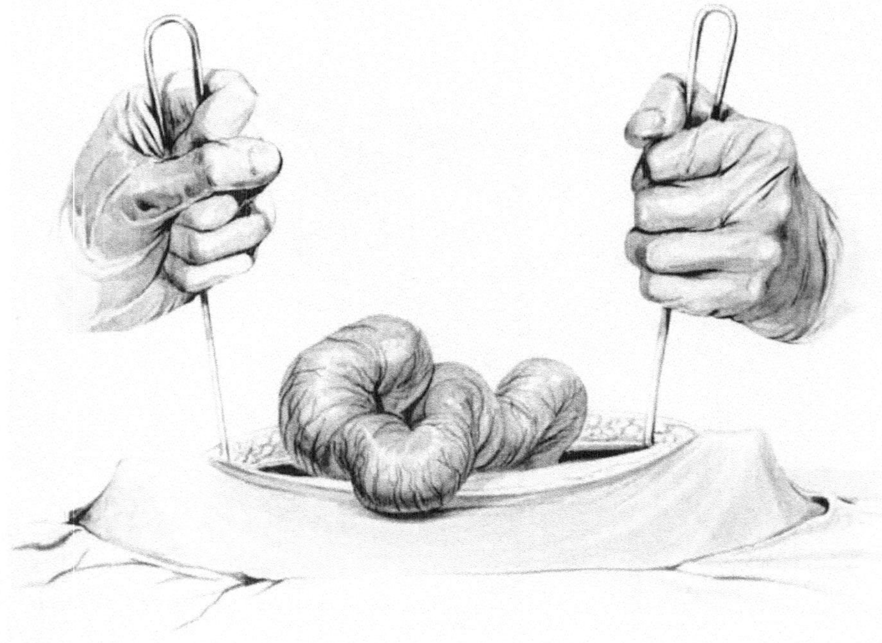

Abb. 3. Zurücklagerung der Eingeweide. Durch Anheben der in die beiden Wundwinkel eingesetzten Drahthaken sinken die Eingeweide in die entfaltete Bauchhöhle zurück.

Zur Rücklagerung der Eingeweide wird die vordere Bauchwand, die vermöge ihres Gewichtes und des Muskeltonus das Bestreben hat, sich der Wirbelsäule zu nähern, in die Höhe gehoben, wodurch dem Bauchraum eine der Kugelform genäherte Gestalt mit größtem Fassungsvermögen gegeben wird. Zu diesem Zwecke heben die Assistenten die beiden Seiten der Bauchwunde mit je einem runden Bauchdeckenhaken, oder sie heben die beiden Winkel der Bauchwunde mit je einem Drahthaken allmählich, aber mit großer Kraft in die Höhe (Abb. 3). Hierbei fallen die vorgelagerten Eingeweide häufig fast von selbst in das sich öffnende tiefe Loch der Bauchhöhle, und man braucht nur wenig nachzuhelfen.

Ergeben sich durch starkes Pressen des Kranken oder wegen des übermäßigen Füllungszustandes der Därme Schwierigkeiten bei der Rücklagerung der Eingeweide, so ist ihr Zurückbringen in planmäßiger Weise zu bewerkstelligen. Indem die Assistenten dauernd mit großer Kraft die Bauchdeckenhaken in die Höhe halten, beginnt der Operateur mit beiden Händen eine Darmschlinge nach der anderen in die Bauchhöhle zu stopfen. Hierbei muß er darauf achten, daß ein einmal zurückgebrachter Darmteil sich nicht wieder aus der Bauchöffnung hervordrängt. Am besten entfaltet der erste Assistent die Bauchdecken durch Hakenzug, und der zweite Assistent übernimmt die Bewachung der Bauchöffnung gegen das Wiedervorschlüpfen, während der Operateur das Hineinstopfen besorgt. Um andrängende Eingeweide während der Naht zurückzuhalten und sie davor zu schützen, daß sie angestochen werden oder in eine Verschlußnaht der Bauchdecken geraten, werden sie mit einer fächerförmig ausgebreiteten feuchten Kompresse bedeckt, die aus dem

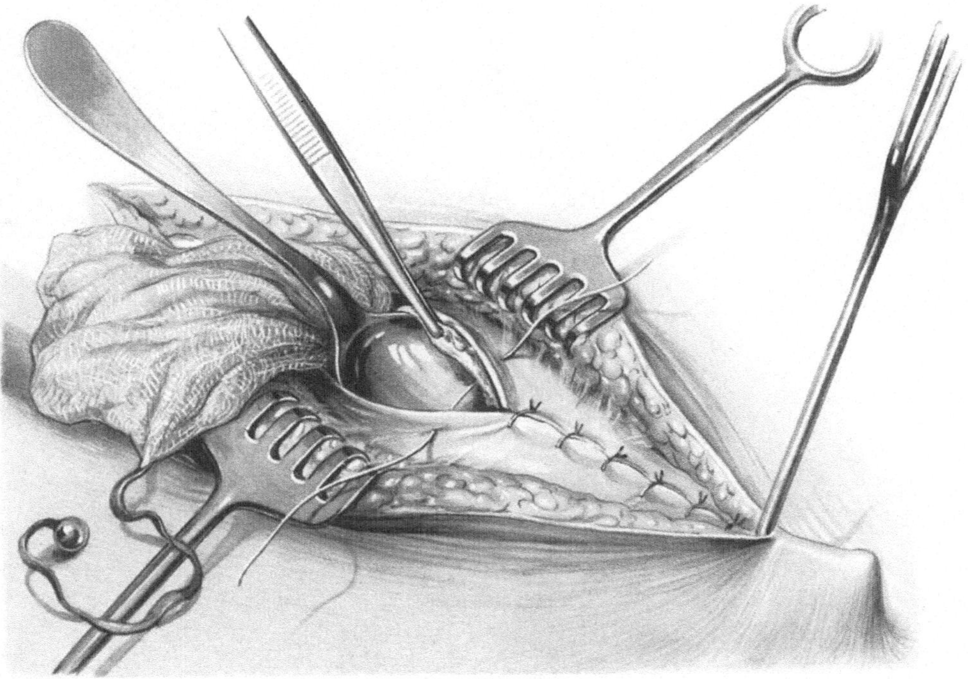

Abb. 4. Bauchdeckennaht. Durch Anheben des unteren Wundwinkels mit einem Drahthaken wird der Bauchraum zur Aufnahme der Eingeweide entfaltet. Ihr Vorquellen gegen die Nahtlinie wird durch einen Löffel und durch eine feuchte Kompresse verhindert. Die Vereinigung der Bauchdecken erfolgt durch Knopfnähte, die alle Schichten der Bauchwand mit Ausnahme der Haut gemeinsam fassen.

zuletzt geschlossenen Wundwinkel herausgeleitet und mit dem fortschreitenden Verschluß der Bauchwunde etappenweise herausgezogen wird (Abb 4). Das Abdrängen der Eingeweide wird durch Einschieben eines Eßlöffels, später eines kleinen Löffels unterstützt oder allein herbeigeführt. Man bemüht sich, das große Netz von der Gegend der Bauchnaht wegzuschieben, weil es mit Vorliebe an der Bauchnarbe anwächst.

Der Normalverschluß einer Bauchdeckenwunde besteht in der getrennten sorgfältigen Naht jeder einzelnen festen Schicht. Die sorgfältige Ausführung der Naht ist zur Verhütung eines postoperativen Prolapses oder eines Bauchdeckenbruches von großer Bedeutung. Es wird also Muskelschicht für Muskelschicht, Faszienschicht für Faszienschicht und schließlich die Haut vernäht. Da ich der Ansicht bin, daß das Bauchfell keinen Halt gewährt, in den meisten Fällen bei alleiniger Naht sogar ausreißt, so verzichte ich auf eine besondere Naht des Peritoneums und vereinige es gemeinsam mit der Fascia transversalis und der untersten Muskelschicht. Nur dann, wenn die Fascia transversalis kräftig entwickelt ist, z. B. im Bereiche der hinteren Rektusscheide kranialwärts der Linea semicircularis Douglasi, kann sie getrennt von den übrigen Bauchdeckenschichten gemeinsam mit dem Peritoneum vernäht werden.

In manchen Fällen mißlingt der Versuch, jede einzelne Schicht für sich zu nähen, da die Nähte durchschneiden; in anderen Fällen ist der durch

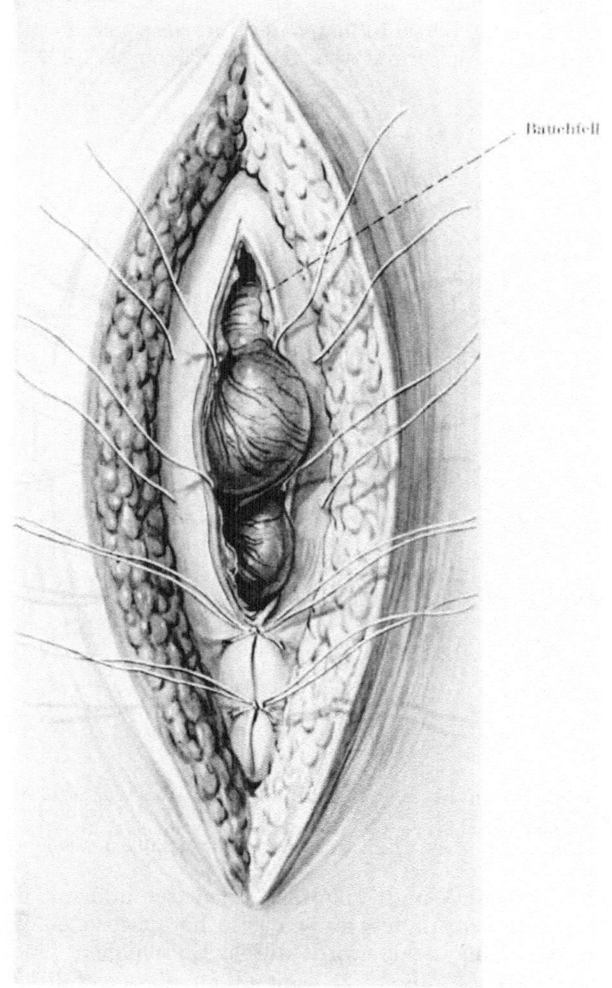


Abb. 5. Schwierige Bauchdeckennaht bei Preßbauch. Da die übliche Bauchdeckennaht nicht gelingt, wird jede Wundseite durch sämtliche Schichten mit Ausnahme der Haut mit einer Anzahl gedoppelter Fäden beschickt, die paarweise miteinander verknüpft werden.

die getrennten Schichtnähte bedingte Zeitverlust unangebracht oder nachteilig, wenn der Kranke infolge der Schwere seiner Krankheit die Ausbildung eines Narbenbruches nicht mehr erleben kann, oder wenn die Operation wegen des bedenklichen Zustandes des Kranken möglichst schleunige Beendigung erheischt. In diesen Sonderfällen verzichtet man auf die Etagennaht und legt nur eine Reihe von alle Schichten mit Ausnahme der Haut gemeinsam fassenden

Seidenknopfnähten. Die einzelnen Nähte können, um die Bauchhöhle schnell zu schließen, in beträchtlichen Abständen voneinander angelegt werden (2 bis 4 cm). Nach der Vollendung dieser ersten Nahtreihe werden die zwischen je zwei Fäden gebliebenen Lücken durch feinere, nur die obersten Schichten fassende Seidenknopfnähte (Zwischennähte) versorgt. Die Hautwunde wird auch in diesen Fällen gesondert geschlossen, was bei der Verwendung von Wundklammern keinen nennenswerten Zeitverlust bedeutet.

Besteht ein erhebliches Mißverhältnis zwischen dem Fassungsvermögen der Bauchhöhle und dem Volumen der vorquellenden Baucheingeweide, und preßt der Kranke stark, so gelingt es mit diesen einfachen

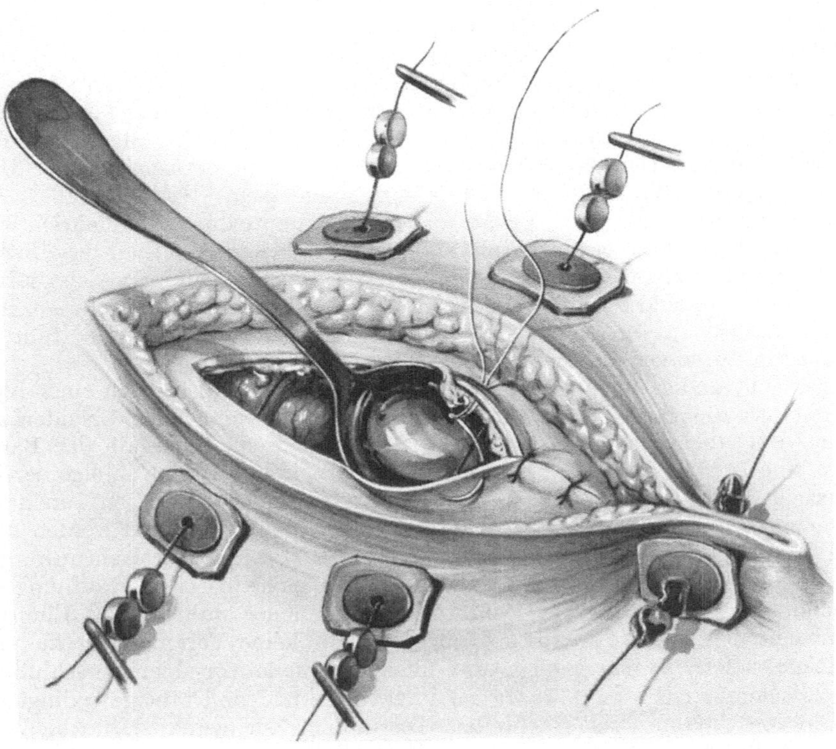

Abb. 6. Verstärkung einer stark belasteten Bauchdeckennaht durch Drahtplattennähte. Mehrere Drahtplattennähte sind durch sämtliche Schichten der Bauchdecken gelegt und mit Plomben beschickt, die Nähte werden zunächst aber nicht angezogen. Die Bauchdeckenwunde wird durch Seidenknopfnähte, die alle Schichten mit Ausnahme der Haut fassen, geschlossen, und erst jetzt werden die Drahtplattennähte angespannt und plombiert. Fehler in der Abbildung: Die Seidenknopfnaht muß unterhalb — nicht oberhalb! — des Drahtes durchgeführt werden, da anderenfalls die Gefahr besteht, daß bei dem nachträglichen Anspannen des Drahtes ein Eingeweideteil eingeklemmt wird.

Nahtverfahren oft kaum, die Bauchdecken über ihrem gewaltsam vorquellenden Inhalte zu schließen. In solchen schwierigen Lagen kann man sich in folgender Weise helfen (Abb. 5): Wir legen mit einer großen gebogenen Nadel durch alle Schichten des einen Bauchdeckenrandes mit Ausnahme der Haut einen dicken langen Seidenfaden, der bis zu seiner Mitte durchgezogen, zunächst aber nicht geknüpft wird. Durch die entsprechende Stelle des gegenüberliegenden Bauchdeckenrandes wird ein gleicher Faden gelegt, und so werden beide Wundseiten mit einer Anzahl, 2—4 cm voneinander entfernter Fadenpaare bewaffnet. Nachdem alle Fäden gelegt sind, ziehen wir an ihnen die Bauchdecken kräftig empor und verknoten, an dem einen Wundwinkel beginnend, je zwei einander gegenüberliegende Doppelfäden miteinander. Es folgen einige die Aponeurose fassende Zwischennähte und später die Hautnähte.

Statt der Seidenfäden kann man auch Drähte benutzen, alle Schichten einschließlich der Haut durchstechen und die Doppelschlingen paarweise zusammendrehen.

Erscheint wegen besonders ungünstiger Bedingungen, wie wegen starker Belastung der Naht (Meteorismus, Bronchitis) oder wegen geringer Heilungstendenz (Krebskachexie) von vornherein eine besondere Verstärkung der Bauchdeckennaht wünschenswert, so wird die Verstärkung durch eine oder mehrere Bäuschchennähte (Bd. I, Abb. 80) oder besser durch Drahtplattennähte (Bd. I, Abb. 79) bewirkt (Abb. 6). Die Nadel sticht mehrere Zentimeter von dem einen Wundrand in die Haut, geht durch die übrigen Bauchdeckenschichten, kommt im Wundrande unmittelbar am Peritonealrande wieder heraus und durchsticht den anderen Wundrand in umgekehrter Richtung. Man legt in Abständen eine oder mehrere Fäden oder Drähte in dieser Weise an. Die Bauchdecken werden hierauf mit Ausnahme der Haut in der üblichen Weise durch Knopfnähte geschlossen. Hierbei muß darauf geachtet werden, daß jeder Draht von einer Knopfnaht unterfahren wird, weil sonst die Gefahr besteht, daß beim nachträglichen Anziehen des Drahtes ein Darmteil eingeschnürt wird. Sobald die Bauchwunde mit den Seidenknopfnähten geschlossen ist, werden die Drahtnähte unter starkem Anziehen plombiert, wie das in Bd. I, S. 80 f., geschildert ist. Es folgt die Naht der kammartig emporgerichteten Haut.

Der vollständige primäre Verschluß der Bauchhöhle nach einer Laparotomie ist die Regel, von der nur aus besonders zwingenden Gründen ausnahmsweise abgewichen werden darf. Nur dann, wenn innerhalb der Bauchhöhle eine fortwirkende Infektionsquelle zurückbleibt, wenn infolge der Unsicherheit einer Naht mit dem Wiederauftreten einer derartigen Infektionsquelle zu rechnen ist, oder wenn eine blutende Stelle tamponiert werden muß, wird die Bauchwunde so weit offen gelassen, daß Drains oder Tampons nach außen geleitet werden können. Die Tatsache einer bei der Eröffnung der Bauchhöhle angetroffenen Peritonitis oder einer während des Eingriffes verursachten Verunreinigung bildet dagegen keine Veranlassung zu einer Drainage, sofern es nur gelingt, die Infektionsquelle vor dem Verschluß der Bauchdeckenwunde zuverlässig zu verstopfen. Jede Drainage bedingt eine Anzahl von Gefahren und Nachteilen. Die in der Bauchwunde zurückbleibende Lücke heilt nur sekundär per granulationem und gibt daher häufig den Anlaß zur Ausbildung von Bauchbrüchen. Es besteht weiter die Gefahr einer Infektion der gesamten Bauchdeckenwunde, wodurch wiederum Narbenbrüchen Vorschub geleistet wird. Auch wird die Wahrscheinlichkeit, daß die unsichere Naht eines Hohlorganes in der Bauchhöhle aufgeht, durch die Nähe eines Drains oder Tampons erhöht. Diese Tatsachen haben in der Richtung gewirkt, daß die Drainage und Tamponade der Bauchhöhle immer mehr abgebaut wurden, daß sie, wenn sie nicht zu umgehen sind, in ihrer Ausdehnung möglichst eingeschränkt und daß die eingeführten Fremdkörper tunlichst bald wieder entfernt werden. Weitere Ausführungen über die Drainage und Tamponade werden in dem Abschnitt über die Behandlung der Bauchfellentzündung S. 330f. gemacht.

Der natürliche Zugang zum Inneren des Bauches führt durch die vordere Bauchwand, wobei die Schnitte entsprechend der Lage des erkrankten Organs teils in der Mitte, teils mehr an der Seite angelegt werden. Je weiter die Schnitte seitlich reichen, desto mehr geraten sie auch auf die Hinterseite der Bauchwand. Der Zugang durch die hintere Bauchwand wird durch den

Rippenbogen und durch den Beckenkamm jedoch stark eingeengt. Immerhin ist man in der Lage, durch sparsame Ausnützung des hier zur Verfügung stehenden Raumes entsprechend dem schrägen Nierenschnitte auch von hinten und von der Seite einen oft ausreichenden Zugang und Einblick in das Bauchinnere zu gewinnen. Planmäßig wird dieser Weg, der hintere Bauchschnitt, die lumbale Laparotomie (Haertel), für intraperitoneale Eingriffe nur selten beschritten, er bleibt in der Regel der Drainage, der Spaltung entsprechend gelagerter Abszesse und den Eingriffen im Bauch bei Fehldiagnosen vorbehalten. Die Technik dieses Schnittes ist bei den Nierenoperationen und bei einzelnen anderen Eingriffen beschrieben.

## 3. Der mediane Längsschnitt.

Eines der wichtigsten Erfordernisse eines Bauchdeckenschnittes ist, wie bereits hervorgehoben, daß er uns unmittelbar auf den vermuteten Krankheitsherd leitet. Da einige Bauchorgane, die bei den einzelnen Menschen ungefähr an der gleichen Stelle liegen, besonders häufig eine operative Behandlung verlangen, und da ihre Erkrankungen zumeist annähernd die gleichen operativen Maßnahmen erfordern, so hat sich für die Behandlung bestimmter Krankheitszustände eine Anzahl immer wiederkehrender „typischer" Schnittführungen ausgebildet.

Auch für diejenigen intraabdominellen Krankheitszustände, deren Ausgangspunkt wir vor Eröffnung der Bauchhöhle nicht diagnostizieren können, oder die sich an keinen eng begrenzten Bezirk halten, sind eine Anzahl charakteristischer Schnittführungen im Gebrauch. Sie legen vor allem auf gute Übersicht und auf die Möglichkeit der Erweiterung Wert. Der Schnitt, der diesen Anforderungen am meisten entspricht, der zu allen mittleren Organen (Magen, Pankreas, Colon transversum, Dünndarm, weibliche Genitalien, Colon pelvinum) den besten Zugang gibt und daher die allgemeinste Verwendung findet, ist der Längsschnitt in der Mittellinie.

Die Haut wird genau in der Mittellinie, die auf der Haut zumeist an der Pigmentierung erkennbar ist, gespalten. Sofort nach dem Klaffen der Hautränder wird je ein scharfer Haken in den rechten und linken Wundrand eingesetzt, und die Haken werden kräftig nach außen und nach oben gezogen, so daß das subkutane Fettgewebe von der bindegewebigen Unterlage abgehoben wird (vgl. Bd. I, Abb. 42, S. 61). Mit einem Schnitte kann alsdann das Subkutangewebe und die fibröse Platte der Linea alba in der ganzen Ausdehnung des Hautschnittes durchtrennt werden. Durch den kräftigen Zug der seitlich und aufwärts ziehenden Haken wird diese fibröse Platte gegen das Messer gedrängt, während das lockere Peritoneum dem Messer ausweicht und so der Gefahr entgeht, gleichzeitig durchtrennt zu werden. Das freigelegte Bauchfell erfassen der Operateur und der Assistent mit je einer Hakenpinzette und heben es stark empor. Sobald es zwischen beiden Pinzetten an einer kleinen Stelle mit dem Messer eröffnet ist, dringt Luft in den Bauch, und das Bauchfell läßt sich von den mit der Atmung hin und her gehenden Baucheingeweiden abheben und schnell in einem Messerzuge weiter spalten. Blutende Gefäße werden gefaßt. Der Schnitt wird durch das Peritoneum in ganzer Länge des Hautschnittes oder im Bedarfsfalle durch alle Bauchdeckenschichten einschließlich der Haut auf einmal erweitert.

Die meisten Operateure fassen die Ränder des Bauchfells in Abständen von etwa 5 cm sofort mit Mikuliczklemmen, um das Peritoneum parietale an seiner angeblichen Neigung des Zurückschlüpfens zu verhindern, eine Maßnahme, die mir unnötig erscheint. Die angelegten Klemmen behindern oft den Zugang zur Bauchwunde, und ich hatte noch nie Schwierigkeiten, die Peritonealränder später bei der Bauchdeckennaht zu finden.

Es ist ratsam, auf die endgültige Stillung der Blutung aus den durchschnittenen Bauchdecken von vornherein Sorgfalt zu verwenden, damit nicht während der ganzen Dauer der Operation Blut in die eröffnete Bauchhöhle sickert.

Der mediane Längsschnitt gestattet es, die Bauchhöhle vom Schwertfortsatze bis zur Symphyse und in jedem Abschnitte dieser Strecke zu eröffnen. Fällt der Nabel in den Bereich des Schnittes, so durchschneide ich ihn grundsätzlich in der Mitte, schon um hierdurch gleichzeitig den bei vielen Menschen vorhandenen Nabelbruch zu beseitigen. Vor der Bauchdeckennaht muß alsdann die Haut des Nabels nach beiden Seiten ein Stück von der Aponeurose scharf abgetrennt werden. Die meisten Operateure umschneiden den Nabel jedoch grundsätzlich bogenförmig in einer Entfernung von etwa 1 cm, und zwar nach links, wenn der Krankheitsherd vorwiegend links, nach rechts, wenn der Krankheitsherd rechts vom Nabel liegt.

Die beiden Ränder des medianen Bauchschnittes halte ich regelmäßig durch das auf S. 65 des Allgemeinen Teiles in Bd. I abgebildete Rahmenspekulum auseinander. Ich kann mir eine großzügige ruhige Bauchchirurgie ohne Verwendung dieses mir längst unentbehrlich gewordenen Hilfsmittels kaum noch denken.

Bei Unklarheit über die Lage des Krankheitsherdes wird zunächst nur ein kleiner Mittellinienschnitt in der Gegend des vermuteten Krankheitsherdes gemacht, und erst nachdem man sich über die Lage des Krankheitsherdes Gewißheit verschafft hat, wird der Schnitt in der Mittellinie in der erforderlichen Richtung oder durch einen Querschnitt erweitert.

Zeigt es sich nach der Eröffnung der Bauchhöhle, daß der Krankheitsherd von dem Medianschnitt aus nicht genügend zugänglich ist, so kann auf den medianen Längsschnitt an jeder beliebigen Stelle — unter Umständen auch nach beiden Seiten — ein Querschnitt aufgesetzt werden, der nacheinander durch Haut, vordere Rektusscheide, Muskulatur des Rektus, hintere Rektusscheide, Fascia transversalis und Peritoneum geführt wird. Reicht auch dieser Querschnitt nicht aus, so kann er über die Pararektallinie hinaus verlängert werden, wobei die seitlichen Bauchmuskeln tunlichst parallel ihrem Faserverlauf durchtrennt werden.

Ich nähe den medianen Längsschnitt unter gewöhnlichen Verhältnissen in folgender Weise (Abb. 4): Die Aponeurose, die Fascia transversalis und das Peritoneum werden gemeinsam durch Knopfnähte vereinigt, wobei in der Regel zwei Katgutnähte mit einer Seidennaht abwechseln. Nachdem auf diese Weise der Bauch geschlossen ist, werden die äußeren Schichten der Aponeurose zwischen zwei Nähten noch einmal durch je eine Katgutnaht verbunden. Hierüber wird die Haut vernäht. Im Bedarfsfalle wird diese Naht des Medianschnittes durch vermehrte Bevorzugung von Seide als Nahtmaterial oder in der oben auf S. 12 geschilderten Weise durch Drahtplattennähte verstärkt.

Wurde der Medianschnitt durch Querschnitte erweitert, so werden zuerst die Seitenschnitte geschlossen, wobei man darauf zu achten hat, daß die Spitzen der rechtwinkligen Bauchdeckenlappen genau aneinander kommen. Erst nach dem Verschluß des Querschnittes wird der Medianschnitt vernäht. Bei dem Verschluß der Seitenschnitte wird die Naht in Etagen bevorzugt. Allerdings lassen sich die quer durchtrennten geraden Bauchmuskeln nicht allein nähen, da die Fäden das lockere Gewebe durchschneiden. Man kann außer der Haut einzeln nur die hintere Aponeurose mit dem Bauchfell und die vordere Aponeurose mit der Muskulatur nähen. Die für die Naht der geraden Bauchmuskeln empfohlenen U-Nähte besitzen gegenüber den gewöhnlichen Knopfnähten keinen Vorteil.

Erfahrungsgemäß entsteht gelegentlich nach dem medianen Längsschnitt ein postoperativer Prolaps oder ein postoperativer Bauchbruch. Diese Tatsache befremdet nicht, wenn wir uns der oben angeführten, für

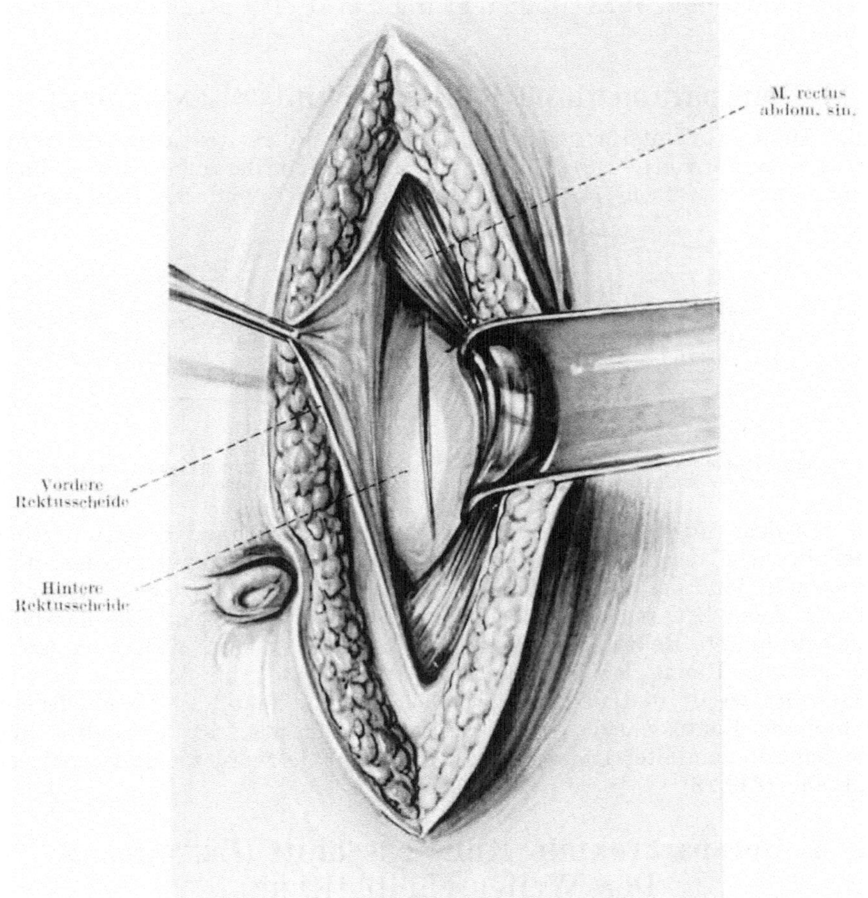


Abb. 7. Paramedianer Kulissenschnitt. Die vordere Scheide des linken M. rectus ist eröffnet, der Muskel ist nach außen gezogen, die hintere Rektusscheide ist eingeschnitten.

die Haltbarkeit einer Bauchdeckennaht notwendigen Voraussetzungen erinnern. Zwar wird die Forderung, keine Nerven zu verletzen, bei der medianen Schnittführung innegehalten. Dagegen durchtrennt dieser Schnitt rücksichtslos die Ansätze der seitlichen Bauchmuskeln, da die Linea alba nichts anderes als die Vereinigung und den Ansatz der Aponeurosen dieser Muskeln darstellt. Nach der Wiedervereinigung dieser Aponeurosenplatte stehen die Naht und die Narbe unter sehr ungünstigen mechanischen Bedingungen. Dieser Zustand ist um so nachteiliger, als in der Mittellinie nur eine einzige widerstandsfähige Schicht vorhanden ist.

Auf drei Wegen können wir bei einer Eröffnung des Bauches in der Mittelgegend versuchen, die Nachteile des medianen Bauchschnittes zu umgehen:

1. Durch eine Parallelverschiebung des Schnittes nach der Seite und durch Anlegung von Kulissenschnitten in den hier mehrschichtigen Bauchdecken;
2. durch Aufgabe der längsgerichteten Schnitte zugunsten von Schnitten, die alle Schichten quer zur Körperachse durchtrennen;
3. durch Wechselschnitte, die die einzelnen Schichten der Bauchdecke in verschiedenen, ihrer Zugrichtung parallelen Richtungen durchtrennen.

## 4. Der paramediane Kulissenschnitt (Lennander).

Die Haut, das Unterhautzellgewebe und die vordere Rektusscheide werden $1^1/_2$—2 cm lateral von dem medialen Rande des rechten oder linken Rektus durchtrennt. Der etwa 2 cm breite, mediale Streifen der vorderen Rektusscheide

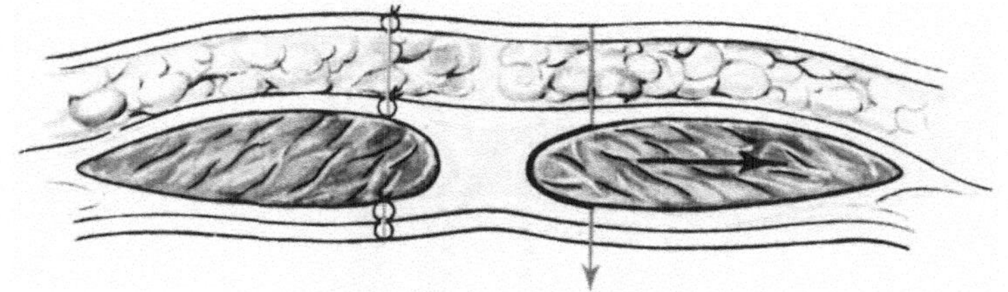

Abb. 8. Schematischer Querschnitt durch die Mitte der vorderen Bauchdecken zur Darstellung des Verlaufes und der Naht des paramedianen Kulissenschnittes.

wird von dem Muskel abgelöst, bis der mediale Muskelrand erscheint, wobei er im Bereiche der Inscriptiones tendineae scharf abgetrennt werden muß. Der mediale Rand des Rektus wird ein Stück von seiner Unterlage abgeschoben und mit einem Rouxschen Muskelhaken lateralwärts gezogen. Die hierdurch freigelegte hintere Rektusscheide und das Bauchfell werden etwa 2 cm lateral vom medialen Rande der Rektusscheide durchtrennt (Abb. 7).

Genäht wird in drei Etagen: Gemeinsame Naht des Bauchfells und der hinteren Rektusscheide, Rücklagerung des Muskels, der von selbst über diese Naht in sein altes Lager zurückkehrt, Naht der vorderen Rektusscheide, Hautnaht (Abb. 8).

## 5. Der pararektale Kulissenschnitt (Lennander). Der Wellenschnitt (Kehr).

**Der pararektale Kulissenschnitt** wird technisch fast in gleicher Weise wie der Paramedianschnitt ausgeführt, nur erfolgt der Zugang zur Bauchhöhle hier nicht an der medialen, sondern an der lateralen Seite des Musculus rectus. Die Haut und die vordere Rektusscheide werden etwa 2 cm medial vom lateralen Rektusrande durchtrennt. Bei muskelkräftigen Menschen erkennen wir die Form der geraden Bauchmuskeln durch die Haut oder können den Rand des Rektus tasten. Andernfalls vergegenwärtige man sich, daß der äußere Rektusrand, besonders bei Diastase der Rekti, weit lateral zu liegen pflegt und von der Symphyse nach dem Rippenbogen stark nach außen läuft, so daß er im kranialen Abschnitte des Bauches beträchtlich weiter von der Mittellinie entfernt ist als im kaudalen Abschnitt. Wir durchtrennen die Haut entlang der vermuteten Lage des äußeren Rektusrandes und legen die Aponeurose so weit frei, bis die laterale Grenzlinie der äußeren Rektusscheide erscheint.

Die Rektusscheide wird 1 cm medial von ihrem Außenrande in der Ausdehnung des Hautschnittes durchtrennt (Abb. 10a). Der 1 cm breite laterale Streifen der vorderen Rektusscheide wird lateralwärts von dem darunter liegenden Muskel abpräpariert, wobei er an den Inscriptiones tendineae scharf abzutrennen ist. Nachdem der laterale Rand des Muskels überall erreicht ist, wird der Muskel von seinem lateralen Rande aus von der hinteren Rektusscheide

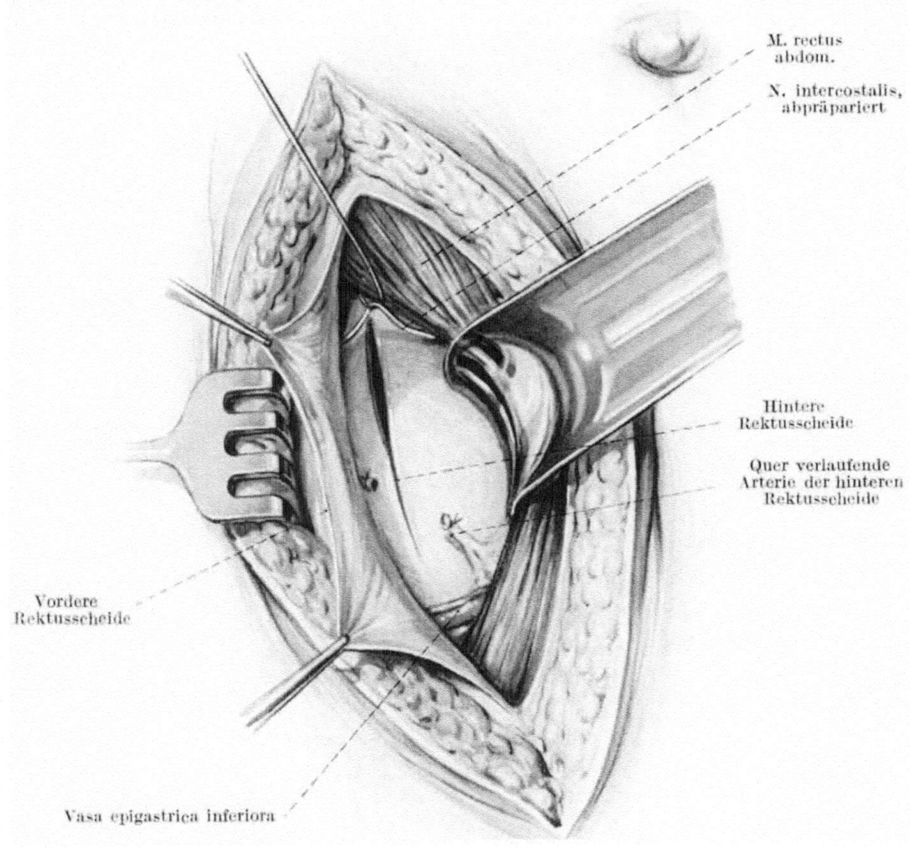


Abb. 9. Pararektaler Kulissenschnitt. Die vordere Rektusscheide ist eröffnet, der M. rectus ist nach innen gezogen. Ein Interkostalnerv ist im oberen Wundwinkel abgelöst und wird mit einem Nervenhaken zur Seite gehalten, eine quer verlaufende Arterie ist nach doppelter Unterbindung durchtrennt. Die hintere Rektusscheide ist eingeschnitten.

abgelöst, wobei die hier von hinten in den Muskel eintretenden Nervi intercostales und die begleitenden, schräg von kranial außen nach kaudal innen ziehenden Gefäße zur Ansicht kommen. Die Gefäße werden unterbunden. Die Nerven sind nach Möglichkeit zu schonen; sie werden abgelöst und mit einem Nervenhaken oder mit einem Faden nach oben oder nach unten außerhalb des Bereiches des Schnittes gezogen (Abb. 9). Ein derartiges Verziehen der Nerven ist natürlich nur über eine gewisse Strecke möglich. Bei sehr langen Bauchdeckenschnitten müssen ein oder zwei Nerven geopfert werden, was nicht von erheblicher Bedeutung zu sein pflegt. Die auf diese

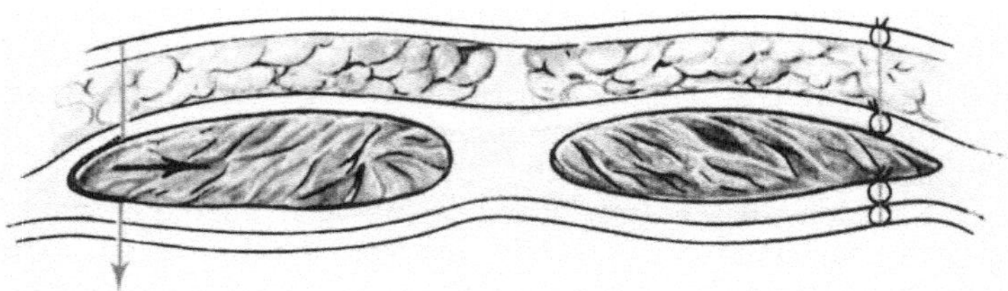

Abb. 10a. Schematischer Durchschnitt durch die Mitte der vorderen Bauchdecken zur Darstellung des Verlaufes und der Naht des pararektalen Kulissenschnittes.

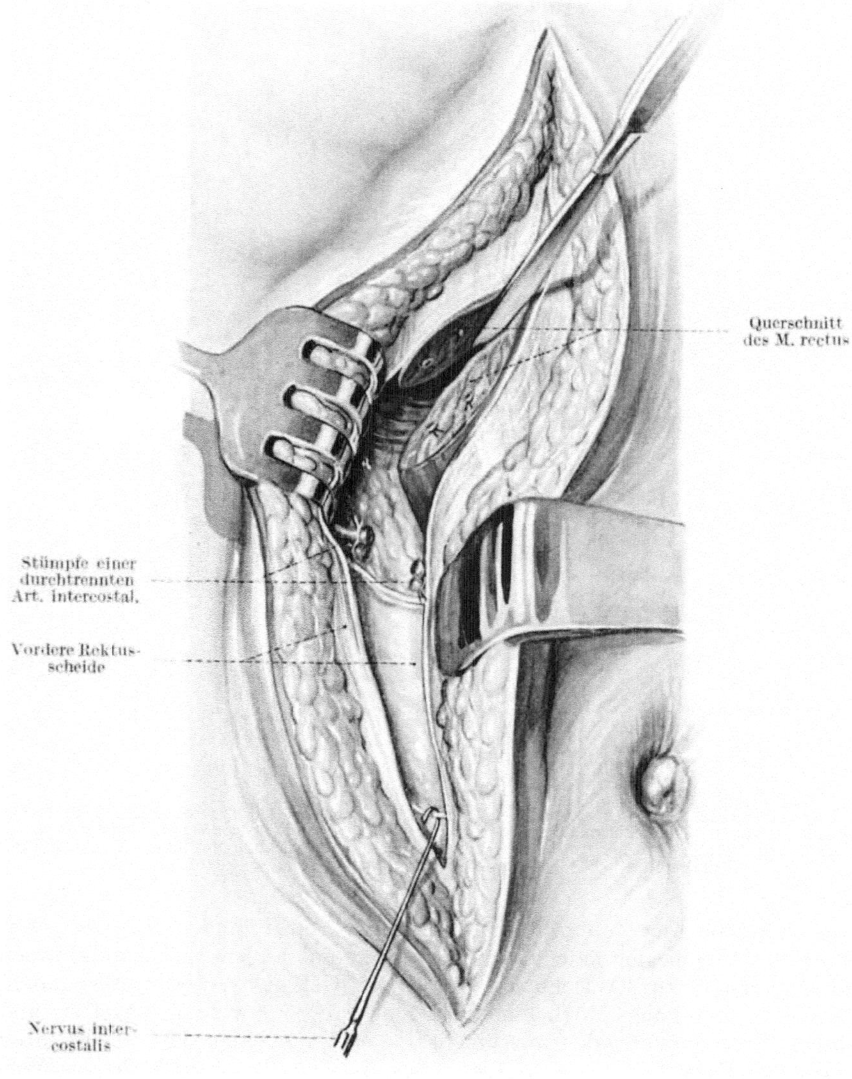

Abb. 10b. Rippenbogen-Pararektalschnitt. Der Schnitt verläuft vom Schwertfortsatz in 1 cm Entfernung vom Rippenbogenrande zum äußeren Rektusrande und an ihm entlang ein Stück kaudalwärts. Die vordere Rektusscheide ist gespalten, der laterale Rand des M. rectus ist freigelegt, der Muskel ist von seiner hinteren Scheide unter Durchtrennung eines Interkostalgefäßes und unter Beiseiteziehung zweier Interkostalnerven abgehoben. Der M. rectus wird nahe seinem Ansatz am Rippenbogen quer durchtrennt

Weise freigelegte hintere Rektusscheide, die Fascia transversalis und das Bauchfell werden 1—2 cm medial vom lateralen Rande der Rektusscheide durchtrennt.

Der Verschluß der Wunde wird in dreischichtiger Naht angestrebt. Da jedoch kaudal der Linea semicircularis DOUGLASI die hintere Rektusscheide fehlt, so schneiden die Fäden in der Regel die Fascia transversalis und das Peritoneum durch. Dann halte man sich nicht lange auf und lege durchgreifende Nähte, die die vordere Rektusscheide, den äußersten Rektusrand, die Fascia transversalis und das Peritoneum auf der einen, und die gleichen Schichten mit Ausnahme des Muskels auf der anderen Seite fassen. Hierüber wird die vordere Rektusscheide noch einmal besonders genäht. Es folgt die Hautnaht.

Muß der Schnitt kaudal bis in die Nähe des Schambeins verlängert werden, so werden die epigastrischen Gefäße, die schräg von kaudal lateral nach kranial medial auf der Fascia transversalis verlaufen, getroffen. Sie werden, eine Arterie und zwei Venen, sorgfältig herauspräpariert, doppelt unterbunden und durchschnitten.

**Der Rippenbogen-Pararektalschnitt.** Muß der Schnitt kranial weiter als bis zum Rippenbogen verlängert werden, so biegt man, sobald man in die Nähe des Rippenbogens gekommen ist, den Schnitt nach medial ab und führt ihn in 1—2 cm Entfernung vom Rippenbogen weiter, unter Umständen bis an die Basis des Schwertfortsatzes, wobei die Haut, die vordere Rektusscheide, der Rektus selbst und die hintere Rektusscheide mit dem Bauchfell durchtrennt werden (Abb. 10b). Hierdurch geht der Schnitt unter Bildung eines stumpfen Winkels in den medialen Teil des Rippenbogenschnittes über. Diesen Schnitt bevorzuge ich bei Gallenblasenoperationen. Manchmal genügt es, den unverletzten Muskel von der Unterlage abzulösen und zur Seite zu ziehen.

Wurde der Musculus rectus durchtrennt, so werden bei der Bauchdeckennaht die Rektusscheiden sorgfältig genäht. Die Muskulatur wird nicht genäht, da die Nähte durchschneiden.

Muß der Schnitt lateralwärts erweitert werden, so spaltet man die Haut und die hier angetroffenen drei queren Bauchmuskeln entsprechend ihrem Faserverlauf.

Nicht zu empfehlen ist der „direkte" Pararektalschnitt, der die Haut und die sehnige Pararektallinie ohne Eröffnung der Rektusscheide in einer Ebene durchtrennt. Er durchschneidet alle in seinem Bereiche zum Rektus ziehenden Interkostalnerven und gibt keine Kulissendeckung.

**Der Wellenschnitt (KEHR).** Eine Verbindung des pararektalen Kulissenschnittes mit dem supraumbilikalen medianen Längsschnitt unter schräger Durchtrennung des M. rectus bildet der KEHRsche Wellenschnitt oder Z-Schnitt. Er durchtrennt die Bauchdecken in der Mittellinie unterhalb des Schwertfortsatzes bis etwa zur Mitte zwischen ihm und Nabel, biegt dann unter Durchtrenung des M. rectus und seiner Scheiden schräg nach außen bis zum Außenrande des (meist rechten) Rektus ab und geht hier als pararektaler Kulissenschnitt in wechselnder Länge weiter (Abb. 11). Er wurde von KEHR als bester Schnitt bei der Behandlung des Gallensteinleidens empfohlen, hat aber heute, wo die Gallenchirurgie wesentlich schonender geworden ist, erheblich an Beliebtheit verloren.

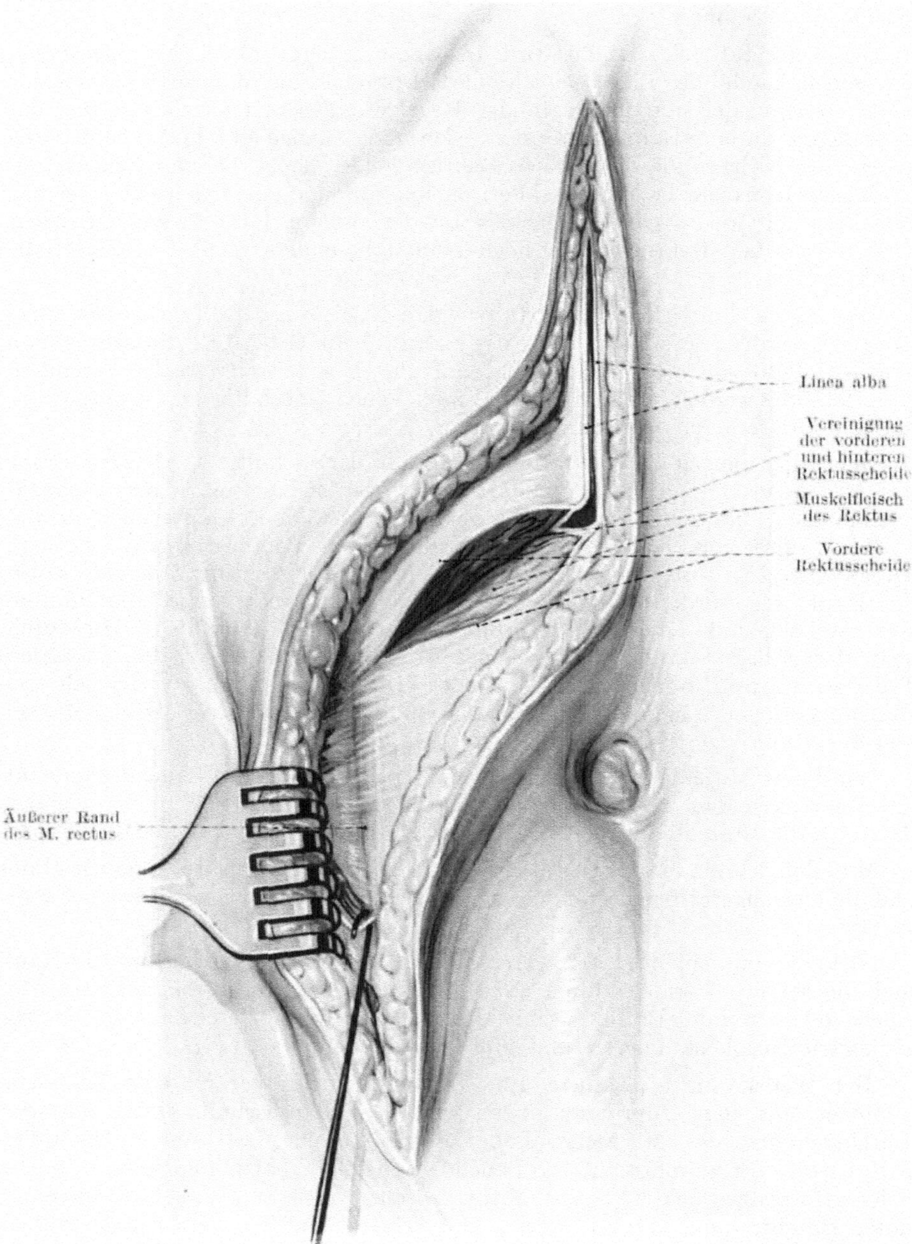


Abb. 11. KEHRscher Wellenschnitt. Der Schnitt verläuft vom Schwertfortsatz in der Mittellinie bis zur Mitte zwischen Schwertfortsatz und Nabel, geht schräg über den rechten M. rectus an dessen Außenseite und läuft als pararektaler Kulissenschnitt aus. Die Linea alba und die vordere Rektusscheide sind eingeschnitten.

## 6. Der mediane Querschnitt (SPRENGEL, HEUSSNER). Der Angelhakenschnitt (KIRSCHNER).

**Der mediane Querschnitt.** Ausgehend von der Ansicht, daß der längsgerichtete Zug der geraden Bauchmuskeln wesentlich geringer und unwichtiger ist als der quergerichtete Zug der seitlichen Bauchmuskeln, nimmt dieser Schnitt auf die geraden Bauchmuskeln keine Rücksicht, sondern durchtrennt sie quer zu ihrem Faserverlaufe. Die Haut wird vom lateralen Rande des einen bis zum lateralen Rande des anderen Rektus durchtrennt, und in gleicher Richtung und Ausdehnung werden alle folgenden Schichten scharf durchschnitten: beiderseits seitlich vordere Rektusscheide, Muskelfleisch, hintere Rektusscheide und Peritoneum, in der Mitte die Aponeurose der Linea alba mit dem Bauchfell. Reicht der Schnitt nicht aus, so kann er lateral dadurch verlängert werden, daß die schrägen Bauchmuskeln, möglichst in ihrer Verlaufsrichtung, gespalten werden.

Die einzelnen durchtrennten Schichten der Bauchdecken werden nach Möglichkeit einzeln genäht. Doch ist es, da die allein durch den Muskel gelegten Katgutnähte das zarte Gewebe zumeist durchschneiden, notwendig, die Muskulatur und die vordere Rektusscheide gemeinsam zu fassen.

Trotz seiner theoretischen Vorzüge vermochte sich der Querschnitt bisher nicht einzubürgern.

**Der Angelhakenschnitt.** Als eine Abart des medianen Querschnittes kann der von mir angegebene Angelhakenschnitt angesehen werden. Der Schnitt ist dann angebracht, wenn gleichzeitig in der Bauchhöhle und in der Brusthöhle operiert werden soll, also bei der Thorakolaparotomie. Der Kranke liegt mit erhöhtem Kopfende und in halber rechter Seitenlage. Druckdifferenz steht bereit. Der Hautschnitt über Brust und Bauch wird mit meiner Farblösung vorgezeichnet. Er beginnt an der Grenze des kranialen und des mittleren Drittels der Verbindungslinie des Processus xiphoideus und des Nabels, geht schräg über den linken Rektus nach dem linken Rippenbogen, den er etwas kranial vom Abschluß des 7. Interkostalraumes durch den Rippenbogen trifft. In Richtung dieses Interkostalraumes wird der Schnitt bis in die Gegend des Rippenwinkels und des unteren Schulterblattwinkels fortgeführt. Der Gesamtschnitt erhält hierdurch die Form eines Angelhakens, dessen langer Teil über den Brustkorb verläuft, dessen kurzer Teil im Bereiche der Bauchwand liegt. Die Bauchhöhle wird durch Vertiefen des über dem Bauchraume gelegenen Anteiles des Schnittes eröffnet, wobei der linke M. rectus quer durchtrennt wird.

Auch die Weichteile des 7. Interkostalraumes werden in Ausdehnung des Hautschnittes schichtweise durchtrennt, bis überall die durchsichtige Pleura costalis freiliegt. Vor Eröffnung der Pleura wird entsprechende Druckdifferenz eingeschaltet. Beim Einsetzen des Rippensperrers in den 7. Interkostalraum klafft der Zwischenrippenraum in der üblichen beschränkten Weite. Das weitere Klaffen wird, abgesehen von dem Halt, den die Rippen an der Wirbelsäule finden, durch die Befestigung der Rippen am vorderen Rippenbogen verhindert. Dieses Hindernis wird dadurch beseitigt, daß man mit einem stumpfen Instrument unter dem Teil des Rippenbogens hindurchfährt, der den 7. Interkostalraum vorn begrenzt und von dem Bauchschnitt trennt, wobei das hier inserierende Zwerchfell stumpf von dem Rippenbogen abgelöst wird. Den unterfahrenen knorpeligen Rippenbogen durchtrennt man mit der Rippenschere. In diesem Augenblick ist die restlose Verbindung zwischen dem Brustschnitt und dem Bauchschnitt hergestellt. Die hierbei durchtrennte,

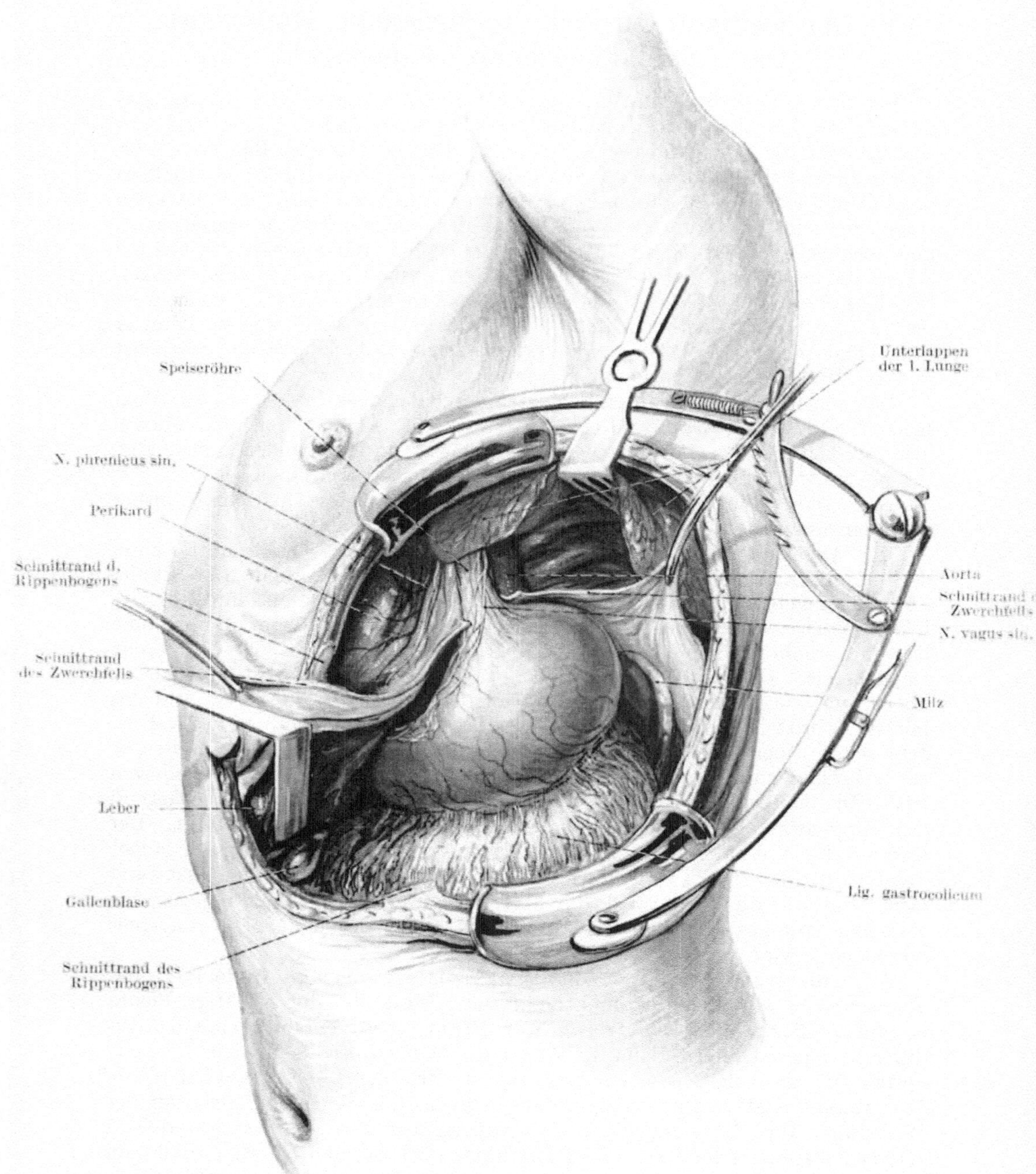


Abb. 12. Der KIRSCHNERsche Angelhakenschnitt. Die Thorakolaparotomie. Ein den linken Rektus durchtrennender querer Bauchdeckenschnitt ist durch den 7. Interkostalraum bis in die Brusthöhle fortgeführt, wobei der Rippenbogen in der Verlaufsrichtung des Schnittes durchtrennt ist. Das Zwerchfell ist radiär bis in den Hiatus oesophageus gespalten, so daß ein breiter Zugang zur unteren linken Brusthöhle und zur oberen linken Bauchhöhle geschaffen ist.

den 7. Interkostalraum abschließende Rippenspange ist geradezu als der Schlüssel zur Thorakotomie anzusehen.

Der 7. Zwischenrippenraum klafft, wenn man den Rippensperrer jetzt weiter öffnet, in überraschender Weite und gestattet einen ausgezeichneten Einblick in die linke Brusthöhle, in den oberen Bauchraum und auf beide Seiten des diese Höhlen trennenden Zwerchfells. Wird das Zwerchfell radiär bis zum Hiatus oesophageus eingeschnitten (Abb. 12), so eröffnet sich ein vorbildlicher Zugang zur Brust- und zur Bauchhöhle, der ein fast unbeschränktes Arbeiten an dem unteren Abschnitt der Speiseröhre, an der Kardia und an dem oberen Abschnitt des Magens gestattet.

Im Bedarfsfalle kann der Angelhakenschnitt in seinem kurzen Anteil unter Durchtrennung auch des rechten M. rectus bis zum rechten Rippenbogen verlängert werden, wodurch der Zugang zur oberen Bauchhöhle noch erheblich erweitert wird.

Vermeidet man bei der Durchtrennung der Weichteile des 7. Interkostalraumes die Eröffnung der Pleura costalis, und schiebt man sie von der Innenwand des Brustkorbes stumpf flächenhaft ab, wie das ähnlich bei der Einlegung einer extrapleuralen Plombe im Abschnitt D, 9, d beschrieben ist, so gewährt der Schnitt, der in einem derartigen Falle nur ein kurzes Stück auf den Brustkorb fortzuführen ist, nach Durchtrennung des Rippenbogens einen vorzüglichen Zugang zu dem obersten Abschnitt der linken Bauchhöhle, namentlich also zum Fundus des Magens, zur unteren Speiseröhre und zur Unterseite des linken Zwerchfells.

## 7. Der mediane Wechselschnitt (Aponeurosenquerschnitt, PFANNENSTIEL).

Beim Wechselschnitt wird jedes einzelne der beim Vordringen angetroffenen Gebilde der Bauchwand entweder in seiner Spaltrichtung durchtrennt oder unverletzt zur Seite geschoben. Der „suprasymphysäre Faszienquerschnitt“ wird vorzugsweise von Gynäkologen als Zugang zu den Beckenorganen verwendet. Der mediane Wechselschnitt kann aber auch in jeder anderen Höhe des Bauches ausgeführt werden.

Die Haut und die ganze Breite der vorderen rechten und linken Rektusscheide werden durch einen Querschnitt gespalten, beim suprasymphysären Schnitt zwei Fingerbreiten oberhalb der Symphyse. Die beiden Schnittränder werden nach kranial und kaudal möglichst ausgiebig von dem Muskelfleisch der geraden Bauchmuskeln, unter Umständen auch von dem Muskelfleisch der Musculi pyramidales als zusammenhängende Lappen abgelöst (Abb. 13), wobei in der Linea alba eine künstliche scharfe Trennung zwischen einem vorderen abgezogenen und einem hinteren belassenen Aponeurosenblatte herbeigeführt werden muß. Die hierdurch freigelegten geraden Bauchmuskeln, unter Umständen auch die Musculi pyramidales, werden von der Fascia transversalis von der Mitte aus nach rechts und links stumpf gelöst und mit abgerundeten Muskelhaken nach beiden Seiten gezogen (Abb. 14). Die sich auf diese Weise breit einstellende Fascia transversalis wird zusammen mit dem Peritoneum in der Mittellinie gespalten.

Beim Verschluß der Wunde werden die einzelnen Schichten in der Richtung ihrer Trennung einzeln vernäht.

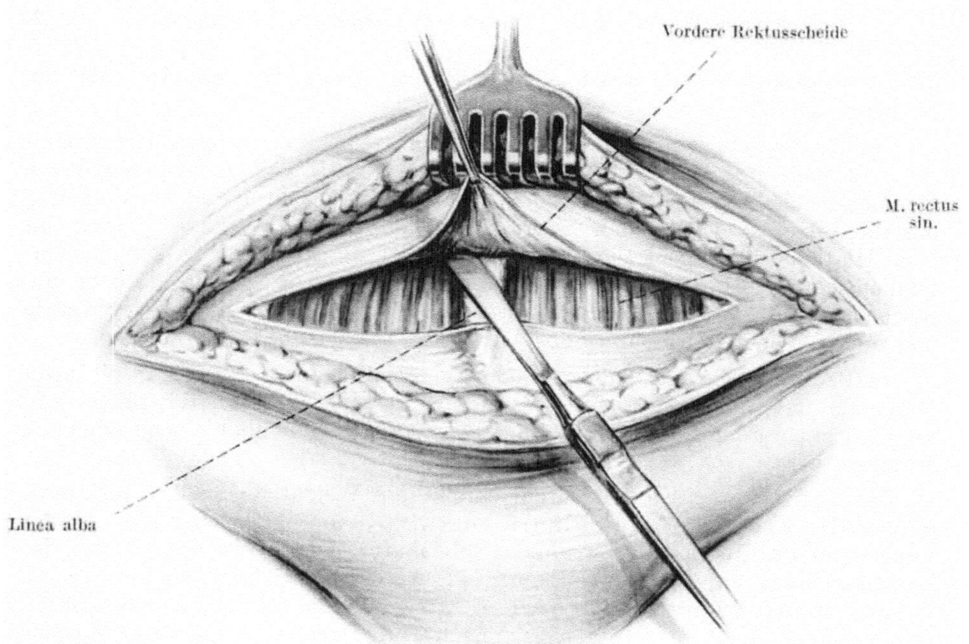


Abb. 13. **Medianer Wechselschnitt.** Die vordere Rektusscheide ist kranial von der Symphyse quer eröffnet, ihr kranialer Abschnitt wird von den beiden Mm. recti und von der Linea alba abgetrennt.

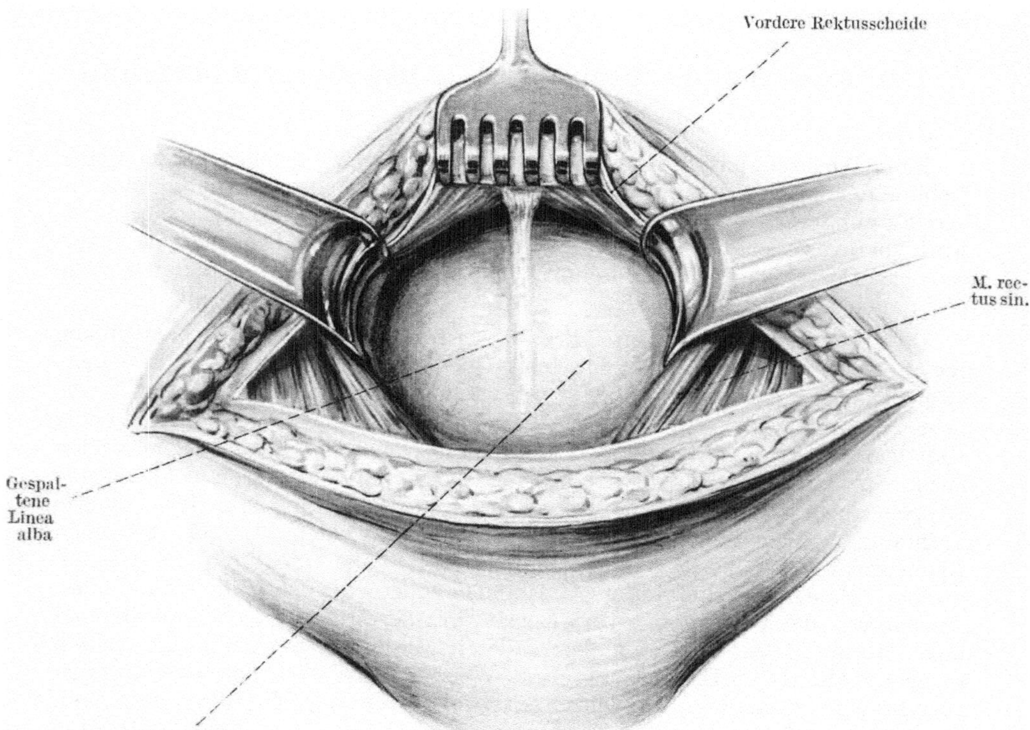


Abb. 14. **Medianer Wechselschnitt.** Fortsetzung des Zustandes der vorigen Abbildung. Der kraniale und der kaudale Teil der vorderen Rektusscheide sind abgetrennt, die beiden Mm. recti werden nach beiden Seiten durch Haken auseinandergezogen. Die Fascia transversalis und die in frontaler Richtung halbierte Linea alba liegen breit vor.

## 8. Der laterale Wechselschnitt (SPRENGEL).

**Schnittführung.** Vor allem findet der laterale Wechselschnitt Verwendung, um im rechten Hypogastrium die vom Wurmfortsatz ausgehenden Erkrankungen anzugreifen. Er gewährt außerdem einen bequemen Zugang zum Zökum und im linken Hypogastrium zum Colon sigmoideum.

Der Hautschnitt verläuft in der Faserrichtung des Musculus obliquus abdominis externus, wobei wir uns erinnern, daß der Muskel in der Regio hypogastrica im spitzen Winkel steil auf das Lig. Pouparti zieht. Der

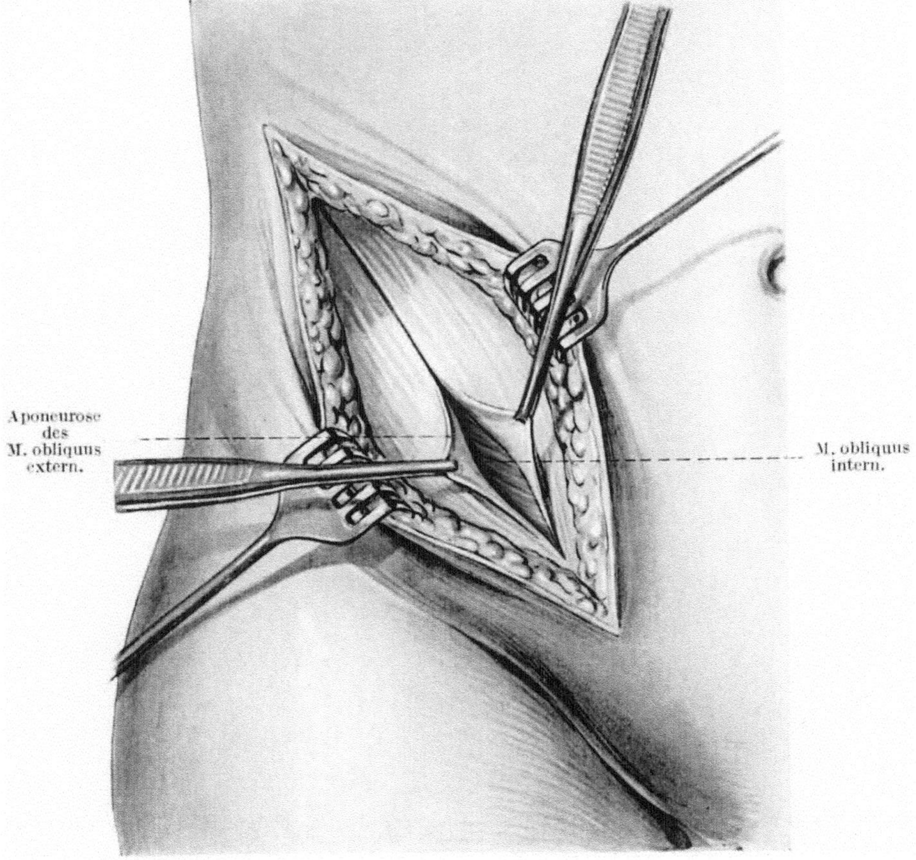


Abb. 15. Lateraler Wechselschnitt. Die Haut und die Aponeurose des M. obliquus externus — der Muskel in der Faserrichtung — sind gespalten, das Muskelfleisch des M. obliquus internus erscheint.

Schnitt darf nicht in zu großer Entfernung, sondern nur 1—3 cm medial von der Spina iliaca anterior superior vorbeilaufen. Er liegt etwa $^1/_3$ kranial und $^2/_3$ kaudal von der Spina. Die Länge des Hautschnittes richtet sich nach der Ausdehnung des in Angriff zu nehmenden Krankheitsprozesses und nach der Dicke der Bauchdecken. Im allgemeinen kann nicht genug davor gewarnt werden, mit der Länge des Hautschnittes zu geizen (cave „Knopflochschnitte"). Der Schnitt soll im allgemeinen nicht unter 6 cm lang sein.

Nach Durchtrennung des Unterhautzellgewebes wird der Faserverlauf des Musculus obliquus abdominis externus erkennbar (Abb. 15). In der Regel liegt im Bereiche des Schnittes der Übergang des Muskelteiles in den Aponeurosenteil. Wir schneiden daher, indem wir nunmehr den Muskel in der Ausdehnung des Hautschnittes in seiner Verlaufsrichtung scharf durchtrennen, teilweise durch Muskulatur — wobei einige Gefäße zu versorgen sind — und teilweise durch Aponeurose. Die beiden Seiten des durchtrennten Obliquus

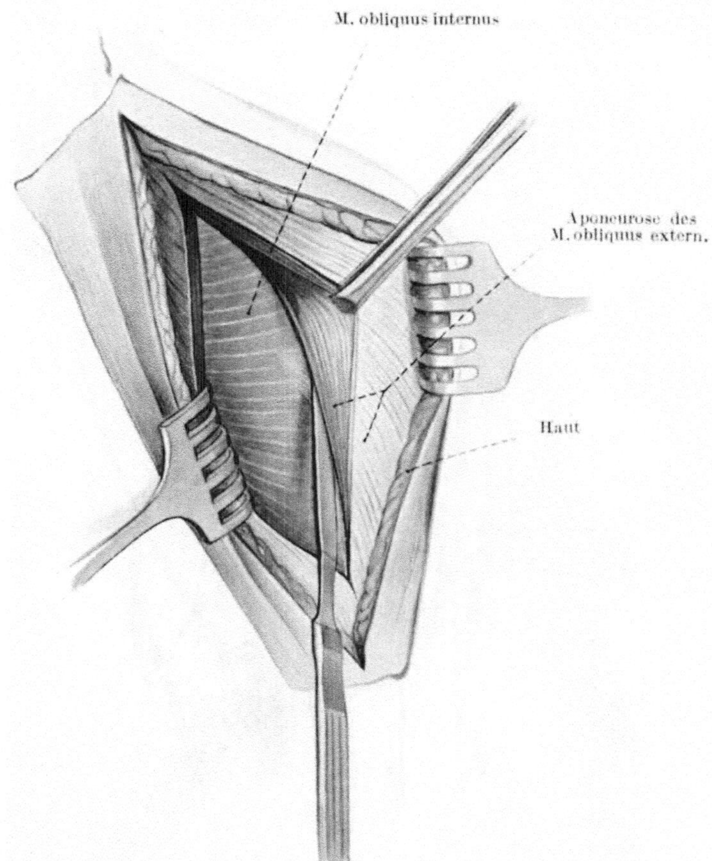


Abb. 16. Lateraler Wechselschnitt. Die Aponeurose des M. obliquus abdominis externus wird von dem Muskelfleisch des M. internus scharf getrennt.

externus werden mit der Pinzette angehoben (Abb. 16) und von dem darunter erscheinenden M. obliquus internus teils scharf, teils stumpf abpräpariert. Es ist wichtig, die Präparation in großer Ausdehnung vorzunehmen, so daß an der Innenseite die Linea semilunaris SPIGELI erscheint, die der weiteren Ablösung zunächst Halt gebietet. Die Schnittränder des abgelösten Externus werden mit zwei scharfen Haken nach den Seiten gezogen, so daß die Wunde breit klafft und die quer verlaufenden Fasern des Internus in beträchtlicher Länge frei liegen. Dieser Muskel wird in der Mitte der Längswunde parallel zu seinem Faserverlauf gespalten (Abb. 17), und zwar im Zusammenhange mit dem annähernd in der gleichen Richtung unter ihm verlaufenden

Musculus obliquus transversus. Die scharfe Spaltung beginnt am besten hart an der Linea SPIGELI im Bereiche der Aponeurose des Muskels zwischen zwei ihn anhebenden chirurgischen Pinzetten, das Messer wird von medial nach lateral geführt. Hierbei wird in der Regel ein Zweig der Art. circumflexa ilium prof. durchschnitten, der versorgt werden muß. Das weitere Auseinanderdrängen der Muskelfasern kann stumpf mit zwei Pinzetten erfolgen. Sobald die Fascia transversalis in genügender Ausdehnung frei liegt, wird sie mit zwei Pinzetten hochgehoben (Abb. 18) und

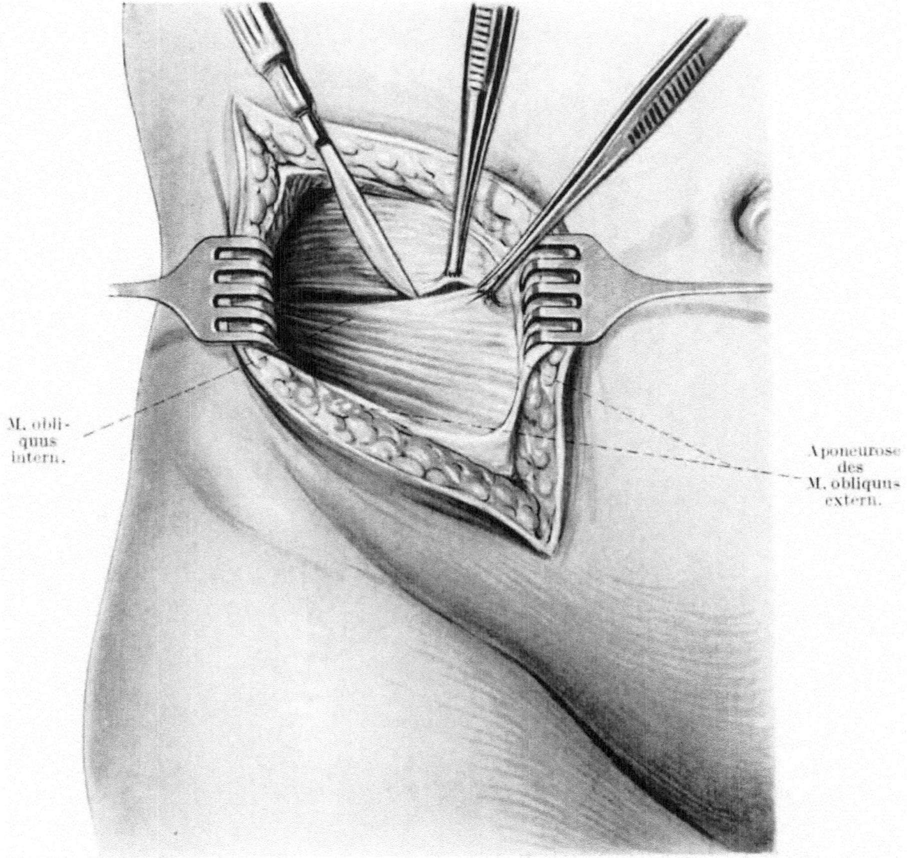


Abb. 17. Lateraler Wechselschnitt. Fortsetzung des Zustandes der vorigen Abbildung. Die Aponeurose des M. obliquus externus wird zur Seite gezogen, die Mm. obliquus internus und transversus werden in ihrer Faserrichtung scharf durchtrennt.

in der Richtung des Internus- und Transversusschlitzes eingeschnitten. Das auf diese Weise freigelegte Peritoneum wird emporgehoben und zwischen zwei Pinzetten in gleicher Richtung durchtrennt. In die so entstandene Öffnung werden zwei ROUXsche Haken gesetzt, und die beiden scharfen Haken werden entfernt. Indem die stumpfen Haken kräftig auseinandergezogen werden, entsteht durch Dehnung und durch weiteres Auseinanderdrängen der Muskelfasern eine große rechteckige Öffnung (Abb. 19).

**Erweiterung des Schnittes.** Reicht die so geschaffene Öffnung nicht aus, so kann sie in folgender Weise erweitert werden: Durch das mediale Blatt der nach etwaiger weiterer Spaltung der Haut freigelegten Aponeurose des Obliquus externus wird ein Querschnitt in Höhe und Richtung der Schnittlinie des Obliquus internus gesetzt. Der Schnitt wird zunächst nur ein kleines Stück medialwärts über den lateralen Rektusrand fortgeführt, kann aber im Bedarfsfalle bis an die Linea alba, ja bis an den lateralen Rektusrand der anderen Seite verlängert werden. An der Linea semilunaris SPIGELI wird die Aponeurose des Obliquus externus, die hier zur vorderen Rektusscheide wird, beiderseits nach oben und unten eine Strecke

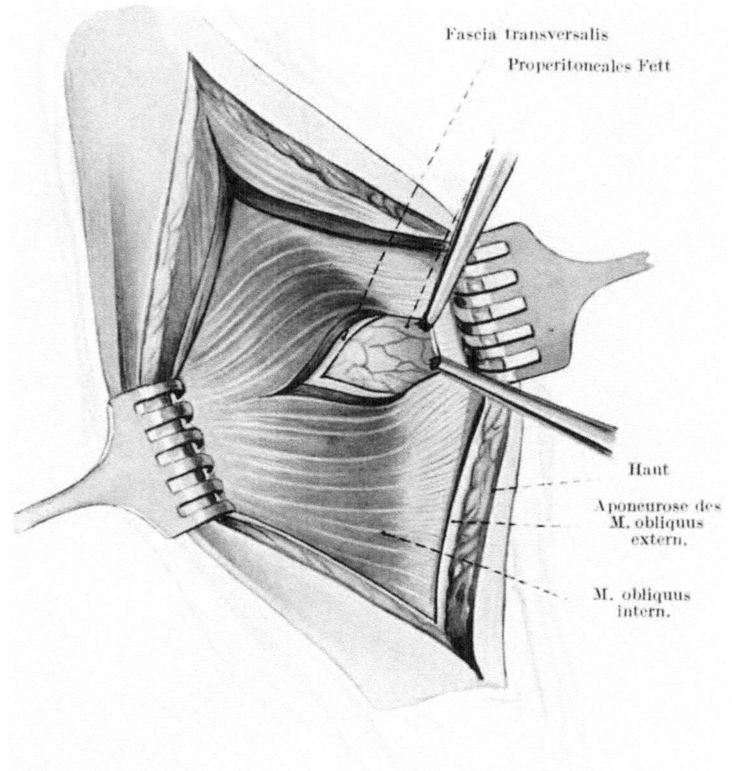


Abb. 18. Lateraler Wechselschnitt. Fortsetzung des Zustandes der vorigen Abbildung. Die Mm. obliquus internus und transversus und die Fascia transversalis sind in ihrer Faserrichtung gespalten, in der Lücke erscheint das properitoneale Fett.

scharf abpräpariert, so daß ein Teil der vorderen Rektusfläche frei liegt. Der Rektus wird von seiner Unterlage abgehoben und mit einem ROUXschen Haken medialwärts gezogen (Abb. 20). Jetzt lassen sich die Fascia transversalis und das Peritoneum in der Verlängerung ihres ersten Schnittes weiter einschneiden. Der den Rektus haltende ROUXsche Haken faßt nun auch das Peritoneum mit.

Genügt diese Öffnung nicht, so wird auch der Rektus selbst quer durchtrennt, der ursprüngliche Schnitt also durch alle Schichten der Bauchdecken bis zur Mittellinie verlängert. Im Notfalle kann die Durchtrennung der Bauchdecken bis zum lateralen Rande des andersseitigen Rektus, ja selbst darüber hinaus, fortgeführt werden.

**Naht des Schnittes.** Ich nähe den Wechselschnitt in drei Etagen, und zwar, abgesehen von der Haut, die in der Regel geklammert wird, zumeist nur mit Katgut: Die erste Etagennahtreihe mit dickem Katgut faßt Peritoneum, Fascia transversalis und M. transversus und M. obliquus internus

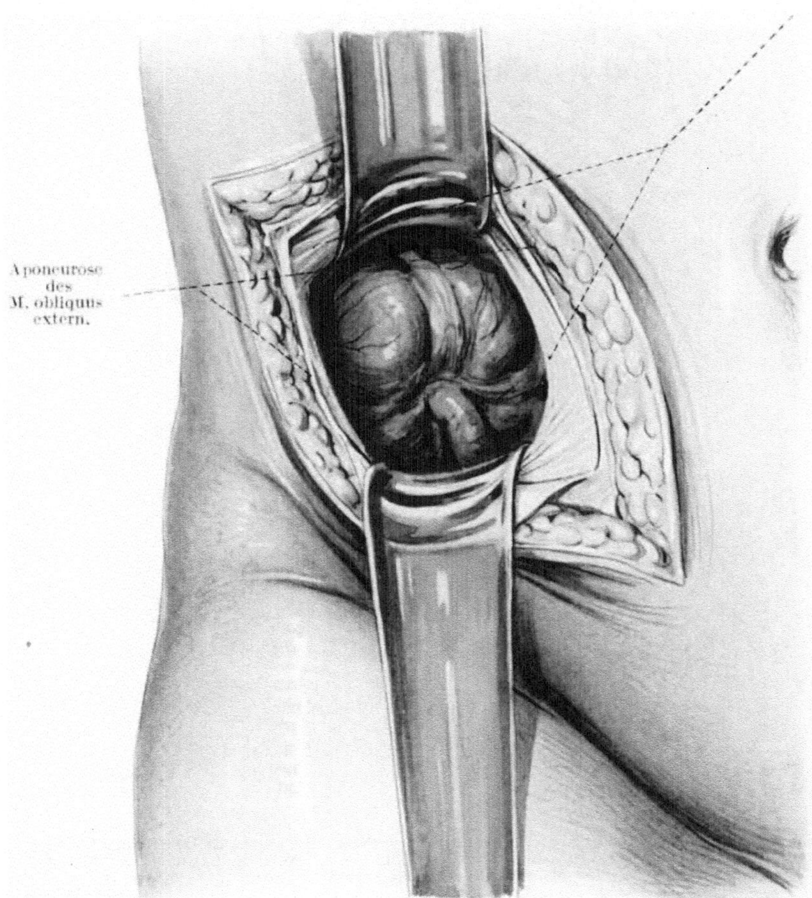


Abb. 19. Lateraler Wechselschnitt. Fortsetzung des Zustandes der vorigen Abbildung. Sämtliche Schichten der Bauchdecken sind durchtrennt, die Wunde wird durch Rouxsche Haken auseinandergehalten. Zökum und Appendix liegen vor.

gemeinsam. Zur bequemen Ausführung der tiefen Naht wird in die Mitte des äußeren und in die Mitte des inneren Wundrandes des M. obliquus externus je ein scharfer Haken eingesetzt (Abb. 21) und die Aponeurosenwunde wird durch Zug an den Haken entfaltet. Mit einem in die mediale Ecke der Wunde eingesetzten Drahthaken wird die mediale Bauchseite zusammen mit dem medialen scharfen Haken stark emporgehoben. Hierdurch sinken die Eingeweide in die Tiefe, und die Wundränder werden zur Naht frei. Quellen die Eingeweide trotzdem störend vor, so wird ein kleiner Löffel zwischen die

Eingeweide und das Peritoneum parietale geschoben. Die unterste Etagennaht wird mit Knopfnähten vom medialen nach dem lateralen Wundwinkel ausgeführt.

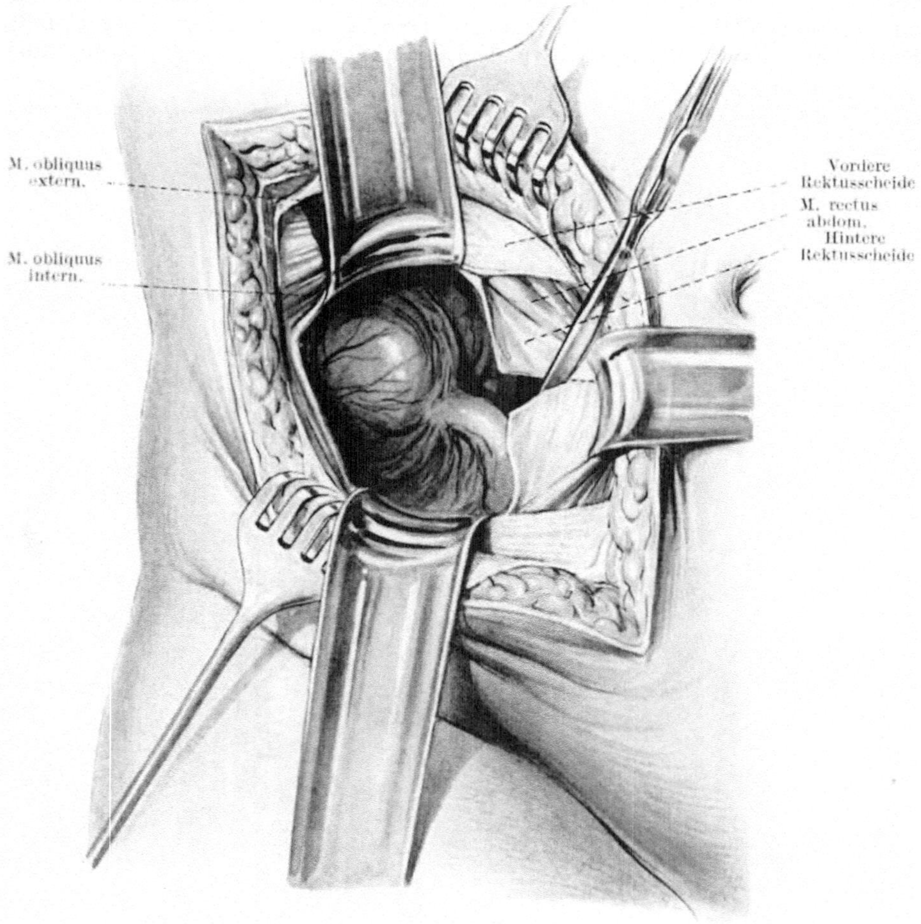


Abb. 20. Erweiterung des lateralen Wechselschnittes. Fortsetzung des Zustandes der vorigen Abbildung. Die vordere und die hintere Rektusscheide werden in querer Richtung eingekerbt, der M. rectus wird nach medial gezogen.

Die zweite Nahtreihe vereinigt den Obliquus externus mit dünnerem Katgut, die dritte Nahtreihe wird durch den Verschluß der Haut gebildet. Da alle Bauchdeckenschichten in ihrer Faserrichtung durchtrennt sind, so legen sie sich — selbst wenn der Kranke preßt — fast von selbst gut aneinander.

## 9. Der Rippenbogenschnitt. Die Aufklappung des Rippenbogens.

**Der Rippenbogenschnitt.** Bei Eingriffen an Organen, die unterhalb oder in der Nähe des Rippenbogens liegen (Kardia, Leber, Gallensystem, Milz),

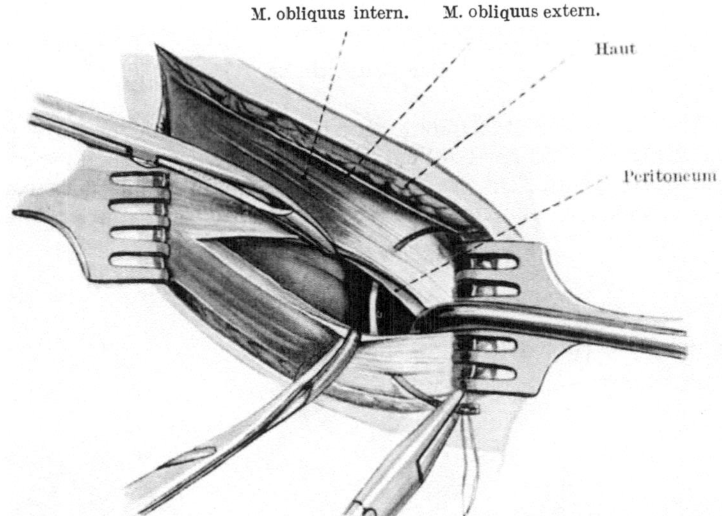


Abb. 21. Naht des lateralen Wechselschnittes. Fortsetzung des Zustandes der vorletzten Abbildung. Der mediale Wundwinkel wird durch einen Drahthaken in die Höhe gehoben, die Aponeurose des M. obliquus externus wird auf jeder Seite durch je einen scharfen Haken zur Seite gezogen. Das Peritoneum, die Fascia transversalis und die Mm. transversus und obliquus internus werden gemeinsam genäht.

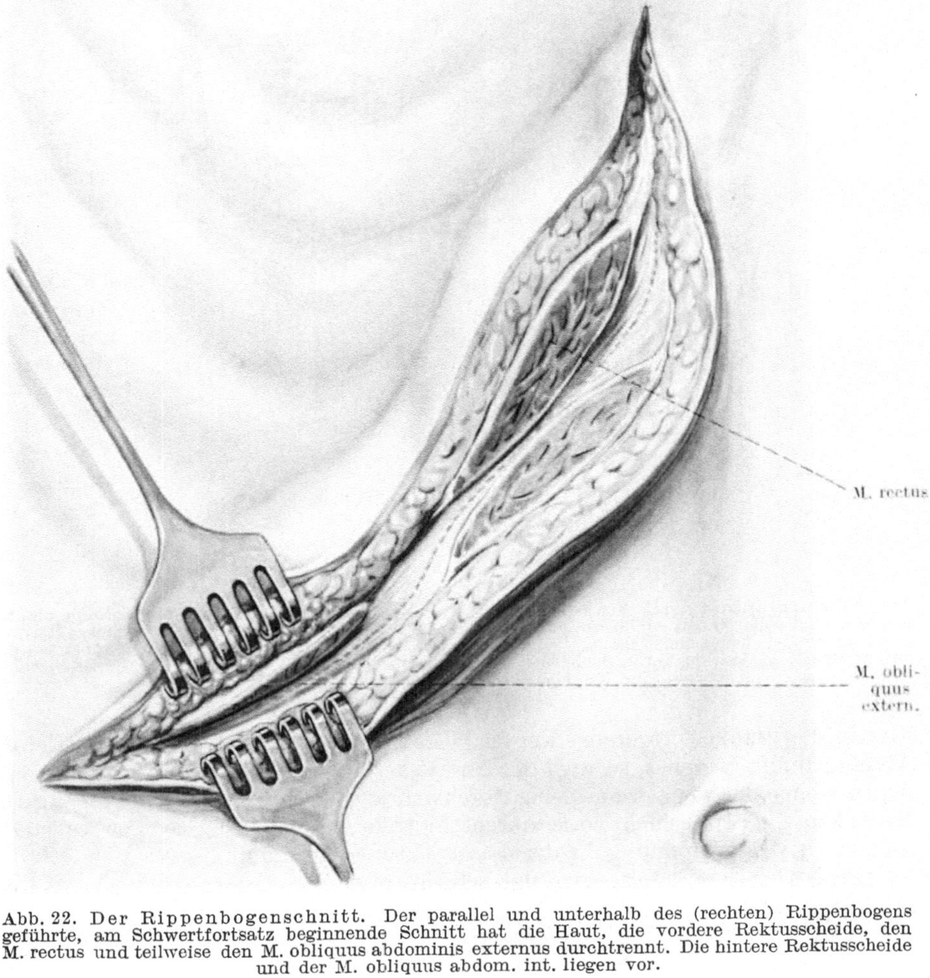

Abb. 22. Der Rippenbogenschnitt. Der parallel und unterhalb des (rechten) Rippenbogens geführte, am Schwertfortsatz beginnende Schnitt hat die Haut, die vordere Rektusscheide, den M. rectus und teilweise den M. obliquus abdominis externus durchtrennt. Die hintere Rektusscheide und der M. obliquus abdom. int. liegen vor.

kann die Eröffnung der Bauchhöhle durch den Rippenbogenschnitt vorteilhaft sein. Der Schnitt wird in 1—2 cm Entfernung vom Rippenbogen und ihm parallel geführt (Abb. 22). Dabei kann der Schnitt an der Basis des Schwertfortsatzes oder erst weiter kaudal beginnen, und er kann beliebig

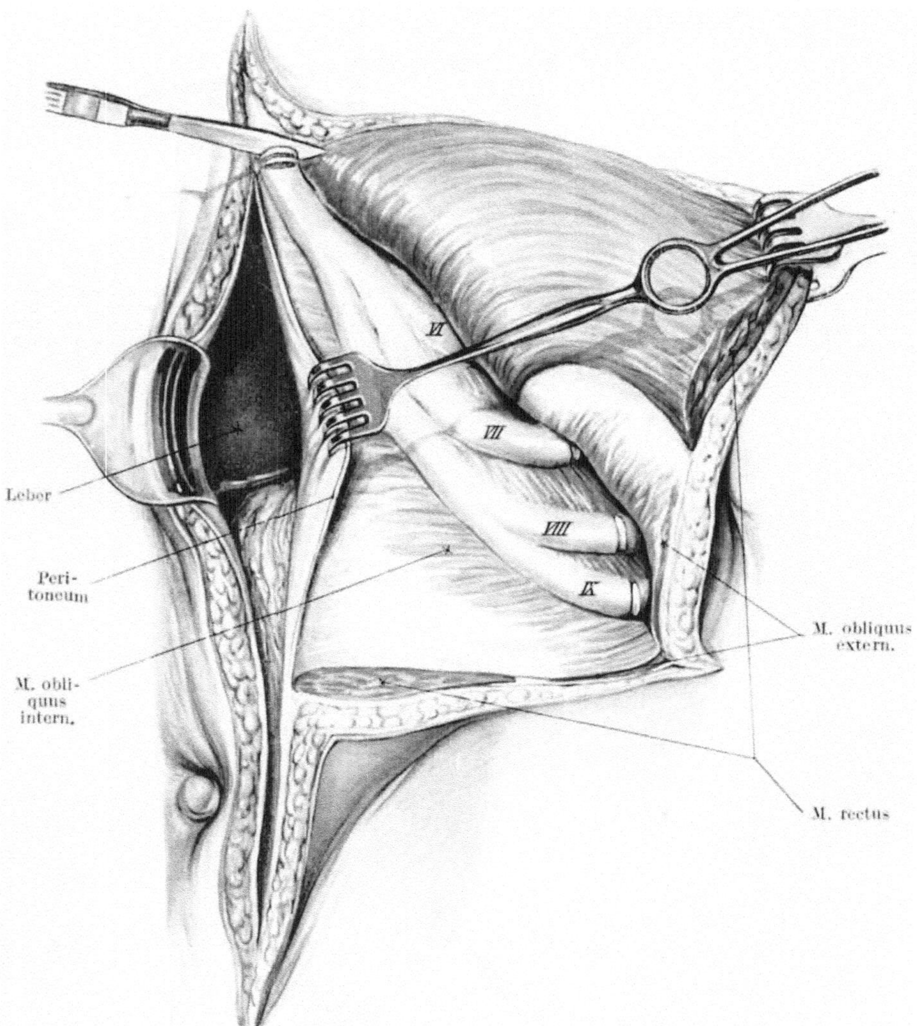


Abb. 23. Aufklappung des (linken) Rippenbogens. Auf einen medianen Laparotomieschnitt wurde oberhalb des Nabels ein die vordere Rektusscheide, den M. rectus und den M. obliquus externus durchtrennender Querschnitt gesetzt. Der so umgrenzte obere rechteckige Weichteillappen wurde aufpräpariert, so daß die Vorderfläche der unteren Rippen freiliegt. Die einzelnen Rippen werden im Bereiche ihres Knorpels durchtrennt.

weit in die Flanke fortgeführt werden. Reicht der Schnitt bis in die mittleren Abschnitte des Bauches, so wird der Ansatz des Musculus rectus am Rippenbogen mehr oder weniger ausgiebig durchtrennt. Seitlich werden die schrägen Bauchmuskeln schichtweise durchschnitten, wobei man, so gut es eben möglich ist, die Trennung in der Faserrichtung vornimmt.

Die Naht des Schnittes erfolgt schichtweise.

**Die Aufklappung des Rippenbogens.** Führt ein Eingriff sehr nahe an das Zwerchfell, so kann man den Rippenbogenschnitt mit der Aufklappung des Rippenbogens verbinden. Die Operation wird nach MARWEDELS Vorschlag zumeist als temporäre Aufklappung des Rippenbogens durchgeführt.

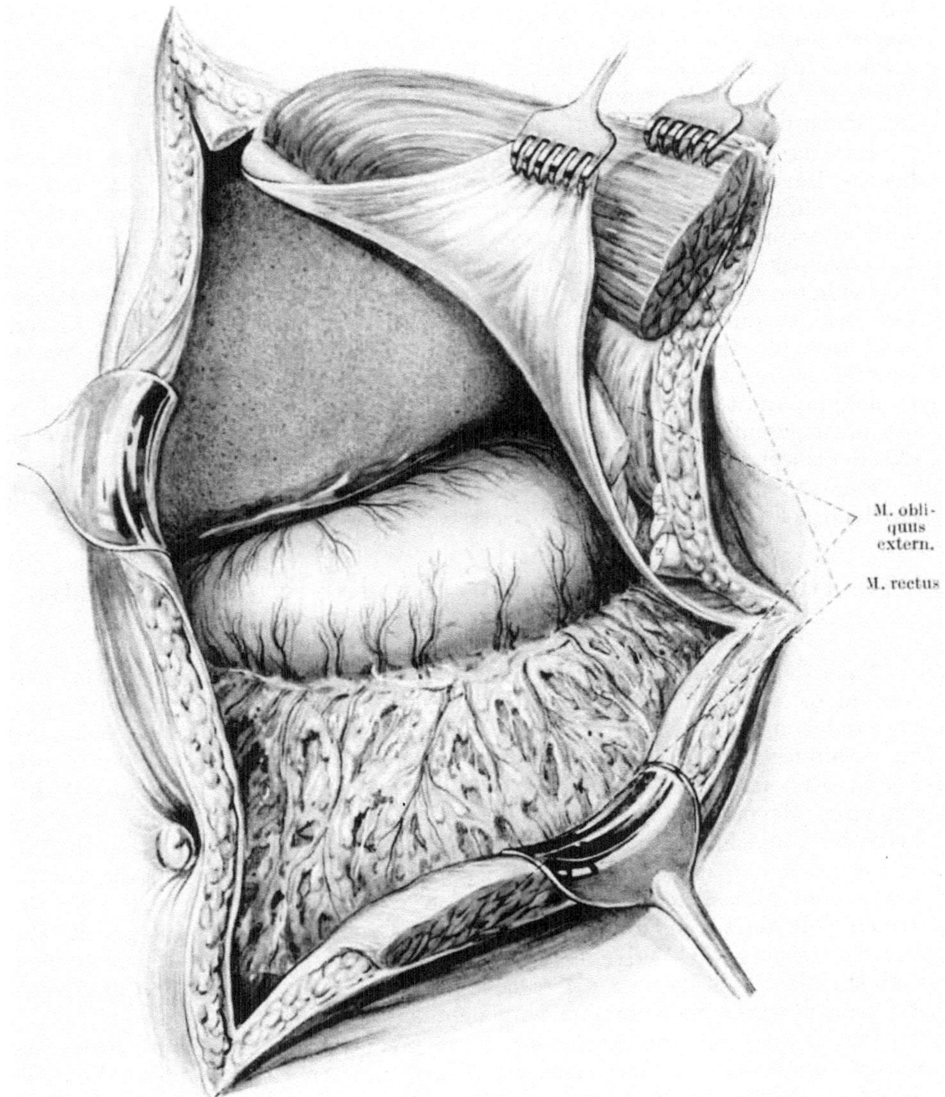


Abb. 24. Aufklappung des (linken) Rippenbogens. Fortsetzung des Zustandes der vorigen Abbildung. Nach Durchtrennung der Rippen wurde der Querschnitt auch durch die hintere Rektusscheide und lateral durch die Mm. obliquus internus und transversus, durch die Fascia transversalis und das Peritoneum geführt. Die Bauchdeckenwunde ist mit Haken auseinandergezogen. Leber, Magen, Colon transversum und großes Netz liegen vor.

Der Rippenbogenschnitt wird zunächst nur bis auf die hintere Rektusscheide und durch den an der ventralen Kante des Rippenbogens ansetzenden äußeren schrägen Bauchmuskel geführt. Der so umgrenzte bogenförmige Muskellappen wird von dem Rippenbogen nach oben und außen so weit abpräpariert (Abb. 23), daß die Knorpel der 6.—9. Rippe in ganzer Ausdehnung freiliegen. Diese Knorpel werden erstens hart am Brustbein, wo sie zu einer gemeinsamen Knorpelplatte vereinigt sind, und zweitens weit lateral durchtrennt, indem aus ihnen ein allmählich bis zur hinteren Knorpelhaut vertiefter Keil ausgeschnitten wird. Der so beweglich gemachte Rippenbogen läßt sich, nachdem der Weichteilschnitt überall bis durch das Bauchfell vertieft wurde, nach außen und oben zurückschlagen (Abb. 24). Macht das Zurückschlagen Schwierigkeiten, so ist zu empfehlen, die in der beschriebenen Weise freigelegten Rippenknorpel in ganzer Ausdehnung subperichondral und extrapleural endgültig zu entfernen.

Hat man, was oft der Fall ist, den Bauch vor der Aufklappung des Rippenbogens bereits durch den medianen Längsschnitt eröffnet, und ist dieser Schnitt neben dem Schwertfortsatz bis an seine Basis fortgeführt, so wird — wenn der linke Rippenbogen hochgeklappt werden soll — auf den Längsschnitt ein senkrechter, den untersten Rand des linken Rippenbogens tangierender Querschnitt gesetzt. Er trifft den Rippenbogen an der 9. Rippe. Der Schnitt durchtrennt alle Schichten der Bauchwand bis auf die hintere Rektusscheide und den M. obliquus internus ausschließlich. Der so rechtwinklig begrenzte obere Weichteillappen wird nach oben und nach links zurückpräpariert, der hierdurch freigelegte Knorpel der 6.—9. Rippe wird in der oben geschilderten Weise durchtrennt und hierauf der Querschnitt durch alle Schichten der Bauchdecken vertieft.

Beim Verschluß des Schnittes werden die Weichteile ohne Rücksicht auf die Knorpeldurchtrennung schichtweise vernäht.

## 10. Die künstliche Abgrenzung des Krankheitsherdes während der Operation.

Nach der Eröffnung der Bauchhöhle ist eine unserer Hauptaufgaben, jede Verschmutzung des Bauchfells zu verhüten, oder die Ausbreitung einer schon vorhandenen begrenzten Infektion über bisher gesunde Teile der Bauchhöhle zu verhindern. Derartige Verunreinigungen drohen im wesentlichen von zwei Seiten: Erstens kann bei gewollter oder ungewollter Eröffnung eines Hohlorganes (Magen, Darm, Gallenblase, Harnblase) infektiöser Inhalt austreten und in die freie Bauchhöhle fließen. Zweitens kann der Eiter eines in der Bauchhöhle vorhandenen umschriebenen Infektionsherdes durch die Lösung der abkapselnden Adhäsionen verbreitet werden und hierdurch gesunde Teile der Bauchhöhle infizieren. Daher muß vor jeder Eröffnung von Hohlorganen oder vor der Lösung von Verklebungen, die einen Eiterherd einschließen können, eine zuverlässige Isolierung dieser Teile gegen die übrige Bauchhöhle und gegen die benachbarten Bauchorgane vorgenommen werden.

Ein derartiges Abdichten des jeweiligen Operationsgebietes gegen die übrige Bauchhöhle ist aber noch aus einem anderen Grunde notwendig: Die einzelnen Organe der Bauchhöhle, namentlich die Dünndarmschlingen, besitzen einen beträchtlichen Grad der Beweglichkeit, und sie fallen daher beim Atmen, namentlich aber beim Pressen des Kranken, leicht in das Arbeitsfeld. Wollen wir ruhig und ungestört unter Leitung des Auges in einem bestimmten Abschnitte und an bestimmten Organen der Bauchhöhle arbeiten, so müssen wir diesen Teil gegen die übrige Bauchhöhle absondern.

Das geschieht zunächst durch eine entsprechende, im Allgemeinen Teil, Seite 2 beschriebene Lagerung des Kranken, der um die Quer- und um die Längsachse derartig gedreht wird, daß die nicht benötigten Eingeweideteile in die Tiefe sinken. Und das geschieht weiter dadurch, daß wir die zur Operation erforderlichen Organe „extrapritoneal“ lagern.

Wenn es ihre Beweglichkeit zuläßt, so suchen wir einzelne Organe vor die Bauchwunde zu lagern. Das ist aber nur bei einzelnen besonders

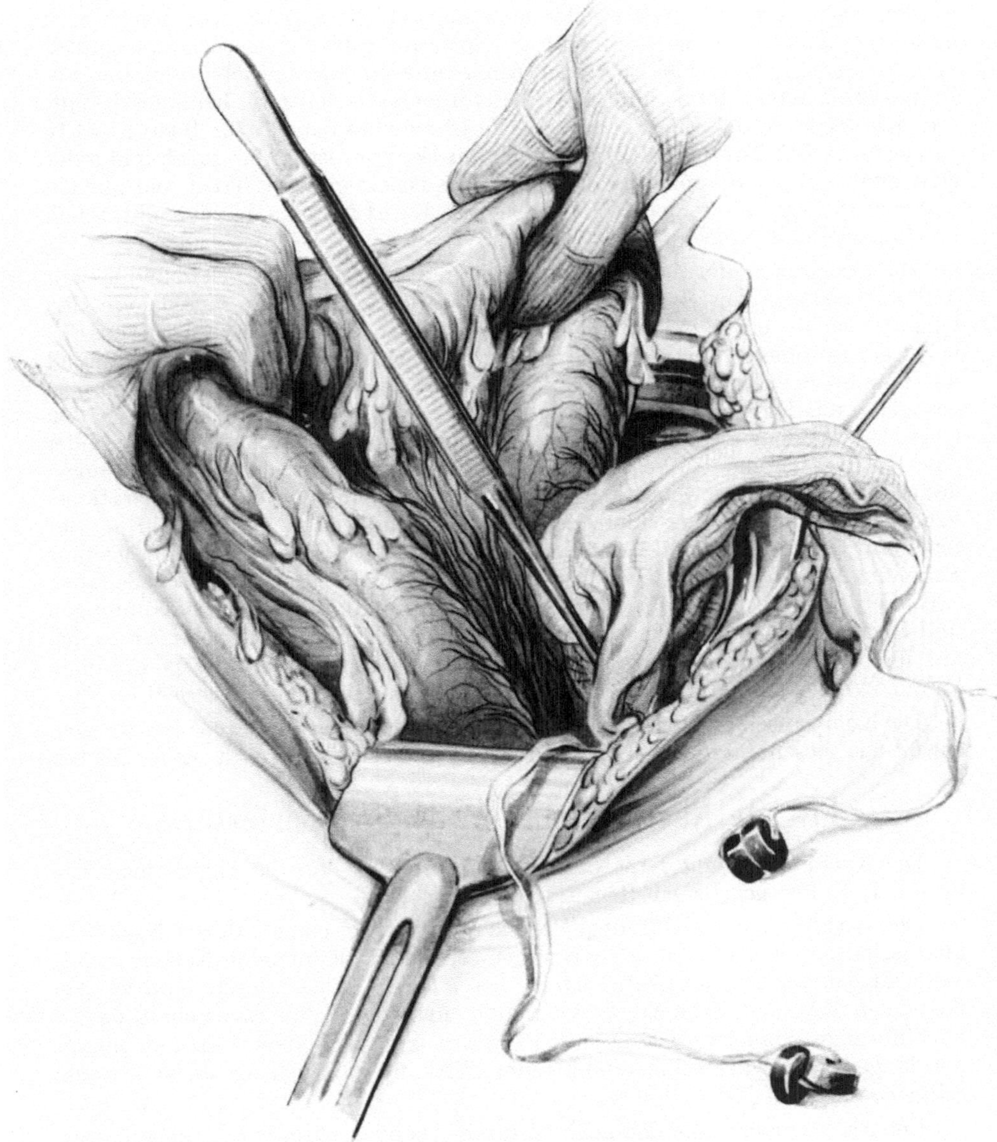

Abb. 25. Abstopfen der freien Bauchhöhle. Die Ränder des Bauchdeckenschnittes werden durch breite Bauchdeckenhaken, das für den Eingriff benötigte Eingeweide, das Colon transversum, wird durch die Hände eines Gehilfen emporgehoben. Die nicht benötigten Eingeweide werden mit Hilfe einer anatomischen Pinzette durch feuchte Gazetücher zurückgestopft.

beweglichen Organen möglich. Wir sind daher vornehmlich darauf angewiesen, das jeweilige Arbeitsgebiet mit feuchten Kompressen gegen die Umgebung zu isolieren. Zu diesem temporären „Abstopfen der Bauchhöhle“ benutzen wir die in Bd. I, S. 219 und 220 beschriebenen Perltücher und Rollgazen, die in der dort gekennzeichneten Weise gegen das berüchtigte „Vergessenwerden in der Bauchhöhle“ zu schützen sind. Nur ausnahmsweise dürfen kleinere Gazestücke oder Tupfer zu kurzdauernder Tamponade in die Bauchhöhle versenkt werden. Geschieht es aus zwingenden Gründen einmal in einem Sonderfall, so werden sie sofort mit großen Klemmen angeschiebert, oder man macht zum mindesten sofort einen Assistenten für die Entfernung des Einzelstückes persönlich verantwortlich. Ungesicherte Gegenstände werden, namentlich wenn die Beendigung der Laparotomie infolge eines unvorhergesehenen Zwischenfalles drängt, nur allzuleicht in der Eile übersehen. Die Geschichte der in der Bauchhöhle versehentlich zurückgelassenen Fremdkörper ist umfangreich und redet eine eindringliche Sprache der Warnung. Es ist ein geringer Trost und nur ein begrenzter Gewinn, wenn ihr Bestehen aus Kontrastmull sie nachträglich im Röntgenbilde aufzeigt.

Das Abstopfen der freien Bauchhöhle muß mit peinlicher Gründlichkeit und mit pedantischer Systematik durchgeführt werden. Wir müssen um den Operationsherd einen vollkommen in sich geschlossenen Kompressentrichter gruppieren, der nur nach vorne gegen den Operateur offen ist. Während die Bauchdecken mit stumpfen Bauchdeckenhaken auseinander- und emporgezogen und der Krankheitsherd oder die Operationsstelle angehoben werden (Abb. 25), erfaßt man mit einer langen anatomischen Pinzette ein Perltuch oder eine Rollgaze an einer Ecke und führt die Gaze unter zartestem Zurückdrängen der unbeteiligten Eingeweide in die Tiefe und fährt so fort, bis um das Operationsgebiet ein vollkommen geschlossener Gazewall gebildet ist. Die Einführung der feuchten Kompressen muß, ebenso wie ihre spätere Entfernung, mit größter Schonung geschehen, damit die Oberfläche der Eingeweide nicht durch Schaben („Radieren“) geschädigt wird, wodurch Blutungen, Reizungen, Darmlähmungen und Verwachsungen hervorgerufen werden können. Trifft man beim Abstopfen auf feine Spalten, beispielsweise auf den subphrenischen Raum, das Foramen Winslowi, so wird der Eingang ebenfalls durch Kompressen verlegt.

Die Kompressen bleiben bis zur Beendigung der Operation liegen oder werden, soweit sie beschmutzt werden, während der Operation durch neue ersetzt.

## 11. Die Nachbehandlung Bauchoperierter.

Die Nachbehandlung Laparotomierter entspricht den im Allgemeinen Teil in Bd. 1, S. 6 f. gegebenen Regeln.

Der Nachschmerz ist, sobald er sich bemerkbar macht, durch Narkotika auszuschalten, wobei bei Morphin wegen seiner darmlähmenden Nebenwirkung Vorsicht geboten ist; Eukodal ist in dieser Richtung harmloser, bewirkt aber bei vielen Kranken Erbrechen. Verwendet man zur Schmerzausschaltung die gürtelförmige Spinalanästhesie mit Perkain, so wird dem Kranken infolge der langen Dauer der schmerzlähmenden Wirkung häufig jeder stärkere Nachschmerz erspart.

Der Nachschmerz läßt sich auch dadurch erheblich mildern oder ausschalten, daß unmittelbar vor Schluß der Bauchdeckenwunde das Peritoneum parietale in der Umgebung der Wunde mit Perkainlösung von innen unterspritzt wird, was sich mit meinem Hochdruck-Lokalanästhesieapparat in wenigen Sekunden ausführen läßt.

Die früher geübte Niederhaltung der Peristaltik durch Opiate ist zugunsten einer Anregung der Darmtätigkeit verlassen, und es besteht zunächst keine Veranlassung, hierbei auf das Vorhandensein von Darmnähten durch Ruhigstellung des Darmes besondere Rücksichten zu nehmen. Denn die Erfahrung hat gelehrt, daß die im normalen Gewebe kunstgerecht angelegte Darmnaht eine genügende Festigkeit besitzt. Als Regel gilt, daß jeder Laparotomierte, sofern es sich nicht um Eingriffe im Bereiche des Dickdarmes handelt, wenn Stuhlgang nicht von selbst erfolgt, vom zweiten Tage nach der Operation ab allmorgendlich ein Mastdarmklysma von 50—100 ccm Glyzerin und Wasser zu gleichen Teilen bekommt. Gehen Winde am Tage nach der Operation nicht von selbst ab, so wird für einige Stunden ein weiches Darmrohr eingelegt, was schonender und ebenso wirkungsvoll wie die empfohlene gewaltsame Dehnung des Afterschließmuskels am Ende jeder Laparotomie ist. Haben diese Maßnahmen keinen Erfolg, so lassen wir hohe Eingießungen mit Seifenwasser machen. Versagt diese Behandlung, so scheue ich mich auch beim Vorhandensein von Enteroanastomosen nicht, bereits am zweiten Tage per os Abführmittel zu geben, von denen ich Rizinusöl für das beste ansehe. Milder wirkt Feigensyrup. Subkutane Hypophysininjektionen (zwei- bis dreimal täglich 1 ccm) sind ein vorzügliches peristaltikanregendes Mittel, ebenso subkutane Einspritzungen mit Prostigmin-Roche. Sind diese Mittel bei subkutaner Anwendung nicht erfolgreich, so werden sie intravenös gegeben, Hypophysin vornehmlich in der von A. MAYER empfohlenen Form, daß man eine Lösung von 5 Ampullen in 1 Liter Wasser langsam in eine Vene so lange einlaufen läßt, bis Stuhlgang erfolgt. Ausgezeichnete Erfolge glaube ich in verzweifelten Fällen bisweilen von intravenösen Peristaltik-Hormonalinjektionen gesehen zu haben. Heizungen des Abdomens (Warmluftheizung, elektrische Strahlenheizung, Heizkissen) werden zumeist angenehm empfunden, wärmen abgekühlte und kollabierte Kranke und regen die Peristaltik vielfach an.

Für die grundsätzliche sofortige und periodische Verabreichung von Rizinusöl („Rizinusölbehandlung Laparotomierter"), wie sie für Magendarmoperierte, namentlich nach Dickdarmoperationen, vielfach empfohlen wird, sehe ich keine Veranlassung. Ich glaube, daß schon ein Gesunder hierdurch in seinem Wohlbefinden stark beeinträchtigt werden kann, wie viel mehr ein Bauchoperierter.

Trotzdem kann es gelegentlich im Anschluß an eine Laparotomie zu bedenklichen Ileuserscheinungen kommen: es tritt eine Auftreibung des Leibes, Aufstoßen und schließlich Erbrechen ein. Die Hauptaufgabe ist alsdann, zunächst festzustellen, ob es sich hierbei lediglich um eine funktionelle Störung handelt, oder ob eine greifbare auslösende Ursache vorhanden ist. Liegt ein mechanisches Hindernis vor (Röntgenbild!), so muß sofort relaparotomiert werden. Ebenso muß die Bauchhöhle wieder eröffnet werden, wenn sich eine Peritonitis entwickelt und Aussicht besteht, daß der Infektionsherd isoliert oder beseitigt werden kann. Die Erscheinungen und die Behandlungsarten der postoperativen akuten Magendilatation, des arteriomesenterialen Darmverschlusses, sind im Allgemeinen Teil, Bd. I, S. 41, geschildert. Hier sei noch einmal auf die Vorzüge der damals bereits erwähnten „Trockenlegung des Magens" durch Dauersonde und Saugleitung hingewiesen, die vermittels einer durch Mund oder Nase eingelegten dünnen Sonde (Duodenalsonde) oder vermittels einer Gastrostomiefistel (HELLER) herbeigeführt wird.

Die Zuverlässigkeit unserer Darmnähte gibt uns nach der Operation hinsichtlich der Nahrungsaufnahme an sich freie Hand. Trotzdem wird man, schon mit Rücksicht auf das postoperative Erbrechen, selbst mit der Flüssigkeitszufuhr in den ersten Tagen nach der Operation zurückhaltend sein und Wasser lieber auf rektalem oder parenteralem Wege beibringen. Einen rektalen Dauertropfeinlauf erhält bei uns jeder Laparotomierte, sofern es sich nicht um Eingriffe am Enddarm handelt.

Wir werden einen Kranken in der Regel in den ersten acht Tagen nach einer Magenresektion auch keine festen Speisen genießen lassen, aber wir haben keine Veranlassung, ihm — sobald das postoperative Erbrechen aufhört — nicht in mäßigen Einzelportionen zu trinken zu geben, und ihm nicht auch in den nächsten Tagen dünnbreiige Nahrung in kleinen Quantitäten zu gestatten. Kranke mit Nähten und Enteroanastomosen am Dünn- oder Dickdarme sollen alle schweren, reichlich Kot bildenden Speisen vermeiden, sie können aber ebenfalls bald trinken und schon am Tage nach der Operation leichte Nahrung in mäßiger Menge zu sich nehmen. Diese frühzeitige Zuführung von Flüssigkeit

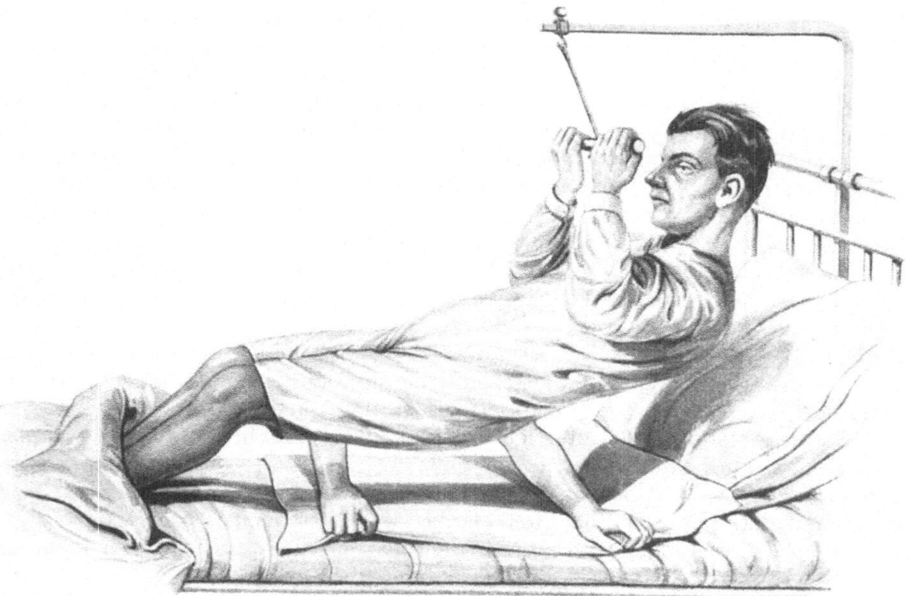

Abb. 26. Bettgalgen, an dem der Kranke sich aufrichten und turnen kann, und an dem er das Pflegepersonal bei der Herrichtung des Bettes unterstützt.

und Nahrung kann für stark geschwächte Kranke von lebensrettender Bedeutung sein.

An reichliche Flüssigkeitszufuhr bei ausgetrockneten und elenden Kranken durch intravenöse Infusionen und Blutüberpflanzungen sei erinnert. Die Technik und alle weiteren Maßnahmen sind im I. Band, S. 310 f. beschrieben.

Mit Morphin sei man bei Bauchoperierten auch weiterhin sehr sparsam, es begünstigt das Auftreten einer postoperativen Magen- und Darmatonie. Eukodal ist, wenn Narkotika nicht zu umgehen sind, empfehlenswerter.

Die im Allgemeinen Teil der Operationslehre im Band I, Abschnitt I, B, 1 bis 4 für alle Operierten gegebenen Vorschriften der Nachbehandlung zur Verhinderung von Störungen von seiten der Atmungsorgane und von Thrombosen und Embolien sind nach Bauchoperationen besonders streng zu befolgen. Namentlich ist einer geeigneten Lagerung des Kranken und frühzeitigen Bewegungsübungen eine erhöhte Aufmerksamkeit zuzuwenden. Ausgezeichnete Hilfsdienste leistet in dieser Hinsicht ein über dem Kopfende des Bettes angebrachter Galgen (Abb. 26), an dem der Kranke bald nach der Operation mit eigener Kraft seine Lage wechseln und an dem er Turnübungen vornehmen kann.

Die Galgen entlasten durch die Möglichkeit der aktiven Mithilfe des Kranken bei der Herrichtung des Bettes außerdem das Pflegepersonal in erfreulicher Weise.

## 12. Der postoperative Darmvorfall. Die Wiedereröffnung der Bauchhöhle (Relaparotomie).

Ohne daß ein Fehler im Verschluß der Bauchdecken vorzuliegen braucht, kann sich die Bauchdeckenwunde wenige Tage bis Wochen nach der Operation unter dem Vorfall von Baucheingeweiden wieder öffnen. Bevorzugte Opfer dieses unangenehmen Ereignisses sind elende Kranke, namentlich die Träger schwerer, mit Aszites einhergehender Karzinome, und Kranke mit starkem Husten. Oft ist die eigentliche Ursache des Nachgebens der Bauchdecken eine Infektion der Wunde. Meist ereignet sich der Vorgang an medianen Laparotomiewunden, oft ohne alarmierende Erscheinungen. Die Kranken werden in der Regel weniger durch einen Schmerz als durch das Nässen der Wunde oder durch den Anblick der unter dem Verbande vorquellenden Darmschlingen auf das Ereignis aufmerksam. Wird die Eventeration durch einen größeren Verband verdeckt, so können die Schlingen längere Zeit unbemerkt vor den Bauchdecken liegen. Meist findet man nach der Abnahme des Verbandes einige geblähte Dünndarmschlingen oder das Colon transversum vor der Wunde. Die tieferen Bauchschichten sind häufig in größerem Ausmaße als die Haut geplatzt, so daß sich die Darmschlingen zum Teil oder sogar vollständig noch in einer subkutanen Tasche befinden.

Die erste Sorge ist, einen weiteren Vorfall von Eingeweiden zu verhüten. Zu diesem Zwecke deckt man über den Bauch ein steriles Tuch und übt auf die ausgetretenen Teile und auf die seitlichen Bauchwände durch das Aufpressen der flachen Hände einen gleichmäßigen Druck aus. Auch verbietet man dem Kranken, zu pressen oder zu husten. Fehlt es an einer zuverlässigen Hilfsperson zum manuellen Zurückdrängen, so legt man breite Heftpflasterstreifen unter Spannung quer über die mit einer Kompresse bedeckten vorgefallenen Teile vom Rücken bis zum Rücken. Man gibt dem Kranken reichlich Morphin, am besten intravenös, bringt ihn alsbald ohne Erschütterung in den Operationssaal und macht nun zunächst alles zur Laparotomie fertig. Erst dann läßt man den Kranken, ohne die stützenden Hände zu entfernen, betäuben, wobei die intravenöse Avertinnarkose wegen des sicheren Ausbleibens jeder Exzitation und jedes Pressens unübertroffen ist und von keiner anderen Schmerzausschaltung auch nur im entferntesten erreicht wird.

Sobald die Bauchdecken entspannt sind, wird die Umgebung der Wunde rasch desinfiziert und abgedeckt. Die Därme werden von groben Schmutzteilen und Fremdkörpern mechanisch oder durch Abspülen mit Kochsalzlösung befreit, sonst aber ohne weitere Desinfektion durch Anheben der Bauchdecken und durch Einstopfen zurückgelagert. Der Bauch wird durch große, alle Schichten fassende Drahtplattennähte (Abb. 6 und Bd. I, S. 81) fest geschlossen. Nach Anlegen eines Verbandes wird die Bauchwunde durch breite, quer über den Körper vom Rücken zum Rücken gelegte Heftpflasterstreifen gestützt.

Die Prognose dieses Zwischenfalles ist merkwürdig gut, es tritt in den meisten Fällen Genesung ein.

Die Relaparotomie. Wird man durch einen postoperativen Zwischenfall zu einer Wiedereröffnung einer Laparotomiewunde genötigt, so wird die Wunde nach aseptischer Abdeckung Schicht für Schicht unter Herausnehmen der Fäden geöffnet und auseinandergedrängt, worauf der notwendige Eingriff in der sonst üblichen Weise vorgenommen wird. Der Verschluß einer derartig wieder eröffneten Bauchdeckenwunde erfolgt durch Drahtplattennähte.

Kommt es im unmittelbaren Anschluß an die Operation zu einer Vereiterung der Bauchwunde, so muß dem Eiter Abfluß verschafft werden, sobald dieses Ereignis festgestellt ist. Denn abgesehen von den allgemeinen Gefahren eines uneröffneten Eiterherdes droht hier noch der Durchbruch in die Bauchhöhle oder ihre allmähliche Infektion. Örtlicher, auf die Operationswunde beschränkter Schmerz, durch einen anderen Zwischenfall nicht erklärbare Temperatursteigerungen oder peritonitische Reizzustände erregen den Verdacht einer Infektion der Bauchdeckenwunde und verlangen ihre Besichtigung. Verstärkt die örtliche Untersuchung der Wunde den entstandenen Verdacht, so werden einzelne Hautfäden entfernt, und man schiebt, falls von selbst kein Eiter hervorkommt, eine feine Pinzette an einer Stelle zwischen den Aponeurosennähten in die Tiefe. Quillt Eiter vor, so ist die Diagnose gesichert.

Ob man in einem derartigen Falle sofort die ganze Hautwunde und auch einen Teil der Aponeurosenwunde öffnet, hängt von der Schwere der Erscheinungen ab. In der Regel genügt es, zunächst eine oder die andere kleine Lücke zu schaffen, um dem Eiter einen begrenzten Abfluß nach außen zu sichern. Ist man jedoch wegen der Schwere der Erscheinungen zur Eröffnung der gesamten Hautwunde genötigt, so sucht man wenigstens vorerst alle oder einzelne in der Tiefe gelegene Nähte zu belassen, damit die Bauchdecken nicht auseinanderweichen, und damit kein Prolaps und keine zu beträchtliche postoperative Hernie entsteht. Erst nach 2—3 Wochen dürfen die haltenden Aponeurosennähte entfernt werden.

Klingen die stürmischen Infektionserscheinungen nach einer begrenzten Eröffnung der Wunde ab, so kann man zunächst abwarten. Auf die endgültige selbständige Heilung kann man jedoch in absehbarer Zeit nicht rechnen. Es bilden sich zumeist Fadenfisteln aus, die sich erst nach der Ausstoßung oder der Entfernung aller schuldigen Fäden schließen. Derartige Fadenfisteln können auch sekundär Wochen, Monate und Jahre nach der primären Heilung einer Laparotomiewunde neu auftreten.

Da die selbständige Ausstoßung derartiger Fäden lange Zeit, unter Umständen Jahre in Anspruch nimmt oder von selbst überhaupt nicht erfolgt, so ist ihre künstliche Entfernung anzuraten. Die Beseitigung ist jedoch erst dann vorzunehmen, wenn die Wunde eine genügende organische Festigkeit erreicht hat und nicht mehr auf den Halt durch die Fäden angewiesen ist. Hiermit kann man nach etwa drei Wochen rechnen.

Gelingt es nicht, die Fäden in der im Allgemeinen Teil S. 106f. beschriebenen Weise zu fischen, so wird die Hautnarbe in der Umgebung der Fistel unter örtlicher Betäubung gespalten, der Faden aufgesucht und herausgezogen. Sind alle schuldigen Fäden entfernt, so heilt die Wunde in wenigen Tagen.

Etwas anderes ist es, wenn nach einer Laparotomie eine mit einem Hohlorgan in Verbindung stehende Fistel entsteht, wie das am häufigsten nach der Appendektomie im akuten Anfall vorkommt. Die Beseitigung derartiger Intestinalfisteln ist unter D, 5, a und b, S. 247 f. beschrieben.

# B. Die allgemeinen Eingriffe am Magen-Darmkanal.

## 1. Die allgemeine Technik der Eröffnung und der Durchtrennung des Magen-Darmkanals.

Die operative Behandlung der zahlreichen Leiden des Magen-Darmkanals besteht im Grunde immer wieder aus der Zusammenstellung einiger weniger, sich im wesentlichen gleichbleibender Einzelmaßnahmen. Es dreht sich stets wieder darum, den Magen-Darmkanal an irgendeiner Stelle zu öffnen, eine vorhandene oder eine künstlich gesetzte Öffnung zu schließen, zwei Abschnitte miteinander in eine leitende Verbindung zu bringen, einen Teil des Magen-Darmkanals aus dem Körper zu entfernen, oder einen Darmteil mit der Außenwelt in Verbindung zu setzen. Jede dieser Aufgaben wird, an welcher Stelle des Magen-Darmkanals sie auch an uns herantreten mag, im wesentlichen mit der gleichen Technik gelöst.

Da der Inhalt des Magen-Darmkanals hoch infektiös ist, so erschließen wir mit der Durchtrennung der Intestinalwand mitten in unserem Operationsgebiet, das wir bisher mit den geschilderten umständlichsten Verfahren und unter größten Anstrengungen vor den Keimen der Umwelt geschützt haben, eine mächtige Infektionsquelle. Der Inhalt des Magen-Darmkanals ist um so infektiöser, je näher er dem analen Ende des Darmes liegt. Der Mageninhalt ist also in dieser Hinsicht verhältnismäßig am gutartigsten, der Inhalt des Mastdarms am bösartigsten. Bei Stauungen und Zersetzungsvorgängen, z. B. beim Darmverschluß oder bei jauchenden Karzinomen, wird die Virulenz der Bakterien erheblich gesteigert. Die Eröffnung des keimhaltigen Magen-Darmkanals erscheint um so bedenklicher, als der serosabekleidete Darm und die serosaausgekleidete Bauchhöhle stark infektionsempfindlich sind. Wir müssen dieser Gefahr daher durch besondere Maßnahmen begegnen.

Die Hauptsache ist, daß jede Öffnung des Intestinalkanals nach Vollendung des Eingriffes wieder unbedingt zuverlässig geschlossen wird, oder daß eine absichtlich zurückgelassene Öffnung, die zwei Intestinalabschnitte untereinander oder einen Intestinalabschnitt mit der Außenwelt verbindet, gegen die freie Bauchhöhle sicher abgedichtet wird, damit keine offene Infektionsquelle im Bauchinnern zurückbleibt.

Außerdem müssen wir dafür sorgen, daß sich während der Operation die unvermeidliche Keimverschleppung in den denkbar engsten Grenzen hält. Deswegen werden der Magen oder die Darmschlinge vor der beabsichtigten Eröffnung — abgesehen von der sonstigen, bereits geschilderten Abdeckung — noch einmal besonders sorgfältig mit feuchten Kompressen gegen die Umgebung abgegrenzt. Die Kompressen sind dazu bestimmt, jeden Tropfen des — gelegentlich auch einmal in größeren Mengen — austretenden Darminhaltes sofort aufzusaugen. Sie werden eng an das Arbeitsgebiet gelegt und mit Tuchklammern aneinandergeheftet. Um aber das Austreten von Intestinalinhalt in größerer Menge überhaupt zu verhindern, wird ihm, nachdem der Magen-Darmteil vor der Eröffnung sorgfältig leer gestrichen ist, der Weg zur Operationsstelle in der Regel durch federnde Darmklemmen verlegt. Die Eröffnung erfolgt alsdann am entleerten und leer bleibenden Darm. Die federnden Darmklemmen müssen einerseits so stark wirken, daß sie die Darmwände wasserdicht gegeneinander pressen und die Blutströmung in den Darmwandgefäßen unterbrechen, andererseits müssen sie so zart sein, daß eine mechanische Schädigung der Darmwand oder des etwa mitgefaßten Mesenteriums nicht zustande kommt. Die gleichzeitige Unterbrechung des Blutstromes in den Magen-Darmgefäßen durch die federnden Klemmen ist deswegen wünschenswert, weil das bei einem Einschnitt in den Magen-Darm austretende Blut die Übersicht erheblich stören kann, und weil das aus der Darmwunde in die Umgebung fließende Blut der Verschleppung von Infektionskeimen Vorschub leistet.

Bei der erforderlichen Zartheit der Klemmwirkung besteht die Gefahr, daß lange Klemmen den kräftigen Magen an seinem freien Ende nicht genügend zusammenpressen, oder daß ein Teil des Magens aus der Klemme gleitet. Zur Verhinderung derartiger unliebsamer Ereignisse werden viele umständliche Sonderkonstruktionen und viele Zusatzinstrumente empfohlen. Ich bin mit einfachen, sehr schwach federnden Klemmen zufrieden, deren Greifarme zum besseren Festhalten des schlüpfrigen Magens oder Darmes mit einem dünnen Stoffüberzug versehen werden, und deren freie Enden im Bedarfsfalle mit einem Seidenfaden zusammengebunden werden. Beim Zusammenbinden der Klemmenenden ist darauf zu achten, daß sie während des Knüpfens des Fadens durch die Hände eines Assistenten fest zusammengedrückt werden.

Vor der Verwendung harter Klemmen ist dringend zu warnen, da hierdurch eine empfindliche Schädigung des Darmes erfolgen kann; der Magen ist allerdings erheblich widerstandsfähiger als der Darm. Die Entstehung des Ulcus pepticum jejuni wird teilweise wohl mit Recht auf eine Schädigung der Schleimhaut durch scharfen Klemmendruck zurückgeführt. Die käuflichen Klemmen sind meist zu stark in der Federung. Etwas anderes ist es natürlich, wenn der von der Klemme gefaßte Darmteil in Wegfall kommt, wie das bei der Magen- und Darmresektion teilweise geschieht. Der wegfallende Darmteil wird, um für die Sicherheit der Abklemmung jedwede Gewähr zu geben, stets mit einer hart gefederten Klemme oder mit großen KOCHER-Klemmen verschlossen.

Ist die beabsichtigte Öffnung im Intestinum klein, läßt sie sich von vornherein in ihrer Größe übersehen und kommt eine weitere Absuchung des Intestinalinneren von der Öffnung aus nicht in Frage, — Verhältnisse, die z. B. bei der Anlegung einer Enteroanastomose vorhanden sind, — so legt man die Klemme am Magen und am Darm seitlich an, wobei man zwecks einer sicheren Unterbrechung der Blutzufuhr die Klemme möglichst nur über die Darmwand, nicht auch über das Mesenterium legt, dessen große Gefäße durch eine zarte Klemme meist nicht genügend zusammengedrückt werden. Bei größeren Eingriffen faßt je eine Klemme quer die ganze Breite des Magens oder des Darmes auf jeder Seite des Operationsgebietes.

Um die Darmwand durch den Klemmendruck nicht unnötig zu belasten, und um der Wand die nötige Freiheit zum Anschmiegen an etwaige Nähte zu geben, werden die Klemmen entfernt, sobald das eröffnete Eingeweide durch die erste, dreischichtige Nahtreihe wieder verschlossen ist, es sei denn, daß die Klemmen die Eingeweide in richtiger Lage halten.

Auch die sorgfältigste Abstopfung entbindet uns nicht von der Pflicht, jeden Tropfen Darminhalt, der sich im Innern des erreichbaren eröffneten Darmes befindet oder austreten will, noch bevor er die Kompressen erreicht hat, nach Möglichkeit abzufangen und aufzutupfen. Ich bediene mich hierbei mit besonderem Vorteil der Absaugung durch eine elektrisch betriebene Pumpe (Sauerstoffzentrale, Berlin) und eines kleinen, mit ihr durch Schlauch verbundenen Metallansatzes (Abb. 160), dem zur Verhinderung des Ansaugens der Darmwand durch ein Seitenventil Zusatzluft gegeben werden kann.

Konnte der Magen-Darmabschnitt vor der Eröffnung nicht vorschriftsmäßig abgeklemmt werden, und stört das ständige Vorquellen seines Inhalts die Übersicht und die Asepsis, wie das z. B. bei der Eröffnung des Duodenums bei Eingriffen an der VATERschen Papille der Fall sein kann, so wird das Lumen des eröffneten Eingeweides nach beiden Richtungen durch je einen Gazetampon abgedichtet. Man muß es sich jedoch unbedingt zur Regel machen, diese Tampons niemals frei zu versenken, sondern sie müssen grundsätzlich an einen langen Faden gebunden, zum mindesten aber an einer Klemme befestigt werden. Am besten ist es, den für den zuführenden an dem einen und den für den abführenden Darmschenkel bestimmten Gazebausch an dem anderen Ende des gleichen langen Seidenfadens zu befestigen (Abb. 27), und den Faden nach dem Versenken der Tampons lang aus der Intestinalöffnung und dem Operationsgebiet heraushängen zu lassen. Dann ist ein Vergessen unmöglich. Im Magen-

Darmkanal vergessene Tupfer spielen eine ähnlich traurige Rolle wie die in der Bauchhöhle zurückgelassenen Kompressen und sonstigen Gegenstände. Die Gefahr des Zurücklassens in einem Intestinum ist um so größer, als die Tupfer durch die Peristaltik während der Operation unmerklich verschleppt werden können.

Die Durchtrennung der Magen-Darmwand wird entweder mit dem kalten Messer, der Schere, dem Paquelin oder dem Diathermie-Messer vorgenommen.

Die Durchtrennung mit dem Paquelin und mit dem Diathermiemesser hat vor der Eröffnung mit kalt schneidenden Instrumenten den Vorteil, daß sich

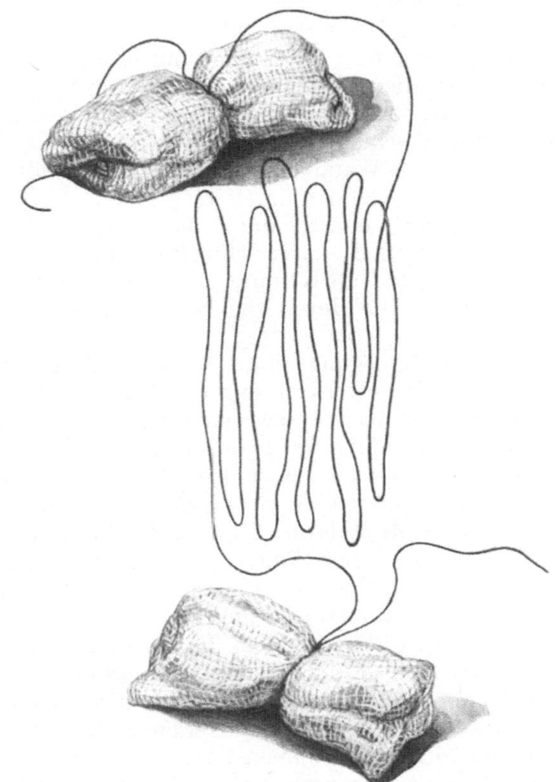

Abb. 27. Fadentampons zum Einführen in die beiden Schenkel eines eröffneten Darmes.

die Operation nahezu bluttrocken vollzieht. Das bietet nicht allein den Vorteil der besseren Übersicht sondern auch der größeren Sauberkeit. Der Gefahr, daß es hierbei infolge des Unterlassens ausreichender Unterbindung durchschnittener Gefäße zu einer sekundären Nachblutung kommt, muß durch eine besonders sorgfältige Schleimhautnaht begegnet werden. Das Schneiden mit dem elektrischen Messer besitzt vor dem Glühstift den Vorzug der ungleich geringeren Gewebsschädigung. Daher halte ich die Durchtrennung der Eingeweidewand mit dem Diathermiemesser für das Verfahren der Wahl. Es hat geradezu einen Wandel in der Magen-Darmchirurgie herbeigeführt; die Anlegung von Klemmen zum Zwecke der Blutstillung wird hierdurch zumeist überflüssig.

Bei der Durchtrennung der Magen-Darmwand ist, sofern der Schnitt später wieder vernäht werden soll, darauf Rücksicht zu nehmen, daß jeder

Nahtverschluß mit einem Verbrauch von Wandmaterial einhergeht und daher leicht zu einer Verengerung des Lumens führt. Diese Sorge tritt bei dem Magen in seinen weiten Abschnitten gegenüber dem engeren Darm mehr in den Hintergrund.

Es gilt zur Vermeidung einer derartigen Verengerung von jeher als Regel, das Intestinum in der Längsrichtung zu eröffnen, und den Schnitt in der Querrichtung wieder zu vernähen. Diese Regel läßt sich jedoch bei sehr langen Schnitten begreiflicherweise nicht durchführen, und ihre Befolgung schützt auch durchaus nicht mit Sicherheit vor jeder Behinderung der Passage, ja sie führt gelegentlich durch die hierbei entstehende Wulstung der Wand geradezu zu einer relativen Unwegsamkeit. Entsteht nach der Naht eines Magen-Darmabschnittes auch nur die Andeutung einer Stenose, so muß ein derartiges Hindernis unter allen Umständen ausgeschaltet werden, was in den meisten Fällen durch eine breite leitende Verbindung der zuführenden und der abführenden Schlinge geschieht.

Für den Einschnitt in die Wand eines Intestinums wählt man eine möglichst gefäßarme Stelle.

Einfach ist die Eröffnung, wenn ein durch die Wand gut fühlbarer Fremdkörper entfernt werden soll, z. B. ein verschlucktes Gebiß oder ein Gallenstein. Dann schneidet man auf diesen Körper, den man gegen die Wand drängt, ein, und drückt und zieht ihn durch eine möglichst kleine Öffnung heraus (Abb. 77).

Handelt es sich um die Anlegung eines längeren Schnittes in einer bestimmten Richtung, z. B. um die Eröffnung des Magens oder des Darmes zur Herstellung einer Anastomose, so ist es zweckmäßig, sich die Trennungslinie auf der Serosa mit dem Messer, mit dem Brenner oder mit dem Farbstift zunächst oberflächlich vorzuzeichnen, und erst dann die Durchtrennung aller Schichten vorzunehmen, da der Darm seine Gestalt leicht ändert, und da sich seine Muskulatur beim Anfassen und Schneiden meist zusammenzieht, wodurch die Schnittlinie dann ungleichmäßig wird.

Nachdem die Schnittlinie in einer der geschilderten Weisen auf der Serosa gekennzeichnet ist, wird das Intestinum an einem Ende dieser Linie zwischen zwei eine Falte aufhebenden chirurgischen Pinzetten in kleiner Ausdehnung eröffnet (Abb. 76). In die Öffnung wird eine schmale Elfenbeinrinne geschoben (Abb. 114), die die vordere Wand unter dem angezeichneten Strich von der hinteren Wand abhebt. Die Durchtrennung des Intestinums wird auf der Elfenbeinrinne mit dem Diathermiemesser oder mit einem der anderen genannten Instrumente in der vorgezeichneten Richtung vollendet.

Bei der queren Kontinuitätstrennung des Magens oder des Darmes ist zunächst für eine ausreichende Befreiung des Intestinums von seinem Mesenterium, für eine „Skeletierung" des Intestinums zu sorgen, damit für das schneidende Instrument und für die spätere Versorgung der Querschnitte ausreichend Spielraum zur Verfügung steht. Es ist jedoch vor einer Übertreibung der Abbindung und der Durchtrennung der Mesenterialgefäße zu warnen, da hierdurch die Gefahr der Nekrose des abgebundenen Stückes heraufbeschworen wird. Je nach der Dicke des Organes ist eine Strecke von etwa 2—4 cm erforderlich. Die Technik der Abbindung des Mesenteriums ist bei der Darmresektion im Abschnitt D, 6, d, S. 208 f. beschrieben.

Die Durchtrennung selbst wird am besten mit dem Diathermiemesser, sonst mit der Schere vorgenommen (Abb. 28). In den meisten Fällen werden Vorder- und Rückwand in einem Zuge durchschnitten.

Auch vor der queren Eröffnung eines Intestinums ist dem Austritt von Intestinalinhalt und von Blut möglichst zu begegnen, wie das in einfacher und wirkungsvoller Weise durch das bereits beschriebene Anlegen von Darmklemmen geschehen kann. Kommt der abgetrennte Teil in Wegfall, so können die Klemmen, wie z. B. die BILLROTH-Klemmen, scharf zufassen, verbleibt er im Körper, so dürfen die Klemmen nur zart wirken (elastische Klemmen), damit das Intestinum nicht geschädigt wird.

Die quere Durchtrennung eines Magen-Darmabschnittes, seine Abdichtung und sein Verschluß sind vielfach nicht zeitlich streng hintereinander geschaltete Vorgänge, sondern beide Verfahren greifen häufig ineinander über. Sie können daher auch nicht vollständig gesondert voneinander besprochen werden.

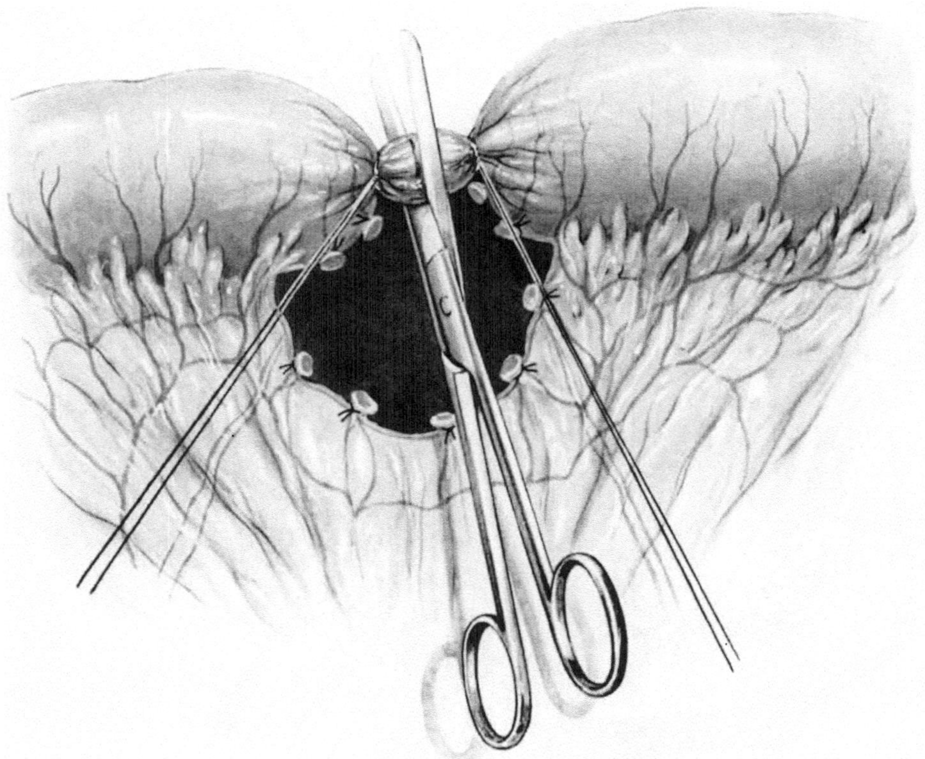

Abb. 28. Quere Durchtrennung des Darmes. Ein vom Mesenterium befreites Darmstück ist, nachdem es möglichst leer gepreßt wurde, mit zwei Fäden in kurzem Abstande fest umschnürt. Es wird zwischen den beiden Abbindungen mit der Schere durchtrennt.

Die quere Durchtrennung des Darmes wird am einfachsten in der Weise vorgenommen, daß ein vom Mesenterium befreites Darmstück durch zwei in geringer Entfernung voneinander angelegte Fäden fest umschnürt (Abb. 28) und das zwischen den beiden Umschnürungen gelegene, vorher möglichst leer gepreßte Darmstück mit der Schere oder dem Diathermiemesser durchschnitten wird.

Sehr sauber arbeitet man bei der Durchtrennung breiter Intestinalabschnitte, namentlich des Magens, wenn die Trennungslinie vorher mit einem Enterotrib, z. B. der PAYRschen Quetsche, zusammengepreßt wird (Abb. 29), wodurch die Muskularis und die Schleimhaut zerquetscht und weggepreßt und die Gefäße verschlossen werden, während die allein standhaltenden Serosablätter gegeneinander geklebt werden. Vor der Abnahme der Quetsche kann der endgültig zu verschließende Darmteil durch eine Durchstichnahtreihe verschlossen und der wegfallende Darmabschnitt hart an der Quetsche abgeschnitten werden (Abb. 29). Notwendig ist eine Darmquetsche bei der Durchtrennung aber durchaus nicht; ich gebrauche sie niemals.

Das beste, sauberste und schnellste Verfahren der queren Durchtrennung eines Intestinums ist die Durchtrennung mit dem PETZschen Nahtinstrument

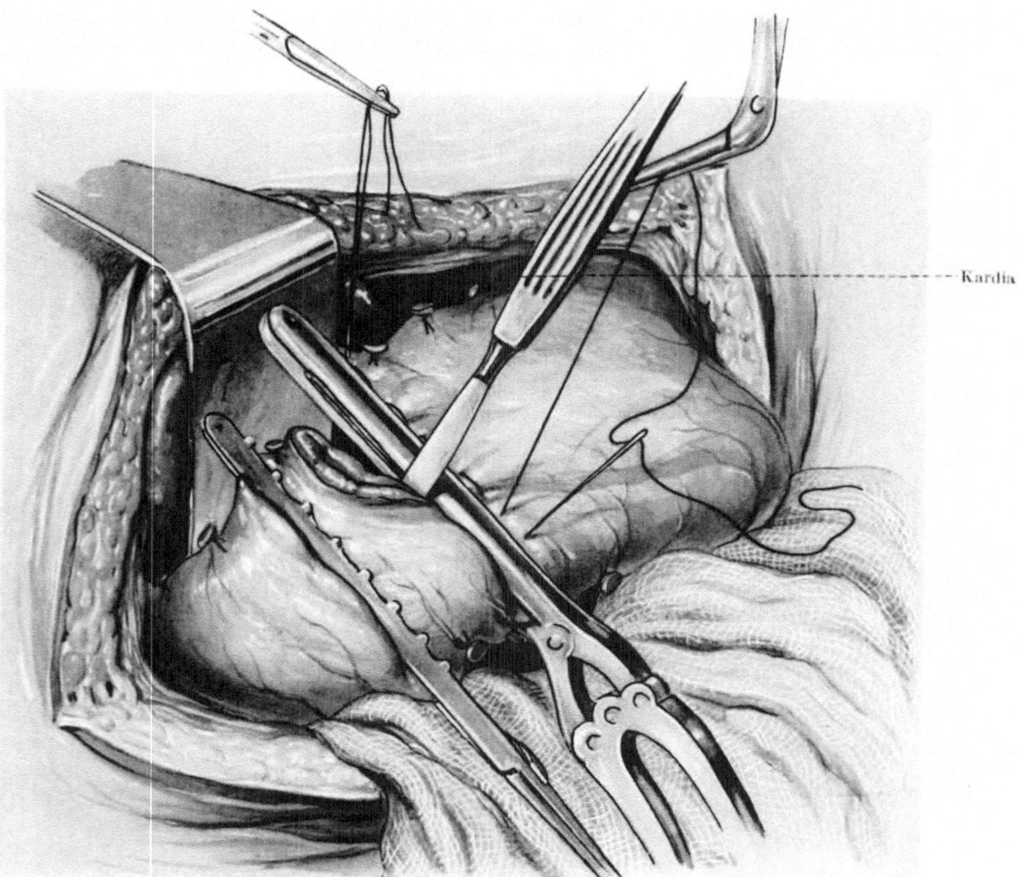


Abb. 29. Quere Durchtrennung des Magens mit dem Enterotrib. Der oral von der Trennungslinie liegende Magenabschnitt ist mit dem Enterotrib, der aboral liegende Abschnitt ist mit einer elastischen Klemme quer verschlossen. Der Magen wird oral von dem Enterotrib durch eine Durchstichnaht verschlossen und aboral vom Enterotrib mit dem Messer durchtrennt.

(Abb. 48, 49, 66, 102, 109). Hierbei wird die Trennungsstelle durch Enterotribwirkung gequetscht, und im Bereiche der Furche wird jederseits eine Darminhalt und Blut zuverlässig zurückhaltende Klammerreihe angelegt. Die Durchtrennung des Quetschgürtels erfolgt nach Abnahme des Instrumentes zwischen den Klammerreihen mit der geraden Schere. Für mich bildet die Verwendung des PETZschen Instrumentes das Normalverfahren. Es hat der Magendarmchirurgie eine neue Note gegeben.

Die beiden durch die quere Durchtrennung eines Intestinums entstandenen Querschnitte sind, auch wenn sie in der vorher geschilderten Weise durch Umschnürung gegen den erkennbaren Austritt von Intestinalinhalt gesichert wurden, infektiös, und sie gehen, wenn sie ohne weitere Versorgung im Körper zurückbleiben, nach einigen Tagen auf, da ihnen der sero-seröse Verschluß mangelt. Sofern die Querschnitte daher nicht sofort aus dem Körper

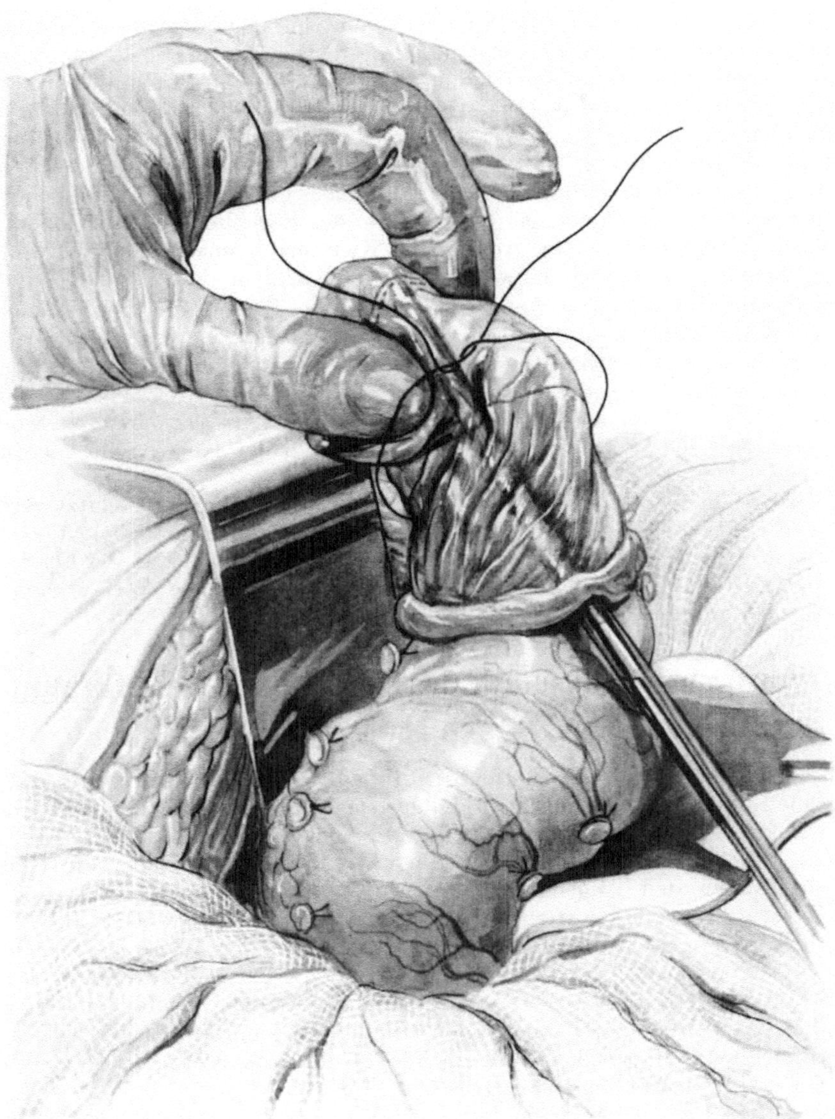

Abb. 30. Überziehen eines Gummikondoms über einen Intestinalstumpf. Der Intestinalstumpf ist mit einer ungezähnten Klemme gefaßt. Ein Gummisäckchen wird über das hierdurch gesteifte Intestinum gezogen und mit einem Faden fest umschnürt, wobei gleichzeitig die Klemme entfernt wird.

entfernt werden, müssen sie für den Augenblick und für später besonders versorgt werden.

Die Versorgung gegen die unmittelbare Aussaat von Keimmaterial erfolgt für den Augenblick durch sorgfältiges Einhüllen des infektiösen Stumpfes in eine möglichst dichte trockene Kompresse (Abb. 122). Die übergestülpte Kompresse wird durch KOCHER-Klemmen, durch Tuchklammern oder durch eine Seidenfadenumschnürung am Abgleiten verhindert. Da der Schutz einer Stoffkompresse gegen den Durchtritt infektiöser Flüssigkeit aber nur relativ und zeitlich begrenzt ist, so ist die Einscheidung des Intestinalstumpfes in ein geschlossenes Gummisäckchen vorzuziehen, wozu sich infolge seiner Festigkeit, Schmiegsamkeit und Undurchlässigkeit am besten ein verstärkter Präservativkondom eignet (Hersteller SCHACK und PEARSON, Hamburg). Zum Überstülpen des Gummisäckchens wird der Intestinalstumpf an seinem Ende mit einem oder mit zwei BILLROTH- oder MOYNIHAN-Klemmen möglichst parallel zu seiner Längsachse gefaßt (Abb. 30), so daß sich das Präservativ über das in dieser Weise gesteifte Intestinalende stülpen läßt. Um die Basis des Kondoms wird locker ein Faden geschnürt. Während das blinde Ende des Säckchens mit der Hand am Intestinum festgehalten wird, werden die Klemmen vorsichtig herausgezogen, und Säckchen und Intestinum werden mit dem Seidenfaden fest zugeschnürt.

Bleibt das durchtrennte Intestinum auf die Dauer im Körper zurück, so muß sein endständiger Querschnitt doppelt versorgt werden, wie das im nächsten Abschnitt beschrieben ist.

Es hat wenig Sinn, die eröffnete Darmschleimhaut durch das Aufpinseln von Jodtinktur oder anderen Desinfektionsmitteln entkeimen zu wollen. Eine praktisch ins Gewicht fallende Verminderung der Keime wird hierdurch nicht erzielt.

Alle Instrumente, die bei der Eröffnung des Magen-Darmkanals benutzt werden, gelten als infiziert und werden nach Beendigung dieses infektiösen Aktes sofort durch neue Instrumente ersetzt (vgl. Bd. I, S. 252). Sämtliche an der Operation Beteiligten säubern zu diesem Zeitpunkte ihre Hände oder vertauschen die bisherigen Gummihandschuhe mit neuen.

## 2. Die allgemeine Technik des Verschlusses von Öffnungen des Magen-Darmkanals.

Mit Rücksicht auf den hochinfektösen Inhalt des Magen-Darmkanals und auf die große Empfänglichkeit der Bauchhöhle gegenüber einer Infektion muß jede in den Magen-Darmkanal gesetzte Öffnung alsbald wieder sorgfältig geschlossen werden, wobei die Nähte einen unbedingt wasser- und bakteriendichten Abschluß für den Augenblick und für die Dauer gewährleisten müssen. Das Zurücklassen einer fortlaufenden Infektionsquelle ist mit einer Peritonitis gleichbedeutend. Der geforderte Abschluß kann in der Weise bewerkstelligt werden, daß eine seitliche Öffnung vernäht, ein quer durchtrenntes Darmstück endständig geschlossen, die Öffnungen zweier Darmteile miteinander leitend verbunden oder eine Magen-Darmöffnung unter Abschluß gegen die freie Bauchhöhle dauernd mit der Oberfläche des Körpers in Gestalt einer Fistel in Verbindung gesetzt wird.

Die Magen-Darmnähte stehen hinsichtlich ihrer Haltbarkeit zunächst unter wenig günstigen Bedingungen.

Sie befinden sich dauernd in unmittelbarer Berührung mit dem infektiösen Darminhalt; die Infektion einer Naht ist aber der größte Feind ihrer Haltbarkeit und primären Heilung. Weiterhin schädigt der Darminhalt die Darmnähte aber auch mechanisch, indem er in Gestalt von Gas, Flüssigkeit oder festem Kot an ihnen reißt, zwischen die einzelnen Nähte einzudringen sucht oder einen örtlichen Druck ausübt. Die peristaltische Lageveränderung der Eingeweide kann an den zwei Darmteile verbindenden Nähten erheblich zerren. Die auf diese Weise herbeigeführte mechanische Beanspruchung der Nähte kann bei lebhaften Magen- und Darmkontraktionen hohe Werte erreichen, so daß die Darmnähte durch das Zusammenwirken dieser Schädlichkeiten beängstigenden Belastungsproben ausgesetzt werden.

Daß die Magen-Darmnähte trotz dieser ungünstigen Verhältnisse in der Praxis eine fast unbedingte Zuverlässigkeit besitzen, erklärt sich einmal dadurch, daß die Magen-Darmwand schmiegsam und fest ist, für eine Naht also ein mechanisch sehr geeignetes Material darstellt, und das andere Mal vor allem dadurch, daß die durch eine Nahtreihe unverrückt aneinandergelegten Serosaflächen in kurzer Zeit fest miteinander verwachsen, besonders innig

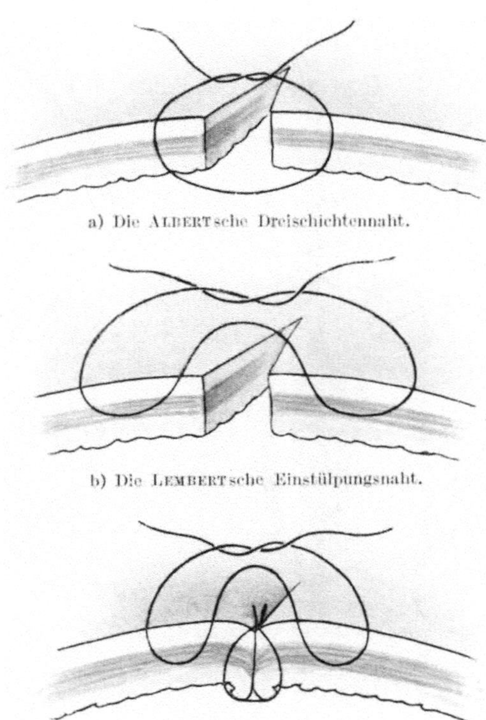


Abb. 31. Der Typus des zweireihigen CZERNYschen Nahtverschlusses. Er besteht 1. aus der ALBERTschen Dreischichtennaht und 2. aus der LEMBERTschen Serosa-Muskularisnaht.

und schnell anscheinend deswegen, weil sie durch den infektiösen Darminhalt in einen gewissen Reizzustand versetzt werden. Daher ist die primäre Haltbarkeit der Magen-Darmnähte tatsächlich sehr groß (vgl. Bd. I, S. 71), und bereits nach 5—6 Tagen pflegen die Serosaflächen fest miteinander verwachsen zu sein (Bd. I, S. 85).

Jede Darmnahtreihe verfolgt das Ziel, erstens durch sorgfältig und dicht angelegte Nähte mechanisch für den primären dichten Abschluß des Darmlumens zu sorgen, zweitens durch breite Aneinanderlagerung von Serosaflächen möglichst bald einen organischen Abschluß herbeizuführen, drittens die Stillung der Blutung aus der durchtrennten Darmwand zu bewirken und viertens die Wundränder der Schleimhäute unmittelbar aneinander zu legen, wodurch einer späteren narbigen Verengerung am ehesten vorgebeugt wird.

Es gibt eine große Anzahl von Nahtverfahren, die diesen Forderungen zumeist ausreichend gerecht werden. Jedes der gebräuchlichen Verfahren leistet in geübten Händen Befriedigendes, wobei Systematik, Sorgfalt und pedantischer Schematismus ihre Triumphe feiern. Für den Praktiker genügt zumeist ein Verfahren, das er jedoch vollkommen beherrschen muß.

Der Verschluß jeder Magen-Darmöffnung, jeder endständigen Öffnung, jeder seitlichen Öffnung und jeder Anastomose wird unter gewöhnlichen Verhältnissen nach den Grundsätzen der von **Czerny 1877 eingeführten zweireihigen Nahtverbindung** hergestellt (Abb. 31c):

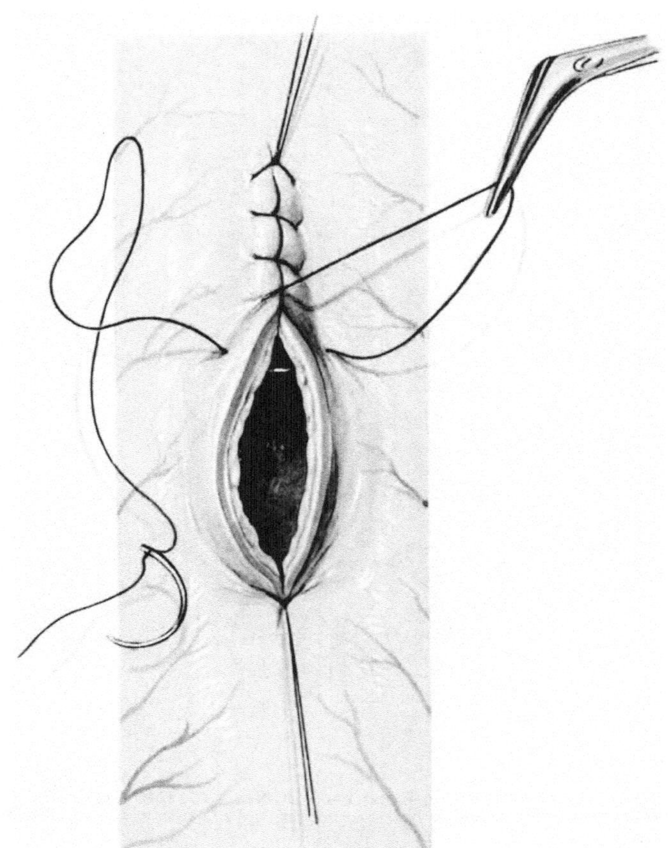

Abb. 32. Dreischichtige Verschlußnaht der Magen-Darmwand, Kürschnernaht.

**1. Die erste Nahtreihe der Czerny-Naht, die durchgehende Dreischichtennahtreihe** (Abb. 31a) **(Albertsche Nahtreihe),** faßt auf der einen Wundseite Serosa, Muskularis, Mukosa, auf der anderen Wundseite Mukosa, Muskularis, Serosa. Hierbei werden die Wundränder der Schleimhaut möglichst hart am Rande durchgestochen und ins Innere zurückgedrängt, während die Serosa etwa 3 mm vom Rande entfernt gefaßt wird. Diese Dreischichtennahtreihe bezweckt den mechanischen Halt der Wundränder, die Abdichtung der Intestinalwandung, die Blutstillung, die innige Aneinanderlagerung und das Zurückdrängen der Schleimhautwundränder.

Während sich bei den meisten Nähten die beiden Wundränder in der Regel ohne weiteres in gehöriger Weise aneinanderlegen, machen die Adaptation der Wundränder der Dreischichtennaht beim Verschluß einer seitlichen oder endständigen Magen-Darmöffnung und die Adaption der Wundränder der vorderen Dreischichtennaht bei der Enteroanastomose häufig Schwierigkeiten, indem die Schleimhaut eine ausgesprochene Neigung zum Vorquellen zeigt. Zur Behebung dieser Schwierigkeiten sind bei dieser Naht mehrere Formen der Fadenführung im Gebrauch, von denen jedoch

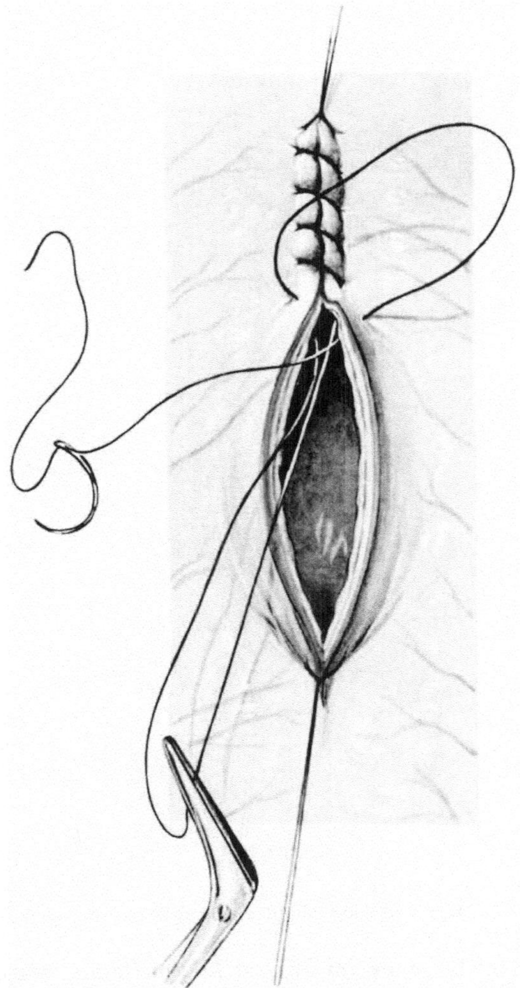

Abb. 33. Dreischichtige Verschlußnaht der Magen-Darmwand nach MIKULICZ.

keine restlos befriedigt, so daß hier im Gegensatz zu den übrigen Nahtreihen stets eine ungewöhnliche Aufmerksamkeit zum Einkrempeln der vorquellenden Schleimhaut erforderlich ist. Folgende Nahtführungen sind beliebt und gebräuchlich:

a) **Die Kürschner-Naht** (Abb. 32). Fadenführung: Serosa-Schleimhaut der einen, Schleimhaut-Serosa der anderen Seite, Anziehen des Fadens. Die vorquellende Schleimhaut muß jedesmal vor dem Anziehen des Fadens mit einer anatomischen Pinzette zurückgeschoben werden.

**b) Die Mikuliczsche Naht** (Abb. 33). Der Faden wird in gleicher Reihenfolge wie bei der Kürschnernaht geführt, nur wird er nicht außerhalb, sondern innerhalb des Darmes angezogen. Also: Schleimhaut-Serosa der einen, Serosa-Schleimhaut der anderen Seite, Anziehen des Fadens. Hierbei legen sich die Serosaflächen unter Einrollen der Schleimhaut meist ausgezeichnet aneinander. Beim Abschluß der Nahtreihe muß jedoch bei den letzten Stichen in die Kürschnernaht übergegangen werden, da man den Faden nicht mehr ins

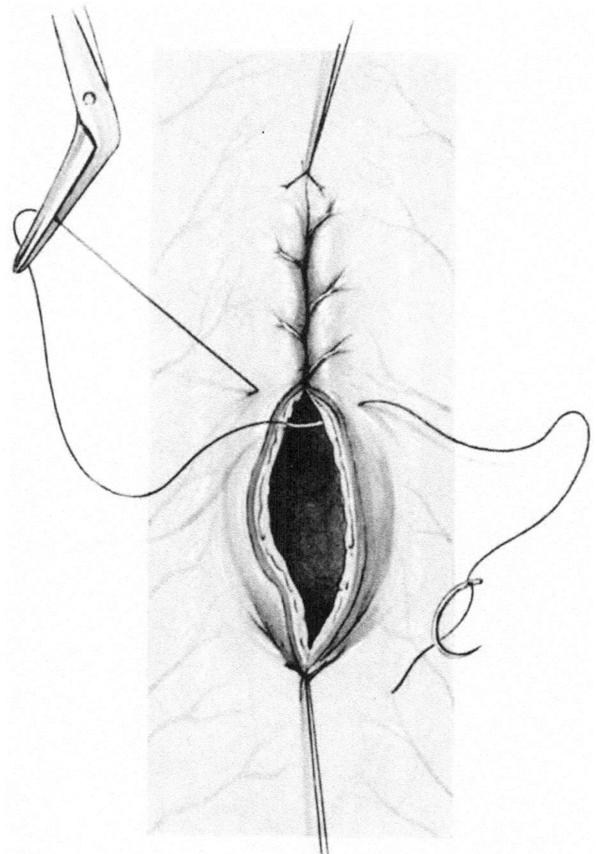

Abb. 34. Dreischichtige Verschlußnaht der Magen-Darmwand nach Schmieden.

Innere ziehen und nicht mehr im Innern knoten kann, sobald die Öffnung sehr klein geworden ist.

**c) Die Schmiedensche Naht** (Abb. 34). Fadenführung: Schleimhaut-Serosa der einen Seite, Anziehen des Fadens, Schleimhaut-Serosa der anderen Seite, Anziehen des Fadens. Die Schleimhaut legt sich, wenn man eng sticht, meist ausgezeichnet ins Innere. Es kommt aber immer Schleimhaut gegen Serosa zu liegen, so daß die Nahtreihe — wenigstens theoretisch — eine verminderte Festigkeit besitzt.

**d) Die U-Naht** (Abb. 35). In etwa $^1/_2$ cm Entfernung und parallel zum Wundrand wird der Faden auf jeder Seite durch alle Schichten der Darmwand unter Umstechung einer etwa $^1/_2$ cm langen Darmfalte in folgender Reihenfolge geführt: Serosa-Schleimhaut, Schleimhaut-Serosa der einen Seite, Anziehen des

Fadens, Serosa-Schleimhaut, Schleimhaut-Serosa der anderen Seite, Anziehen des Fadens. Bei engen Stichen legen sich die Wundränder gut aneinander. Vielleicht läßt die Sicherheit der Blutstillung bei dieser Naht zu wünschen übrig.

Mit Ausnahme der SCHMIEDENschen Naht, die sich nur als fortlaufende Nahtreihe ausführen läßt, können diese Nähte sowohl als fortlaufende Nahtreihe, was ich als Regel ansehe, oder als Einzelknopfnahtreihen

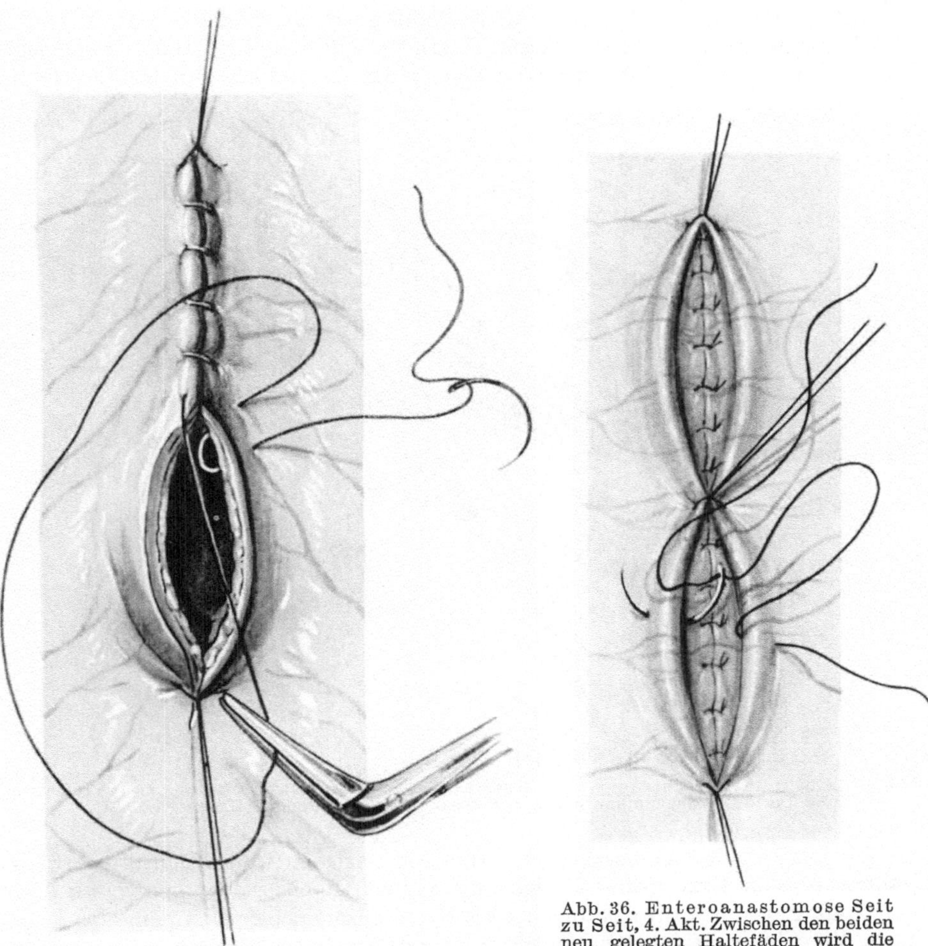

Abb. 35. Dreischichtige Verschlußnaht der Magen-Darmwand, U-Naht.

Abb. 36. Enteroanastomose Seit zu Seit, 4. Akt. Zwischen den beiden neu gelegten Haltefäden wird die vordere Serosa-Muskularis-Nahtreihe mit Knopfnähten angelegt.

angelegt werden. Sie können sämtlich beim endständigen oder beim seitlichen Verschluß eines Intestinums oder bei einer Enteroanastomose verwendet werden.

**2. Die zweite Nahtreihe der CZERNY-Naht** (Abb. 31b), **die oberflächliche zweischichtige Serosa-Muskularisnahtreihe (LEMBERTsche Nahtreihe, 1826),** wird 2—5 mm von der ersten Nahtreihe entfernt angelegt. Die einzelnen Nähte fassen nur die Serosa und die Muskularis, indem auf jeder Seite eine Serosa-Muskularisfalte in der Reihenfolge Serosa-Muskularis-Serosa gefaßt wird. Beim Knüpfen dieser Nähte wird die erste Nahtreihe in die Tiefe versenkt. Im allgemeinen legt man auch die Stiche der zweiten Nahtreihe senkrecht zur

Schnittrichtung (Quernähte), indem der Einstich und der Ausstich etwa 6 und 3 mm oder umgekehrt von der ersten Naht erfolgt. Man kann unter besonderen Verhältnissen die Stiche aber auch parallel zur Schnittrichtung legen (Parallelnähte), wobei sowohl der Ein- als auch der Ausstich etwa $^1/_2$ cm von der ersten Naht entfernt bleiben. Durch die LEMBERT-Nähte wird zusammen mit den vorhergehenden ALBERT-Nähten eine flächenhafte Aneinanderlagerung der Serosaflächen und hierdurch eine zuverlässige Abdichtung bewirkt. Daneben gewährt auch diese Naht einen mechanischen Halt.

Die LEMBERTsche Nahtreihe kann, sofern sie sehr sorgfältig und eng angelegt wird, bei Mangelhaftigkeit oder beim Fehlen der ALBERTschen Nahtreihe deren

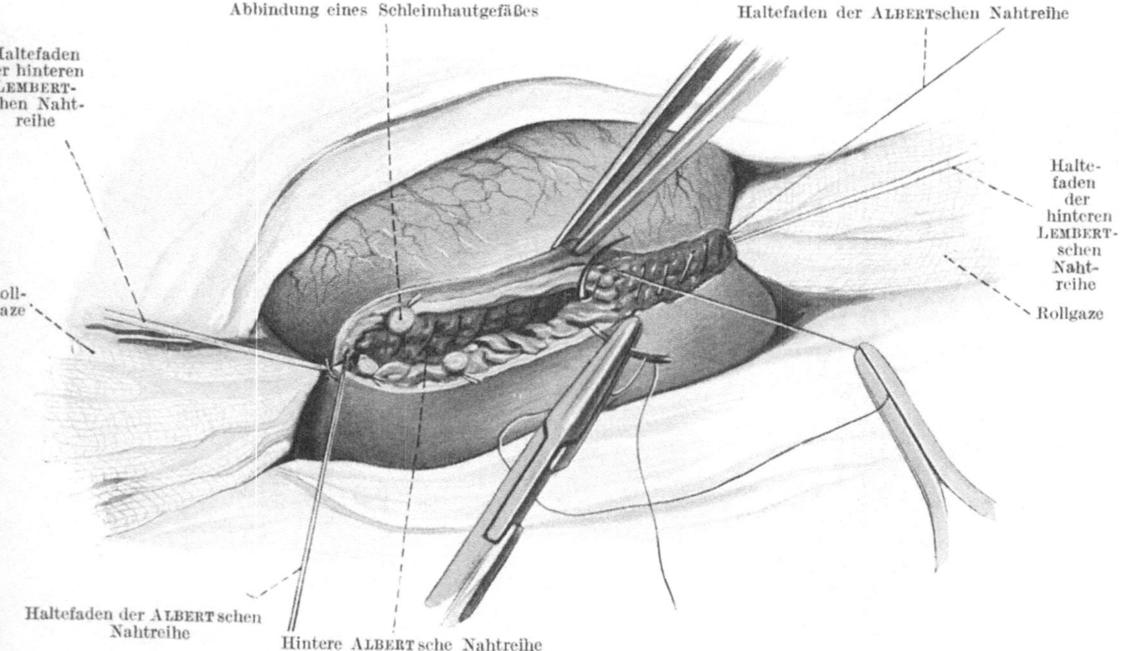


Abb. 37. Gesonderte Naht der Schleimhaut bei dreireihiger Nahtvereinigung zwischen Magen und Darm: 1. Schleimhautnaht, 2. Serosa-Muskularis-Naht, 3. LEMBERT-Naht.

Aufgaben zur Not mitübernehmen. Immerhin ist eine derartige einreihige Nahtreihe (von BIER grundsätzlich angewendet!) nicht sicher genug, um den Verschluß mit nur einer Nahtreihe als Regel empfehlen zu können. Ich kann dieses Vorgehen nur für den Notfall bei äußerster Zeitbedrängnis gelten lassen.

Demgegenüber ist die zweireihige Nahtvereinigung derartig zuverlässig, daß ich keinen Grund einsehe, sie unter gewöhnlichen Verhältnissen durch eine dreireihige Nahtvereinigung zu ersetzen, die manche Operateure (v. EISELSBERG) grundsätzlich anwenden. Eine derartige dreireihige Nahtvereinigung kann man in verschiedener Weise ausführen: Man faßt mit der ersten Nahtreihe allein die Schleimhaut (Abb. 37), mit der zweiten Nahtreihe die Schnittränder der Muskularis und Serosa gemeinsam und mit der dritten Nahtreihe die Serosa als LEMBERT-Nahtreihe. Hierdurch wird eine besonders zuverlässige Blutstillung und eine besonders innige Aneinanderlagerung der Schleimhaut bewirkt. Oder man faßt mit der ersten Nahtreihe alle drei Schichten in Form einer ALBERTschen Nahtreihe, mit der zweiten und mit der dritten Nahtreihe je einmal eine Serosa-Muskularisfalte als LEMBERT-Nähte. Hierdurch werden sehr breite

Serosaflächen aufeinandergelagert, so daß die Abdichtung und Haltbarkeit der Nahtverbindung, gleichzeitig aber auch der Materialverlust besonders groß sind. Diese letzte Form der dreireihigen Nahtvereinigung ist nichts anderes als die

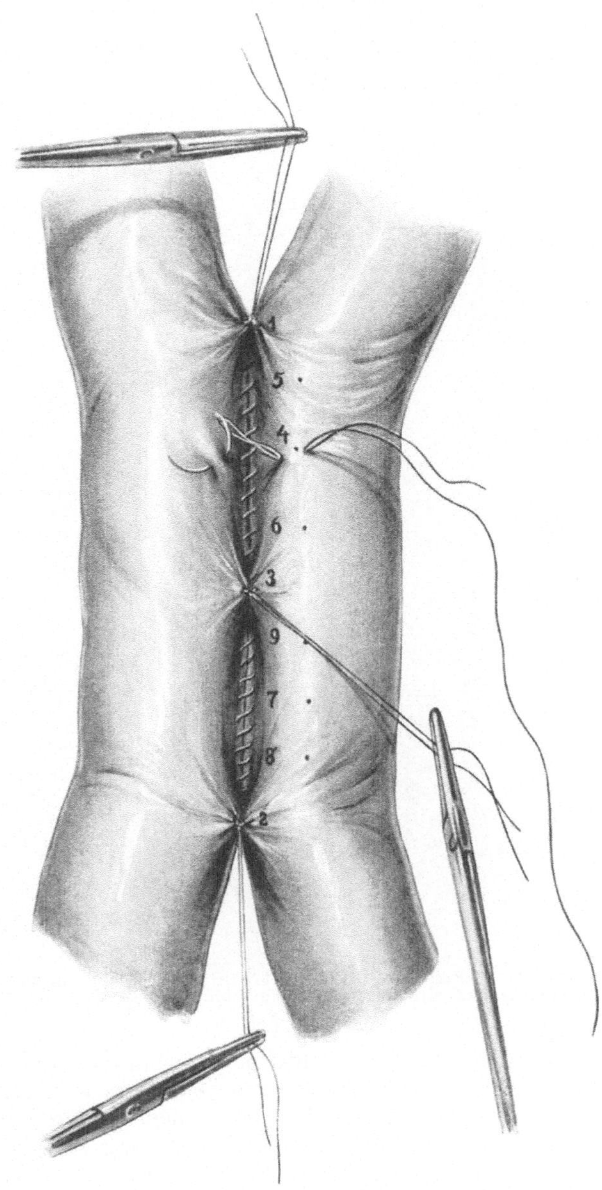


Abb. 38. **Die Festlegung der Richtung und die Unterteilung einer Darmnahtreihe** durch Anlegen und Anspannen von Haltefäden. Die Zahlen bezeichnen die Reihenfolge der Anlegung der Knopfnähte, indem die Entfernung zwischen zwei Haltefäden jeweils durch die nächste Naht halbiert wird.

gewöhnliche *zweireihige Nahtverbindung* mit einer *zusätzlichen Verstärkung* durch eine nochmalige äußere Lembertsche Serosa-Muskularisnahtreihe. Eine derartige dreireihige Nahtverbindung ergibt sich oft von selbst nachträglich, wenn man der Haltbarkeit der schulmäßig ausgeführten zweireihigen Nahtverbindung nicht traut und den Wunsch nach einer Verstärkung hat. Dann legt man über die zweireihige Nahtverbindung noch einzelne Stiche in einer mehr oder minder zusammenhängenden Folge, und die dreireihige Nahtverbindung ist hergestellt.

Die Darmnahtreihen können aus Einzelknopfnähten oder aus fortlaufenden Nähten hergestellt werden. Die Knopfnähte sind ungleich zuverlässiger (vgl. Bd. I, S. 71f.), weil das Durchschneiden einer Naht oder das

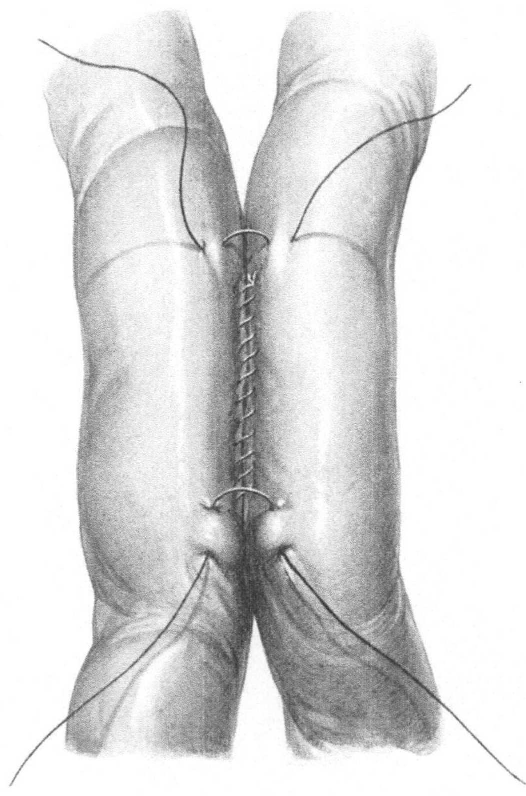

Abb. 39. Festlegen der Richtung einer Darmnahtreihe, der vorderen LEMBERTschen Nahtreihe, durch Anlegen eines Endhaltefadens an jedem Ende der beabsichtigten Nahtreihe.

Reißen eines Fadens die übrigen Nähte nicht gefährdet, und weil die Spannung der einzelnen Nähte unabhängig von dem jeweiligen Kontraktionszustande des Darmes ist. Die Reihenfolge bei der Anlegung der Knopfnähte wird dadurch bestimmt, daß mit jeder Naht die Entfernung zwischen zwei Haltefäden halbiert wird, wobei jede neu gelegte Naht so lange als Haltefaden verwendet wird, wie zwischen ihr und der benachbarten Naht noch eine weitere Naht erforderlich erscheint (Abb. 38).

Die Herstellung einer fortlaufenden Nahtreihe geht schneller, die Nahtreihe dichtet, sofern sie überall gut angespannt ist und angespannt bleibt, besser ab und stillt besser das Blut. Die Spannung der fortlaufenden Nahtreihe und daher auch die Aneinanderlagerung der Darmflächen sind jedoch bei dem wechselnden Kontraktionszustande des Darmes im Gegensatz zu der Kropfnahtreihe niemals gleichbleibend und daher weniger zuverlässig. Ich persönlich nähe unter gewöhnlichen Verhältnissen die innere ALBERTsche Nahtreihe als fortlaufende Nahtreihe, die äußere LEMBERTsche Nahtreihe als Knopfnahtreihe. Unter schwierigen Verhältnissen werden beide Nahtreihen als Knopfnahtreihen ausgeführt.

Seitdem ich vor einigen Jahren bei der äußeren LEMBERTschen Nahtreihe grundsätzlich von der fortlaufenden Nahtreihe zur Knopfnahtreihe übergegangen bin, ist meine Bauchchirurgie merklich sicherer geworden. Nicht daß ich vorher öfter manifeste Nahtundichtigkeiten erlebt hätte. Aber

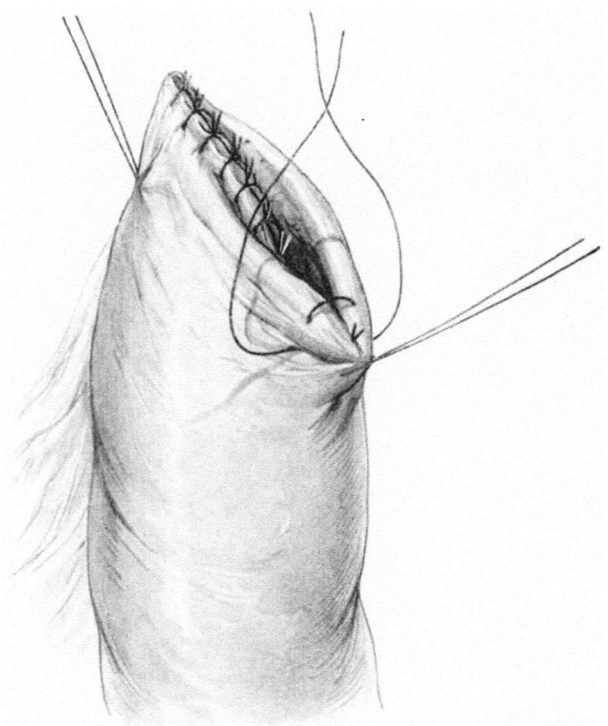

Abb. 40. Endständiger Verschluß eines Darmquerschnittes durch ALBERTsche Kürschnernähte und durch LEMBERTsche Nähte.

viele postoperative Störungen sind seitdem fast verschwunden, deren Ursache mir früher nicht klar war, und die ich früher glaubte auf Überempfindlichkeit, Magen-Darmblutungen, Darmparalyse, Magenatonie, Narkosenachwirkungen, thrombotische Vorgänge, Darmverlagerungen, Darmspasmen, Keimverschleppung bei der Operation und andere Komplikationen zurückführen zu müssen.

Als Nahtmaterial kann Seide, Zwirn oder Katgut feinster Sorte benutzt werden. Ich mache die innere Nahtreihe grundsätzlich mit Katgut (innere fortlaufende Katgutnahtreihe), da in das Darmlumen lange Zeit hineinragende, nicht resorbierte Fäden Geschwüre erzeugen können. Ich mache die äußere Serosanahtreihe grundsätzlich mit Zwirn (äußere Zwirnknopfnahtreihe), da Katgut sich dem Nadelöhr nicht genügend anschmiegt, daher bei der Durchführung durch die Darmwand unverhältnismäßig große Löcher reißt, sofern man nicht die teueren atraumatischen Katgutnadeln verwendet, und da es wegen der Schnelligkeit seiner Auflösung hierfür zu unzuverlässig ist.

Die Fäden werden durch das Gewebe geführt entweder mit kleinen halbkreisförmig gebogenen Nadeln, die mit dem Nadelhalter, oder mit langen, geraden oder leicht abgebogenen Nadeln, die unmittelbar mit den Fingern gefaßt werden. Die Nadeln sind im Querschnitt entweder dreikantig oder rund. Jede Nadelsorte hat ihre Anhänger. Ich nähe grundsätzlich mit Nadelhalter, weil mir die unmittelbare Berührung des Darminhaltes mit den Fingern unangenehm ist, und weil mir die Sicherheit und die Genauigkeit der mit dem Halter geführten Nadeln größer erscheint.

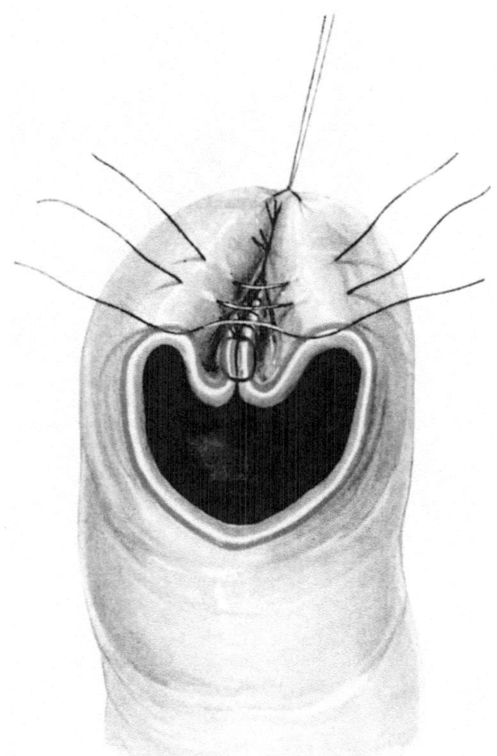

Abb. 41. Endständiger Verschluß eines Darmquerschnittes durch ALBERTsche Kürschnernähte und LEMBERTsche Nähte. Schematisch.

Ich nähe grundsätzlich mit im Querschnitt drehrunden Nadeln, weil die durch stumpfes Auseinanderdrängen geschaffene runde Gewebslücke durch den nachgezogenen runden Faden besser abgedichtet wird, und weil die drehrunden Nadeln im Gegensatz zu den kantigen Nadeln die Haltbarkeit eines bereits vorher angelegten Fadens, mit dem sie beim Durchführen durch das Gewebe etwa in Berührung kommen, nicht gefährden.

**Meine persönliche Technik ist also für gewöhnlich:** Zweireihige Nahtverbindung mit runden Nadeln und Nadelhalter, die innere Nahtreihe als fortlaufende Nahtreihe mit Katgut, die äußere Nahtreihe als Knopfnahtreihe mit Zwirn.

Jede Darmnahtreihe — wo sie auch immer angelegt wird, und welche Schichten sie auch faßt — beginnt grundsätzlich mit je einer die entsprechenden Schichten des Darmes besonders sorgfältig aneinander lagernden Knopfnaht am Anfange und am Ende der beabsichtigten Nahtlinie (Abb. 39). Die Fäden werden lang gelassen und mit Klemmen versehen. Ich nenne sie „Endhaltefäden". Durch Anspannen dieser Haltefäden wird die Richtung und die Länge der beabsichtigten Nahtlinie sicher und einwandfrei angezeigt, und die zu vereinigenden Schichten erhalten von vornherein die Neigung, sich richtig aneinander zu legen. Es ist dann kaum möglich, beim Legen der Zwischennähte vom richtigen Wege abzukommen. Die Herstellung der Naht erfolgt stets in

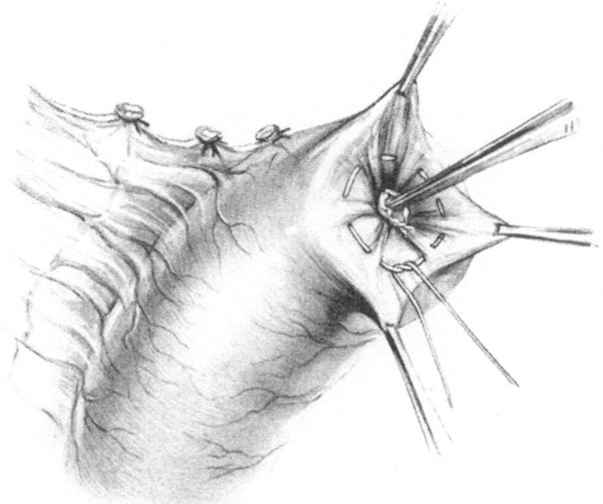

Abb. 42. Endständiger Verschluß eines Dünndarmquerschnittes durch Zusammenbinden und Tabaksbeutelnaht.

Richtung auf den Operateur als fortlaufende oder als Knopfnahtreihe in der oben angegebenen Technik.

Mit dem geschilderten doppelreihigen Verschluß kann jede Öffnung im Magen-Darmkanal, sei sie seitlich oder endständig, verschlossen werden.

**Der Verschluß einer seitlichen Intestinalöffnung.** Bei einer Seitenwunde wird zunächst an jeder der beiden Ecken der zu verschließenden Öffnung mit Katgut eine Dreischichtenknopfnaht gelegt. Der vom Operateur weiter entfernte Faden wird, während die beiden Endhaltefäden angespannt werden (Abb. 31—34), zur Herstellung einer fortlaufenden Nahtreihe verwendet, oder es wird eine Nahtreihe mit Knopfnähten angelegt. Indem nunmehr auf jeder Seite der so entstandenen Dreischichtennaht (ALBERTschen Naht) der Katgutendhaltefaden nach innen gezogen wird, wird nach außen von dem Endpunkt auf jeder Seite eine LEMBERT-Knopfnaht mit Zwirn als Haltenaht angelegt, worauf die Katguthaltefäden abgeschnitten werden. Unter Anspannung der beiden Zwirnhaltefäden wird der zwischen ihnen befindliche Zwischenraum unter Versenken der dreischichtigen Katgutnahtreihe geschlossen, entweder durch eine fortlaufende oder besser durch eine Knopfnahtreihe (Abb. 36), wobei im letzteren Falle die Reihenfolge der Nähte in der oben geschilderten Weise durch ständiges Halbieren der Zwischenräume bestimmt wird (Abb. 38).

Handelt es sich um den Verschluß einer kleinen seitlichen Öffnung, so kann man die erste dreischichtige Naht auch durch einfaches Zubinden der Öffnung ersetzen. Der auf diese Weise entstandene kleine Zipfel läßt sich dann durch Knopfnähte, durch eine Tabaksbeutelnaht oder eine Kreuzstichnaht (Abb. 44 und 45) versenken, wie das unten beim endständigen Verschluß beschrieben ist. Ich persönlich wende diese beiden Nahtarten nicht an und lege auch dann, wenn nur eine kleine zipfelförmige Verschnürung versenkt werden soll, einige schulmäßige LEMBERTsche Knopfnähte an.

**Der Verschluß einer endständigen Intestinalöffnung** vollzieht sich in entsprechender Weise: Ist der Querschnitt noch nicht in der bei der Durchtrennung des Darmes im Abschnitt B, 1 beschriebenen Weise durch einen schnürenden Faden oder durch die Klammerreihe des PETZschen Instrumentes versorgt, so wird er zunächst mit Seidenknopfnähten geschlossen,

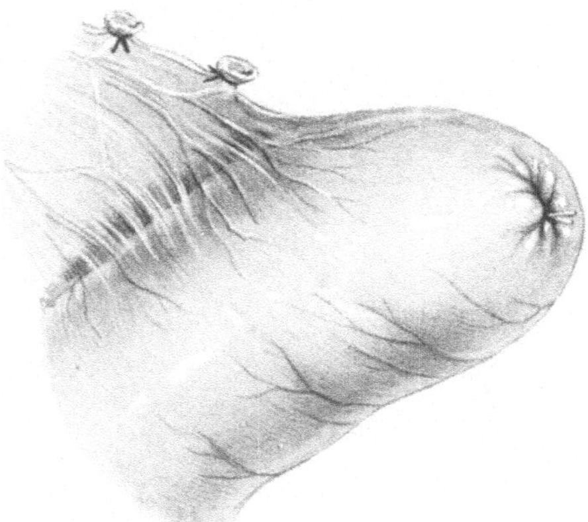

Abb. 43. Der durch Tabaksbeutelnaht verschlossene Stumpf. Fortsetzung des Zustandes der vorigen Abbildung.

die in der Form der ALBERTschen Nahtreihe auf jeder Seite alle drei Wandschichten fassen (Abb. 40 und 41). Der erste Verschluß wird noch einmal durch eine einstülpende LEMBERTsche Nahtreihe mit Knopfnähten gesichert. Hierbei wird zunächst an zwei einander gegenüberliegenden Stellen je eine Knopfnaht in $^1/_2$—2 cm Entfernung von dem ersten Verschluß durch je eine Falte der Darmwand gelegt (Abb. 40). Indem die Fäden dieser Nähte angezogen werden, wird der überstehende Zipfel auf jeder Seite mit Hilfe einer anatomischen Pinzette handschuhfingerartig eingestülpt. Der so entstandene Serosatrichter wird durch Seidenknopfnähte geschlossen (Abb. 40 und 41).

In ähnlicher Weise wie bei der Versorgung seitlicher Öffnungen läßt sich auch der endständige Zipfel durch eine Tabaksbeutelnaht oder durch eine Kreuzstichnaht namentlich dann einstülpen, wenn er bei zirkulärer Umschnürung eine nur geringe Ausdehnung besitzt. Bei der Tabaksbeutelnaht wird um die erste Verschlußstelle als Mittelpunkt eine fortlaufende Seidennaht unter Aufwerfung von Serosa-Muskularisfalten als geschlossener Ring gelegt (Abb. 42), die erste Verschlußstelle wird in diesen Kreis gestülpt und durch Zusammenschnüren des Seidenfadens versenkt (Abb. 43).

Bei dem Kreuzstichnahtverschluß wird in einer gewissen Entfernung auf der einen Seite des ALBERTschen Darmzipfelverschlusses mit einer fadenbewaffneten Nadel ein Serosa-Muskularisstich von rechts nach links, auf der entgegengesetzten Seite des Zipfelverschlusses ebenfalls von rechts nach links geführt (Abb. 44). Wird jetzt der über der Mitte des ersten Verschlusses gekreuzte Faden geschnürt (Abb. 45), so faltet sich die Darmwand über dem Zipfel zusammen und drängt ihn in die Tiefe.

Beliebt ist — namentlich am Duodenum — beim endständigen Verschluß die Anwendung der MOYNIHANschen Quetsche. Der Darm wird vor der Durchtrennung mit diesem Instrument quer gefaßt und hart an ihm abgetragen. An dem einen Ende beginnend (Abb. 46), sticht der Operateur eine mit einem langen Seidenfaden versehene Nadel auf der einen Seite des Darmes etwas unterhalb der Klemme durch eine Serosa-Muskularisfalte, führt den Faden über die Klemme

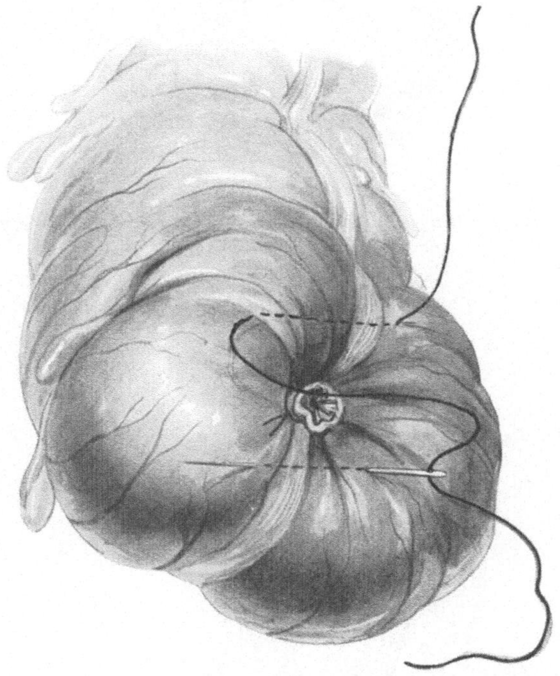

Abb. 44. Kreuzstichnaht. Die Darmwand wird auf beiden Seiten und in geringer Entfernung von dem verschnürten Appendixstumpf mit gerader Nadel und Faden tangential durchstochen.

und in gleicher Weise durch die andere Seite des Darmes, geht über die Klemme in gleicher Weise zurück auf die erste Seite und näht fortlaufend weiter, bis er an dem anderen Ende des Darmes angekommen ist. Der Faden wird bei dieser fortlaufenden Nahtreihe zunächst nur mäßig angezogen. Während nun ein Assistent die Quetsche auf Befehl um ein Geringes öffnet und vorsichtig aus der Naht herauszieht (Abb. 47), spannt der Operateur den Anfangs- und den Verschlußfaden an, wodurch sich die Naht zusammenzieht und die Querschnittsfläche des Darmes zipfelförmig verschließt. Ohne die Enden des Fadens zu knüpfen, legt der Operateur mit dem einen Endfaden über die erste Nahtreihe eine zweite fortlaufende LEMBERTsche Nahtreihe, wodurch die erste Nahtreihe eingestülpt wird. Zum Schluß werden die beiden Endfäden miteinander verknüpft.

Beim endständigen Verschluß der Öffnungen von Därmen, die wie das Duodenum, das Colon ascendens und descendens und der obere Teil des Rektums nicht allseitig mit Peritoneum bekleidet sind, ergeben

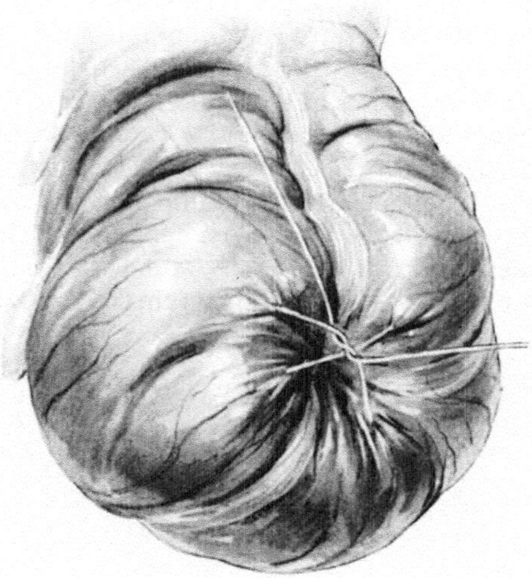

Abb. 45. Kreuzstichnaht. Durch Knüpfen des Fadens wird der Stumpf versenkt.

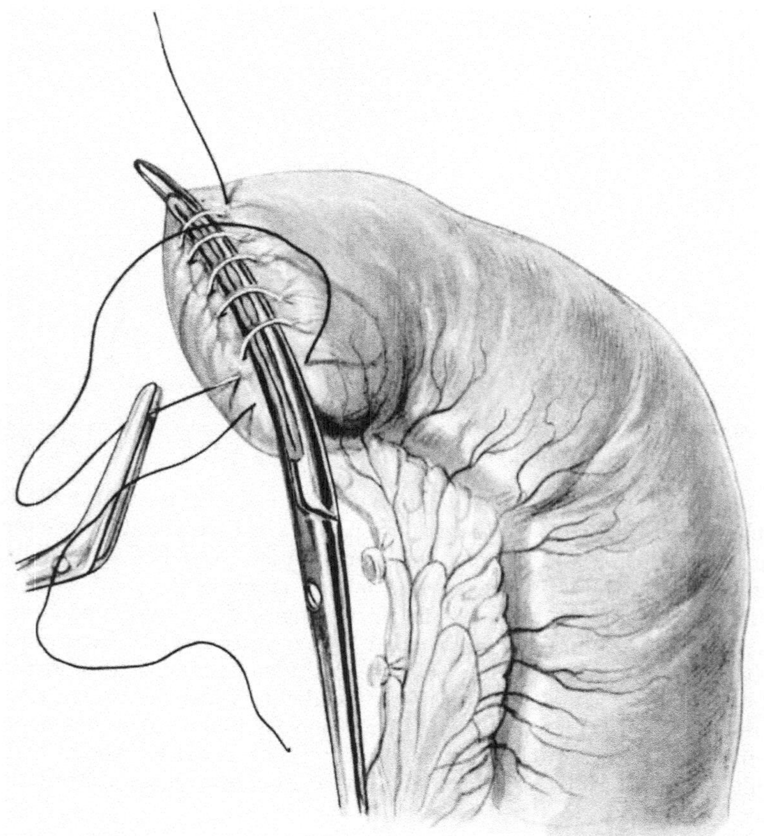

Abb. 46. Endständiger Verschluß eines Dünndarmquerschnittes mit Hilfe der MOYNIHANschen Quetsche. Die Quetsche wird mit fortlaufendem Faden übernäht.

sich insofern Schwierigkeiten, als hierbei nicht ohne weiteres überall Serosaflächen aneinanderkommen. Diese Schwierigkeit läßt sich jedoch dadurch umgehen, daß zunächst der nicht peritonealbekleidete Teil des Darmes in der Längsrichtung durch weit ausgreifende Serosa-Muskularisnähte eingefaltet und erst hierauf das nun allseitig von Serosa umsäumte Ende eingestülpt und vernäht wird. Auf diese Weise können auch nicht allseitig von Peritoneum

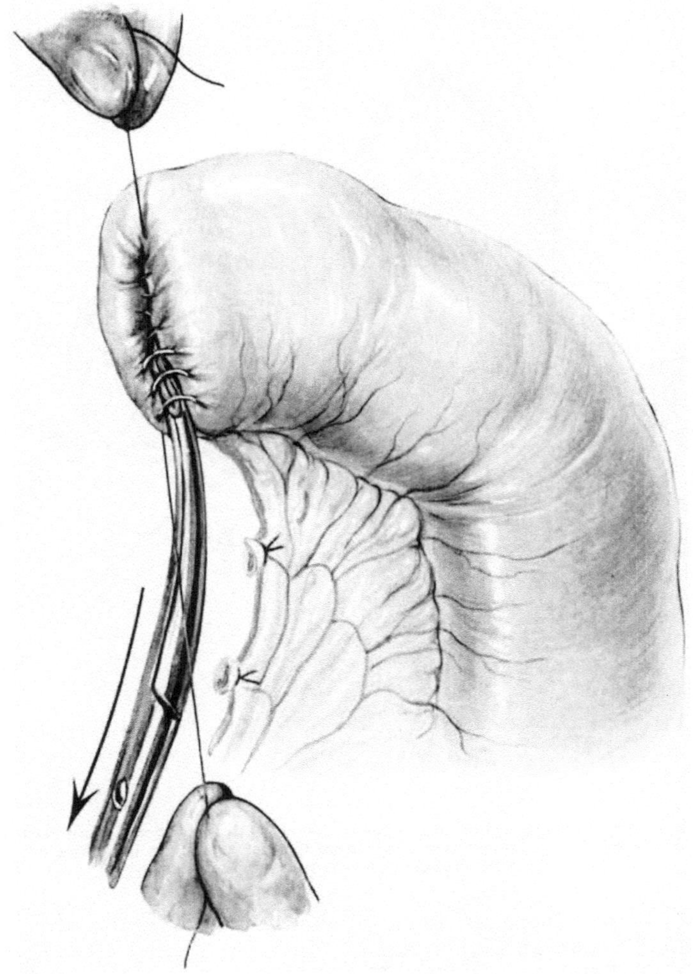

Abb. 47. Abnahme der MOYNIHANschen Quetsche, wobei der fortlaufende Faden angezogen wird, so daß die Schnittfläche des Stumpfes verschlossen und versenkt wird. Fortsetzung des Zustandes der vorigen Abbildung.

bekleidete Darmabschnitte zuverlässig verschlossen werden, und es ist nicht nötig, aus diesem Grunde eine Darmresektion bis auf andere, allseitig von Peritoneum bekleidete Darmteile auszudehnen.

**Der Nähapparat von PETZ.** Jede Darmnaht setzt sich zusammen aus einer Anzahl untereinander vollständig gleicher Einzelhandlungen, deren Einförmigkeit von einer selbsttätig arbeitenden Maschine besser als von Menschenhand geleistet werden könnte. Der Gedanke lag daher nahe und wurde vielfach zu verwirklichen versucht, die Naht der Wandung des Magen-Darmkanals einer Nähmaschine zu übertragen. Diese Versuche haben schließlich zu der Konstruktion des vorzüglichen Magen-Darmnähapparates von PETZ geführt (Abb. 48), mit dem sich endständige und bei genügendem Material auch seitliche Magen-Darmöffnungen schnell, sicher und sauber schließen lassen. Der Apparat besteht aus einer großen Klemme, die den zu verschließenden Eingeweideteil faßt und in der Schnittrichtung mit der Wirkung eines Enterotribs

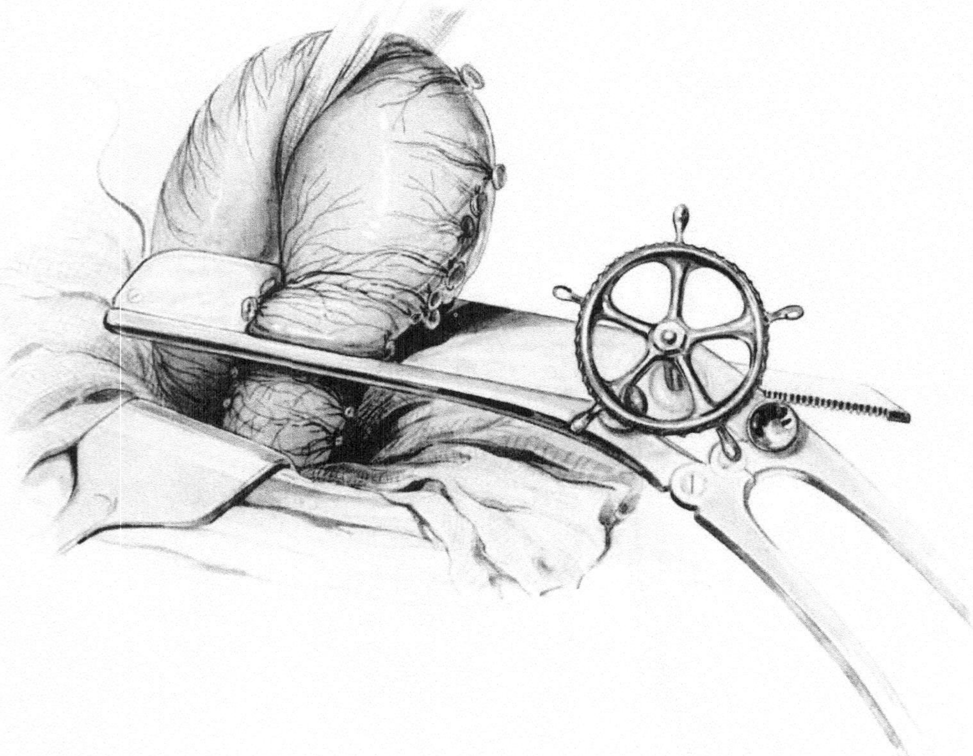

Abb. 48. Verschluß und Durchtrennung des Duodenums mit Hilfe des PETZschen Nähapparates. Der durch die Quetsche quer gefaßte Darm wird durch Drehen des Rades mit einer doppelten Reihe von Drahtklammern durchgenäht.

quetscht, wobei die Quetschwirkung durch ein auf die Enden der Arme aufgesetztes Schloß verstärkt werden kann. Durch Betätigung eines Rades treten aus einer Vorratskammer metallene Heftklammern derartig aus, daß der gefaßte und gequetschte Intestinalteil durch zwei in einem Abstande von wenigen Millimetern einander parallel laufenden Klammerreihen verschlossen wird. Wird das durchnähte Magen-Darmstück nunmehr zwischen den beiden Klammerreihen mit der Schere durchgeschnitten (Abb. 49), so ist jede Seite des Intestinums durch eine Klammerreihe im Sinne einer ALBERTschen Naht fest verschlossen. Die Nahtlinie eines in dieser Weise verschlossenen Eingeweides muß, wenn das Eingeweide im Körper verbleibt, noch durch eine LEMBERT-Naht versenkt werden.

Die Vorzüge des PETZschen Nähapparates sind Schnelligkeit, Übersichtlichkeit, Sauberkeit und unbedingte Zuverlässigkeit, da der

Austritt von Darminhalt vollständig und der Austritt von Blut nahezu vollständig verhindert wird, und da der Verschluß äußerst fest ist. Diese Vorteile sind so bestechend, daß der Wunsch nach möglichst häufiger Verwendung des Apparates begreiflich erscheint. Ich benutze ihn grundsätzlich bei jedem endständigen und seitlichen Verschluß, wenn genügend Platz vorhanden ist. Aber auch bei der Vereinigung von Darmteilen End zu End oder End zu Seit kann die Durchtrennung mit dem PETZschen Apparat mit Vorteil vorgenommen werden, wobei dann die mit Klammern verschlossenen Querschnitte bei der Herstellung der Verbindung durch Anfrischung in Wegfall kommen (Abb. 66).

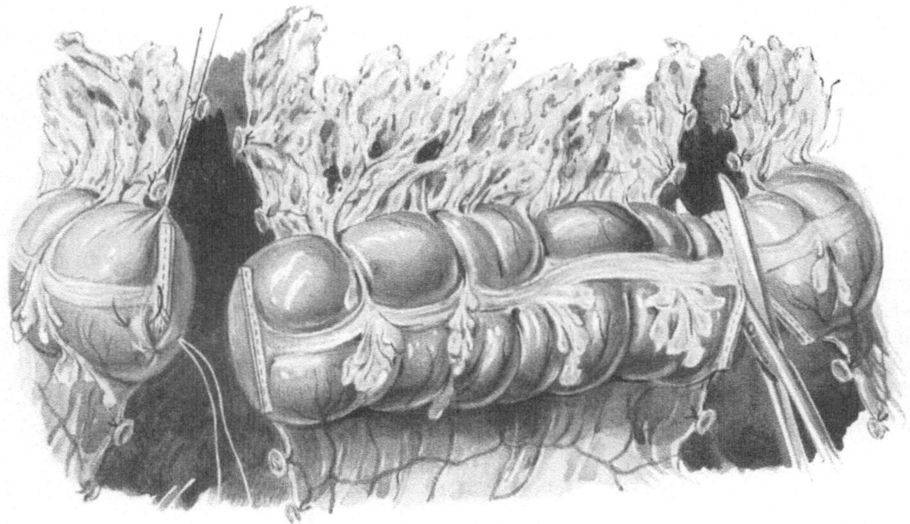

Abb. 49. Durchtrennung und Verschluß des mit Hilfe des PETZschen Nähapparates an zwei Stellen verschlossenen Colon transversum. Rechts Durchtrennung mit der Schere. Links wird der zuführende Schenkel des bereits durchtrennten Darmes mit LEMBERT-Knopfnähten verschlossen.

Wird im Bereiche des Querschnittes oder eines seitlichen Schnittes eines Intestinums eine Enteroanastomose hergestellt, so wird der Verschluß der Intestinalöffnung durch die Verbindung der beiden Darmteile bewirkt, wie das im folgenden Abschnitt beschrieben ist.

## 3. Die Herstellung einer leitenden Verbindung zwischen zwei Abschnitten des Magen-Darmkanals (Enteroanastomose).

Die Herstellung einer leitenden Verbindung zwischen zwei Teilen des Magen-Darmkanals ist dann notwendig, wenn die normale Verbindung durch einen operativen Eingriff oder durch eine Erkrankung, die nicht beseitigt werden kann, ganz oder teilweise unterbrochen ist, so durch eine Narbe, eine entzündliche Geschwulst, durch einen gutartigen oder bösartigen Tumor, durch eine Knickung oder Verwachsung, durch eine Einstülpung, durch den Verschluß einer Perforationsöffnung oder durch Resektion eines Intestinalabschnittes, oder wenn ein erkrankter Darmabschnitt zur Schonung dauernd oder vorübergehend von der Darmpassage ausgeschaltet oder entlastet werden soll. Die Schwierigkeit der Herstellung einer derartigen Verbindung liegt darin, auf der einen Seite eine große, den Durchgang des Magen-Darminhaltes nicht behindernde Öffnung zu schaffen, und auf der anderen Seite die Verbindung nach außen sicher abzudichten.

Es gibt folgende Arten einer derartigen Verbindung:

a) Eine seitliche Öffnung des einen Teiles wird mit einer seitlichen Öffnung des anderen Teiles verbunden (Vereinigung Seit zu Seit).

b) Eine endständige Öffnung des einen Teiles wird mit einer endständigen Öffnung des anderen Teiles verbunden (Vereinigung End zu End).

c) Eine endständige Öffnung des zuführenden Teiles wird mit einer seitlichen Öffnung des abführenden Teiles verbunden (Vereinigung End zu Seit), oder umgekehrt: eine seitliche Öffnung des zuführenden Teiles wird mit einer endständigen Öffnung des abführenden Teiles verbunden (Vereinigung Seit zu End).

Grundbedingung für die Herstellung jeder haltbaren Verbindung zwischen zwei Abschnitten des Magen-Darmkanals ist, daß die Nähte unter keiner Spannung stehen.

Bei der Anlegung von Verbindungen zwischen Magen und Darm zeigt es sich immer wieder, daß sich die zarte Darmwand nach der Eröffnung wesentlich mehr in die Länge zieht als die widerstandsfähige Magenwand, so daß, falls vor der Eröffnung gleich lang erscheinende Strecken beider Gebilde aneinandergenäht wurden, der Darm nach der Eröffnung im Überfluß vorhanden ist. Man beugt diesem Übelstand dadurch vor, daß die Darmstrecke im Verhältnis zum Magen bei der ersten LEMBERTschen Nahtreihe kürzer bemessen wird, so daß sie zunächst unter Spannung steht, während der Magenwandabschnitt anfangs zu reichlich erscheint. Nach der Eröffnung beider Gebilde gleicht sich dieser Unterschied aus.

## a) Die Vereinigung Seit zu Seit.

Diese Anastomose läßt sich, falls das Material ausreicht, immer ausführen, im besonderen auch dann, wenn keine Resektion eines Darmteiles stattgefunden hat, ein im Körper belassener Krankheitsherd also lediglich umgangen wird. Sie ist technisch einfach, sie ist zuverlässig und genügt in der Praxis allen funktionellen Anforderungen. Sie stellt jedoch die normalen anatomischen und physiologischen Verhältnisse nicht so vollständig wie die axiale Verbindung wieder her. Sie nimmt mehr Zeit als die axiale Vereinigung zweier offener Darmlumina in Anspruch. Experimentelle Untersuchungen meines ehemaligen Assistenten MELZNER (Chirurgenkongreß 1926) haben auch ergeben, daß die Wiederaufnahme der Peristaltik bei seitlicher Anastomose gegenüber der endständigen Vereinigung etwas verzögert ist. In der Praxis machen sich diese theoretischen Nachteile jedoch kaum bemerkbar.

**1. Die Lagerung der Magen-Darmabschnitte zueinander.** Die Vereinigung Seit zu Seit wird für gewöhnlich in isoperistaltischer Richtung (Abb. 50) ausgeführt, doch kann unbedenklich auch die antiperistaltische Richtung (Abb. 51) gewählt werden. Die beiden zu anastomosierenden Teile werden auf eine reichlich bemessene Strecke, auf etwa 10—15 cm, nebeneinander gelegt. Man kann, zumal wenn die Intestinalteile stark gefüllt sind, beiderseits oder nur auf einer Seite mit einer federnden geraden Klemme eine Längsfalte von 8—10 cm Länge abklemmen (Abb. 54). Am Darm wird hierzu die dem Mesenterialansatz abgekehrte Seite gewählt, am Dickdarm wird hierbei eine von Appendices epiploicae möglichst freie Tänie in die Abklemmung einbezogen. Zur Anlegung der federnden Klemme wird vom Darm, im besonderen vom Dickdarm, mit zwei Pinzetten eine seitliche Längsfalte aufgehoben (Abb. 52). Man kann die Darmteile aber auch leer streichen und den Zufluß durch quer angelegte Klemmen abriegeln (Abb. 61). Bei nicht übermäßig gefülltem Darm erübrigt sich in den meisten Fällen die Anlegung von Klemmen, die stets eine gewisse Schädigung der

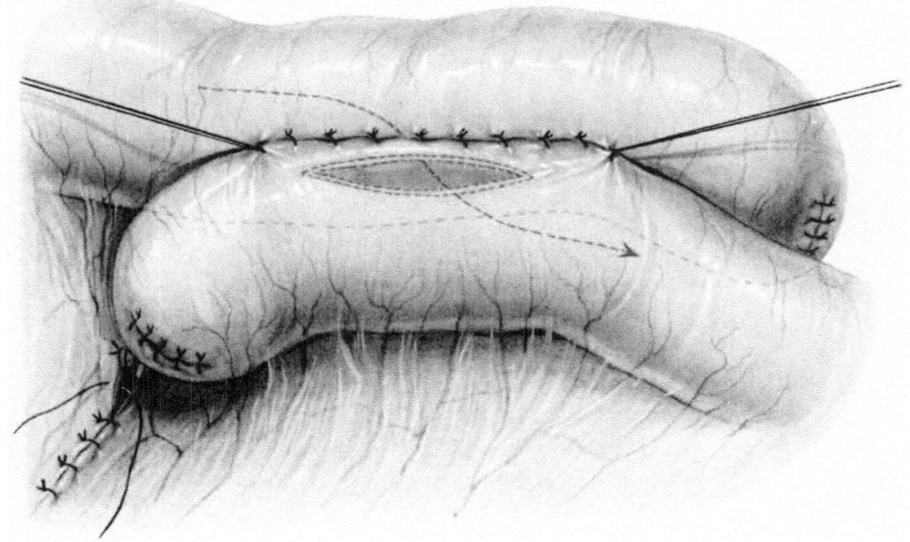

Abb. 50. Enteroanastomose Seit zu Seit in isoperistaltischer Richtung.

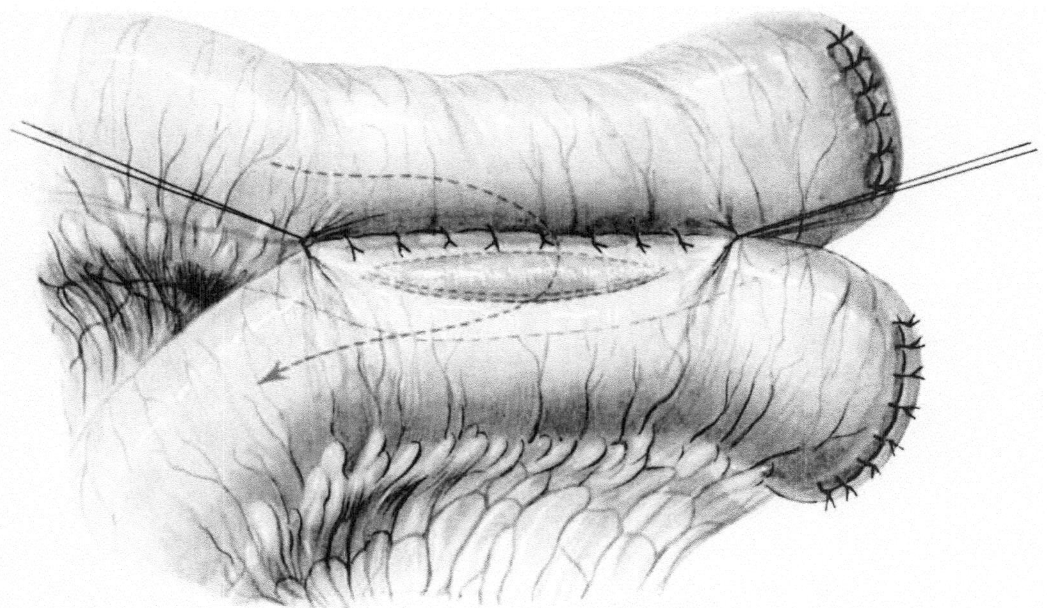

Abb. 51. Enteroanastomose Seit zu Seit in antiperistaltischer Richtung.

Darmwand bewirken, da der Austritt von Darminhalt durch Tupfen und Absaugen und da die Blutung durch Anwendung des Diathermiemessers weitgehend verhindert werden können.

Zwischen die beiden zu anastomosierenden Darmteile wird eine feuchte Rollgaze gelegt, und die Abdichtung gegen die Umgebung wird durch unter die Klemmen geschobene, mit Tuchklammern zusammengehaltene feuchte Kompressen vervollständigt.

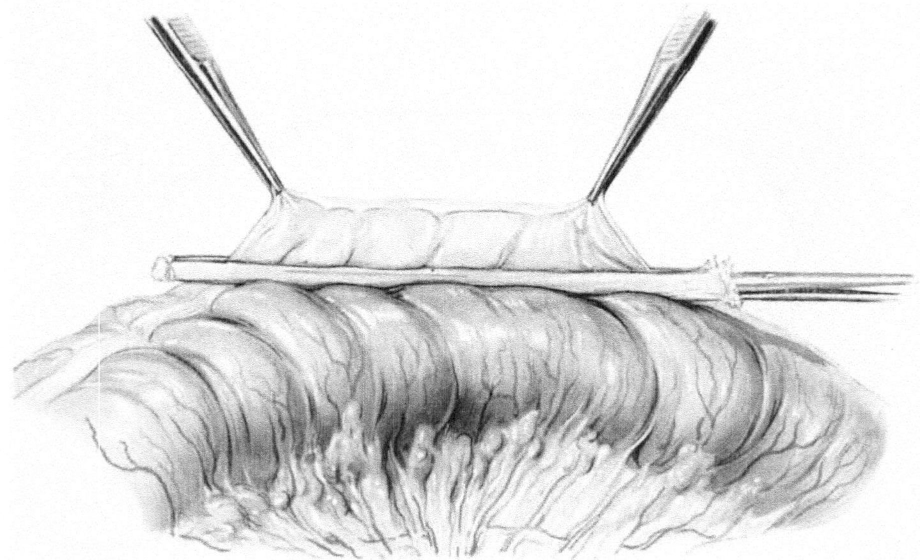

Abb. 52. Anlegen einer federnden, mit Stoff überzogenen Klemme am Dickdarm zur Herstellung einer seitlichen Anastomose. Die Wand des Darmes wird mit zwei chirurgischen Pinzetten emporgehoben.

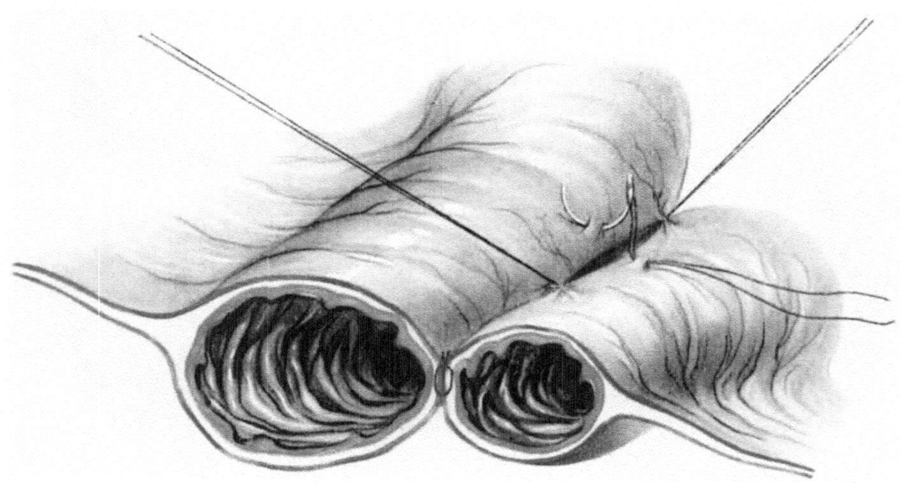

Abb. 53. Enteroanastomose Seit zu Seit, schematisch, 1. Akt. Hintere Serosa-Muskularisknopfnähte.

**2. Die hintere Lembert-Naht** (Abb. 53 und 54). Die nebeneinander gelagerten Teile werden auf eine Länge von 4—8 cm durch Lembertsche Zwirnknopfnähte verbunden. Hierbei wird die Naht an den Därmen nicht genau auf den dem Mesenterialansatz gegenüberliegenden Darmkanten angelegt, sondern auf den

Rückseiten ein beträchtliches Stück näher dem Mesenterium, weil durch die verschiedenen Nähte allmählich eine erhebliche Menge Darmwand verbraucht

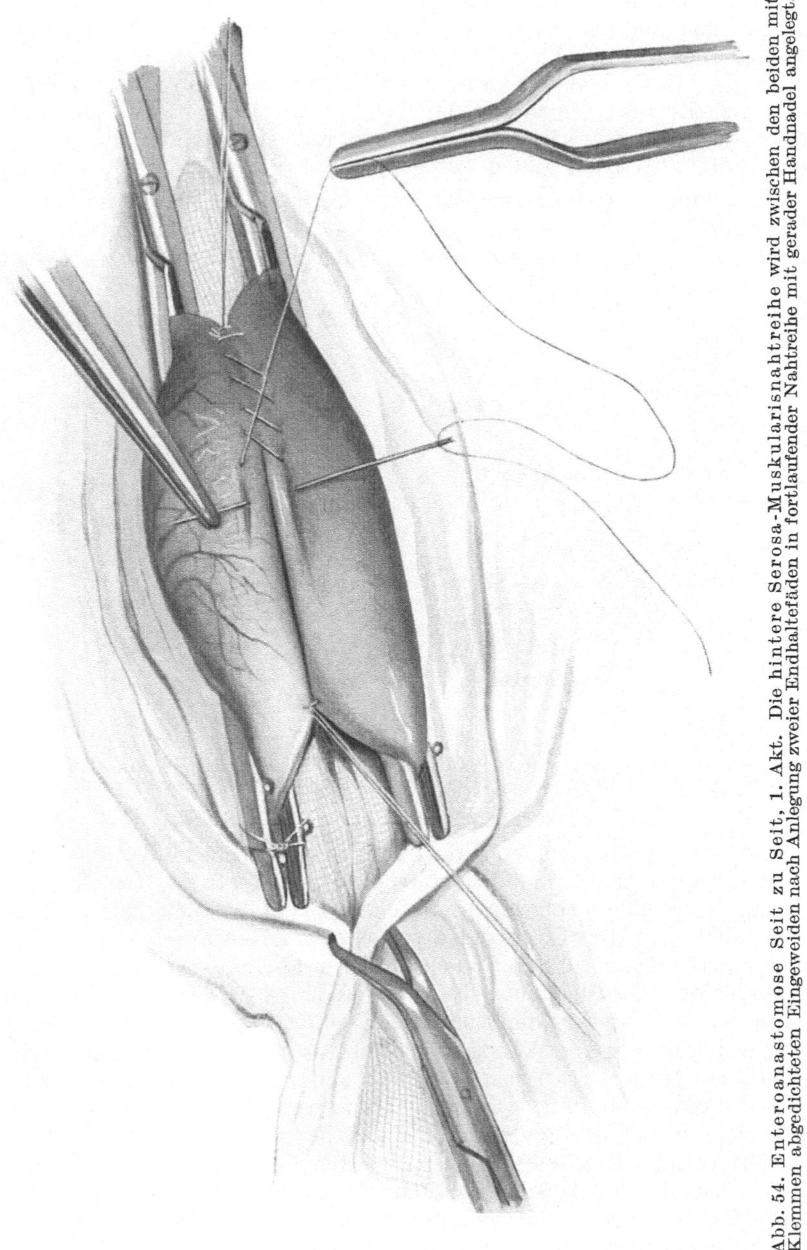

Abb. 54. Enteroanastomose Seit zu Seit, 1. Akt. Die hintere Serosa-Muskularisnahtreihe wird zwischen den beiden mit Klemmen abgedichteten Eingeweiden nach Anlegung zweier Endhaltefäden in fortlaufender Nahtreihe mit gerader Handnadel angelegt.

wird. Die Nahtverbindung beginnt nach dem bekannten Schema mit zwei Knopfhaltenähten, die an den Anfang und an das Ende der beabsichtigten ersten Nahtlinie gelegt werden. In der sich durch Anspannen der Fäden gut gekennzeichneten Richtungslinie lassen sich die weiteren hinteren Knopfnähte dann leicht anlegen.

**3. Die Eröffnung der Darmteile.** Nachdem die Fäden mit Ausnahme der beiden Endhaltefäden abgeschnitten sind und unter die Nahtreihe von jeder Seite ein ausgezogener Tupfer geschoben ist, wird die Eröffnung der beiden Intestinalteile in etwa $^1/_2$ cm Abstand von der ersten Naht in der im Abschnitt B, 1, S. 44 beschriebenen Weise — am besten mit dem Elektrokoagulationsmesser auf der Elfenbeinrinne (Abb. 114) — vorgenommen. Jeder der beiden äußeren Wundränder wird in der Mitte mit einer Käferklemme oder mit einem Haltefaden nach außen gezogen.

**4. Die hintere Albertsche Nahtreihe** (Abb. 55). Die Verbindung wird als fortlaufende Katgutnahtreihe angelegt. Wir beginnen sie mit den beiden Endhaltefäden. Jede Endnaht wird genau im Wundwinkel angelegt, d. h.

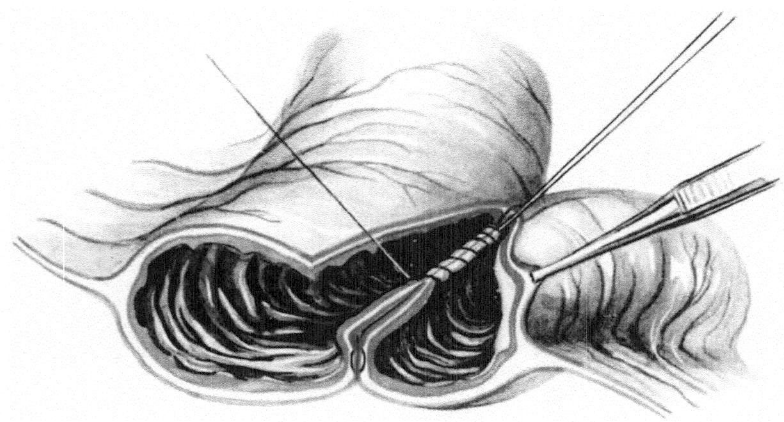

Abb. 55. Enteroanastomose Seit zu Seit, 2. Akt. Schematisch. Fortlaufende hintere Dreischichtennahtreihe nach Eröffnung beider Darmschlingen.

die Nadel wird an dem einen Intestinum in der Richtung der Darmlängsachse von innen nach außen und an dem anderen Intestinum in der Richtung der Darmlängsachse von außen nach innen gestochen. In dem vom Operateur abgelegenen Wundwinkel wird der Katgutfaden so geknüpft, daß der Knoten in die Mitte des besonders lang gewählten Fadens zu liegen kommt, dessen beide Enden lang gelassen werden. Mit dem einen Ende des Fadens wird zunächst die fortlaufende Naht in der Richtung auf den Endhaltefaden der anderen Wundecke ausgeführt. Die Naht durchsticht alle Wandschichten, bei dem einen Intestinum in der Richtung Mukosa-Muskularis-Serosa, bei dem anderen Intestinum in der Richtung Serosa-Muskularis-Mukosa. Die Schleimhaut wird möglichst knapp gefaßt, die Serosa etwa in der Breite eines viertel Zentimeters, so daß der Abstand dieser Nahtreihe von der Lembert-Nahtreihe an der Serosafläche etwa $^1/_4$ cm beträgt. Es ist bei jedem Stich darauf zu achten, daß tatsächlich alle sechs Schichten der gedoppelten Intestinalwände gefaßt werden, wobei die beiden Serosa- und die beiden Schleimhautschichten einzeln festzustellen sind. Ist der Faden der fortlaufenden Nahtreihe an dem anderen Haltefaden angekommen, so wird er mit diesem verknüpft. Der eine Faden wird abgeschnitten, der andere Faden wird lang gelassen, mit einer Nadel durch die eine Intestinalwand von innen nach außen gestochen und nunmehr als Endhaltefaden benutzt.

**5. Die vordere Albertsche Nahtreihe** (Abb. 56 und 57). Diese Nahtreihe ist die bei weitem schwierigste, da die vollständige Versenkung der vorquellenden Schleimhautwundränder und die lückenlose Aneinanderlagerung der

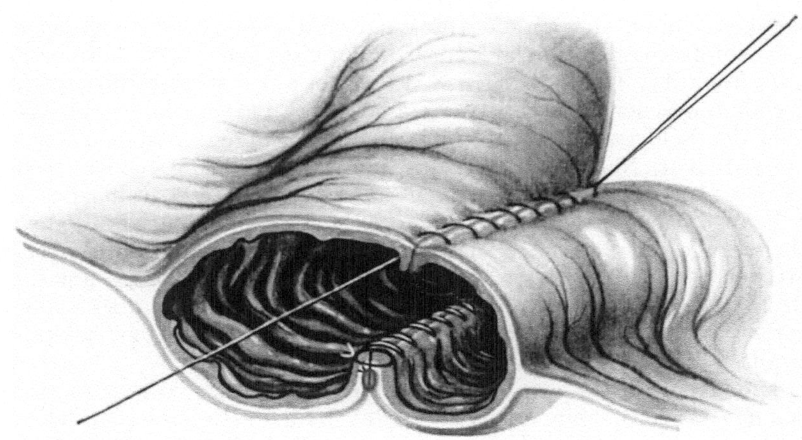

Abb. 56. Enteroanastomose Seit zu Seit, 3. Akt. Schematisch. Die vordere Dreischichtennahtreihe wird mit fortlaufendem Faden nach Mikulicz angelegt.

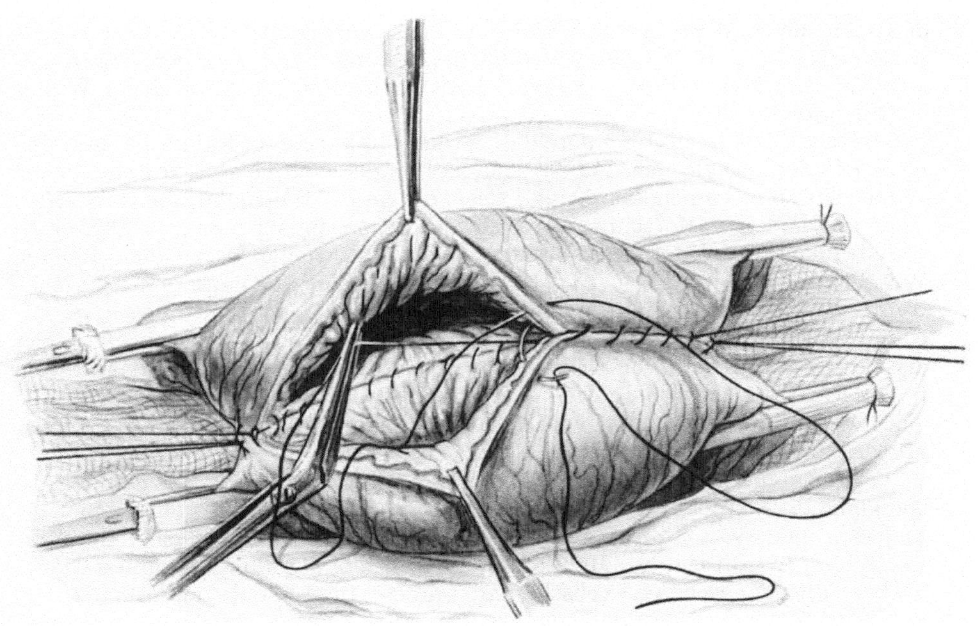

Abb. 57. Enteroanastomose Seit zu Seit, 3. Akt. Die vordere Dreischichtennahtreihe wird mit fortlaufendem Faden zwischen zwei Richtfäden nach Mikulicz angelegt.

Serosaränder erhebliche Schwierigkeiten machen können. Zur Behebung dieser Schwierigkeiten sind die verschiedenen, im Abschnitt B, 2, S. 50f. beschriebenen und abgebildeten Nahtverfahren im Gebrauch Ich benutze für gewöhnlich die überwendliche Naht von Mikulicz, wie ich sie unter B, 2, b geschildert habe.

Nachdem die die Intestinalöffnungen klaffend haltenden Käferklemmen oder Haltefäden von den äußeren Wundrändern abgenommen sind, wird der zweite lang gelassene Katgutfaden an der dem Operateur abgewendeten Wundecke in der Reihenfolge Schleimhaut-Muskularis-Serosa durch die eine und Serosa-Muskularis-Mukosa durch die andere Intestinalwand geführt und angezogen. In dieser Reihenfolge wird in fortlaufender Naht weiter genäht, so daß der Faden stets im Innern der Intestinallumina angezogen wird (MIKULICZ-Naht). Mit einer anatomischen Pinzette wird hierbei die Einkrempelung und das Verschwinden der Schleimhaut unterstützt. Schwierigkeiten entstehen vor allem beim Abschluß der Naht, wenn die restliche Intestinalöffnung so klein geworden ist, daß man mit der Nadel im Innern nicht mehr unter Leitung des Auges stechen kann. Daher ändert man bei den letzten 1—2 Stichen die Reihenfolge des Arbeitsganges in der Weise, daß man den Faden einmal schon nach dem Durchstechen der einen Intestinalwand Mukosa-Muskularis-Serosa anzieht und dann in Form der Kürschnernaht weiter näht, um schließlich den Faden mit dem vorher nach außen durchgestochenen End-Katgutfaden zu verknüpfen. Die Katgutendfäden werden abgeschnitten.

Man kann, wie ich das oben bereits geschildert habe, die vordere ALBERTsche Naht auch von vornherein als Kürschner-Nahtreihe anlegen, oder man kann sich der SCHMIEDENschen oder der U-Nahtführung bedienen. Die Schwierigkeiten der richtigen Einkrempelung der Schleimhaut bei der vorderen ALBERTschen Nahtreihe sind an dem zuletzt zu schließenden Wundwinkel besonders groß. Man kann die Schwierigkeiten an dieser Stelle dadurch beheben, daß man die vordere ALBERTsche Nahtreihe nacheinander an beiden Wundwinkeln beginnt, so daß der Abschluß des gesamten ALBERTschen Nahtringes etwa in der Mitte der vorderen Nahtreihe und nicht an einem Wundwinkel erfolgt.

Anstatt für die hintere und die vordere ALBERTsche Nahtreihe mit den beiden Enden des gleichen Fadens jedesmal an der vom Operateur abgelegenen Wundecke zu beginnen, kann man auch die ganze Nahtreihe mit dem einen Ende des Fadens in fortlaufender Richtung nähen, indem man von dem einen Wundwinkel zunächst die hintere ALBERTsche Nahtreihe bis zu dem anderen Wundwinkel und von hier mit dem gleichen Faden die vordere ALBERTsche Nahtreihe nach dem ersten Wundwinkel zurücknäht. Ich halte diese Art des Nähens nicht für empfehlenswert, weil der Operateur bei der Ausführung einer der beiden Nahtreihen von sich weg nähen muß, während er beide Nahtreihen in der Richtung auf sich anlegen kann, wenn er die hintere Nahtreihe mit dem einen und die vordere Nahtreihe mit dem anderen Ende des im gegenüberliegenden Wundwinkels angelegten Fadens ausführt.

**6. Die vordere LEMBERTsche Nahtreihe** (Abb. 58 und 59). Da mit der Beendigung der vorderen ALBERTschen Nahtreihe die Intestina vollkommen geschlossen sind, so ist die vordere LEMBERTsche Naht eine an sich durchaus aseptische Operation. Man kann daher bereits vor ihrem Beginn neu abdecken, die Handschuhe wechseln und saubere Instrumente auflegen. Etwa angelegte federnde Darmklemmen werden abgenommen, sofern sie nicht zur bequemeren Lagerung der Eingeweide dienen.

Man kann die beiden Endhaltefäden der hinteren LEMBERTschen Nahtreihe als Endhaltefäden auch für die vordere LEMBERTsche Nahtreihe verwenden. Ich ziehe es jedoch vor, noch einmal zwei neue Haltefäden anzulegen, die beiderseits um etwa $^1/_2$ cm über die Enden der hinteren LEMBERTschen Nahtreihe hinausgreifen (Abb. 58). Nachdem die neuen Fäden gelegt, die alten Endfäden abgeschnitten und die neuen Fäden angespannt sind, wird die vordere LEMBERTsche Nahtreihe mit Zwirnknopfnähten in der üblichen Weise angelegt. Sie hält sich mindestens $^1/_2$ cm von der vorderen ALBERTschen Nahtreihe entfernt. Natürlich kann die vordere LEMBERTsche Nahtreihe auch als fortlaufende Nahtreihe angelegt werden.

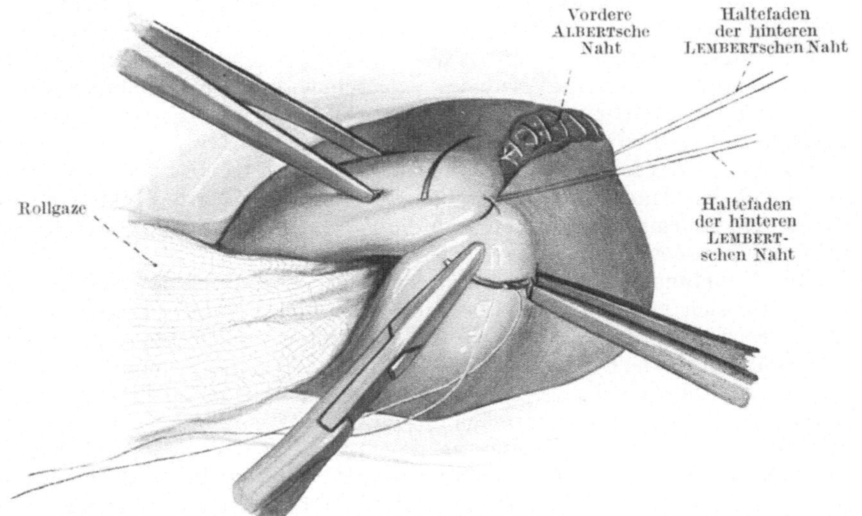


Abb. 58. Enteroanastomose Seit zu Seit, Vorbereitung zum 4. Akt. Anlegung der Endhaltefäden der vorderen LEMBERTschen Nahtreihe hinter und außerhalb der Endhaltefäden der hinteren LEMBERTschen Nahtreihe.

Die der Anastomose unmittelbar benachbarten Abschnitte der beiden Intestina können noch mit einigen Knopfnähten eine weitere kurze Strecke aneinandergeheftet werden. Ein durch die Darmvereinigung etwa ent-

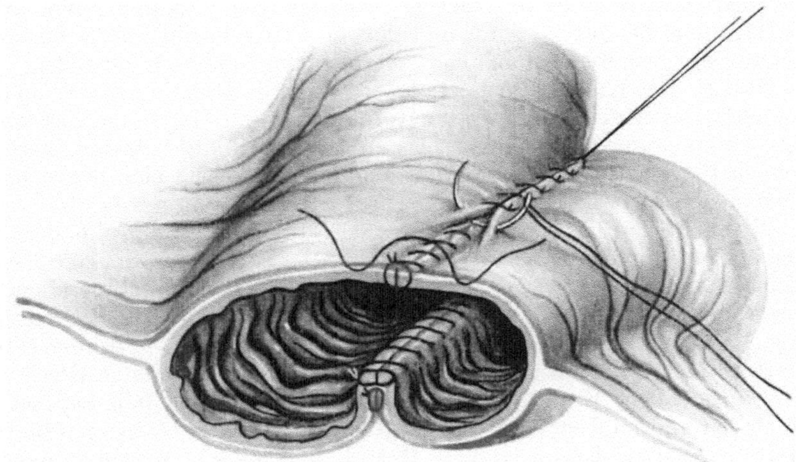

Abb. 59. Enteroanastomose Seit zu Seit, 4. Akt. Schematisch. Die vordere Serosa-Muskularisnahtreihe (LEMBERTsche Nahtreihe) wird zwischen zwei angespannten Haltefäden mit Knopfnähten angelegt.

standener Ring aus Darmschlingen, der zu einer inneren Einklemmung führen könnte, wird durch einige Knopfnähte geschlossen, um ein Durchschlüpfen freier Darmschlingen zu verhüten. Bei diesen Handlungen läßt sich die Enteroanastomosenstelle durch die vor Beginn der Naht untergelegte Rollgaze, auf der sie jetzt reitet, bequem handhaben. Zum Schluß wird die Rollgaze an der einen Seite der Anastomose kurz abgeschnitten und nach der anderen Seite herausgezogen.

Die seitliche Anastomose zwischen zwei Darmteilen wird stets in der geschilderten Weise ausgeführt, ob es sich nun um die Verbindung von Dünn- oder Dickdarmschlingen untereinander oder einer Dünndarmschlinge mit dem Magen handelt. Auch die Verbindung zwischen dem Ductus choledochus oder der Gallenblase mit einem Abschnitt des Magen-Darmkanals wird nach den gleichen technischen Grundsätzen hergestellt.

Da die Tänien die kräftigsten Wandteile des Kolons sind und einen zuverlässigen Richtungsanzeiger der Längsrichtung des Darmes bilden, so werden sie bei der Anlegung der ersten Naht mit Vorliebe benutzt. Störende Appendices epiploicae werden vorher abgetragen.

**Die Knopfanastomose.** Eine durchgängige Verbindung zwischen zwei Darmteilen läßt sich außer durch das soeben geschilderte Nahtverfahren auch durch den Darmknopf von Murphy herstellen. Der Knopf besteht aus zwei Teilen, dem männlichen Teil und dem weiblichen Teil. Der männliche Teil kann so in den weiblichen Teil gepreßt werden, daß sich beide Teile fest zu einem einheitlichen, in der Achse durchgängigen Gebilde verbinden. Haben wir den männlichen Teil vor dem Zusammenfügen in den einen, den weiblichen Teil in den anderen Darm geführt, so sind die beiden Darmstücke nach dem Verschluß des Knopfes miteinander vereinigt und die Darmpassage ist durch die hohle Achse des Knopfes hergestellt. Bei dem Zusammenfügen der beiden in den Darm eingeführten Knopfhälften werden jedoch nicht blanke Metallteile gegeneinander gepreßt, sondern diese Scheiben klemmen zwischen sich Teile der beiderseitigen Darmwände und drücken sie mit ihren Serosaflächen fest gegeneinander. Die pressenden Metallscheiben üben in den zentralen Teilen einen stärkeren Druck aus, während der Druck an der Peripherie geringer ist. Daher kommt es, daß an der Peripherie die nur leicht zusammengepreßten Serosaflächen fest miteinander verwachsen, wodurch die organische Vereinigung beider Darmteile hergestellt wird, und daß im Zentrum die stark zusammengepreßten Darmwandteile allmählich nekrotisieren und sich abstoßen. Hierdurch verliert der Knopf seinen Halt, er wird im Darmlumen frei und soll durch die Darmperistaltik per vias naturales in 8—10 Tagen entleert werden. Die Lageveränderungen des Knopfes lassen sich mit Röntgenstrahlen verfolgen. Mit seinem Herausgleiten aus der Anastomose eröffnet sich eine breite Passage zwischen den beiden Darmlumina.

Die Vorteile des Knopfes gegenüber den Nähten liegen darin, daß die Herstellung der Anastomose schneller geht, und daß der Knopf auch dort oft noch eine Anastomose ermöglicht, wo für die Anlegung einer Nahtverbindung kaum noch Platz vorhanden ist. Dem stehen aber schwerwiegende Nachteile entgegen: Der enge Kanal des Knopfes kann durch Speisen oder Kot verlegt werden (Ileus), es kann an der Knopfanastomose zu einer Perforation kommen (Peritonitis), oder der abgestoßene Knopf geht nicht mit dem Kot ab, er fällt beispielsweise in den Magen und muß von dort operativ entfernt werden. Deswegen bildet die Nahtverbindung durchaus die Regel, und die Knopfverbindung ist die durch besondere Umstände zu begründende, heute ungewöhnlich selten gewordene Ausnahme. Vor der Verwendung des Knopfes im Dickdarm wird wegen der dort bereits eingetretenen Eindickung des Kotes zumeist gewarnt.

Die Technik der seitlichen Knopfanastomose ist folgende (Abb. 60):

Der Zentralkanal beider Knopfhälften wird mit einem lockeren Gazestopfen ausgelegt. Die Wandung eines jeden Knopfes wird mit je einer Klemme gefaßt. In die eine Darmwand wird ein gerade so großes Loch geschnitten, daß, wenn die Ränder durch drei KOCHER-Klemmen maximal auseinandergespreizt werden, die eine schräg gehaltene Knopfhälfte mit Mühe durchzuzwängen ist. Der Knopf wird in die eine Ecke des Darmschlitzes gedrängt und der Schlitz mit LEMBERT-Nähten so weit verengt, daß er den Hals des Knopfes unter Spannung umschließt. In gleicher Weise wird die andere Knopfhälfte in dem anderen Darm befestigt. Dabei soll der schwere männliche Teil in den abführenden Darm zu liegen kommen, da man sich der — übrigens trügerischen — Hoffnung hingibt, der Knopf müsse bei dieser Anordnung der Schwere nach in den abführenden Schenkel fallen und leichter zum After befördert werden. Jetzt werden die Klemmen und die Gazetampons entfernt. Die beiden Knopfhälften

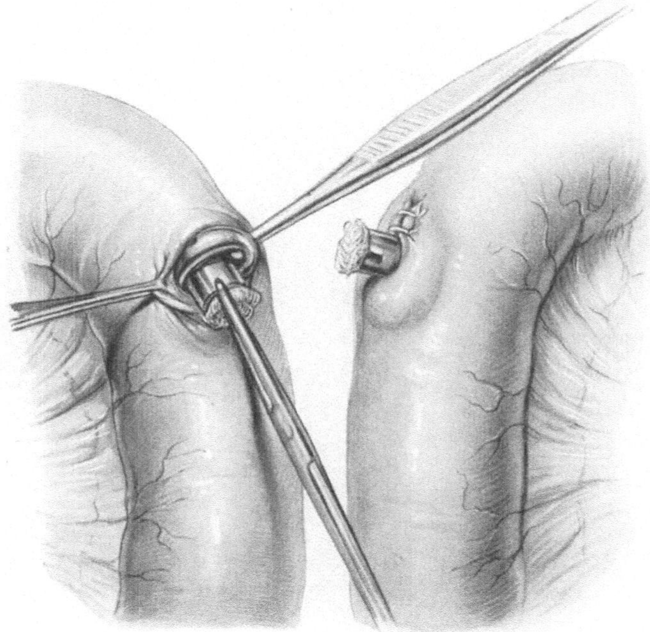

Abb. 60. Enteroanastomose Seit zu Seit mit dem MURPHY-Knopf. Die eine Hälfte des Knopfes ist bereits in einen eng vernähten Schlitz des rechten Darmes eingefügt, die andere Knopfhälfte wird in den linken Darm hineingeschoben.

werden durch die Darmwand mit den Händen gefaßt, ineinandergepaßt und kräftig zusammengedrückt. Über die Knopfverbindung kommen einige LEMBERTsche Nähte.

Der geschlossene Knopf läßt sich vermittels eines Schlüssels öffnen und für erneuten Gebrauch in seine beiden Hälften zerlegen.

## b) Die Vereinigung End zu End.

Die Vereinigung End zu End hat vor der Vereinigung Seit zu Seit den Vorzug, weniger Darmmaterial zu verbrauchen, so daß sie auch bei Darmteilen ausführbar ist, die nicht auf große Strecken nebeneinandergelagert werden können. Die Schädigung der Peristaltik ist, da die Ringmuskulatur der Darmenden nicht quer durchtrennt wird, geringer als bei der seitlichen Eröffnung und Verbindung.

Die endständige Vereinigung setzt keine völlige Größengleichheit beider Intestinalkaliber voraus, da sich ein Größenunterschied dadurch weitgehend ausgleichen läßt, daß bei jedem Stich von dem weiteren Darmabschnitt eine etwas größere Strecke als von dem engeren Darmabschnitt gefaßt und hierdurch die Umfangsdifferenz auf sämtliche Stiche unmerklich verteilt wird. Die eine Öffnung wird hierdurch der anderen krausenartig angepaßt. So kann man beispielsweise den großen Magenquerschnitt mit dem kleinen Duodenalquerschnitt End zu End vereinigen (Abb. 125). Oft kann man sich auch dadurch helfen, daß man den Querschnitt des engeren Darmteiles durch schräge Anfrischung vergrößert. Ist das Mißverhältnis der Größe beider Öffnungen zu beträchtlich, so ist es ratsam, die weitere Öffnung auf eine entsprechende Strecke zuzunähen

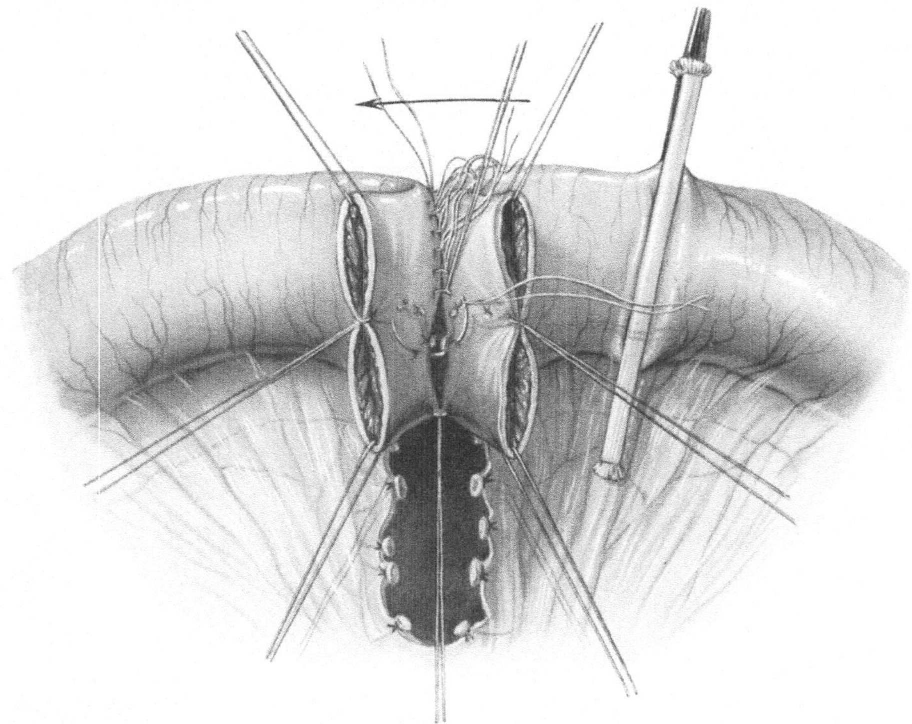

Abb. 61. Enteroanastomose End zu End, 1. Akt. Hintere LEMBERTsche Nahtreihe. Anlegen von Knopfnähten zwischen den durch Haltefäden auseinandergehaltenen offenen Darmenden.

und die kleinere Öffnung lediglich mit der verbleibenden Restöffnung zu verbinden. Hierbei ist dem Vereinigungspunkte der verkleinernden Naht mit dem Querschnitt des anderen Intestinums besondere Aufmerksamkeit zu widmen. Eingehend beschrieben und abgebildet ist die einschlägige Technik bei der Resektion des Magens im Abschnitt C, 9, d und e, S. 163f.

Am bequemsten gelingt die endständige Vereinigung zweier Teile des Magen-Darmkanals, wenn der zu resezierende Intestinalteil noch mit den zurückbleibenden Abschnitten im Zusammenhange steht und die Abtrennung erst während der Vereinigung erfolgt. Hierdurch wird auch einem Zurückschlüpfen der zur Naht benutzten Darmteile am besten vorgebeugt, eine Gefahr, die z. B. bei der hohen Magen- oder bei der tiefen Duodenaldurchtrennung besteht. In diesem Falle legt man die beiden Intestinalteile, nachdem sie bis zu der für die Abtragung bestimmten Stelle „skeletiert“, d. h. von ihrem Mesenterium und sonstigen Anhängen befreit sind, so aneinander, daß Mesenterialansatz an

Mesenterialansatz liegt. Das Arbeiten an den Intestinalteilen wird erleichtert, wenn man sie parallel der für die Vereinigung bestimmten Linie mit je einer federnden Klemme quer faßt.

Man vereinigt nun zunächst die beiden Intestina durch eine hintere LEMBERTsche Zwirnknopfnahtreihe. Man beginnt die Nahtreihe an jedem Ende mit einer endständigen Knopfnaht (Abb 61), die als Haltefaden lang bleibt. Durch Anspannen dieser beiden Fäden legen sich die beiden Darmteile flächenhaft aneinander, so daß zwischen beiden Fäden die hintere LEMBERT-Nahtreihe leicht vollendet werden kann. Hierbei muß beim Darm der Mesenterialansatz,

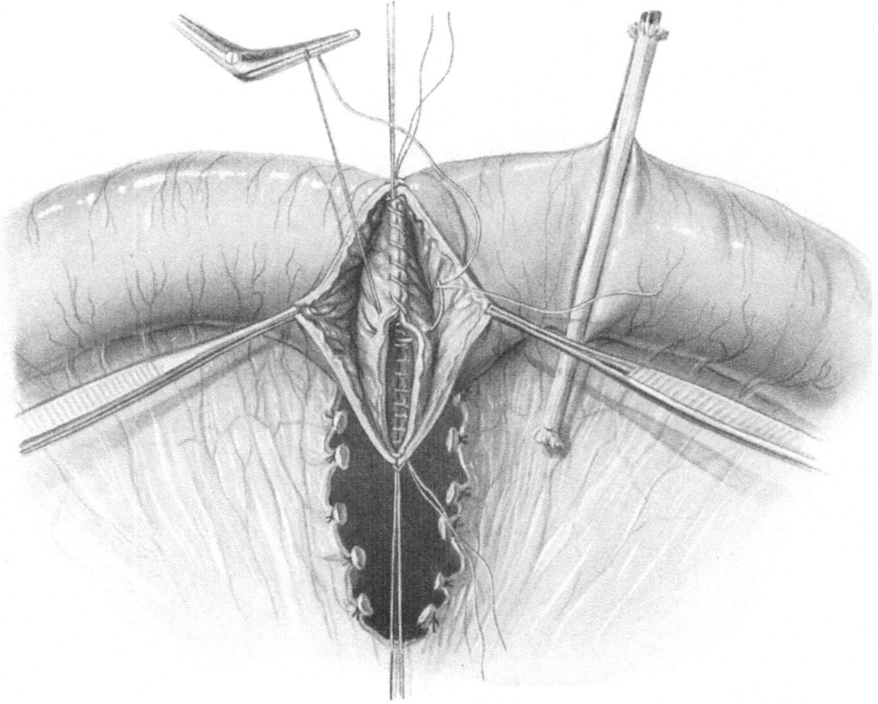

Abb. 62. Enteroanastomose End zu End, 2. Akt. Hintere ALBERTsche Nahtreihe, fortlaufende Naht.

sofern er nicht abgetrennt ist, sorgfältig umstochen werden. Die beiden Intestina werden 1 cm von dieser Naht entfernt und ihr parallel mit dem — elektrischen — Messer eröffnet, also im Bereiche ihres halben Umfanges. Die Wundränder der im Körper verbleibenden Darmteile werden mit dreischichtigen fortlaufenden Katgutknopfnähten in Gestalt der hinteren ALBERTschen Nahtreihe vereinigt (Abb. 62). Hierauf wird auf jeder Seite die quere Durchtrennung des Intestinums vollendet, wodurch das zur Resektion bestimmte Stück in Wegfall kommt. Die neuen äußeren Wundränder der Intestina werden durch eine vordere fortlaufende Dreischichtennahtreihe mit Katgut in Gestalt der vorderen ALBERTschen Nahtreihe verbunden. Ich bediene mich hierbei der oben im Abschnitt B, 2, S. 52 beschriebenen überwendlichen Naht nach MIKULICZ (Abb. 63). Es kann jedoch jede andere der oben geschilderten Nähte ausgeführt werden. Hiermit sind die Darmlumina geschlossen. Es folgt die vordere LEMBERT-Nahtreihe (Abb. 64). Sie wird in der oben beschriebenen Form angelegt. Ihre beiden Endhaltefäden werden einen halben Zentimeter außerhalb der Endfäden der hinteren LEMBERT-Nahtreihe angelegt, und die zwischen den beiden Endhaltefäden angelegten Knopfnähte bleiben von der vorderen ALBERTschen Naht etwa $^1/_2$ cm entfernt. Der durch die Vereinigung der Eingeweide entstandene Mesenterialschlitz wird durch Nähte verschlossen (Abb. 63 und 64).

Müssen die in Wegfall kommenden Darmteile oder muß der eine der in Wegfall kommenden Darmteile bereits vor Beginn der Naht entfernt werden, und handelt es sich demnach darum, zwei bereits eröffnete Intestina miteinander oder ein bereits eröffnetes mit einem noch nicht eröffneten Intestinum

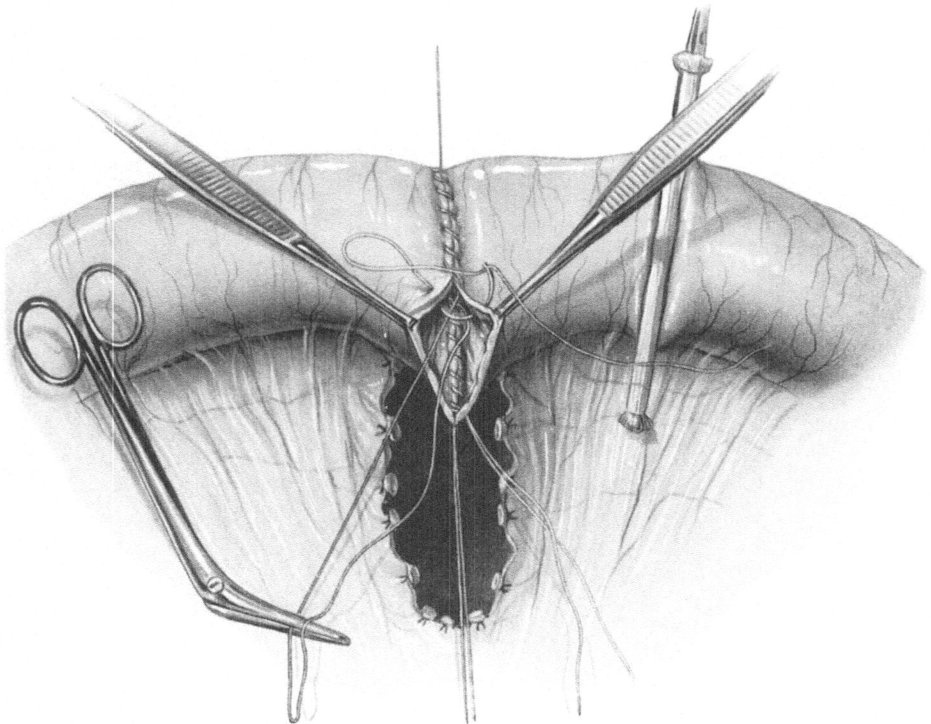

Abb. 63. Enteroanastomose End zu End, 3. Akt. Vordere ALBERTsche Nahtreihe mit fortlaufendem Faden nach MIKULICZ.

endständig zu vereinigen, so versieht man, um die hintere LEMBERT-Naht bequemer anlegen zu können, jede Öffnung hart an den Schnittflächen mit 3 Haltefäden. An jedem bereits vorhandenen Darmquerschnitt wird je ein Haltefaden durch jede der beiden Ecken des Darmes und ein dritter Faden wird durch die Mitten der beiden durch diese Fäden begrenzten Darmquerschnitte gelegt (Abb. 61). Auf diese Weise ist also der Querschnitt eines bereits durchtrennten Darmes mit 3 Fäden versehen, von denen jeweils der mittlere den Darm in der Mitte zusammenhält, und von denen die beiden anderen Eckfäden die Darmöffnung schlitzförmig spannen. Gut einen halben Zentimeter von den durch die 3 Fäden angespannten Schnittlinien entfernt werden die Intestina durch eine hintere LEMBERT-Knopfnaht vereinigt, wobei die Haltefäden die Darmenden nach außen umlegen. Die Haltefäden werden nun entfernt und es wird — nachdem der eine etwa noch geschlossene Darm eröffnet ist — eine fortlaufende

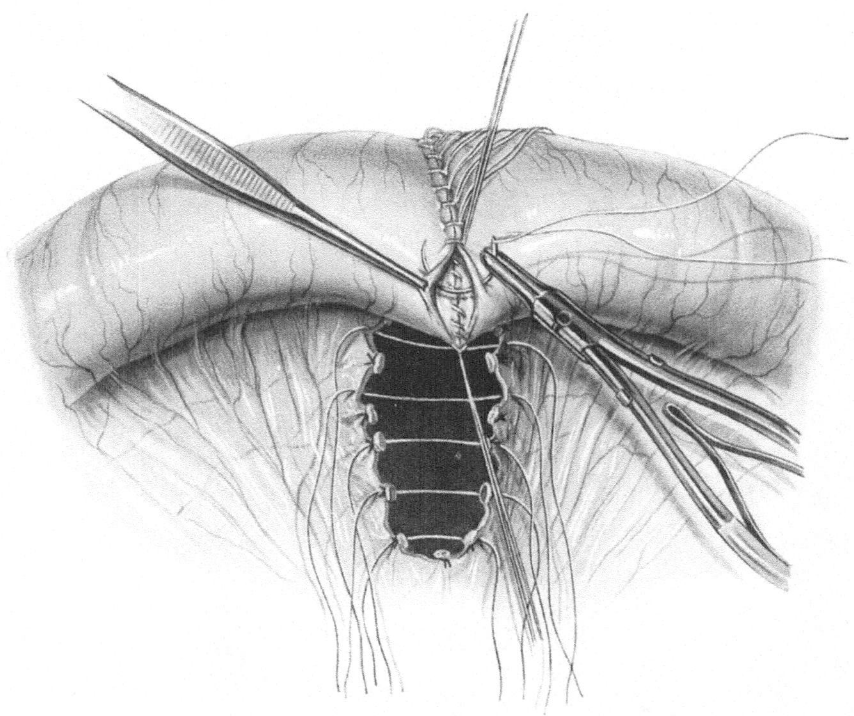

Abb. 64. Enteroanastomose End zu End, 4. Akt. Vordere LEMBERTsche Nahtreihe mit Knopfnähten. Der Mesenterialschlitz wird durch Knopfnähte geschlossen.

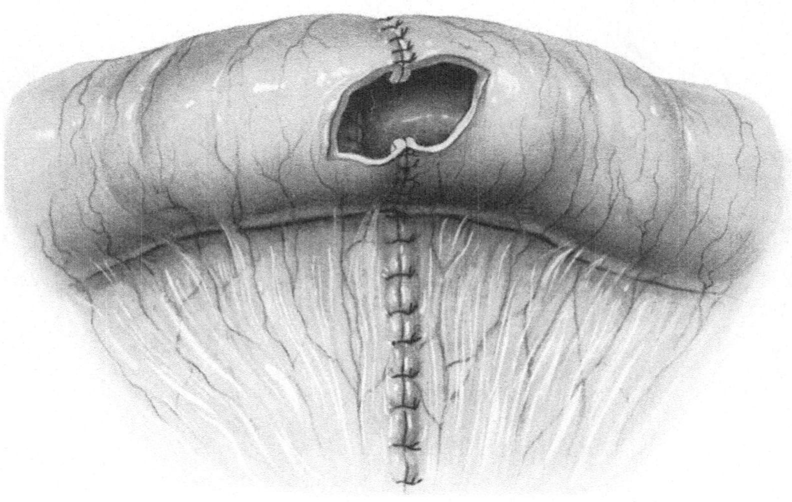

Abb. 65. Enteroanastomose End zu End. Blick in und auf die fertiggestellte Anastomose.

hintere Dreischichtennaht mit Katgut gemacht (Abb. 62). Es folgt die vordere fortlaufende Dreischichtennaht mit Katgut (Abb. 63) und schließlich die vordere LEMBERT-Naht mit Seidenknopfnähten (Abb. 64).

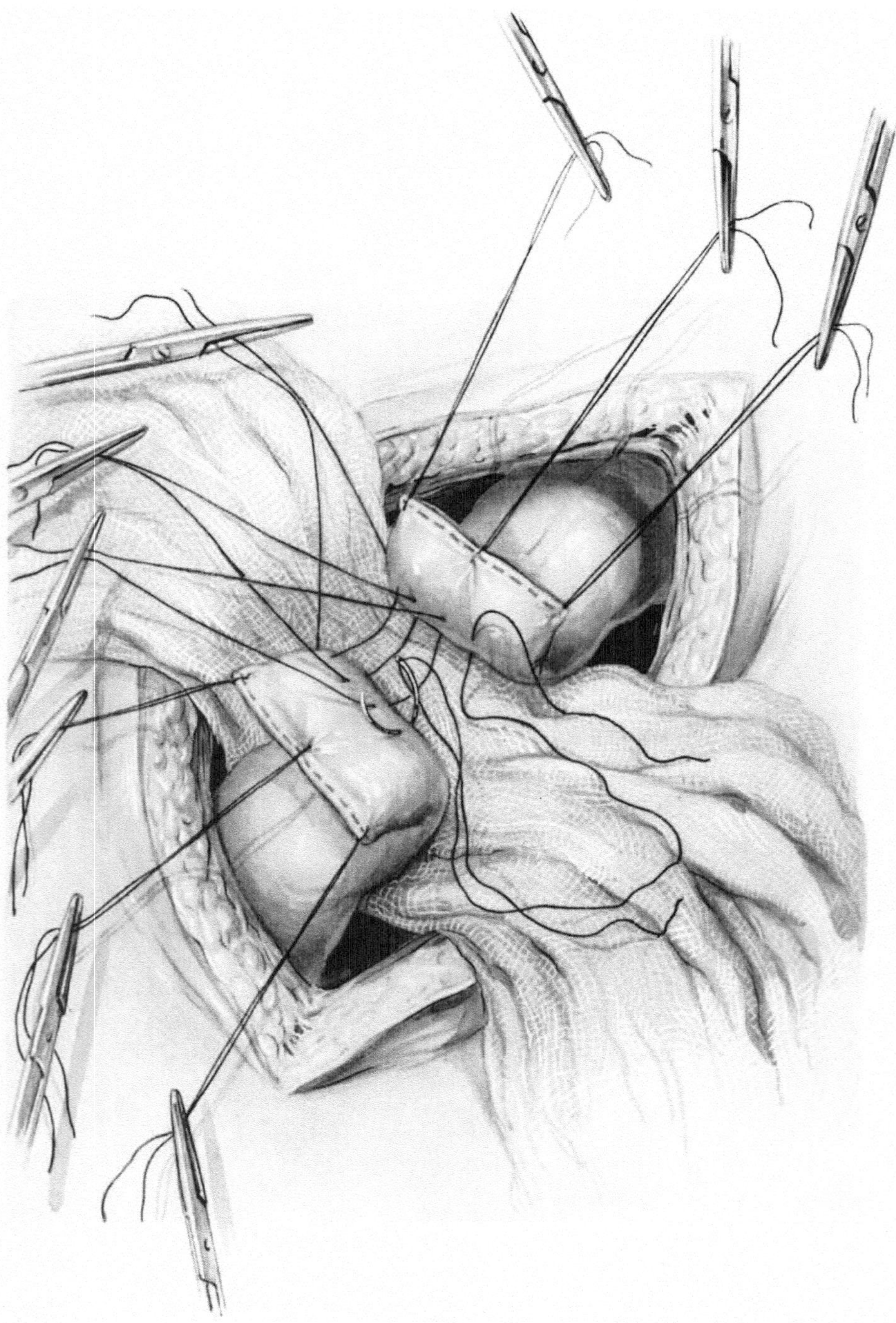

Abb. 66. Klöppelnaht an schwer zugänglicher Stelle. Zur endständigen Vereinigung zweier mit PETZschen Klammern verschlossener Darmquerschnitte wird die hintere LEMBERTsche Nahtreihe durch Einzelknopfnähte hergestellt, deren Fäden zunächst ohne Knüpfen gelegt und mit je einer Klemme zusammengefaßt werden. Erst nachdem sämtliche Fäden gelegt sind, werden sie hintereinander geknüpft.

Auch wenn es nötig ist, den einen Darm oder beide Därme vor Beginn der endständigen Anastomose vollständig zu durchtrennen, kann es vorteilhaft sein, den Darm vorher mit dem PETZschen Instrument zu verschließen und die Durchtrennung zwischen den beiden Klammerreihen vorzunehmen (Abb. 339). Die endständige Anastomose wird dann hart an der Klammerverschlußnahtreihe derartig hergestellt, daß der Darm mit dem Fortschreiten der Darmvereinigung etappenweise unter Wegfall des geklammerten Verschlußstreifens durchtrennt wird.

**Die Einmanschettierung.** Von der Vorstellung ausgehend, daß eine lange muffartige Verbindung zwischen zwei Darmteilen eine größere Sicherheit als die kurze, soeben geschilderte seitliche Aneinanderlagerung gewähren müsse, haben JOBERT für die Vereinigung von Dünndarmschlingen untereinander und GÖPEL für die Vereinigung von Magen mit Duodenum das Einmanschettierungsverfahren empfohlen (vgl. Abb. 138). Es besteht darin, daß der zuführende Darmteil auf eine Länge von mehreren Zentimetern ringförmig von seiner Schleimhaut befreit wird, und daß diese innen wunde Manschette über die Serosa des abführenden Darmteiles gestülpt und auf ihm befestigt wird. Dieses Verfahren, das zudem mit einem beträchtlichen Materialverbrauch verbunden ist, besitzt gegenüber der CZERNYschen doppelreihigen Nahtverbindung jedoch keine Vorteile. Es fehlt ihm gerade die Eigenschaft, die nach unserer Erfahrung der Darmnaht die größte Sicherheit gibt: die breite Aneinanderlagerung von Serosaflächen.

**Die Klöppelnaht.** Die Zuverlässigkeit einer Darmnaht hängt von der Sorgfalt ihrer Ausführung ab. An schwer zugänglichen Stellen kann die genaue Führung der einzelnen Stiche namentlich bei der leitenden Vereinigung zweier Darmteile dadurch besonders schwierig werden, daß die beteiligten Teile des Magen-Darmkanals nach Anlegung der ersten Nähte den weiteren Zugang zu der in der Tiefe gelegenen Nahtstelle versperren, wie das z. B. bei Nähten in der Nähe des Zwerchfells bei der totalen Magenresektion oder bei der Kardiaresektion oder bei Nähten in der Tiefe des Beckens bei der Sigmoidrektumresektion der Fall sein kann. In derartigen Fällen kann man sich die Ausführung der Nahtreihen, vor allem der ersten hinteren LEMBERT-Nahtreihe, in folgender Weise erleichtern:

Es werden zunächst sämtliche Fäden hintereinander ordnungsmäßig durch die Darmwände gelegt, ohne daß die einzelnen Fäden geknüpft werden (Abb. 66). Die beiden zueinander gehörigen Fäden jeder Naht werden in einer Klemme zusammengefaßt und der Reihe nach herausgeleitet. Erst nachdem sämtliche Fäden der Nahtreihe gelegt sind, erfolgt das Knüpfen der Fäden nacheinander.

**Die axiale Vereinigung zweier Darmenden durch den MURPHY-Knopf** — ein durchaus ausnahmsweises Vorgehen — wird folgendermaßen ausgeführt: Die beiden Darmenden werden mit einer endständigen, die Schleimhaut knapp fassenden, tabaksbeutelartigen Schnürnaht versehen, die in der Richtung Schleimhaut-Muskularis-Serosa — Schleimhaut-Muskularis-Serosa jede Darmöffnung getrennt umsäumt. Diese Schnürnaht beginnt gegenüber dem Mesenterialansatz, umsäumt die eine halbe Zirkumferenz des Darmes, durchschlingt mit einem rückläufigen Stich das Mesenterium und kehrt auf der anderen Zirkumferenz zum Ausgangspunkte zurück. Herausgeführt werden die Fäden nach der Serosaseite. Die Knopfhälften werden in die beiden Därme eingeführt und durch Anziehen und Knoten der Naht fest eingebunden. Die Knopfhälften werden durch Druck vereinigt, und die Vereinigungsstelle wird durch einige LEMBERT-Knopfnähte gesichert.

### c) Die Vereinigung End zu Seit und Seit zu End.

Auch hier ist es angenehm, wenn der endständig einzupflanzende Darm oder Magen noch nicht quer durchtrennt ist, sondern erst während der Anlegung

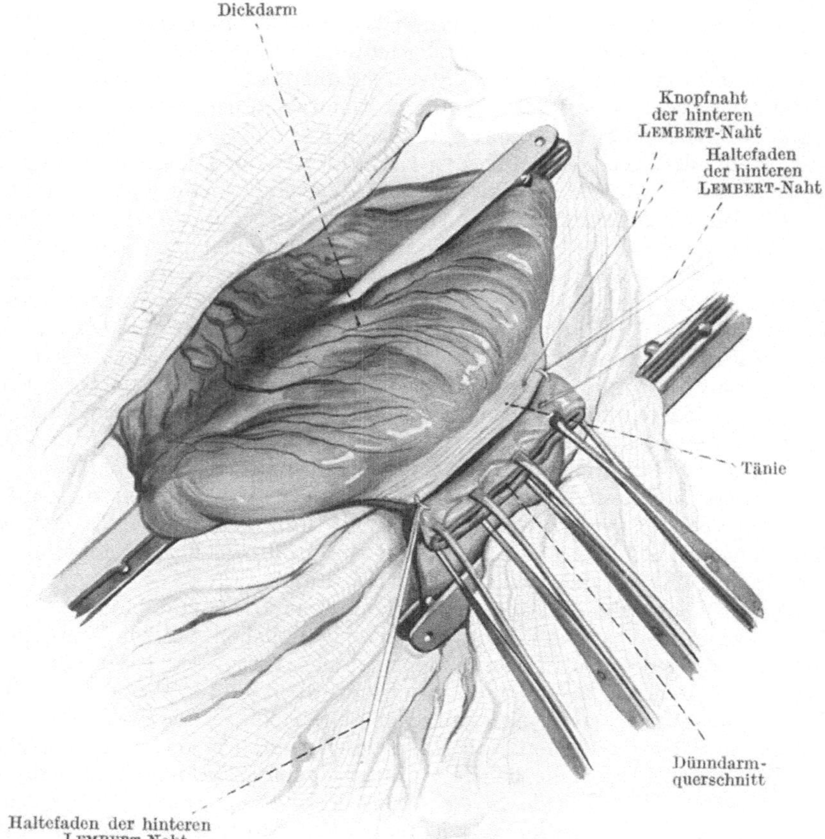


**Abb. 67.** Enteroanastomose End zu Seit, 1. Akt. Hintere LEMBERTsche Nahtreihe, auf der einen Seite entlang einer freien Tänie des Dickdarms.

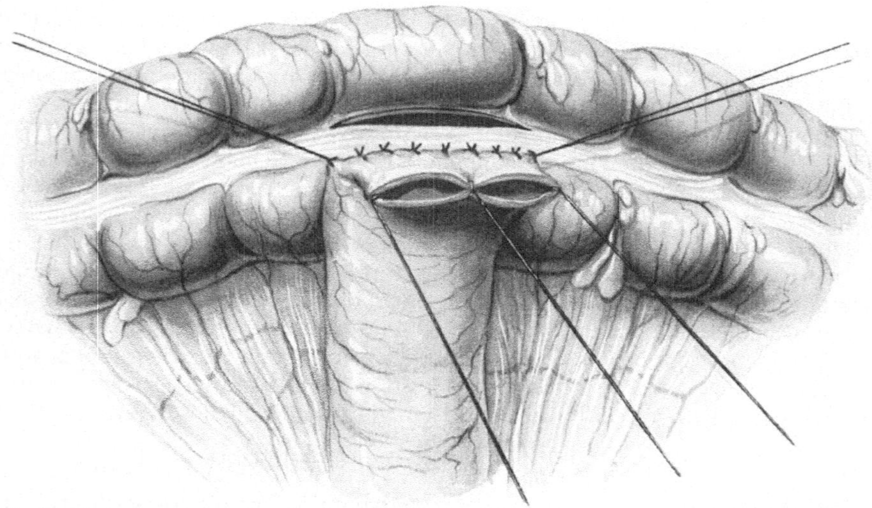

**Abb. 68.** Enteroanastomose End zu Seit. Die hintere LEMBERTsche Nahtreihe ist vollendet, der Dickdarm ist entsprechend der Länge und der Richtung des Darmquerschnittes eröffnet.

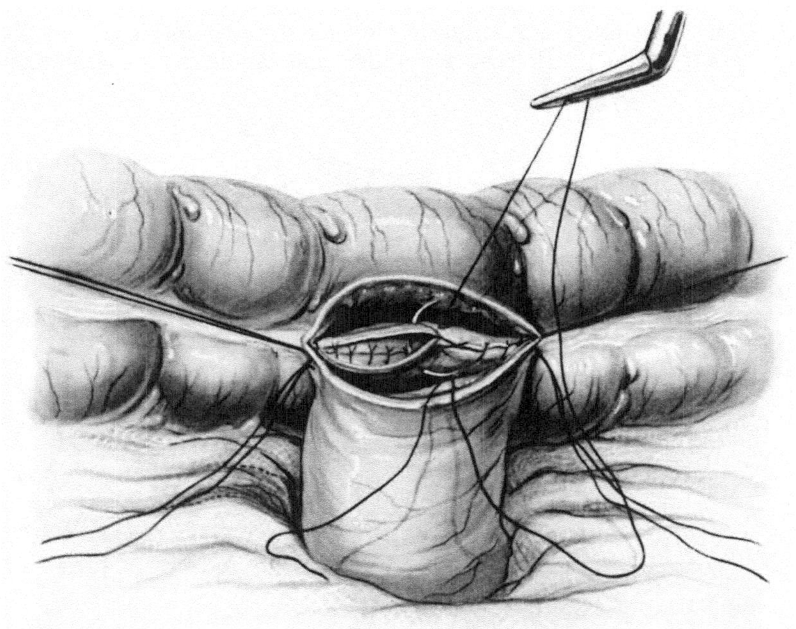

Abb. 69. Enteroanastomose End zu Seit, 2. Akt. Hintere ALBERTsche Nahtreihe.

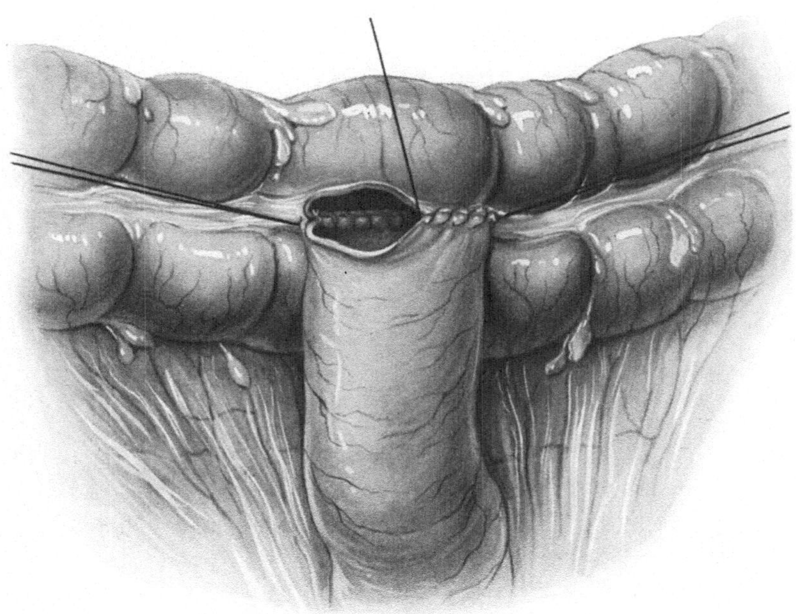

Abb. 70. Enderoanastomose End zu Seit. Vordere ALBERTsche Nahtreihe.

der Anastomose abgeschnitten wird (Abb. 113, 141). In jedem Falle näht man die Hinterwand des endständig zu anastomosierenden Darmteiles nahe seinem vorhandenen oder beabsichtigten Querschnitt mit einer LEMBERT-

Nahtreihe an das seitlich zu anastomosierende Intestinum in dessen Längsrichtung fest (Abb. 67). Hierbei kann der endständig zu anastomosierende

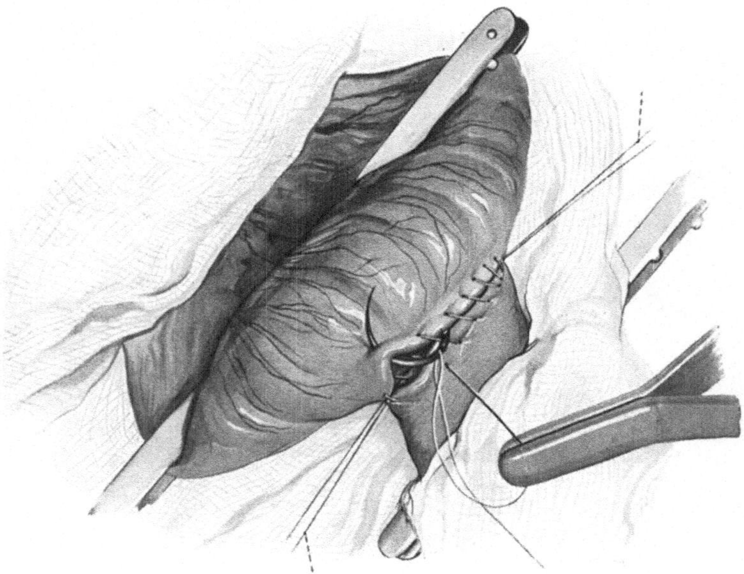

Abb. 71. Enteroanastomose End zu Seit, 4. Akt. Vordere LEMBERTsche Nahtreihe.

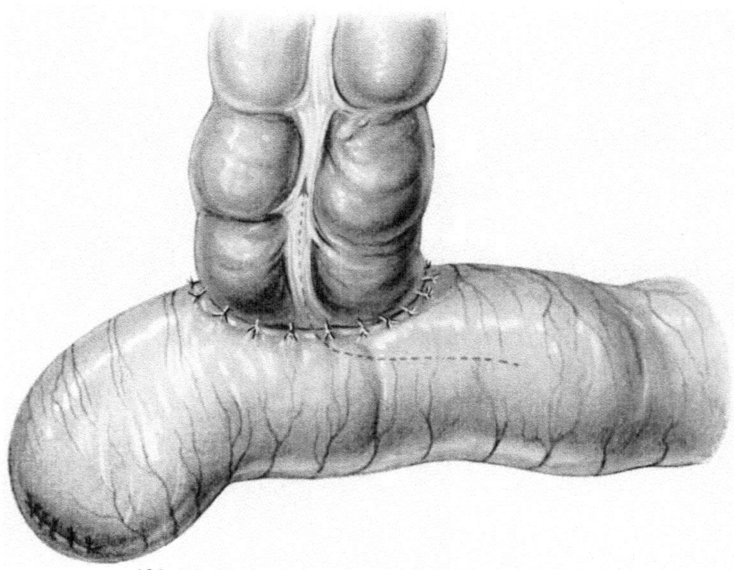

Abb. 72. Enteroanastomose Seit zu End.

Darm oder Magen quer abgeklemmt, und es kann von dem seitlich zu anastomosierenden Darm oder Magen eine Falte in der Längsrichtung mit einer federnden Klemme abgeklemmt werden. Nachdem die beiden Darmabschnitte durch die hintere LEMBERTsche Nahtreihe miteinander aneinander senkrecht verbunden sind, werden sie, soweit sie noch geschlossen sind, $^1/_2$ cm von der Nahtlinie entfernt eröffnet (Abb. 68), wobei der Längsschnitt des seitlich eröffneten Intestinums etwas kürzer als die Länge des Querschnittes des endständigen Intestinums angelegt wird. Die beiden Intestinalwände werden durch eine hintere dreischichtige fortlaufende Katgutnahtreihe vereinigt (Abb. 69). Nun wird auch die Vorderseite des quer einzupflanzenden Intestinums, sofern es noch vorhanden ist, durchtrennt, wodurch der überschüssige Anteil des Darmes in Wegfall kommt. Es folgt die vordere Dreischichtennahtreihe (Abb. 70) in der Regel durch fortlaufende Naht und die vordere LEMBERTsche Nahtreihe (Abb. 71) in der Regel durch Knopfnaht.

Wurde der endständig einzupflanzende Darm oder Magen bereits vorher quer abgeschnitten, so versieht man sein Ende mit 3 Fäden (Abb. 66 und 68), von denen der eine am Mesenterium unter Vereinigung beider Seiten in der Mitte, die anderen beiden an den Ecken angelegt werden. $^1/_2$ cm von der Schnittfläche des Intestinums entfernt wird die hintere LEMBERT-Nahtreihe in der Längsrichtung des seitlich zu anastomosierenden Darmteiles ausgeführt. Der seitlich zu anastomosierende Darm wird $^1/_2$ cm von der Nahtlinie entfernt eröffnet. Die drei Haltefäden werden entfernt, und es folgt in der geschilderten Weise die hintere Dreischichtennahtreihe, die vordere Dreischichtennahtreihe und die vordere LEMBERT-Nahtreihe.

Bei der ausnahmsweisen Benutzung des MURPHY-Knopfes zur Anastomose End zu Seit wird der quer und der seitlich eröffnete Darm mit einer Knopfhälfte in der Art versehen, wie das bei der Knopfverbindung Seit zu Seit und bei der Knopfverbindung End zu End beschrieben wurde. Der Knopf wird geschlossen und die Anastomosenstelle wird mit einigen LEMBERT-Nähten übernäht.

Die Vereinigung Seit zu End wird mit der gleichen Technik hergestellt. Sie kommt z. B. bei der endständigen Einpflanzung eines Dünndarmquerschnittes in den Magen (Abb. 118), seltener zwischen Darm und Darm (Abb. 72) in Anwendung.

# C. Die Eingriffe am Magen und am Zwölffingerdarm.

## 1. Zur Anatomie und zur Orientierung in der oberen Bauchhöhle. Bauchdeckenschnitte für Magenoperationen.

Die Bauchhöhle wird durch eine von der hinteren nach der vorderen Bauchwand ziehende quere Scheidewand in eine kraniale (obere) und in eine kaudale (untere) Hälfte geteilt. Diese Scheidewand wird dargestellt durch das Mesokolon und das Colon transversum. Sie ist an der hinteren Bauchseite in ganzer Ausdehnung in Höhe des zweiten Lendenwirbels befestigt. An der vorderen Bauchwand ist sie nicht fest geheftet, sondern berührt die Bauchwand frei in Gestalt des Colon transversum. Auch das vom Kolon abgehende große Netz liegt der vorderen Bauchwand frei an, und es stellt sich hierdurch als der kaudalwärts abgebogene Endteil der queren Scheidewand dar, der sich schürzenartig über die Därme breitet (vgl. Abb. 93 und 106).

Nach der Eröffnung der Bauchhöhle ist es hinsichtlich des weiteren Vorgehens ausschlaggebend, ob wir ein Organ angreifen wollen, das kranial von dieser queren Scheidewand im oberen Bauchraum liegt (Magen, oberes Duodenum, Leber, Gallenblase, Milz) oder ein Organ, das kaudal von dieser queren Scheidewand im unteren Bauchraum liegt (unteres Duodenum, Dünndarm, größter Teil des Dickdarms, Beckenorgane). Zu den ersteren Organen gelangen wir oberhalb, zu den letzteren Organen unterhalb des Querkolons.

**Wollen wir im oberen Bauchraume arbeiten,** so ergreifen wir das Querkolon, das wir in Verfolgung des Netzes immer leicht finden, und ziehen es kaudalwärts. Hierbei kommt die ventrale, vordere Seite des Magens zur Ansicht, der durch das Lig. gastrocolicum mit dem Querkolon zusammenhängt.

Der Magen besitzt folgende Verbindungen mit der Umgebung: die Kardia hängt am Zwerchfell in der Höhe des siebenten Brustwirbels, etwas links und vorn von der Wirbelsäule; die kleine Kurvatur ist durch das kleine Netz, an dem das Lig. hepatogastricum besonders unterschieden wird, an der Leberpforte befestigt; der Pylorus geht in das Duodenum über, das seinerseits an der hinteren Bauchwand angeheftet ist und den vor dem zweiten Lendenwirbel liegenden Pankreaskopf wie ein Hufeisen umklammert; die große Kurvatur steht durch das in das große Netz übergehende Lig. gastrocolicum mit dem Colon transversum in Verbindung, welches rechts und links an seinen beiden Flexuren aufgehängt und mit der hinteren Bauchwand durch das Mesocolon transversum verbunden ist.

Auch bei geschlossener Bauchhöhle ist die Lage des Magens nicht unveränderlich, und zwar wird sie im wesentlichen beeinflußt durch seinen Füllungs- und Kontraktionszustand und durch den Stand des Zwerchfells. Der Spielraum dieser Lageveränderungen ist jedoch nicht groß. Wir können daher die ungefähre Lage des normalen leeren Magens vor der Eröffnung der Bauchhöhle bestimmen: Die große Kurvatur zieht quer über den Leib und hält sich bei normalen Verhältnissen einige Fingerbreiten oberhalb des Nabels. Sehr häufig steht sie jedoch wesentlich tiefer. Der Pylorus liegt in wechselndem Abstand rechts von der Mittellinie. Die Kardia und der Fundus des Magens sind unter dem linken Rippenbogen versteckt und werden teilweise vom linken Leberlappen überlagert.

Der Magen läßt sich an den ihn nur locker haltenden Gebilden in einem gewissen Ausmaße hin und her bewegen.

Indem man den Magen kaudalwärts und nach rechts zieht und den linken Rippenbogen hochhalten läßt, kann man den Fundus des Magens, die Kardia und den abdominalen Teil der Speiseröhre mehr oder weniger deutlich einstellen. Der Fundus überragt die Kardia handbreit und liegt links vor der Kardia. Bei dem Angehen der Speiseröhre ist es erforderlich, auch den linken Leberlappen hochzuschlagen. Die linke Seite der Kardia steht mit dem Zwerchfell durch eine Peritonealfalte in Verbindung. Diese Falte geht nach links abwärts in das Lig. gastrolienale über, das die Aa. gastricae breves aus der Art. lienalis zum Magen leitet.

Zieht man den Magenkörper kräftig nach rechts, so erscheint die Milz, die der großen Kurvatur wie eine Pelotte aufsitzt.

Die Hinterwand des Magens und das Lig. gastrocolicum und hepatogastricum bilden die ventrale Begrenzung der Bursa omentalis. Ihre dorsale Begrenzung wird durch die hintere Bauchwand mit dem Pankreas, ihre kraniale Begrenzung durch die Leber und ihre kaudale Begrenzung durch das Mesocolon transversum dargestellt. Sie ist gleich dem Pankreas (vgl. Abb. 390) auf drei Wegen zugänglich. Da sich das kleine Netz ununterbrochen in das Lig. hepatoduodenale fortsetzt, welches rechts mit einem scharfen Rande aufhört, können wir erstens in die Bursa omentalis gelangen, indem wir von rechts hinter dem scharfen Rande des Lig. hepatoduodenale durch das Foramen Winslowi eingehen (vgl. Abb. 379). Der bequemste und übersichtlichste Zugang ist aber der zweite Weg durch das Lig. gastrocolicum, das zu diesem Zwecke zwischen Doppelunterbindungen durchtrennt wird (vgl. Abb. 106). Die hierdurch geschaffene Übersicht ist wesentlich besser, als sie drittens die

Durchtrennung des Lig. hepatogastricum (kleines Netz) gewährt (vgl. Abb. 391).

Während unter normalen Verhältnissen die einzelnen, die Wände der Bursa omentalis bildenden Organe frei gegeneinander beweglich sind, so daß man einen durch das kleine Netz und einen durch das Lig. gastrocolicum eingeführten Finger hinter dem Magen unmittelbar zusammen bringen kann, verwachsen diese Gebilde bei krankhaften Prozessen häufig miteinander. Die praktisch wichtigste dieser Verwachsungen ist die unter Umständen untrennbare Verklebung des die Art. colica media enthaltenden Mesocolon transversum mit dem Lig. gastrocolicum oder mit der Hinterwand des Magens (Abb. 122). Bei der Skeletierung des Magens kann die Art. colica media in solchen Fällen leicht verletzt werden.

Zieht man das Antrum praepyloricum nach links und drängt die Leber mit einem großen Spatel nach rechts oben, so kann man den oberen Abschnitt des Duodenums anspannen und zugänglich machen. Hierbei ist es unter Umständen vorteilhaft, das Lig. teres, das das Beiseiteziehen der Leber behindert, zwischen zwei Unterbindungen zu durchtrennen (Abb. 352), und auch das Lig. falciforme hepatis einzuschneiden. Unter Zurückdrängen der rechten Leberhälfte kann das Duodenum bis zur Kreuzung mit dem Mesocolon transversum freigelegt und besichtigt werden.

Das Duodenum besitzt kein freies Mesenterium, sondern liegt mit Ausnahme des Anfangsteiles der dem Pylorus unmittelbar benachbarten, rings vom Bauchfell bekleideten Pars superior der hinteren Bauchwand breit an und ist in diesen Abschnitten auf der Rückseite nicht mit Peritoneum bekleidet. Die Grenze zwischen Magen und Duodenum wird zumeist durch eine querverlaufende Vene, die Pylorusvene von Mayo, scharf gekennzeichnet. Wir unterscheiden am Duodenum (Abb. 73) eine Pars superior, eine rechts vom 2. Lendenwirbel gelegene Pars descendens, in deren aboralem Abschnitt der Gallen- und der Pankreasgang von hinten münden, und eine Pars inferior, die unter der Radix mesenterii zur Flexura duodenojejunalis zieht und von den Mesenterialgefäßen (Art. und Vena mesenterica superior) gekreuzt und überlagert wird. Die Überlagerung ist für die Entstehung des arteriomesenterialen Darmverschlusses von Bedeutung.

Zur Besichtigung der Gallengänge und des Lig. hepatoduodenale wird die Gallenblase mit einer stumpfen Faßzange vorgezogen, und der Ductus cysticus wird durch Nachfassen verfolgt und angespannt (vgl. Abb. 357). Er geht in das nach dem Duodenum führende Lig. hepatoduodenale über. Gelingt es, die Leber über den rechten Rippenbogenrand zu kippen, so wird das Absuchen dieser Gegend erleichtert. Hinter dem Lig. hepatoduodenale kommt man von rechts nach links in das Foramen Winslowi hinter den Magen und kann auf diese Weise die Bestandteile dieses Bandes, im besonderen den Ductus choledochus, zwischen den Fingern abtasten (vgl. den Abschnitt F, 1, a, S. 460f.).

Das Lig. hepatoduodenale enthält lebenswichtige Gebilde: den Ductus choledochus, die Arteria hepatica und die Vena portae (vgl. Abb. 349—351).

Zum Pankreas gelangen wir an der linken Seite des Duodenums entweder oberhalb des Magens durch das kleine Netz, oder unterhalb des Magens durch das Lig. gastrocolicum, oder unterhalb des Colon transversum, wobei die Basis des Mesocolon transversum einzuschneiden ist. (Vgl. die Ausführungen und die Abbildung im Abschnitt G, 2, a, S. 538.)

Die Gefäße des Magens stammen aus der Art. coeliaca (Tripus Halleri). Die Hauptgefäße (Abb. 73) verlaufen längs der kleinen Kurvatur als Art. gastrica dextra und sinistra und längs der großen

Kurvatur als Art. gastroepiploica dextra und sinistra. Diese beiden einander und der Magenlängsachse annähernd parallel ziehenden kräftigen Gefäßbögen stehen durch kleine Quergefäße miteinander in Verbindung, die demnach senkrecht zur Längsachse verlaufen. Außerdem besitzt der Magen noch wichtige Gefäßverbindungen in Gestalt der Aa. gastricae breves aus der Milzarterie, die von hinten an den Fundus treten. Infolge dieser vorzüglichen Gefäßversorgung kann der Magen weitgehend von seinen

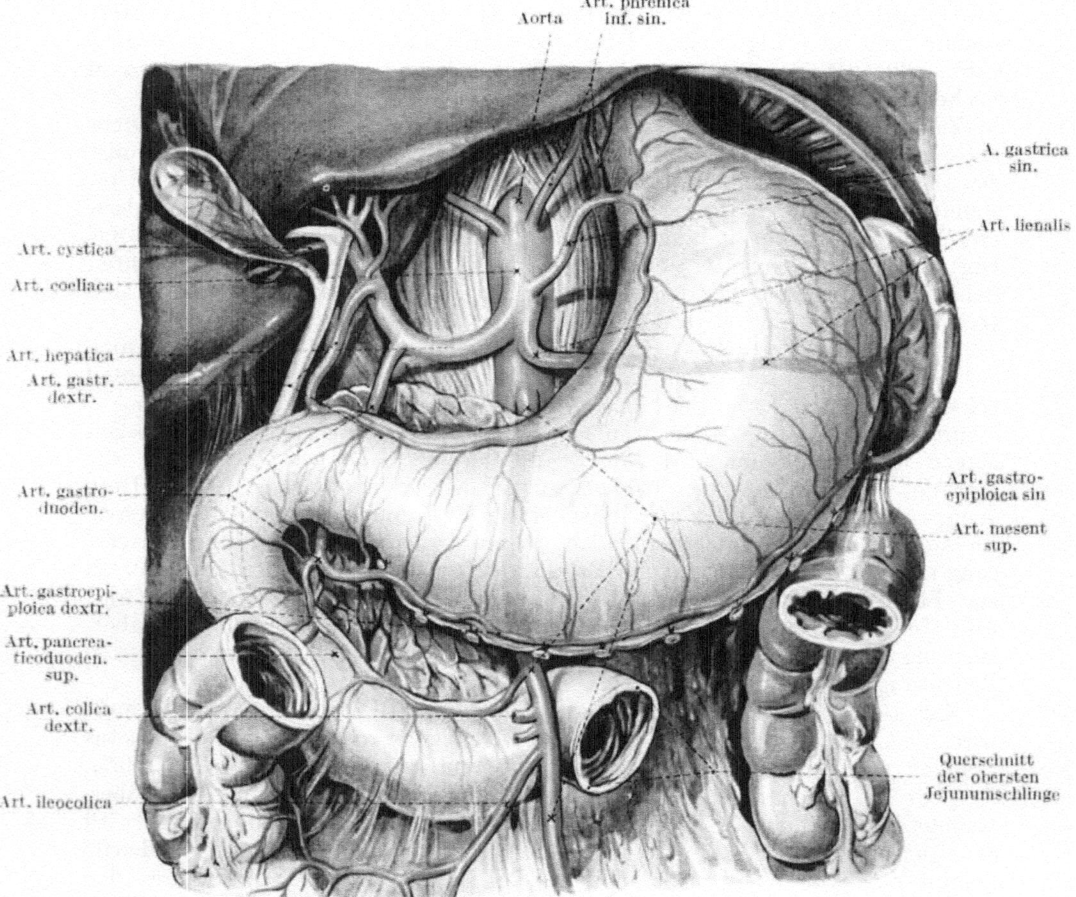


Abb. 73. Die arterielle Gefäßverteilung im oberen Bauchraum, im besonderen im Bereiche des Magens, des Duodenums und der Leber.

Verbindungen befreit, er kann an der Kardia oder am Pylorus abgetrennt und weit skeletiert werden, ohne daß Ernährungsstörungen zu befürchten sind.

Gemeinsam mit diesen Blutgefäßen verlaufen die Lymphgefäße. Auch sie sammeln sich längs der großen und der kleinen Kurvatur. Hier am Ansatze des großen Netzes und besonders im kleinen Netze finden sich auch die wichtigsten Lymphdrüsen, die beim Magenkarzinom die ersten Metastasen zu enthalten pflegen. Die nächste Metastasenstelle liegt in der Leber, am Milzhilus und vor allem in der Umgebung der Art. coeliaca im retroperitonealen Raum.

**Wollen wir den unteren Bauchraum besichtigen,** so ergreifen wir das Querkolon und schlagen es mit dem anhängenden großen Netz kranialwärts

(Abb. 95). Drängen wir dann den Dünndarm in seiner Gesamtheit kaudalwärts nach dem kleinen Becken, und spannen wir das Mesocolon transversum durch Zug am Querkolon stark an, so schimmert die Pars horizontalis inferior des Duodenums durch das Peritoneum der hinteren Bauchwand. Dicht kranial, durch die Wurzel des Mesocolon transversum gedeckt, liegt der Körper des Pankreas. Gleitet man mit der Hand entlang der Unterfläche des angespannten Mesokolons links neben die Wirbelsäule, so gelangt man an die

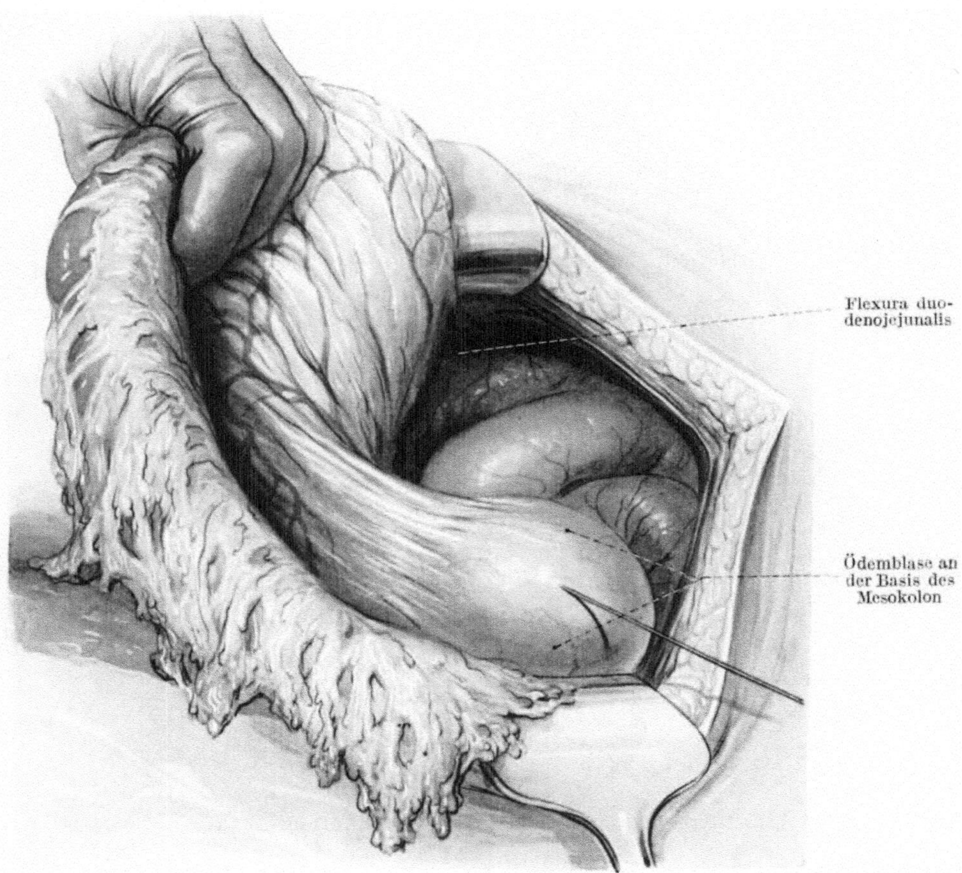


Abb. 74a. Infiltration der Basis des Mesocolon transversum mit der Hochdruck-Lokalanästhesie.

Flexura duodenojejunalis und an die oberste Jejunumschlinge (Abb. 118). Durch Zug an dieser Darmschlinge läßt sich der untere Teil des Duodenums zu Gesicht bringen.

**Bauchdeckenschnitte für Magenoperationen** (vgl. Abschnitt A, S. 13f.). Der Normalschnitt zur Freilegung des Magens ist der mediane Längsschnitt vom Processus xiphoideus kaudalwärts bis zum Nabel oder meist ein Stück über den Nabel hinaus, wobei ich den Schnitt mitten durch den Nabel führe, während die meisten Operateure den Nabel links umschneiden (vgl. Abschnitt A, 3, S. 13). Der Schnitt kann natürlich auch als paramedianer Kulissenschnitt geführt werden (vgl. Abschnitt A, 4, S. 16). Reicht die Operation am Magen weit unter den linken Rippenbogen, so denke man daran, daß der Mittelschnitt links neben dem Procesuss xiphoideus bis an den Körper des Brustbeines verlängert werden kann, und daß die Wegnahme des Schwertfortsatzes noch mehr Platz schafft. Nur ganz ausnahmsweise ist es notwendig, die Wunde durch einen den linken oder auch den rechten Rektus durchtrennenden, senkrecht aufgesetzten Querschnitt zu erweitern.

Bei Operationen, die sich an der Kardia oder am Fundusteile des Magens abspielen oder an der kleinen Kurvatur hoch hinaufreichen, kann in seltenen

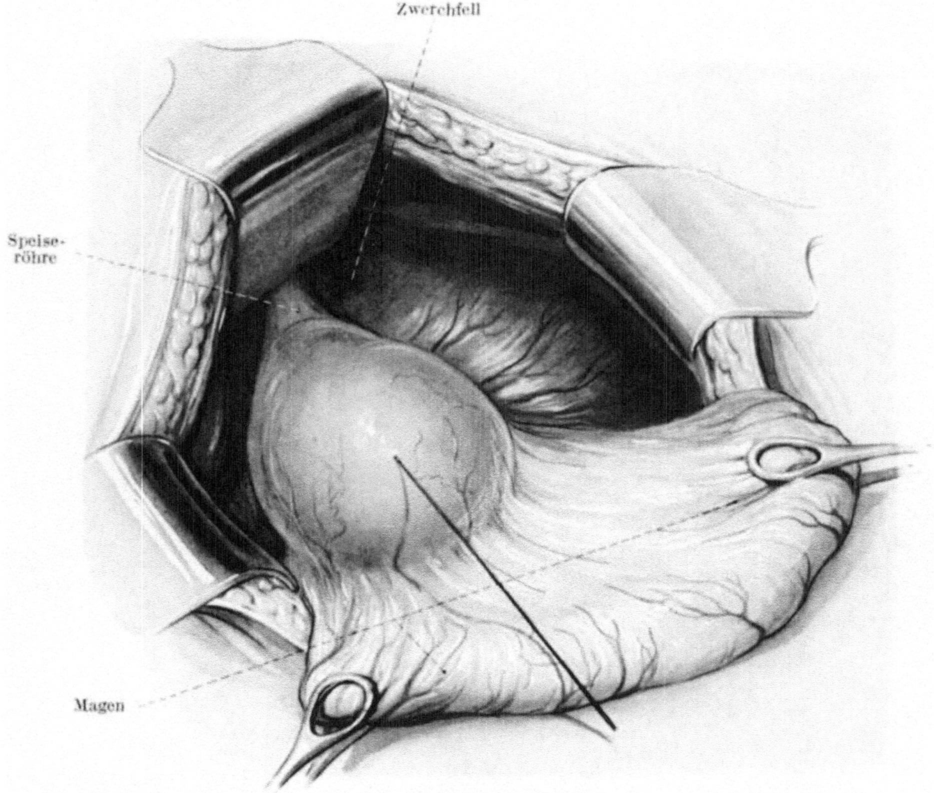


Abb. 74b. Infiltration der Kardia mit der Hochdruck-Lokalanästhesie.

Fällen die Aufklappung des linken Rippenbogens in der im Abschnitt A, 9, S. 31 geschilderten und abgebildeten Weise notwendig werden.

**Schmerzausschaltung.** Die Magenoperationen werden von den meisten Operateuren in Allgemeinbetäubung ausgeführt, schon weil hierbei gleichzeitig die Psyche des Kranken ausgeschaltet wird. Die Spinalanästhesie ist jedoch wegen der vorzüglichen Entspannung der Bauchdecken und der wundervollen Ruhe empfehlenswerter. Meine gürtelförmige Spinalanästhesie mit Luft und auf dem Liquor schwimmender Anästhesieplombe gibt hier unvergleichliche Ergebnisse und bildet für mich das Normalverfahren. Da die Spinalanästhesie, sofern sie in sparsamer Dosierung vorgenommen wird, jedoch keine sichere Unterbrechnung der schmerzvermittelnden Nervi sympathici und Nervi vagi bewirkt, so sind diese Nerven unmittelbar nach der in Spinalanästhesie erfolgten Eröffnung der Bauchhöhle noch besonders

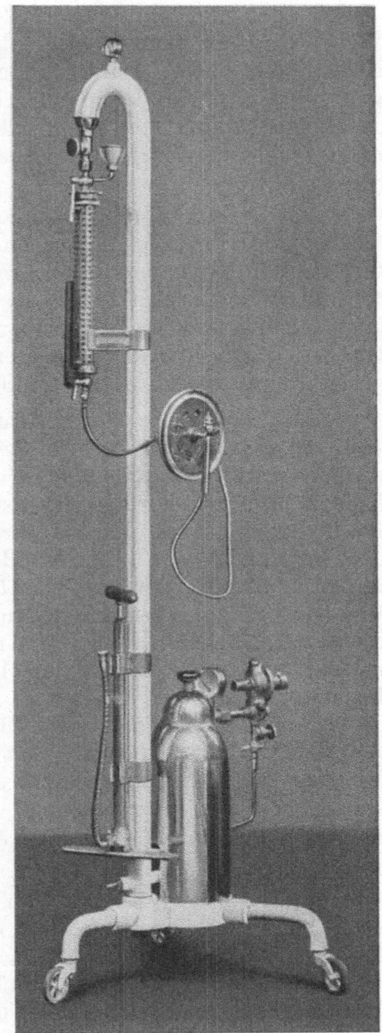

Abb. 75. Apparat für Hochdruck-Lokalanästhesie nach KIRSCHNER. Die als Ständer ausgebildete Gaskammer wird durch die am Fuß des Apparates befindliche Kohlensäurebombe unter einen Druck von 3 Atü versetzt. Bei Erschöpfung der Bombe kann der Druck auch behelfsmäßig durch die Fußluftpumpe erzeugt werden. Der Überdruck der Gaskammer treibt die in dem Glaszylinder befindliche Anästhesielösung durch den angeschlossenen Schlauch und den Handgriff zur Injektionsnadel, aus der der Austritt der Lösung durch Druck auf einen am Handgriff angebrachten Knopf geregelt wird.

planmäßig auszuschalten, bevor der Kranke durch Schmerzen eingeängstigt wird. Eine vollständige Ausschaltung dieser Nervengebiete ist nur mit meiner Hochdruck-Lokalanästhesie von 3 Atü und zwar in wenigen Augenblicken zu erzielen. Zu diesem Behufe wird nach dem Emporschlagen des Colon transversum 1. die Basis des Mesokolons (Abb. 74a), wird 2. nach dem Herunterschlagen des Kolons und nach der Spaltung des kleinen Netzes die Umgebung der Aorta unmittelbar unterhalb des Zwerchfells (vgl. Bd. I, Abb. 176, S. 188) und wird 3. unter starkem Hervorziehen des Magens die Kardia (Abb. 74b) mit $^1/_2$%iger Novokain-, $^1/_4$‰ Perkainlösung mit Suprareninzusatz in Form großer Ödemblasen infiltriert.

Operiert man in Spinalanästhesie und steht der Hochdrucklokalanästhesie-Automat zur Verfügung, so wird die unter 2 genannte Infiltration des retroperitonealen Gewebes in der Umgebung der großen Gefäße unmittelbar unterhalb des Zwerchfells nicht in der im I. Bande der Operationslehre auf S. 188 beschriebenen Weise blind nach dem Tastgefühl vorgenommen, sondern diese Stelle wird eindeutig eingestellt und unter sicherer Leitung des Auges infiltriert. Zu diesem Zweck wird der Magen stark kaudalwärts gezogen und der rechte Leberlappen wird mit einem großen rechtwinklig abgebogenen Spatel kranialwärts gehalten. Das zarte Lig. hepatogastricum wird an einer gefäßfreien Stelle durchtrennt. Es erscheint in der Lücke des kleinen Netzes der Lobus caudatus SPIGELI der Leber, der die großen Gefäße deckt. Er wird mit einem KADER-Spatel kranialwärts geschoben. Erst jetzt sind die großen Gefäße, die Vena cava und die Aorta, unmittelbar unterhalb ihres Austritts aus dem Zwerchfell deutlich festzustellen. Ein biegsamer Beleuchtungsstab leistet hierbei wertvolle Dienste.

Die Spritze einer dicken, 16 cm langen, in einem Winkel von 45° angeschliffenen, an den Lokalanästhesie-Automaten angeschlossenen Hohlnadel wird in das lockere, äußerst zarte Gewebe über der Aorta eingestochen, und es werden etwa 40 ccm der Standardlösung $^1/_4$‰ Perkain, $^1/_2$% Novokain-Suprarenin eingepreßt. Sofort bildet sich im retroperitonealen Gewebe eine faustgroße glashelle, die Gefäße und die Wirbelsäule weit umflutende Ödemblase.

Die soeben geschilderte Einstellung der Injektionsstelle kann auch in der Weise vorgenommen werden, daß man sich durch die Lücke des kleinen Netzes mit einem Milchglasscheidenspekulum mit einem Durchmesser von etwa 3,5 cm und mit einer Länge von etwa 15 cm unter Beiseiteschieben des Lobus caudatus an die großen Gefäße heranarbeitet und die Einspritzung in das retroperitoneale Gewebe mit Hilfe der langen Nadel durch das Spekulum bewerkstelligt.

Es ist unbedingt zu vermeiden, das deckende Peritoneum beim Einspritzen durch wiederholtes Einstechen der Nadelspitze mehrfach zu verletzen, da sonst die Anästhesielösung im hohen Bogen aus den bereits vorhandenen Öffnungen herausspritzt und ihre retroperitoneale Ausbreitung und die Schmerzausschaltung ungenügend bleiben. Ist die Infiltration dagegen richtig durchgeführt, so kann man am Magen des Kranken beliebig zerren, ohne daß die geringste unangenehme Empfindung auftritt.

Läßt im Laufe einer langen Magenoperation die Schmerzausschaltung durch die gürtelförmige Spinalanästhesie nach, so warte man nicht das Auftreten stärkerer Schmerzen ab, sondern treffe sofort die erforderlichen Gegenmaßregeln. Sie bestehen darin, daß nach vorübergehender Entfernung des Rahmenspekulums erst die rechte, hierauf die linke Seite des Bauchdeckenschnittes mit scharfen Haken emporgehoben wird, daß vom Bauchinnern aus die Nadel des Hochdruckanästhesie-Automaten durch das Peritoneum parietale gestochen, und rings um den Bauchdeckenschnitt große, das Bauchfell abhebende und ineinanderflutende Ödemblasen angelegt werden. Die hierdurch bewirkte Schmerzausschaltung hält stundenlang an. In gleicher Weise geht man vor, wenn etwa die Schmerzausschaltung durch die fehlerhaft hergestellte Spinalanästhesie primär ungenügend ist. Auch wenn die Operation selbst durch Schmerzen nicht beeinträchtigt wird, hat eine am Ende des Eingriffes vorgenommene prophylaktische Unterspritzung des Peritoneum parietale den Vorteil, daß die Kranken in der Regel keinen oder nur einen geringen Nachschmerz in der Wunde empfinden.

Man kann die Operationen am Magen auch allein in örtlicher Betäubung durchführen. Man geht dann in der Weise vor, daß zunächst die Schnittlinie subkutan bis auf das Peritoneum — man fühlt das Durchstechen der Linea alba deutlich! — durch Einspritzen von $^1/_2{}^0/_0$ Novokain-, $^1/_4{}^0/_{00}$ Perkainlösung mit Suprarenin unempfindlich gemacht wird, worauf die Bauchhöhle vorsichtig eröffnet wird. Unter zartem Anheben der Bauchdecken werden von der Wunde aus die Bauchdecken beiderseitig infiltriert, namentlich aber wird die Randzone des Peritoneum parietale von der Bauchhöhle aus in Form großer Ödemblasen unterspritzt, was mit dem Hochdruckanästhesie-Automaten nur 1—2 Minuten dauert. Nach dem Einsetzen des Bauchdeckenspekulums wird die oben bei der Spinalanästhesie beschriebene Ausschaltung des Sympathikus und des Vagus ausgeführt.

Da die von mir seit dem Erscheinen des I. Bandes angegebene Hochdruck-Lokalanästhesie mit dem Anästhesieautomaten gerade für die Schmerzausschaltung bei Bauchoperationen von erheblicher Bedeutung ist, indem die erforderlichen Einspritzungen hierbei mit einem durch komprimierte Kohlensäure erzeugten Druck von 3 Atü ungleich schneller, schonender, wirksamer, sicherer und eleganter als mit den üblichen Handspritzen vollzogen werden, so gebe ich den Apparat in der Abb. 75 wieder und weise gleichzeitig auf seine Überlegenheit bei der örtlichen Betäubung jedes Operationsgebietes hin (vgl. KIRSCHNER, Dtsch. Z. Chir., Bd. 234, Festschrift für BIER).

Bei allen Magenoperationen erweist sich das in Bd. I, S. 65 beschriebene und abgebildete Rahmenspekulum als besonders vorteilhaft, bei großen Eingriffen fast als unentbehrlich.

## 2. Die Eröffnung des Magens (Gastrotomie). Die Behandlung der Magenblutung.

Die Eröffnung des Magens wird vorgenommen zur Entfernung von Fremdkörpern, Gewächsen oder Geschwüren, zur Besichtigung oder Betastung des

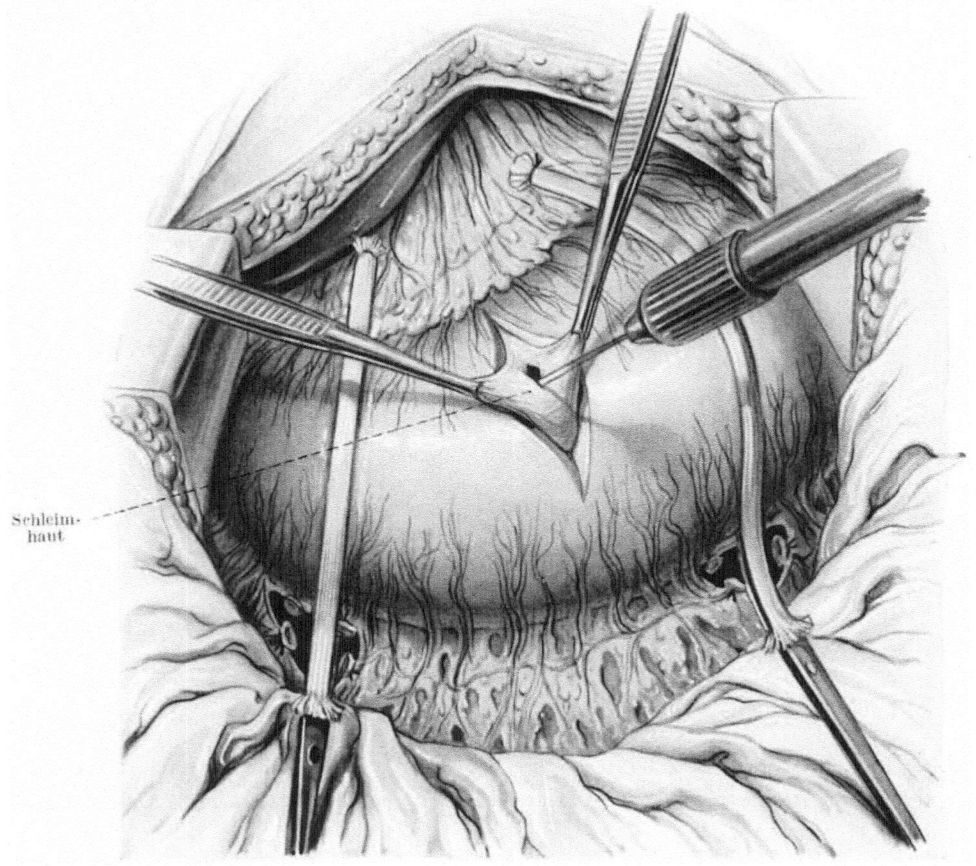


Abb. 76. Gastrotomie. Der zugehörige Magenanteil ist auf jeder Seite durch je eine elastische Klemme abgeschlossen. Der senkrecht zur Magenlängsachse geführte Schnitt hat zunächst die Serosa-Muskularis durchtrennt und eröffnet jetzt die mit zwei Pinzetten hochgehobene Schleimhaut. Die Durchtrennung erfolgt mit dem Diathermiemesser.

Mageninnern, zur Unterbindung blutender Magengefäße, zur Dehnung der Kardia und zur rückwärtigen Sondierung der Speiseröhre.

**Die Eröffnung des Magens.** Der Magen wird in der Regel vor Beginn des Eingriffes sauber gespült. Die Bauchhöhle wird meist durch Mittellinienschnitt eröffnet. Der zu eröffnende Magenabschnitt wird nach Möglichkeit vor die Bauchdeckenwunde gezogen. In jedem Falle wird die freie Bauchhöhle sorgfältig abgestopft. Wenn von der Öffnung aus nur ein engbegrenzter Abschnitt des Mageninnern besichtigt und angegangen werden soll, so kann der für den Angriff ausersehene Abschnitt des Magens gegen den übrigen Teil durch federnde Klemmen abgeschlossen werden, wobei eine Klemme kardiawärts, eine zweite Klemme pyloruswärts von der großen nach der kleinen Kurvatur quer über den Magen gelegt wird (Abb. 76). Hierbei

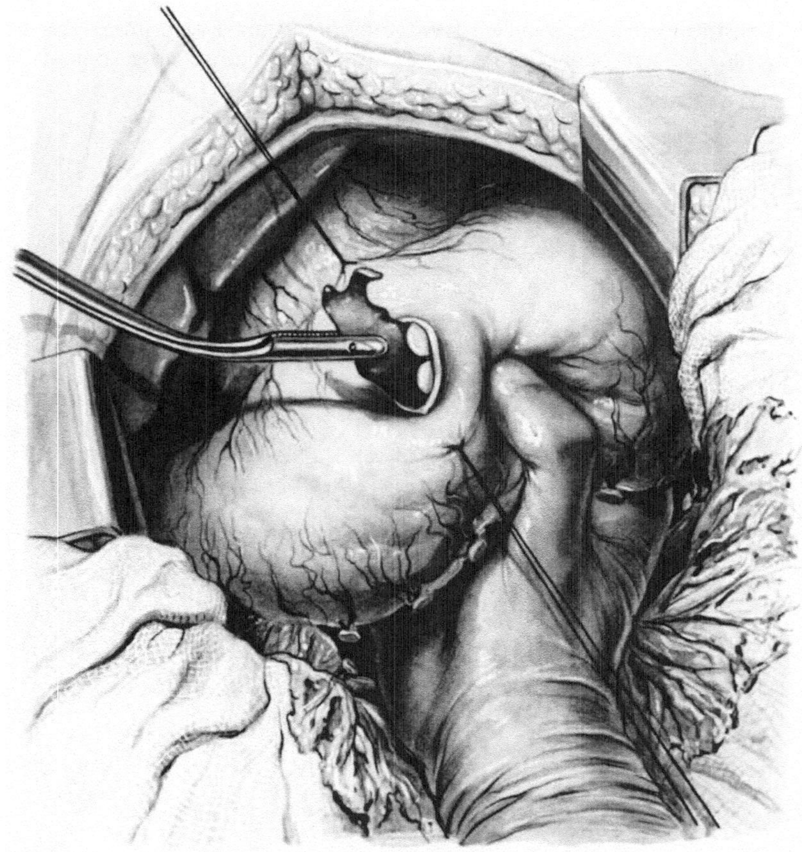

Abb. 77. Entfernung eines Gebisses aus dem Magen durch Gastrotomie. Das Gebiß wird durch die hinter den Magen durch eine Öffnung des Lig. gastrocolicum geführte Hand gegen die mit zwei Haltefäden versehene Vorderwand gedrückt und durch eine kleine Schnittöffnung herausgezogen.

werden störende Teile des Lig. gastrocolicum unmittelbar am Magen auf eine kurze Strecke zwischen Abbindungen durchtrennt. Zumeist kann man oder muß man auf die Abklemmung verzichten.

Die Schnittrichtung der Wahl geht entsprechend dem Verlaufe der Gefäße von der kleinen nach der großen Kurvatur. Man schneidet — am besten mit dem Diathermiemesser — zunächst durch Serosa und Muskularis in ganzer Länge des beabsichtigten Gesamtschnittes (Abb. 76), hebt die so freigelegte Schleimhaut mit zwei Pinzetten hoch und schneidet sie an einer kleinen Stelle ein. Durch die kleine Öffnung, deren Rand rechts und links mit der Pinzette emporgehoben wird, um das Ausfließen von Mageninhalt zu vermeiden, führt man sofort das Rohr einer elektrischen Saugpumpe ein und saugt den

Magen leer. Nach geringer Erweiterung des Schnittes wird die Austrocknung des Magens durch Auswischen mit Tupfern vervollständigt.

Erst jetzt wird die Öffnung mit dem Diathermiemesser oder auch mit einer geraden Schere zur gewünschten Größe erweitert. Spritzende Gefäße werden gefaßt und unterbunden. Die Wundränder werden durch KOCHER-Klemmen oder durch Haltefäden, die die Serosa-Muskularisränder fassen, hochgehalten, so daß etwa noch vorhandener Mageninhalt nicht ausfließen kann. Der Magen wird mit Rollgaze noch einmal sorgfältig ausgetupft.

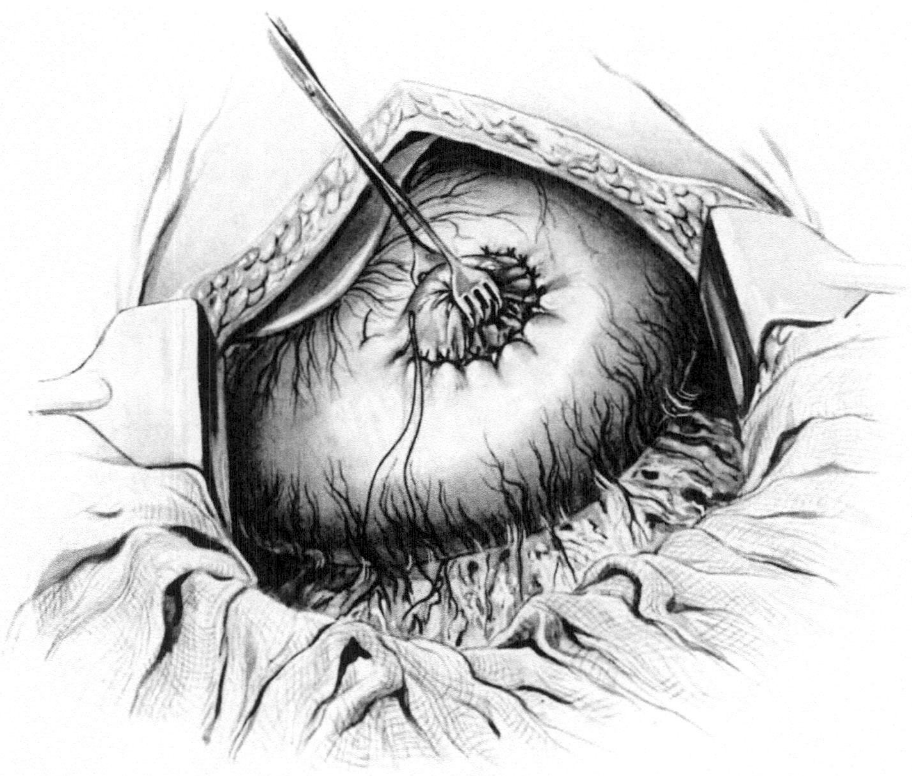

Abb. 78. Umstechung eines blutenden Magengeschwürs von außen durch rückläufige Knopfnähte.

Nun kann das Mageninnere abgetastet und besichtigt werden, wobei der Überblick durch sorgfältiges Austupfen, durch Einsetzen großer stumpfer Haken in die Magenwunde und durch das Einführen des elektrischen Beleuchtungsstabes oder eines Zystoskops erleichtert wird. Die Hinterwand des Magens kann mit der Hand, die durch einen Schlitz des Lig. gastrocolicum hinter den Magen geführt wird, in das Gesichtsfeld eingestellt und ein gutes Stück aus der Wunde herausgedrängt werden (Abb. 79).

Zur Beendigung des Eingriffes wird die Magenwunde in der Schnittrichtung durch eine ALBERTsche und durch eine LEMBERTsche Nahtreihe geschlossen, wobei die Magenwunde durch das Anspannen der zwei Endhaltefäden in die Länge gezogen wird. Man kann hierbei, wenn Mageninhalt immer wieder vorquillt, die Öffnung vorher mit einer federnden Klemme unterfahren und gegen die Magenhöhle in Gestalt einer Falte abschließen. Die Dreischichtennahtreihe wird in der Regel mit fortlaufendem Katgutfaden, die versenkende LEMBERT-Nahtreihe wird mit Zwirnknopfnähten ausgeführt.

Waren federnde Klemmen angelegt, so werden sie abgenommen, die Abdeckung wird entfernt und der Magen versenkt.

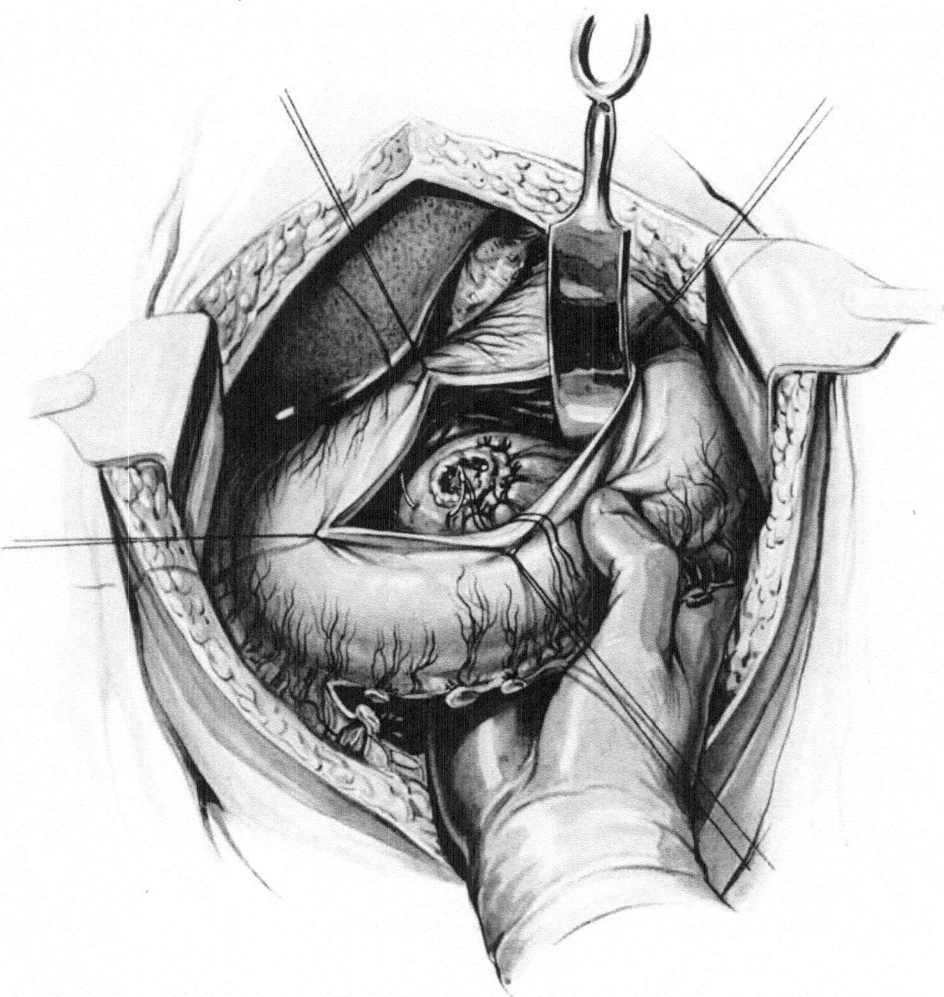

Abb. 79. Umstechung eines Magengeschwürs von innen nach Eröffnung des Magens mit rückläufigen Knopfnähten. Die durch einen Schlitz im Lig. gastrocolicum hinter den Magen geführte linke Hand des Operateurs drängt das Geschwür der vorderen Magenöffnung entgegen.

Mit gleicher Nahttechnik werden Magenverletzungen versorgt, wobei die Hinterwand des Magens stets einer besonders genauen Untersuchung unterworfen werden muß, da häufig, z. B. bei Schußverletzungen, beide Magenwände verletzt sind.

Die Bauchwunde wird nach der Gastrotomie primär vernäht.

**Die Entfernung von Fremdkörpern.** Handelt es sich um die Entfernung eines Fremdkörpers aus dem Magen, so sucht man ihn nach Eröffnung der Bauchhöhle bei noch uneröffnetem Magen zu palpieren, drängt ihn — unter

Umständen mit der hinter den Magen geführten Hand — gegen die vordere Magenwand und aus der Laparotomiewunde, schneidet auf ihn mit einem kleinen Schnitte ein und zieht ihn mit der Zange heraus (Abb. 77).

**Die Behandlung der Magenblutung.** Chronische Magenblutungen, die keine unmittelbare Lebensgefahr bilden, werden bekämpft, indem die der Blutung in Form eines Ulkus oder eines Karzinoms zugrunde liegende Magenerkrankung nach den im Abschnitt C, 9, a, S. 134f. aufgestellten Grundsätzen behandelt wird.

Akute, sich in kurzen Zwischenräumen wiederholende Blutungen zwingen selten zur Operation, da sie zumeist von selbst zum Stehen kommen. Immerhin gibt es Fälle, in denen die operative Stillung der Blutung schließlich die einzige Rettung zu sein scheint. Eine vorausgeschickte Blutübertragung macht den Kranken häufig erst operationsfähig und kann von lebensrettender Bedeutung sein.

Auch bei der Behandlung der akuten Magenblutung sind an sich die radikalen Verfahren, namentlich die Resektion des den Krankheitsherd tragenden Magenteiles, zu bevorzugen. Leider muß man jedoch mit Rücksicht auf die durch den Blutverlust hervorgerufene Schwäche des Kranken hiervon gelegentlich absehen und sich mit einfacheren, dafür aber unsichereren und zumeist keine Dauerheilung bewirkenden Verfahren begnügen.

Läßt sich der Sitz der Blutung nach der Freilegung des Magens von außen feststellen, so wird diese Stelle in einem derartigen Ausnahmefall von außen durch Nähte, welche die ganze Dicke der Magenwand fassen, allseitig umstochen (Abb. 78). Durch LEMBERT-Nähte werden dann die Durchstichstellen versenkt. Die zuführenden großen Randgefäße des Magens werden außerdem einzeln abgebunden. Zumeist ist die Stelle der Blutung aber von außen nicht festzustellen, so daß die Eröffnung des Magens notwendig wird. Aber auch bei der inneren Besichtigung kann die Auffindung der Quelle der Blutung sehr schwierig oder unmöglich sein. Man sucht sie nach dem Aussaugen und dem Austupfen des Magens durch planmäßiges Auseinanderfalten der Schleimhaut unter Einführung des Leuchtstabes oder durch Herausdrängen einzelner Magenteile durch die vordere Öffnung mit der hinter den Magen eingeführten Hand zu entdecken. Ist das blutende Gefäß bei innerer Besichtigung gefunden, so wird es von der Schleimhautseite aus umstochen (Abb. 79).

Leider wird die Quelle der Blutung oft vergeblich gesucht, und die Gastrotomie muß dann unverrichteter Sache beendet werden. Die von ROVSING zum Auffinden des blutenden Gefäßes angegebene Diaphanoskopie hat sich nicht bewährt.

Die Magentamponade mit nachfolgender Jejunostomie zur Bekämpfung der Magenblutung hat keine guten Ergebnisse und ist daher zu verwerfen.

## 3. Die Anlegung und der Verschluß von Magenfisteln. (Die Gastrostomie, v. HACKER.)

Die Gastrostomie ist angezeigt, wenn die Speisezufuhr durch den Ösophagus verlegt, stark behindert oder für den Kranken mit Gefahr verbunden ist. Die Gastrostomieöffnung soll hierbei entweder lebenslänglich oder nur für einen begrenzten Zeitabschnitt bestehen bleiben, bis der Krankheitszustand der Speiseröhre beseitigt ist. Außerdem dient die Magenfistel zur Trockenlegung des Magens bei starkem Erbrechen infolge eines paralytischen Ileus oder bei der postoperativen Magendilatation. Da die Kranken bei bestehender Magenfistel ohne Schaden beliebig große Mengen von Flüssigkeit trinken können, so bekämpft die Gastrostomie gleichzeitig das bei diesen Krankheitszuständen so außerordentlich qualvolle Erbrechen.

Für die Sauberhaltung des Trägers einer Gastrostomie ist von großer Bedeutung, daß aus der Fistel Mageninhalt neben dem Schlauch nicht herausläuft. Das wird vor allem dadurch erreicht, daß der das Mageninnere mit der Körperoberfläche verbindende Gummischlauch durch einen langen, mit Serosa ausgekleideten Tunnel (WITZEL-Kanal) geleitet wird. Infolge der Neigung gereizter Serosaflächen zur Verklebung hat der Kanal das Bestreben, sich zu verengern, und er läßt daher neben dem Schlauch keine Flüssigkeit vorbei.

Ich halte die Richtung des Schlauches, bei der das freie Ende im Innern nach der Kardia zeigt, für besser als die von vielen Operateuren bevorzugte Richtung nach dem Pylorus. Die Lage der Schlauchspitze in der Fundusluftblase verhütet bei der Fütterung das Austreten von Flüssigkeit aus dem geöffneten Schlauch, die Einführung des Speisebreies in den zuführenden Magenabschnitt entspricht den normalen Verhältnissen, und die Richtung der Fistel gegen die Kardia erleichtert bei einzelnen Ösophagusstenosen die spätere Behandlung an einem durch die Speiseröhre und die Fistel geführten Faden ohne Ende oder das Heranbringen von Radium an die Kardia und den Ösophagus.

Die Operation kann in örtlicher Betäubung allein der Bauchdecken durchgeführt werden, doch ist das Hervorziehen des Magens für die Kranken hierbei meist mit Schmerzen verknüpft. Die Einschaltung eines intravenösen Avertinrausches hilft hierüber gut hinweg, den die Kranken trotz ihres in der Regel sehr elenden Zustandes ausgezeichnet zu vertragen pflegen. Schonender ist die oben beschriebene zusätzliche Ausschaltung des Sympathikus und des Vagus mit Hilfe der Drucklokalanästhesie. Am angenehmsten für den Kranken ist aber die S. 90f. geschilderte gürtelförmige Spinalanästhesie.

Der Laparotomieschnitt wird am besten durch die Linea alba geführt, kann aber auch nach dem alten Vorschlage v. HACKERs in die Mitte, oder er kann an die Außenseite des linken Rektus gelegt werden. Die Schnitte werden unmittelbar am Rippenbogen begonnen.

Nach der Eröffnung der Bauchhöhle ist es oft schwierig, den infolge langdauernder Untätigkeit geschrumpften Magen zu finden und in die Wunde einzustellen. Zu diesem Zwecke läßt man die beiden Wundränder mit stumpfen Bauchdeckenhaken in die Höhe halten, und sucht in dem durch die zurücksinkenden Baucheingeweide und durch die vordere Bauchwand gebildeten Spalt nach einem an seiner Farbe und Gefäßverteilung kenntlichen Stück der vorderen Magenwand. Beim Husten des Kranken pflegt der Magen tiefer zu treten und leichter zu Gesicht zu kommen. Im Notfalle leitet mit Sicherheit auf den Magen das große Netz. Der Zug am Netz wird, wenn lediglich die Bauchdecken örtlich betäubt werden, schmerzhaft empfunden. Der Magen wird mit der Darmfaßzange gefaßt, und es wird durch sanften Zug ein möglichst großes, nach dem Fundus gelegenes Stück der Vorderwand entwickelt. Der höchste Punkt der Magenvorderwand, der sich noch in die Bauchwunde einstellen läßt, wird mit einem Haltefaden angenäht. Ebenso wird in der Nähe des Pylorus in der Längsmitte des Magens ein Haltefaden angelegt. Durch Anspannen dieser beiden Fäden wird eine gerade, in der Längsmitte des Magens verlaufende Falte emporgehoben. Es folgt sorgfältige Abdeckung der Bauchhöhle.

## a) Die Anlegung einer Magenfistel unter Bildung eines Kanals nach WITZEL.

Ein Schlauch mit einem äußeren Durchmesser von 8 mm, einem Kaliber von 5 mm und einer Länge von 50 cm — die Länge ist wichtig, um später durch

Messung stets feststellen zu können, wie weit der Schlauch im Innern des Körpers liegt! — wird auf die Magenfalte derartig gelegt, daß sein nach der Kardia gerichtetes Ende den hier gelegenen Haltefaden um etwa 8 cm überragt. Das pyloruswärts gelegene Ende des Schlauches ist mit einem Spieß versehen oder durch einen Stopfen verschlossen. Hart pyloruswärts von dem kardialen Haltefaden wird neben dem Schlauch zu beiden Seiten aus der vorderen Magenwand eine Falte aufgeworfen, indem eine Knopfnaht auf jeder Seite in Form einer LEMBERTschen Naht durch Serosa und Muskularis geführt wird (Abb. 80).

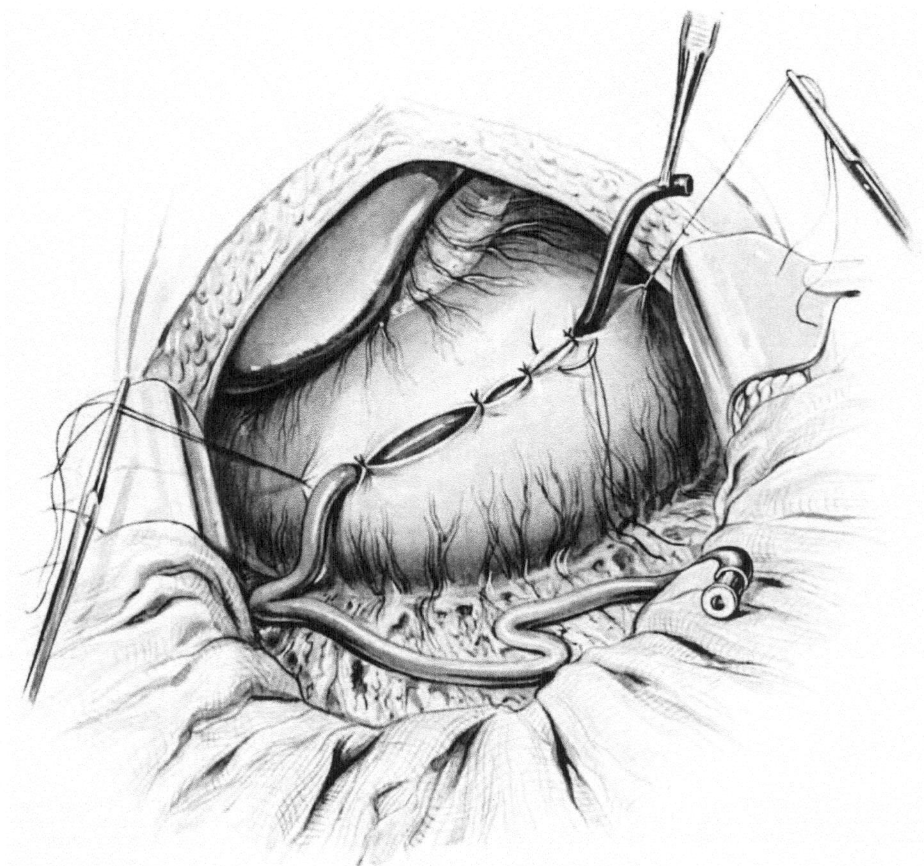

Abb. 80. Anlegung einer Gastrostomie mit WITZEL-Kanal. Ein Schlauch wird auf der Vorderseite des Magens mit dem kurzen Ende nach der Kardia zwischen zwei Serosa-Muskularisfalten durch Knopfnähte befestigt.

Die beiden Stichstellen liegen voneinander derartig weit entfernt, daß sich die beiden Falten beim Knüpfen der Naht zu einem kurzen Tunnel zusammenlegen, der den Schlauch innig und wasserdicht umschließt. Etwa 4—6 cm pyloruswärts wird um den Schlauch mit einer zweiten Naht ein gleicher kurzer Tunnel gebildet. Der zwischen diesen beiden Kanälen gelegene Teil der Magenvorderwand wird, während die beiden Endfäden angespannt werden, durch fortlaufende Nahtreihe oder durch Knopfnähte zu einem vollkommen geschlossenen, den Schlauch innig umklammernden, etwa 6 cm langen Tunnel geformt. Nunmehr ist der Schlauch außen auf der Vorderwand des

Magens in einem etwa 6 cm langen, ihn fest umschließenden Serosatunnel befestigt, und seine beiden Enden ragen aus dem Tunnel heraus.

Das kardiawärts gelegene Ende des Schlauches wird nach rückwärts gebogen, und die Magenvorderwand wird dicht an der Austrittsstelle des Schlauches mit einem zunächst noch nicht geknüpften Faden in zwei LEMBERT-Falten gefaßt. Zwischen diesen beiden LEMBERT-Falten und der Austrittsstelle des Schlauches wird in den Magen mit einem elektrischen oder mit einem kalten spitzen Messer

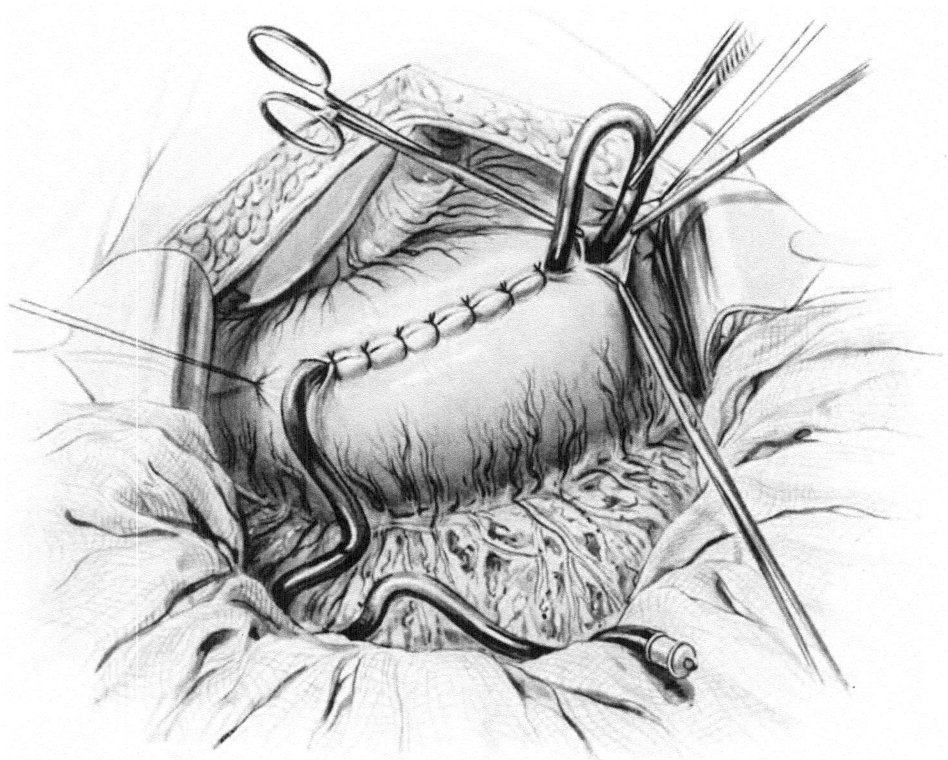

Abb. 81. Anlegung einer Gastrostomie nach WITZEL. Fortsetzung des Zustandes der vorigen Abbildung. Das kardiale kurze Ende des auf der Vorderseite des Magens durch einen WITZEL-Kanal befestigten Schlauches wird durch eine kleine Öffnung in das Innere des Magens versenkt.

ein kleines Loch geschnitten, dessen Ränder sofort mit drei kleinen KOCHER-Klemmen gefaßt werden (Abb. 81). Während diese Klemmen die Öffnung auseinanderhalten, wird das freie Ende des Schlauches mit einer anatomischen Pinzette in den Magen versenkt. Sofort wird die zuletzt gelegte Doppel-LEMBERT-Naht angezogen und geknüpft, wodurch die Öffnung des Magens und die Eintrittsstelle des Schlauches gedeckt und versenkt werden. Einige weitere Nähte sichern den Abschluß der Magenöffnung. Man kann bereits jetzt etwas Flüssigkeit durch den Schlauch spritzen, um sich von seiner richtigen Lage zu überzeugen. Ist das lange Sondenende durch einen Spieß verschlossen, so läßt sich die Flüssigkeit vermittels einer die Schlauchwand durchbohrenden Punktionskanüle einspritzen.

Um das lange Schlauchende wird dicht an seinem Austritt aus dem WITZEL-Kanal ein langer Seidenfaden fest geknotet. Jedes Ende dieses Seidenfadens wird seitlich durch je eine der beiden die Austrittsstelle des Schlauches begrenzenden Falten der Magenwand von innen nach außen geführt (Abb. 82).

Nun muß man sich entscheiden, ob der Schlauch aus dem Körper durch die Laparotomiewunde oder durch eine besondere Öffnung herausgeleitet werden soll.

Da der Durchtritt des Schlauches durch die Laparotomiewunde eine Gefährdung der Asepsis darstellt, so halte ich es für besser, den Schlauch durch

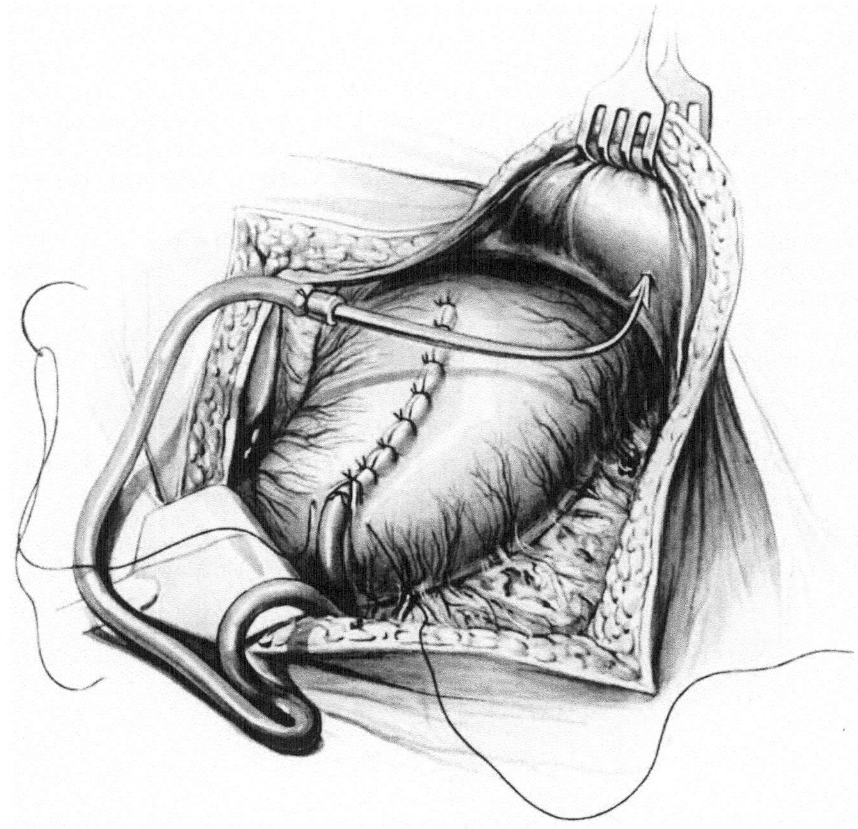

Abb. 82. Anlegung einer Gastrostomie. Fortsetzung des Zustandes der vorigen Abbildung. Ein an dem langen, nach dem Pylorus gerichteten Schlauchende befestigter Spieß wird unter Anheben der linken Bauchdeckenwunde von innen nach außen durch sämtliche Bauchdecken geführt.

eine besondere kleine Öffnung aus der Bauchhöhle herauszuleiten. An dem freien Ende des mit einem rechtwinklig abgebogenen Spieße bewaffneten Schlauches werden die beiden Enden des vorher um den Schlauch geknüpften und durch die beiden Serosafalten geführten langen Seidenfadens mit einem besonderen Faden festgebunden. Die linke Seite der Bauchdeckenwunde wird mit einer Muzeuxschen Zange kräftig in die Höhe gehoben, so daß der Operateur die Innenseite der benachbarten Bauchwand überblicken kann (Abb. 82). Der Spieß wird etwas außerhalb des Außenrandes des linken Rektus und etwas unterhalb des Rippenbogens durch die Bauchwand von innen nach außen gestochen und der Schlauch mit den an ihm befestigten beiden Enden des langen Seidenfadens nachgezogen, und zwar so weit, bis die Eintrittsstelle des Schlauches in den Magen fest an der Innenseite der Bauchwand liegt. Das eine Ende des langen Fadens wird durch die benachbarte Haut der Fistelöffnung von innen nach außen gestochen und beide Enden werden verknüpft, wodurch das Ende des WITZEL-Kanals fest gegen das Peritoneum parietale gezogen wird. Diese Abdichtung sucht man vom Bauchraum aus durch einige das Peritoneum parietale und das Peritoneum viscerale fassende Knopfnähte zu vervollständigen.

Will man den Schlauch aus der Laparotomiewunde herausleiten, so wird jedes der beiden Enden des langen, um den Schlauch geknüpften und durch die beiden Darmfalten an seiner Austrittsstelle geführten Fadens zu beiden Seiten des kaudalen Winkels des Bauchschnittes durch das Peritoneum parietale von innen nach außen gestochen und geknüpft, so daß das Ende des WITZEL-Kanales fest gegen das Peritoneum parietale des kaudalen Schnittendes gepreßt wird. Auch hier können zur weiteren Abdichtung noch einige Knopfnähte hinzugefügt werden. Es folgt die Bauchdeckennaht bis hart an die Durchtrittsstelle des Schlauches in der üblichen Weise.

Der Schlauch wird an der Haut noch einmal durch eine besondere Naht befestigt und im übrigen in der in Bd. I, S. 264 angegebenen Weise am Körper festgelegt.

Sollte die Fistel später den Schlauch einmal nicht mehr fest umschließen, so wird für einige Tage ein dünneres Rohr eingelegt, wodurch sie sich schnell verengert.

## b) Die Anlegung einer Magenfistel unter Bildung eines Kanals nach MARWEDEL.

MARWEDEL führt den Schlauch durch einen in der Submukosa der Magenwand gebildeten Kanal in den Magen (Abb. 83 und 84). Der Magen wird in der

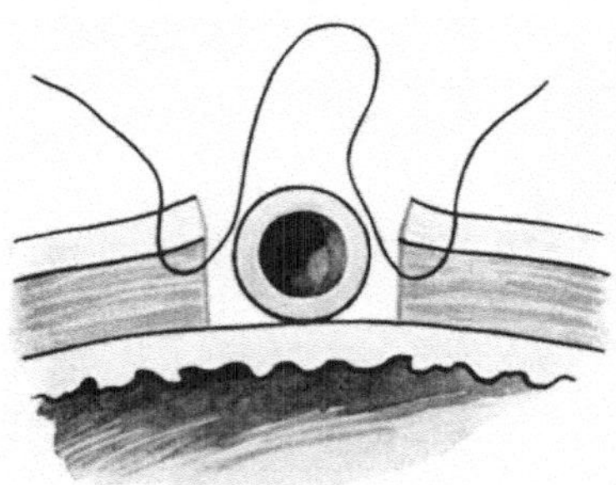

Abb. 83. Die Lage des Schlauches bei der Gastrostomie nach MARWEDEL und die Bildung des Kanals durch Vernähen der Serosa-Muskulariswunde.

geschilderten Weise freigelegt und vorgezogen. In der für den Schlauch bestimmten Richtung wird ein 5 cm langer Schnitt durch die Serosa und Muskularis bis in die Submukosa geführt (Abb. 84). Die Serosa wird von der unverletzten Schleimhaut seitlich etwas abpräpariert. Vorheriges Einspritzen von Suprareninlösung erleichtert die Ablösung. Am Ende des Serosa-Muskularisschnittes wird der Schlauch durch eine Öffnung in den Magen geführt. Über dem Schlauch wird die Serosawunde zu einem Kanal geschlossen. — Ich kann in diesem Verfahren keinen Vorteil gegenüber dem Vorgehen nach WITZEL erblicken.

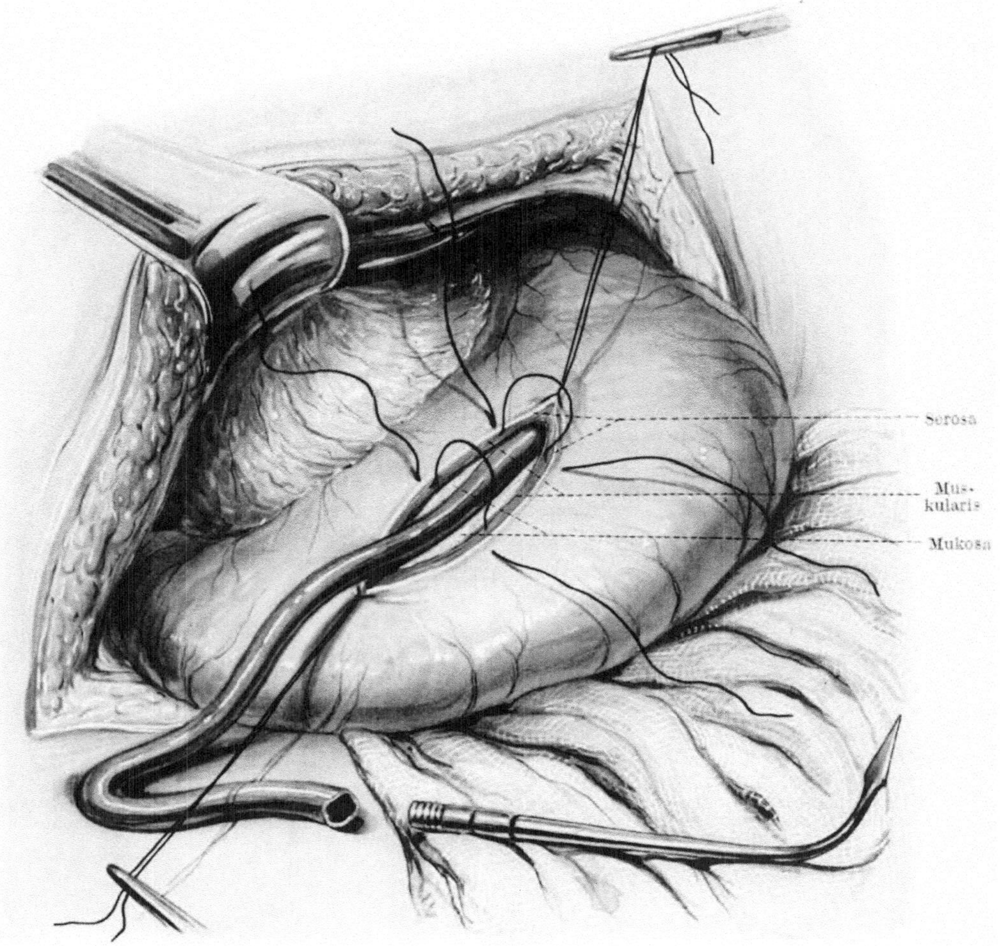


Abb. 84. Anlegung einer Gastrostomie nach MARWEDEL. Der Schlauch wird im Bereiche eines die Serosa und Muskularis freilegenden Schnittes auf die Außenseite der Schleimhaut gelegt, im kardialen Winkel der Wunde durch die Schleimhaut in den Magen geleitet und durch Vernähen der Serosa-Muskulariswunde gedeckt.

## c) Die Anlegung einer Magenfistel unter Bildung eines Kanals nach KADER.

Mangelt es an Platz, den Schlauch ein längeres Stück auf den Magen aufzunähen, so wird der Schlauch nach KADER durch den Mittelpunkt einer durch die Serosa-Muskularis gelegten Tabaksbeutelnaht in den Magen geführt (Abb. 85). Hierüber wird dann noch eine zweite und unter Umständen noch eine dritte Tabaksbeutelnaht gelegt. Auf diese Weise wird um das Gummirohr ein senkrecht zur Magenwand stehender Serosakanal gebildet (Abb. 86). Die Umgebung der Austrittsstelle des Schlauches aus dem Magen wird am Peritoneum parietale festgenäht.

**Die Einfüllung von Nahrung** kann bereits auf dem Operationstische beginnen. Sie regelt sich im weiteren Verlauf nach Zeit und Menge, in erster

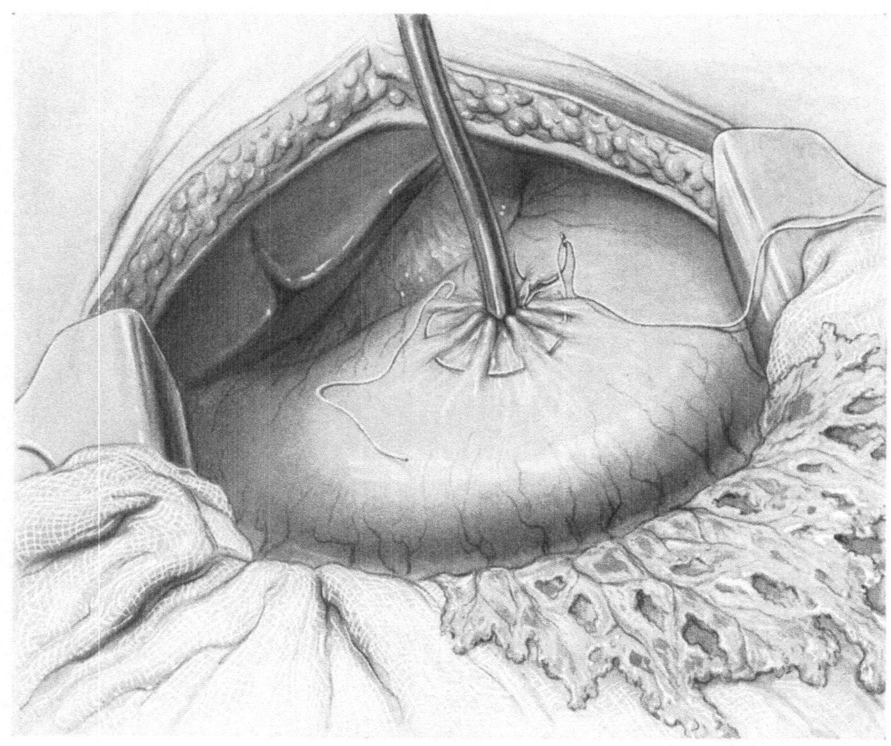

Abb. 85. Anlegung einer Gastrostomie nach KADER. Der durch die Vorderwand in den Magen geführte, durch eine Tabaksbeutelnaht befestigte Schlauch wird durch eine zweite Tabaksbeutelnaht versenkt und befestigt.

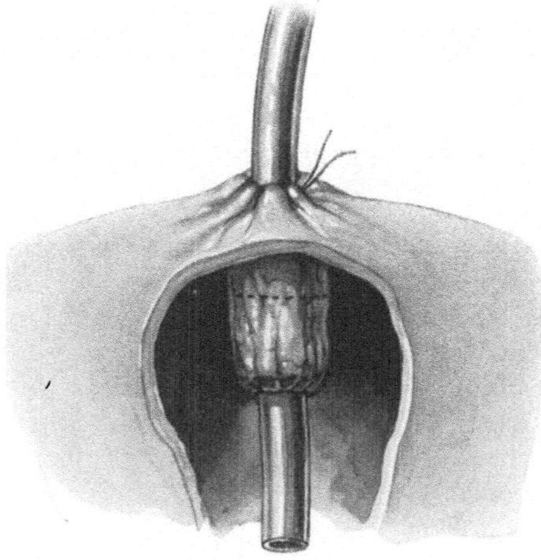

Abb. 86. Die Lage des Schlauches und der einzelnen Tabaksbeutelnähte bei der Gastrostomie nach KADER.

Linie nach dem „Appetit“ des Kranken. Milch und Sahne spielen hierbei eine beträchtliche Rolle. Mit Hilfe einer kräftigen Glasspritze (vgl. Abb. 167) kann man dem Kranken auch breiige Nahrung beibringen. Die Menge der Flüssigkeitsausscheidung durch den Urin soll bei der künstlichen Fütterung in 24 Stunden etwa 1000—1500 ccm betragen. Über ein besonderes Nahrungsgemisch vergleiche den Abschnitt Jejunostomie D, 3, a, S. 216.

Es empfiehlt sich, den Schlauch nicht vor Ablauf von drei Wochen zu wechseln, da seine Neueinführung sonst unüberwindliche Schwierigkeiten bereiten kann. Geht der Schlauch versehentlich vorher heraus, so kann man die Wiedereinführung nur mit größter Vorsicht versuchen. Man vermeide aber jede Gewalt. Gelingt die Einführung nicht spielend, so muß die Operation wiederholt werden.

**Zur Bougierung der Speiseröhre** mit dem Faden ohne Ende läßt man den Kranken eine feine Schrotkugel, die am Ende eines Fadens befestigt ist (vgl. Bd. I, S. 70, Abb. 55), schlucken. Ist die Kugel in den Magen gelangt, was durch Röntgendurchleuchtung festgestellt werden kann, so wird der Faden mit einem kleinen stumpfen, durch die Fistel eingeführten Haken gefischt, wobei die Auffüllung des Magens mit Wasser das Erreichen des Fadens erleichtern kann. Man kann auch versuchen, den Faden aus der Fistel mit dem Wasserschwall herauszuschwemmen. Kommt man mit diesem Verfahren nicht zum Ziele, so wird der Magen mit klarem Wasser gefüllt, es wird ein Operationszystoskop durch die Fistel eingeführt und der Faden mit der Zystoskopzange ergriffen und herausgezogen.

Der aus der Fistel herausgeleitete Faden wird mit dem aus dem Munde heraushängenden Ende zu einem „Faden ohne Ende“ verknüpft. Es ist ratsam, alsbald einen zweiten Faden in gleicher Weise durchzuleiten, um beim Reißen eines Fadens nicht in Verlegenheit zu kommen. Die zur Sondierung ohne Ende benötigten Oliven sind im Bd. I, S. 69 abgebildet.

## d) Der Verschluß einer Magenfistel.

Soll eine künstlich angelegte Fistel für immer geschlossen werden, so genügt es zumeist, den Schlauch herauszuziehen, um den Serosakanal zum Verkleben zu bringen. Andernfalls kommen die beim Darmfistelschluß im Abschnitt D, 5, a und b, S. 247f. genauer beschriebenen Verfahren sinngemäß zur Anwendung. Sie bestehen vornehmlich darin, daß die Fistelöffnung wetzsteinförmig umschnitten, bis auf den Magen auspräpariert, von ihm abgelöst, die so entstandene Öffnung im Magen durch doppelte Naht geschlossen und die Bauchdeckenwunde vernäht wird.

Kommt man mit diesem Verfahren nicht zum Ziel, was namentlich bei unbeabsichtigt entstandenen Magenfisteln vorkommt, so wird die Fistel mit ihrer näheren Umgebung in Gestalt eines Wetzsteins aus sämtlichen Schichten von der äußeren Haut bis in die Schleimhaut des Magens ausgeschnitten. Man beginnt den Eingriff mit einem durch die Haut geführten Lanzettschnitt. Der Hautbezirk wird mit Knopfnähten über dem Fisteleingang zusammengenäht, so daß Fistelinhalt nicht mehr austreten kann (Abb. 87). Der Schnitt wird durch alle Schichten der Bauchdecken fortgeführt, bis die freie Bauchhöhle oder die Oberfläche des Magens überall erreicht ist. Der Magen wird vorgezogen. In Fortsetzung der Ränder des am Magen haftenden wetzsteinförmigen Bauchdeckenteiles wird aus der Magenwand ebenfalls ein lanzettförmiges Stück geschnitten, wobei sämtliche Schichten der Magenwand durchtrennt werden. Die hierdurch gesetzte Magenwunde wird etappenweise in

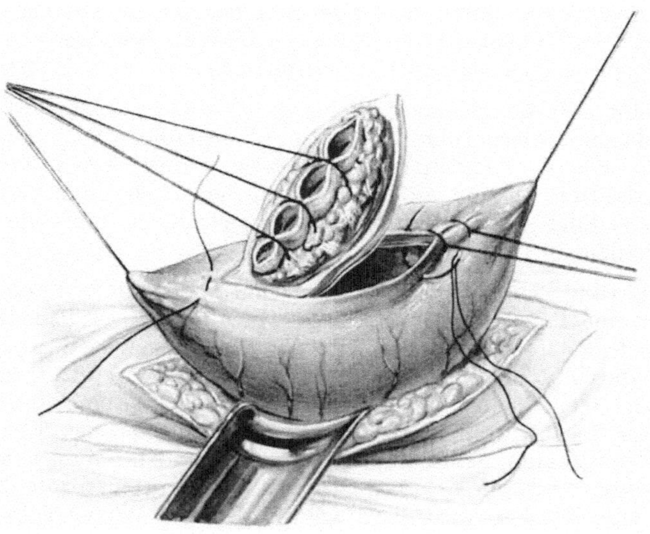

Abb. 87. Verschluß einer Magenfistel durch Ausschneiden der Fistel und Naht der Wundränder des Magens und der Bauchdecken. Der die Fistel tragende umschnittene Hautbezirk ist durch Knopfnähte über dem Fisteleingang verschlossen. Der Schnitt ist durch die Bauchdecken bis auf die Magenoberfläche vertieft. Der Magen wird mit Haltefäden emporgehoben, um ein Ausfließen von Mageninhalt zu verhindern. Die beim Ausschneiden in die Magenwand gesetzte Wunde wird etappenweise vernäht.

der üblichen Form durch doppelte Nahtreihe geschlossen. Zum Schluß wird der Magen versenkt, und die Bauchdecken werden geschlossen.

## e) Der Verschluß einer Duodenalfistel.

Ein äußerst ernstes Ereignis ist das Auftreten einer postoperativen Duodenalfistel. Derartige Fisteln entstehen am häufigsten nach Magenresektionen, und zwar besonders oft bei dem Vorgehen nach dem Typus BILLROTH II. Aber auch andere Eingriffe am Duodenum oder in der Nähe des Duodenums können zu einer Fistelbildung führen, vor allem Gallensteinoperationen, zumal wenn hierbei das Duodenum eröffnet oder mobilisiert wurde, oder wenn ein in die Bauchhöhle eingeführtes Drain einen Druck auf die Duodenalwand ausübte. Das Aufgehen der Duodenalnähte nach einer Magenresektion beruht in der Regel auf einer technischen Unzulänglichkeit bei der Herstellung des Verschlusses, wozu am häufigsten der durch den tiefen Sitz des Krankheitsherdes (Ulcus duodeni) bedingte Mangel an gesunder Darmwand die Veranlassung gibt. Die Oberfläche des auf der Rückseite des Serosaüberzuges entbehrenden Zwölffingerdarms ist hinsichtlich der Haltbarkeit der Nähte schon an sich minderwertig. Die Andauung durch den Pankreassaft nach einer operativen Verletzung der Bauchspeicheldrüse bildet eine weitere Belastung der Verschlußnähte des Duodenums. Schließlich kann die Rückstauung des Duodenalinhaltes infolge des Einpressens von Mageninhalt in den zur Gastroenterostomie führenden Schenkel nach einer Magenresektion BILLROTH II den Verschluß sprengen.

Sofern die Kranken nicht schnell an einer akuten Peritonitis sterben, bildet sich eine äußere Fistel, deren Zusammenhang mit dem Duodenum an dem Austritt von galligem Schaum oder von weißlichem, eigentümlich fade riechendem Darminhalt, an der starken Rötung und Mazeration der umgebenden Haut und an dem schnellen Kräfteverfall bald erkannt wird.

Kleine Duodenalfisteln können sich in kurzer Zeit von selbst schließen, an großen Duodenalfisteln pflegen die Kranken infolge des starken Säfteverlustes und infolge des Fehlens der zur Verdauung notwendigen Duodenalfermente in kurzer Zeit zugrunde zu gehen.

Die konservative Behandlung besteht in sorgfältiger Pflege der die Fistel umgebenden Haut, in dem Zurückdämmen des Fistelflusses, in der Einschränkung der Nahrungszufuhr auf normalem Wege, in der die Duodenalpassage vermeidenden anderweitigen Zufuhr von Nahrung und in dem künstlichen Ersatz der in Verlust kommenden natürlichen Fermente.

Die Fistel ist täglich mehrmals zu verbinden. Hierbei wird die Haut der Umgebung der Fistelöffnung dick mit Salben, z. B. mit Zinkpaste, bestrichen oder reichlich mit Pulvern, z. B. Tierkohlepulver, bestreut. Das Ausstopfen der Fistel mit eingeölter Gaze und das Anlegen von Druckverbänden mittels elastischer Heftpflasterstreifen dämmt den Fistelfluß meistens nicht merklich ein, sondern pflegt die Öffnung in der Regel schnell zu vergrößern. Die Nahrungsaufnahme durch den Mund wird nach Möglichkeit eingeschränkt (Hungertage) und wird vornehmlich auf trockene Speisen unter Vermeidung von flüssiger Kost und von Getränken eingestellt (Trockenlegung der Fistel). Als Ersatz wird dem Kranken durch rektalen Tropfeinlauf reichlich Traubenzucker zugeführt, unter gleichzeitiger Gabe von dreimal täglich 10 Insulineinheiten; man kann auch mit Vorteil zur intravenösen Dauerinfusion greifen. Der Ersatz der in Verlust geratenen Fermente geschieht nach SPITZER durch Verabreichung von täglich dreimal 2 Dragées Enzypan der pharmakologischen Werke Norgine, Prag-Aussig.

Führen diese Maßnahmen nicht zum Versiegen der Fistel und läßt sich der Kräfteverfall des Kranken nicht aufhalten, so kann Rettung nur der schnelle Entschluß des operativen Eingriffes bringen, dessen Aussichten jedoch stets zweifelhaft bleiben.

Die operative Behandlung erstreckt sich einmal auf den unmittelbaren Verschluß der Fistel durch Naht, das andere Mal auf die Ableitung des Speisebreies von dem die Fistel tragenden Duodenum.

Der einfache Verschluß der Fistel durch Naht führt in den meisten Fällen zu einem Mißerfolg, indem sich die Fistel nach einigen Tagen wieder öffnet. Die in dieser Richtung liegenden Bestrebungen haben nur dann Aussicht auf Erfolg, wenn es gelingt, die Oberfläche des Duodenums in der Umgebung der Fistel bis weit ins Gesunde freizulegen, die Fistel auszuschneiden und die entstandene Öffnung schulmäßig durch zwei CZERNYsche Nahtreihen zu schließen (vgl. hierzu Abschnitt D, 5, a und b, S. 147f.

Die Ableitung der Speisen von dem Duodenum wird durch Anlegung einer Gastroenterostomie versucht. Da diese Magendarmverbindung aber erfahrungsgemäß in sehr vielen Fällen keine wirksame Ablenkung des Speisebreies vom Zwölffingerdarm bewirkt, so wird der Gastroenterostomie zweckmäßigerweise sofort eine Pylorusausschaltung hinzugefügt, wie sie im Abschnitt C, 7, S. 130f. beschrieben ist. Ist freilich die Duodenalfistel nach einer Magenresektion BILLROTH II entstanden, so ist der Pylorus bereits vollkommen ausgeschaltet. Die ableitenden Eingriffe am Magen werden von einem neuen, die Fistel nicht berührenden Bauchschnitt aus vorgenommen.

Am aussichtsreichsten erscheint es, die Ausschaltung des Pylorus und den unmittelbaren Verschluß der Fistel miteinander zu verbinden, wobei dann zuerst der aseptische Eingriff der Pylorusausschaltung und dann der Fistelschluß vorgenommen wird, und gleichzeitig die geschilderten konservativen Maßnahmen in Anwendung zu bringen.

Der theoretisch erfolgversprechende Gedanke, die Heilung einer Duodenalfistel durch eine Jejunostomie zu erzielen, findet durch die Erfahrungen der Praxis keine Bestätigung. Will man derartige Versuche trotzdem von neuem unternehmen, so wird man für die Anlegung der Ernährungsfistel zum mindesten eine weit aboral gelegene Stelle des Dünndarmes wählen. Dem großen Eingriff einer Resektion des die Fistel tragenden Duodenalabschnittes, wie er bei der Behandlung des Duodenalkarzinoms im Abschnitt C, 10, g, S. 189 beschrieben ist, sind die Kranken in der Regel nicht mehr gewachsen.

Leider bleiben aber die gemeinsamen Bemühungen des konservativen und des operativen Vorgehens in einer großen Anzahl von Fällen erfolglos, und die Kranken erliegen dem von vornherein stets sehr ernst zu nehmenden Ereignis.

## 4. Die künstliche Erweiterung des Mageneinganges.

Die Verengerung des Mageneinganges kann bösartiger Natur, d. h. durch ein Karzinom bedingt sein, oder sie kann durch ein an sich gutartiges Leiden, wie durch eine Narbe oder durch einen Spasmus hervorgerufen werden.

Die kausale operative Behandlung der karzinomatösen Erkrankungen kann nur in der Resektion des erkrankten Intestinalabschnittes bestehen. Sofern der Tumor Teile der Speiseröhre selbst ergriffen hat, wird das Vorgehen bei der Ösophaguschirurgie abgehandelt. Ist die Geschwulst auf den Magen beschränkt, so fällt ihre Beseitigung mit der an anderer Stelle (Abschnitt C, 9, e, S. 175) beschriebenen Totalexstirpation des Magens oder mit der Resektion der Kardiahälfte des Magens zusammen.

Auch bei einer gutartigen Stenose ist der allgemeine Ernährungszustand des Kranken häufig stark gemindert. Schon aus diesem Grunde kann, zumal mit Rücksicht auf die Größe des Eingriffes, zunächst die Anlegung einer Ernährungsfistel zweckmäßig sein. Die vorhergehende Ausschaltung des Speiseröhrenweges für die Ernährung empfiehlt sich um so mehr, als hierdurch die spätere Operationsstelle an der Kardia entlastet wird. Ich bevorzuge die Anlegung einer Jejunostomie vor der Gastrostomie, weil die Dünndarmfistel die für die Hauptoperation wünschenswerte Zugänglichkeit und Beweglichkeit des Magens nicht beeinträchtigt, und weil sie besser für die Ruhigstellung und die mechanische Schonung des Magens nach der Hauptoperation sorgt.

Vor der Operation einer Kardiastenose ist die meist erheblich erweiterte und entzündete Speiseröhre sorgfältig zu spülen und durch Saugung zu entleeren.

### a) Die stumpfe Dehnung der Kardia vom Mageninneren (v. Mikulicz).

Wenn die konservative Behandlung des Kardiospasmus in Gestalt der stumpfen Dehnung der Kardia auf natürlichem Wege durch die Starcksche Sonde nicht zum Ziele führt, kann ihre stumpfe Dehnung vom Magen aus mit wesentlich größerer Aussicht auf Erfolg unternommen werden. Der Magen wird vor die Bauchdecken gelagert, seine Vorderseite wird in ziemlicher Ausdehnung eröffnet, und sein Inneres wird sorgfältig ausgetrocknet. Die behandschuhte rechte Hand wird in den Magen eingeführt, der Zeigefinger tastet die Kardia und zwängt sich durch sie hindurch. Nachdem das gelungen ist, wird der Mittelfinger nachgeschoben, und man versucht allmählich mit drei, vier oder auch mit allen fünf Fingern die Kardia zu passieren.

Das Verfahren der Dehnung der Kardia mit der Hand ist nicht ungefährlich, da es wiederholt zu Einrissen in die Speiseröhrenwand mit nachfolgender tödlicher Mediastinitis geführt hat. Ebenso ist es nicht ganz unbedenklich, in die mit dem Finger halb erweiterte Kardia unter Leitung der Hand eine Kornzange einzuführen, und sie im gespreizten Zustande durch die Kardia gewaltsam zurückzuziehen.

Nach Vollendung der Dehnung werden der Magen und die Bauchdeckenwunde geschlossen, sofern man nicht zur Sicherstellung der Ernährung oder für eine spätere Sondierung am Faden ohne Ende die Magen- und die Bauchwunde zur Anlegung einer Magenfistel benutzt.

Die einmalige stumpfe Sprengung der spastisch kontrahierten Kardia auf operativem Wege führt gelegentlich zu Dauerheilungen. Zweckmäßig wird aber der Eingriff durch eine angeschlossene Bougierkur mit Sonden oder am Faden ohne Ende ergänzt. Es kann jedoch nicht mit Sicherheit auf den Eintritt eines vollen Erfolges gerechnet werden.

## b) Die Durchschneidung des Kardiaringmuskels von außen (Kardiomyotomie, Heller).

Die vorzüglichen Erfolge der Pyloromyotomie beim Pylorospasmus des Säuglings haben Heller auf den Gedanken gebracht, die entsprechende Operation an der Kardia auszuführen. Auch bei dieser Behandlung des Kardiospasmus stehen vielen Erfolgen Mißerfolge und selbst Todesfälle gegenüber.

Der Eingriff, für dessen Ausführung zumeist der Bauchschnitt in der Mittellinie unterhalb des Schwertfortsatzes genügt, und für den ein Aufklappen des Rippenbogens nicht erforderlich ist, wird mit der Mobilisierung der Kardia begonnen, so daß ein Gazezügel um die Speiseröhre geführt werden kann, an dem sie hervorgezogen wird. In manchen Fällen genügt das Hervorziehen mit der Hand. Über die Vorderseite des untersten Teiles der Speiseröhre wird ein bis auf den Anfangsteil des Magens ausgedehnter Längsschnitt geführt (Abb. 88), der zunächst die Serosa und die Längsmuskulatur des Ösophagus durchtrennt und schrittweise durch die Ringmuskulatur so lange vorsichtig vertieft wird, bis die an dem Venengeflecht kenntliche Schleimhaut in ganzer Ausdehnung des Schnittes frei liegt. Macht die Abschätzung der Schnittiefe beim Spalten der Kardiamuskulatur besondere Schwierigkeiten, so kann der Operateur den ins Mageninnere geführten Zeigefinger der linken Hand durch die Kardia schieben und die Spaltung auf dem Zeigefinger vornehmen, sei es, daß er den Magen eigens zu diesem Zweck eröffnet, sei es, daß der Magen aus diagnostischen Gründen bereits vorher eröffnet wurde. Eine besondere Versorgung verlangt der durch die Muskulatur der Speiseröhre geführte Schnitt nicht, man braucht im besonderen keinen Netzzipfel aufzusteppen.

Heller empfiehlt neuerdings einen zweiten gleichen Schnitt auch auf der Rückseite der Speiseröhre auszuführen, was zumeist recht schwierig ist und theoretisch überflüssig erscheint, da ein an einer Stelle gesprengter Schnürring zum Nachgeben einer zweiten Durchtrennung offenbar nicht bedarf. Das beweisen unter anderem auch die ausgezeichneten Erfolge der Pyloromyotomie beim Säugling.

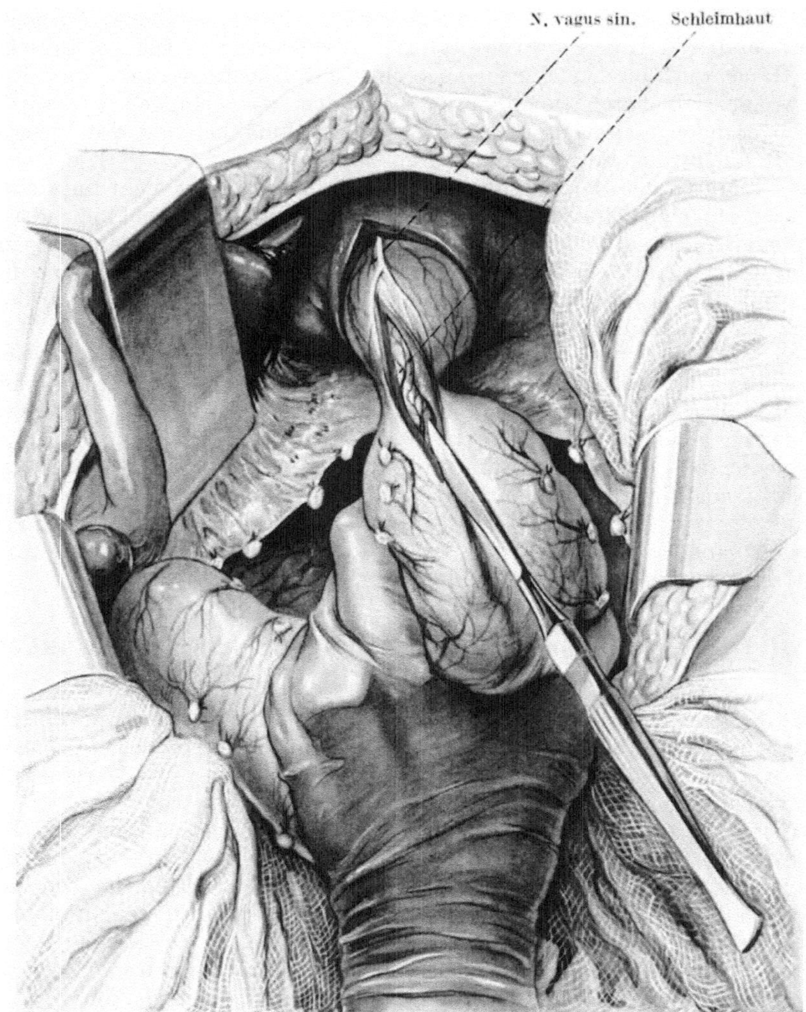


Abb. 88. Kardiomyotomie. Die Kardia ist aus dem Zwerchfell ausgelöst und wird ein Stück vorgezogen. Die Muskulatur der Kardia wird bis auf die Schleimhaut in der Längsrichtung durchschnitten.

## c) Die künstliche Verbindung des Magens mit der Speiseröhre (Ösophagogastrostomie, Heyrovsky).

Wie zur Behebung der Pylorusstenose das sicherste Verfahren eine Umgehung der Verengerung durch eine Gastroenterostomie ist, so ist auch bei jeder Art von Kardiastenose der sicherste Weg eine Ösophagogastrostomie. Die technischen Schwierigkeiten dieser nicht ungefährlichen Operation werden zumeist dadurch gemindert, daß der Ösophagus infolge der lange bestehenden Stenose eine erhebliche, oft sackartige Erweiterung besitzt, und daß die Durchtrittsstelle durch das Zwerchfell kardiawärts verlagert ist.

Die sackartige Erweiterung der Speiseröhre bedingt auf der anderen Seite die Gefahr, daß ihr zersetzte Speisereste enthaltender jauchiger Inhalt bei ihrer Eröffnung während der Operation ausfließt und das Operationsgebiet verunreinigt. Die Speiseröhre ist daher unmittelbar vor dem Eingriff durch Spülungen möglichst zu säubern und zum Schluß mit der an einen feinen Magenschlauch angesetzten Saugpumpe auszusaugen.

Der durch Mittellinienschnitt ohne, nur ausnahmsweise mit Aufklappung des linken Rippenbogens freigelegte Magen wird unterhalb der Kardia so weit mobilisiert, daß die Speiseröhre mit einer Rollgaze oder einem Gummischlauch umfahren und vorgezogen werden kann (Abb. 89). Das die Speiseröhre an ihrer Austrittsstelle aus dem Zwerchfell bekleidende Peritoneum

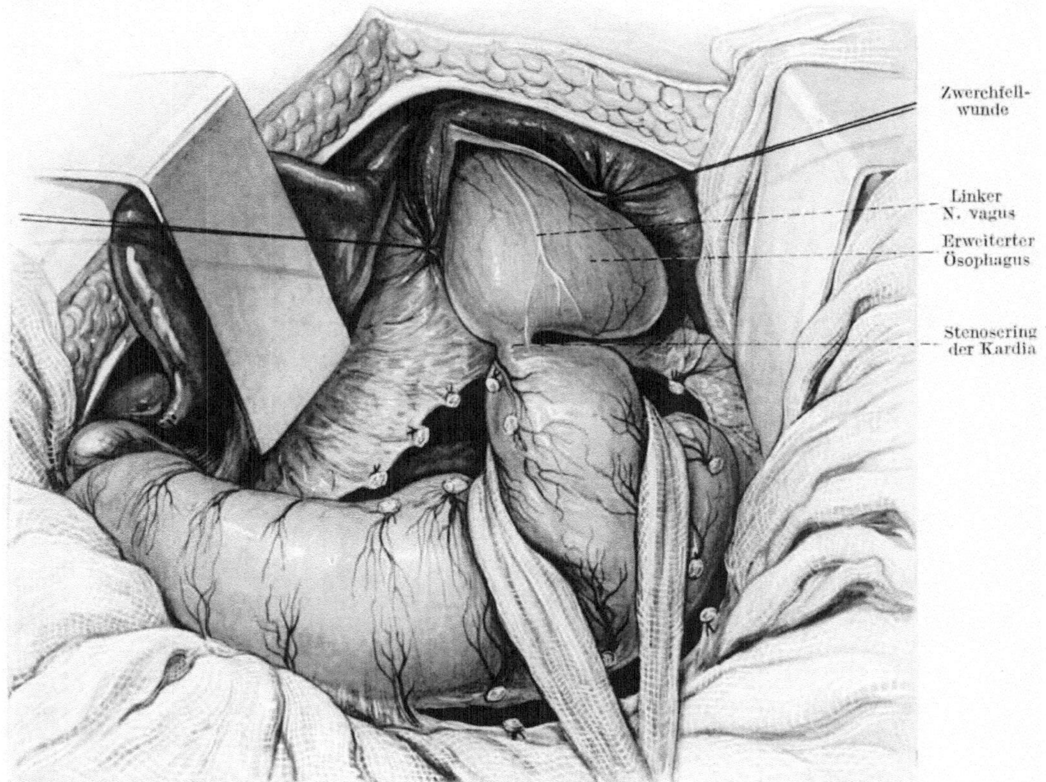


Abb. 89. Ösophagogastrostomie. Die erweiterte Speiseröhre ist ein Stück aus dem eingeschnittenen Zwerchfell gelöst und nach abwärts gezogen. Die Kardia ist durch Abbinden beweglich gemacht und wird mit einer Rollgaze vorgezogen.

und das Zwerchfell werden eingeschnitten, und die Speiseröhre wird aus dem Hiatus oesophageus vorsichtig unter stumpfer Lösung ihrer Verbindungen entwickelt. Hierbei ist unter Umständen der linke Nervus vagus nach vorheriger Anästhesierung zu durchtrennen. Wenn ein genügend langes Stück der Speiseröhre entwickelt ist, so daß es sich ungezwungen gegen die Kuppe des Fundus legen läßt, werden beide Intestina in einer Ausdehnung von 3—4 cm durch sehr sorgfältig und sehr eng gelegte Knopfzwirnnähte vereinigt (Abb. 90). Der Versuch, die Speiseröhre quer oder seitlich federnd abzuklemmen, um hierdurch dem Ausfließen von Speiseröhreninhalt mit Sicherheit vorzubeugen, dürfte in den meisten Fällen scheitern. In entsprechender Ausdehnung und Entfernung von der Nahtverbindung werden der Magen und die

Speiseröhre mit dem Diathermiemesser eröffnet. Mit eng und sorgfältig gelegten Zwirnknopfnähten wird alsdann die Verbindung zwischen beiden Intestina in Gestalt einer hinteren und einer vorderen ALBERTschen Nahtreihe und einer

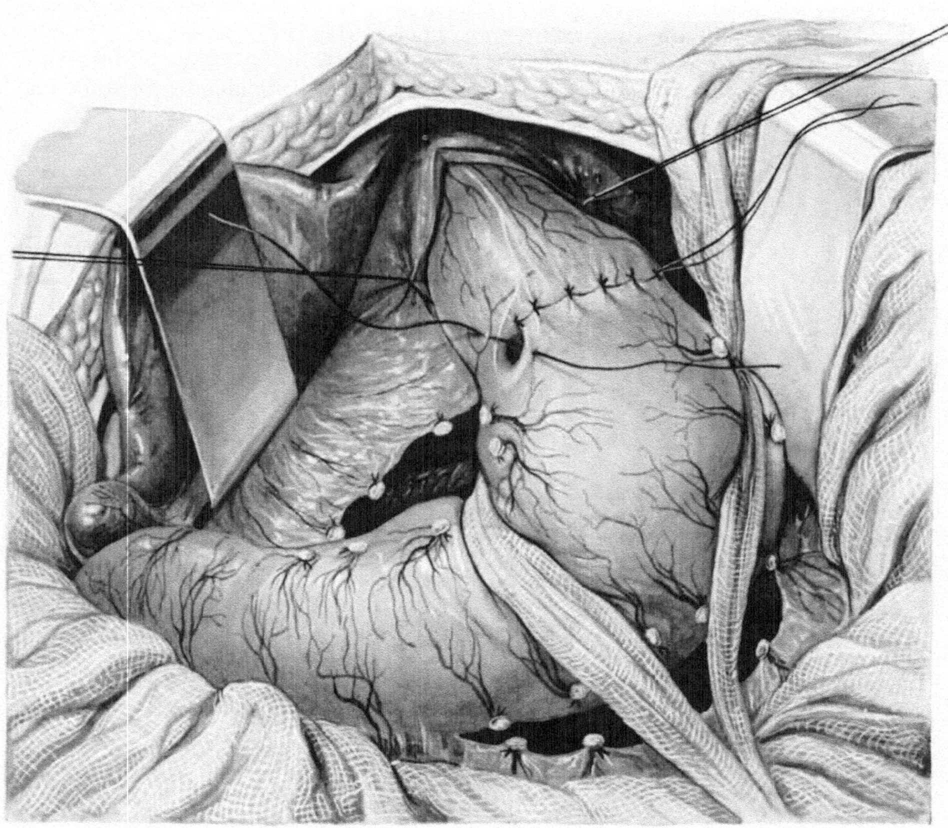

Abb. 90. Ösophagogastrostomie. Hintere LEMBERTsche Nahtreihe zwischen der Vorderwand der erweiterten Speiseröhre und der Vorderwand des Magens.

vorderen LEMBERTschen Nahtreihe vollendet. Beim Vorhandensein von genügend Material kann die Nahtstelle noch durch weitere übersteppende LEMBERTsche Nähte gesichert werden. Zum Schluß wird der Magen an den Rändern des Zwerchfellschlitzes aufgehängt, damit die Verbindung möglichst entlastet wird.

## 5. Die künstliche Erweiterung des Magenausganges.

### a) Die Pyloroplastik nach FINNEY.

Bei der organischen Pylorusstenose des Erwachsenen ist die Pyloroplastik nach HEINECKE-MIKULICZ, die in der Durchtrennung sämtlicher Schichten des Pylorus in der Längsrichtung und in der Wiedervereinigung der Wunde in querer Richtung besteht, infolge der Unsicherheit ihrer Wirkung vollständig durch die in ihrem Erfolge sicherere Gastroenterostomie verdrängt.

Aus dem gleichen Grunde hat die FINNEYsche Pyloroplastik heute keine große praktische Bedeutung mehr. Sie wird folgendermaßen ausgeführt:

An den Scheitelpunkt der Stenose wird ein Haltefaden gelegt und angezogen, so daß der zu- und der abführende Schenkel der Verengerung sich einander nähern. Beide Schenkel werden von dem Haltefaden an auf eine Strecke

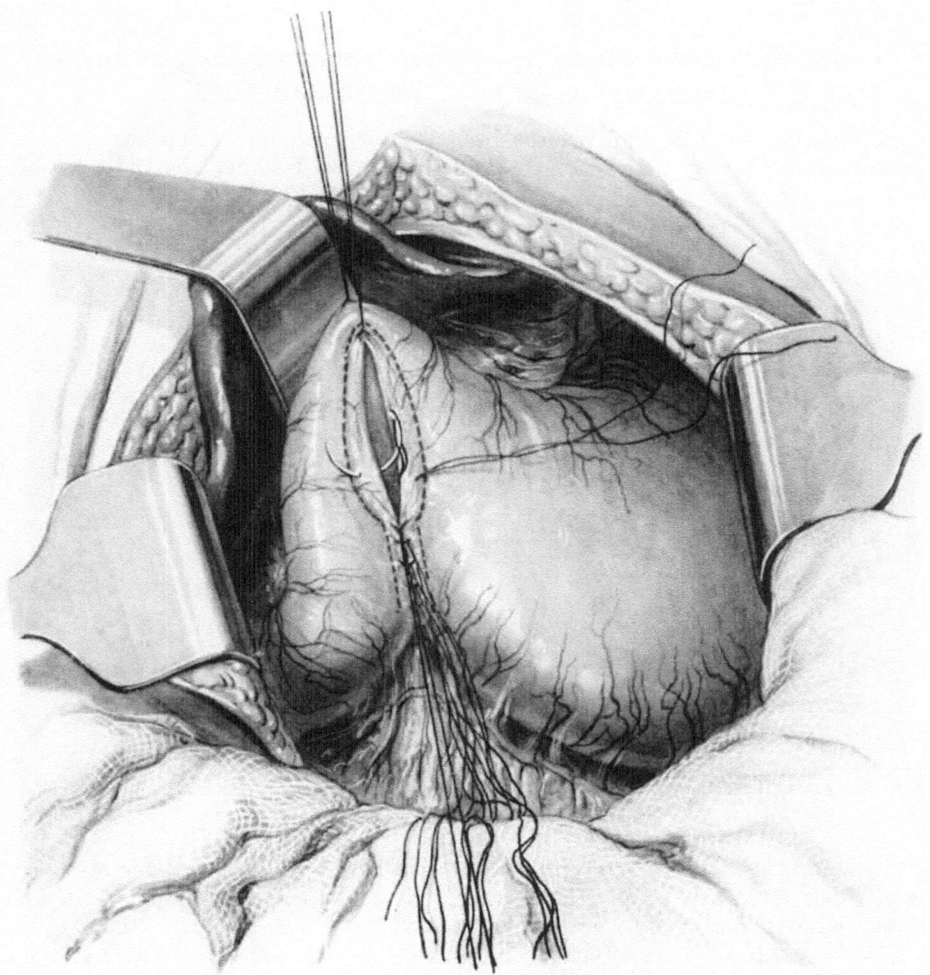

Abb. 91. Pyloroplastik nach FINNEY. Die verengte Stelle des Pylorus wird durch eine Haltenaht stark kranialwärts gezogen. Magen und Duodenum werden unmittelbar neben dieser Verengerung durch hintere LEMBERT-Knopfnähte seitlich miteinander verbunden. (Die Linie der der Vollendung dieser Naht folgenden Eröffnung von Magen und Duodenum ist rot punktiert.)

von etwa 5—6 cm durch LEMBERTsche Knopfnähte miteinander verbunden (Abb. 91). In $^1/_2$ cm Entfernung von dieser Naht werden der zuführende und der abführende Schenkel eröffnet, wobei die Eröffnungsschnitte durch die Stenose hindurchgeführt und zu einem einheitlichen Schnitt verbunden werden. Der Schnitt nimmt auf diese Weise die Gestalt eines ∩ an. Die beiden inneren, dieses ∩ begrenzenden Wände, die bereits durch die LEMBERTsche Nahtreihe verbunden sind, werden nun auch durch eine ALBERTsche Dreischichtennahtreihe vereinigt. Hierauf werden auch die äußeren begrenzenden Wände des ∩-förmigen Schnittes durch eine ALBERTsche und durch eine LEMBERTsche Nahtreihe vereinigt. Auf diese Weise sind der Magen und der Darm wieder geschlossen, und zwar in der Form, daß die Stenose durch eine breite Verbindung zwischen dem zu- und abführenden Schenkel ersetzt ist. Die FINNEYsche Plastik ist im Grunde nichts anderes als eine U-förmige Gastroduodenostomie.

## b) Die Durchschneidung des Pylorusringmuskels von außen (Pyloromyotomie nach WEBER-RAMSTEDT).

Plastische Eingriffe am Pylorus besitzen nur noch in Gestalt der extramukösen Pylorotomie nach WEBER-RAMSTEDT bei der Behandlung des

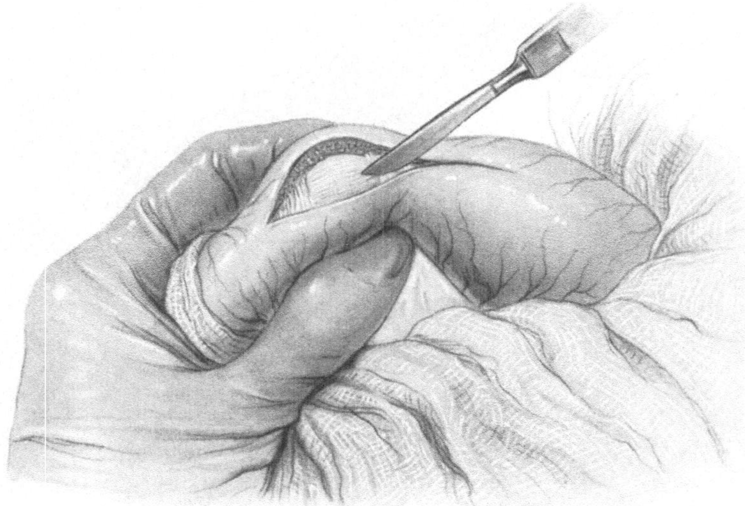

Abb. 92. Pyloromyotomie beim Säugling. Die queren Muskelbündel des Pylorustumors werden in großer Ausdehnung bis auf die Schleimhaut scharf durchtrennt. Die Schleimhaut erscheint im Grunde der Wunde.

Pylorospasmus des Säuglings praktische Bedeutung. Diese Operation ist heute das wirksamste, ungefährlichste und schnellste Behandlungsverfahren dieser Krankheit mit einer Sterblichkeit von etwa $3\,^0/_0$.

Der Säugling, dessen Magen unmittelbar vor der Operation durch eine Schlundsonde entleert wird, wird am besten mit wenigen Tropfen Chloroform betäubt, da es hierbei am besten gelingt, die Narkose nur in einzelnen Abschnitten der Operation schnell zu vertiefen, sonst aber oberflächlich zu halten.

Der Bauch wird durch einen kleinen Längsschnitt $^1/_2$ cm rechts von der Mittellinie dicht unterhalb des Schwertfortsatzes eröffnet, damit die Leber später die wiedervereinigte Wunde vor dem Anprall der Baucheingeweide schützt. Nach dem Einsetzen von Venenhaken wird der rechte Leberlappen nach oben gedrängt, der nun erscheinende, zumeist mächtig erweiterte Magen wird gefaßt und pyloruswärts entwickelt, bis der Pylorustumor aus der Wunde vor die Bauchdecken springt. Der Operateur preßt den vor die Bauchdecken gelagerten Pylorustumor zwischen dem Daumen und dem Zeigefinger der linken Hand, die zur Erhöhung der Reibung mit einer

Lage Mull unterlegt werden, auf der Rückseite des Pylorus derartig zusammen (Abb. 92), als wenn er ihn wie eine Mandel aus der Schale nach vorne herausdrücken wollte. Auf diese Weise wird die Vorderwand des Pylorus stark gespannt und blutleer gepreßt. Nun legt man mit einem kleinen, haarscharfen Messer an einer von Blutgefäßen freien Stelle über den Pylorustumor einen längsgerichteten Schnitt vom Duodenum nach dem Magen, zunächst nur durch die Serosa. Der Schnitt wird allmählich Faserschicht für Faserschicht im Bereiche des Magens durch die Muskularis vertieft, wobei unter dem Druck der den Pylorus ständig fest umklammernden Finger der Schnitt beträchtlich klafft. Plötzlich glänzt unter Auseinanderweichen der durchtrennten, gekörnten Muskelwände die silberne, glatte Außenfläche der Schleimhaut in der Tiefe an einer Stelle auf. Hat man diese Schicht erst an einer Stelle erreicht, so ist es nicht mehr schwer, den Schnitt überall durch die queren Muskelbündel bis auf die Schleimhaut zu vertiefen, wobei unter dem fortgesetzten Druck der Finger der linken Hand die beiden Muskelwände der Wunde weit auseinanderweichen und auf ihrem Grunde die Schleimhautaußenfläche als ein breites Band hervortritt. Jede Verletzung der Schleimhaut ist auf das Sorgfältigste zu vermeiden. Unter Leitung des Auges läßt sich auch das letzte zarteste Muskelbündel mit dem Messer scharf kardiawärts bis in den Bereich des normalen Magens durchtrennen.

Schwierigkeiten macht es lediglich, den Schnitt bis ins normale Duodenum ohne Verletzung der Schleimhaut fortzuführen. Diese Schwierigkeiten werden noch dadurch erhöht, daß die Schleimhaut durch die gesteigerte Peristaltik des Magens in Form eines ringförmigen Wulstes in das Duodenum vorgetrieben zu sein pflegt, und daß dieser Ring beim Einschneiden außerordentlich leicht verletzt wird. Trotzdem muß man auf der Durchtrennung auch des letzten queren Muskelbündels bestehen, wenn anders der Erfolg der Operation nicht durch teilweises Fortbestehen des Erbrechens gefährdet werden soll. Man geht am besten derartig vor, daß nach vollständiger Fertigstellung des Schnittes im Bereiche des Magens und des Pylorus die beiden nach dem Duodenum gerichteten dicken Schnittflächen der Muskulatur mit der Breitseite des Messers nach rechts und nach links stumpf von der Schleimhaut abgeschoben werden. Auf diese Weise entblättert sich, während die Finger der linken Hand des Operateurs unentwegt den Pylorus von hinten umklammern, die Schleimhaut des Anfangsteiles des Duodenums nahezu von selbst.

Wird die Schleimhaut an einer Stelle versehentlich eröffnet, was an dem Austreten gallig-schaumigen Duodenalinhaltes sofort kenntlich wird, so beachte man dieses Unglück zunächst nicht, sondern führe die Durchtrennung der Muskulatur vollständig durch. Erst dann wird die Serosa über der Öffnung durch einige auch die oberflächlichen Schichten der Muskelwunde fassende Stiche mit dem Gefäßinstrumentarium vernäht. Im übrigen ist jede Naht der Pyloromyotomiewunde zu unterlassen.

Blutet es nach dem Loslassen des Pylorusringes ausnahmsweise stärker aus dem Schnitt, so werden die blutenden Stellen gefaßt und mit feinsten Fäden unterbunden.

Der Magen wird in die Bauchhöhle zurückgelagert und die Bauchwunde durch eine Anzahl sehr sorgfältig angelegter Nähte, Zwirn und Katgut abwechselnd, geschlossen. Wichtig ist, die Bauchwunde durch eine Anzahl quer über den Bauch von Rücken zu Rücken gelegter Heftpflasterstreifen für 10—14 Tage zu entlasten und vor der Berührung mit Urin und Kot zu schützen. Die Ernährung wird von dem Kinderarzt weitergeführt.

Die Pyloromyotomie beim Erwachsenen (Payr) hat sich bisher nicht eingebürgert.

## 6. Die künstliche Verbindung des Magens mit dem Darm (Gastroenterostomie, Gastrojejunostomie, Gastroduodenostomie).

Die künstliche Verbindung des Magens mit dem Dünndarm, und zwar mit dem Jejunum oder auch dem Duodenum, ermöglicht es dem Mageninhalt, unter Vermeidung des Pylorus den Magen darmwärts zu verlassen. Dieser von NICOLADONI ersonnene, von WÖLFLER zum erstenmal als Gastroenterostomia antecolica anterior, seitdem in zahlreichen Variationen und in Zehntausenden von Fällen ausgeführte Eingriff hat im Laufe der Jahre eine sehr verschiedene Bewertung erfahren. Die Operation kommt in denjenigen Fällen in Betracht, in denen das Antrum pylori, der Pylorus oder das Duodenum undurchgängig oder verengt sind, in denen ihre Stenosierung zu erwarten ist, oder in denen die Erkrankungen dieser Teile ihre Schonung erforderlich macht (Karzinome, Ulzera, narbige Prozesse des Pylorusabschnittes und des Duodenums). Ferner wird die Gastroenterostomie nach der queren Magen-Pylorusresektion häufig zur Wiederherstellung der Magen-Darmpassage benutzt, eine Operation, die beim Jejunum als „Billroth II", beim Duodenum als „Billroth I" bezeichnet wird. Da nach der Anlegung einer Gastroenterostomie die Entleerung des Magens schneller und ungehinderter als unter normalen Verhältnissen erfolgen kann, so wird diese Operation auch bei Geschwüren des Magenkörpers angeraten.

Aus der Herstellung einer seitlichen Verbindung zwischen Magen und Jejunum können dem Kranken aber mehrere Gefahren erwachsen:

Es kann sich alsbald nach dem Eingriff ereignen, daß der Magen seinen Inhalt durch die Gastroenterostomie nicht in den abführenden, sondern in den zuführenden Darmschenkel entleert. Ist der Pylorus alsdann durchgängig, so tritt der durch die Anastomose in das Duodenum beförderte Mageninhalt durch ihn wieder in den Magen zurück, um den fehlerhaften Kreislauf (Circulus vitiosus) von neuem zu beginnen. So gelangt — besonders wenn diese falsche Bahn erst einmal eingefahren und der zuführende Schenkel im Gegensatz zum abführenden Schenkel erweitert ist — trotz großer Anstrengungen des Magens keine oder nicht genügend Nahrung in den abführenden Dünndarm. Ist der Pylorus nicht durchgängig, so staut sich der Mageninhalt in dem zuführenden Schenkel, dehnt ihn und kann hierdurch eine Kompression des abführenden Schenkels bewirken, wodurch das Übel noch verschärft wird. In beiden Fällen wird der Magen überlastet, der Darm bleibt leer, und der Körper durstet und hungert. Durch die Anlegung einer Verbindung zwischen dem zuführenden und dem abführenden Dünndarmschenkel der Gastroenterostomie, einer BRAUNschen Anastomose, kann diesen Gefahren begegnet werden.

Für später droht die Gefahr, daß der saure Mageninhalt von dem auf alkalischen Duodenalinhalt abgestimmten Jejunum nicht vertragen wird, und daß dieser Darmteil auf die dauernde chemische Reizung mit der Bildung eines Ulcus pepticum jejuni postoperativum antwortet. Die Dünndarmschleimhaut ist anscheinend um so empfindlicher gegen die Einwirkung des Magensaftes, je weiter sie von der Flexura duodenojejunalis analwärts entfernt ist.

Zum Zustandekommen eines derartigen Ulcus pepticum jejuni sind aber offenbar noch andere Faktoren erforderlich, von denen eine individuelle Disposition, eine primäre mechanische Schädigung der Dünndarmschlinge während der Operation, etwa durch den Druck einer Klemme, oder die langdauernde Reizung ihrer Schleimhaut, etwa durch einen frei in das Lumen hängenden Seidenfaden, vornehmlich zu nennen sind.

Die verschiedenen Arten der Gastrojejunostomie sind den aufgezählten Gefahren in verschiedenem Maße ausgesetzt. Es stehen uns besondere, später angeführte technische Kunstgriffe zur Verfügung, um diesen verhängnisvollen Ereignissen entgegenzuwirken.

Zur Herstellung der Magen-Jejunumverbindung (Abb. 93) können wir eine Jejunumschlinge entweder vor dem Colon transversum oder hinter dem Colon transversum mit dem Magen in Verbindung bringen; im letzteren Falle muß zuvor eine Öffnung in dem Mesocolon transversum angelegt werden. Wir unterscheiden hiernach eine Gastroenterostomia antecolica und eine Gastroenterostomia retrocolica. Indem wir in einem jeden dieser beiden Fälle die Magen-Darmverbindung sowohl an der vorderen (Gastroenterostomia anterior) als auch an der hinteren Magenwand (Gastroenterostomia

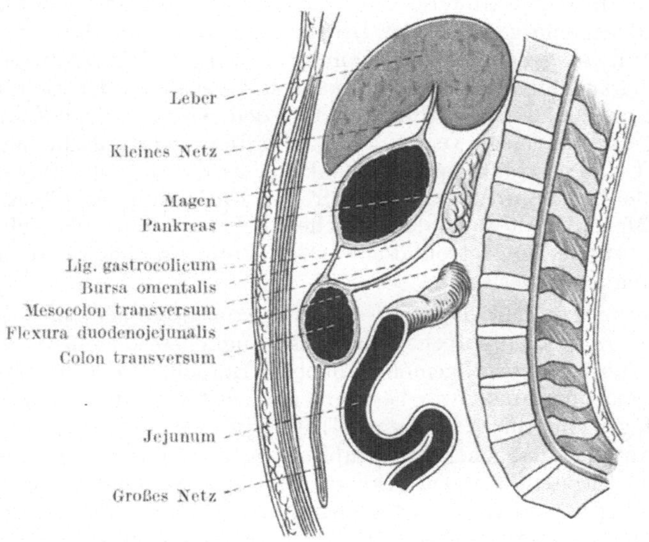


Abb. 93. Schematischer Sagittalschnitt durch die kraniale Leibeshöhle.

posterior) anlegen können (wobei wir die Schlinge unter Umständen noch durch ein Loch im Lig. gastrocolicum hindurchziehen), stehen uns theoretisch vier verschiedene Arten der Gastroenterostomie zur Verfügung:

a) Die Gastroenterostomia retrocolica posterior (v. Hacker, Abb. 94).

b) Die Gastroenterostomia retrocolica anterior (Billroth, Abb. 97).

c) Die Gastroenterostomia antecolica anterior (Wölfler, Abb. 99).

d) Die Gastroenterostomia antecolica posterior.

e) Außerdem ist noch die Gastroduodenostomie (Wölfler) möglich (Abb. 101).

Die Gastroenterostomia antecolica posterior besitzt keine praktische Wichtigkeit, so daß ihre Schilderung unnötig ist; ebenso sehe ich von der Schilderung der als Abarten möglichen Gastroenterostomia superior und inferior ab, wobei die Anastomose einmal an der kleinen, das andere Mal an der großen Kurvatur angelegt wird.

Bei den antekolischen Anastomosen müssen wir die durch ihr Mesenterium an der Hinterwand des Bauches in der Gegend der Lendenwirbelsäule befestigte

Dünndarmschlinge vor dem Netz und vor dem Kolon zum Magen leiten. Damit Dünndarm, Mesenterium, Kolon und Netz sich hierbei nicht gegenseitig zusammendrücken, ist der zwischen der Flexura duodenojejunalis und dem Magen gelegenen Schlinge eine beträchtliche Länge zu geben, um so mehr, als das am Anfang des Jejunums sehr kurze Mesenterium erst in einer gewissen Entfernung lang genug wird, dem Darm ohne Spannung über das große Netz und über das Colon transversum bis zum Magen Spielraum zu geben. Wir legen daher die Verbindung am Darm erst etwa 40—50 cm aobral der Flexura duodenojejunalis an. Die Erfahrung lehrt, daß bei der Zwischenschaltung einer so langen Schlinge die Gefahr des Circulus vitiosus beträchtlich ist. Es ist daher bei der antekolischen Gastroenterostomie möglichst eine Enteroanastomose zwischen der zu- und der abführenden Schlinge anzulegen (BRAUNsche Anastomose).

Bei der retrokolischen Anastomose sind diese Schwierigkeiten nicht in diesem Grade vorhanden: eine gegenseitige Bedrückung von Dünndarm und Colon transversum kann auch bei straff gespannter Schlinge nicht eintreten. Auch ist die Entfernung zwischen der Hinterwand des Magens und der Flexura duodenojejunalis so gering, daß die Verbindung mit dem Darm wenige Zentimeter unterhalb der Flexur angelegt werden kann. Hierdurch wird anscheinend auch die Gefahr eines Ulcus pepticum gemindert. Dabei ist die Lage der Magen-Darmverbindung an der hinteren Magenwand für die Entleerung so günstig, daß der Abfluß des Mageninhaltes in den falschen Schenkel mit ziemlicher Sicherheit vermieden wird. Die retrokolische Gastroenterostomie ist daher der antekolischen wesentlich überlegen.

Ich bin jedoch grundsätzlich dagegen, die Dünndarmschlinge bei der Gastroenterostomia retrocolica, entsprechend der ursprünglichen Vorschrift von v. HACKER und dem noch heute allgemein üblichen Brauch, so kurz wie irgend möglich zu machen, und zwar bestimmen mich hierzu drei Gründe: Erstens kann der Magen hierdurch in seiner Bewegungsfreiheit beeinträchtigt werden, was zu unangenehmen Empfindungen nach der Nahrungsaufnahme führen kann. Zweitens kann die kurze, gefesselte Schlinge zwischen der Flexur und dem Magen derartig scharf gespannt werden, daß der Inhalt des Duodenums gestaut wird; dieses Ereignis ist namentlich dann zu befürchten, wenn die Dünndarmschlinge weit kardiawärts angeheftet werden muß und sich die Anastomose infolgedessen nicht durch den Schlitz des Mesokolons in den unteren Bauchraum verlagern läßt, sondern mitsamt der angehefteten Dünndarmschlinge im oberen Bauchraum verbleibt. Drittens liegen bei sehr kurzer Schlinge die Verhältnisse einer Nachoperation beim Auftreten eines Ulcus pepticum jejuni so außerordentlich schwierig, daß der Eingriff mit einer hohen Gefahr belastet ist. Demgegenüber habe ich von der Verwendung einer etwas längeren Schlinge niemals einen Schaden gesehen. Ich nehme die Schlinge 15—20 cm lang.

Zwischen der Gastroenterostomia retrocolica anterior und posterior ist die Wahl einfach: nachdem wir die erforderliche Durchtrennung des Mesokolons ausgeführt haben, befinden wir uns unmittelbar an der hinteren Magenwand. Zu der vorderen Magenwand aber können wir erst auf dem Umwege durch das Lig. gastrocolicum gelangen. Zudem erscheint der Magenabfluß bei einer Verbindung des Darmes mit der vorderen Magenwand ungünstiger als bei einer Verbindung mit der hinteren Magenwand. Also ziehen wir, wenn sie technisch ausführbar ist, die Gastroenterostomia posterior vor.

Aus diesen Ausführungen ergibt sich, daß die Gastroenterostomia retrocolica posterior unbestritten das Verfahren der Wahl ist; das zweitbeste Verfahren ist die Gastroenterostomia retrocolica anterior und an dritter Stelle steht die Gastroenterostomia antecolica anterior. Die Gastroenterostomia antecolica posterior kommt praktisch kaum in Frage.

Die bisher geschilderten Verbindungen zwischen dem Magen und dem Jejunum werden jedoch hinsichtlich der Annäherung an normale physiologische Verhältnisse übertroffen durch die Verbindung des Magens mit dem Duodenum, durch die Gastroduodenostomie. Die Herstellung dieser Verbindung ist aber nur möglich, wenn es sich um einen eng begrenzten Krankheitsprozeß am Pylorus handelt, und wenn der untere Teil des Magens und der obere Teil des Duodenums genügend Beweglichkeit besitzen, um sich bequem aneinander lagern zu lassen.

Die Verbindung zwischen dem Magen und der Jejunumschlinge wird fast ausschließlich derartig hergestellt, daß die Dünndarmschlinge seitlich ohne Unterbrechung ihrer Kontinuität mit dem Magen verbunden wird. Wird die Richtung der Verbindung quer zur Magenlängsachse gewählt, was die Regel ist, so kommt der zuführende Teil der Schlinge nach der kleinen, der abführende Teil der Schlinge nach der großen Kurvatur zu liegen. Wird, was ebenfalls zulässig ist, die Verbindung parallel zur Magenlängsachse angeordnet, so wird der zuführende Teil der Schlinge nach der Kardia, der abführende Teil nach dem Pylorus gerichtet. Die Richtung einer etwa gewählten schrägen Anlagerung ergibt sich hieraus von selbst.

Nur ausnahmsweise und nur bei besonderer technischer Notwendigkeit wird die Dünndarmschlinge vor der Einpflanzung in den Magen durchtrennt, so bei der Y-förmigen Anastomose nach Roux, wo der abführende Schenkel endständig in den Magen, der zuführende Schenkel endständig in die Seite des abführenden Schenkels gepflanzt wird. Abgesehen von ihrer Umständlichkeit ist die Y-förmige Magendarmverbindung namentlich deswegen verlassen, weil bei ihr der mit dem Magen verbundene Darmschenkel bis zu der seitlichen Einmündungsstelle des anderen Darmschenkels ausschließlich durch unvermischten Magensaft bespült wird, wodurch die Gefahr der Entstehung eines Ulcus pepticum besonders groß erscheint.

Die Verbindung des Magens mit dem Darm wird in allen Fällen möglichst weit angelegt, so daß der Speisebrei ungehindert vom Magen in den Darm übertreten kann. Die Befürchtung, daß durch eine derartig weite Verbindung eine überschnelle Entleerung des Magens erfolgen (Sturzentleerung) und hierdurch Beschwerden auftreten könnten, hat sich nicht bewahrheitet. Eine Verbindung von etwa 6 cm Länge erscheint für alle Fälle ausreichend. Versuche, die Entleerung des Magens durch eine absichtliche Enge der Verbindung künstlich zu verlangsamen, sind daher nicht nur nicht notwendig, sondern sie sind bei der Schwierigkeit, den Grad der Einengung im voraus richtig zu bemessen, als äußerst bedenklich abzulehnen.

Außer zur Verbesserung der mechanischen Magenentleerung hat man versucht, die Gastroenterostomie auch zur chemischen Neutralisierung des sauren Magensaftes durch den alkalischen Darmsaft zu verwenden. Da bei der gewöhnlichen Gastroenterostomie mit seitlicher Anlagerung des Darmes an den Magen der Übertritt des alkalischen Darminhaltes in den Magen spärlich und unsicher ist, pflanzte Schmilinsky nach Durchtrennung des Jejunums sowohl den zuführenden als auch den abführenden Schenkel nebeneinander endständig in den Magen. Der gesamte Duodenalsaft wird hierdurch zwangsläufig in den Magen geleitet — „innere Apotheke" —, während die Nahrung den Magen unmittelbar durch den abführenden Jejunumschenkel verlassen kann. Dieser Vorschlag hat sich jedoch nicht bewährt, ebensowenig wie die in gleicher Absicht empfohlene Einpflanzung der Gallenblase in den Magen.

Bei allen Verbindungen zwischen dem Magen und dem Darm wird die Darmwand in ihrer Länge bei der ersten Nahtreihe im Verhältnis zur Magenwand sparsam bemessen, da sich die zarte Darmwand nach der Eröffnung erfahrungsgemäß erheblich dehnt, während die starre Magenwand ihre ursprüngliche Ausdehnung im wesentlichen beibehält. Bei Nichtbefolgung dieser Vorschrift tritt daher ein störender Überfluß in der Länge der Darmwand auf.

## a) Die Gastroenterostomia retrocolica posterior (v. Hacker).

Der Operateur schlägt nach Eröffnung der Bauchhöhle in der Mittellinie kaudal vom Schwertfortsatz das Netz nach oben und läßt das Colon transversum

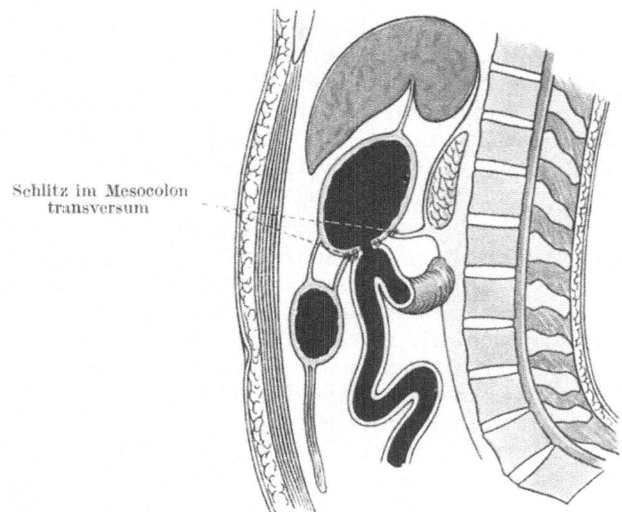


Abb. 94. Gastroenterostomia retrocolica posterior. Schematisch. Die durch einen Schlitz des Mesocolon transversum geleitete Verbindung zwischen der Hinterwand des Magens und der obersten Jejunumschlinge ist in den Mesenterialschlitz eingenäht.

von einem Assistenten scharf senkrecht in die Höhe halten, so daß das Mesokolon angespannt wird. Auf der kaudalen Fläche des Mesokolon kommt links neben der Wirbelsäule an der Flexura duodenojejunalis die oberste Jejunumschlinge hervor. Sie wird hervorgezogen. Sie ist auch ohne Besichtigung daran kenntlich, daß sie in einer Richtung festgeheftet ist.

Ihre Durchtrittsstelle durch das Mesokolon wird zumeist durch zwei Gefäße, die Arteria colica media und die Arteria colica sinistra eingerahmt, während der von diesen beiden Arterien umschlossene Teil des Mesokolons, der also unmittelbar über der Flexura duodenojejunalis liegt, frei von Gefäßen ist. Entweder wird durch die Hand eines Assistenten oder durch die linke Hand des Operateurs, die kranial vom Colon transversum und vom Magen eingeführt wird, der Magen gegen diese gefäßfreie Stelle des Mesokolons gedrängt, und man schneidet dann auf den Magen ein (Abb. 95), oder man schneidet diese Stelle freihändig zwischen zwei Pinzetten ein und zieht den Magen hervor.

Der Schlitz wird in sagittaler Richtung bis auf 8 cm Länge erweitert, wobei etwa kreuzende kleine Mesenterialgefäße doppelt unterbunden und durchtrennt werden. Die Magenwand wird möglichst weit durch den Schlitz gezogen, was bei festgeheftetem oder geschrumpftem Magen Schwierigkeiten machen kann. Die Verbindung mit dem Darm soll stets unmittelbar an der großen Kurvatur, und sie soll in der Regel in nicht zu großer Entfernung vom Pylorus angelegt werden. Befindet sich aber in der Nähe des Pförtners eine wachsende Geschwulst oder ein anderer aktiver Krankheitsprozeß (Ulcus ventriculi), so wählt man zur Anastomose eine weit nach dem Fundus gelegene Stelle.

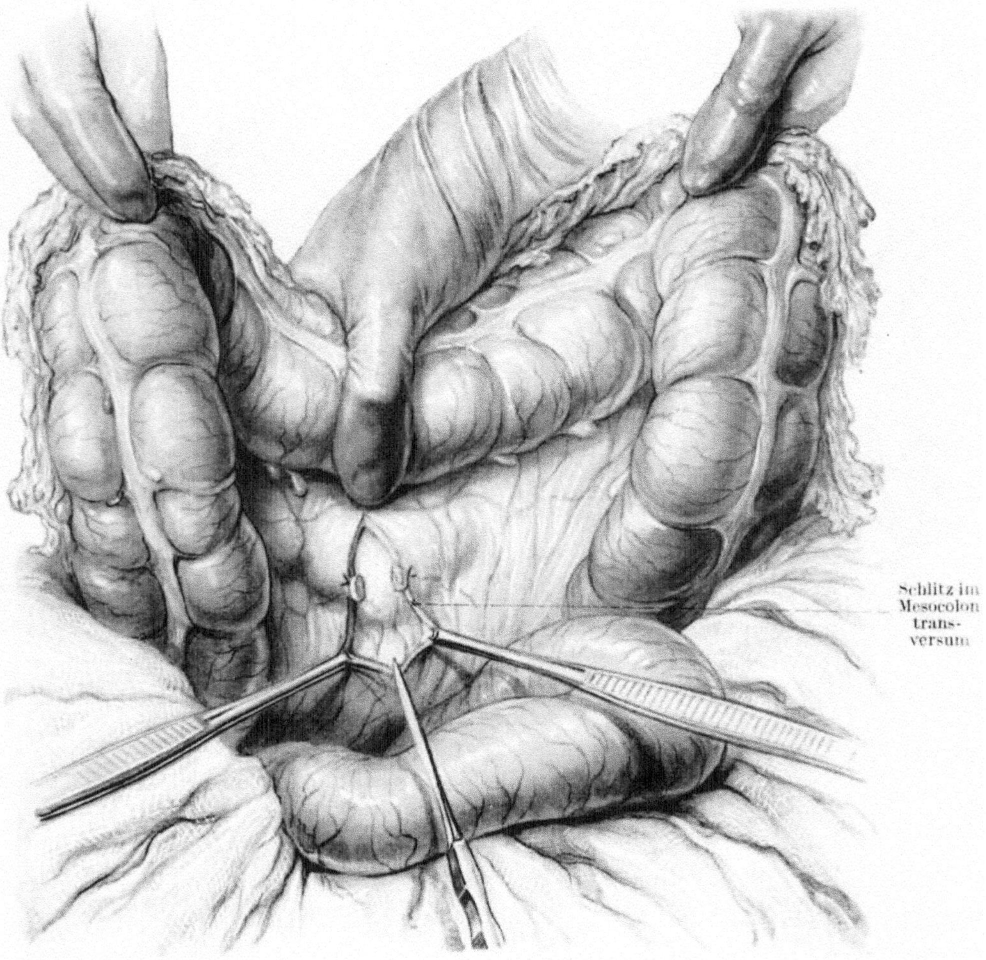


Abb. 95. Gastroenterostomia retrocolica posterior. Das Colon transversum wird emporgehoben, die rechte Hand des Operateurs drückt den Magen von oben gegen das Mesocolon transversum, das unter Abbinden seiner Gefäße in radikaler Dichtung gespalten wird, so daß in der Öffnung die Hinterwand des Magens erscheint.

Die für die Verbindung mit dem Darm bestimmte Stelle der Magenhinterwand wird durch eine federnde Magenklemme in einer etwa 8—10 cm langen Falte derartig gefaßt, daß die Spitzen der Klemme in der Nähe der kleinen, die Handgriffe in der Nähe der großen Kurvatur liegen. Die Klemme liegt also senkrecht zur Magenlängsachse. Nur ausnahmsweise, z. B. dann, wenn wegen des Fehlens eines Diathermiemessers bei der Eröffnung des Darmes eine störende Blutung zu befürchten ist, wird auch von dem Dünndarm mit einer leicht federnden Klemme eine Falte für die Anastomose abgeklemmt. Die Klemme wird, falls sie überhaupt angelegt wird, mit Rücksicht auf die Gefahr der Darmschädigung möglichst milde betätigt und so bald wie möglich wieder entfernt. Die Klemme faßt die oberste Jejunumschlinge so weit aboral der Flexur, daß der freie Teil der zuführenden Schlinge etwa 8 cm lang bleibt und nicht angestrafft wird. Die Spitzen der Klemme zeigen

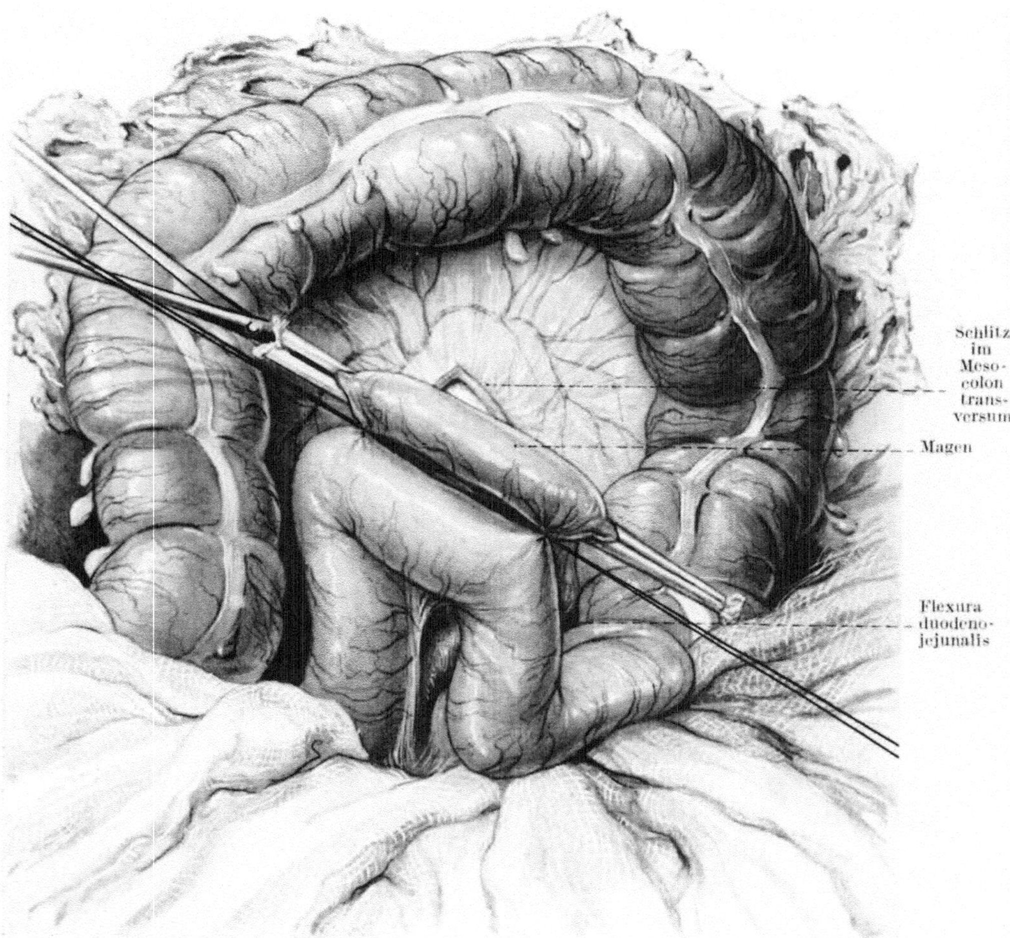


Abb. 96. Gastroenterostomia retrocolica posterior. Der durch den Schlitz des Mesocolon transversum gezogene Magen ist mit einer elastischen Klemme in der Richtung von der großen nach der kleinen Kurvatur gefaßt. Die oberste, in ihrem Abstand von der Flexura duodenojejunalis nicht zu kurz bemessene Jejunumschlinge ist mit zwei die Endpunkte der hinteren LEMBERT-Nahtreihe darstellenden Endhaltefäden so an die Hinterwand des Magens angeheftet, daß der zuführende Schenkel nach der kleinen, der abführende Schenkel nach der großen Kurvatur zu liegen kommt. Die Dünndarmschlinge ist nicht abgeklemmt.

nach der Flexur, die Branchen fassen eine etwa 10 cm lange Längsfalte der Darmwand auf der dem Mesenterialansatz abgewendeten Seite, die Handgriffe liegen nach dem abführenden Teile der Schlinge. Die Magen- und die Darmklemme werden je um $90^{0}$ derartig gedreht, daß ihre Handgriffe nach rechts, ihre Spitzen nach links und ihre Arme parallel zueinander liegen. Zwischen Magen und Darm wird eine Rollgaze gelegt.

Steht ein Diathermiemesser für die Eröffnung des Darmes zur Verfügung, so läßt sich in der Regel das Anlegen einer Klemme am Darm umgehen. Die Darmschlinge wird alsdann über einer untergelegten Rollgaze derartig an der abgeklemmten Magenfalte durch zwei Haltefäden befestigt, daß ihr freier Abschnitt zwischen der Flexura duodenojejunalis und der Anheftungsstelle etwa 8 cm lang bleibt, und daß ihr zuführender Teil in der Nähe der kleinen, ihr abführender Teil in der Nähe der großen Kurvatur angeheftet wird (Abb. 96).

Die Umgebung wird sorgfältig abgestopft, im besonderen wird zwischen Magen und Darm eine Rollgaze gelegt.

Zwischen Magen und Darmschlinge wird eine hintere LEMBERTsche Nahtreihe in einer Länge von mindestens 6 cm mit Seidenknopfnähten angelegt. Es folgt die Eröffnung des Magens und des Darmabschnittes, am besten mit dem Diathermiemesser. Es wird die innere fortlaufende Dreischichtennahtreihe mit Katgut, zuerst auf der Hinterseite, dann auf der Vorderseite ausgeführt. Hierauf können die Klemmen abgenommen werden. Zum Schluß wird die vordere LEMBERTsche Nahtreihe mit Seidenknopfnähten hergestellt.

Nach Abnahme der Magenklemme oder der Magen- und der Darmklemme reitet die Anastomose auf der untergelegten Rollgaze. Mit Hilfe dieses Zügels wird die Anastomosenstelle, die nach der Abnahme der Klemmen gern in den oberen Bauchraum zurückschlüpft, durch den Schlitz des Mesocolon transversum weiter in den unteren Bauchraum gezogen, und indem man die Anastomose an diesem Zügel nach verschiedenen Richtungen lagert, wird die hintere Magenwand in der Umgebung der Anastomose mit einigen Knopfnähten an den Rand des Mesokolonschlitzes genäht. Hierdurch wird die Anastomose dauernd in den kaudalen Teil der Bauchhöhle verlagert, und es wird bewirkt, daß Dünndarmschlingen nicht durch den Mesokolonschlitz gleiten können. Nach dem Herausziehen der Rollgaze wird der Dünndarm derartig gelagert, daß die abführende Schlinge nach links ohne Knickung in den oralen Dünndarm übergeht.

Die topographisch-anatomischen Verhältnisse der Anastomose liegen nunmehr derartig (Abb. 94), daß die von der Wirbelsäule und von der Flexura duodenojejunalis kommende Schlinge mit einem 8 cm großen Spielraum in dorsoventraler Richtung zur Hinterwand des Magens zieht, bei aufrechter Stellung des Kranken also annähernd horizontal verläuft, daß sie am Magen von der kleinen nach der großen Kurvatur geht, daß dann die abführende Schlinge senkrecht nach unten hängt, also im Bereiche der Anastomose annähernd rechtwinklig abbiegt und hierdurch trichterförmig ausgespannt wird. So fällt der Inhalt des Magens — wenigstens theoretisch — der Schwere nach in die abführende Schlinge wie in einen offenen Schacht.

## b) Die Gastroenterostomia retrocolica anterior (BILLROTH).

Wenn die Hinterwand des Magens so ausgedehnt erkrankt ist, daß sie zur Anlegung einer Anastomose nicht mehr benutzt werden oder wenn sie nicht genügend entwickelt werden kann, die Vorderwand aber gesund und zugänglich ist, so wird die Verbindung mit dem Darm an der Vorderseite des Magens angelegt. Ist dabei das Mesocolon transversum gesund, so daß es sich unschwer durchtrennen läßt, so ist die retrokolische Anastomose der antekolischen vorzuziehen.

Entsprechend der zur Anastomose bestimmten Stelle der Magenvorderwand wird eine Öffnung in das Lig. gastrocolicum gemacht. Nachdem der

Operateur durch diese Lücke mit zwei Fingern der linken Hand in die Bursa omentalis eingegangen ist, schlägt er in der oben bereits beschriebenen Weise das Colon transversum in die Höhe, drängt von oben zwei Finger der linken Hand gegen die von unten sichtbare gefäßfreie Mesokolonstelle oberhalb der Flexura duodenojejunalis und durchtrennt das Mesokolon auf den andrängenden Fingern. Die zwei durchgesteckten Finger fassen die oberste Jejunumschlinge und ziehen sie durch die beiden Öffnungen des Mesokolons und des Lig. gastrocolicum nach der Vorderseite des Magens (Abb. 97 und 98).

Von der vorderen Magenwand wird in der Nähe der großen Kurvatur eine schräg von links oben nach rechts unten verlaufende Falte abgeklemmt. An sie wird der Darm derartig angeheftet, daß die Richtung seiner Peristaltik von links oben nach rechts unten verläuft (isoperistaltische Anlagerung).

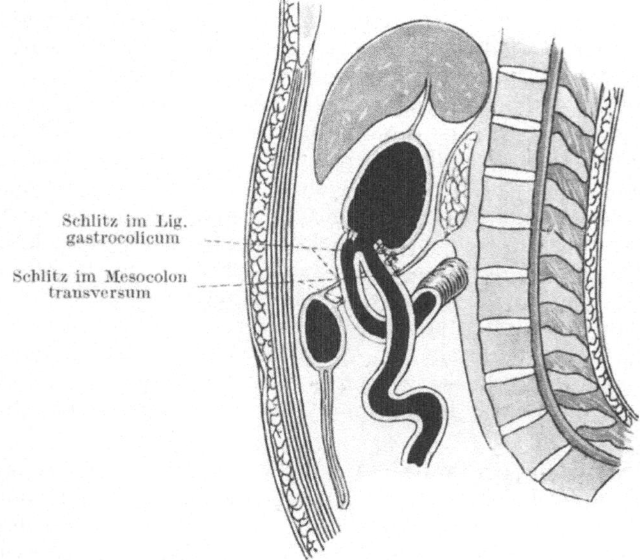


Abb. 97. Gastroenterostomia retrocolica anterior. Schematisch. Die oberste Dünndarmschlinge ist durch eine Öffnung im Mesocolon transversum und im Lig. gastrocolicum an die Vorderwand des Magens geführt und dort mit dem Magen leitend vereinigt. Die Darmschlinge ist in die beiden Mesenterialschlitze eingenäht.

Dabei wird die Verbindung zwischen Magen und Darm in einer derartigen Entfernung von der Flexura duodenojejunalis angelegt, daß das von der Flexur kommende Darmstück bei der Anlagerung an den Magen etwa 20 cm lang bleibt, also reichlich Spielraum hat. Das Anlegen einer Klemme wird am Darm nach Möglichkeit vermieden. Zwischen Magen und Darm wird eine 6 cm lange Anastomose in üblicher Weise ausgeführt (Abb. 98). Nach ihrer Fertigstellung wird der zuführende Schenkel der Darmschlinge noch durch einige Knopfnähte am Magen aufgehängt, um den zuführenden Schenkel mehr emporzuheben (KAPPELERsche Aufhängung).

Trotz der isoperistaltischen Vereinigung und dem schrägen Aufhängen kann sich gelegentlich ein Circulus vitiosus entwickeln. Es empfiehlt sich daher — unbedingt nötig ist es jedoch nicht —, zwischen dem zuführenden und dem abführenden Darmschenkel noch eine Verbindung anzulegen (BRAUNsche Enteroanastomose). Zu diesem Zwecke wird das Colon transversum mit dem Mesokolon nach oben gezogen. Man lagert die zuführende und die abführende Darmschlinge mit Hilfe einer federnden Klemme oder frei auf eine kurze Strecke aneinander und stellt zwischen ihnen eine kleine Verbindung von 4—5 cm Länge her.

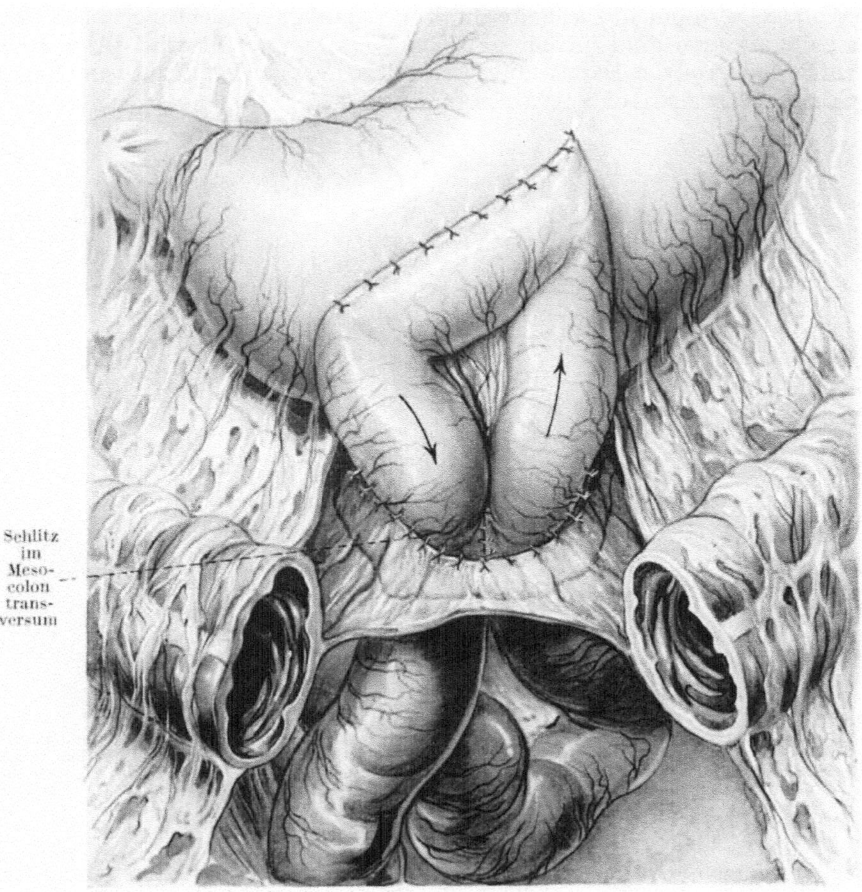


Abb. 98. Gastroenterostomia retrocolica anterior. Die oberste, in ihrem Abstande von der Flexura duodenojejunalis nicht zu kurz bemessene Jejunumschlinge ist durch einen Schlitz im Mesocolon transversum und durch einen Schlitz im Lig. gastrocolicum an die Vorderseite des Magens geführt und hier mit ihm in leitende Verbindung gebracht. Die zuführende Darmschlinge wird noch mit einigen Stichen an der Magenvorderwand aufgehängt.

Die Ränder der Öffnung im Mesokolon werden mit einigen Stichen an den beiden durchtretenden Darmschenkeln befestigt, damit sich keine Dünndarmschlingen einklemmen können.

### c) Die Gastroenterostomia antecolica anterior (Wölfler).

Bei Erkrankungen des Mesocolon transversum, die der Anlegung einer Öffnung für die Durchführung der obersten Dünndarmschlinge Schwierigkeiten bereiten, ist man genötigt, die Darmschlinge zur Verbindung mit dem Magen vor dem Colon transversum in die Höhe zu leiten (Abb. 99). Manche Operateure bevorzugen grundsätzlich diese vordere Magen-Darmverbindung.

Das Colon transversum wird in die Höhe gehoben, die oberste Dünndarmschlinge erfaßt, ihr freier Schenkel wird etwa 40 cm weit aboral verfolgt und vor dem Colon transversum und dem großen Netz der Vorderwand des Magens angelagert. Am Magen wird eine Falte in der Nähe der großen Kurvatur in der Richtung von links oben nach rechts unten abgeklemmt. Die Dünndarmschlinge wird an dieser Falte in isoperistaltischer Richtung angeheftet, worauf die Anastomose in der üblichen Weise hergestellt wird (Abb. 100). Der zuführende Teil der Darmschlinge wird durch einige Knopfnähte am Magen aufgehängt (KAPPELERsche Aufhängenaht).

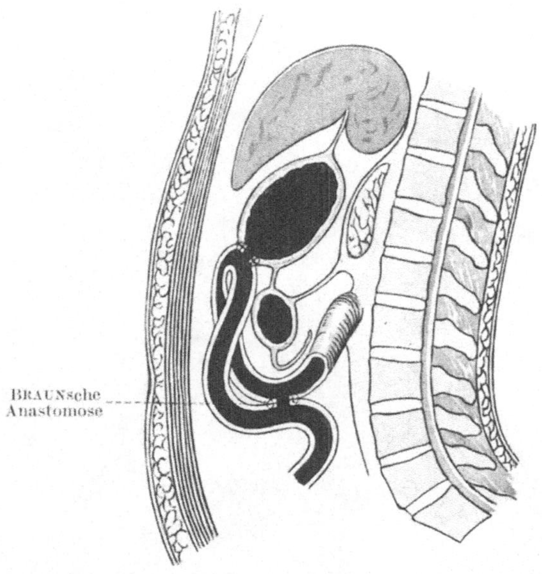


Abb. 99. Gastroenterostomia antecolica anterior mit Enteroanastomose. Schematisch. Eine von der Flexura duodenojejunalis etwa 50 cm entfernte Jejunumschlinge ist vor dem Colon transversum emporgeführt und an der Vorderwand des Magens mit ihm leitend vereinigt. Der zu- und der abführende Schenkel der Anastomose sind durch eine Enteroanastomose miteinander leitend verbunden.

Bei sehr langem und dickem Netz habe ich in das Netz des öfteren unmittelbar unterhalb des Colon transversum eine Öffnung gemacht und die Dünndarmschlinge durch diese Lücke antekolisch mit der Vorderseite des Magen verbunden.

Es empfiehlt sich, zwischen dem zuführenden und zwischen dem abführenden Darmschenkel eine kleine Anastomose (nach BRAUN) etwa eine Handbreite unterhalb der Gastroenterostomie anzulegen.

**Die Y-förmige Gastroenterostomie** nach ROUX ist ursprünglich eine besondere Art der Gastroenterostomia antecolica anterior, die aber, wenn überhaupt, besser als retrocolica posterior oder anterior angelegt wird. Sie besitzt heute keine nennenswerte praktische Bedeutung mehr. Es entwickelt sich bei ihr besonders häufig ein Ulcus pepticum jejuni, da der saure Magensaft in reiner Form in den mit dem Magen verbundenen Jejunumschenkel gelangt. Sie kommt daher nur bei Mangel an Dünndarmmaterial, z. B. nach der Beseitigung eines Ulcus pepticum jejuni in Betracht. Sie wird nach der Originalvorschrift derartig ausgeführt, daß zunächst der Dünndarm etwa 20 cm aboral von der Flexura duodenojejunalis durchtrennt wird. Der abführende

Schenkel wird durch einen Schlitz des Mesocolon transversum und des Ligamentum gastrocolicum nach vorn und oben zum Magen geleitet und endständig in die Vorderwand des Magens nahe der großen Kurvatur eingepflanzt. Die Ränder der Öffnungen im Mesokolon werden mit der durchgeleiteten

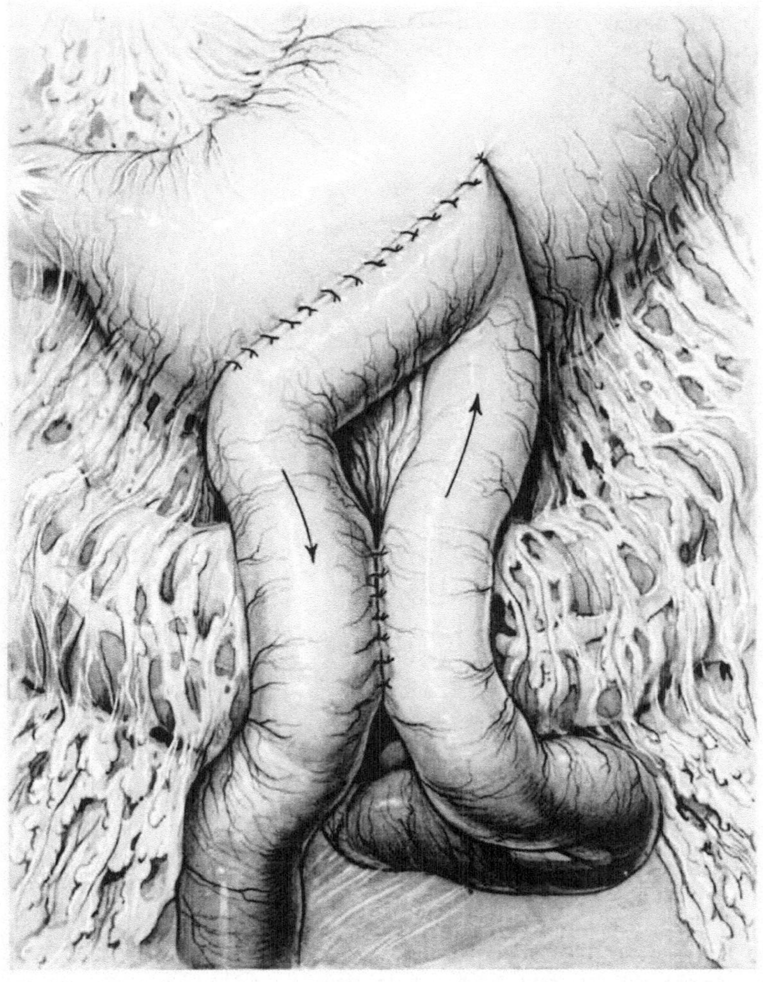

Abb. 100. Gastroenterostomia antecolica anterior. Der von der Flexura duodenojejunalis etwa 50 cm entfernte Dünndarmabschnitt ist vor dem Netz und vor dem Colon transversum kranial verlagert und mit der vorderen Magenwand in der Richtung von links oben nach rechts unten in Verbindung gebracht. Der zuführende und der abführende Schenkel sind miteinander anastomosiert. Die zuführende Schlinge wird noch mit einigen Stichen an der Magenvorderwand aufgehängt.

Dünndarmschlinge vernäht. Die Öffnung des von der Flexura duodenojejunalis kommenden Dünndarmes wird in die abführende Dünndarmschlinge 10 cm aboral der Gastroenterostomie End zu Seit eingepflanzt.

## d) Die Gastroduodenostomie (Wölfler).

Lassen sich das Antrum pylori und der oberste Teil des Duodenums unter Umgehung des Krankheitsherdes in genügender Länge ohne Spannung Wand an Wand lagern, so ist die unmittelbare Verbindung dieser beiden Abschnitte das zweckmäßigste Vorgehen zur Ausschaltung des Pylorus. In den meisten Fällen wird man im Hinblick auf die geringe Beweglichkeit der beiden Gebilde auf das Anlegen von Klemmen verzichten müssen. Magen- und Duodenalwand werden zunächst durch eine hintere LEMBERTsche Nahtreihe auf eine Strecke von 5 bis 6 cm miteinander verbunden, dann werden die beiden Lumina eröffnet, und Magen und Darmöffnung werden in der üblichen Weise durch eine hintere

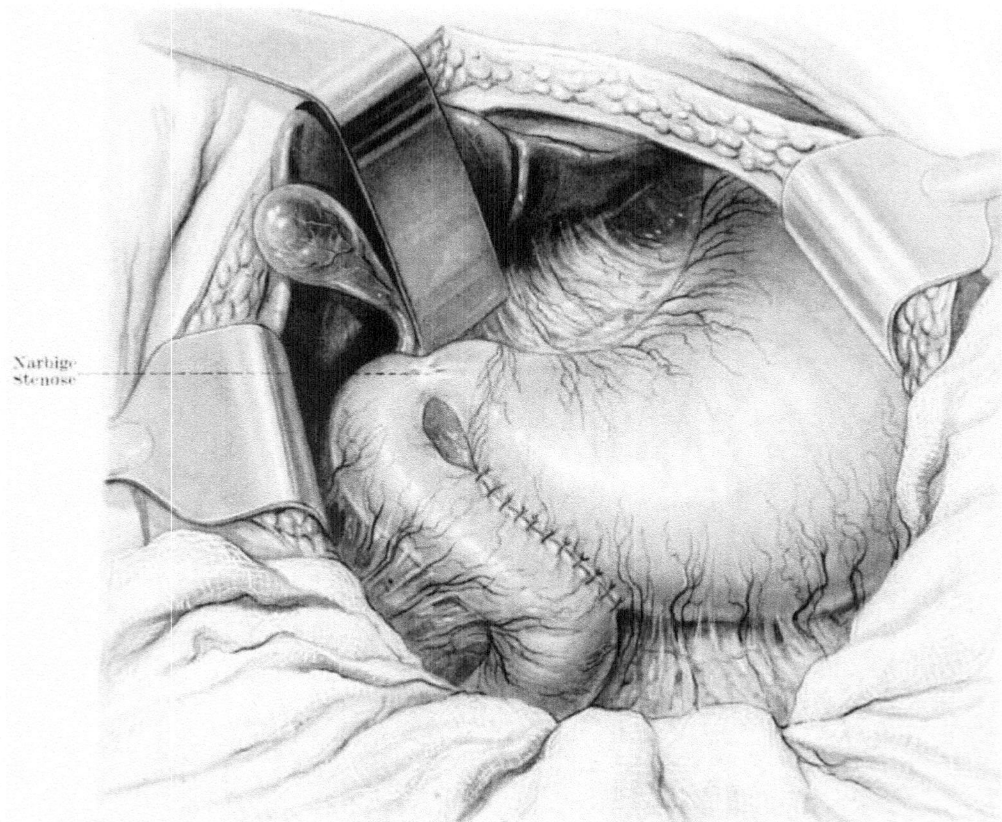


Abb. 101. Gastroduodenostomie. Der Magen und das Duodenum, die sich ohne Spannung breit aneinanderlegen ließen, sind durch eine Anastomose zur Umgehung des verengten Pylorus miteinander leitend verbunden.

und durch eine vordere ALBERTsche Nahtreihe und durch eine vordere LEMBERTsche Nahtreihe in leitende Verbindung gebracht (Abb. 101).

Die Magen-Duodenalverbindung ist in ihren Erfolgen vorzüglich, sie stellt die normalen anatomischen und physiologischen Verhältnisse weitgehend wieder her, und sie ist nahezu frei von der Gefahr des postoperativen Ulcus pepticum. Sie sollte daher öfter, als es bisher geschieht, ausgeführt werden. Viele Operateure denken nicht an ihre Möglichkeit. Das Verfahren ist einfacher als die im Abschnitt C, 5, a, S. 113 beschriebene FINNEYsche Pyloroplastik, mit der es im übrigen weitgehende Ähnlichkeit hat.

## e) Die Beseitigung einer Gastroenterostomie.

Die Erfahrung lehrt, daß bei negativem Magenbefunde ohne begründete Indikation angelegte Gastroenterostomien in vielen Fällen den Kranken mit der Zeit erhebliche Beschwerden machen, so daß die Wiederaufhebung einer derartigen fehlerhaften Magen-Darmverbindung des öfteren notwendig wird („Gastroenterostomie-Krankheit"). Wenn stärkere Verwachsungen fehlen, so ist dieser Eingriff in der Regel nicht schwierig.

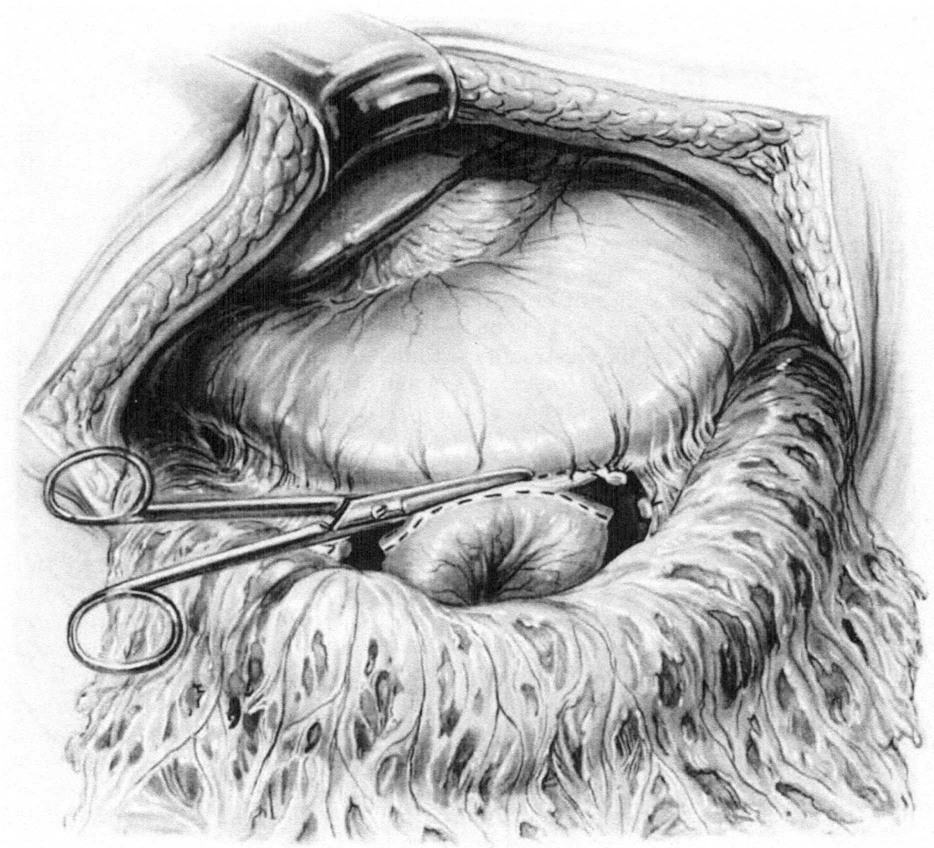

Abb. 102. Beseitigung einer Gastroenterostomie. Die durch Abbinden des Lig. gastrocolicum und des Mesocolon transversum ausreichend befreite Stelle der alten Magen-Darmverbindung ist mit Hilfe des PETZschen Instrumentes quer mit einer doppelten Reihe von Klammern durchnäht. Das zwischen den beiden Klammerreihen befindliche gequetschte Gewebe wird mit der Schere durchtrennt.

Nachdem man sich von der Gesundheit und freien Durchgängigkeit von Magen und Duodenum überzeugt hat, wird unter Abbinden der entsprechenden Teile des Lig. gastrocolicum und des Mesocolon transversum die Verbindung zwischen Magen und Darm aufgesucht und so vollständig freigelegt, daß sie allseitig unterfahren werden kann. Der zugehörige Magenabschnitt wird mit einer federnden Klemme abgeklemmt, worauf die Verbindung zwischen Magen und Darm mit dem Diathermiemesser durchtrennt wird. Hierbei schneide man lieber auf Kosten des weiten Magens als des engen Darmes. Die auf diese Weise entstandenen beiden Öffnungen werden in der üblichen Weise durch doppelte Naht geschlossen. Man kann die Trennung und den Verschluß auch vorteilhaft mit dem PETZschen Instrument vornehmen (Abb. 102), wodurch federnde Klemmen überflüssig werden.

Es ist nun noch festzustellen, ob nicht etwa der Darm durch die Naht unzulässig verengert wurde. Ist das der Fall, so ist die Stelle der Verengerung durch eine Enteroanastomose auszuschalten. Bei kurzer Jejunumschlinge kann hierzu eine Mobilisierung des untersten Teiles des Duodenums erforderlich werden.

Schwierig werden die Verhältnisse, wenn sich an der Gastroenterostomiestelle ein Ulcus pepticum jejuni entwickelt hat. Die hierbei einzuschlagenden Verfahren sind im Abschnitt C, 9, g, S. 183f. besonders beschrieben.

## 7. Die Pylorus- und die Duodenalausschaltung.

Die Gastroenterostomie bildet für den Mageninhalt an sich noch keinen Zwang, den neu geschaffenen Weg zu gehen, sondern eröffnet ihm nur diese Möglichkeit. Er kann auch weiterhin den Pylorus und das Duodenum benutzen. Die Neigung zur Verfolgung des alten Weges, wodurch der Erfolg des Eingriffes zum Teil vereitelt wird, ist besonders dann sehr groß, wenn der Krankheitsprozeß die Passage durch den Pylorus nicht oder nur wenig verengt. In solchen Fällen kann der alte Weg mit einer derartigen Hartnäckigkeit aufrecht erhalten werden, daß die gesamte Magenentleerung weiter durch den Pylorus vor sich geht, und daß sogar die Gastroenterostomie im Laufe der Zeit wieder zuwächst. Es empfiehlt sich daher, wenn keine erhebliche Pylorusstenose vorhanden ist, den Pylorusweg künstlich zu verengen oder zu verschließen, so daß die Speisen zwangsweise auf den neuen Weg gedrängt werden.

### a) Die quere Durchtrennung des Antrum pylori (unilaterale Pylorusausschaltung).

In vollständiger und sicherer Weise läßt sich die Ausschaltung des Pylorus nur durch eine Durchtrennung des Magens zwischen der Gastroenterostomie und dem Pylorus erreichen: unilaterale Pylorusausschaltung nach v. EISELSBERG. Die frühere Annahme, daß diese Operation in einer ungewöhnlich großen Zahl der Fälle von dem berüchtigten Ulcus pepticum jejuni postoperativum gefolgt wird, scheint irrig zu sein. Doch hat dieses Verfahren im engeren Sinne insofern erheblich an Bedeutung verloren, als gewöhnlich, wenn schon einmal eine quere Durchtrennung des Magens duodenalwärts von der Gastroenterostomie vorgenommen wird, zur Minderung der Gefahr der Entstehung eines Ulcus pepticum jejuni heute gleichzeitig eine ausgiebige Resektion des Antrum pylori und, wenn es technisch möglich ist, auch des Pylorus angeschlossen wird. Die ausgiebige Wegnahme des Pylorusanteils des Magens, und zwar bis über die Magenmitte, verfolgt in diesen Fällen den Zweck, durch Entfernung der meisten Pylorusdrüsen die durch ihre Vermittlung erfolgende Salzsäureausscheidung der Fundusdrüsen zu mindern, und hierdurch der Entstehung eines Ulcus pepticum entgegenzuwirken. Dieses Vorgehen bedeutet dann eine palliative Magenresektion vom Typus Billroth II.

Die Technik der queren Durchtrennung des Magens ist einfach und entspricht in ihren Einzelheiten dem Vorgehen bei der Querresektion des Magens, wie es im Abschnitt C, 9, f, S. 181f. geschildert ist. Der Magenkörper wird etwa 5 cm oral vom Pylorus an der großen und an der kleinen Kurvatur unter doppelter Unterbindung seiner Gefäße von seinen Verbindungen befreit, so daß ein etwa 4 cm breiter Magengürtel vollständig frei wird. In der Mitte dieser Zone wird der Magen mit Hilfe des PETZschen Instrumentes durchtrennt. Hierbei ist darauf zu achten, daß die Trennungslinie nicht zu nahe an den Pylorus zu liegen kommt. Eine gewisse Länge des Pylorusanteils ist bei der Einstülpungsnaht zur Aufnahme des eingestülpten Zipfels erforderlich, da dieser sich nicht durch den Pylorus hindurchpressen läßt. (Vgl. hierzu die Ausführungen bei der palliativen Magenresektion, S. 161.) Sowohl der orale als auch der aborale, durch die PETZschen Klammern verschlossene Magenquerschnitt werden durch LEMBERTsche Knopfnähte eingestülpt.

Nur wenn dieses sichere Vorgehen der queren Magendurchtrennung in seinen verschiedenen Abarten nicht möglich ist, versucht man, den Speisen den Weg nach dem Pylorus in einer der folgenden Weisen zu verlegen, wobei man sich aber bewußt sein muß, daß diese Verfahren durchaus unsicher und unvollkommen sind.

## b) Die Raffung des Antrum pylori.

Man befreit den präpylorischen Magenanteil auf eine Strecke von mehreren Zentimetern von dem Lig. gastrocolicum und dem Lig. hepatogastricum und

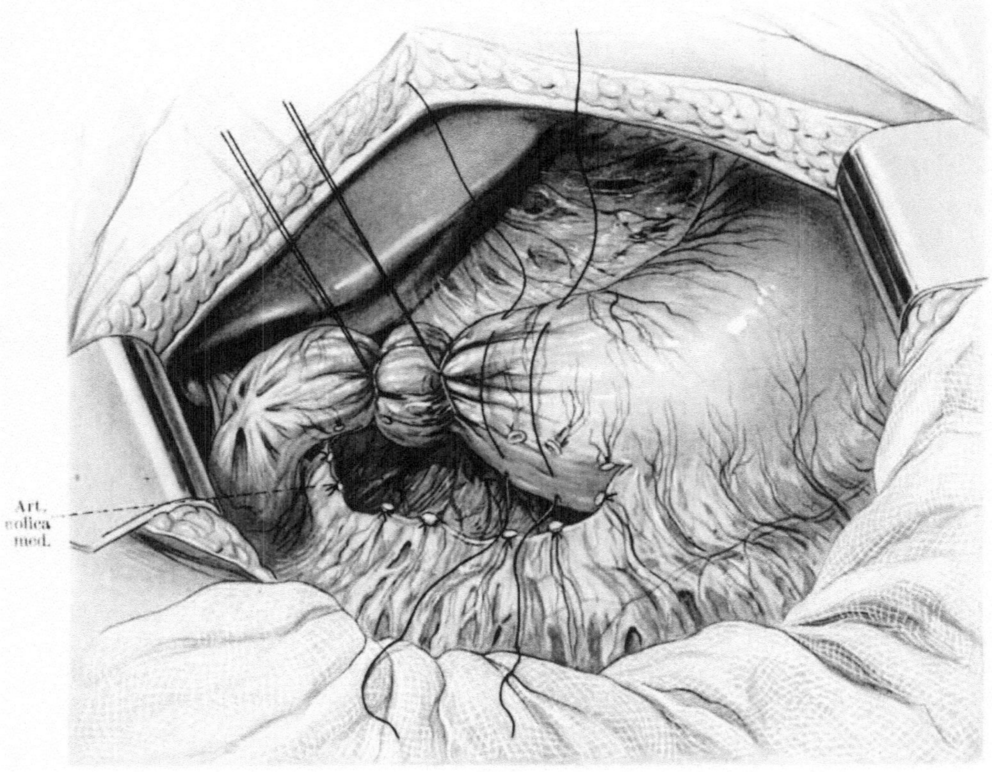


Abb. 103. Pylorusausschaltung durch quere Raffung des Antrum pylori nach Anlegung einer Gastroenterostomia retrocolica posterior, die auf dem Bilde nicht zu sehen ist.

rafft diesen Magenteil in der Querrichtung derartig, daß mehrere Nähte parallel quer über die Vorderwand des Magens gelegt werden, die einmal an der kleinen Kurvatur, das andere Mal auf der Rückseite der großen Kurvatur als LEMBERTsche Nähte angelegt und unter Spannung geknüpft werden (Abb. 103). Auf diese Weise wird das Antrum pylori in eine sich innerlich selbst tamponierende Wurst verwandelt.

### c) Die Umschnürung des Pylorus.

Es wird ein der vorderen Rektusscheide oder der Fascia lata entnommener Faszienstreifen, das Lig. teres oder ein kräftiger Seidenfaden um das Antrum praepyloricum gelegt, nachdem dieser Teil des Magens durch Abbinden oder stumpfes Auseinanderdrängen des Lig. gastrocolicum und des kleinen Netzes ringförmig freigemacht ist. Das eine Ende des Faszienstreifens

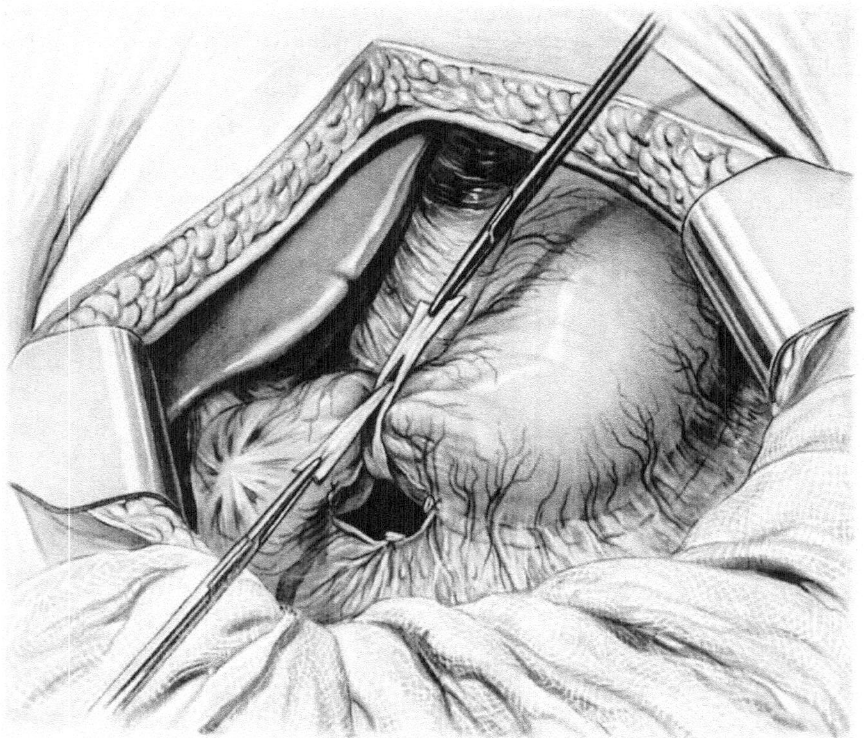

Abb. 104. Pylorusausschaltung durch Umschnürung des Antrum pylori mit einem Faszienstreifen nach Anlegung einer Gastroenterostomia retrocolica posterior, die auf dem Bilde nicht zu sehen ist.

oder des Lig. teres wird mit einem Knopfloch versehen, das andere Ende wird durch dieses Knopfloch gezogen, und der Streifen wird unter Spannung zu einem den Magen fest umschnürenden Ringe vernäht (Abb. 104). Durch einige quere LEMBERTsche Nähte kann der schnürende Streifen versenkt werden.

## 8. Die Ausschneidung einzelner Teile der Magenwand (CZERNY).

Die Ausschneidung umschriebener Bezirke der Magenwand wird heute nur äußerst selten ausgeführt. Der Grund hierfür ist, daß die doppelreihige einstülpende Naht beim Verschluß selbst kleiner Wanddefekte zumeist zu einer erheblichen Formänderung des Magens führt, die um so schwerer ins Gewicht fällt, als der zugrunde liegende Krankheitsprozeß, zumeist ein lange bestehendes kallöses Geschwür, oft bereits von sich aus eine starke Gestaltsveränderung des Magens in gleichem Sinne verursacht hat. Derartige Formänderungen pflegen aber Störungen der Magenentleerung zur Folge zu haben. Besonders gefürchtet sind in dieser Beziehung die kallösen Geschwüre der kleinen Kurvatur, die den Magen unter Entfaltung der großen Kurvatur wie einen Igel einrollen. Nach ihrer Exzision und Übernähung kommen Kardia und Pylorus bisweilen so dicht aneinander zu liegen, daß der Magen die Gestalt eines tiefen, an diesen beiden Gebilden aufgehängten schlaffen Sackes annimmt. Noch ernstere Folgen kann die Ausschneidung von Magenteilen in der Nähe des Pylorus durch die Entstehung einer Verengerung des Magenausganges haben. Es ist daher von der Exzision von Magenteilen an der kleinen Kurvatur und in der Nähe des Pylorus durchaus abzuraten.

Einfacher und weniger bedenklich ist die Entfernung kleiner Abschnitte an der Vorder- oder an der Hinterwand des Magens oder im Bereiche der großen Kurvatur. Aber auch hier ist die den ganzen Querschnitt des Magens umfassende Resektion durchaus zu bevorzugen.

Ist die für die Ausschneidung bestimmte Stelle der Magenwand mit der Umgebung verklebt, so muß sie zunächst — mit oder ohne Eröffnung des Magens — ausgiebig beweglich gemacht werden, was durch Abbindung und Durchtrennung stielbarer Stränge, durch Ablösung flächenhafter Verklebungen oder durch Ausschneiden mit dem Diathermiemesser geschieht. Äußerlich sichtbare Gefäße, die im Bereiche der Exzisionsstelle liegen, werden vorher umstochen. Stets sichert man die Magenwand gegen ein unbeabsichtigtes Weggleiten vor dem Beginn der Exzision durch das Anlegen mehrerer Haltefäden. Die Ausschneidung soll weit im Gesunden erfolgen, da hierdurch einmal die Aussichten für eine Heilung der Erkrankung gesteigert werden, und da hierdurch das andere Mal die in der Umgebung chronischer Geschwüre zumeist vorhandene narbige Verziehung der Magenwand am ehesten ausgeglichen wird. Die Operationsstelle wird nach Möglichkeit durch federnde Darmklemmen abgeschlossen.

Der erkrankte Abschnitt der Vorderwand wird mit einer Muzeuxschen Zange gefaßt, emporgehoben und mit dem elektrischen Messer oder auch mit einer Schere im Gesunden umschnitten, möglichst in Gestalt eines Wetzsteins. Sobald der Magen an einer Stelle eröffnet ist, wird er mit der elektrischen Saugpumpe ausgesaugt und mit Rollgazen ausgestopft, die bis kurz vor den letzten Nähten liegen bleiben. Spritzende Gefäße werden gefaßt und unterbunden. Nach Anlegen der üblichen Haltefäden in den Ecken wird die Wunde in der Längsrichtung durch Albertsche dreischichtige Katgutnähte und durch einstülpende Seidenknopfnähte geschlossen. Die Ausschneidung eines kranken Herdes vollzieht sich demnach in ähnlicher Weise wie die im Abschnitt C, 3, d, S. 105f. geschilderte und S. 106 abgebildete Ausschneidung einer Magenfistel.

Die Geschwüre der Hinterwand des Magens sind häufig mit der Umgebung, zumeist also mit dem Pankreas verklebt oder in das Pankreas eingebrochen. Das Verfahren der Wahl ist auch hier die Magenresektion. Soll in einem besonderen Ausnahmefall einmal eine Exzision des Geschwürs vorgenommen werden, so wird die Operation entweder von vorne durch den Magen oder von hinten durch die Bursa omentalis ausgeführt.

In jedem Falle beginnt man damit, sich die Bursa omentalis durch eine breite Öffnung im Lig. gastrocolicum freizulegen. Kommt man hierbei so gut an das Geschwür heran, daß der Eingriff von hinten durchführbar erscheint, so ist es ratsam, den Magen zunächst durch einen kleinen Schnitt auf der Vorderseite zu eröffnen, auszusaugen und mit Rollgazen zu füllen. Andernfalls läuft man Gefahr, bei der Eröffnung von hinten eine schwer einzudämmende Überschwemmung der Bauchhöhle mit ausfließendem Mageninhalt herbeizuführen.

Nachdem der Magen von vorn entleert und trocken gelegt ist, wird der geschwürige Teil von hinten mit dem elektrischen Messer möglichst in der Form eines Wetzsteins umschnitten. Die Öffnung wird mit einer dreischichtigen Katgutknopfnahtreihe verschlossen, die durch eine Seidenknopfnahtreihe nach LEMBERT versenkt wird. Nach der Entfernung der Rollgazen wird die vordere Magenwand in der üblichen Weise geschlossen.

Erscheint es bei der Besichtigung durch die Bursa omentalis nicht tunlich, das Geschwür von hinten anzugreifen, so wird die Bursa omentalis mit feuchten Kompressen ausgestopft, um den später etwa ausfließenden Mageninhalt möglichst aufzufangen. Der Magen wird im Bereiche der Vorderwand durch einen quergerichteten Schnitt eröffnet. Er wird ausgesaugt und ausgetupft, die Wunde wird mit LANGENBECK-Haken auseinander gezogen, und man versucht unter Einführung eines Leuchtstabes, die Lage und die Ausdehnung des Geschwürs zu überblicken. Hierbei kann die hintere Wand des Magens durch eine in den Schlitz des Lig. gastrocolicum eingeführte Hand gehoben und besser zugänglich gemacht werden. Die Exzision des Geschwürs wird vom Mageninnern aus mit dem elektrischen Messer ausgeführt. Dabei ist es ratsam, immer nur ein kleines Stück auszuschneiden, die so entstandene Lücke sofort durch Naht zu verschließen und das Operationsfeld schrittweise an den zunächst lang gelassenen Fäden vorzuziehen. Man legt hierbei am besten enge Seidenknopfnähte durch alle drei Schichten der Magenwundränder.

Nach Beendigung dieser Verschlußnaht wird die Hinterwand des Magens mit der Nahtstelle in den Schlitz des Lig. gastrocolicum eingestellt, was durch Einführen einer Hand in die vordere Magenöffnung erleichtert wird. Nun wird die Nahtstelle noch durch eine LEMBERTsche Nahtreihe von außen versenkt. Gelingt die Anlegung der zweiten Nahtreihe von außen nicht, so muß man sich mit einer besonders sorgfältig angelegten ALBERTschen Nahtreihe vom Mageninnern aus begnügen.

Anhang. Die seltenen **Divertikel des Duodenums,** die im Röntgenbilde in der Regel einwandfrei zu erkennen sind, werden entweder seitlich abgetragen, wobei die Schnittlinie in der üblichen Weise durch doppelte Naht versorgt wird, oder sie werden nach innen eingestülpt und übernäht.

## 9. Die quere Kontinuitätsresektion des Magens, des Pylorus und des oberen Duodenums.

### a) Die Wahl und die allgemeine Technik des Vorgehens.

Die Anschauungen der einzelnen Operateure über die Wahl und über die allgemeine Technik des Vorgehens bei den verschiedenen Magenerkrankungen gehen gegenwärtig vielfach erheblich auseinander, so daß die hier gegebenen Ratschläge eine stark subjektive Färbung besitzen.

Die Resektion kommt vor allem beim Karzinom und beim Ulkus des Magens in Frage. Hinsichtlich der Indikationsstellung gegenüber den anderen Eingriffen, der Exzision, der Gastroenterostomie und der Jejunostomie gelten beim gutartigen Magengeschwür und Magenkrebs folgende Regeln:

**Die operative Behandlung des Ulcus ventriculi.** Die Exzision eines einzelnen begrenzten Magenabschnittes (CZERNY) wird heute nur noch ausnahmsweise vorgenommen, beispielsweise etwa bei einem gutartigen, schmal gestielten Magenpolypen. Bei allen ernsteren Erkrankungen, die die Entfernung größerer Teile der Magenwand notwendig machen, ist die Kontinuitätsresektion das einzige in Betracht kommende Verfahren.

Bei der Resektion mit Wiederherstellung der Magen-Darmpassage auf dem ordnungsmäßigen Wege (Typ Billroth I, Abb. 125) wird in jedem Falle der Pylorus mitentfernt, da sich eine im Bereiche des Magenkörpers selbst ausgeführte segmentäre Ausschneidung und zirkuläre Verbindung beider Magenhälften (PAYR, RIEDEL) erfahrungsgemäß häufig unter Bildung eines Sanduhrmagens verengert, und da der im Körper verbleibende Pylorus durch Spasmen Störungen der Magenentleerung bedingen kann.

Bei der operativen Behandlung des floriden, durch konservative Maßnahmen nicht heilbaren Ulcus ventriculi und duodeni ist die Resektion des das Geschwür tragenden Magen-Darmteils der zu bevorzugende Eingriff, obwohl von einzelnen namhaften Seiten auch der Gastroenterostomie gelegentlich das Wort geredet wird.

Wenn es technisch möglich ist, wird das floride Ulcus ventriculi und duodeni durch Resektion einschließlich des Pylorus und des Antrum pylori entfernt. Die grundsätzliche Entfernung des Antrum pylori bis mindestens zur Hälfte des Magens auch in den Fällen, in denen eine derartig umfangreiche Entfernung von Magenteilen zur Beseitigung des Ulkus technisch nicht in diesem Ausmaße notwendig ist, verfolgt den Zweck, die Säureproduktion der Fundusdrüsen durch Entfernung der sie reflektorisch auslösenden Pylorusdrüsen herabzusetzen und hierdurch dem Auftreten eines Ulkusrezidivs beim ulkusbereiten Kranken entgegenzuwirken.

Die Wiederherstellung der Magen-Darmverbindung mache ich in den meisten Fällen nach dem Schema Billroth II (Abb. 105), während ich die Verbindung nach Billroth I (Abb. 125) für technisch hierzu besonders verlockende Fälle aufspare. Die frühere Annahme, daß die an sich unphysiologische Magenresektion nach Billroth II öfter von einem Ulcus pepticum postoperativum gefolgt würde, hat sich als unrichtig erwiesen. Überhaupt kommt das Ulcus pepticum jejuni nach der Resektion noch nicht in 1$^0/_0$ der Fälle zur Beobachtung (STARLINGER). Die funktionellen Ergebnisse der Resektion nach Billroth II nach dem Verfahren von KRÖNLEIN sind bei meinem Material ganz ausgezeichnet.

Liegt das Ulkus an der kleinen Kurvatur so weit nach der Kardia, daß es durch einen einfachen queren Resektionsschnitt nicht oder nicht ohne Schwierigkeiten gefaßt werden kann, so mache ich eine treppenförmige Resektion (Schlauchresektion) mit der Darmverbindung meist nach Billroth II (Abb. 135), nur selten nach Billroth I (Abb. 133).

Liegt das Ulkus im Duodenum so weit aboral, daß die Mobilisierung des Duodenums in entsprechender Ausdehnung schwierig und ein zuverlässiger Verschluß des aboralen Duodenalstumpfes nach der Resektion nicht möglich ist, oder erscheint die Entfernung des in der Nähe des Pylorus gelegenen Geschwürs wegen des schlechten Kräftezustandes des Kranken oder wegen technischer Schwierigkeiten zu gewagt, so wird das Ulkus im Körper belassen; es wird aber durch eine ausgedehnte Resektion des Antrum pylori und möglichst auch des Pylorus mit Wiederherstellung der Passage nach Billroth II einseitig ausgeschaltet (Abb. 123). (Resektion zur Ausschaltung nach FINSTERER.) Nur wenn der schlechte Kräftezustand des Kranken auch diese palliative Antrumresektion verbieten sollte, wird lediglich eine Gastroenterostomia retrocolica posterior angelegt, worauf der das Ulkus tragende Magenteil gegen den die Gastroenterostomie tragenden Magenteil durch Raffnähte oder durch eine Faszienumschnürung möglichst abgeschlossen wird.

Die unilaterale Pylorusausschaltung (v. EISELSBERG) unter einfacher querer Durchtrennung des Magens zwischen Gastroenterostomieöffnung und Pylorus kommt in diesen Fällen deswegen kaum in Frage, weil dann gleich die bessere und kaum eingreifendere Resektion des Antrum pylori vorgenommen wird. Die vorzüglichen Erfolge der Palliativresektion versetzen den Operateur in die angenehme Lage, bei einem schwer resezierbaren Ulcus duodeni das Leben des Kranken zur Erzielung der Heilung nicht aufs Spiel setzen zu müssen.

Sitzt das Geschwür hoch am Magenfundus, so wird die totale Magenresektion gemacht. Erscheint sie nicht möglich oder zu gewagt, so gibt es zwei Auswege: Entweder wird am Magen selbst nichts gemacht, und es wird eine temporäre Jejunostomie angelegt (v. EISELSBERG, LAMERIS). Oder man kann, ermutigt durch die günstigen Berichte MADLENERS, unter Zurücklassung des ulkustragenden Magenfundus eine große Resektion des Antrum pylori und des Pylorus ($^2/_3$ Resektion) mit einer Magen-Darmverbindung nach Billroth II vornehmen (Abb. 124).

Bei einem unmittelbar am Pylorus sitzenden, sicher ausgeheilten Geschwür, das zu einer starken, narbigen Pylorusstenose geführt hat, kann man unter Verzicht auf die Resektion die Gastroenterostomia retrocolica posterior ausführen.

**Die operative Behandlung des Carcinoma ventriculi.** Beim Karzinom des Magens kommt als Radikaloperation allein die Resektion, und zwar in der Regel nur nach Billroth II (Abb. 105), oder die Totalexstirpation des Magens in Betracht.

Die Ausrottung einzelner Teile des Magens beim Karzinom unterscheidet sich von der beim gutartigen Ulkus grundsätzlich nur dadurch, daß man beim Karzinom mit der Wegnahme des Körpergewebes hinsichtlich der Ausdehnung bis an die Grenze des technisch Möglichen geht. Das bezieht sich nicht allein auf die Magenwand selbst, sondern auch auf seine Nachbarschaft, im besonderen auch auf das große Netz, das kleine Netz, auf das Lig. gastrocolicum, oft auch auf das Mesocolon transversum und auf die in diesen Gebilden liegenden Lymphdrüsen, die stets als karzinomatös erkrankt beargwöhnt werden müssen. Hinsichtlich der Ausdehnung der Wegnahme des Magenkörpers würde dieser Grundsatz in jedem Falle von Magenkarzinom theoretisch die Totalexstirpation des Magens bedeuten; man muß jedoch in der Praxis wegen der hohen Mortalität dieses Eingriffes von der grundsätzlichen Durchführung dieser Forderung absehen. In jedem Falle wird aber so viel, wie ohne zu große Gefährdung des Kranken irgend möglich ist, vom Magen entfernt. Schon aus diesem Grunde ist die Magenresektion nach Billroth II der Magenresektion nach Billroth I beim Karzinom überlegen.

Auch von den übrigen genannten Gebilden ist in jedem Falle möglichst viel zu beseitigen. Am meisten sind durch Karzinommetastasen gefährdet die Lymphoglandulae gastricae superiores, die entlang der kleinen Kurvatur zwischen den beiden Mesenterialblättern des kleinen Netzes liegen. Man wird ihrer habhaft, indem man den Gefäßstrang der kleinen Kurvatur möglichst nahe an der Kardia abbindet und durchtrennt und hierauf den abgetrennten aboralen Gewebsstrang retrograd pyloruswärts bis zur Resektionsstelle vom Magen ablöst, oder besser, indem man eine bis zur Kardia reichende schlauch- oder treppenförmige Resektion (Abb. 135) macht. Die Lymphoglandulae subpyloricae liegen an der großen Kurvatur und folgen der Arteria gastroepiploica dextr. Die Lymphoglandulae retropyloricae stellen in der Gegend des Pankreaskopfes die Verbindung zwischen den beiden vorher genannten Drüsengruppen her. Sofern es nicht gelingt, die aufgezählten Drüsen zusammen mit dem Magenkörper als ein einheitliches Präparat zu beseitigen, werden sie nach Möglichkeit nachträglich einzeln aufgesucht und entfernt.

Ist eine Radikaloperation nicht mehr möglich, so wird bei allen pylorusnahen Geschwülsten eine Gastroenterostomie möglichst in der Form einer

Gastroenterostomia retrocolica posterior in nächster Nähe der Kardia angelegt, und zwar auch dann, wenn Stenoseerscheinungen zur Zeit noch nicht vorhanden sind. Ist eine Gastroenterostomie oral von der Geschwulst nicht mehr möglich, und ist bereits eine Stenose vorhanden oder steht sie bald bevor, so wird eine Jejunostomie angelegt.

**Die Feststellung der Resektionsmöglichkeit.** Plant man beim Ulkus oder Karzinom eine Resektion, so muß man zunächst feststellen, ob sie technisch durchführbar ist, was häufig nicht ohne weiteres zu erkennen ist. Es hängt das zunächst von der Höhe des Sitzes der Erkrankung und von der Größe des bei ihrer Beseitigung in Wegfall kommenden Magen-Duodenalabschnittes ab. Sitzt die Erkrankung in nächster Nähe der Kardia, so kann nur eine Resektion des ganzen Magens oder der Kardia ausgeführt werden, reicht die Erkrankung nur an der kleinen Kurvatur hoch hinauf, so läßt sie sich unter Umständen noch durch eine Schlauchresektion erfassen, geht die Erkrankung weit ins Duodenum, so muß für eine Resektion oberhalb der Mündung des Ductus choledochus ein etwa 2—3 cm langes Stück Duodenum für den zuverlässigen endständigen Verschluß des Duodenalquerschnittes zur Verfügung stehen. Die Resezierbarkeit eines Krankheitsherdes hängt weiter davon ab, inwieweit er mit der Umgebung verwachsen ist, und ob diese Verwachsungen ohne Verletzung wichtiger Gebilde beseitigt werden können. Bei gutartigen Erkrankungen ist die Beseitigung derartiger selbst umfangreicher, nach Durchbrechung der Magenwand erfolgter Verwachsungen in der Regel möglich. Einbrüche eines Geschwürs in die vordere Bauchwand, in die Leber, in das Pankreas lassen sich in der Weise beseitigen, daß das Geschwür — am besten mit dem Diathermiemesser — an dem Verklebungsringe scharf umschnitten und die Geschwürsfläche mit der elektrischen Schlinge oder der Koagulationselektrode verschorft und später mit Netz oder einer anderen Peritonealduplikatur gedeckt werden. Am schwersten wiegen Einbrüche der geschwürigen Erkrankung in das Mesocolon transversum und in die unmittelbare Umgebung der Arteria lienalis. Muß im ersteren Falle zur Beseitigung der Verwachsungen die Arteria colica med. unterbunden werden, so ist das mit Ernährungsstörungen des Colon transversum und daher zwangsläufig mit einer Kolonresektion gleichbedeutend, wodurch die Größe des Eingriffes natürlich erheblich gesteigert wird. Die Verletzung der Arteria lienalis ist nach Möglichkeit zu vermeiden. Im Notfalle kann sie jedoch anscheinend ohne Ernährungsstörungen der Milz unterbunden werden.

Ungünstiger liegen die Verhältnisse beim Karzinom. Zwar ist auch hier, wenn ein Einbruch an einer der oben angeführten Stellen erfolgt ist, die makroskopische Ausschneidung in der Regel technisch möglich. Aber mit einer wirklich radikalen Beseitigung des krebsigen Gewebes kann hierbei nicht mehr gerechnet werden. Auch jede von dem Primärherde getrennte Metastase, wie in der Leber, in den retroperitonealen Drüsen entlang der Wirbelsäule, in den Mesenterien des Dünn- oder Dickdarmes schließt eine Radikaloperation aus. Man muß in diesen Fällen daher entweder auf eine Resektion verzichten, oder man kann sie nur als Palliativresektion ausführen, um einen Jauche- oder Blutungsherd zu entfernen, einen stenosierenden Prozeß zu beseitigen oder eine Quelle von Schmerzen wegzuschaffen, nicht aber in der Aussicht auf eine Dauerheilung oder eine nennenswerte Lebensverlängerung. Nicht viel günstiger liegen die Verhältnisse, wenn umfangreichere regionäre Drüsenmetastasen vorhanden sind, die sich bei der Resektion makroskopisch noch beseitigen lassen.

Zur Entscheidung der Resezierbarkeit eines erkrankten Magenabschnittes geht man folgendermaßen vor: Sobald man nach der Eröffnung der Bauchhöhle festgestellt hat, daß der Krankheitsprozeß mit der vorderen Bauchwand nicht verwachsen ist, wird das Colon transversum und mit ihm der Magen in die Höhe gehoben und untersucht, ob etwa beide Organe miteinander verwachsen sind, oder ob etwa der Magen mit der Leber verwachsen ist. Dann wird das Mesocolon transversum auf seiner kaudalen Seite besichtigt. Ist die Erkrankung hier eingebrochen, so wird festgestellt, ob sich die großen Mesenterialgefäße, vor allem die Arteria colica med., befreien lassen, oder ob sie geopfert werden muß, was eine Kolonresektion erforderlich macht. Jetzt wird das Lig. gastrocolicum zwischen Massenligaturen durchtrennt, und der Magen wird von der Hinterseite besichtigt, im besonderen auf etwaige Verwachsungen mit den Mesenterialgefäßen des Colon transversum und mit dem Pankreas. Dehnt sich die Erkrankung gegen das Duodenum aus, so wird der rechte Leberlappen mit einem breiten Spatel zur Seite gezogen, die Gallenblase wird mit einer Faßzange in die Höhe gehoben und der Ductus choledochus freigelegt

Die Durchführung der Resektion und die Wiederherstellung der Magen-Darmverbindung geschieht entweder nach dem Typus Billroth I (Abb. 125) oder Billroth II (Abb. 105), je nachdem die Magen-Darmpassage wieder in der natürlichen Richtung durch das Duodenum oder unter Umgehung des Duodenums durch eine Gastrojejunostomie erfolgt. In welcher Form die Wiederherstellung auf diesen beiden Wegen erfolgt, ist zunächst nebensächlich.

Die Magenresektion nach Billroth II ist technisch leichter als die Magenresektion nach Billroth I, und sie läßt sich, wenn eine Resektion überhaupt technisch möglich ist, in jedem Falle durchführen. Die Resektion nach Billroth I ist technisch schwieriger, nur in günstig gelegenen Fällen ausführbar, schafft dafür aber den normalen weitgehend nahekommende neue Verhältnisse. „Mein Herz zieht mich zu Billroth I, die Erfahrung zu Billroth II". Über das Verhältnis der Dauerergebnisse beider Verfahren ist das letzte Wort noch nicht gesprochen. Die Anzahl der Nacherkrankungen an einem Ulcus pepticum jejuni ist auch nach Billroth II verschwindend gering und nicht größer als nach Billroth I.

**Verhalten beim Fehlen eines krankhaften Befundes.** In einer äußerst unangenehmen Lage befindet sich der Operateur, wenn sich bei der Absuchung des Magens und des Duodenums, und zwar auch nachdem der Magen nach Durchtrennung des Lig. gastrocolicum auf der Rückseite besichtigt ist, der vermutete Krankheitsherd nicht findet. In solchen Fällen durch Eröffnung des Magens oder des Duodenums auch im Innern nach von außen nicht feststellbaren Erkrankungen, in erster Linie also nach Geschwüren zu fahnden, erscheint mir nicht gerechtfertigt. Denn das von außen nicht feststellbare Ulcus simplex bedarf keiner chirurgischen Behandlung, sondern gehört dem Internisten.

Zunächst ist beim Fehlen eines positiven Befundes am Magen und Duodenum eine sorgfältige Untersuchung der übrigen in Betracht kommenden Organe vorzunehmen, so namentlich der Gallenblase, des Wurmfortsatzes, des Blinddarmes, der Nieren, der Flexuren des Dickdarmes, des Colon sigmoideum, schließlich auch des Dünndarmes und des Pankreas und bei der Frau der Geschlechtsorgane. Findet sich an diesen Organen keine Veränderung, die das klinische Krankheitsbild erklären könnte, so ist die Bauchhöhle unverrichteter Dinge wieder zu schließen. Dringend ist davor zu warnen, sich einen krankhaften Befund zu suggerieren, und sich zu einem nicht ausreichend begründeten Eingriff verleiten zu lassen, im besonderen ist einer Gasrtoenterostomie als Verlegenheitsoperation zu widerraten.

Deuten die klinischen Krankheitserscheinungen beim Fehlen eines krankhaften Befundes in der Bauchhöhle eindeutig auf den Magen, so daß die

Annahme einer „Magenneurose“ gerechtfertigt erscheint, so kann man versuchen, das Übel durch Unterbrechung der Nervenversorgung des Magens günstig zu beeinflussen. Zu diesem Zwecke werden etwa 10 ccm 60%iger Alkohol in das kleine Netz, namentlich in der Gegend der Kardia, oder wenn das kleine Netz zur Vornahme von Alkoholeinspritzungen zu zart ist, subserös entlang der kleinen Kurvatur eingespritzt. Etwas umständlicher ist die in gleichem Sinne empfohlene Resektion des kleinen Netzes, das zwischen doppelten Unterbindungen durchtrennt wird, wobei auch hier das Schwergewicht des Eingriffes in die Gegend der Kardia verlegt wird, um die vornehmlich an dieser Stelle an den Magen tretenden Nerven möglichst ausgiebig zu unterbrechen.

**Die allgemeine Technik der Magenresektion.** Bei der technischen Durchführung der beiden Resektionsarten werden folgende einzelne Akte vorgenommen:

1. Die Mobilisierung des den Krankheitsherd tragenden Magen-Darmringes (die Skeletierung des Magens):
   a) die Durchtrennung des zugehörigen Abschnittes des Lig. gastrocolicum,
   b) die Durchtrennung des zugehörigen Abschnittes des kleinen Netzes,
   c) die etwaige Befreiung des Ringes von Verwachsungen und von akzessorischen Gefäßen.

2. Die beiderseitige quere Abtrennung des den Krankheitsherd tragenden Ringes und die Wiederherstellung der Magen-Darmpassage:
   a) Die Abtragung des Ringes und die Wiederherstellung der Magen-Darmpassage durch Gastroduodenostomie (Typus Billroth I)
      α) durch Vereinigung End zu End (Abb. 125), oder
      β) durch Verschluß des abführenden Duodenalschenkels und Vereinigung End zu Seit, (Abb. 134), oder
      γ) durch Verschluß des zuführenden Magenquerschnittes und Vereinigung Seit zu End (Abb. 127), oder
   b) Die Abtragung des Ringes, der endständige Verschluß der abführenden Duodenalöffnung und die Wiederherstellung der Magen-Darmpassage durch Gastrojejunostomie (Typus Billroth II)
      α) durch Vereinigung End zu Seit (Abb. 105 und 116), oder
      β) durch Verschluß des zuführenden Magenquerschnittes und Vereinigung Seit zu Seit (Abb. 115), oder
      γ) durch Durchtrennung des Jejunums, durch seitliche Einpflanzung des zuführenden Jejunalquerschnittes in die abführende Jejunalschlinge und durch Vereinigung von Magen und Jejunum End zu End, Seit zu End (Abb. 117) oder End zu Seit.

Diese genannten Operationsakte folgen fast niemals in der angegebenen Reihenfolge gesondert aufeinander, vielmehr wird die Reihenfolge je nach Lage des Falles geändert, oder ein bereits begonnenes Vorgehen wird zunächst wieder abgebrochen, eine andere Aufgabe wird in Angriff genommen, und erst nach ihrer vollkommenen oder teilweisen Erledigung wird die bereits früher angefangene Aufgabe vollendet. Für die Reihenfolge lassen sich keine bestimmten Vorschriften geben. Das ist die Sache der persönlichen Erfahrung und der Organisation. Man wird — den Plan des Operationsschemas vor Augen — zumeist keine großen Schwierigkeiten haben, im einzelnen Falle den zweckmäßigsten Weg des Vorgehens zu finden.

Für den Gang und die Technik der Operation bedeutet es keinen grundsätzlichen Unterschied, ob wir eine quere Resektion im Bereiche der Kardia, des Magenkörpers, der Pars pylorica oder des Duodenums vornehmen.

Die Bauchdecken werden nach einer Magenresektion regelmäßig primär vollständig geschlossen. Zur Drainage oder Tamponade zwingen nur schwere Verstöße gegen die Asepsis, Blutungen, die ohne Tamponade nicht zu beherrschen sind, frei in die Bauchhöhle zeigende Geschwürsflächen und große nicht zu deckende Verletzungen des Pankreas. Bei primär geschlossenen Bauchdecken ist die Sicherheit der Magen-Darmnähte so groß, daß — worauf hier noch einmal hingewiesen wird — dem Kranken alsbald nach der Operation Flüssigkeit per os gegeben werden kann.

Unter dem Zusammenwirken günstiger Umstände: der gürtelförmigen Spinalanästhesie, der Hochdrucklokalanästhesie, der Benutzung des PETZschen Nahtinstrumentes, der Rückkehr zur Knopfnaht bei der Serosanahtreihe, dem Vertauschen des kalten Messers mit dem Diathermiemesser und der Unterlassung schwieriger Radikalresektionen zugunsten der Palliativresektion ist meine Operationssterblichkeit der Magenresektion beim Ulcus ventriculi und duodeni (auf etwa 2%) und beim Carcinoma ventriculi stark gesunken.

## b) Die Magenresektion nach Billroth II (1885). Die Palliativresektion.

Ich beschreibe zuerst die Magenresektion nach Billroth II und zwar als Normaltypus die Vereinigung des gesamten Querschnittes des Magenrestes mit der Seite der obersten Jejunumschlinge End zu Seit (KRÖNLEIN, Abb. 105). Diese Form der Magenresektion geht heute zumeist unter dem Namen POLYA-REICHEL.

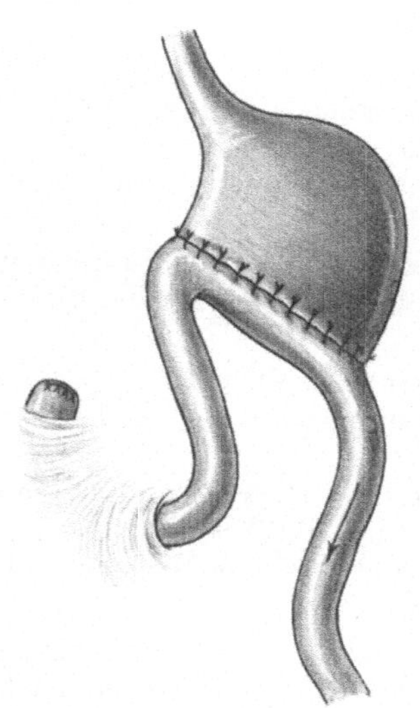

Abb. 105. Magenresektion Typus Billroth II. Schematisch. Verbindung des gesamten Magenquerschnittes mit dem Jejunum nach KRÖNLEIN.

In das Lig. gastrocolicum wird mit Hilfe von Massenunterbindungen eine Öffnung gemacht (Abb. 106). In das Mesocolon transversum wird parallel zu den großen Gefäßen ein Schlitz gemacht, die oberste Dünndarmschlinge, durch deren Mesenterium ein dicker Seidenfaden hart am Darm geführt ist, wird mit Hilfe einer von oben durch beide Öffnungen geführten, den Seidenfaden fassenden Kornzange hervorgezogen und durch Kompressen, durch eine elastische Klemme oder an dem durch das Mesenterium geführten Faden festgelegt.

Von der Öffnung im Lig. gastrocolicum aus wird der Magen mit einer Kornzange unterfahren, indem die Kornzange durch das äußerst zarte kleine Netz stumpf wieder herausgeführt wird. Mit Hilfe dieser Kornzange wird ein Gummischlauch oder eine Rollgaze gürtelförmig um den Magen gelegt, auf dem er nunmehr reitet und mit dem er bequem emporgehoben und kranial- und kaudalwärts gezogen werden kann (Abb 107).

Das weitere Vorgehen kann entweder mit der Durchtrennung und dem Verschluß des Duodenums beginnen, in der Richtung Duodenum-Kardia fortgeführt und mit der Magen-Jejunalanastomose beendet werden (Richtungstypus Duodenum-Kardia), oder es kann mit der Durchtrennung des Kardiamagens und der Herstellung der Magen-Jejunalanastomose beginnen, in der Richtung

Kardia-Duodenum fortgeführt und mit der Durchtrennung und dem Verschluß des Duodenums beendet werden (Richtungstypus Kardia-Duodenum). Es ist ratsam, den Eingriff im Bereiche des Gesunden, wo keine besonderen Schwierigkeiten vorhanden sind, zu beginnen und ihn im Bereiche der Erkrankung zu beenden, da dann die hier meist vorhandenen technischen Schwierigkeiten durch die Möglichkeit der freien Bewegung des am anderen Ende bereits durchtrennten Resektionsteiles gemindert werden.

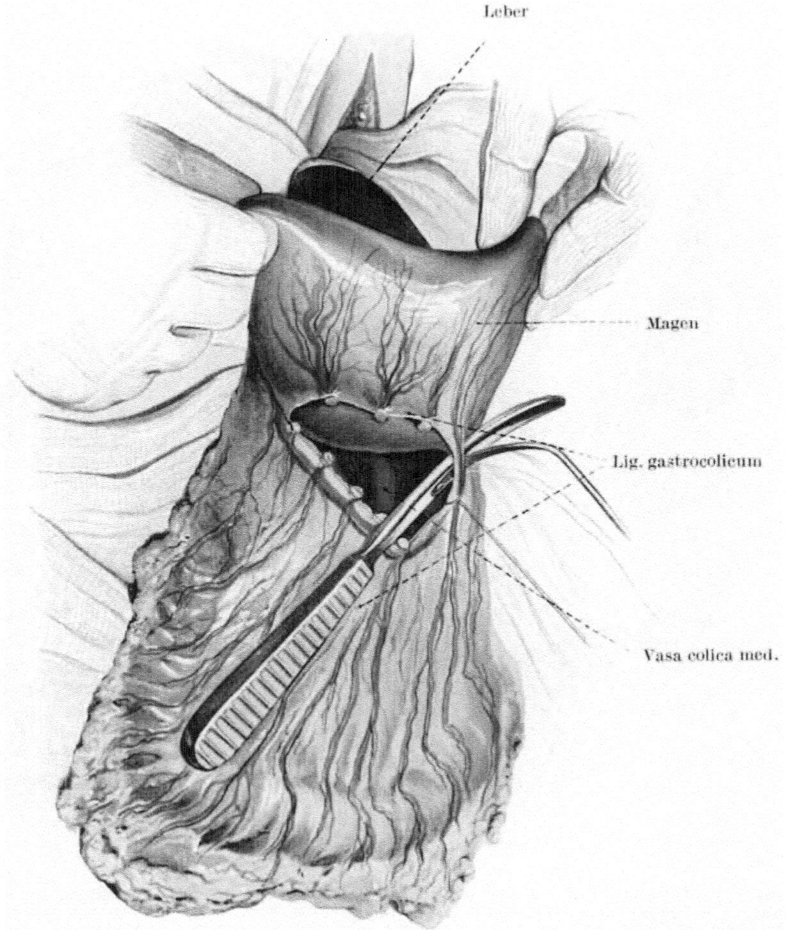


Abb. 106. Magenresektion. Das – ungewöhnlich lange – Lig. gastrocolicum wird mit der Hohlsonde abschnittweise unterfahren und zwischen doppelten Unterbindungen durchtrennt. In der Lücke schimmern das Mesocolon transversum und die Vasa colica med. durch.

Die Resektion in der Richtung Duodenum-Kardia. Ich beschreibe zunächst das Vorgehen in der Richtung Duodenum-Kardia.

**1. Die Abtrennung des zugehörigen Abschnittes des Lig. gastrocolicum** (Abb. 107). Indem der Magen kranial und indem das Colon transversum kaudal gezogen werden, spannt sich das Lig. gastrocolicum an. Es wird von dem bereits angelegten Schlitz aus zwischen Massenunterbindungen durchtrennt. Hierbei hält man sich beim gutartigen Ulkus ziemlich dicht an den Magen, beim Karzinom dagegen, besonders wenn Drüsen nachweisbar sind, möglichst nahe an das Kolon. Zunächst wird die Abbindung in der Richtung auf die Kardia fortgesetzt, weil hier meist keine Schwierigkeiten vorhanden sind und hierdurch bald ein erwünschter Zugang und eine gute Übersicht zur Bursa omentalis geschaffen werden.

Sobald die Abtragung kardialwärts weit genug erfolgt ist, wird die Abbindung pyloruswärts fortgesetzt. Im Bereiche des Antrum ist das Lig. gastrocolicum in der Regel mit dem Mesokolon verklebt. Die Trennung beider Blätter gelingt jedoch teils scharf, teils stumpf meist ohne Schwierigkeiten, wobei

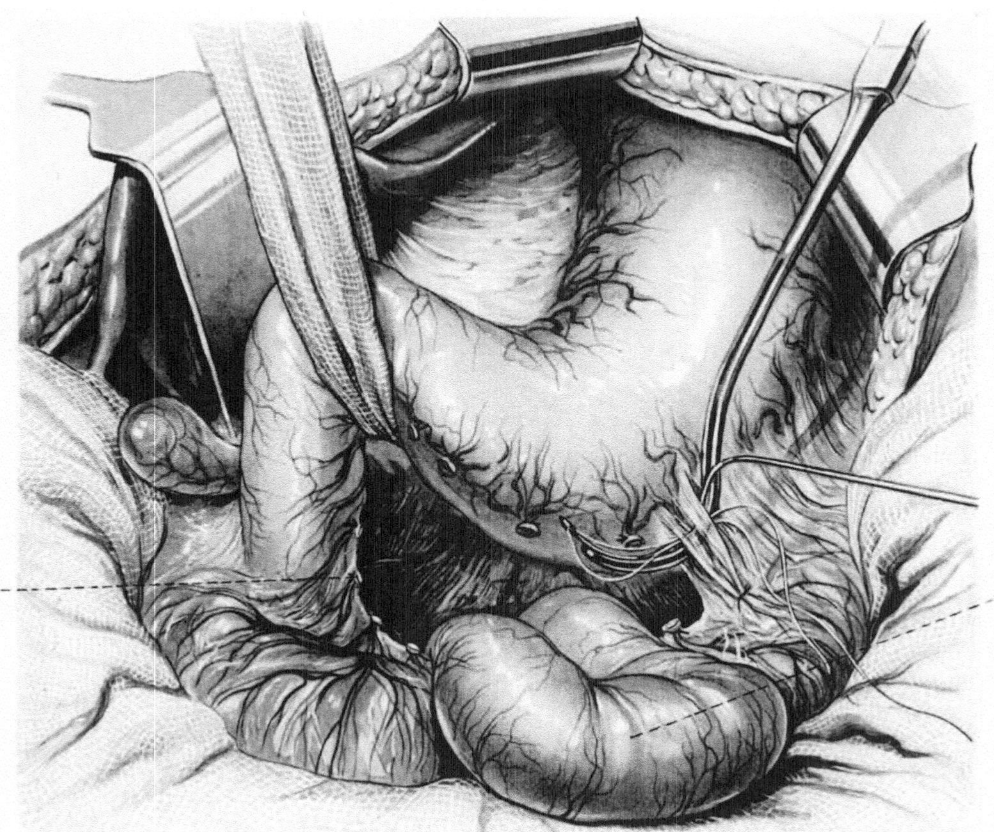


Abb. 107. **Magenresektion Typus Billroth II.** Fortsetzung des Zustandes der vorigen Abbildung. Die oberste Dünndarmschlinge ist durch einen Schlitz im Mesocolon transversum und im Lig. gastrocolicum hervorgeholt. In der Lücke des Lig. gastrocolicum ist die Art. colica med. sichtbar. Der nach Abbinden eines Teiles des Lig. gastrocolicum und nach Durchstoßen des kleinen Netzes auf eine Rollgaze – besser wäre ein Gummischlauch! – geladene Magenkörper wird emporgehoben. Das Lig. gastrocolicum wird funduswärts weiter zwischen doppelten Unterbindungen durchtrennt.

die Gefäße des Mesokolon, namentlich die Art. colica med., sorgfältig zu schonen sind. Nur wenn der Krankheitsprozeß in das Mesokolon eingebrochen ist, ist eine stumpfe Trennung unmöglich. Der erkrankte Teil des Mesokolon muß dann unter Versorgung der Gefäße scharf ausgeschnitten werden und bleibt am Magen hängen. Je näher man an den Pylorus kommt, desto breiter pflegen die das Kolon und die Pars pylorica verbindenden Gewebszüge zu werden, und desto festere Beziehungen pflegen sie zur Art. colica med. einzugehen. Dieses wichtige Gefäß ist daher vor jeder Massenunterbindung sorgfältig zu besichtigen und zu isolieren. Allmählich kann man mit ausreichender Deutlichkeit zwei von der Flexura coli dextra zum Duodenum und Pylorus ziehende Mesenterialblätter unterscheiden, von denen das eine rechts, das andere links an das Duodenum tritt. Das rechte Blatt enthält neben zahlreichen Venen die Art. gastroepiploica dextra. Das Blatt wird mit diesen Gefäßen doppelt unterbunden und durchtrennt. Das linke Blatt führt auf den Pankreaskopf, von dem zahlreiche kurze Arterien aus der Art. gastroduodenalis und

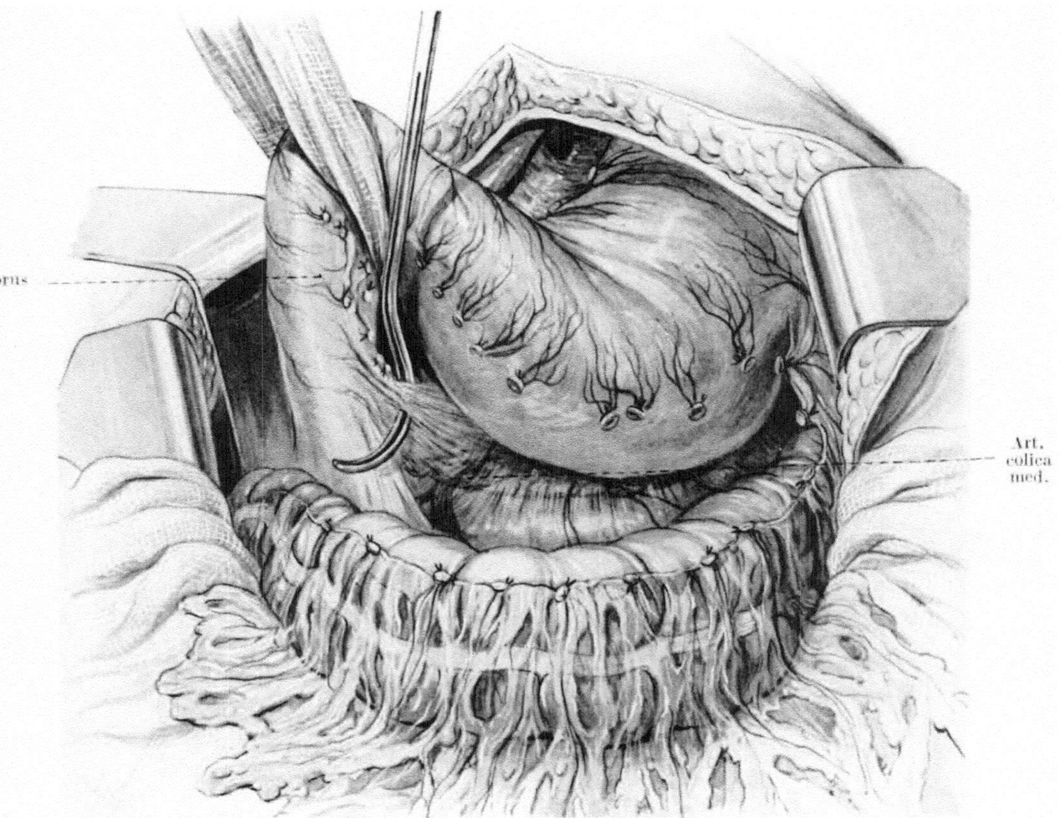


Abb. 108. Magenresektion. Fortsetzung des Zustandes der vorigen Abbildung. Das Lig. gastrocolicum ist ausreichend durchtrennt. Der Pylorusteil des Magens wird mit einer untergeschobenen Rollgaze emporgehoben. Die am Pankreas liegende Wand des Duodenums wird mobilisiert, indem die beide Organe verbindenden gefäßhaltigen Bindegewebszüge zwischen doppelten Unterbindungen durchtrennt werden.

zahlreiche Venen zum Duodenum treten, die zwar klein sind, aber doch sorgfältig doppelt unterbunden und durchtrennt werden müssen (Abb. 108). Auf diese Weise gelingt es allmählich, auch das Duodenum von dem Pankreaskopf genügend weit zu lösen.

Wird die Art. colica med. wegen unlösbarer Verbindungen mit dem Krankheitsherde unterbunden, oder zeigt das Colon transversum am Schlusse der Mobilisierung des Magens Ernährungsstörungen, die eine Resektion des Colon transversum erforderlich machen, so erleichtert man sich das weitere Vorgehen, wenn man sofort das ernährungsgestörte Stück des Colon transversum von seinem Mesenterium befreit, in der Mitte nach beiden Seiten — am besten mit dem Nähapparat von Petz — verschließt, zwischen beiden Verschlüssen durchtrennt und die beiden Kolonhälften nach rechts und links zur Seite schlägt. Die Wiederherstellung der Kontinuität des Colon transversum erfolgt später nach Abschluß der Magenresektion als letzter Operationsakt.

**2. Die Abtrennung des Lig. hepatogastricum.** Indem die linke Seite des Duodenums in der Bursa omentalis vom Pankreas in der geschilderten Weise in der Richtung nach der Leber abgelöst wird, gelangt man allmählich an das Lig. hepatoduodenale, das ohne scharfe Grenze in das Lig.

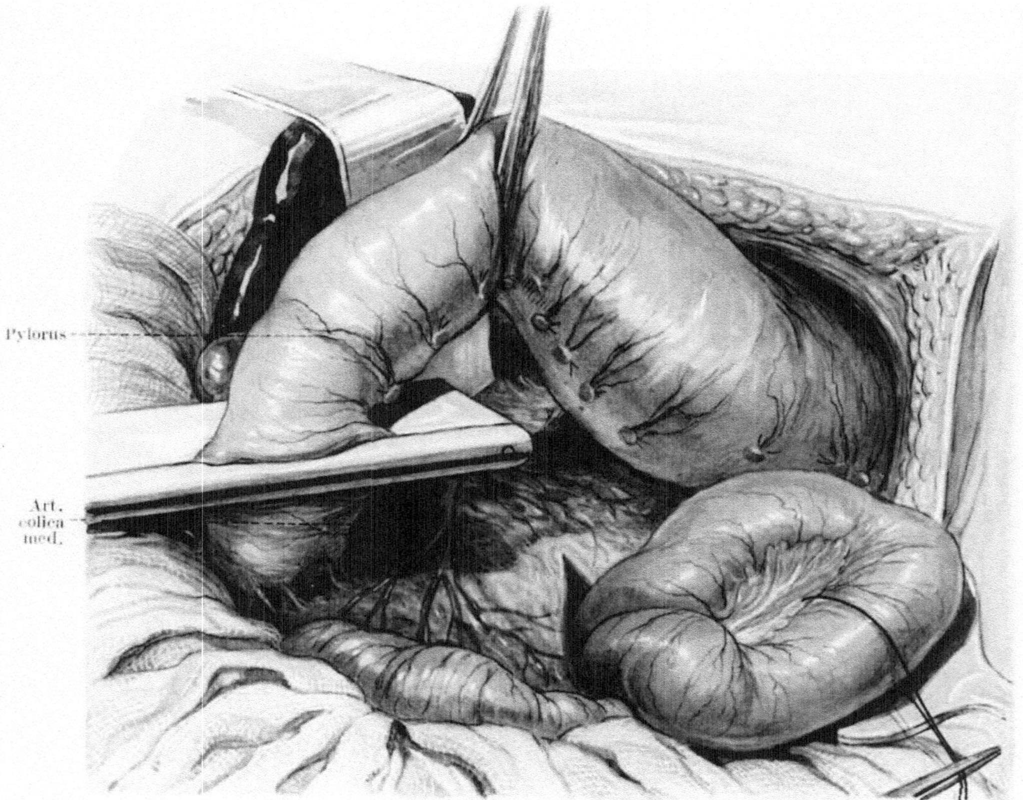


Abb. 109. Magenresektion Typus Billroth II. Fortsetzung des Zustandes der vorigen Abbildung. Durchtrennung des Duodenums mit dem Petzschen Instrument. Das Antrum pylori und das obere Duodenum sind ausreichend mobilisiert. Der Magen wird mit einer Rollgaze in die Höhe gehalten. Das Petzsche Instrument ist quer über das obere Duodenum gelegt. Die für die Anastomose bestimmte Jejunumschlinge ist durch einen Schlitz im Mesocolon transversum vorgezogen und mit einem durch ihr Mesenterium gelegten Haltefaden versehen.

hepatogastricum übergeht. Ist man an dieser Stelle angekommen, so zieht man den Magen kaudalwärts und nach links, wodurch das Duodenum und das kleine Netz von vorne sichtbar und angespannt werden. In der Mitte des kleinen Netzes, dort wo der Gummischlauch oder der Bindenzügel durchgezogen ist, werden seine hier meist äußerst zarten Gewebszüge unterfahren und zwischen Massenunterbindungen durchtrennt. Mit dieser Mobilisierung der kleinen Kurvatur schreitet man duodenalwärts fort, bis man am oberen Rande des Pankreaskopfes in den Bereich der hier bereits ausgeführten Abbindungen gelangt. Duodenalwärts vom Pylorus verlaufen an dieser Stelle im Lig. hepatoduodenale einige kurze, sich beim Ziehen am Duodenum stark anspannende Gefäße. Sie umgreifen das Duodenum gabelförmig auf der Vorder- und auf der Rückseite. Sie müssen mit großer Vorsicht mit der KOCHER-Rinne, und zwar auf jeder Seite getrennt, unterfahren, doppelt unterbunden und durchtrennt werden. Indem unter zeitweiser Rückkehr zu dem vorigen Mobilisierungsgebiete der Magen und das an ihm hängende Duodenum bald nach rechts, bald nach links, bald nach oben oder bald nach unten gezogen werden, wird die Ablösung des Duodenums vom Pankreas und vom Lig.

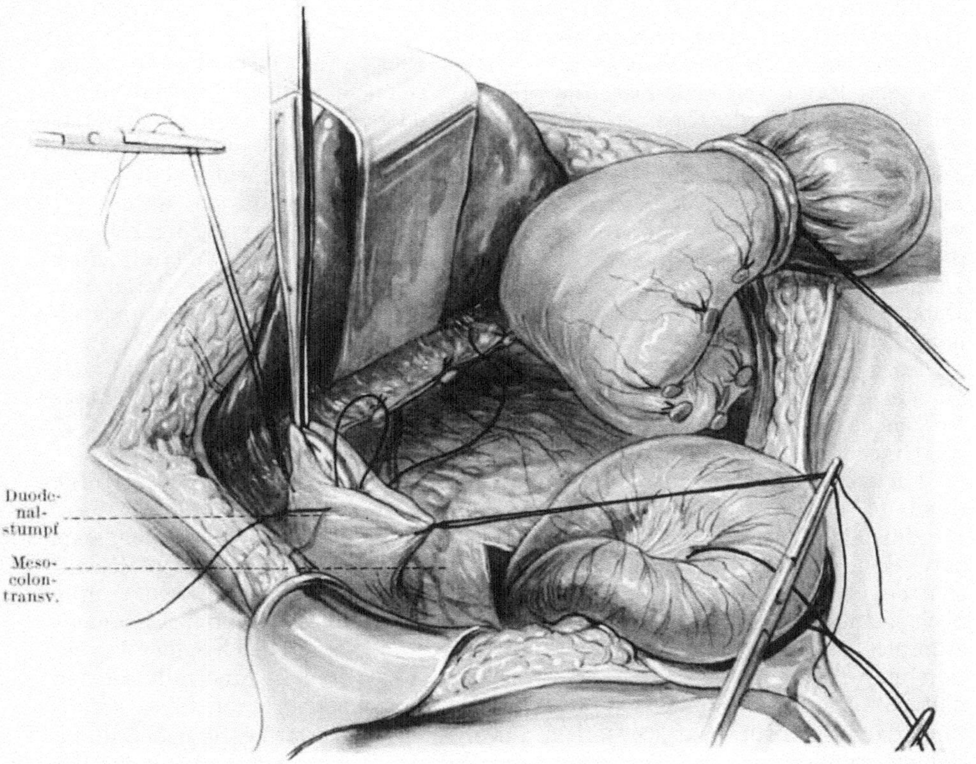


Abb. 110. Magenresektion Typus Billroth II. Fortsetzung des Zustandes der vorigen Abbildung. Verschluß des Duodenalstumpfes. Der mit der PETZschen Klammernaht verschlossene Duodenalquerschnitt wird durch LEMBERTsche Knopfnähte eingestülpt. Der Querschnitt des oralen Magenanteiles ist in ein Gummisäckchen eingebunden und über den linken Rippenbogen geschlagen. Die für die Anastomose bestimmte Dünndarmschlinge ist durch einen Schlitz im Mesocolon transversum vorgezogen und mit einem durch ihr Mesenterium gelegten Haltefaden versehen.

hepatoduodenale immer weiter getrieben. Eine Verletzung des Ductus choledochus oder pancreaticus ist natürlich sorgfältig zu vermeiden. Erscheint der Ductus choledochus gefährdet, so ist es besser, ihn planmäßig freizulegen, als ihn der Gefahr der zufälligen Verletzung auszusetzen.

**3. Die Durchtrennung des Duodenums.** Sobald für die Durchtrennung und für den Verschluß des Duodenums genügend gesundes Material zur Verfügung steht, ist die Durchtrennung vorzunehmen, da die hierdurch erzielte Steigerung der Beweglichkeit des Magens seine weitere Skeletierung wesentlich erleichtert.

Das Duodenum wird am besten mit dem PETZschen Nähapparat gefaßt (Abb. 109) und quer durchgenäht. Bevor es nach der Abnahme des Apparates zwischen den beiden Klammerreihen durchschnitten wird, wird seine kaudale

Kante aboral von den Klammern mit einer LEMBERT-artigen Halteknopfnaht gefaßt, um das Zurücksinken nach der Durchtrennung zu verhindern.

Nach dem Durchschneiden des Duodenums wird die Schnittfläche des abführenden Schenkels in der üblichen Weise durch LEMBERT-Knopfnähte versenkt (Abb. 110). Hierbei entstehen insofern gelegentlich Schwierigkeiten, als für die Naht an der Pankreasseite oft nur wenig Duodenalwand zur Verfügung steht. In einem derartigen Falle darf man statt der Duodenalwand das Pankreas fassen. Die Sicherheit einer derartigen, nicht ganz vollwertigen Naht wird durch Übernähen von Netz oder durch Heranziehen anderer Peritonealduplikaturen erhöht. Ist der Duodenalstumpf sicher versorgt, so wird er versenkt und mit einer Kompresse bedeckt.

Steht ein PETZscher Nähapparat nicht zur Verfügung, so kann man, wenn genügend Raum vorhanden ist, quer über das Duodenum möglichst weit aboral eine leicht federnde Klemme legen. Das Duodenum wird dann magenwärts — am besten mit dem Diathermiemesser — durchtrennt. Ist der Platz beschränkt, so muß man auf die federnde Klemme verzichten, wobei dann meist reichlich schaumiger Duodenalinhalt vorquillt, der abgesaugt und aufgetupft wird. Der abführende Duodenalstumpf wird mit einer ALBERTschen Katgutnahtreihe, die hier jedoch mit Knopfnähten ausgeführt wird, und mit einer LEMBERTschen Zwirnknopfnahtreihe versorgt und versenkt. Man kann das Duodenum auch einfach zuschnüren und den Stumpf mit einer Tabaksbeutelnaht versenken (Abb. 43 und 44).

Einzelne Operateure ziehen die Durchtrennung und den Verschluß des Duodenums mit Hilfe der MOYNIHANschen Quetsche vor. Die Technik dieses Vorgehens ist oben im Abschnitt B, 2, S. 61 f. beschrieben und in Abb. 46 und 47 wiedergegeben.

Ich halte es auch nicht beim ulkuskranken Menschen für nötig, das Innere des Duodenums nach seiner Durchtrennung auf innere Ulzera zu besichtigen. Der für den endständigen Verschluß des Duodenums oberhalb der Gallengänge zur Verfügung stehende Raum ist derartig beschränkt, daß eine tiefere Resektion des Duodenums aboral eines hierbei entdeckten Ulkus nur sehr selten noch gelingt. Selbst wenn also in der Tiefe des durchtrennten Duodenalstumpfes noch ein Ulkus gesichtet würde, wird der Wunsch nach seiner Resektion in Anbetracht der Sicherheit des Verschlusses zumeist unerfüllt bleiben müssen. Die Entdeckung derartiger, äußerlich nicht sichtbarer tiefer Zwölffingerdarmgeschwüre hat vor allem für denjenigen Interesse, der bei ihrem Fehlen grundsätzlich das Verfahren nach Billroth I bevorzugt und nur bei der Aufdeckung unresezierbarer Geschwüre zum Billroth II abschwenkt, um hierdurch das Geschwür einseitig auszuschalten. Wer schon an sich das Verfahren nach Billroth II anwendet, braucht das Übersehen derartiger kleiner Geschwüre um so weniger zu fürchten, als es sich hierbei nur um nichtkallöse Geschwüre handeln kann, die nach unseren bisherigen Vorstellungen bei konservativer oder palliativer Behandlung ausheilen und daher keiner radikalen Beseitigung bedürfen.

**4. Die Abtrennung des kleinen Netzes.** Der zuführende Duodenalstumpf wird unmittelbar nach der Durchtrennung des Duodenums durch ein Präservativ geschützt (Abb. 30 und 110). Der Magen wird kräftig kaudalwärts gezogen, so daß sich an der kleinen Kurvatur die Ansatzstelle des kleinen Netzes anspannt. Das kleine Netz tritt im kardialen Teile des Magens nicht in Gestalt eines dünnen Schleiers, sondern als eine massige, straffe, fettdurchsetzte, die kleine Kurvatur auf der Vorder- und der Hinterseite gabelförmig umfassende Platte an den Magen, deren Grenze gegen die Magenwand und deren einzelne Gefäße zumeist nicht deutlich zu erkennen sind. Bei dem Versuch, das kleine Netz lediglich unter Leitung des Auges

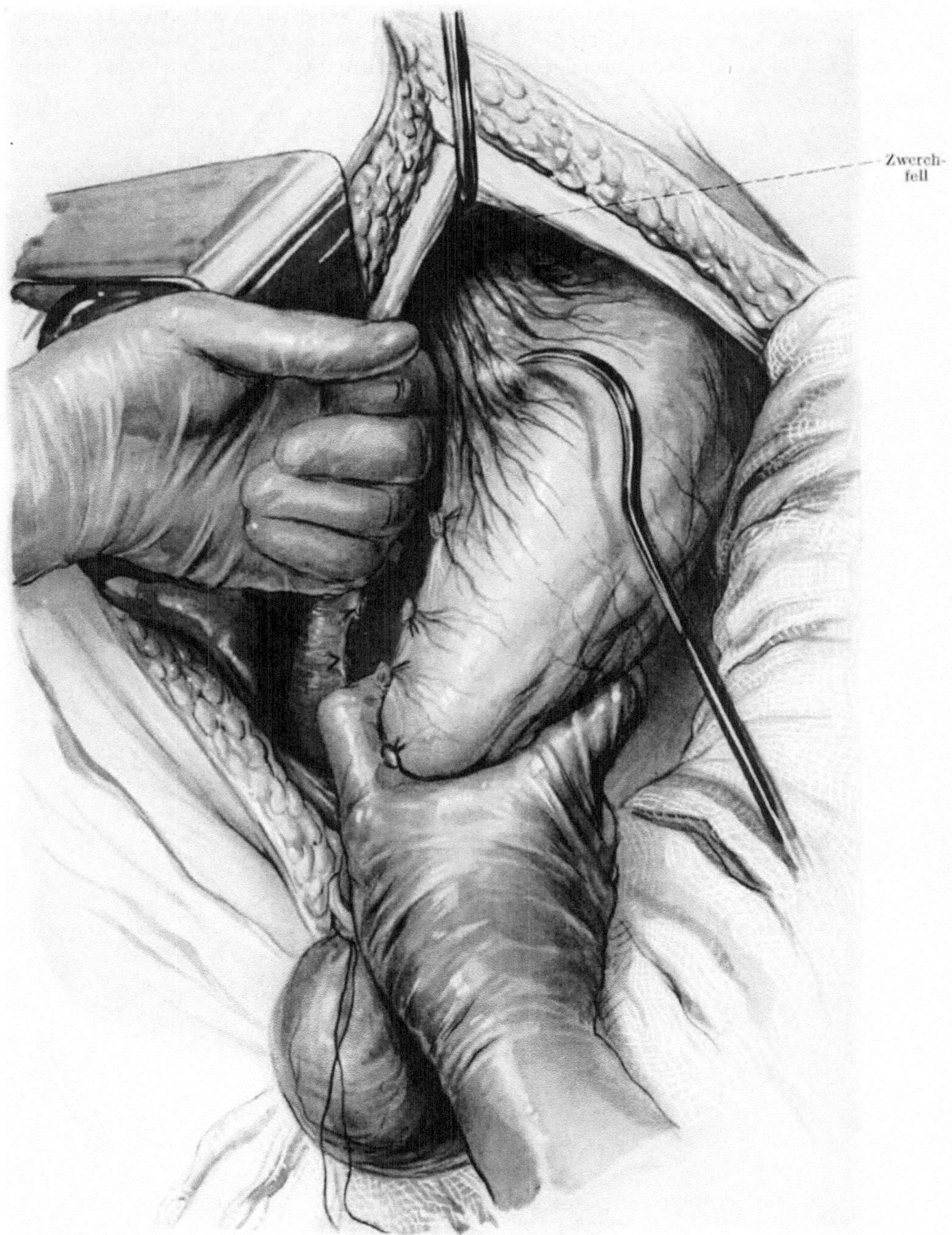


Abb. 111. Magenresektion. Fortsetzung des Zustandes der vorigen Abbildung. Abbinden des kleinen Netzes in der Gegend der Kardia. Der am Duodeneum quer durchtrennte Magen, dessen Duodenalquerschnitt mit einem Gummisäckchen verschnürt ist, wird stark nach abwärts gezogen. Die Grenze zwischen der kleinen Kurvatur und dem kleinen Netz wird durch Tasten mit dem linken Zeigefinger ermittelt. Möglichst nahe der Speiseröhre wird das kleine Netz mit einer gegen den Zeigefinger vorgeführten Hohlsonde unterfahren und zwischen Unterbindungen durchtrennt.

mit der KOCHER-Rinne stumpf vom Magenrand abzudrängen und zu unterfahren, würde man Gefahr laufen, die Magenwand zu verletzen. Die dem Auge nicht erkennbare Grenze zwischen Magenrand und kleinem Netz läßt sich jedoch zumeist deutlich tasten, wenn man sich das kleine

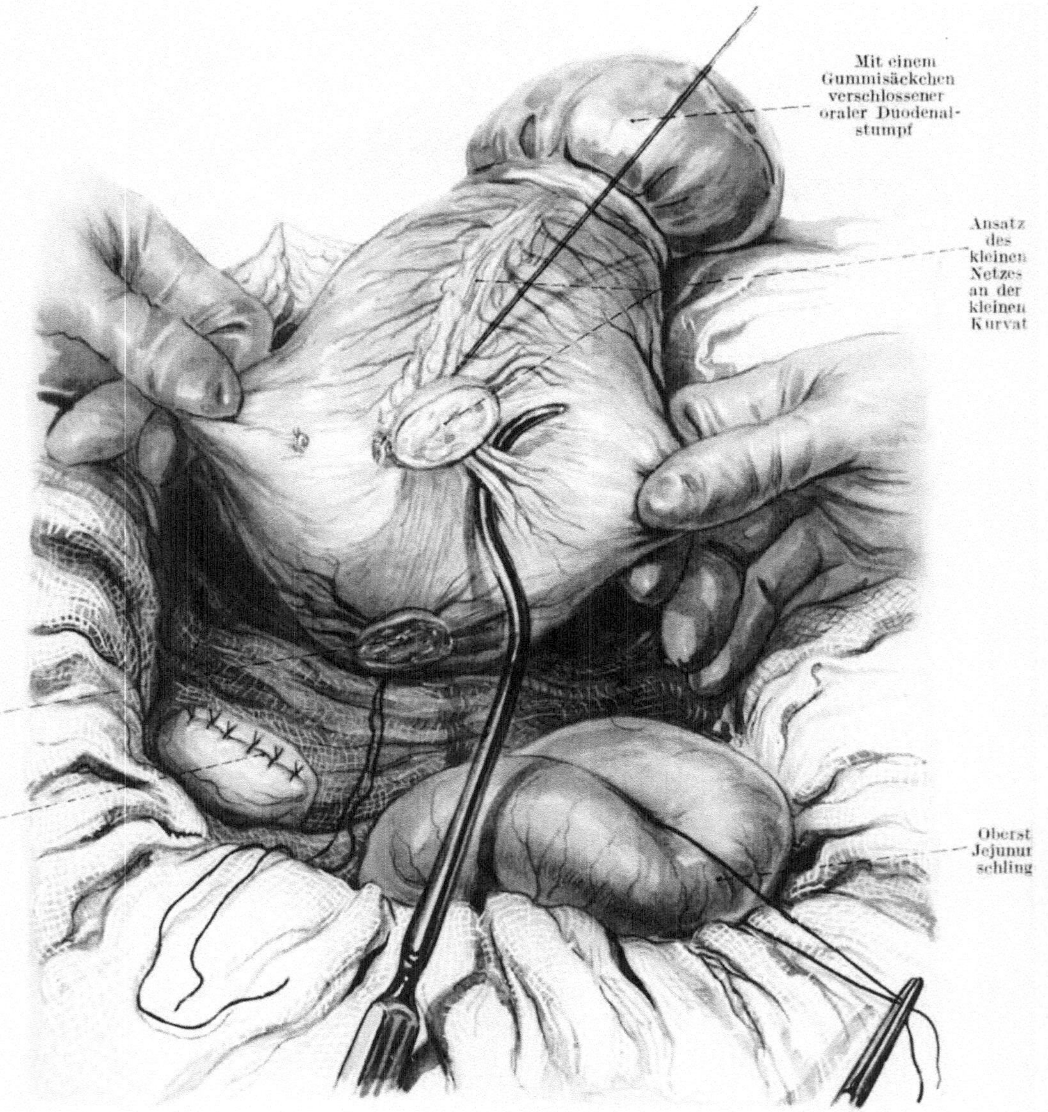


Abb. 112. Magenresektion Typus Billroth II. Fortsetzung des Zustandes der vorigen Abbildung. Befreiung der kleinen Kurvatur von dem kleinen Netz. Das kleine Netz des vom Duodenum quer abgetrennten, an seinem Querschnitt mit einem Gummisäckchen versehenen Magens wurde hoch oben an der Speiseröhre zwischen zwei Massenunterbindungen durchtrennt. Der orale und der aborale mit je einem Faden versehene Stumpf sind sichtbar. Der Magenstumpf ist über den linken Rippenbogen geschlagen. Die kleine Kurvatur wird durch die Hände eines Assistenten quer auseinandergezogen und entfaltet. Die nach der Vorder- und nach der Hinterseite des Magens auslaufenden Gefäßverbindungen des kleinen Netzes werden auf jeder Seite mit der Hohlsonde unterfahren und zwischen zwei Unterbindungen durchtrennt. Der mit LEMBERTschen Knopfnähten verschlossene Duodenalstumpf ist sichtbar. Die für die Anastomose bestimmte Jejunumschlinge ist durch einen Schlitz im Mesocolon transversum hervorgeholt und mit einem durch ihr Mesenterium gezogenen Faden versehen.

Netz von hinten auf den Zeigefinger der linken Hand lädt und es zwischen Zeigefinger und Daumen faßt. Man macht an dieser Stelle einen kleinen Schnitt durch den Peritonealüberzug, führt die KOCHER-Rinne genügend nahe der Kardia hart am Magenrand nach dem Tastgefühl von vorn gegen den Zeigefinger und hebt hierdurch das kleine Netz mit den Vasa gastrica sin. von der Magenwand ab (Abb. 111). Der auf die KOCHER-Rinne geladene Strang des kleinen Netzes wird sehr sorgfältig abgebunden, wobei es ratsam ist, nach der Kardia zwei Unterbindungen anzulegen. Denn die in das dicke Gewebe

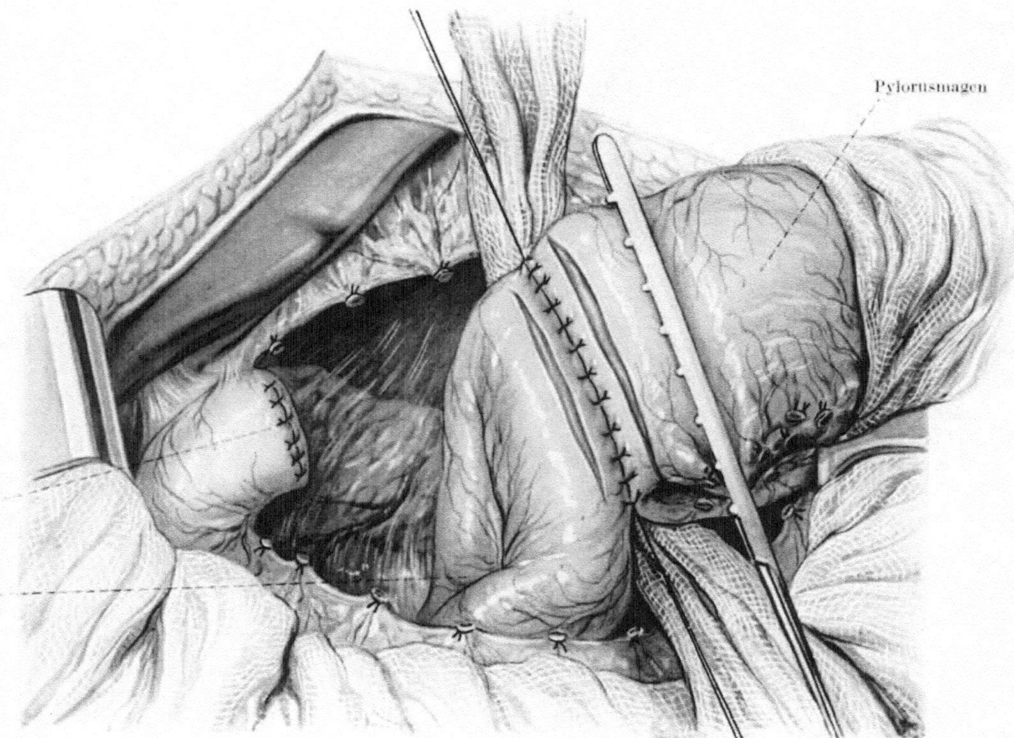


Abb. 113. Magenresektion Typus Billroth II. Fortsetzung des Zustandes der vorigen Abbildung. Das Duodenum ist quer durchtrennt, sein abführender Schenkel ist blind verschlossen. Der in ein Gazetuch gehüllte Pylorusmagen ist über den linken Rippenbogen geschlagen. Die oberste Dünndarmschlinge ist mit der Hinterwand des Magens durch hintere LEMBERTsche Nähte über einer Rollgaze verbunden. Am Magen und an der Jejunumschlinge ist die Serosa im Bereiche der Eröffnungslinie durchtrennt. Der Magen ist pyloruswärts von der Eröffnungsstelle mit einer kräftigen Klemme quer verschlossen. Funduswärts ließ sich eine Klemme wegen Raummangel nicht anlegen.

eingebetteten Gefäße haben eine ausgesprochene Neigung, aus der Unterbindung herauszugleiten, und das nachträgliche Fassen der dann in der Tiefe stark blutenden Gefäße kann sehr schwierig sein. Man hüte sich bei dieser Durchführung der KOCHER-Rinne vor einer Verletzung der Speiseröhre, die bisweilen unerwartet tief und weit nach rechts liegt.

Der an der kleinen Kurvatur haftende aborale Unterbindungsfaden des Lig. hepatoduodenale wird nach der Durchtrennung im Gegensatz zu den oralen Fäden zunächst nicht abgeschnitten, sondern als Haltezügel benutzt, um die von hier über die Vorderseite und über die Hinterseite des Magenkörpers fächerförmig ziehenden Gefäße, die Zweige der Art. gastrica sin., in möglichst weiter Entfernung von der kleinen Kurvatur abzubinden, und hierdurch die kleine Kurvatur möglichst ausgiebig zu skeletieren. Die Gefäße heben sich, wenn die kleine Kurvatur scharf über den linken Rippenbogen gezogen und durch die rechts und links an ihr eingesetzten Hände eines Assistenten in der Querrichtung des Magens stark auseinandergezogen wird (Abb. 112), auf der Vorderseite und auf der Hinterseite des Magens deutlich ab. Dieses retrograde Abbinden des kleinen Netzes wird in der Richtung auf den am Magen hängenden Duodenalstumpf so lange fortgesetzt, bis die kleine Kurvatur in genügender

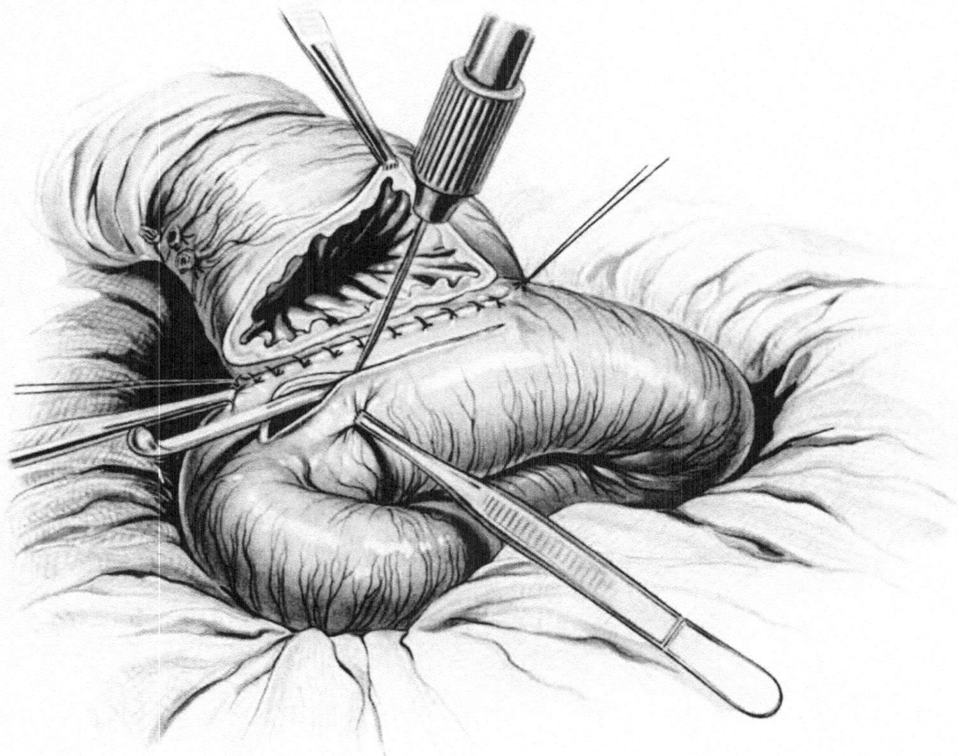

Abb. 114. Magenresektion Typus Billroth II. Fortsetzung des Zustandes der vorigen Abbildung. Der Magen und die Jejunumschlinge sind durch die hintere LEMBERTsche Nahtreihe verbunden. Die Vorderwand des Magens ist vollständig durchtrennt. Die Wand der Jejunumschlinge wird mit dem Diathermiemesser auf einer Elfenbeinrinne durchtrennt. Die den wegfallenden Magenanteil abschließende Klemme ist nicht eingezeichnet.

Länge skeletiert ist. Die kleine Kurvatur wird hierbei in einem mehrere Zentimeter breiten Streifen ihres Peritonealüberzuges beraubt.

Der in dieser Weise weitgehend mobilisierte Magen wird in die Höhe gehoben und über den linken Rippenbogen geschlagen, so daß seine Rückseite gut überblickt werden kann. Hier sind dann in der Regel noch das Lig. gastrolienale, eine Anzahl Adhäsionen und die Aa. gastricae breves doppelt zu unterbinden und zu durchschneiden. Man stellt dann noch einmal fest, ob die Abbindung des Lig. gastrocolicum ausreichend weit nach der Kardia reicht und holt das hier etwa noch Nötige nach.

**5. Die Herstellung der Magen-Darmverbindung.** Der Magen wird unter dem linken Rippenbogen stark hervorgezogen und so weit wie möglich kardiawärts mit einer stoffüberzogenen federnden Klemme quer von der großen nach der kleinen

Kurvatur gefaßt. Die überstehenden Schenkel der Klemme werden nahe der kleinen Kurvatur mit einem Seidenfaden fest zusammengeschnürt, damit sie den Magen auch an der Seite der kleinen Kurvatur ausreichend zusammendrücken. Bei Materialmangel muß man auf das Anlegen der Klemme verzichten. Der Magen wird über den durch eine Kompresse geschützten linken Rippenbogen geschlagen, so daß seine Rückseite gut zugänglich ist. Die oberste, bereits zu Beginn der Operation durch den Schlitz des Mesocolon transversum an einem Seidenfaden vorgezogene Dünndarmschlinge wird derartig an die Hinterwand des Magens gelegt, daß sie in abführender Richtung von der kleinen nach der großen Kurvatur läuft. Hierbei wird der zwischen der Flexura duodenojejunalis und dem Magen befindliche Teil reichlich bemessen, so daß der mit der kleinen Kurvatur in Verbindung tretende Schlingenteil etwa 10—15 cm von der Flexur entfernt ist. Zwischen Magen und Darmschlinge wird eine Rollgaze gelegt, die Umgebung wird sorgfältig abgedeckt. Die Schlinge wird durch eine hintere LEMBERTsche Nahtreihe an der Hinterwand des Magens befestigt (Abb. 113). Schwierigkeiten macht hierbei am ehesten die Anlegung der Nähte an der kleinen Kurvatur, da sich hier eine gewisse Spannung oft zunächst nicht vermeiden läßt. Es ist sorgfältig darauf zu sehen, daß der Endhaltefaden wirklich genau an der kleinen Kurvatur und nicht etwa auf der Rückseite des Magens angelegt wird. Es ist ratsam, gerade an der kleinen Kurvatur die Nähte besonders sorgfältig und dicht zu legen, zumal da die Magenoberfläche hier infolge der Abbindung des kleinen Netzes auf mehrere Zentimeter Breite des serösen Überzuges beraubt wurde.

Nach Vollendung der hinteren LEMBERTschen Nahtreihe wird der abführende, über den linken Rippenbogen geschlagene Teil des Magens mit einer kräftigen Klemme quer von der großen nach der kleinen Kurvatur gefaßt, nachdem der zwischen dieser und der vorher angelegten federnden Klemme befindliche Magengürtel in den wegfallenden Magenanteil möglichst entleert wurde. Der Magen und der Darm werden etwa $^1/_2$ cm von der LEMBERT-Nahtreihe eröffnet (Abb. 114), und die Wundränder von Magen und Darm werden durch eine hintere ALBERTsche Nahtreihe mit fortlaufendem Katgut vereinigt.

Jetzt wird auch die vordere Wand des Magens durchtrennt, wodurch der kranke Magenteil in Wegfall kommt. Die beiden vorderen Wundränder des Magens und des Darmes werden durch eine vordere ALBERTsche fortlaufende Katgutnahtreihe und durch eine vordere LEMBERT-Nahtreihe mit Zwirnknopfnähten vereinigt. Hierdurch sind die leitende Verbindung und die Abdichtung zwischen Magen und Darm vollendet.

**Andere Formen der Magen-Darmverbindung** nach dem Typ Billroth II: BILLROTH resezierte den Magen ursprünglich mit endständigem Verschluß des Magenquerschnittes und nachträglichem Anlegen einer neuen Gastroenterostomia antecolica anterior ausgeführt (Abb. 115). v. EISELSBERG verschloß einen Teil des Magenquerschnittes an der kleinen Kurvatur und pflanzte die oberste Dünndarmschlinge nur in den an der großen Kurvatur gelegenen Rest des Querschnittes ein (Abb. 116). KRÖNLEIN vereinigte die gesamte Länge des Magenquerschnitts antekolisch mit der Dünndarmschlinge, und REICHEL stellte die gleiche Verbindung auf retrokolischem Wege her, wie das ausführlich beschrieben wurde. Schließlich kann man auch die oberste Jejunumschlinge nach ROUX quer durchtrennen, den abführenden Schenkel in den Magenrest einpflanzen und den zuführenden Schenkel seitlich in den abführenden leiten (Y-förmige Verbindung, Abb. 117). Diese verschiedenen Abarten der Verbindung zwischen Magen und Darm nach der Magenresektion besitzen heute keine große Bedeutung mehr.

Das Verfahren nach v. EISELSBERG. Manche Operateure bringen nicht die ganze Breite des Magenquerschnittes mit dem Darm in Verbindung, sondern stellen nur eine begrenzte Anastomose her. Sofern derartige Bedenken mit der

Befürchtung begründet werden, daß die Magenentleerung bei der Verbindung des gesamten Querschnittes mit dem Darm zu schnell erfolgen könnte

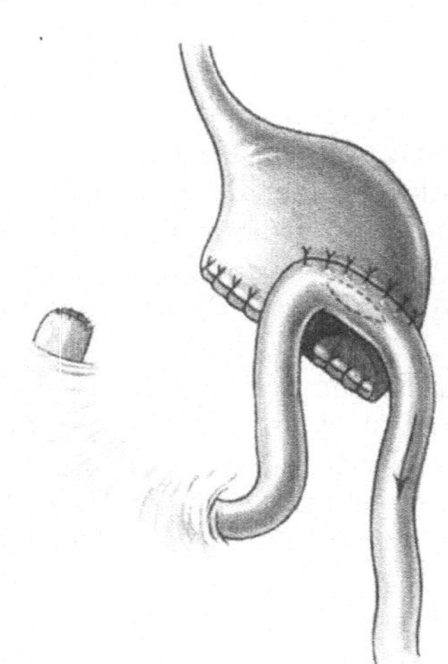

Abb. 115. Magenresektion Typus Billroth II. Schematisch. Verschluß des Magenquerschnittes und Anlegung einer Gastroenterostomie, Originalverfahren BILLROTHS.

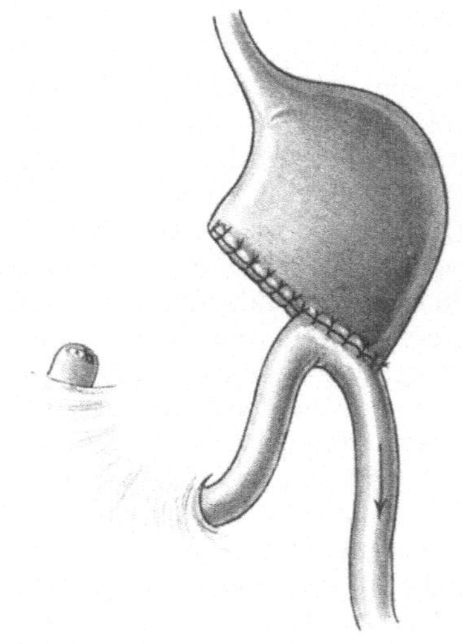

Abb. 116. Magenresektion Typus Billroth II. Schematisch. Teilweiser Verschluß des Magenquerschnittes, Verbindung zwischen Magenquerschnittsrest und Jejunum nach v. EISELSBERG.

(Sturzentleerung), sind sie abzulehnen, und jeder Versuch, die Entleerung des Magens durch die planmäßige Herstellung einer relativen Stenose der Magen-Darmverbindung künstlich zu regeln, ist dringend zu widerraten. Wir müssen im Gegenteil darauf ausgehen, jede künstliche Verbindung im Bereiche des Magen-Darmkanals so groß wie möglich zu gestalten, und können die Geschwindigkeit der Entleerung des vorgeschalteten Magen-Darmteiles nur sich selbst überlassen. Dagegen kann der teilweise Verschluß des Magenquerschnittes die Ausführung der Resektion bei Materialmangel an der kleinen Kurvatur erheblich vereinfachen und ist aus diesem Grunde gelegentlich zu empfehlen, vorausgesetzt, daß die Restöffnung für den ungehinderten Durchtritt des Mageninhaltes in den Darm groß genug bleibt.

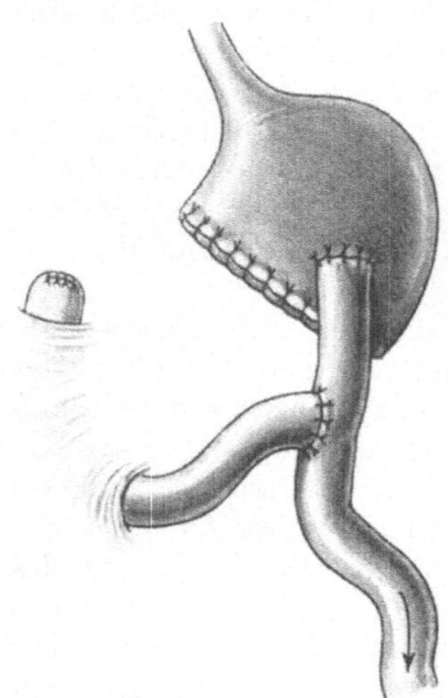

Abb. 117. Magenresektion Typus Billroth II. Schematisch. Verschluß des Magenquerschnittes und Anlegung einer Y-förmigen Gastroenterostomie nach ROUX.

Man geht hierbei nach dem Vorschlage v. EISELSBERG in folgender Weise vor, wobei ich bemerke, daß die Technik des Teilverschlusses des Magenquerschnittes und die Verbindung der verbleibenden Teilöffnung mit dem Darm bis ins einzelne bei der Magenresektion nach Billroth I im Abschnitt C, 9, c, S. 164 geschildert und in den Abb. 128 und 129 wiedergegeben ist.

Der der kleinen Kurvatur benachbarte Teil der Magenquerschnittsöffnung wird durch CZERNYsche Doppelnahtreihen endständig verschlossen (Abb. 116), so daß von dem Querschnitt nahe der großen Kurvatur eine Restöffnung von 3—4 cm übrig bleibt. Diese wird endständig in die Seite der obersten Dünndarmschlinge gepflanzt. Zur Sicherung der besonders gefährdeten Stelle, an der die Magenquernaht mit der Magen-Darmverbindung zusammenstößt, kann die zuführende Jejunumschlinge auf die Magenquernaht noch eine Strecke wie ein Pflaster flächenhaft aufgesteppt werden. Dieses Aufsteppen der zuführenden Darmschlinge wirkt gleichzeitig in dem passageerleichternden Sinne einer KAPPELERschen Aufhängenaht.

Das Originalverfahren von BILLROTH. Man verschließt den Magen vollständig und anastomosiert die Dünndarmschlinge nachträglich mit dem verschlossenen Magenrest durch eine besondere Gastroenterostomie an der Hinter- oder Vorderseite des Magens (Original Billroth II, Abb. 115). Der endständige Verschluß des Magenquerschnittes wird hierbei möglichst mit Hilfe des PETZschen Nähapparates hergestellt.

Das Y-förmige Verfahren. Bei der Verbindung des Magens mit dem Darm, bei der Magenresektion nach Billroth II in Form einer Y-förmigen Anastomose (Abb. 117 und 118), wird der Dünndarm ein Stück unterhalb der Flexura duodenojejunalis durchtrennt, die zuführende Schlinge wird seitlich mit der abführenden Darmschlinge verbunden, und der abführende Schenkel wird endständig mit dem Magen in Verbindung gebracht. Auf die Nachteile dieses Vorgehens wurde bereits oben hingewiesen, die namentlich darin liegen, daß der zwischen dem Magen und der Enteroanastomose des Dünndarms gelegene Jejunalschenkel nur reinen Magensaft ohne Beimischung von Duodenalinhalt erhält, was der Entstehung eines Ulcus pepticum jejuni Vorschub leistet. Das Verfahren kommt heute höchstens noch nach sehr umfangreichen Resektionen des Magens in Frage, wenn die Heranführung einer zusammenhängenden Jejunumschlinge zum Magenrest wegen der großen Entfernung Schwierigkeiten macht, oder wenn bei der Resektion eines Ulcus pepticum jejuni der Dünndarm quer durchtrennt werden mußte.

**6. Der Verschluß des Mesokolonschlitzes.** Bei jeder Form der Verbindung zwischen Magenrest und oberster Jejunumschlinge bei der Magenresektion nach Billroth II muß die Anastomosenstelle zum Schluß in den Schlitz des Mesocolon transversum eingenäht werden, damit nicht etwa Darmschlingen in diesen Schlitz geraten und sich hier einklemmen können. Hierbei empfiehlt sich die Einnähung möglichst in der Weise vorzunehmen, daß die Anastomose in den kaudalen Bauchraum verlagert wird. Indem das Colon transversum senkrecht in die Höhe gehoben wird, wird die Rollgaze, auf der die Magen-Darmanastomose reitet, mit Hilfe einer Kornzange durch den Mesenterialschlitz in den kaudalen Bauchraum geleitet, und die Anastomose wird an der Rollgaze nachgezogen. Die Ränder des Mesokolonschlitzes werden am Magen mit Knopfnähten ringförmig um die Anastomose befestigt (Abb. 118), wobei zuerst die Vorderseite des Magens mit dem linken Rande des Mesokolonschlitzes und hierauf die Rückseite des Magens mit dem rechten Rande des Mesokolonschlitzes vereinigt werden. Liegt die Magen-Jejunalanastomose so weit nach der Kardia, daß sie sich nicht vollständig durch den Mesokolonschlitz kaudalwärts ziehen läßt, so muß man auf die Verlagerung der Anastomose in den kaudalen Bauchraum ganz oder teilweise verzichten und den zu- und abführenden Darmschenkel der Anastomose in den Mesokolonschlitz einnähen. Ein vollständiger Verschluß des Mesokolonschlitzes muß aber unbedingt erreicht werden.

Man überzeugt sich davon, daß der zuführende und der abführende Darmschenkel im Bauchraum richtig liegen, man prüft noch einmal, daß es an keiner Stelle blutet und verschließt die Bauchhöhle vollständig.

Die Resektion in der Richtung Kardia-Duodenum. Anstatt, wie ich das soeben geschildert habe, den Magen zuerst im Bereiche des Duodenums vollständig zu skeletieren und zu durchtrennen, die Mobilisierung dann allmählich kardiawärts fortzusetzen und die Abtrennung des kranken Magenanteiles vom Fundusmagen und die Vereinigung des zurückbleibenden Magens mit der

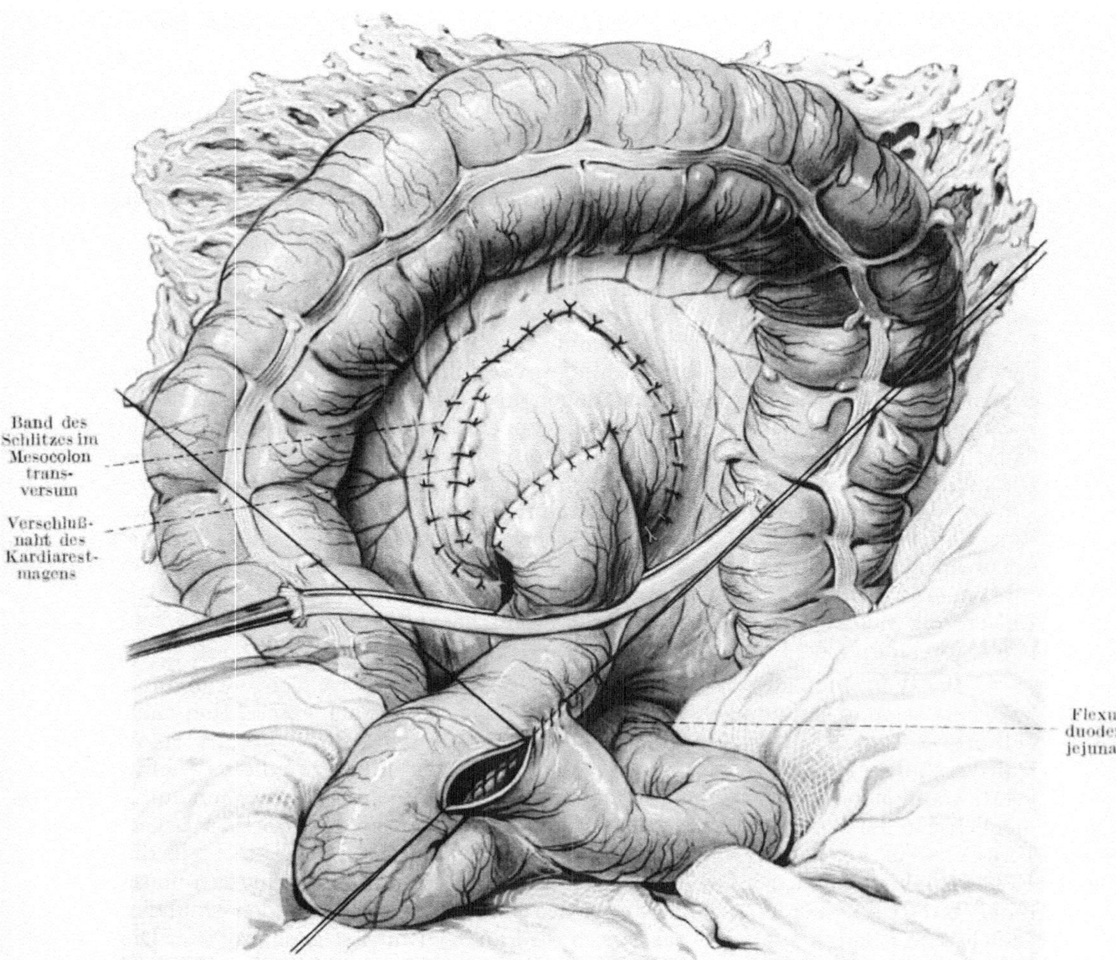


Abb. 118. Magenresektion nach dem Typus Billroth II mit Herstellung einer Y-förmigen Magen-Darmverbindung nach ROUX. Nach Resektion des kranken Magenabschnittes und nach dem Verschluß seines kardialen Querschnittes und des Duodenalstumpfes wurde die oberste Jejunumschlinge 20 cm aboral der Flexura duodenojejunalis durchtrennt. Der abführende Schenkel wurde in den Magenrest endständig eingepflanzt und der zur Anastomose verwendete Magenteil in den Schlitz des Mesocolon transversum eingenäht. Der Querschnitt des zuführenden Jejunumschenkels wird in den abführenden Schenkel etwa 10 cm aboral der Verbindungsstelle mit dem Magen End zu Seit eingepflanzt.

obersten Dünndarmschlinge als letzten Akt folgen zu lassen, kann bei Billroth II auch der umgekehrte Weg eingeschlagen werden, indem der Magen zunächst auf der Kardiaseite ausgelöst und durchtrennt, die Anastomose zwischen dem Kardiamagen und der obersten Jejunumschlinge hergestellt, die Befreiung des in Wegfall kommenden Magenkörpers in der Richtung nach dem Duodenum fortgesetzt und als letzter Akt die Durchtrennung und die Versorgung des Duodenalstumpfes vollzogen wird. Das Vorgehen in dieser Richtung ist besonders dann zweckmäßig, wenn im Bereiche des Fundus und der Magenmitte keine Verwachsungen und daher auch keine technischen Schwierigkeiten bestehen, während in der Gegend des Pylorus und des Duodenums derartige Schwierigkeiten in erheblichem Maße zu erwarten sind. Abgesehen davon, daß die freie Beweglichkeit des kardiawärts bereits durchtrennten Magens die Mobilisierung am Pylorus und am Duodenum erheblich erleichtert, hat dieses pyloruswärts fortschreitende Vorgehen auch den Vorteil, daß bei unüberwindlichen Schwierigkeiten der Auslösung des in der Nähe des Pylorus gelegenen Krankheitsherdes weitere Versuche in dieser Richtung jederzeit eingestellt werden können, worauf der Magen

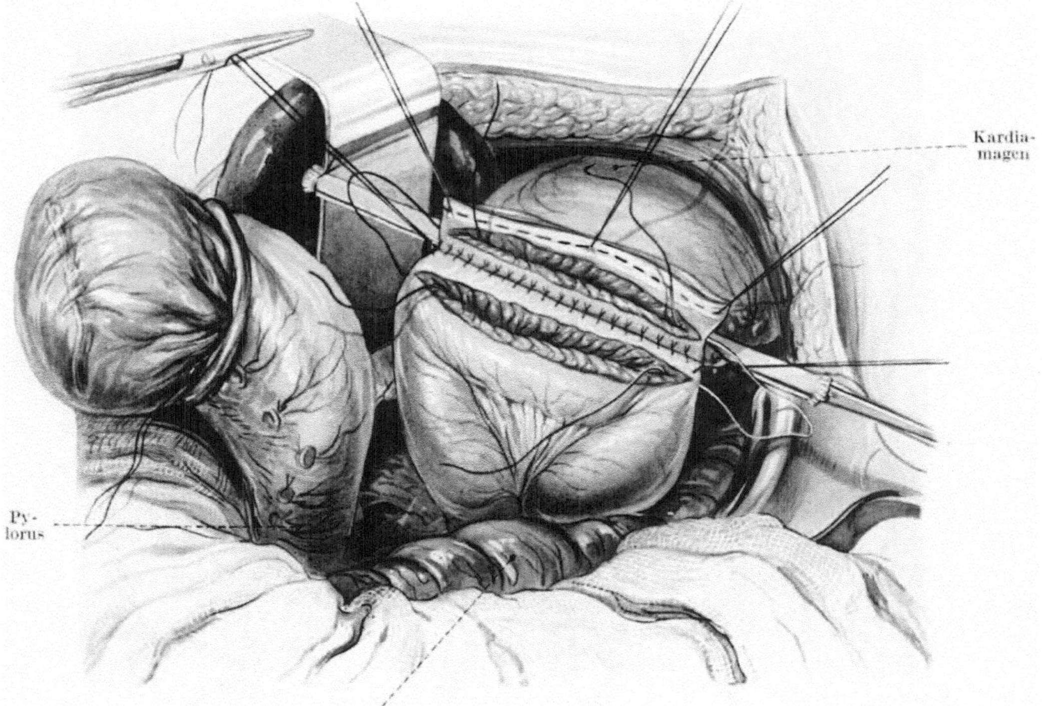


Abb. 119. Magenresektion Typus Billroth II in der Richtung Kardia-Duodenum. Der Magen ist in der Nähe der Kardia zwischen den beiden Klammerreihen des PETZschen Instrumentes quer durchtrennt. Der aborale Magenquerschnitt ist mit einem Gummisäckchen überzogen und nach rechts gelegt. Zwischen der obersten Jejunumschlinge, die durch einen Schlitz im Mesocolon transversum hervorgezogen ist, und dem kardialen Magenteil, der nach der Kardia durch eine federnde Klemme abgeschlossen ist, wird eine Anastomose hergestellt. Die beiden Gebilde sind bereits durch die hintere LEMBERTsche Nahtreihe miteinander verbunden und sind eröffnet. Es werden nunmehr die Endhaltefäden der hinteren ALBERTschen Dreischichtennahtreihe angelegt.

im Antrumteil, soweit er bisher mobilisiert ist, abgetrennt und das Pylorusende blind verschlossen wird. Die geplante Totalresektion wird hierdurch zu einer Palliativresektion unter Zurücklassung des Pylorus. Es ist also das Vorgehen in der Richtung von der Kardia nach dem Pylorus als eine Ausnahme bei besonders schweren Veränderungen in der Gegend des Pylorus und des Duodenums zu bevorzugen, zumal wenn sich die Frage anfangs nicht entscheiden läßt, ob der Krankheitsherd radikal beseitigt werden kann oder nicht.

Der Eingriff verläuft in dieser Richtung im übrigen entsprechend dem soeben in umgekehrter Richtung geschilderten Vorgehen, so daß nur wenig Marksteine auf diesen Wegen besonders aufgeführt zu werden brauchen:

Nachdem die oberste Jejunumschlinge durch eine Öffnung im Mesocolon transversum und im Lig. gastrocolicum vorgeholt ist, wird der Magenkörper mit Hilfe einer Kornzange unter Benutzung der bereits geschaffenen Öffnung im Lig. gastrocolicum und unter Durchstoßen des kleinen Netzes mit einem Gummischlauch unterfahren. Unter Emporheben seines Körpers wird der Magen zunächst an der großen und hierauf an der kleinen Kurvatur im Bereiche der für die Durchtrennung bestimmten Stelle weitgehend skeletiert. In dieser

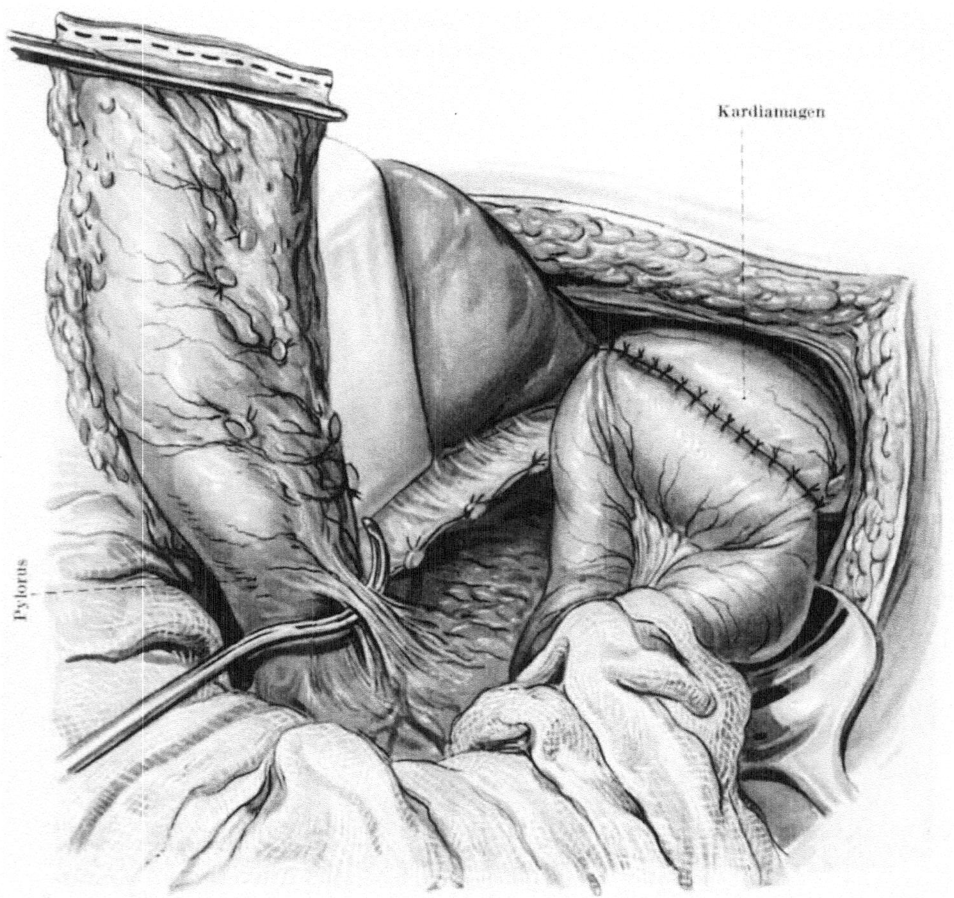


Abb. 120. Magenresektion Typus Billroth II in der Richtung Kardia-Duodenum. Fortsetzung des Zustandes der vorigen Abbildung. Die Anastomose zwischen dem kardialen Magenanteil und der obersten Jejunumschlinge ist vollendet. Der Pylorus-Magenanteil und das angrenzende Duodenum sind bis auf die Verbindungen zwischen dem Duodenum und dem Pankreaskopf mobilisiert. Diese Verbindungen werden mit der Hohlsonde unterfahren und nach doppelter Unterbindung durchtrennt.

Gürtelzone wird der Magen mit dem Petzschen Instrument quer verschlossen und durchtrennt.

Der Pylorusmagen wird in ein Gummisäckchen eingescheidet und zunächst beiseite gelegt. Die Verbindung des Kardiamagens mit der obersten Jejunumschlinge wird entweder nach Krönlein unter Ausnutzung des gesamten Querschnittes oder unter blindem Verschluß des Magenstumpfes und unter nachträglicher Anlegung einer Gastroenterostomie hergestellt. Ich ziehe das Krönleinsche Verfahren vor (Abb. 119): Der mit den Petzschen Klammern verschlossene Magenquerschnitt wird mit drei Haltefäden versehen, so daß der Magenquerschnitt unter Entblößung der Rückseite des Magens hochgestellt werden kann. Etwa 1 cm von der Klammerreihe entfernt wird die oberste Dünndarmschlinge durch hintere Seidenknopfnähte der Rückseite des Stumpfes angelagert. Die Dünndarmschlinge und die Hinterwand des Magenstumpfes werden $^1/_2$ cm neben der Nahtverbindung eröffnet (Abb. 119), und ihre Wundränder werden mit hinterer fortlaufender dreischichtiger Katgutnahtreihe vereinigt, die nach Durchschneidung auch der Magenvorderwand in die vordere Dreischichtennahtreihe übergeleitet wird. Dann wird die Anastomose durch vordere Lembertsche Seidenknopfnähte vollendet.

Der Pylorusmagen wird ergriffen und unter entsprechender Verlagerung in der Richtung auf das Duodenum in der üblichen Weise von seinen Verbindungen allseitig befreit. Da der Stumpf nur duodenalwärts am Körper hängt und nach allen anderen Seiten frei bewegt werden kann, so ist die Mobilisierung technisch einfach. Namentlich die Auslösung der nach dem Pankreas gerichteten, sonst besonders schwer zugänglichen Seite macht keine Schwierigkeiten (Abb. 120). Die Mobilisierung wird über die kranke Stelle und über den Pylorus bis auf das Duodenum fortgeführt. Das Duodenum wird mit dem Petzschen Instrument quer verschlossen, durchtrennt, und der aborale Stumpf wird durch Seidenknopfnähte eingestülpt.

Am Schluß der Operation wird der Magen im Umkreis der Gastroenterostomiestelle in den Schlitz des Mesocolon transversum eingenäht.

Besonderheiten. Ist ein Karzinom in die Umgebung des Magens eingebrochen, so kann von einer eine Dauerheilung versprechenden Radikaloperation kaum noch die Rede sein, und es wird von der Resektion am besten Abstand genommen, es sei denn, daß etwa ein eng begrenzter Einbruch in einen bequem zu resezierenden Leberschnürlappen oder in eine begrenzte Stelle des Pankreas vorhanden ist. Auch das Vorhandensein starker, offenbar durch den Tumor selbst bedingter Schmerzen oder die Bekämpfung jauchiger Prozesse oder starker Blutungen rechtfertigen die Beseitigung des Tumors, auch wenn die Hoffnung auf eine radikale Ausrottung des Karzinoms nicht mehr besteht. Ganz anders liegen die Dinge beim gutartigen Geschwür. Hier gebietet die Beteiligung benachbarter Organe nur selten ein Halt. Ein in die vordere Bauchwand, in die Leber oder in das Pankreas eingebrochenes Geschwür wird entweder aus dem Organ unter Belassung des die Perforation verschließenden Deckels im Gesunden aseptisch ausgegraben, wobei das Diathermiemesser unübertroffene Dienste leistet; oder es wird an der Randzone mit dem elektrischen Messer umschnitten, wodurch auf der einen Seite eine Öffnung im Magen entsteht und auf der anderen Seite eine große, jauchige Geschwürsfläche an dem befallenen Organ zutage tritt. Der Magen wird durch die entstandene Öffnung ausgesaugt und vorübergehend mit langen Gazestreifen austamponiert, um den Austritt von Mageninhalt zu verhindern.

Die freien Geschwürsflächen der Organe werden am besten mit der elektrischen Schlinge abgehobelt, sonst mit dem scharfen Löffel ausgekratzt und mit Peritoneum überdeckt. Eine Drainage der Bauchhöhle nach der Bloßlegung eines derartigen Geschwüres ist nicht erforderlich, da die Geschwürsflächen nach der Deckung mit Peritoneum erfahrungsgemäß vorzüglich heilen.

Fast unüberwindliche Schwierigkeiten entstehen des öfteren bei der Resektion eines in den Pankreaskopf eingebrochenen Duodenalgeschwürs, nicht deswegen, weil hier ein Ausschneiden des Geschwürs nicht möglich wäre, sondern weil der sichere Verschluß des Duodenalstumpfes mangels gesunder verfügbarer Duodenalwand in Frage gestellt wird. Denn die Auslösung der Duodenalwand kann mit Rücksicht auf die Nähe der lebenswichtigen Gebilde des Lig. hepatoduodenale nur auf eine verhältnismäßig eng begrenzte Strecke erfolgen. Für den sicheren Verschluß des Duodenalstumpfes ist aber eine mindestens 2 cm breite freie Randzone erforderlich. Hier findet also die Möglichkeit der Beseitigung auch eines gutartigen Geschwürs am häufigsten

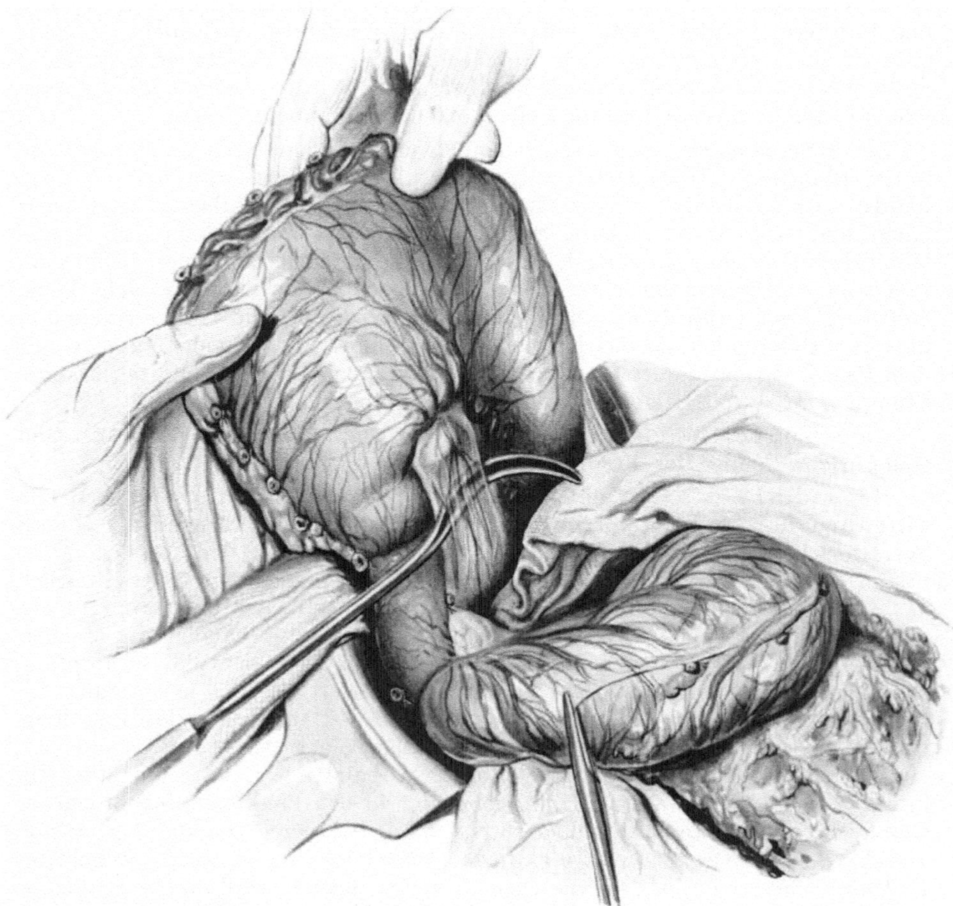

Abb. 121. Magenresektion. Durchtrennung gefäßreicher bandartiger Verwachsungen zwischen einem gedeckt perforierten Magengeschwür und dem Pankreas.

ihre Grenze, und man muß sich alsdann mit der Palliativresektion des Magens begnügen, was man im Hinblick auf die guten Dauerergebnisse dieses Verfahrens ziemlich leichten Herzens tun kann.

Bandartige Adhäsionen zwischen dem Boden eines Magengeschwürs und der Nachbarschaft werden bei der Befreiung des Magens mit der Hohlrinne unterfahren, doppelt unterbunden und durchtrennt (Abb 121). Sie enthalten häufig stärkere Gefäße, so daß sich die einfache Durchschneidung ohne Abbindung nicht empfiehlt.

Die Beteiligung des Mesocolon transversum. Eine besondere Bedeutung kommt den Einbrüchen des Krankheitsprozesses in das Mesocolon transversum zu, weil hier die Art. colica med. verläuft, deren

Unterbindung eine Nekrose des Colon transversum nach sich zieht. Kann die Art. colica med. nicht geschont werden, so ist das mit einer Resektion des Colon transversum gleichbedeutend. Von allen Einbrüchen eines

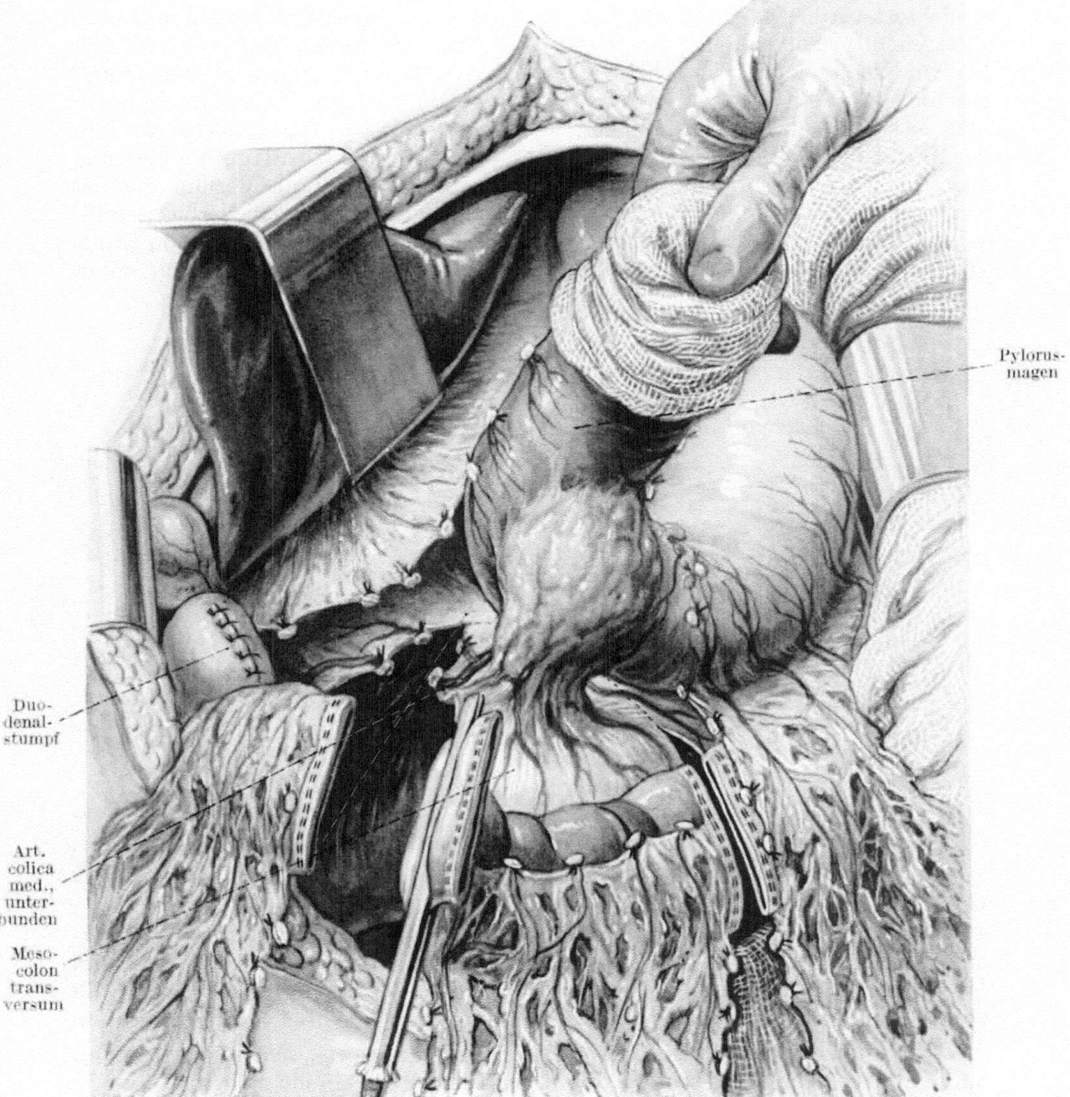


Abb. 122. Magenresektion Typus Billroth II. Resektion des Colon transversum und des Mesocolon transversum wegen eines in das Mesokolon eingebrochenen Magenkarzinoms. Der Magen ist im Bereiche des Duodenums durchtrennt, der aborale Duodenalstumpf ist verschlossen, der orale Stumpf wird mit dem Magen nach oben und links gezogen. Das Colon transversum ist mit dem PETZschen Nähapparat doppelt durchtrennt. Die rechte Seite des Mesokolons ist unter Abbindung der Art. colica med. durchtrennt, die linke Seite ist teilweise durchtrennt, die beabsichtigte Trennungslinie ist punktiert.

Karzinoms in die Umgebung sind das Colon transversum und sein Mesenterium immer noch diejenigen Stellen, wo sich die Radikalität des Eingriffes trotz anfänglicher Schwierigkeiten am ehesten erzwingen läßt.

Erweisen sich im Verlaufe einer Magenresektion eine Resektion des Mesocolon transversum einschließlich der Art. colica med. und daher eine Resektion des Colon transversum als notwendig, so wird die Durchtrennung des Colon transversum so früh wie möglich ausgeführt, da der Zugang zum Magen hierdurch erleichtert wird. Die Durchtrennung und der erste Verschluß werden mit dem PETZschen Instrument vorgenommen (Abb. 122). Die beiden im Körper verbleibenden Kolonschenkel werden zunächst nach rechts und links zurückgeklappt und erst am Ende des Gesamteingriffes miteinander in Verbindung gebracht, nachdem man sich von ihrer Lebensfähigkeit überzeugt hat. Die Darmpassage wird in der Regel durch endständige, seltener durch seitenständige Vereinigung der beiden Kolonstümpfe und nur bei Materialmangel durch Verbindung der untersten Ileumschlinge mit dem abführenden Kolonschenkel wiederhergestellt.

Der zu dem ausgeschalteten Kolonstück gehörende Teil des Mesocolon transversum wird gleich dem anhaftenden Netz keilförmig unter Abbinden seiner

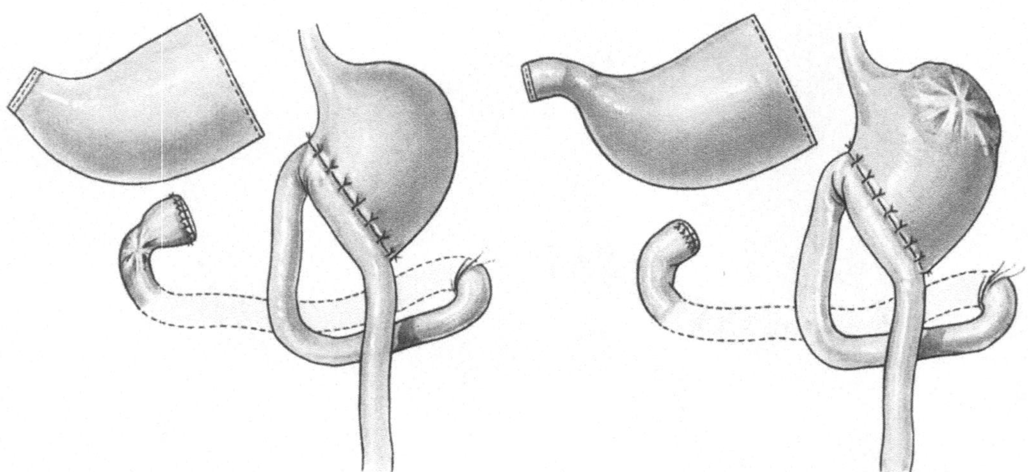

Abb. 123. Palliativresektion des Magens wegen eines nicht zu beseitigenden Ulcus duodeni (FINSTERER). Schematisch.

Abb. 124. Palliativresektion des Magens wegen eines nicht zu beseitigenden Ulcus ventriculi am Fundus (MADLENER). Schematisch.

Gefäße ausgeschnitten, ohne eine etwa bestehende Verbindung mit dem Magen zu trennen, so daß am Magen ein Stück des Kolon und des Mesocolon transversum haften bleibt (Abb. 122). Am Ende der Operation wird der Schlitz im Mesocolon transversum, durch den oder vor dem bei der Magenresektion nach Billroth II die Verbindung zwischen Magen und Jejunum geleitet wird, geschlossen.

Die Palliativresektion des Magens (FINSTERER, MADLENER). Man versteht unter Palliativresektion eine Resektion, bei der ein möglichst großer Abschnitt des präpylorischen Magens, im ganzen etwa zwei Drittel des Magens möglichst mit Einschluß des Pylorus, entfernt werden, bei der aber der Krankheitsherd des Magens oder des Duodenums im Körper zurückbleibt. Meistens handelt es sich hierbei um gutartige Geschwüre. Sitzt das Geschwür in der Gegend des Pylorus oder im Duodenum, so wird die Magenresektion in jedem Falle nach dem Typ Billroth II durchgeführt, weil hierdurch gleichzeitig der Krankheitsherd einseitig ausgeschaltet wird (Abb. 123). Sitzt der Krankheitsherd im Fundusmagen, so kann die Resektion ebenfalls nach dem Typus Billroth II vorgenommen werden (Abb. 124); sie kann aber ihrem Zweck nach auch nach Billroth I durchgeführt werden. Denn der Hauptsinn der

Palliativresektion ist eine möglichst ausgiebige Beseitigung der Pylorusdrüsen, ausgehend von der Erfahrung, daß die Salzsäureproduktion der Fundusdrüsen durch den Wegfall des Pylorus und des Antrum pylori erheblich eingeschränkt wird. Die dauernde Herabsetzung der Salzsäureproduktion soll die Heilung des im Körper verbliebenen Geschwürs unterstützen. Daneben wird nach Möglichkeit eine mechanische Schonung der geschwürigen Stelle durch Ableitung des Speisebreis vom Krankheitsherde oder durch Beschleunigung der Magenentleerung erstrebt.

Gelingt es also wegen unlösbarer Verwachsungen mit der Umgebung nicht, den Pylorusmagen im Bereiche eines Geschwürs zu mobilisieren, oder sitzt ein Geschwür so tief aboral im Duodenum, daß ein zuverlässiger Verschluß des aboralen Duodenalstumpfes nicht mehr möglich erscheint, so hat man es von vornherein oder im Laufe des Vorgehens jederzeit in der Hand, eine Palliativresektion auszuführen (Abb. 123), d. h. unter Abbrechung der weiteren Mobilisierung auf die Entfernung des Krankheitsherdes zu verzichten, den Magen kardiawärts vom Ulkus im Bereiche des Duodenums oder des Magens quer zu durchtrennen, den aboralen Querschnitt zu verschließen und den nach Möglichkeit verkleinerten Kardiamagen nach dem Typ Billroth II zu versorgen (Finsterer). Da für die Einstülpung des sich nach dem Pylorus trichterförmig verengernden und am Pylorus stark eingeengten, meist durch Muskelhypertrophie verdickten präpylorischen Magenanteiles reichlich Material erforderlich ist, so ist die Durchtrennung in einer beträchtlichen, etwa 4—5 cm betragenden Entfernung vom Pylorus vorzunehmen. Andernfalls kann man, wenn die Einstülpung des präpylorischen Magenquerschnittes nicht gelingt, in eine äußerst unangenehme Lage kommen. Man kann sich aus ihr entweder dadurch befreien, daß man den Magenstumpf durch Ausschneiden seiner Schleimhaut kleiner und geschmeidiger macht, oder man muß schlimmstenfalls zum Einnähen des unzuverlässig versorgten Pylorusstumpfes in die Bauchdecken seine Zuflucht nehmen. Im Hinblick auf die Materialersparnis kann der Verschluß des Pylorusmagenrestes durch eine mit der Hand angelegte Albertsche Nahtreihe vorteilhafter als der Klammerverschluß mit dem Petzschen Nähapparat sein.

Sitzt das nicht mehr radikal operable Geschwür im Kardia- oder Fundusteil des Magens, und soll es mit einer Palliativresektion behandelt werden (Madlener), so ist es vorteilhaft, die Palliativresektion nach dem Typus Billroth II in der Richtung Duodenum-Kardia unter Einbeziehung des Pylorus vorzunehmen, wobei dann die Anastomose zwischen dem Magen und der Jejunumschlinge aboral von dem im Körper zurückgelassenen Krankheitsherde angelegt wird.

In Anbetracht des Umstandes, daß der Sinn der palliativen Magenresektion vornehmlich in der Ausschaltung der sezernierenden Schleimhaut des Pylorusmagens liegt, beläßt Drüner nach der queren Durchtrennung des Magenkörpers und nach der Verbindung des Kardiamagens mit der obersten Jejunumschlinge den Pylorusmagen selbst im Körper und befreit ihn lediglich von seiner Schleimhaut. Beim Verschluß des Querschnitts des schleimhautentblößten Pylorusmagens wird die Serosa-Muskulariswand so weit wie möglich eingestülpt, um ausgiebige Verwachsungen im Bereiche des Pylorusrestmagens zu begünstigen.

## c) Die Magenresektion nach Billroth I (1881).

Die Wiederherstellung des normalen Speiseweges vom Magen nach dem Duodenum nach der Magenresektion hat zur Voraussetzung, daß der Magenrest mit dem Duodenalanfang ohne Spannung in Verbindung gebracht werden kann. Diese Voraussetzungen lassen sich durch Sparsamkeit bei der Resektion und durch ausgiebige Mobilisierung beider Intestinalteile oft erfüllen.

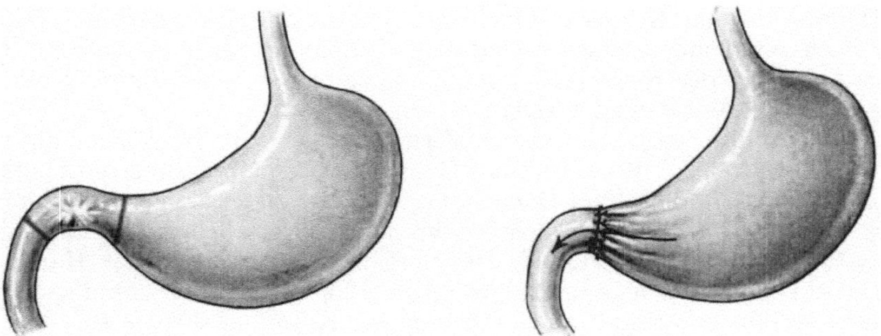

Abb. 125. Magenresektion Typus Billroth I. Schematisch. Verbindung des gesamten Magenquerschnittes mit dem Duodenalquerschnitt End zu End nach HABERER.

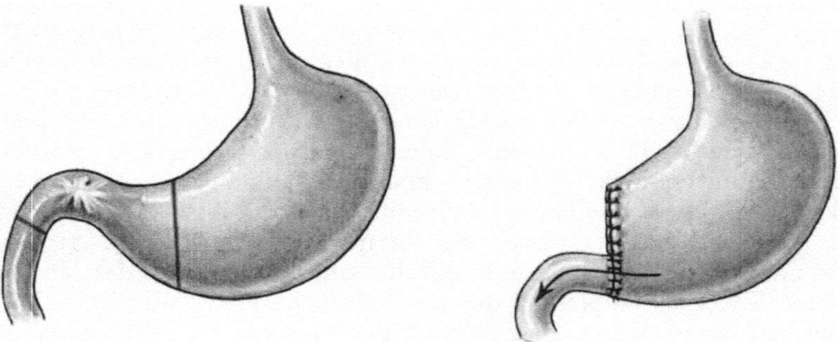

Abb. 126. Magenresektion Typus Billroth I. Schematisch. Teilweiser Verschluß des Magenquerschnittes, Verbindung zwischen Magenquerschnittsrest und Duodenum End zu End nach BILLROTH.

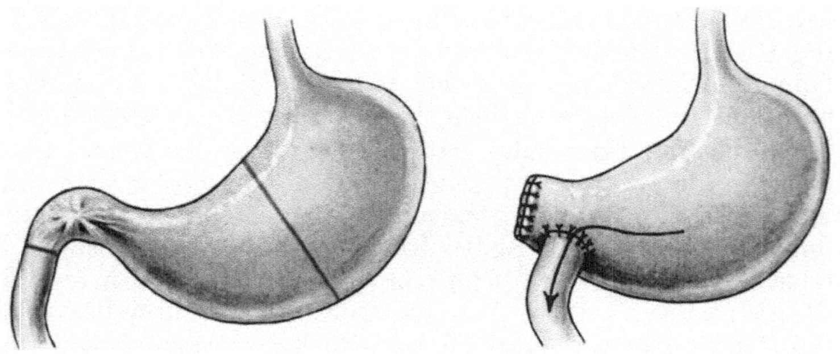

Abb. 127. Magenresektion Typus Billroth I. Schematisch. Verschluß des Magenquerschnittes, Einpflanzung des Duodenalquerschnittes in die Magenwand nach KOCHER.

Bei der Verbindung zwischen dem Magen und dem Duodenum werden entweder der ganze Magenquerschnitt mit dem Duodenalquerschnitt (HABERER, Abb. 125), oder nur ein Teil des Magenquerschnitts mit dem Duodenalquerschnitt (Abb. 126, Original Billroth I) verbunden (Vereinigung End zu End), oder der Duodenalquerschnitt wird in die Seite des blind geschlossenen Magens eingepflanzt (Vereinigung Seit zu End, KOCHER, Abb. 127), oder der Magenquerschnitt wird endständig in die Seitenwand des Duodenums eingepflanzt (Vereinigung End zu Seit, HABERER, Abb. 134).

Wenn es möglich ist, werden Magen und Duodenum während der Ausführung der Anastomose durch federnde Darmklemmen verschlossen. Häufig scheitert dieser Versuch aber an Materialmangel, wenigstens am Duodenalstumpf. In derartigen Fällen verschließt man die Öffnungen durch einen oder durch zwei mit einem langen Faden versehene Tupfer, die kurz vor der Vollendung der vorderen ALBERTschen Nahtreihe entfernt werden.

Am bequemsten vollzieht sich die Verbindung zwischen Magenrest und Duodenum, wenn man nach der Durchtrennung des Duodenums das zur Resektion bestimmte Magenstück mit dem übrigen Magen zunächst in Verbindung läßt und den Magen so nach links und aufwärts schlägt, daß die für die Durchtrennung bestimmte rückseitige Resektionslinie an das Duodenum gelegt werden kann (Abb. 128).

Die Skeletierung des zur Resektion bestimmten Magen- und Duodenalabschnittes und die Durchtrennung des Duodenums werden bei dem Verfahren nach Billroth I in der gleichen Weise vorgenommen, wie das im Abschnitt C, 9, b, S. 141f. bei der Resektion nach Billroth II, und zwar bei dem Vorgehen in der Richtung Duodenum-Kardia beschrieben und durch zahlreiche Abbildungen belegt ist. Es ist daher nicht notwendig, dieses Vorgehen noch einmal an dieser Stelle zu beschreiben.

Die Vereinigung zwischen Magen- und Duodenalquerschnitt End zu End (Abb. 125). Dieses Verfahren setzt eine gewisse Übereinstimmung der Größe beider Querschnittsöffnungen voraus. Durch entsprechende Einkrausung des Magens können jedoch weitgehende Unterschiede ausgeglichen werden.

Nachdem das Duodenum mit oder ohne PETZschen Apparat quer durchtrennt ist, wird sein aboraler Querschnitt an der oberen und an der unteren Ecke und in der Mitte beider Wundflächen mit je einem Haltefaden versehen und hiermit nach rechts hinübergeschlagen. Dann läßt sich in typischer Weise an der hinteren Duodenalwand, 1 cm von der Schnittlinie entfernt, die hintere LEMBERTsche Nahtreihe mit der Magenhinterwand ausführen. Der Magen wird $^1/_2$ cm von dieser Nahtreihe entfernt auf seiner Hinterseite eröffnet, Magen- und hinterer Duodenalwundrand werden durch eine ALBERTsche Nahtreihe verbunden, die hier am besten als Knopfnahtreihe ausgeführt wird. Hierauf wird auch die vordere Wand des Magens durchtrennt. Sein Wundrand wird mit dem vorderen Duodenalwundrand in gleicher Weise vernäht, und hierüber wird die vordere LEMBERTsche Nahtreihe angelegt. Es empfiehlt sich nicht, das Netz zum Schutz um die Naht zu legen, da es schrumpfen und eine Stenose hervorrufen kann.

Ist es nicht möglich, den Duodenalquerschnitt mit der Hinterwand des Magens in Verbindung zu bringen, bevor der für die Resektion bestimmte Magenteil abgetragen ist, so wird der Magen gleich dem Duodenum quer durchtrennt, und beide Querschnitte werden in der üblichen Weise End zu End vereinigt.

Besteht ein ungewöhnlich starkes Mißverhältnis zwischen der Größe des Magen- und des Duodenalquerschnittes, und will man trotzdem die Vereinigung End zu End durchführen, so wird der an die kleine Kurvatur grenzende Magenquerschnitt durch endständige Naht entsprechend verkleinert, und der Duodenalquerschnitt wird in die an der großen Kurvatur zurückbleibende Restöffnung eingepflanzt (Original Billroth I, Abb. 126). Hierbei wird folgendermaßen vorgegangen:

Die Hinterwand des quer durchtrennten, mit drei Haltefäden versehenen Duodenums wird der Hinterwand des emporgehobenen und nach links geschlagenen Magens genähert, der oralwärts von der jetzt anzulegenden Nahtlinie mit einer leicht federnden Klemme verschlossen ist. Das Duodenum wird mit Serosa-Muskularisknopfnähten von der großen Kurvatur an in der Richtung auf die kleine Kurvatur so weit an der Hinterwand des Magens befestigt,

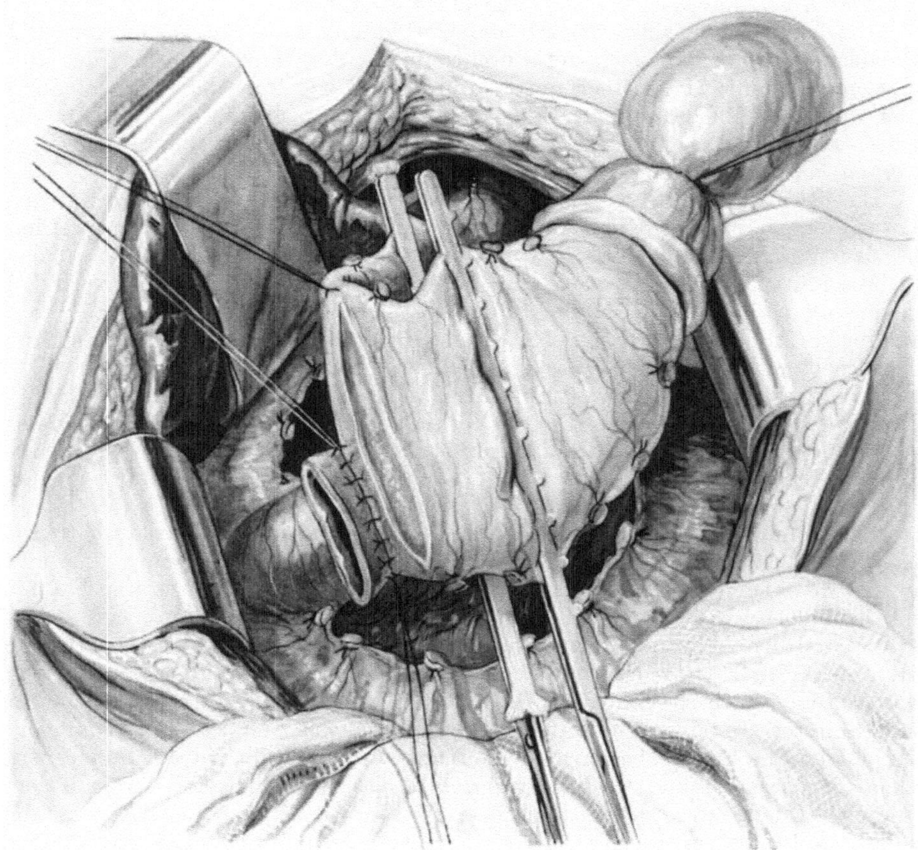

Abb. 128. Magenresektion nach Typus Billroth I, Vereinigung des Magens mit dem Duodenum nach der Originalmethode BILLROTHs. Der ausreichend mobilisierte Magenduodenalabschnitt ist im Bereiche des oberen Duodenums durchtrennt, der orale Stumpf ist in ein Gummisäckchen eingebunden und über den linken Rippenbogen nach aufwärts geschlagen. Der orale und der aborale Magenanteil sind mit federnden Klemmen abgeschlossen. Die Hinterwand des aboralen Duodenalstumpfes ist mit der Hinterwand des Magens durch hintere LEMBERT-Nähte vereinigt, wobei die Anlagerung des Duodenums an der großen Kurvatur beginnt und etwa bis zur Magenmitte reicht. Die Serosa der Hinterwand des Magens ist durchtrennt.

wie es die Länge des Duodenalquerschnitts bei leichter Anspannung gestattet (Abb. 128). Etwa $^1/_2$ cm aboral dieser Naht werden die Vorder- und die Hinterwand des Magens quer vollständig durchtrennt, so daß der kranke Teil beseitigt wird, nachdem er aboral von der beabsichtigten Schnittlinie mit einer kräftigen Klemme verschlossen wurde. Der Magenquerschnitt wird von der kleinen Kurvatur an bis zum Anfang der Anheftung des Duodenums mit einer dreischichtigen und mit einer überwendlichen

Nahtreihe verschlossen (Abb. 129). Der neben dem Duodenalquerschnitt verbliebene restliche Magenquerschnitt wird mit der Öffnung des Duodenums in der üblichen Weise vereinigt. An der Stelle, wo die nach der kleinen Kurvatur zu liegende Ecke des Duodenums an die Verschlußnaht des Magens stößt, hat die Naht eine bedenklich schwache Stelle. Schon BILLROTH nannte

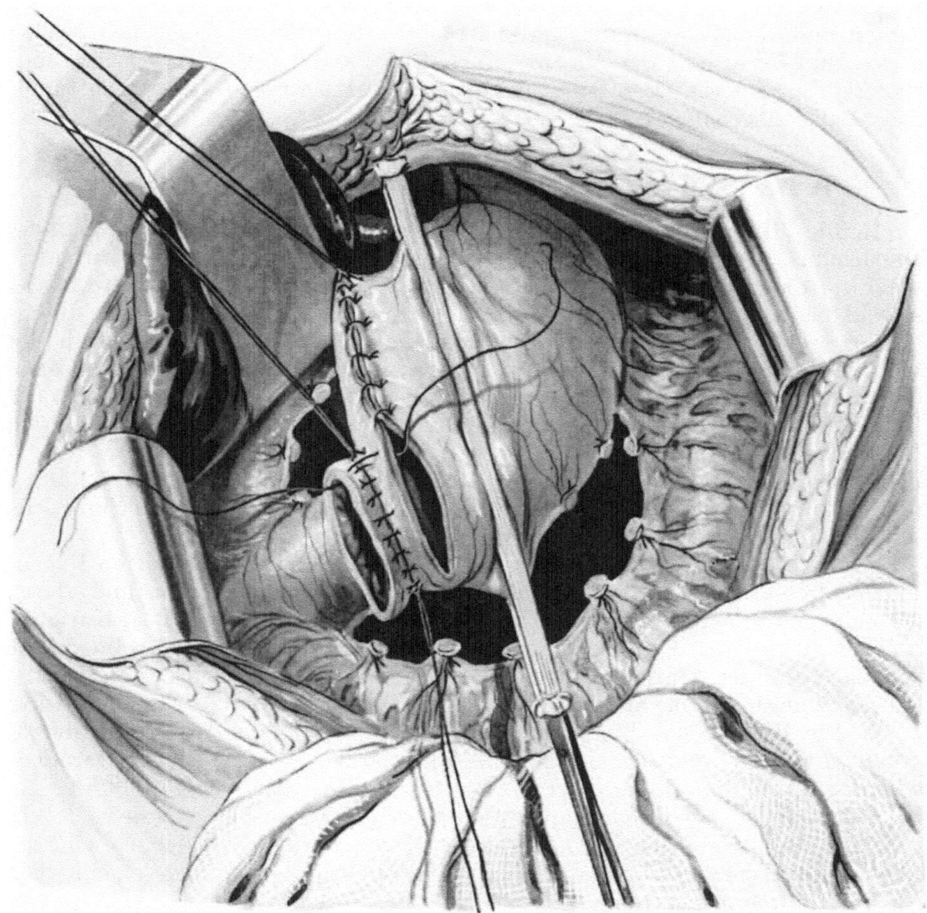

Abb. 129. Magenresektion nach Typus Billroth I. Fortsetzung des Zustandes der vorigen Abbildung. Vereinigung des Magens mit dem Duodenum nach der Originalmethode BILLROTHs. Der Magen ist vollständig durchtrennt. Der für die Verbindung mit dem Duodenum nicht benötigte, an der kleinen Kurvatur gelegene Teil seines Querschnittes ist mit Dreischichtennähten verschlossen. Zwischen dem verbleibenden Magen- und dem Duodenalquerschnitt ist der erste Faden der hinteren Dreischichtennahtreihe gelegt.

sie die „Jammerecke“. Diese Stelle wird noch einmal durch eine Serosa-Muskularisnaht gesichert, die die benachbarte vordere und hintere Magenwand und die Duodenalwand faßt.

Bei der Vereinigung End zu Seit (Abb. 134) wird das Duodenum am besten unter Zuhilfenahme des PETZschen Nähapparates durchtrennt, und sein aboraler Querschnitt wird in der üblichen Weise durch eine LEMBERTsche Nahtreihe blind verschlossen. Indem auch hier der zur Resektion bestimmte Magenteil nach Möglichkeit zunächst noch im Zusammenhange mit dem übrigen Magen verbleibt, wird der Magen in die Höhe gehoben und nach links hinübergeschlagen. Die Hinterwand des Magens wird neben der vorgesehenen Resektionslinie mit der Vorderseite des Duodenums durch eine LEMBERTsche Nahtreihe verbunden. Die weitere Eröffnung von Magen und Duodenum und die weitere Nahtverbindung werden in der üblichen Weise vollzogen.

Die Technik der Vereinigung zwischen Magenrest und Duodenum Seit zu End (Abb. 127) ergibt sich nach dem Vorausgeschickten von selbst: Das Duodenum und der Magen werden an den für die Resektion vorgesehenen Stellen quer durchtrennt. Der Magenquerschnitt wird in typischer Weise endständig verschlossen. Der Duodenalquerschnitt wird in den Magenstumpf endständig eingenäht.

## d) Die Schlauch- oder Treppenresektion des Magens.

**1. Die Skeletierung des Magen-Duodenums und die Durchtrennung des Duodenums.** Die Schlauchresektion, bei der die kleine Kurvatur auf eine wesentlich größere Strecke als die große Kurvatur entfernt wird, kann sowohl nach dem Schema Billroth I wie nach dem Schema Billroth II durchgeführt werden. Sie ermöglicht auch die radikale Entfernung eines an der kleinen Kurvatur sehr nahe der Kardia sitzenden Krankheitsherdes, ohne daß hierdurch der Verbindung des Kardiarestmagens mit dem Jejunum oder selbst mit dem Duodenum aus Materialmangel Schwierigkeiten erwüchsen. Sie findet Anwendung, wenn die Erkrankung an der kleinen Kurvatur wesentlich weiter kardiawärts als an der großen Kurvatur reicht. Dagegen halte ich die prophylaktische Beseitigung der kleinen Kurvatur in dem Sinne, die ulkusgefährdete Magenstraße zu entfernen, nicht für angezeigt.

Die Skeletierung des Magens geschieht in der oben bei der queren Magenduodenalresektion im Abschnitt C, 9, b, S. 141 f. geschilderten und durch Abbildungen belegten Weise, doch werden die Gefäße an der großen Kurvatur nur bis zu der für die Absetzung bestimmten Stelle abgebunden, während die Mobilisierung der kleinen Kurvatur so hoch wie irgend möglich kardiawärts, zumeist also bis an den rechten Rand der Speiseröhre, fortgeführt wird.

**2. Die Bildung des Magenschlauches.** Zuerst wird das Duodenum durchtrennt, am besten mit dem PETZschen Nähapparat. Soll die Magen-Darmverbindung nach Billroth I in der Form End zu End wiederhergestellt werden, so bleibt der aborale Duodenalquerschnitt zunächst unversorgt, soll sie nach Billroth I End zu Seit oder nach Billroth II wiederhergestellt werden, so wird der aborale Duodenalquerschnitt durch LEMBERTsche Nähte endgültig verschlossen.

Die für die Durchtrennung bestimmte Stelle der großen Kurvatur wird mit einem Haltefaden (Haltefaden 1) versehen. In einem Punkte, der von dieser Stelle in senkrechter Richtung zur kleinen Kurvatur 4—5 cm entfernt ist, wird mit einer geraden großen Nadel ein Zwirnfaden von vorn durch die Vorder- und Hinterwand des Magens und dicht daneben noch einmal von hinten durch Hinterwand und Vorderwand des Magens gestochen (Abb. 130) und vorn geknüpft (Haltefaden 2). Hierdurch wird an dieser Stelle die Vorderwand fest mit der Hinterwand des Magens verbunden und die Länge des mit dem Darm zu vereinigenden Magenquerschnittes festgelegt.

Mit einem dritten Haltefaden faßt man die kleine Kurvatur möglichst nahe an der Kardia und zwar derartig, daß die Naht die kleine Kurvatur in Gestalt einer LEMBERTschen Naht bereits etwas nach innen faltet (Haltefaden 3, Abb. 130 und 131).

In vielen Fällen wird man darauf verzichten müssen, eine federnde Klemme kardiawärts von der an der kleinen Kurvatur gelegenen Resektionsstelle über den Magen zu legen, während der pyloruswärts gelegene Magenteil leicht mit einer Klemme gegen die Resektionslinie abzusperren ist (Abb. 131). Man kann sich gegen den Austritt von Mageninhalt aus dem Kardiamagen jedoch zumeist dadurch schützen, daß man durch wiederholtes Anlegen mehrerer federnder Klemmen immer nur denjenigen Teil des Magens absperrt, der gerade eröffnet und wieder vernäht wird.

Indem der Haltefaden 1 an der großen Kurvatur und der durch den Magenkörper gelegte Faden 2 angespannt werden, durchtrennt man mit dem

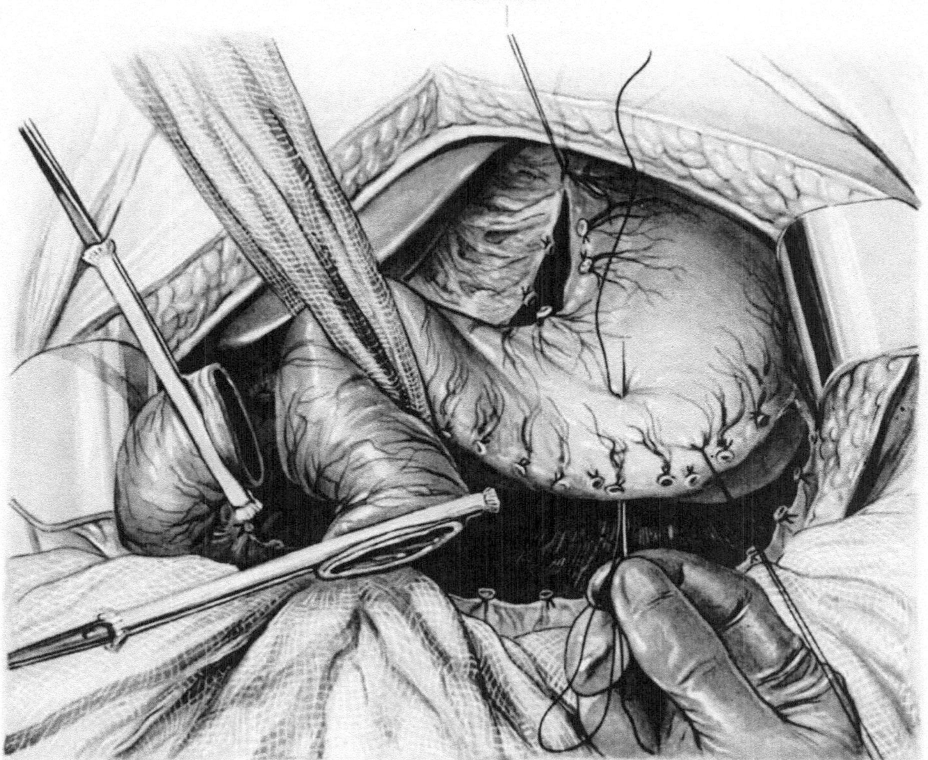


Abb. 130. Schlauchresektion des Magens. Anlegung der drei Haltefäden. Der ausreichend mobilisierte Magen ist vom Duodenum abgetrennt. Der Anfang und das Ende des geplanten Resektionsschnittes sind durch die Haltefäden 1 und 3 an der großen und an der kleinen Kurvatur festgelegt. Der dritte wichtige Punkt, in dem die Schnittlinie aus der Querrichtung rechtwinkelig in die Längsrichtung umbiegt, wird in der Weise festgelegt, daß eine gerade, mit Faden bewaffnete Nadel von der Vorderseite nach der Hinterseite und wieder zurück durch beide Magenwände gestochen und der Faden 2 geknüpft wird.

Diathermiemesser oder mit der Schere in einem Zuge die Vorder- und die Hinterwand des Magens in gerader Linie dicht pyloruswärts von der Verbindungslinie dieser beiden Fäden, jedoch nur im Bereiche des durch die beiden Fäden begrenzten Abschnittes (Abb. 131). Die kleine Kurvatur wird mit diesem Schnitt also nicht erreicht, sondern der Schnitt hört etwa in der Mitte der Magenquerachse auf. Der Schnitt steht senkrecht auf der großen Kurvatur. Der eröffnete Magen wird sorgfältig ausgesaugt und ausgetupft.

Haltefaden 2 und 3 werden angespannt. Mit dem Diathermiemesser oder der Schere durchschneidet man beide Magenwände etwas aboral der Verbindungslinie von Faden 2 und 3. Der Schnitt verläuft zunächst auf eine etwa 4 cm lange Strecke genau parallel zur großen Kurvatur, um hier durch die spätere Naht die Ringmuskulatur sphinkterartig wiederherzustellen, und biegt erst von hier unter Umschneidung des Krankheitsherdes schräg nach der kleinen Kurvatur ab, die er etwa bis 2 cm pyloruswärts des Haltefadens 3 erreicht. Der Schnitt von Haltefaden 2 nach Haltefaden 3 wird jedoch nicht in einem Zuge ausgeführt, sondern in kleinen Etappenschnitten von 2—4 cm Länge, indem nach jedem dieser kleinen Schnitte die beiden durchtrennten Magenwände

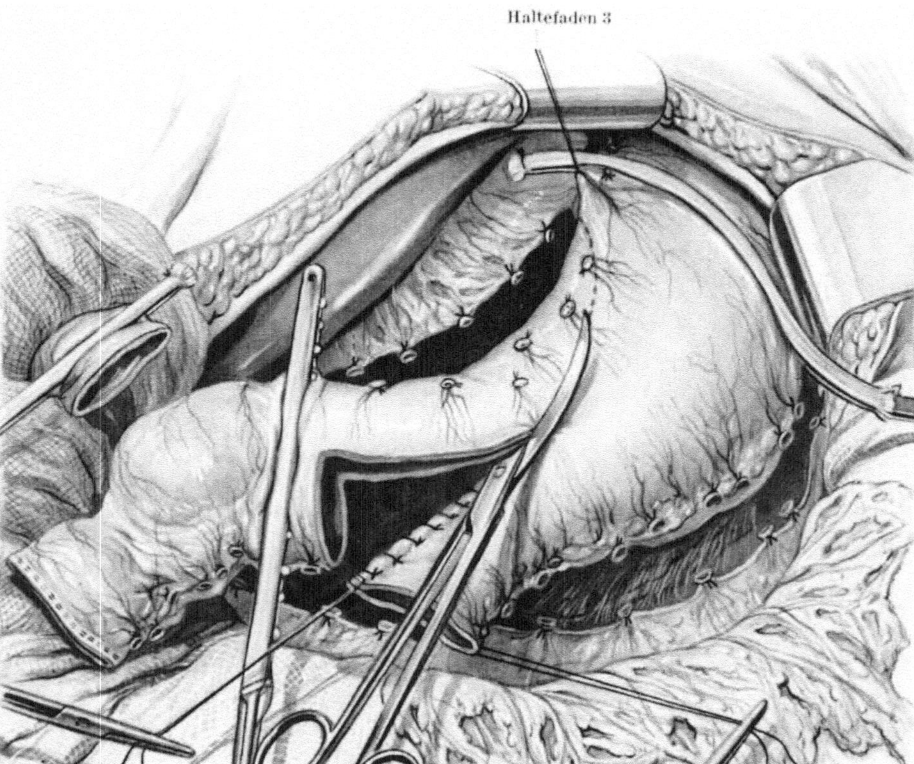


Abb. 131. Schlauchresektion des Magens. Anlegung des kardialen Resektionsschnittes. Fortsetzung des Zustandes der vorigen Abbildung. Der Schnitt wird zwischen den drei Haltefäden gleichzeitig durch beide Magenwände mit der Schere geführt, zunächst von der großen Kurvatur genau senkrecht zur Magenlängsachse, hierauf kardiawärts einige Zentimeter genau parallel zur großen Kurvatur und hierauf schräg nach der kleinen Kurvatur zu dem dortigen Haltefaden 3. Der Längsschnitt wird etappenweise durch dreischichtige Knopfnähte geschlossen.

mit dreischichtigen Katgutknopfnähten regelrecht miteinander vereinigt werden. Das Magenlumen klafft also jeweilig immer nur vorübergehend auf eine kleine Strecke. Diese offene Stelle kann gegen den übrigen Magen meist leicht durch federnde Klemmen abgedichtet werden. Der der Kardia jeweils am nächsten liegende Katgutfaden wird lang gelassen und dient zusammen mit dem Haltefaden 3 zum Festhalten und Hervorziehen des noch nicht durchtrennten Magenanteiles.

Nach dem letzten, die kleine Kurvatur erreichenden Schnitt ist das zu resezierende Magenstück frei. Nach dem Verschluß dieser letzten Schnittlinie ist die gesamte lange Resektionslinie durch die Katgutknopfnähte der ALBERTschen Nahtreihe sicher geschlossen mit Ausnahme des zwischen Faden 1 und Faden 2 gelegenen queren Abschnittes.

Diese die „neue kleine Kurvatur“ bildende ALBERTsche Nahtreihe wird durch LEMBERTsche Knopfnähte versenkt, wobei der Haltefaden 3 zum Hervorziehen des kardialen Anteils der Nahtlinie und der Haltefaden 2 zu ihrer Anspannung wertvolle Dienste leisten. Die letzten LEMBERT-Nähte am aboralen Ende des entstandenen Magenschlauches fassen die Magenwand in sparsamster

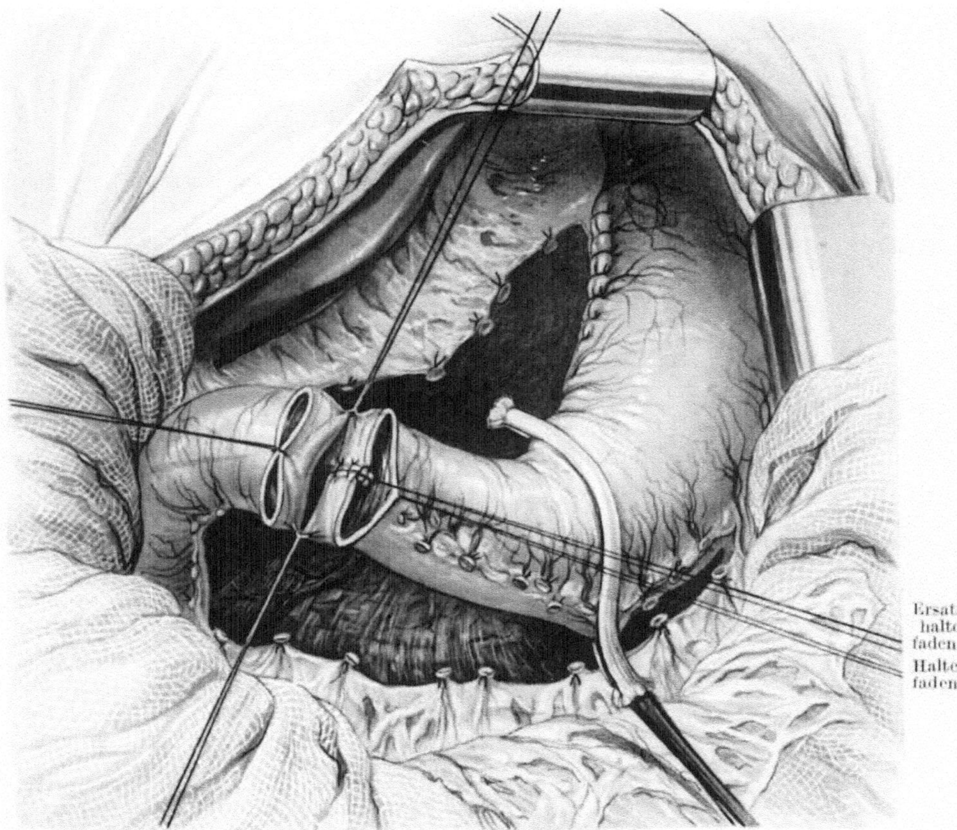


Abb. 132. Schlauchresektion des Magens. Fortsetzung des Zustandes der vorigen Abbildung. Verbindung des Magenschlauches mit dem Duodenum End zu End. Die Resektion ist vollendet, der Magenschlauch ist mit doppelter Naht unter Bildung einer neuen kleinen Kurvatur gebildet. Er ist mit einer federnden Klemme abgeschlossen. Die Verbindung mit dem Dünndarm wird nach dem Typus Billroth I hergestellt. Die Endnähte der hinteren LEMBERT-Nahtreihe sind gelegt, wobei der Magen um seine Längsachse derartig gedreht wurde, daß die neu gebildete kleine Kurvatur in die Mitte der hinteren Duodenalverbindung zu liegen kommt.

Ausdehnung, damit der hier entstehende Bürzel möglichst klein wird und bei der Vereinigung des Magenquerschnittes mit dem Darm möglichst wenig stört.

Hiermit ist der Magenschlauch vollständig gebildet. Er besitzt eine endständige quere Öffnung von etwa 3 cm Länge, an der sich an der großen Kurvatur der Haltefaden 1 befindet, während an der neuen kleinen Kurvatur an Stelle des Haltefadens 2 der letzte Faden der LEMBERT-Naht (Ersatzhaltefaden 2) getreten ist. In den meisten Fällen quillt die Schleimhaut aus der kleinen Magenöffnung beträchtlich vor. Der überstehende Schleimhautring wird mit dem Diathermiemesser kurz abgetragen.

**3. Die Verbindung des Magenschlauches mit dem Darm.** Die endständige Öffnung des Magenschlauches kann entweder mit dem Duodenum nach

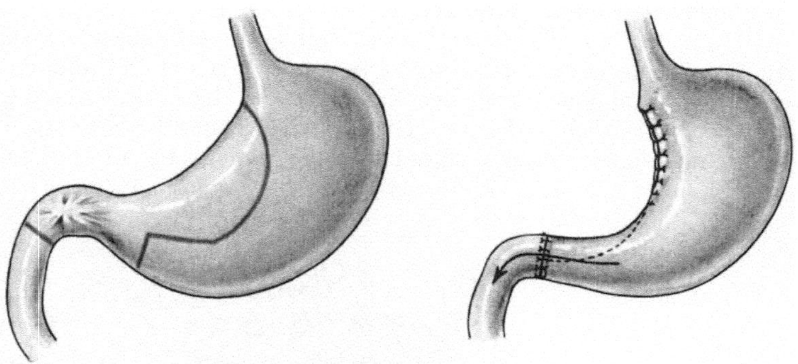

Abb. 133. Schlauchresektion des Magens Typus Billroth I. Vereinigung der Querschnitte End zu End.

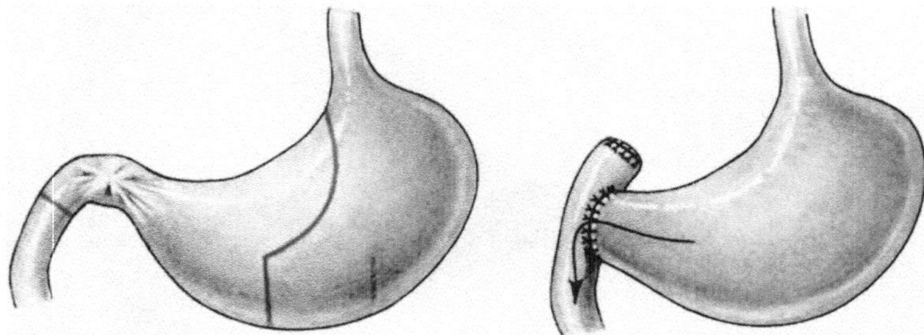

Abb. 134. Schlauchresektion des Magens Typus Billroth I. Verbindung des Magens mit Duodenum End zu Seit nach HABERER.

Billroth I oder mit der obersten Jejunumschlinge nach Billroth II vereinigt werden. Selbst wenn man den Magen an der kleinen Kurvatur unmittelbar an der Kardia durchtrennt hat, pflegt der neu entstandene Magenschlauch so lang und beweglich zu sein, daß man hinsichtlich des Ortes und der Art seiner Verbindung mit dem Darm völlig freie Hand hat.

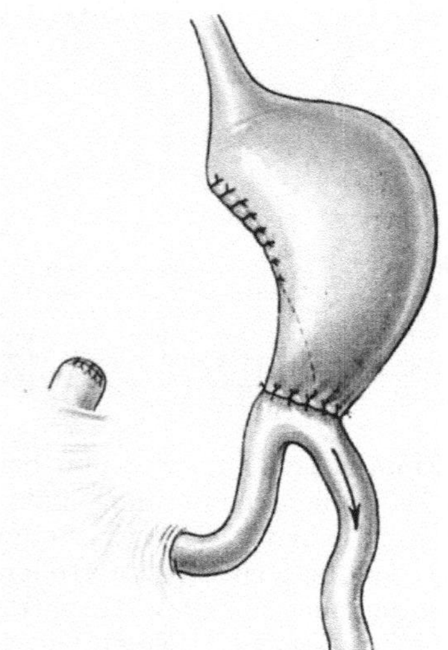

Abb. 135. Schlauchresektion des Magens Typus Billroth II. Verbindung des gesamten Magenquerschnittes mit dem Jejunum.

Welche Art der Verbindung des Schlauchquerschnittes mit dem Darm aber auch gewählt wird, in jedem Falle wird die Magenlängsnaht, die „neue kleine Kurvatur“, in die Mitte der hinteren Nahtlinie der Anastomose eingefügt, indem die bisher kaudalwärts gerichtete große Kurvatur um 90° nach vorn gedreht wird (Abb. 136). Einmal wird durch diese Anordnung die Ausführung der Naht erleichtert, indem sich der Bürzel der Längsnaht des Magens in die Mitte der Naht besser als in eine Ecke einfügen läßt. Das andere Mal entspricht die auf diese Weise herbeigeführte neue Richtung der großen Kurvatur des verkleinerten Magens nach vorn der bei stärkerer Füllung vom Magen eingenommenen physiologischen Lage.

a) Bei der Verbindung des Magenschlauches mit dem Duodenum. Die Vereinigung End zu End (Abb. 133) vollzieht sich folgendermaßen:

Der Querschnitt des Magenschlauches, der bereits an der großen den Faden 1 und an der neuen „kleinen“ Kurvatur den Ersatzhaltefaden 2 trägt, wird in der Mitte zwischen beiden Fäden auf jeder Seite mit je einem Haltefaden versehen, so daß er im ganzen vier Haltefäden trägt (Abb. 137 a). Der Duodenalquerschnitt

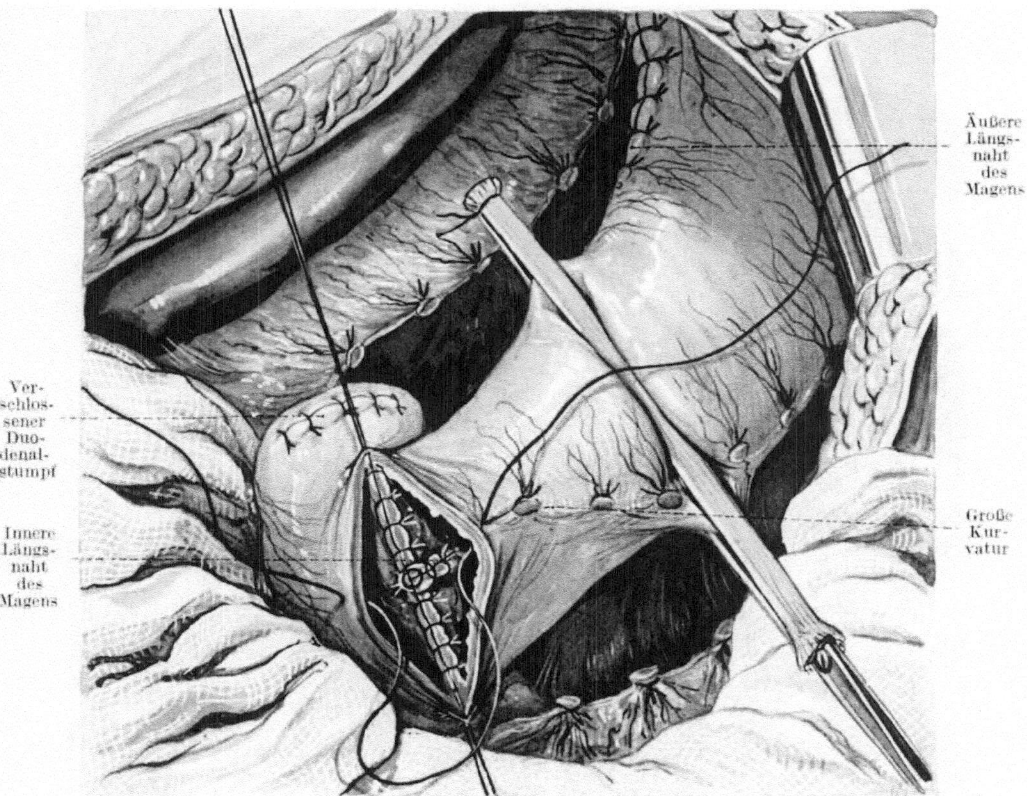


Abb. 136. Schlauchresektion des Magens. Fortsetzung des Zustandes der Abb. 131. Verbindung des Querschnittes des Magenschlauches mit dem Duodenum End zu Seit. Der Querschnitt des Magenschlauches ist derartig an den in seinem oralen Teile quer verschlossenen absteigenden Duodenalschenkel gelagert, daß die neu gebildete kleine Kurvatur sich in der Mitte der hinteren Verbindungsnahtreihe befindet. Die hintere LEMBERTsche und nach Eröffnung des Duodenums die hintere ALBERTsche Nahtreihe sind vollendet, wobei ein Faden durch beide Falten der Magenlängsnaht und durch die Duodenalwand gelegt ist. Die vordere ALBERTsche Nahtreihe ist in der Mitte begonnen.

wird an den beiden entsprechenden Ecken mit je einem Haltefaden und, falls erforderlich, auch in der Mitte zwischen den beiden Fäden mit einem beide einander gegenüberliegende Wundränder fassenden Faden versehen. Die Haltefäden werden nach außen umgelegt und die beiden Intestina $^1/_2$ cm von ihrer Querschnittsfläche entfernt durch eine hintere LEMBERTsche Knopfnahtreihe miteinander verbunden. Hierbei kommt, wie oben erwähnt, die Magenlängsnaht in die Mitte dieser Verbindung zu liegen (vgl. Abb. 136, 137 a und b). An dieser Stelle faßt die verbindende LEMBERT-Naht beide Falten der Längsnaht des Magens und den Darm in einer zur Magenschnittfläche parallelen

Falte (vgl. Abb. 137a). Hierauf wird die hintere ALBERTsche Nahtreihe mit Katgutknopfnähten gelegt. An der Stelle der Magenlängsnaht faßt die eine ALBERTsche Naht beide, den Bürzel der Längsnaht bildende Magenwände (vgl. Abb. 137b). Die vordere ALBERTsche Nahtreihe und die vordere LEMBERTsche Nahtreihe bieten keine Besonderheiten.

Die Verbindung des Magenschlauches mit dem Duodenum End zu Seit (Abb. 134). Nachdem der Querschnitt des aboralen Duodenums durch

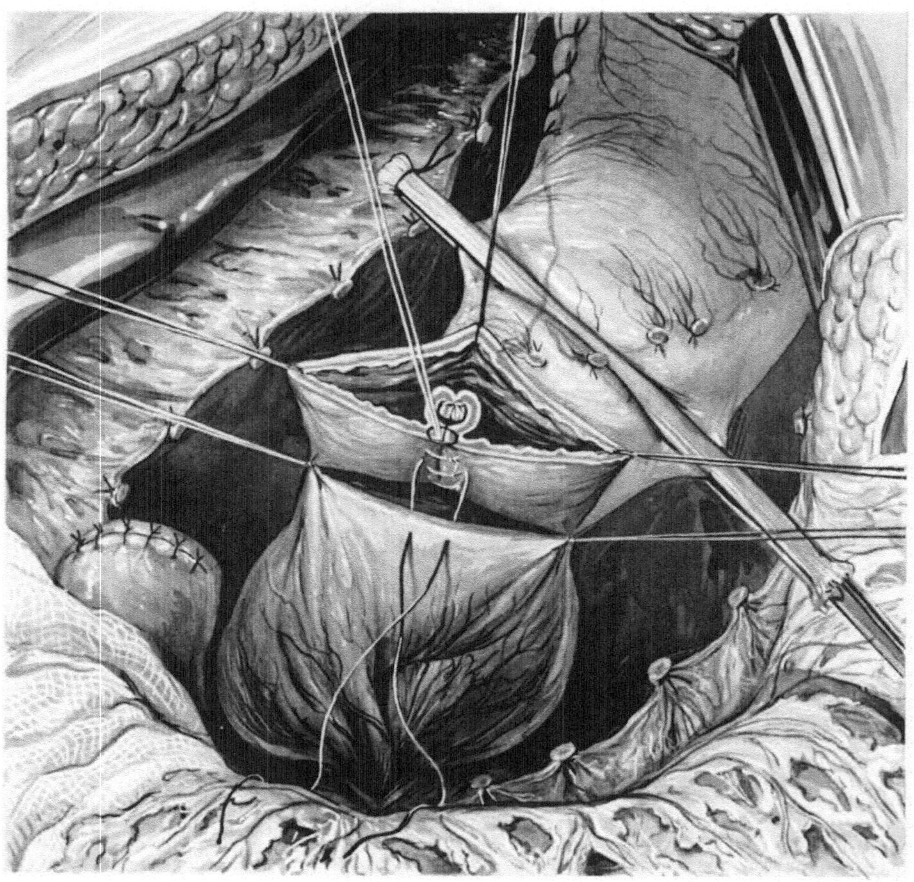

Abb. 137a. Schlauchresektion des Magens. Fortsetzung des Zustandes der Abb. 131. Verbindung des Querschnittes des Magenschlauches mit der obersten Jejunumschlinge End zu Seit. Die durch einen Schlitz im Mesocolon transversum in den oberen Bauchraum gezogene oberste Jejunumschlinge ist derartig an den Querschnitt des Magenschlauches gelagert, daß die neu gebildete kleine Kurvatur in der Mitte der hinteren Verbindungsnaht liegt. Die beiden Endhaltefäden der hinteren LEMBERTschen Nahtreihe sind bereits gelegt, der Mittelfaden dieser Nahtreihe wird soeben gelegt. Er geht durch die beiden Falten der Längsnaht des Magens und faßt eine Querfalte der Darmwand.

PETZsche Klammern und durch eine LEMBERTsche Nahtreihe oder auf eine andere Art doppelt verschlossen ist, wird der in der oben geschilderten Weise mit vier Endhaltefäden bewaffnete Querschnitt des Magenschlauches in der Längsachse des absteigenden Duodenalschenkels derartig an den Darm gelagert, daß die Längsnaht des Magens in der Mitte der hinteren Berührungslinie kommt. Die beiden Intestina werden in dieser Lage durch eine hintere LEMBERTsche Nahtreihe miteinander verbunden, in die in der vorher geschilderten Weise die beiden Falten der Magenlängsnaht einbezogen werden. Das Duodenum wird in entsprechendem Abstande von dieser Nahtreihe und in entsprechender Länge eröffnet (Abb. 136), worauf die Vereinigung der beiden offenen Eingeweide in der üblichen Weise vollendet wird.

b) Die Verbindung des Magenschlauches mit der obersten Jejunumschlinge End zu Seit (Abb. 135, 137 a und b). In entsprechender Weise läßt sich die Verbindung zwischen dem Ende des Magenschlauches und der obersten Jejunumschlinge herstellen. Nach dem Verschluß des Duodenums wird die oberste Dünndarmschlinge, sofern das nicht bereits vor dem Beginn der Magenresektion geschehen ist, durch einen Schlitz im Mesocolon transversum in den oberen Bauchraum geleitet, und sie wird mit ihrer Längsachse an den Magenquerschnitt gelegt. Auch hierbei kommt der Wulst der neuen

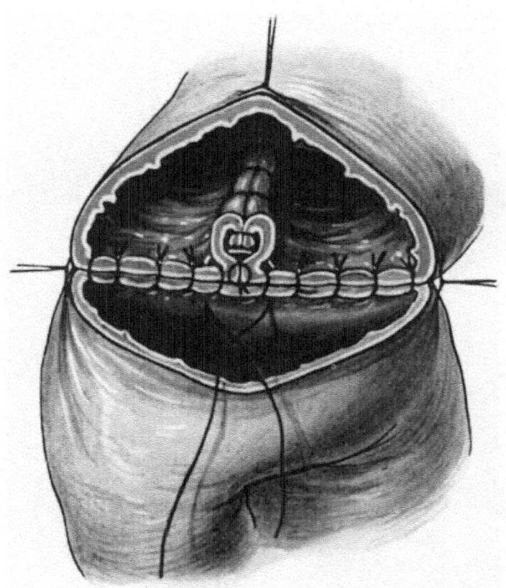

Abb. 137 b. Schlauchresektion des Magens. Verbindung des Querschnittes des Magens mit der obersten Jejunumschlinge End zu Seit (Fortsetzung des Zustandes der Abb. 137 a). Nach Eröffnung der Dünndarmschlinge ist die hintere ALBERTsche Dreischichtennahtreihe gelegt. Der mittlere Faden dieser Nahtreihe geht durch den Bürzel der Magenlängsnahtreihe quer hindurch.

kleinen Kurvatur in die Mitte dieser Verbindungslinie. Die Herstellung der leitenden Verbindung zwischen dem Magenrest und der Jejunumschlinge vollzieht sich in ihren Einzelheiten genau wie die eben geschilderte Vereinigung zwischen Magenschlauch und Duodenum. Zum Schluß wird die Anastomose in den kaudalen Bauchraum verlagert, und der Magenschlauch wird an der Durchtrittsstelle durch das Mesocolon transversum mit den Rändern dieser Mesenterialplatte durch einige Nähte vereinigt.

**Die Einmanschettierung des Duodenalquerschnittes in den Magenschlauch (GOEPEL).** In dem Bestreben, bei der treppenförmigen Resektion nach Billroth I die Sicherheit der Verbindung des Magenrestes mit dem Duodenalquerschnitt zu steigern, formt GOEPEL an dem neuen Magenausgang eine schleimhautentblößte, etwa 4 cm breite Manschette, in die das Duodenum unter breiter Berührung eingefügt wird. Er geht hierbei in folgender Weise vor:

Nach ausgiebiger Skeletierung des Magens und des Duodenums wird die kardiale Trennungslinie zunächst nur durch die Serosa und Muskularis des

Magens geführt. Von hier wird die Serosa und Muskularis in kardialer Richtung auf eine Strecke von 4 cm von der Schleimhaut abgelöst. Erst an dieser Stelle wird die Schleimhaut von der großen Kurvatur ab in der Richtung auf die kleine Kurvatur in der Länge des Duodenalquerschnittes durchtrennt. Die noch an der kleinen Kurvatur verbleibende Magenbrücke wird schräg nach der Kardia in ihren sämtlichen Schichten durchschnitten. Der Pylorusteil des quer durchtrennten Magens wird nach rechts geschlagen, und die hierdurch zur Ansicht gebrachte Hinterseite des Duodenums wird mit dem hinteren

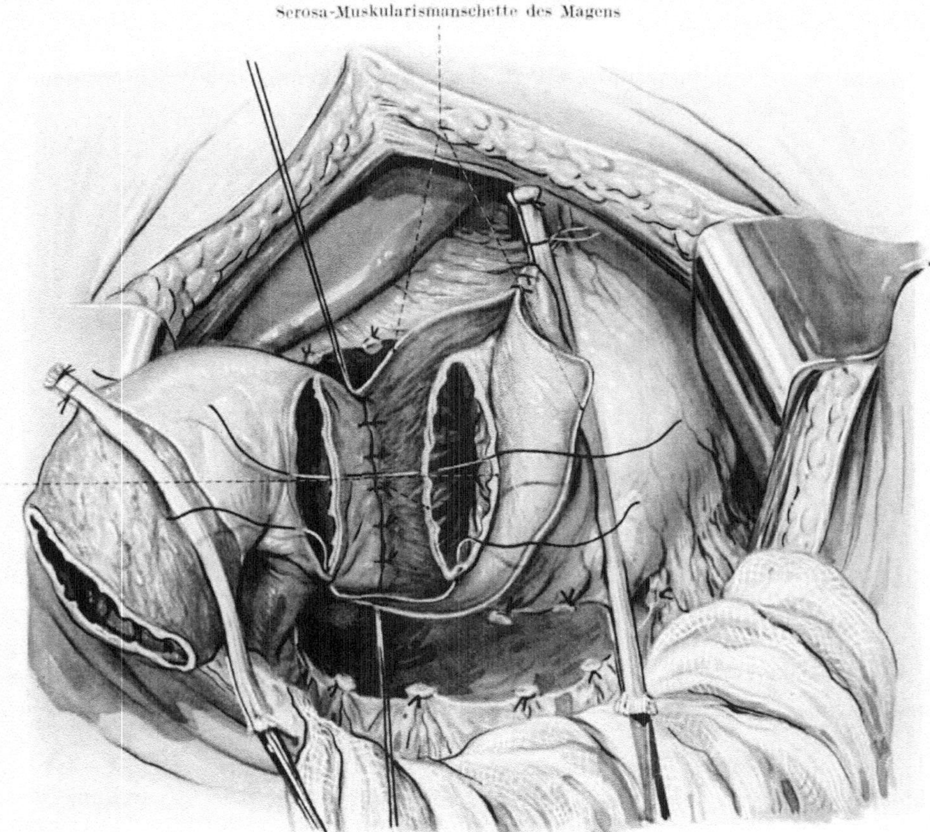


Abb. 138. Einmanschettierungsverfahren von GOEPEL. An dem kaudalen Teil des quer durchtrennten Magens ist eine von Schleimhaut entblößte Serosa-Muskularismanschette gebildet. Die hintere Duodenalwand ist mit dem Hinterrande dieser Manschette durch Knopfnähte vereinigt. Die Hinterwand des Duodenums ist durchtrennt, und der aborale Wundrand des Duodenalschenkels wird mit dem hinteren Wundrand der Magenschleimhaut durch Knopfnähte vereinigt.

Serosa-Muskularisquerschnitt vernäht (Abb. 138). 4 cm pyloruswärts von dieser Nahtlinie wird das Duodenum quer durchtrennt. Die sämtlichen Schichten seines Querschnittes werden — zunächst im Bereiche der Hinterwand, dann im Bereiche der Vorderwand — mit dem Querschnitt der Magenschleimhaut vereinigt. Schließlich wird der vordere Serosa-Muskularislappen durch an seinem Rande angelegte Nähte auf die vordere Duodenalwand gesteppt. Die schräg an der kleinen Kurvatur gegen die Kardia laufende Öffnung des Magens wird in der üblichen Weise durch zwei Nahtreihen geschlossen.

Da die Haltbarkeit einer Magen-Darmverbindung in erster Linie von der Berührung breiter Serosaflächen abhängt, so ist nicht anzunehmen, daß durch das Einmanschettierungsverfahren GOEPELs die Sicherheit der Verbindung gesteigert wird. Ein Nachteil der Einmanschettierung ist, daß der eine der beiden flächenhaft zusammengefügten Intestinalteile eine frische Wundfläche bildet, auf der vollständige Blutstillung nicht zu gewährleisten ist. Daher kann ein Bluterguß die zur Verklebung bestimmten Flächen auseinander drängen, wogegen bei der Aneinanderlagerung zweier unverletzten Serosaflächen das Zustandekommen jeder trennenden Flüssigkeitsansammlung mit Sicherheit ausgeschaltet wird. Daher ist die Einmanschettierung nicht zu empfehlen.

Die motorisch-funktionellen Spätergebnisse der Schlauchresektion sind besonders gut und werden von keinem anderen Resektionsverfahren übertroffen. Die Ringmuskulatur des Schlauches pflegt derartig vollständig zusammenzuwachsen, daß sie nach einigen Monaten nach unseren röntgenologischen Feststellungen einen annähernd vollwertigen Ersatz des entfernten Pylorus bildet, indem sie durch ihre rhythmischen Kontraktionen den Durchtritt des Speisebreis vorzüglich regelt.

## e) Die Ausrottung der Kardia (Resectio cardiae, VOELCKER) und die Ausrottung des gesamten Magens (Exstirpatio ventriculi totalis, SCHLATTER).

Die Hauptschwierigkeiten bei der Ausrottung des gesamten Magens und bei der Resektion der Kardia liegen an der gleichen Stelle und bestehen in der Herstellung einer zuverlässigen Vereinigung der Speiseröhre mit dem abführenden Intestinalteil, Schwierigkeiten, die durch die Tiefe und durch die versteckte Lage des Speiseröhrenendes und durch die Minderwertigkeit ihrer Wandung bedingt sind. Diese Schwierigkeiten lassen sich durch die Wegnahme des Schwertfortsatzes und selbst durch das Aufklappen des linken Rippenbogens oft nur teilweise beheben. Bei dicken Kranken mit hochstehendem Zwerchfell und vorquellenden Därmen kann die Herstellung einer zuverlässigen Anastomose geradezu unmöglich werden, so daß man in derartig ungünstigen Fällen von der Operation lieber Abstand nimmt. Vorteilhaft ist, daß die Speiseröhre infolge der Stenose an der Kardia durch die Peristaltik oder infolge der Schrumpfung des Gesamtmagens durch Zug meistens ein beträchtliches Stück in die Bauchhöhle hineingezogen und daher leichter zugänglich ist.

Die Speiseröhre wird nach der Totalexstirpation mit dem Duodenum oder mit der obersten Jejunumschlinge in Verbindung gebracht. Ob man sich, falls die Erkrankung allein auf die Kardia und auf die zuführende Magenhälfte beschränkt ist, zur Resektion des gesamten Magens oder lediglich zur Resektion des kardialen Anteiles entschließt, bedingt an sich keinen nennenswerten Unterschied in der technischen Schwierigkeit des Eingriffes. Ich mache diese Entscheidung davon abhängig, ob sich der zurückbleibende Pylorusmagen oder das Duodenum oder die oberste Jejunumschlinge bequemer mit der Speiseröhre verbinden lassen. Ich habe mich in derartigen Fällen fast immer zur Totalresektion des Magens mit einer Ösophago-Jejunostomie entschlossen und auf diese Weise eine Anzahl von Fällen mit bestem Erfolge operiert.

Nachdem man sich von der Durchführbarkeit der radikalen Entfernung des Tumors überzeugt hat und den links neben dem Schwertfortsatz bis an den Rippenbogen fortgeführten Mittellinienschnitt unter Umständen durch die Beseitigung des Schwertfortsatzes, durch einen den linken Rektus durchtrennenden Querschnitt oder durch Aufklappen des Rippenbogens vervollständigt hat, wendet man sich am besten zunächst der Mobilisierung der Kardia zu, da hier der Angelpunkt des Eingriffes liegt. Indem man den Magen nach abwärts zieht, durchtrennt man das kleine Netz an seinem fächerförmigen Ansatz in der üblichen Weise zwischen Massenunterbindungen und arbeitet sich mehr und mehr an die Speiseröhre heran (Abb. 139). Hierbei muß man sich in acht nehmen, nicht den rechten Rand des Ösophagus zu verletzen oder bei einer der Massenunterbindungen mitzufassen. Sein rechter Rand ist in

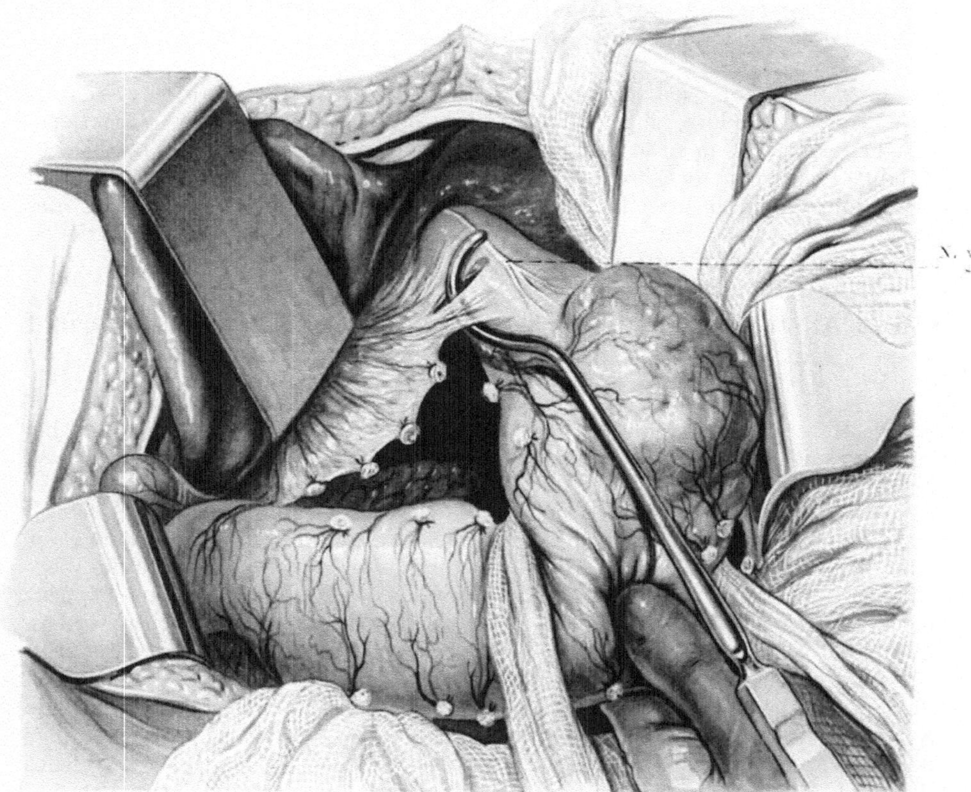


Abb. 139. Totalresektion des Magens, Befreiung der Kardia. Der Magen ist mit einer Rollgaze umfahren. Die Abbindung des kleinen Netzes wird in der Richtung auf den Ösophagus fortgesetzt, der allmählich aus dem Zwerchfell ausgelöst wird. Der linke Nervus vagus schimmert auf der Vorderseite der Speiseröhre durch das Peritoneum.

dem nach der Kardia immer dicker werdenden kleinen Netz in der Regel schwer zu erkennen und reicht infolge des Tiefertretens des Magens oft weiter nach rechts und kaudal, als man zunächst voraussetzt. In gleicher Weise wird die große Kurvatur skeletiert. Da der Fundus des Magens höher als die Kardia steht, so muß man hier mit den Unterbindungen wesentlich über die Höhe des Speiseröhrenansatzes hinausgehen. Sobald man den Fundus vollständig skeletiert hat, gewinnt man erheblich an Platz und kann den Magen und mit ihm den Ösophagus ein tüchtiges Stück herunterziehen. Man sucht die Speiseröhre so bald wie möglich mit einem Gummischlauch oder mit einer Rollgaze zu umfahren, an denen man sie dann bequem weiter hervorziehen kann (Abb. 139).

Nun folgt die Aushülsung der Speiseröhre aus dem Zwerchfellschlitz und dem untersten Teile des hinteren Mediastinums. Man macht auf der Vorderseite der Speiseröhre durch den Peritonealüberzug einen Schnitt in Gestalt eines umgekehrten T und schiebt die beiden hierdurch gebildeten zipfelförmigen Lappen mit dem Stieltupfer stumpf nach aufwärts (Abb. 140). Sobald man in die richtige Schicht gekommen ist, läßt sich die Speiseröhre stumpf auf ein beträchtliches Stück aus dem Hiatus oesophageus zirkulär auslösen und hervorziehen. Bei vorsichtigem Arbeiten läßt sich die Eröffnung der beiden Pleurasäcke, die bis hierher reichen und äußerst zartwandig sind, zumeist vermeiden. Der Druckdifferenzapparat muß aber auf alle Fälle

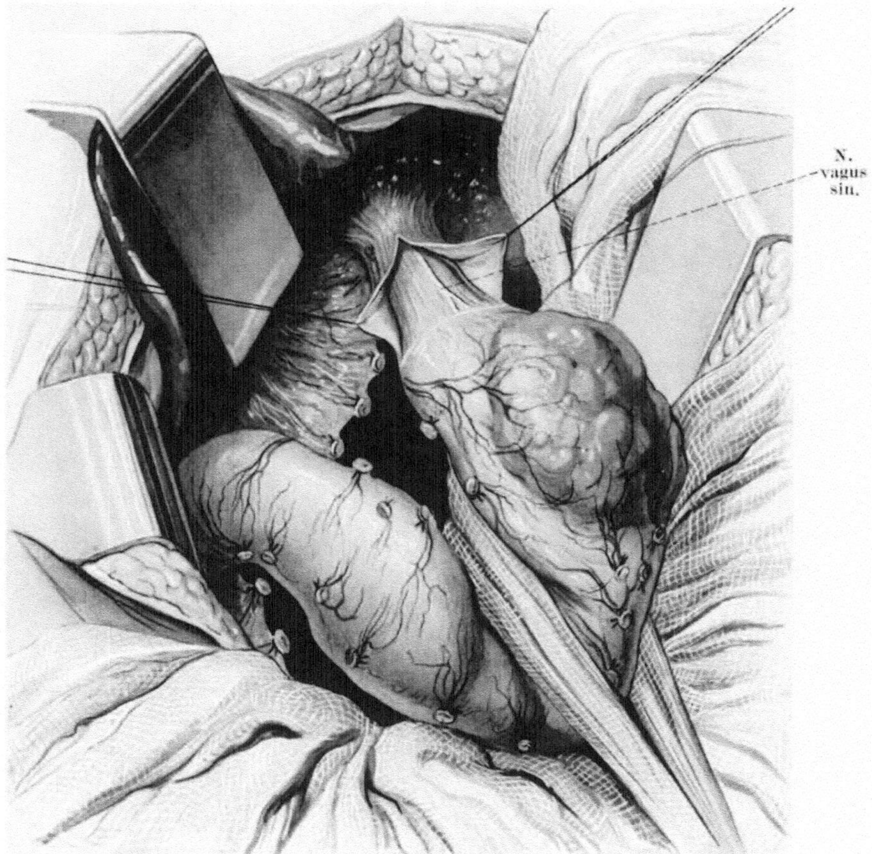


Abb. 140. Totalresektion des Magens. Fortsetzung des Zustandes der vorigen Abbildung. Der ausreichend mobilisierte Magen wird an der umgelegten Rollgaze vorgezogen. Der Serosaüberzug des Zwerchfells ist gespalten, angeschlungen und wird abgelöst, so daß die Muskulatur der Speiseröhre und der N. vagus sin. zutage treten.

bereitgestellt werden. Beim Vorziehen der Speiseröhre spannen sich der auf der Vorderseite gelegene Nervus vagus sinister und der auf der Hinterseite gelegene Nervus vagus dexter deutlich als harte feine Stränge an. Sie werden, sofern man nicht in der von mir bei diesen Eingriffen grundsätzlich bevorzugten gürtelförmigen Spinalanästhesie mit örtlicher Gewebsinfiltration arbeitet, durch Einspritzen von $1\,^0/_0$iger Novokainlösung ausgeschaltet. In jedem Falle werden sie scharf durchtrennt, wodurch die Speiseröhre wiederum ein beträchtliches Stück nach abwärts rückt. So angenehm das weite Herunterholen der Speiseröhre für die spätere Naht an sich auch ist, so zurückhaltend soll man hierin sein, da ein auf eine übermäßig lange Strecke mobilisierter Speiseröhrenstumpf leicht nekrotisch wird, was unweigerlich zu einer Nahtinsuffizienz und zu einer Peritonitis führt. Länger als 5 cm darf der ringförmig freigelegte Abschnitt der Speiseröhre nicht sein.

Nachdem die Speiseröhre in der durch die Erkrankung bestimmten und für die Naht erforderlichen Ausdehnung allseitig freigelegt ist, wird die

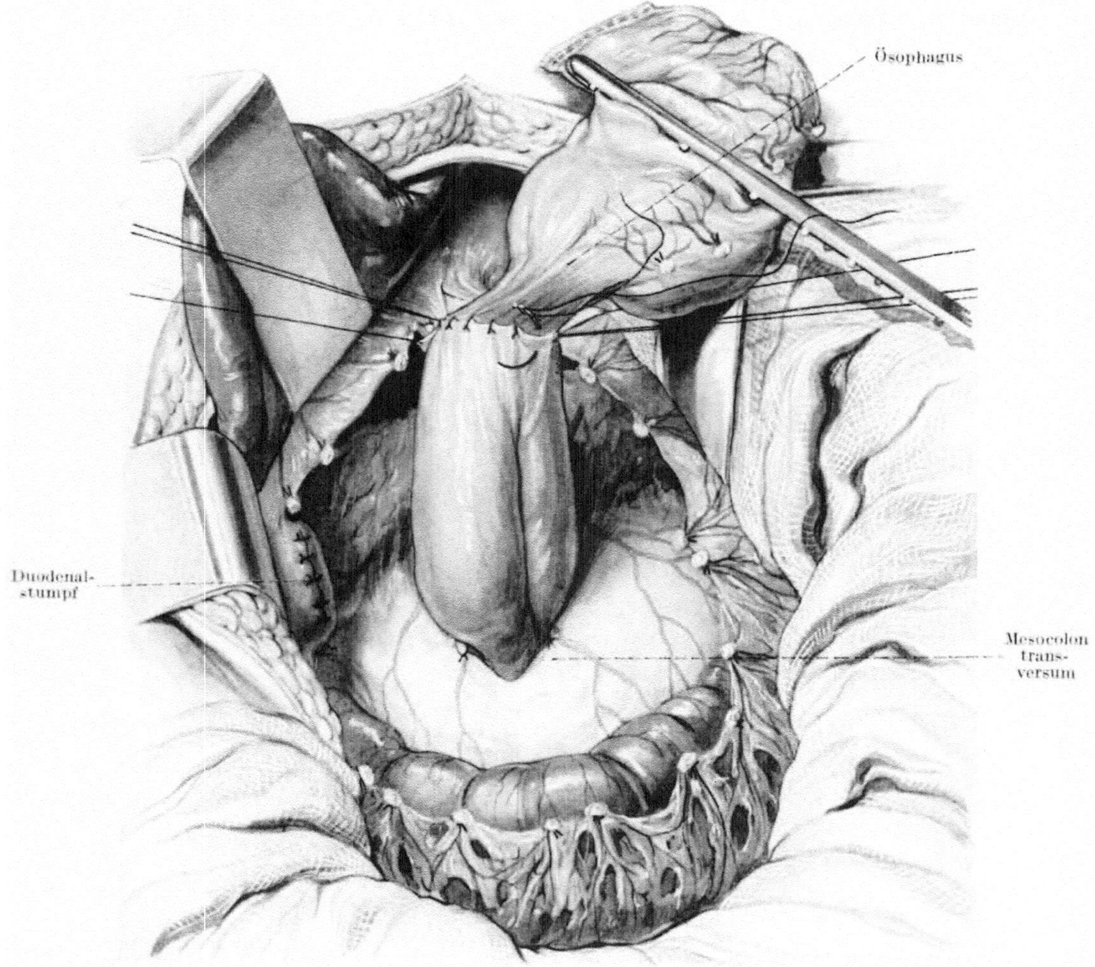


Abb. 141. Totalresektion des Magens. Das Duodenum ist mit Hilfe des PETZschen Instrumentes durchtrennt, der aborale Duodenalstumpf ist durch LEMBERT-Nähte verschlossen. Der Magen wird über den linken Rippenbogen stark nach aufwärts gezogen. Die oberste, durch einen Schlitz des Mesocolon transversum hervorgeholte Jejunumschlinge wird mit der Hinterwand der aus dem Zwerchfell gelösten und vorgezogenen Speiseröhre durch hintere LEMBERTsche Knopfnähte vereinigt.

Mobilisierung des Magens pyloruswärts fortgesetzt, entweder bis zu der am Magen selbst vorgesehenen Resektionsstelle oder bis ins Duodenum. Die quere Durchtrennung am Magen oder Duodenum wird möglichst unter Zuhilfenahme des PETZschen Nähapparats vorgenommen.

Die aborale mit den PETZschen Klammern versehene Intestinalöffnung, sei sie der Magen- oder der Duodenalquerschnitt, wird mit LEMBERT-Nähten endständig verschlossen, da auch zur Vereinigung eines Magenrestes mit der Speiseröhre niemals die endständige Öffnung des Magens, sondern stets eine neue seitliche Öffnung an der Magenvorderwand benutzt wird, und da ich bei einer bis ins Duodenum ausgedehnten Resektion die Speiseröhre lieber mit der obersten Jejunumschlinge als mit dem Duodenum verbinde.

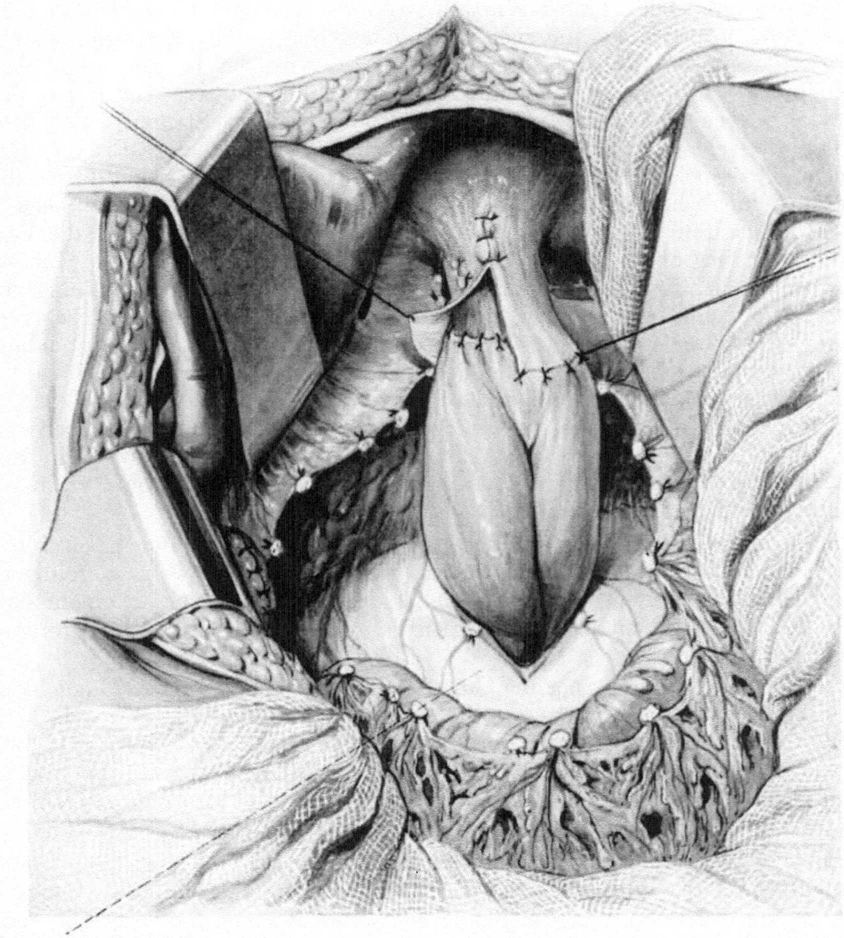


Abb. 142. Totalresektion des Magens. Fortsetzung des Zustandes der vorigen Abbildung. Die Verbindung zwischen der Speiseröhre und der obersten Jejunumschlinge ist vollendet. Die Zipfel des abgelösten peritonealen Überzuges der Speiseröhre werden zur Nahtsicherung über die Ösophago-Jejunalnaht gesteppt.

Wenn es die Zugänglichkeit des Operationsgebietes irgend gestattet, wird der kranke Magenabschnitt während der jetzt folgenden Anlegung der hinteren Nahtreihe der Anastomose zwischen Speiseröhre und Magen-Darmkanal mit der Speiseröhre in Verbindung gelassen, da er hierdurch gegen das Zurückschlüpfen der Speiseröhre während der Naht eine vorzügliche Handhabe bietet (Abb. 141). Nach Möglichkeit wird um den Ösophagus oral von der zur Anastomose bestimmten Stelle eine gebogene, federnde, mit Stoff überzogene Klemme gelegt, wodurch sich das Ausfließen von infektiösem Speiseröhreninhalt am besten verhindern läßt. Muß der kranke Magenteil wegen Raummangel vor Ausführung der hinteren Naht von der Speiseröhre getrennt werden, so verhindert die Klemme gleichzeitig das Zurückschlüpfen der Speiseröhre.

Dadurch, daß der an der Speiseröhre verbliebene, aboral abgetrennte Magen über den linken Rippenbogen schräg nach aufwärts gezogen wird, wird die Hinterwand der Speiseröhre hervorgezogen und zugänglich. Die vordere Wand des blind verschlossenen Pylorusmagens oder das Duodenum oder diejenige oberste Dünndarmschlinge, die sich durch einen Schlitz des Mesocolon transversum am weitesten nach aufwärts ziehen läßt, wird der Hinterwand der Speiseröhre angelagert und mit ihr durch eine hintere LEMBERTsche Nahtreihe verbunden, die äußerst sorgfältig mit engen Stichen als Zwirnknopfnaht angelegt wird (Abb. 141). Zur Vermeidung von Ernährungsstörungen des Speiseröhrenstumpfes empfiehlt es sich, die Stiche durch die Speiseröhre möglichst senkrecht und nicht parallel zur Nahtlinie zu legen. Die Schwierigkeiten, denen diese Naht häufig begegnet, werden durch die Verwendung der im Abschnitt B, 3, b, S. 81 beschriebenen und in Abb. 66 wiedergegebenen Klöppelnaht bisweilen gemindert. Nach Fertigstellung der LEMBERT-Nahtreihe werden die Speiseröhre und das zur Anastomose verwendete Intestinum etwa 1 cm von der Nahtreihe entfernt — am besten mit dem Diathermiemesser — eröffnet. Die jetzt folgende hintere ALBERTsche Nahtreihe wird ebenfalls eng und sorgfältig mit Zwirnknopfnähten gelegt. Nun wird auch die Vorderseite der Speiseröhre durchtrennt, wodurch der kranke Magenabschnitt in Wegfall kommt. Die Anastomose wird in der üblichen Weise durch eine vordere ALBERTsche und durch eine vordere LEMBERTsche Nahtreihe vollendet.

Auch wenn es technisch möglich ist, den Querschnitt der Speiseröhre unmittelbar mit dem Querschnitt des Duodenums zu vereinigen, vermag ich hierin keinen Vorteil zu erblicken und ziehe auch in einem derartigen Falle die Verbindung der Speiseröhre mit der obersten Jejunumschlinge vor.

Auch der Empfehlung, bei der Abtrennung des Magens nach Möglichkeit noch ein Stück des Magens an der Speiseröhre zu belassen, da hierdurch die Anastomose erleichtert werde und an Sicherheit gewinne, vermag ich mich nicht anzuschließen. Ich hatte vielmehr bei dem Versuche, die Speiseröhre senkrecht in die Magenwand einzupflanzen, stets größte Schwierigkeiten.

Die Anwendung eines MURPHY-Knopfes glaube ich dringend widerraten zu müssen, da es in der Tiefe an jeder Handhabe zur sicheren Vereinigung beider Knopfhälften fehlt, und da die Oberfläche der Speiseröhre des für eine sichere Knopfanastomose unerläßlichen Peritonealüberzuges entbehrt. Auch andere für die Speiseröhrenresektion angegebene Spezialknöpfe scheinen keine Vorteile zu besitzen.

Die beiden, in der oben geschilderten Weise aus der Vorderwand der Speiseröhre gebildeten Peritonealzipfel werden über der Anastomose zusammengenäht. Hierdurch wird ein peritonealer Abschluß zwischen dem im Brustteil gelegenen Speiseröhrenlager und der Bauchhöhle geschaffen (Abb. 142).

Zur Entspannung und Ruhigstellung der Anastomose wird das zur Verbindung mit der Speiseröhre benutzte Intestinum an dem Zwerchfell mit einigen Stichen aufgehängt. Die empfohlene künstliche Lähmung der linken Zwerchfellhälfte durch Phrenikusexhairese oder besser durch Vereisung ist nicht erforderlich. Dagegen ist es geraten, die Anastomose durch Anlegung einer temporären Jejunostomie zu entlasten und dem Kranken hierdurch alsbald eine reichliche Nahrungszufuhr zu eröffnen.

Eine Drainage der Bauchhöhle empfiehlt sich nicht, es sei denn, daß die Naht derartig unsicher ist, daß sie von vornherein zum Aufgehen verurteilt erscheint.

## f) Die Querresektion des Magens (RIEDEL, PAYR). Die Behandlung des Sanduhrmagens.

Wenn sich ein Krankheitsherd in der Mitte des Magenkörpers befindet, der Fundusteil und der Pylorusteil aber gesund sind, so liegt der Gedanke nahe, lediglich den mittleren kranken Magengürtel zu entfernen und

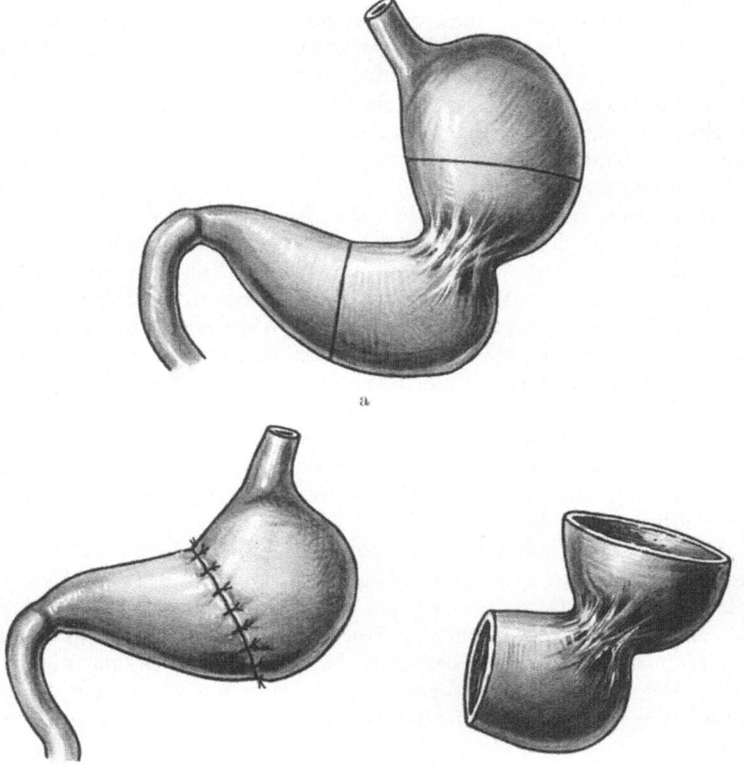


Abb. 143. Behandlung eines Sanduhrmagens mit querer Resektion und Vereinigung der Querschnitte End zu End. Schematisch. a Sanduhrmagen vor der Operation, b Restmagen nach der Operation, c Resektionspräparat.

den Kardiamagenteil und den Pylorusmagenteil durch eine zirkuläre endständige Naht wieder zu vereinigen. Nach meiner Erfahrung und dem Urteil anderer führt diese Operation jedoch fast ausnahmslos zu unbefriedigenden anatomischen und funktionellen Ergebnissen, da sich im Bereiche der Quernaht zumeist durch Schrumpfung, Narbenzug, Knickung und Verwachsung ein Sanduhrmagen entwickelt, der zu Passagestörungen führt. Ich habe daher die Querresektion aus meinem Operationsverzeichnis gestrichen. Das gilt auch bei der Behandlung des Sanduhrmagens, wo der Gedanke der Querresektion besonders naheliegt.

Die Technik der queren Magenresektion ist einfach und verläuft in klar vorgezeichneten Bahnen (Abb. 143). Der zur Resektion bestimmte mittlere

Magengürtel wird im Bereiche der großen und der kleinen Kurvatur durch Massenunterbindungen und Durchtrennungen der Gefäße skeletiert. Er wird, nachdem er möglichst leergepreßt ist, kardiawärts und pyloruswärts mit elastischen Magenklemmen abgeriegelt. Ist genügend Platz vorhanden, so wird auch der in Wegfall kommende Abschnitt durch starke Klemmen neben der Schnittlinie abgedichtet. Noch einfacher gelingt der Abschluß der Resektionszone durch Anwendung des PETZschen Nähapparates, wobei der Schnitt auf jeder Seite zwischen den beiden Klammerreihen geführt wird, so daß die beiden Klammerreihen auf jeder Seite als Abschluß des in Wegfall kommenden Magengürtels und der Magenreste verbleiben.

Am bequemsten gestaltet sich die Nahtvereinigung der beiden zurückbleibenden Magenteile, wenn man den Magen zunächst nur an der nach dem Pylorus gelegenen Schnittlinie durchtrennt und den Kardiamagen im Zusammenhange mit dem kranken Magenabschnitt über den linken Rippenbogen nach aufwärts schlägt. Man versieht die Schnittlinie des Pylorusmagens mit drei Haltefäden, von denen zwei an den beiden Ecken, der dritte in der Mitte der Naht durch beide Wundränder gelegt werden. Gut 1 cm von seiner Schnittlinie entfernt wird die Hinterwand des Pylorusmagens an die Hinterwand des Kardiamagens in Höhe der für die Resektion ausersehenen Linie mit hinterer LEMBERTscher Nahtreihe durch Knopfnähte befestigt. Die Hinterwand des Kardiamagens wird 1 cm neben der Nahtlinie entfernt eröffnet, worauf sich die hintere ALBERTsche Nahtreihe mit fortlaufendem Katgutfaden ausführen läßt. Nun wird auch die Vorderwand des Kardiamagens durchtrennt, wodurch der kranke mittlere Magenteil frei wird. Die Vorderwände des Kardia- und des Pylorusmagens werden durch eine ALBERTsche und durch eine LEMBERTsche Nahtreihe vereinigt.

Wurden vor der Anastomosierung beide Magenhälften oder eine Magenhälfte durch PETZsche Klammern verschlossen, so kommt der mit Klammern verschlossene Magenrand bei der Herstellung der Verbindung in Wegfall.

Zum Schluß wird der Schlitz im Lig. gastrocolicum vernäht.

Der naheliegende Gedanke, einen Sanduhrmagen, bei dem ein gesunder Fundusteil durch eine krankhafte Enge von einem gesunden Pylorusteil getrennt ist, mit einer Querresektion zu behandeln, wurde bereits oben abgelehnt. Aber auch die Herstellung einer Anastomose zwischen dem Fundusmagen und dem Pylorusmagen hat hierbei meistens nicht den gewünschten Erfolg, eine ungestörte Magenentleerung sicherzustellen, so daß auch dieses Vorgehen nicht zu empfehlen ist. Es ist meist auch technisch schwierig.

Ist die Verengerung zwischen den beiden Magensäcken hochgradig, so kann die Gastroenterostomie am Kardiamagen ein funktionell gutes Ergebnis haben. Sie beseitigt jedoch nicht den der Magenstenose zugrunde liegenden Krankheitszustand, der in den meisten Fällen ein vernarbtes, oft ein noch florides Geschwür ist.

Bei weitem die besten Ergebnisse zeitigt die Resektion des kranken Magengürtels und des gesunden Pylorusmagens einschließlich des Pylorus. Nach diesem Eingriff wird der Speiseweg vom Kardiamagen nach dem Darm zumeist nach dem Typus Billroth II wiederhergestellt. Die Technik einer derartigen Resektion beim Sanduhrmagen bietet gegenüber einer aus anderer Ursache stattfindenden Magenresektion nach Billroth II nichts Besonderes. Nur pflegt die Skeletierung des Magens an der kleinen Kurvatur besonders schwierig zu sein, und es steht häufig nur ein sehr kleiner Kardiamagenrest für die Verbindung mit der Dünndarmschlinge zur Verfügung. Gelegentlich ist daher die Totalresektion des Magens vorzuziehen.

## g) Die Behandlung des postoperativen Magen-Darmgeschwürs.

Das Ulcus pepticum postoperativum ist eine seltene Erkrankung, die sich öfter nach Gastrojejunostomie, seltener nach einer Magenresektion entwickelt. Bei der Magenresektion soll der Typus Billroth I etwa ebenso stark belastet sein wie der Typus Billroth II. Die unilaterale Pylorusausschaltung scheint nach neueren Untersuchungen entgegen der bisherigen allgemeinen Annahme keine besondere Gefahr für das Zustandekommen dieser Erkrankung heraufzubeschwören. Bei der Entstehung des Rückfallgeschwüres wirken mehrere Momente zusammen. Eine der Hauptursachen ist offenbar die Hyperazidität des Magensaftes, deren unmittelbarer Ätzwirkung die Darmschleimhaut auf die Dauer oft nicht gewachsen ist. Daher erscheint bei der Magenresektion die weitgehende Beseitigung des kranken Magens als das vorzüglichste Mittel, dem Auftreten eines späteren Geschwüres vorzubeugen.

Das Leiden schreitet mit der Zeit ständig fort, es ist auf konservativem Wege nicht zu heilen, bedarf vielmehr unbedingt der operativen Behandlung. In der Regel besitzt, wenn der Chirurg den Kranken in Behandlung bekommt, der geschwürige Prozeß bereits eine erhebliche Ausdehnung, indem er bereits den Serosaüberzug des Jejunums erreicht, in der Umgebung schwielige Veränderungen erzeugt, auf den Magen und vielfach auch auf das Colon transversum übergegriffen und oft genug eine Magenkolonfistel erzeugt hat (Abb. 144). Der Operateur wird daher in den meisten Fällen vor technisch schwierige Aufgaben gestellt, und die Sterblichkeit des an sich zu bevorzugenden radikalen Eingriffes ist erheblich.

Das Ziel des radikalen Eingriffes besteht in der Beseitigung der ulkustragenden Teile des Magendarmkanals, was in vielen Fällen mit einer Resektion des befallenen Abschnittes des Jejunums, des Magens und oft auch des Colon transversums gleichbedeutend ist (Abb. 145, 146 und 147). Gleichzeitig ist aber auch gegen das Wiederauftreten eines Geschwürs Vorsorge zu treffen, was nach unseren derzeitigen Anschauungen am besten durch eine ausgiebige Resektion des Magens und des Pylorus geschieht. Die Operation, die sich natürlich in jedem Falle nach dem angetroffenen individuellen Befunde richtet, verläuft nach Ziel und nach Reihenfolge der einzelnen Maßnahmen in großen Umrissen etwa folgendermaßen, wobei als Typus die Resektion bei einem Ulcus pepticum jejuni nach Gastrojejunostomie beschrieben wird:

Nach Eröffnung der Bauchhöhle, die durch Verwachsungen beträchtlich erschwert werden kann, wird bei einer retrokolischen Anastomose das Colon transversum besichtigt, bei einer antekolischen Anastomose wird zunächst die Magen-Darmanastomose angegangen und das Kolon erst später untersucht. Ist das Kolon geschwürig erkrankt, so wird es bei kleinem Geschwür abgelöst, und die Lücke seiner Wand wird durch doppelte Naht geschlossen; wenn aber bei großem Geschwür hierdurch eine unzulässige Verengerung herbeigeführt würde, so wird es nach ausreichender Mobilisierung zu beiden Seiten des Geschwürstumors durchgetrennt und nach rechts und links geschlagen, und der zuführende und der abführende Schenkel werden erst später wieder miteinander vereinigt (Abb. 149). Das Mesokolon wird von dem Ulkustumor gelöst, oder sein unlösbarer Teil wird nach Unterbindung der Gefäße abgetrennt und am Ulkustumor belassen, so daß die Gastroenterostomiestelle bei retrokolischer Anastomose frei in dem Schlitz des Mesokolons liegt (Abb. 149).

Die abführende und die zuführende Dünndarmschlinge werden bis zu der geschwürigen Stelle ausgelöst. Nur selten ist es möglich, die Dünndarmschlinge von dem Geschwür seitlich derartig abzutrennen, daß ihr Zusammenhang unter seitlicher Naht ohne unzulässige Verengerung gewahrt werden kann (Abb. 146). Der Ausweg, das Geschwür als solches im Jejunum zurückzulassen und auf seine Selbstheilung in Anbetracht des Umstandes zu vertrauen, daß das Geschwür nach der Ausführung der Magenresektion nach dem Typus Billroth II nur noch durch reinen Duodenalsaft bespült wird, ist schlecht und darf nur im äußersten Notfalle beschritten werden. In den meisten Fällen werden vielmehr die beiden Schenkel des Dünndarms, und zwar möglichst dicht an dem Ulkus, nach Abbindung und Durchtrennung ihrer Mesenterien quer durchgeschnitten (Abb. 145 u. 147).

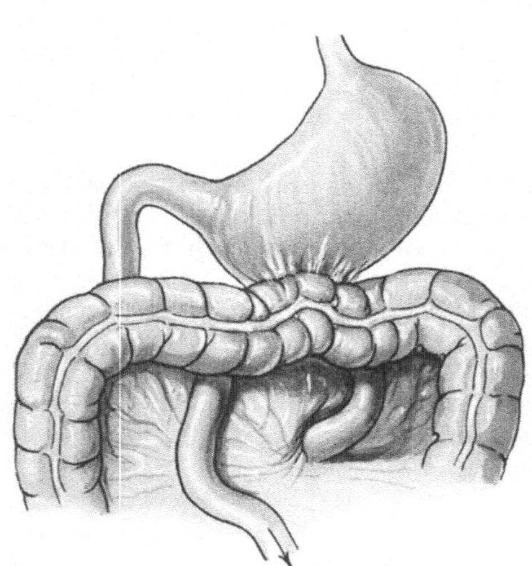

Abb. 144. Ulcus pepticum jejuni unter Beteiligung von Magen und Colon transversum. Schematisch.

Wurde der Zusammenhang des Jejunums bei der Ablösung nicht unterbrochen, sondern wurde die entstandene Lücke seitlich verschlossen, so wird später dicht aboral der Nahtstelle an der nach oben geleiteten Jejunumschlinge eine Magendarmverbindung z. B. nach dem Typus KRÖNLEIN unter Wegfall des Pylorusmagens hergestellt (Abb. 146). Lassen sich die nach Durchtrennung des Jejunums entstandenen beiden Querschnitte End zu End oder auf eine andere Weise miteinander unmittelbar vereinigen, so wird diese Vereinigung alsbald hergestellt und der Dünndarm später aboral der Nahtstelle mit dem Kardiamagen verbunden (Abb. 145). Oft ist die zuführende Jejunumschlinge hierfür jedoch zu kurz — zumeist infolge der leidigen, allgemein verbreiteten schlechten Gewohnheit, die Jejunumschlinge bei der Gastrojejunostomie so kurz wie möglich zu nehmen! —, so daß ihre unmittelbare Wiedervereinigung mit der abführenden Schlinge Schwierigkeiten macht, die auch durch die Mobilisierung des zuführenden Duodenalschenkels jenseits der Flexura duodenojejunalis oft nicht zu beheben sind. Dann ist man genötigt, den Querschnitt der zuführenden Jejunumschlinge End zu Seit in den abführenden Schenkel zu pflanzen (Abb. 147).

Der Magen wird in der Nähe der Geschwürsstelle oder der Verbindung mit dem Jejunum freigelegt, wobei, soweit es nicht bereits geschehen ist, das Lig. gastrocolicum zwischen doppelten Unterbindungen durchtrennt wird. Da im Hinblick auf die Rezidivgefahr die Wegnahme des Pylorusanteiles des Magens zu erstreben ist, so wird die Mobilisierung des Magens auch auf die kleine Kurvatur ausgedehnt und bis über den Pylorus auf den Anfangsteil des Duodenums fortgesetzt (Abb. 148). Das Duodenum wird quer durchtrennt, der abführende Schenkel wird verschlossen und versenkt (Abb. 149), sofern nicht ausnahmsweise eine Resektion nach dem Typus Billroth I vorgenommen werden soll. Man kann natürlich auch mit der Mobilisierung und der Durchtrennung des Duodenums beginnen und die Abbindung der Magengefäße unter Emporziehen des beweglich gemachten Pylorusteiles in der Richtung auf die Gastroenterostomie fortführen.

Die Mobilisierung des Magens wird in der Richtung auf den Fundus über den Bereich des Geschwürs fortgeführt bis zu der für die Durchtrennung vorgesehenen Stelle. Der auf diese Weise vollständig beweglich gewordene Pylorusmagen wird über den linken Rippenbogen nach aufwärts geschlagen.

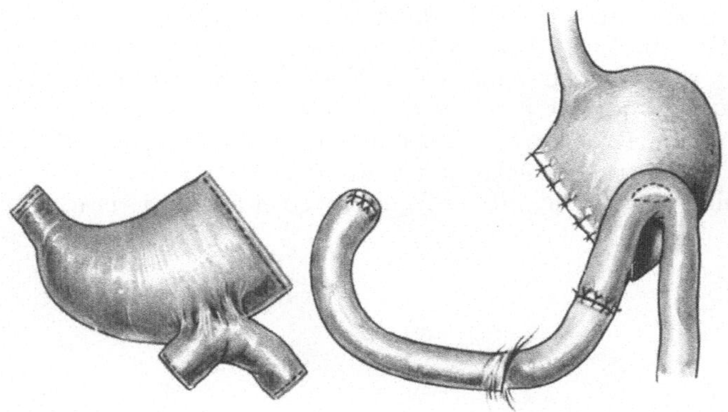

Abb. 145. Behandlung eines Ulcus pepticum jejuni mit querer Resektion des Jejunums unter Wiedervereinigung End zu End und mit ausgiebiger Resektion des Magens unter Wiederherstellung der Magen-Darmverbindung nach dem Typus Billroth II mit Verschluß des Magenquerschnittes und Anlegung einer Gastroenterostomie an neuer Stelle nach BILLROTH. Schematisch.

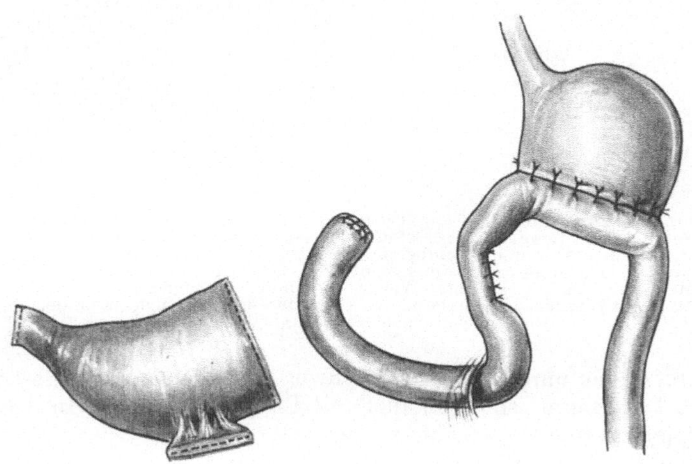

Abb. 146. Behandlung eines Ulcus pepticum jejuni mit seitlicher Resektion der kranken Jejunalwand unter seitlichem Verschluß der Jejunalöffnung und mit ausgiebiger Resektion des Magens unter Wiederherstellung der Magen-Darmverbindung nach dem Typus Billroth II mit Einpflanzung des gesamten Magenquerschnittes in die Jejunalwand nach KRÖNLEIN, aboral von der Stelle des früheren Geschwürs. Schematisch.

Wurde der Zusammenhang der obersten Jejunumschlinge erhalten oder wiederhergestellt, so wird unter gleichzeitiger Resektion des mobilisierten Magenteiles zwischen dem Kardiamagen und zwischen der obersten Jejunumschlinge, und zwar am Darm aboral von dem früheren Ulkus, eine retrokolische Verbindung hergestellt, entweder in der Form der Magenresektion nach KRÖNLEIN mit ganzem Magenquerschnitt (Abb. 146), oder nach v. EISELSBERG mit dem an der großen Kurvatur gelegenen

Teilquerschnitt unter Verschluß der Restöffnung; oder der Magenquerschnitt wird nach dem BILLROTHschen Originalverfahren blind verschlossen und hierauf eine Gastroenterostomie an neuer Stelle angelegt (Abb. 145); wurde aber nach der Dünndarmresektion der zuführende Jejunumschenkel seitlich in den abführenden Schenkel eingepflanzt, so wird der freie Jejunumschenkel mit dem Kardiamagen endständig oder seitlich verbunden (Abb. 147).

Falls das Colon transversum quer durchtrennt wurde, werden zum Schluß sein zuführender und abführender Schenkel wieder in Verbindung gebracht, End zu End (Abb. 147) oder Seit zu Seit. Die neue Magen-Darmverbindung wird in den Schlitz des Mesocolon transversum eingenäht. Die Bauchhöhle wird primär geschlossen.

Erscheint die Resektion nicht möglich oder zu gefährlich, so muß das Geschwür im Körper zurückgelassen werden. Man kann sich dann wie beim primären Magengeschwür mit der Anlegung einer temporären Jejunostomie

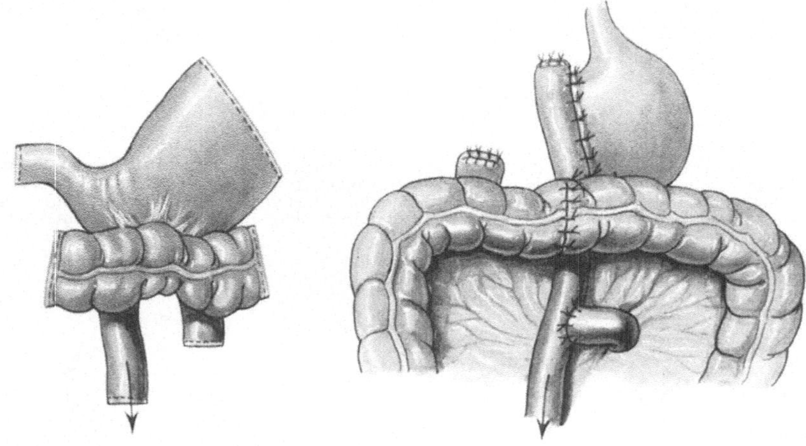

Abb. 147. Behandlung eines in das Colon transversum eingebrochenen Ulcus pepticum jejuni mit querer Resektion des Colon transversum unter Wiedervereinigung End zu End, mit querer Resektion des Jejunums unter endständigem Verschluß seines aboralen Querschnittes und unter Einpflanzung seines oralen Querschnittes End zu Seit in den aboralen Schenkel und mit ausgiebiger Resektion des Magens unter Wiederherstellung der Magen-Darmverbindung nach dem Typus Billroth II mit Einpflanzung des gesamten Magenquerschnittes in den aboralen Jejunalschenkel End zu Seit nach KRÖNLEIN. Schematisch.

behelfen. Sitzt das unresezierbare Geschwür nach einer Magenresektion „Billroth I" im Duodenum, so kann auch die Palliativresektion des Magens mit Gastrojejunostomie gemacht werden.

Fall 1. Beispiel der Radikaloperation eines Ulcus pepticum jejuni durch Resectio ventriculi, Resectio jejuni mit Y-förmiger Anastomose nach Billroth II und Resectio coli transversi mit Vereinigung End zu End.

Vorgeschichte. Bei einem 40jährigen Kranken, bei dem vor 3 Jahren wegen eines Ulcus ventriculi an der kleinen Kurvatur in der Pars praepylorica eine Gastroenterostomia retrocolica posterior angelegt wurde, traten im Laufe des letzten Jahres nach anfänglichem Wohlbefinden erneut Beschwerden auf. In den letzten Wochen wurden Bestandteile der Mahlzeiten nach einigen Minuten durch den After unverdaut entleert. Das Röntgenbild zeigt nach Probemahlzeit im oberen Jejunum eine druckempfindliche Nische und den Übertritt von Mageninhalt ins Colon transversum, nach Kontrasteinlauf den Übertritt vom Brei aus dem Colon transversum in den Magen.

Diagnose. Ulcus pepticum jejuni mit Magenkolonfistel.

Operation. Bei der in der Mittellinie oberhalb des Nabels im Bereiche der alten Bauchnarbe angelegten Laparotomie gelingt es wegen der zahlreichen Adhäsionen nicht ohne weiteres, in die freie Bauchhöhle einzudringen. Durch kräftiges Emporheben der linken

Bauchwand wird die vorliegende Adhäsionsplatte teils stumpf von der Bauchwand abgedrängt, teils abschnittsweise zwischen Unterbindungen scharf durchtrennt. So wird schließlich weit lateral freie Peritonealhöhle erreicht. Indem die vordere Bauchdeckenwand weiter stark emporgehoben wird, umfährt der Operateur mit seinem Zeigefinger die nach der Mittellinie gelegenen Verwachsungen, an denen das Netz stark beteiligt ist, und durchtrennt sie zwischen abschnittsweisen Abbindungen. So gelingt allmählich eine vollständige Trennung der vorderen Bauchwand von dem darunterliegenden Eingeweidepaket. In gleicher Weise wird nun auf der rechten Seite vorgegangen, wo

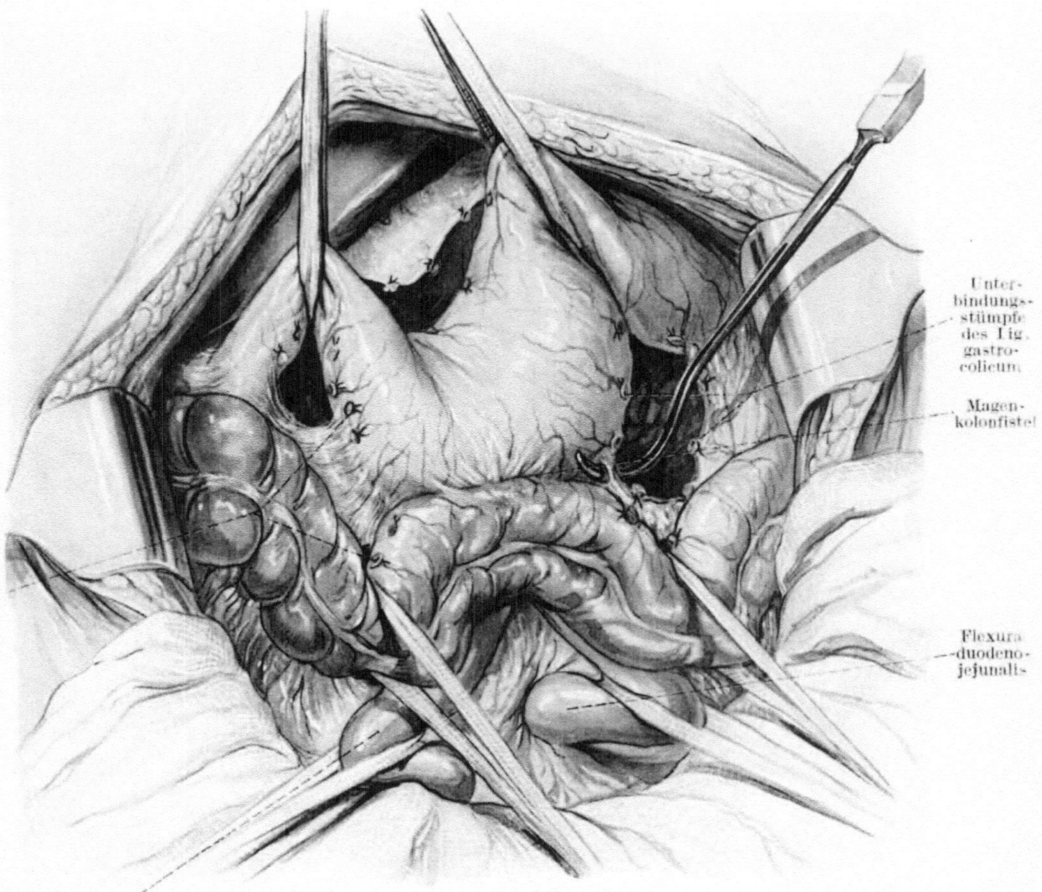


Abb. 148. Behandlung eines in das Colon transversum durchgebrochenen Ulcus pepticum jejuni. Die kranken Teile des Colon transversum, des Magens und des Jejunums sind beiderseits mobilisiert und mit je einer Rollgaze unterfahren. Die beteiligten Abschnitte des Mesocolon transversum werden mit der Hohlsonde unterfahren und zwischen doppelten Unterbindungen durchtrennt.

die festen Adhäsionen der Bauchwand mit der Leberoberfläche die Lösung sehr erschweren. Die Leber reißt an verschiedenen Stellen ein, was zu unangenehmen Blutungen führt und zur vorübergehenden Tamponade und zu einigen Lebernähten nötigt.

Der nun frei vorliegende Konglomerattumor besteht aus dem Magen, dem Colon transversum, aus mehreren Dünndarmschlingen und dem großen Netz. Zunächst wird die Lösung des Colon transversum in Angriff genommen, wobei die fixierenden Adhäsionen in kleinen Abschnitten mit der Hohlsonde unterfahren und nach doppelter Unterbindung durchtrennt werden. Das Colon transversum wird beiderseits bis hart an diejenige Stelle verfolgt, wo es mit dem Konglomerattumor unlösbar verwachsen erscheint. Hier wird auf jeder Seite um das Kolon mit Hilfe einer Kornzange ein Gummischlauch geführt, an dem sich das Kolon mit dem anhaftenden Konglomerattumor emporheben läßt (Abb. 148). An diesen beiden Stellen wird das Colon transversum mit Hilfe des PETZschen Nahtinstrumentes durchtrennt. An dem Konglomerattumor bleibt ein etwa 6 cm langes Stück des Colon transversum haften (Abb. 149). Die anderen beiden Schnittflächen des Querdarmes werden mit Kondomgummi überzogen und nach außen geschlagen.

Nun wendet sich der Operateur dem Magen zu. Nach Vervollständigung der Unterbindung und Durchtrennung des Lig. gastrocolicum wird das kleine Netz ebenfalls

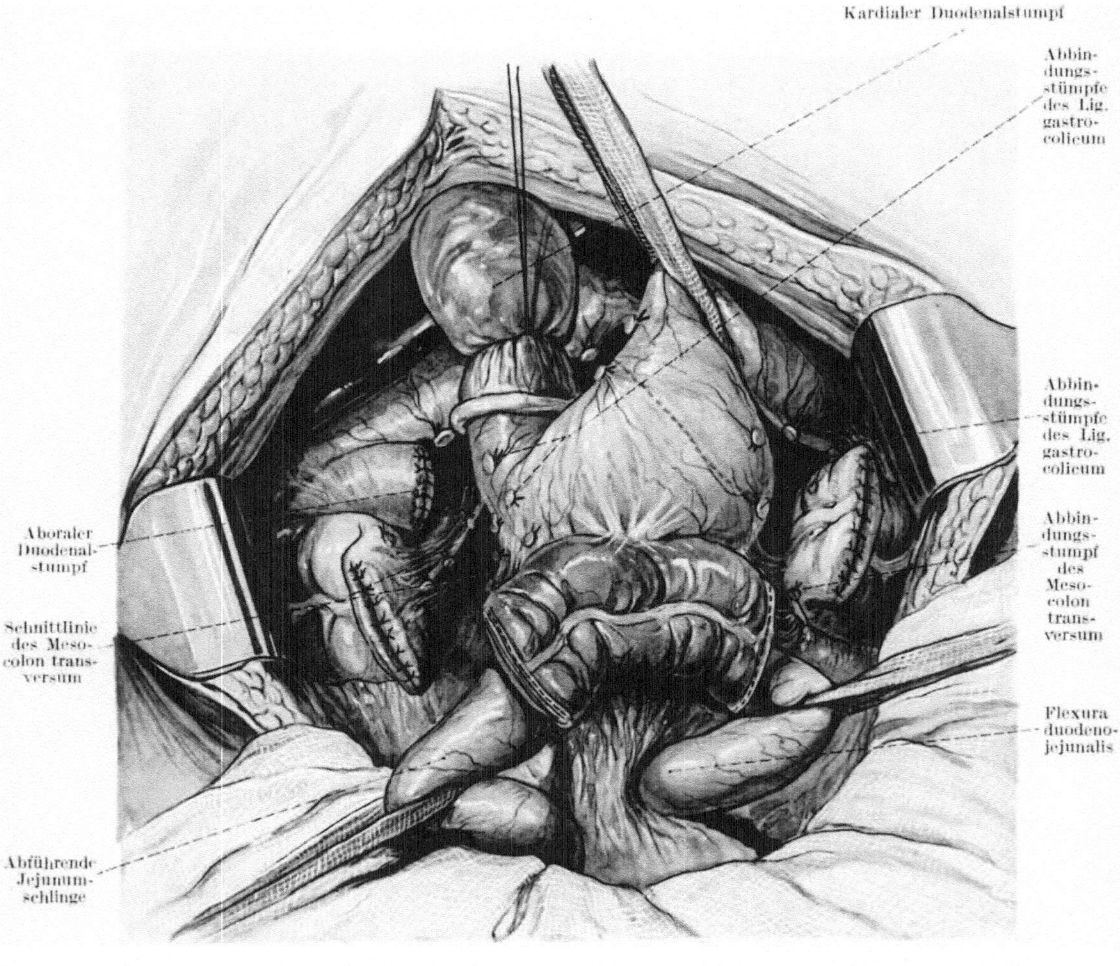

Kardialer Duodenalstumpf

Abbindungsstümpfe des Lig. gastrocolicum

Abbindungsstümpfe des Lig. gastrocolicum

Abbindungsstumpf des Mesocolon transversum

Flexura duodenojejunalis

Aboraler Duodenalstumpf

Schnittlinie des Mesocolon transversum

Abführende Jejunumschlinge

Abb. 149. Behandlung eines in das Colon transversum durchgebrochenen Ulcus pepticum jejuni. Fortsetzung des Zustandes eer vorigen Abbildung. Das Colon transversum mit den zugehörigen Teilen des Mesokolon ist beiderseits der kranken Stelle mit Hilfe des PETZschen Apparates durchtrennt, die Querschnitte der im Körper zurückbleibenden Schenkel sind durch LEMBERT-Nähte verschlossen, da die Wiederherstellung später durch Seit zu Seit-Verbindung erfolgen soll. Das Duodenum ist quer durchtrennt, der aborale Duodenalschenkel ist endständig verschlossen, da die Wiederherstellung der Magen-Darmverbindung nach dem Typus Billroth II erfolgen soll. Der kardiale Duodenalquerschnitt ist mit einem Gummisäckchen verschlossen. Der Magen ist kardial von der kranken Stelle mit einer Rollgaze umfahren und wird in die Höhe gehoben. Die beabsichtigte Resektionslinie des Magens ist punktiert.

durchtrennt. Auch der Magen läßt sich nun nach Durchtrennung der Gefäße und Verwachsungen kardiawärts und pyloruswärts von dem Konglomerattumor umgehen und mit je einem Gummischlauch als Haltezügel unterfahren (Abb. 148).

Durch Anspannen bald des zuführenden, bald des abführenden Kolonstumpfes wird das Mesocolon transversum unter Bildung einer beträchtlichen Lücke, aber unter Schonung der Vasa colica media, von dem Haupttumor scharf getrennt (Abb. 149).

Der an den beiden Haltezügeln entsprechend gehandhabte Magen wird pyloruswärts längs der kleinen und der großen Kurvatur bis ins Duodenum mobilisiert. Das Duodenum wird mit Hilfe des PETZschen Nähapparates durchtrennt. Der abführende Schenkel wird durch einstülpende LEMBERT-Nähte verschlossen und versenkt (Abb. 149).

Indem der Magen an seinem freien Pylorusteil und an dem kardiawärts von den Verwachsungen durchgeführten Gummischlauch angespannt wird, wird die Gastroenterostomiestelle mehr und mehr von den umgebenden Verwachsungen befreit. Mehrere Darmschlingen müssen aus dem Konvolut scharf herauspräpariert werden, bevor es gelingt, die mit dem Magen durch die Gastroenterostomie verbundene Jejunumschlinge zu finden und ihre Verbindungen mit dem Mesocolon transversum so weit zu trennen, daß der abführende und der zuführende Schenkel der Gastroenteroanastomose einzeln erkannt werden. Sie werden mit einem durch das Mesenterium geführten Gummischlauch umschlungen (Abb. 149). Indem bald vom Magen, bald vom Jejunum auf den Tumor hingearbeitet wird, reißt die abführende Dünndarmschlinge im Bereiche des Ulkus ein. Sie wird mit dem Diathermiemesser vollends quer abgetrennt und mit einer elastischen Klemme quer verschlossen.

Während der Magen stark in die Höhe gezogen wird, spannt sich die von der Flexura duodenojejunalis an den Magen tretende zuführende Schlinge. Sie ist leider sehr kurz. Sie wird so hart am Magen wie irgendmöglich mit dem Diathermiemesser abgetrennt. Eine elastische Klemme läßt sich nicht mehr anlegen. Der Austritt von galligem Schaum wird durch vorübergehendes Einlegen eines mit einem Faden bewaffneten Gazetampon verhindert.

Der Querschnitt der abführenden Dünndarmschlinge wird verschlossen. Die Schlinge wird an die Hinterwand des über den linken Rippenbogen geschlagenen Magens in der Richtung von der kleinen nach der großen Kurvatur gelegt und seitlich mit dem Magen quer zur Magenachse anastomosiert, wobei im Laufe der Anastomose der Magen quer durchtrennt wird und der Pylorusmagen mit der alten Gastroenterostomiestelle in Wegfall kommt (Abb. 147). Vom Magen bleibt nur ein kleiner Rest im Körper zurück.

Der Querschnitt der von der Flexur kommenden zuführenden Jejunumschlinge wird seitlich in die abführende Jejunumschlinge 15 cm aboral der Magendarmverbindung eingepflanzt. Diese Anastomose ist wegen der Kürze der zuleitenden Dünndarmschlinge äußerst schwierig, obwohl der zuführende Schenkel des Duodenums auf ein Stück von der hinteren Bauchwand abgelöst wird.

Zum Schluß werden die beiden Querschnitte des Colon transversum miteinander Seit zu Seit vereinigt, nachdem man sich von dem Fehlen von Ernährungsstörungen überzeugt hat. Die Lücke im Mesocolon transversum wird bis auf die Durchtrittsstelle der vom Magen kommenden Jejunumschlinge, die in die Lücke ringförmig eingenäht wird, geschlossen (Abb. 147).

Die Bauchdeckenwunde wird primär geschlossen.

## 10. Die Ausrottung des absteigenden Duodenalschenkels (Resectio duodeni).

Die Resektion des absteigenden Duodenums kommt in Frage, wenn eine bösartige Erkrankung von diesem Darmabschnitt ausgeht oder vom Pankreas, vom Ductus choledochus oder von der VATERschen Papille auf diesen Darmteil übergegriffen hat und durch die Resektion der VATERschen Papille nicht mehr radikal entfernt werden kann. Die Gefahren des äußerst schwierigen und prognostisch höchst zweifelhaften Eingriffes liegen in seiner langen Dauer, in der mühevollen Technik und in dem Blutreichtum des Operationsgebietes, sie liegen in der Steigerung der Blutungsneigung und in der Herabsetzung der allgemeinen Widerstandskraft durch den meist vorhandenen Ikterus, in der Schwierigkeit und in der Unsicherheit der Herstellung einer ableitenden Verbindung für das Pankreassekret und die Galle und in der Unzuverlässigkeit der Nähte, die mit dem Safte des eröffneten Pankreas in Berührung kommen und in ihrer Haltbarkeit auf den minderwertigen Peritonealüberzug des Duodenums angewiesen sind. Der Eingriff wurde bisher nur einmal von KAUSCH mit Erfolg ausgeführt.

Nur ausnahmsweise wird sich die Diagnose der Erkrankung bis in alle Einzelheiten vor der Operation so weit klären lassen, daß die Resektion des Duodenums von vornherein planvoll ins Auge gefaßt wird. In den allermeisten Fällen wird der Bauch unter der Diagnose eines Tumors oder eines Steinverschlusses der VATERschen Papille eröffnet werden, und der Entschluß zur Duodenalresektion wird erst nach der Besichtigung des Krankheitsherdes gefaßt werden können.

Im 1. Akte des Eingriffes wird das Operationsgebiet freigelegt, wozu entweder der Mittellinienschnitt vom Schwertfortsatz abwärts mit etwa notwendiger querer Erweiterung oder einer der für die Eingriffe am Gallensystem dienenden Schnitte gewählt wird. Gürtelförmige Spinalanästhesie ist im Hinblick auf die Größe und die Länge der Operation dringend anzuraten. Das Colon transversum wird nach unten geschlagen, und die Flexura coli dextra wird, wenn sie den Zugang zum Duodenum behindert, mobilisiert und nach kaudal und medial gelagert.

Da sich die Art und die Ausdehnung der Erkrankung von außen wohl niemals genau feststellen läßt, so wird das Duodenum in der bei der Choledochotomia transduodenalis beschriebenen Weise eröffnet und von innen besichtigt

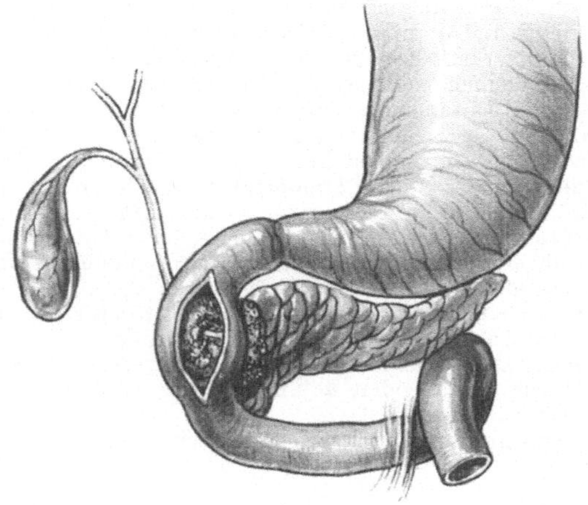

Abb. 150. Karzinom der VATERschen Papille, das auf die benachbarten Teile des Duodenums und des Pankreas übergegriffen hat. Das Duodenum ist auf der Vorderseite durch Längsschnitt eröffnet, um die Ausdehnung der Geschwulst festzustellen. Schematisch.

(Abb. 150). Wird die Resektion des Duodenums beschlossen, so wird der Darm wieder vernäht, und die Operation wird mit neuen Instrumenten fortgesetzt.

Als 2. Akt wird eine Gastroenterostomie angelegt, die am besten in der Form der im Abschnitt C, 6, a, S. 120 beschriebenen Gastroenterostomia retrocolica posterior ausgeführt wird.

Der 3. Akt beginnt mit der queren Durchtrennung des zuführenden Intestinaltraktus. Die hierfür erforderliche Mobilisierung beginnt besser im Bereiche des Magens als des Duodenums, da nach der Durchtrennung der Verschluß des oralen Schenkels im Bereiche des Magens einfacher und sicherer als im Bereiche des Duodenums ist, und da die Handhabung des zu resezierenden Duodenalabschnittes bequemer ist, wenn an dem Duodenum noch ein Stück Magen hängt. Es empfiehlt sich daher, die Durchtrennung im Bereiche des präpylorischen Magenabschnittes vorzunehmen. Andernfalls wird das Duodenum dicht aboral des Pylorus quer durchtrennt. Man benutzt für die Durchtrennung mit großem Vorteil das PETZsche Instrument. Der Querschnitt des zuführenden Intestinaltraktus wird durch eine zusätzliche LEMBERTsche Knopfreihe endgültig verschlossen (Abb. 151).

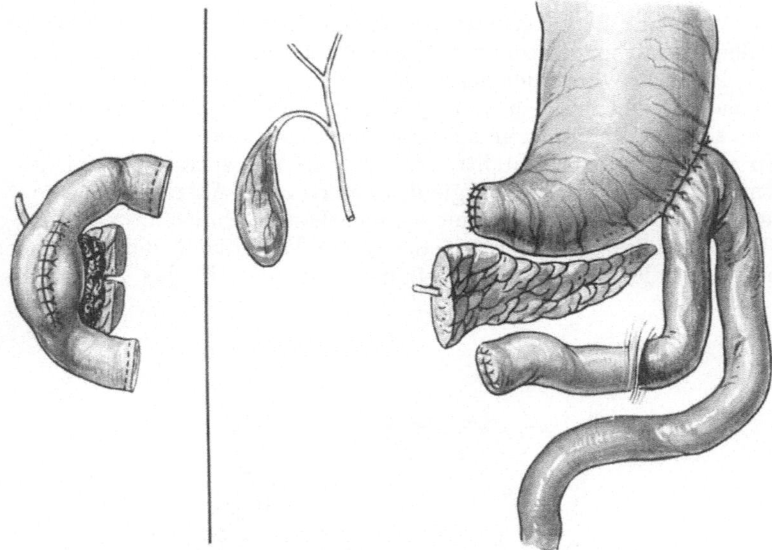

Abb. 151. Resektion des absteigenden Duodenums. Fortsetzung des Zustandes der vorigen Abbildung. Schematisch. Die Öffnung im Duodenum ist vernäht. Es ist eine Gastroenterostomia retrocolica posterior angelegt. Der Magen ist im präpylorischen Teile quer durchtrennt. Der orale Querschnitt ist blind verschlossen. Der aborale Magenteil, der obere horizontale und der absteigende Duodenalschenkel sind von ihren Verbindungen gelöst, wobei der Ductus choledochus und der Ductus pancreaticus durchtrennt und die erkrankten Teile des Pankreas mit entfernt wurden. Im Bereiche des unteren horizontalen Schenkels ist das Duodenum quer durchtrennt, so daß der Pylorusanteil des Magens, der obere horizontale und der absteigende Schenkel des Duodenums mit den anhängenden kranken Teilen des Pankreas aus dem Körper entfernt sind. — Daneben Resektionspräparat.

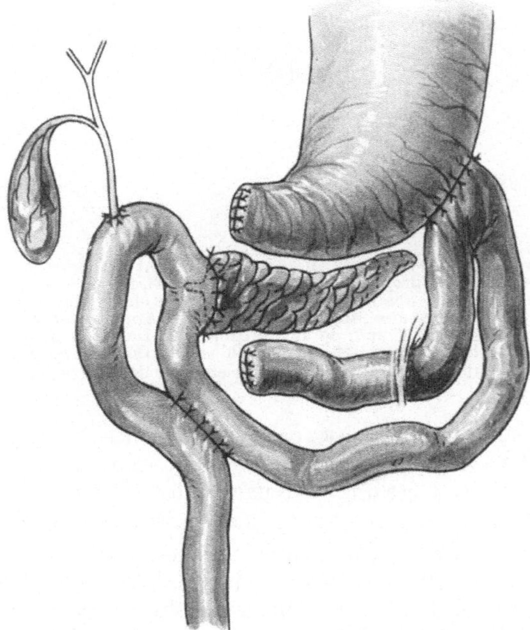

Abb. 152. Resektion des absteigenden Duodenums. Fortsetzung des Zustandes der Abb. 151. Schematisch. Die Querschnittsfläche des Pankreas ist in eine seitliche Öffnung der obersten Dünndarmschlinge und der Querschnitt des Ductus choledochus ist an einer anderen Stelle seitlich in diese Dünndarmschlinge eingenäht. Der zuführende und der abführende Schenkel der Dünndarmschlinge sind durch eine seitliche Anastomose miteinander verbunden.

Der 4. Akt enthält die eigentliche Resektion des Krankheitsherdes. Der mit den Petzschen Klammern verschlossene aborale Abschnitt des Intestinums — Antrum pylori oder oberes Duodenum — wird in aboraler Richtung nach und nach aus seinen Verbindungen gelöst, wobei alle sich anspannenden Stränge in kleinen Abschnitten mit der Hohlsonde unterfahren und zwischen doppelten Unterbindungen durchtrennt werden. Der erkrankte Teil des Pankreas wird, wie das bei der Chirurgie des Pankreas im Abschnitt G, 2, c, S. 541 geschildert ist, mit dem Diathermiemesser scharf ausgeschnitten, wobei man gleich darauf Bedacht nimmt, die nach außen zeigende Wundfläche der Bauchspeicheldrüse möglichst klein zu gestalten. Beim Eindringen in das Pankreasgewebe

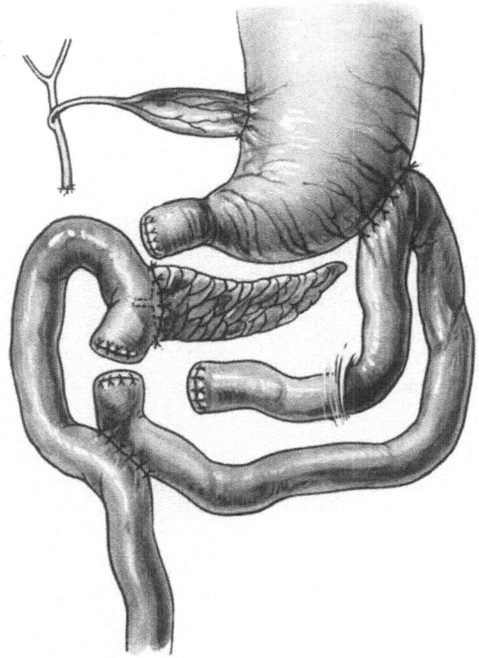

Abb. 153. Resektion des absteigenden Duodenums. Fortsetzung des Zustandes der Abb. 151, nur ist die Abtrennung des ausgerotteten Duodenalteiles nicht im Bereiche des Magens, sondern im Bereiche des oberen Duodenalschenkels erfolgt. Schematisch. Die Wundfläche des Pankreas ist in eine seitliche Öffnung der obersten Dünndarmschlinge eingenäht. Der zuführende und der abführende Schenkel der Dünndarmschlinge sind durch eine Anastomose seitlich miteinander verbunden. Der von der Anastomose zum Pankreas führende Darmschenkel ist quer durchtrennt, und die beiden Schnittflächen sind endständig verschlossen. Der Querschnitt des Choledochus ist blind verschlossen. Die Kuppe der Gallenblase ist in eine seitliche Öffnung des Magens eingenäht.

werden die kranial gelegenen akzessorischen kleinen Pankreasgänge durchschnitten, die, wenn sie erkannt werden, einzeln unterbunden werden. Der Hauptausführungsgang wird nach Möglichkeit gesondert dargestellt, er wird angeschlungen oder vorübergehend mit einer Klemme verschlossen.

Auf der rechten Seite des Duodenums wird der Ductus choledochus aus dem Lig. hepatoduodenale ausgelöst und ebenfalls angeschlungen oder mit einer Klemme versehen. Sobald das Duodenum bis ins gesunde Gebiet ausgelöst ist, wird es kaudal vom Krankheitsherde quer durchtrennt, wobei, wenn auch der abführende Duodenalschenkel blind verschlossen werden soll, nach Möglichkeit wiederum das Petzsche Instrument verwendet wird. Nunmehr ist das kranke Gebilde aus dem Körper ausgelöst (Abb. 151).

Es sind im wesentlichen noch zwei Aufgaben zu erfüllen: Einmal die Herstellung eines Abflußweges für die Galle und zweitens die Herstellung eines Abflußweges für das Pankreassekret. Diese Aufgaben können verschieden gelöst werden.

5. Akt. Ist der Gallenweg von der Leber nach der Gallenblase frei, so ist es am einfachsten, den Querschnitt des Ductus choledochus blind zu verschließen und eine Anastomose zwischen der Gallenblase und den Magen anzulegen (Abb. 153). Die Anastomose kann aber auch zwischen der Gallenblase

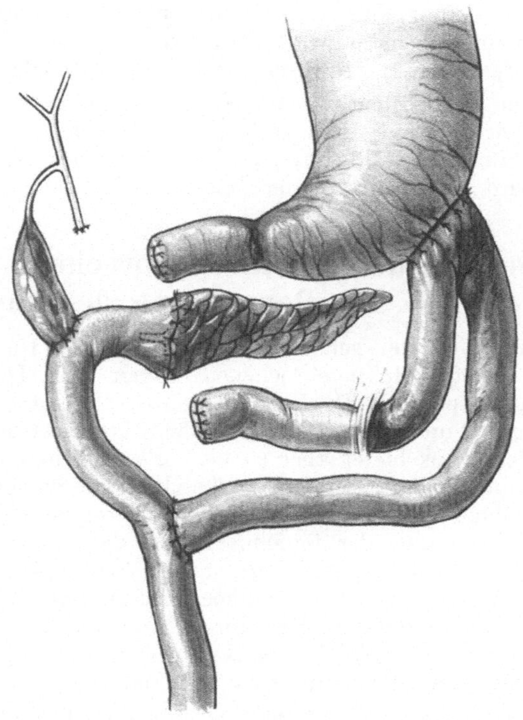

Abb. 154. Resektion des absteigenden Duodenums. Fortsetzung des Zustandes der Abb. 151, nur ist die Abtrennung des ausgerotteten Duodenalteiles nicht im Bereiche des Magens, sondern im Bereiche des oberen Duodenalschenkels erfolgt. Schematisch. Die oberste Dünndarmschlinge ist quer durchtrennt. Der Querschnitt des zuführenden Schenkels ist etwa 50 cm aboral der Durchtrennungsstelle in den abführenden Schenkel seitlich eingefügt. In den Querschnitt des abführenden Schenkels ist die Wundfläche des Pankreas, etwa aboral von dieser Stelle ist die Kuppe der Gallenblase in den Dünndarm eingenäht. Der Querschnitt des Ductus choledochus ist blind verschlossen.

und dem abführenden Duodenalschenkel oder einer Jejunumschlinge (Abb. 154) ausgeführt werden.

Eignet sich die Gallenblase jedoch nicht zur Herstellung einer derartigen Verbindung, so wird der quer durchtrennte Ductus choledochus in irgendeine Stelle des Intestinaltraktus eingefügt, am bequemsten zumeist in den abführenden Duodenalschenkel oder in eine hochgezogene Jejunumschlinge (Abb. 152). Hierbei kann man sich, wie das bei der Chirurgie des Gallensystems beschrieben ist, einer Interimsprothese bedienen.

6. Akt. Schwieriger ist die Herstellung eines Abflußweges für das Pankreassekret. Es gelingt wohl niemals, den Ductus pancreaticus als Einzelgebilde zur Anastomose zu verwenden. Auch verlangt schon die Rücksicht auf die große, durch die Resektion entstandene Pankreaswundfläche die Einscheidung

des gesamten Pankreasquerschnittes in den Darm. Gelegentlich wird sich hierzu die quere Öffnung des aboralen Duodenalschenkels eignen. Die Pankreaswundfläche wird in die Darmöffnung geschoben oder wenigstens von ihr überdeckt, und beide Gebilde werden so zuverlässig wie irgend möglich durch Knopfnähte miteinander in Verbindung gebracht. Läßt sich der Duodenalquerschnitt hierzu nicht verwenden, so wird eine Jejunumschlinge herangeholt, wobei entweder der Querschnitt (Abb. 154) oder ein Seitenschnitt (Abb. 153) ihres abführenden Schenkels nach Durchtrennung und Einpflanzung des zuführenden Endes in den abführenden Schenkel benutzt wird, oder wobei eine seitliche Öffnung der in der Kontinuität erhaltenen Jejunalschlinge auf die Pankreaswunde genäht wird (Abb. 152); im letzteren Falle ist die Anlegung einer Enteroanastomose zwischen den Fußpunkten der Schlinge ratsam.

Alle unsicheren Nahtstellen werden durch Aufnähen von Peritonealduplikaturen, vor allem vor dem großen Netz, gesichert. Trotzdem werden die Unsicherheit einzelner Nähte und die Verletzung des Pankreas allermeist zur Drainage und Tamponade der Bauchwunde zwingen.

## 11. Die Behandlung des frei durchgebrochenen Magen- und Duodenalgeschwürs. Die Behandlung des Magenvolvulus.

**Die Behandlung des frei perforierten Magen- und Duodenalgeschwürs.** Die Behandlung des frei durchgebrochenen Magen- und Duodenalgeschwürs gehört mit in das Kapitel der Behandlung der freien eitrigen Bauchfellentzündung, die im Abschnitt D, 8, S. 330 f. beschrieben ist. Die Technik des operativen Vorgehens bietet aber so viele Besonderheiten, daß es zweckmäßig ist, sie beim Magen gesondert zu beschreiben, wobei hinsichtlich der allgemeinen Maßnahmen auf das erwähnte Kapitel verwiesen wird.

Nach der Durchtrennung der Bauchdecken in der oberen Bauchhöhle angetroffene Luft, Speisereste oder eine trübe, sauer riechende Flüssigkeit sichern die Diagnose der Geschwürsperforation und führen häufig ohne weiteres auf den Krankheitsherd. Das durchgebrochene Geschwür sitzt meist an der Vorderwand des Magens in der Nähe der kleinen Kurvatur dicht am Pylorus. Die Perforationsöffnungen sind daher ebenso wie die im Duodenum gelegenen Perforationen beim Lüften des Leberrandes und Abwärtsziehen des Magens in der Regel leicht zu finden. Sie werden jedenfalls zunächst in dieser Gegend und in dieser Weise gesucht. Ist das Geschwür dort und an der übrigen leicht zugänglichen Vorderwand und im oberen Abschnitt des Duodenums nicht ohne weiteres zu finden, so kann es nur an der Hinterwand liegen. Die Kenntnis von dieser Lage der Perforationsöffnung ist um so wichtiger, als hierbei die Peritonitis ausschließlich auf die Bursa omentalis beschränkt sein kann, so daß bei der Eröffnung der Bauchhöhle ein krankhafter Befund in Gestalt einer Peritonitis, von Speiseteilen oder von Luft in der Bauchhöhle zunächst vollständig vermißt wird.

Zur Untersuchung der Rückwand des Magens wird das Lig. gastrocolicum durchtrennt. In der Bursa omentalis angetroffene Speiseteile sichern die Vermutungsdiagnose. Durch Einführen der Hand in den Schlitz des Lig. gastrocolicum hinter den Magen wird der Magen bimanuell untersucht. Verdächtig erscheinende Stellen der Hinterwand werden durch Haken und Spekula für das Auge eingestellt.

Sobald das Geschwür gesichtet ist, wird der weitere Austritt von Speisebrei durch Auflegen eines Fingers verhindert. Dann stopft man die Öffnung zunächst mit einem Gazestück zu.

Die viel umstrittene Frage, ob man das perforierte Magengeschwür lediglich übernähen oder ob man es durch eine Resektion beseitigen soll, entscheide ich in dem Sinne, daß eine akute Perforationsperitonitis ein unmittelbar lebensbedrohender Zustand ist, bei dem man sich für gewöhnlich mit dem einfachsten Eingriff begnügen soll: das ist die Übernähung. Natürlich ist man in einem besonders günstig gelegenen Fall auch zu einer Ausnahme berechtigt oder in einem besonders ungünstig gelegenen Fall, wo sich die Perforationsöffnung nicht leicht durch Naht verschließen läßt, zu einer Ausnahme gezwungen.

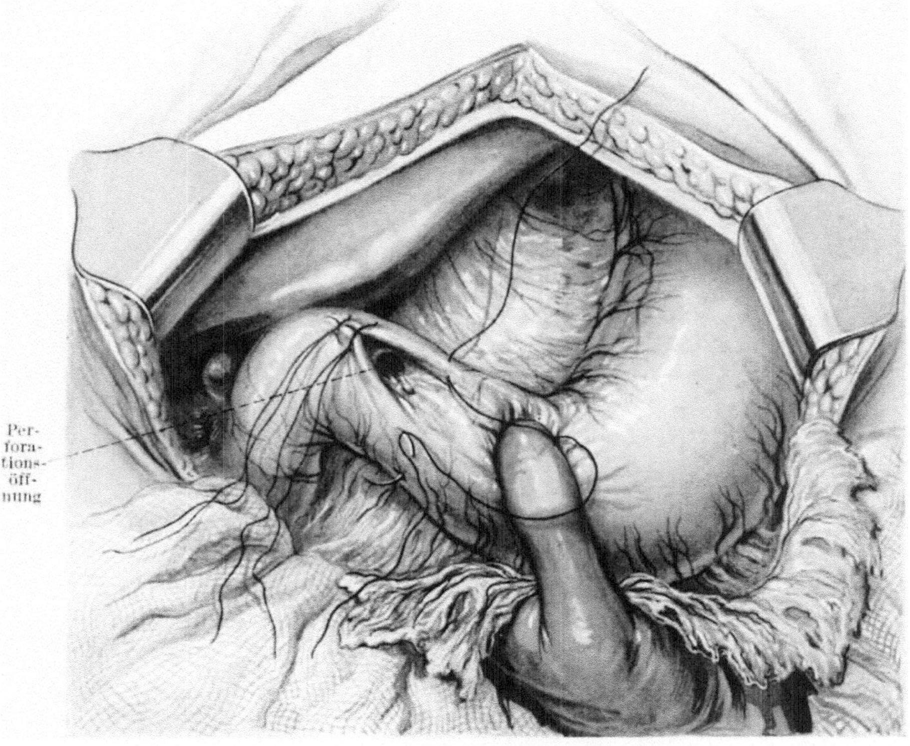


Abb. 155. Übernähung eines durchgebrochenen Magengeschwüres an der kleinen Kurvatur im Bereiche des Antrum pylori. Die Öffnung des Geschwüres wird durch weit ausgreifende LEMBERTsche Nähte geschlossen.

In meiner Meinung bestärkt mich, daß an der Tübinger Klinik beim Übergang von der Resektion zur Übernähung mit Gastroenterostomie die Sterblichkeit erheblich sank. Für die einfache Übernähung spricht außerdem die Erfahrungstatsache, daß anscheinend die meisten durchgebrochenen Geschwüre nach dieser einfachen Operation auf die Dauer heilen, sofern gleichzeitig durch eine Gastroenterostomie für eine ungestörte Entleerung des Magens Sorge getragen wird.

Der Verschluß der Perforationsöffnung erfolgt durch LEMBERT-Nähte. Er kann jedoch wegen der Derbheit und der ödematösen Infiltration der Umgebung auf Schwierigkeiten stoßen. Meistens gelingt er aber trotzdem, wenn die Nähte weit ausgreifend angelegt werden (Abb. 155). Eine Verengerung der Magenpassage muß hierbei in Kauf genommen und durch eine angeschlossene Gastroenterostomie umgangen werden. Erscheint der Verschluß durch LEMBERTsche Nähte unsicher, so wird die Nahtstelle durch Aufsteppen von Netz oder anderen Peritonealduplikaturen gesichert.

Gelingt der sichere Verschluß auf diese Weise nicht, so bleiben drei Auswege offen:

1. Man macht eine Resektion des geschwürigen Magenteils.

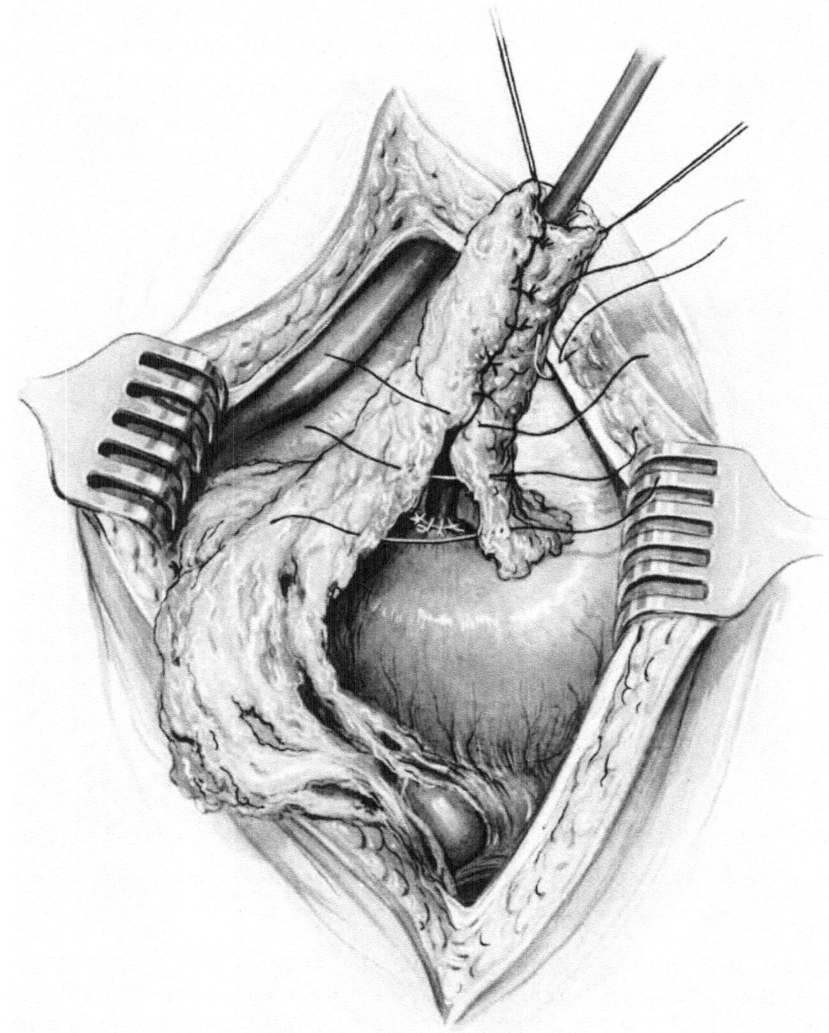

Abb. 156. Behandlung eines durchgebrochenen Magengeschwürs an der kleinen Kurvatur durch Drainage und Netzmanschette. Ein in die Perforationsöffnung eingelegtes Drain ist mit einer Netzmanschette umhüllt, die am Magen und an der Umgebung der Bauchdeckenwunde mit Nähten befestigt wird. Das Drain wird nach außen geleitet.

2. Man steppt ein peritoneal bekleidetes Organ der Umgebung über das Loch.

Zumeist gelingt es, einen Netzpfropfen in das Loch zu nähen oder das Geschwür mit Netz zu überspannen. Manchmal läßt sich das Loch durch

Ansteppen an die untere Leberoberfläche oder an die vordere Bauchwand abdichten. Auch eine freie Netzplastik ist im Notfalle erlaubt.

3. Man legt in die Perforationsöffnung ein dicht schließendes Drainrohr und leitet es, nachdem es allseitig mit Netz umhüllt ist, durch die Bauchhöhle nach außen (Abb. 156). Diese NEUMANNsche Netzmanschette wird auf der einen Seite am Magen, auf der anderen Seite am Peritoneum parietale mit Nähten befestigt.

Das duodenalwärts im Magen liegende Drainrohr wird nach einigen Tagen zeitweise abgeklemmt und nach 10—12 Tagen entfernt, worauf sich die Drainöffnung schnell von selbst schließt.

4. Gelingt die Versorgung der Perforationsöffnung auf einem der beschriebenen Wege nicht, oder ist — z. B. bei einer frischen Verätzung — eine weitere Zerstörung der Magenwand zu erwarten, so wird der gefährdete Abschnitt der Bauchhöhle drainiert und tamponiert, und es wird zur Ruhigstellung und Ausschaltung des Magens eine Jejunostomie angelegt.

Sitzt — was die Regel ist — das Geschwür in der Nähe des Pylorus im Bereiche des Magens oder des Duodenums, so wird durch seine Übernähung zumeist eine Pylorusstenose herbeigeführt oder eine bereits vorhandene Stenose verstärkt. In diesem Falle ist man verpflichtet — in jedem anderen Falle ist es ratsam —, gleichzeitig eine Gastrojejunostomie anzulegen. Darüber hinaus kann man dem Speisebrei den Zugang zu dem Geschwür durch eine der früher im Abschnitt C, 7, S. 130 f. beschriebenen, den Pylorus ausschaltenden Maßnahmen verlegen, z. B. durch quere Raffnähte.

Die Gastroenterostomie wird in beträchtlicher Entfernung von dem Geschwür angelegt, damit die Möglichkeit bleibt, bei Fortdauer der Krankheit den aboralen kranken Magenabschnitt später ausgiebig zu resezieren.

Nach der üblichen Reinigung der oberen Bauchhöhle durch Austupfen, bei sehr starker Verunreinigung auch der gesamten Bauchhöhle durch Spülen, wird der Bauch primär vollständig geschlossen.

**Die Behandlung des Magenvolvulus.** In Anbetracht des Vorausgehens ähnlicher klinischer Attacken und mit Rücksicht auf die stürmischen Erscheinungen im Oberbauch, die sich aus den Symptomen eines hohen Ileus und einer Peritonitis zusammensetzen, wird der Volvulus des Magens oft mit einer Magenperforation verwechselt. Bei der Laparotomie in der Mittellinie oberhalb des Nabels, die zur Klarlegung der anatomischen Verhältnisse groß anzulegen ist, findet sich der Magen um seine Längs- oder Querachse wurstförmig zusammengerollt, wobei das Colon transversum bei stärkerer Verlagerung diese Drehungen mitmachen und hinter den Magen unter den linken Rippenbogen ans Zwerchfell gedrängt sein kann. Die Entwirrung des Magen-Darmpaketes kann sehr schwierig, beim Bestehen von Verwachsungen fast oder völlig unmöglich sein.

Nach gelungener Rückdrehung und Rücklagerung ist, wenn es das Allgemeinbefinden des Kranken gestattet, die Feststellung des den Volvulus auslösenden Grundleidens geboten, das beispielsweise in einer Pylorusstenose, in einer — meist gutartigen — Geschwulst, in einem Zwerchfellbruch oder in einer Wandermilz bestehen kann. Die Grundursache ist nach Möglichkeit zu beseitigen, wobei dieser Teil der Operation im Hinblick auf den Kräftezustand des Kranken oft auf einen zweiten Eingriff aufzusparen ist. Bei genuinem Volvulus ohne erkennbare Ursache ist der Magen nach Möglichkeit gegen den Wiedereintritt einer Drehung zu befestigen, am besten an der vorderen Bauchwand nach dem bei der Behandlung der Magensenkung im Abschnitt C, 12, a, S. 198 angegebenen Verfahren von ROVSING.

Läßt sich der Volvulus nicht entwirren, so bleibt nichts anderes übrig, als den Magen durch Tamponade gegen die übrige Bauchhöhle abzudichten und für die Ernährung eine Jejunostomie anzulegen. Die zur Behebung des krankhaften Zustandes theoretisch ebenfalls angebrachte Totalresektion des Magens dürfte mit Rücksicht auf den zumeist schlechten Allgemeinzustand des Kranken nur selten in Frage kommen.

## 12. Die Behandlung der Magensenkung (Gastroptose).

In manchen Fällen ist die Magensenkung lediglich der Folgezustand einer andersartigen organischen Magenerkrankung, im besonderen einer Pylorusstenose: dann wird sie durch Beseitigung des ursächlichen Krankheitszustandes behandelt. In anderen Fällen ist die Magensenkung nur ein Teil einer allgemeinen Eingeweidesenkung: in diesen Fällen wird durch eine Hebung des Magens, selbst wenn sie auf die Dauer gelingen sollte, keine nennenswerte Abstellung der durch die allgemeine Enteroptose bedingten Beschwerden erreicht. Nur selten ist die Gastroptose genuiner Art. Unter dem Drucke dieser Tatsachen hat man sich von der operativen Behandlung der Gastroptose mehr und mehr abgewandt. Sie erscheint, wenn überhaupt, nur noch in ganz seltenen Ausnahmefällen berechtigt. Die oft berichteten Erfolge derartiger Operationen sind, da ein erheblicher Teil der gastroptotischen Beschwerden auf nervöser Basis beruht, mit Vorsicht zu bewerten.

Von einzelnen Seiten wurde in letzter Zeit die Magenresektion (Martin) zur Behandlung der genuinen Gastroptose empfohlen. Die Erfolge dieses Vorgehens sind jedenfalls nicht eindeutig in positivem Sinne zu verwerten und bedeuten einen großen Eingriff und eine erhebliche Verstümmelung.

Für die mit einer Magendilatation verbundenen Fälle wird, auch wenn sie sich nicht durch ein mechanisches Hindernis am Magenausgang erklären lassen, von einzelnen Autoren die Gastroenterostomie gefordert. Der angeblich oft beobachtete gute Erfolg läßt sich vielfach durch Ausschaltung eines spastischen, übererregbaren Pylorus und durch Herstellung eines bequemen Abflußweges erklären. In anderen derartigen Fällen werden die Beschwerden durch die Gastroenterostomie vergrößert, so daß dieses Verfahren beim Fehlen einer Verengerung am Magenausgang nicht empfohlen werden kann.

Zur Behandlung der genuinen Magensenkung stehen zwei spezifische Behandlungsverfahren zur Verfügung:

### a) Die Befestigung des Magens an der vorderen Bauchwand (Rovsing).

Rovsing legt von einer medianen Laparotomiewunde oberhalb des Nabels drei dicke Zwirn- oder Seidenfäden in querer Richtung derartig an, daß jeder Faden durch sämtliche Schichten beider Bauchdeckenwundränder einschließlich der Haut geführt wird und dazwischen die vordere Magenfläche in zwei Lembertschen Serosamuskularisfalten faßt (Abb. 157). Der oberste Faden liegt 1 cm unterhalb der kleinen, der unterste 3 cm oberhalb der großen Kurvatur, der mittlere Faden in der Mitte zwischen den beiden anderen Fäden. Das Peritoneum der Bauchwand und das der Magenvorderfläche werden in entsprechender Ausdehnung durch Nadelritzer wund gekratzt, um ihr gegenseitiges inniges Verwachsen zu fördern. Man kann zu diesem

Zwecke auch Jodtinktur aufpinseln. Nach der üblichen Bauchdeckennaht werden die drei Zwirnfäden über einer Gazerolle geknüpft und erst nach drei Wochen entfernt.

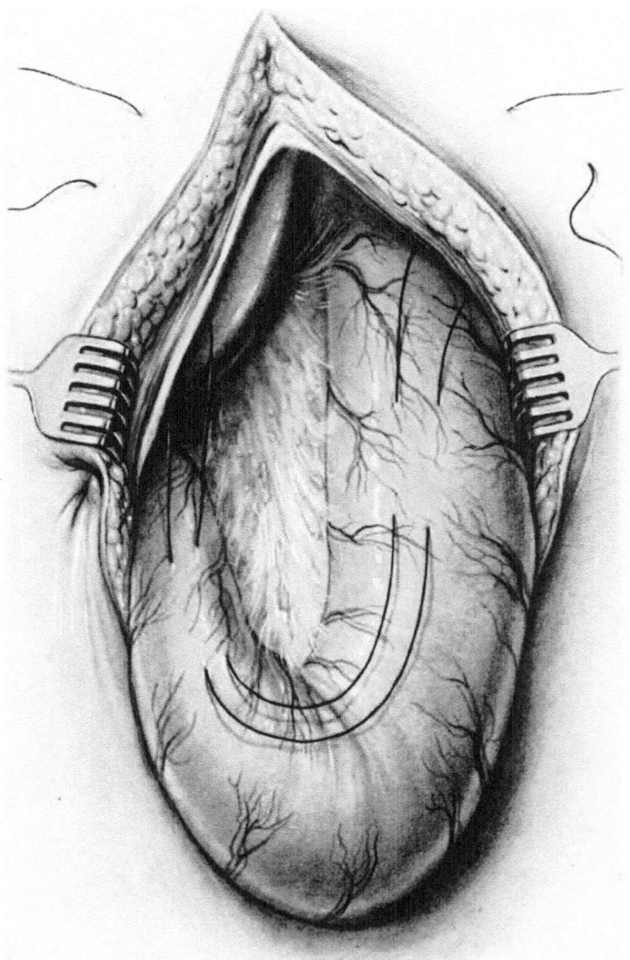

Abb. 157. Befestigung des Magens an der vorderen Bauchwand zur Behebung der Magensenkung. Die Nähte sind derartig durch die Bauchdecken und die Vorderwand des Magens gelegt, daß sie nach der Bauchdeckennaht beim Knüpfen den Magen emporheben.

## b) Die Aufhängung des Magens am Lig. hepatogastricum (Bier, Beya) und am Lig. teres (Perthes).

Das kleine Netz wird in seiner ganzen Breite von der Kardia bis zum Pylorus durch vier einander parallele, senkrecht auf der kleinen Kurvatur stehende Zwirnfäden derartig durchstochen, daß jeder Faden drei etwa 1 cm breite Falten aufhebt, eine Falte hart an der Leber, eine in der Mitte und eine an der kleinen Kurvatur. Beim gemeinsamen Knüpfen dieser Fäden wird das kleine Netz wie ein Wolkenstor zusammengerafft und hebt hierbei den Magen nach der Leberpforte empor. Die Schwierigkeit des Verfahrens liegt darin, daß das kleine Netz häufig nur andeutungsweise und spinnwebendünn entwickelt ist, so daß man an ihm und an der Leberpforte nur dürftige Angriffspunkte findet.

Nach PERTHES wird das Lig. teres am Nabel abgetrennt, bis an die Leberpforte freipräpariert und zum Aufhängen des Magens verwendet. Da die von

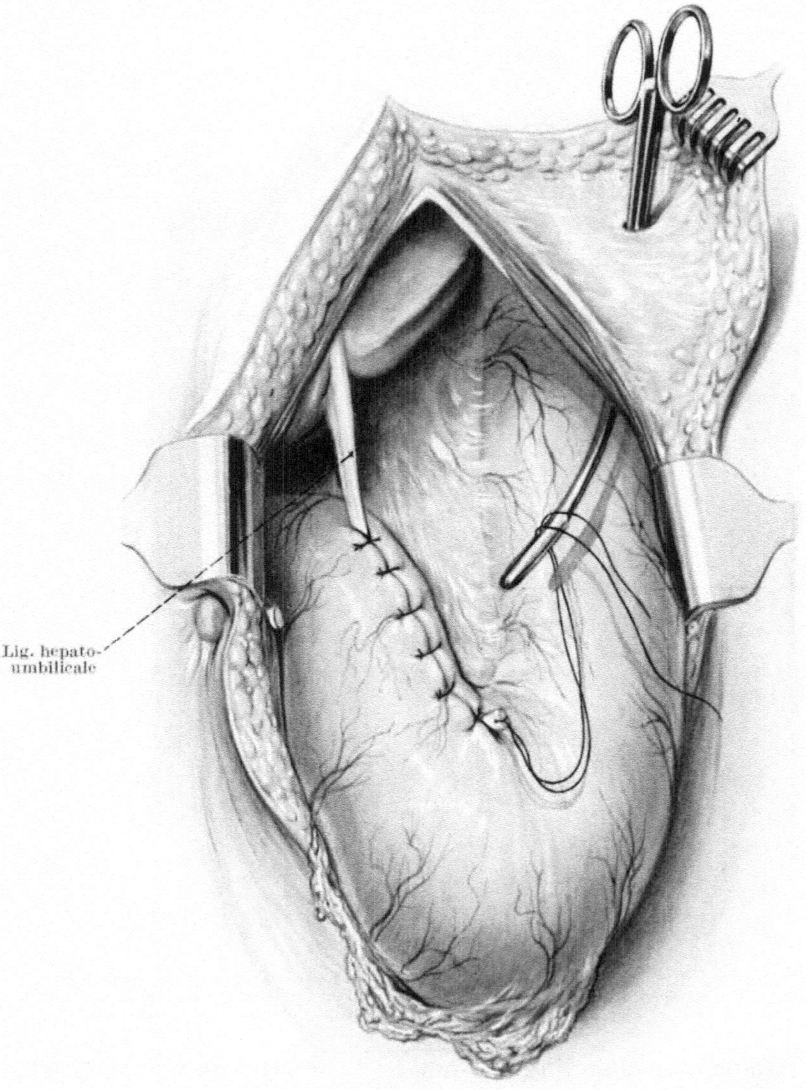


Abb. 158. Aufhängen des Magens am Lig. teres zur Behebung der Magensenkung. Das vom Nabel abgetrennte Lig. teres ist an der kleinen Kurvatur des Magens durch einen WITZEL-Kanal befestigt. Das mit einem Faden versehene freie Ende des Bandes wird mit Hilfe einer Kornzange durch die linke vordere Bauchwand oberhalb des unteren Rippenbogens gezogen und an der Austrittsstelle unter Spannung befestigt, so daß die kleine Kurvatur des Magens gehoben und gestrafft wird.

PERTHES ursprünglich empfohlene stumpfe subseröse Tunnelierung der kleinen Kurvatur zur Aufnahme des Bandes nicht ungefährlich ist und gelegentlich zu einer Perforation des Magens mit anschließender Bauchfellentzündung führt, so ist es besser, das Band nach dem Vorschlage von Vogel entlang der kleinen Kurvatur auf der Vorderseite des Magens durch einen Witzel-Kanal von der Pylorusgegend nach der Kardia zu befestigen (Abb. 158). Das freie Ende des Ligaments, an das ein Seidenfaden gebunden wird, wird durch einen am Außenrande des linken Rektus möglichst nahe am Rippenbogen angelegten Schlitz der Bauchdecken nach außen gezogen. Das Band wird in gespanntem Zustande an der vorderen Rektusscheide befestigt. Das überschüssige Ende wird abgeschnitten.

# D. Die Eingriffe am Dünndarm und am Dickdarm.

## 1. Zur Anatomie und zur Orientierung in der unteren Bauchhöhle. Bauchdeckenschnitte für Darmoperationen.

Die den Dünn- und Dickdarm beherbergende untere (kaudale) Bauchhöhle wird gegen die obere (kraniale) Bauchhöhle durch das in Höhe des 2. Lendenwirbels an der hinteren Bauchwand quer angeheftete Mesocolon transversum und durch das Colon transversum abgegrenzt. Das am Colon transversum befestigte Netz fällt wie eine Schürze über die Därme nach abwärts. Um sich die untere Bauchhöhle und ihren Inhalt, vornehmlich also den Dünndarm, zugänglich zu machen, ist das Colon transversum mit dem Netz in die Höhe zu schlagen.

Es kann nicht nachdrücklich genug erneut darauf hingewiesen werden, daß Aufsuchen und Einstellung eines bestimmten Eingeweideteiles dadurch wesentlich vereinfacht werden, daß der in Frage kommende Bauchhöhlenabschnitt durch eine entsprechende Lagerung des Kranken den höchsten Punkt der Bauchhöhle bildet. Dann sinken die Dünndärme der Schwere nach aus dem Gesichtsfelde und geben den Zugang frei. Eine Erleichterung bedeutet ferner die lordotische Abbiegung des Kranken, wie sie am besten in der bereits beschriebenen Weise durch ein aufblasbares Gummikissen herbeigeführt und abgestuft wird. Trotzdem kann die Orientierung in der unteren Bauchhöhle infolge der großen Beweglichkeit vorquellender Därme äußerst schwierig werden, besonders wenn der Kranke stark preßt. Daher ist eine ruhige, die Bauchdecken vollständig erschlaffende Schmerzbetäubung, wie sie am besten durch die gürtelförmige Spinalanästhesie hergestellt wird, eine der vornehmsten Bedingungen zur schnellen Orientierung und zur bequemen Einstellung eines bestimmten Eingeweideteiles. In störender Weise vorquellende Darmschlingen werden mit der Hand, mit Spateln oder mit feuchten Kompressen zurückgedrängt.

Weiterhin sind von entscheidender Bedeutung für das Arbeiten in der Bauchhöhle der Fettreichtum des Kranken und vor allem der Füllungszustand der Därme.

Die Unterscheidung zwischen Dünn- und Dickdarm ist leicht. Nur bei sehr stark aufgetriebenen und hypertrophischen Darmschlingen können im ersten Augenblick Schwierigkeiten entstehen.

Der Dickdarm macht sich gegenüber dem Dünndarm weniger durch seine Stärke — bei einer Stenose kann auch der Dünndarm armdick werden —, als durch seine Tänien, seine Haustren und seine Appendices epiploicae kenntlich, der Querdarm kennzeichnet sich durch das angewachsene Netz, das Colon ascendens und descendens durch das Fehlen eines Mesenteriums, das Rektum durch seine Befestigung am Promontorium und durch sein Verschwinden unter diesem Knochenvorsprung.

Der Dünndarm, der überall an einem langen Mesenterium befestigt ist, ist in allen seinen Teilen leicht zugänglich. Sein Mesenterium ist an der hinteren Bauchwand in einer vom 2. Lendenwirbel zur rechten Articulatio sacro-iliaca laufenden Linie festgeheftet. Es enthält die Gefäßverzweigungen

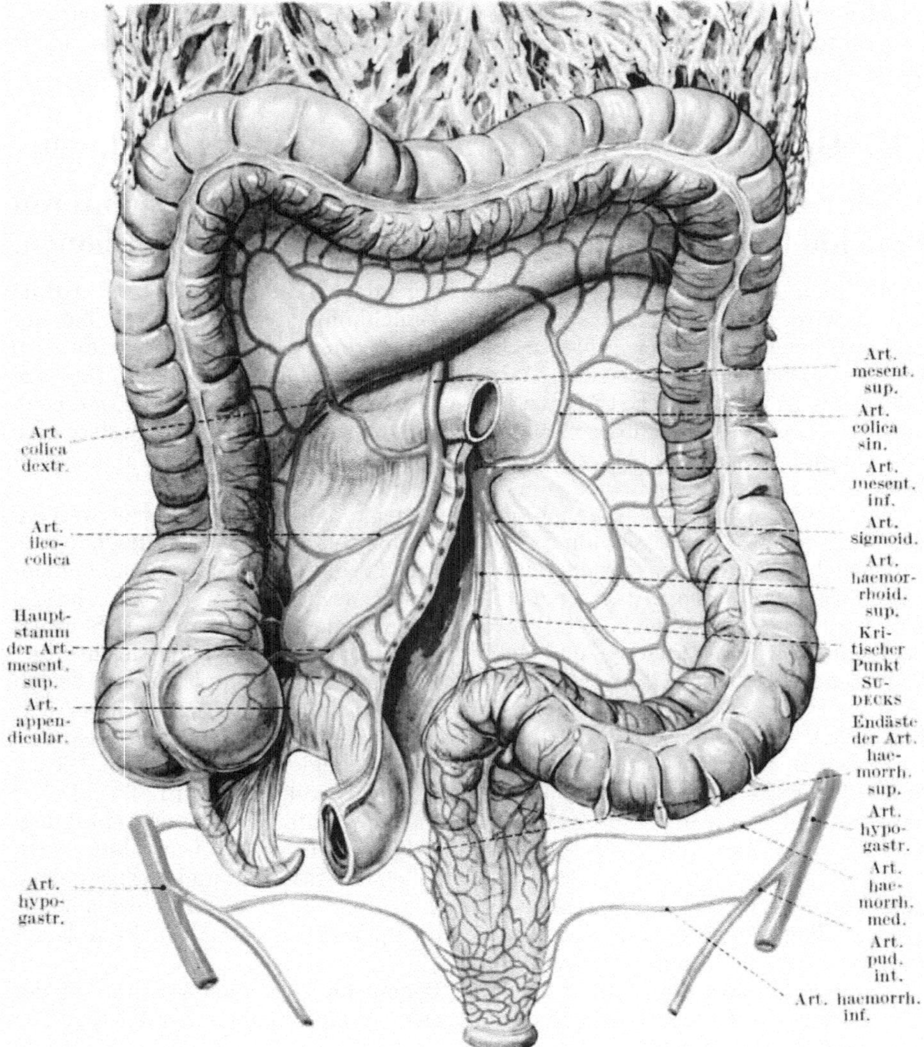


Abb. 159. Die Arterien des Darmes.

der Art. mesenterica superior (Abb. 159), die in der oberen Bauchhöhle aus der Aorta entspringt (vgl. Abb. 73), hinter dem Pankreas und vor dem unteren horizontalen Duodenalschenkel in die untere Bauchhöhle zieht, in die Radix mesenterii tritt und den gesamten Dünndarm, das Colon ascendens und durch ihren am weitesten kranial gelegenen Ast, die Art. colica media, die größere Hälfte des Colon transversum versorgt. Mit der Art. mesenteria superior und ihren Verzweigungen laufen die gleichnamigen Venen, die ihr Blut in die Vena portae schicken.

Der Dünndarm läßt sich an seinem Mesenterium frei hin und her bewegen, so daß diese Gefäßplatte auf beiden Seiten zugänglich ist. Sie tritt an den Dünndarm nicht im Bereiche einer schmalen Linie, sondern umfaßt ihn gabelförmig, was bei der Abtrennung des Mesenteriums vom Darm von Wichtigkeit ist (vgl. S. 269).

Vom Dickdarm besitzen nur das Colon transversum und das Colon sigmoideum ein freies Mesenterium, während das Colon ascendens und das Colon descendens an der hinteren Bauchwand in der Regel flächenhaft befestigt sind. Die beiden letzten Darmabschnitte sind daher nur wenig verschieblich. Die Blutgefäße treten an den aufsteigenden und absteigenden Dickdarm und an das S-romanum entsprechend der entwicklungsgeschichtlichen Umlagerung von der medialen Seite (vgl. Abb. 210). Von der lateralen Seite erhält der Dickdarm nur wenige Gefäße, die für seine Ernährung nicht von Bedeutung sind.

Die Blutversorgung der Appendix, des Wurmfortsatzes, geschieht durch die im Mesenteriolum verlaufenden, von den Vasa mesenterica superiora abhängigen Gefäße. Das Mesenteriolum kann fehlen oder durch vorausgegangene Entzündungen verödet sein.

Beim Aufsuchen bestimmter Organe in der Bauchhöhle macht es einen großen Unterschied, ob die Därme einen geringen Füllungszustand haben oder übermäßig angefüllt sind. Sind die Därme nicht übermäßig gefüllt, so gelingt das Absuchen des Bauchhöhleninhaltes und das Einstellen auch eines in der Tiefe gelegenen Krankheitsherdes zumeist leicht und ohne das Auspacken größerer Abschnitte des Dünndarmes.

Ich setze bei den folgenden Ausführungen zunächst eine geringe Füllung des Darmes voraus.

Ein sicheres Merkmal über die Höhe einer willkürlich herausgegriffenen Dünndarmschlinge besitzen wir nicht. Wir können auch nicht ohne weiteres erkennen, welches die orale und welches die aborale Seite einer Dünndarmschlinge ist. Es bleibt zu dieser Feststellung nichts anderes übrig, als den Darm nach einer Seite weiter zu verfolgen, bis man entweder an die Flexura duodenojejunalis oder an die Valvula Bauhini gelangt. Bei einer derartigen Verfolgung muß die Ausgangsschlinge von einem Assistenten festgehalten oder durch eine federnde Klemme auch hinsichtlich der Richtung des Absuchens gekennzeichnet werden, damit, falls zunächst nach der falschen Seite gesucht wurde, am Ende nicht noch einmal der ganze Darm zurückverfolgt werden muß, sondern das Absuchen gleich von der Ausgangsschlinge nach der anderen Richtung fortgesetzt werden kann. Beim Absuchen des Darmes wird immer nur eine kurze Schlinge vor die Bauchwunde gezogen, der Operateur läßt diese Schlinge fortlaufend zwischen den Fingern seiner beiden Hände durchgleiten und steckt immer wieder soviel Darm, als er aus der Bauchhöhle auf der einen Seite vorzieht, auf der anderen Seite in die Bauchhöhle hinein, wobei ihn ein Assistent geschickt unterstützen muß. Auf diese Weise befindet sich stets nur ein kurzes Stück Darm vor der Bauchwunde.

Die Flexura duodenojejunalis und die oberste Dünndarmschlinge werden leicht in der Weise gefunden, daß die Hand des Operateurs an der kaudalen Seite des straff gespannten Mesocolon transversum links neben die Wirbelsäule gleitet und die hier austretende Dünndarmschlinge ergreift. Zumeist kann die Schlinge auch ohne weiteres für das Auge eingestellt werden. Sie ist daran kenntlich, daß sie sich nach einer Seite nicht entwickeln läßt.

Das Zökum, die Appendix und hiermit gleichzeitig das Ende des Dünndarmes und der Anfang des Colon ascendens werden, falls sie nicht ohne weiteres vorliegen, gefunden, indem der Dünndarm so weit wie möglich nach links gedrängt und derjenige Darmteil erfaßt wird, der am weitesten rechts unten liegt. Versagt dieser Versuch, so sind der Dünndarm in der erhofften Richtung oder das Colon ascendens kaudalwärts bis zum Zökum zu verfolgen.

Durch Verfolgen des Colon ascendens kranialwärts oder des Colon transversum nach rechts wird die Flexura coli dextra erreicht. Das Colon descendens und sigmoideum werden zugänglich durch Verlagern des Dünndarmes nach rechts. Kranialwärts erreicht man die Flexura coli sinistra, wohin auch das Colon transversum nach links führt. Die Verfolgung des Colon sigmoideum kaudalwärts leitet zum Rektum.

Zur Besichtigung der Beckenorgane, der vorderen Wand des Mastdarmes, der Blase und der weiblichen Genitalien ist starke Beckenhochlagerung erforderlich, damit die Dünndärme aus dem Gesichtsfeld leberwärts fallen. Zur Einstellung der Genitalorgane der Frau wird am besten die Gebärmutter mit einer Kugelzange gefaßt und vorgezogen. Die beiderseitigen Adnexe sind dann leicht zu finden. Hierbei sieht man in vielen Fällen in der Gegend der Articulatio sacro-iliaca den Ureter durch das hintere Peritoneum schimmern (Abb. 278, 279, 343 und 344), für den seine wurmförmigen Kontraktionen charakteristisch sind. Hier ist, von dem ventral liegenden Ureter gekreuzt, auch die Art. iliaca communis mit ihrer Gabelung in die Iliaca externa und interna zumeist zu sehen und zu fühlen.

Die Nieren lassen sich im retroperitonealen Raume rechts und links neben der Wirbelsäule tasten, je nach ihrer Lage oberhalb oder unterhalb des Mesocolon transversum.

Die Aorta ist links neben der Wirbelsäule an ihrer Pulsation leicht kenntlich. Auf der rechten Seite liegt an entsprechender Stelle die Vena cava, die nicht palpabel ist, und die nur dann hervortritt, wenn sie durch Beckentieflagerung oder durch herzwärts ausgeübten Druck gestaut wird.

Auf diese Weise sind wir in der Lage, einzelne Organe, deren Erkrankung wir vor der Laparotomie mutmaßen, zumeist sicher, schnell und mit wenigen Griffen zu finden, und wir können in Fällen unsicherer Diagnose die gesamten Bauchorgane schnell systematisch absuchen, indem wir alle in Frage kommenden Darmteile und Organe dem Auge zugänglich machen oder mit der Hand abtasten. Die Ausgangspunkte unserer Orientierung sind also vor allem die Flexura duodenojejunalis, die Flexura ileocoecalis, das Colon transversum mit der Flexura coli dextra und sinistra und das Colon sigmoideum.

Weit schwieriger ist das Zurechtfinden in der Bauchhöhle bei übermäßig geblähten Darmschlingen, wie sie namentlich bei bestehendem Ileus angetroffen werden. Die Technik des hierbei geübten Vorgehens ist in dem Kapitel: „Die Behandlung des mechanischen Darmverschlusses“ (D, 7, a, S. 311) im einzelnen geschildert.

## 2. Die Eröffnung und die einmalige künstliche Entleerung des Darmes.

### a) Die Eröffnung des Darmes (Enterotomie).

Die Eröffnung des Darmes geschieht in den seltensten Fällen zur inneren Besichtigung oder zu Eingriffen im Darminnern. In der überwiegenden Mehrzahl der Fälle handelt es sich, wenn wir von der queren Durchtrennung des Darmes oder von der Anlegung einer seitlichen Anastomose absehen, um die Entfernung eines Fremdkörpers, z. B. eines verschluckten Gegenstandes, eines Gallensteines oder eines Askaridenknäuels. Oder es kann eine vorübergehende Eröffnung des Darmes zur Entleerung seines natürlichen, durch einen mechanischen oder paralytischen Ileus im Übermaß angestauten Inhaltes vorgenommen werden. Die Technik der Eröffnung ist im wesentlichen die gleiche, wie sie bei der Eröffnung des Magens im Abschnitt C, 1, 2, S. 93 f. geschildert und in Abb. 76 und 77 wiedergegeben ist.

Nachdem die in Frage kommende Darmschlinge nach Möglichkeit vor die Bauchwunde gelagert und durch feuchte Kompressen gegen die Umgebung abgegrenzt ist, wird die für die Eröffnung bestimmte Stelle nach dem Leerstreichen durch eine federnde Darmklemme seitlich oder durch zwei federnde Darmklemmen quer gegen den übrigen Darm abgeschlossen (Abb. 160).

Jeder längere Schnitt zur Eröffnung einer Darmschlinge und jeder Schnitt, mit dessen Verlängerung zu rechnen ist, wird in der Längsrichtung geführt.

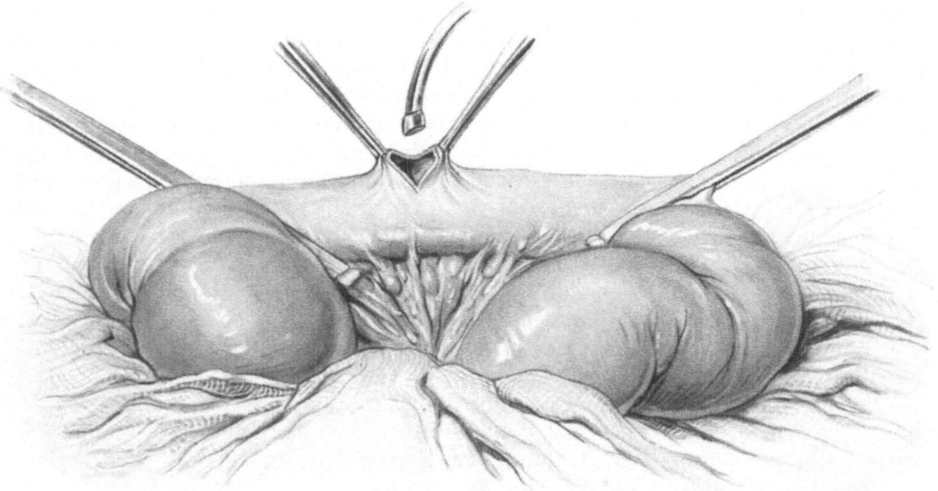

Abb. 160. Die Eröffnung einer gefüllten Darmschlinge. Zur Verhinderung des Ausfließens von Darminhalt ist die zur Eröffnung bestimmte Darmschlinge leer gestrichen und nach beiden Seiten mit je einer federnden Darmklemme abgeschlossen. Die Einschnittstelle wird mit zwei Pinzetten emporgehoben, und der Darminhalt wird abgesaugt. (Der Eröffnungsschnitt wäre besser in der Längsrichtung des Darmes geführt worden.)

da er sich in dieser Richtung beliebig vergrößern läßt. Man wählt die dem Mesenterialansatze gegenüberliegende Seite, da hier nur wenige Gefäße liegen. Am Dickdarm wird der Einschnitt in der Mitte einer Tänie vorgenommen.

Am besten benutzt man für die Durchtrennung der Wand das Diathermiemesser, andernfalls das scharfe Messer. Handelt es sich um die Entfernung eines tastbaren Fremdkörpers, so wird er gegen die Darmwand gepreßt, die gespannte Darmwand wird in der Richtung auf den Fremdkörper eingeschnitten, und der Fremdkörper, z. B. ein Gallenstein, wird als Ganzes (vgl. Abb. 261) oder, wie z. B. ein Askaridenknäuel (vgl. Abb. 262), in seinen einzelnen Bestandteilen durch eine möglichst kleine Öffnung herausgezogen.

Soll die Darmwand auf eine größere Strecke durchtrennt werden, so wird der Schnitt zunächst nur durch die Serosa geführt. An einer Stelle dieses Richtungsschnittes wird dann die vorliegende Schleimhaut mit zwei chirurgischen Pinzetten gefaßt, emporgehoben und auf der Höhe der angehobenen Falte eingeschnitten. Durch die kleine Öffnung wird der Darminhalt ausgesaugt oder ausgetupft, während die beiden Pinzetten die Wundränder weiterhin emporhalten und so ein Überfließen des Darminhaltes verhindern (Abb. 160). Unter dem Schutze einer Elfenbeinhohlrinne wird der Schnitt in dem vorgezeichneten Ausmaße mit dem Diathermiemesser oder mit der Schere vollendet (vgl. auch Abb. 114). Etwaige blutende Gefäße werden in der üblichen Weise gefaßt und unterbunden. Die Schnittränder der Darmwunde werden durch Haltefäden oder durch KOCHER-Klemmen auseinandergehalten, und der beabsichtigte Eingriff im Darminnern wird ausgeführt.

Operativ gesetzte Darmwunden werden im allgemeinen derartig vernäht, daß die einander entsprechenden Punkte der Wundränder wieder vereinigt werden, d. h. also der Längsschnitt wird wieder in der Längsrichtung vernäht. Auch bei einem Querschnitt kann man in der Regel in gleicher Weise verfahren. Eine passagebehindernde Verengerung des Darmlumens wird hierdurch zumeist nicht herbeigeführt, so daß die früher übliche Vorschrift unnötig erscheint, „in der Längsrichtung zu schneiden und in der Querrichtung zu nähen". Nur bei eingetretenem Substanzverlust der Darmwand oder bei bereits vorher bestehender Verengerung kann die quere Naht der Längswunde angezeigt sein. Bestehen nach dem Verschluß einer Darmöffnung Zweifel über die ausreichende Durchgängigkeit einer etwa entstandenen Verengerung, so ist ihre Ausschaltung unbedingt erforderlich, was in der Regel durch eine Seit-zu-Seit-Anastomose der zu- und abführenden Schlinge geschieht.

Der Verschluß einer Darmöffnung geschieht mit der üblichen Technik durch eine ALBERTsche Dreischichtennahtreihe mit Katgut und durch eine LEMBERTsche Nahtreihe mit Seide, wie das im Abschnitt B, 2, S. 50 f. geschildert und vielfach abgebildet ist. Die Dreischichtennahtreihe kann als fortlaufende oder als Knopfnahtreihe, die Serosanahtreihe sollte stets als Knopfnahtreihe ausgeführt werden. An den Schnitträndern im Übermaße vorquellende Schelimhaut wird vorher abgetragen.

Bei einer sehr kleinen Darmöffnung, wie sie entsteht, wenn etwa ein bleistiftartiger Fremdkörper aus dem Darminnern unter Durchpressen entfernt wird, kann die Öffnung auch durch eine Tabaksbeutelnaht oder Kreuzstichnaht geschlossen werden. Die erste derartige Naht muß durch eine zweite Naht oder durch einige LEMBERT-Nähte versenkt und gesichert werden (vgl. Abb. 42, 43 und 44).

## b) Die künstliche Entleerung des gesamten Dünndarmes.

Bei der künstlichen Entleerung eines begrenzten Abschnittes des gestauten Darms ist die Hauptsorge die Verhütung der Verschmutzung der Umgebung mit Darminhalt. Die Nachbarschaft ist daher sorgfältig mit feuchten Tüchern abzudichten. Der Darm wird möglichst leer gestrichen. Um das Nachströmen von Darminhalt aus den benachbarten Schlingen zu verhüten, wird ihm der Weg zu der beabsichtigten Öffnung durch zwei quer über den Darm gelegte elastische Klemmen verlegt. Der so ausgeschaltete Darm kann vor dem eigentlichen Einschnitt mit einer dicken Kanüle oder mit einem Trokar punktiert werden, wobei eine angeschlossene Spritze oder eine elektrische Saugpumpe die Entleerung gründlicher und sauberer gestaltet. In den meisten Fällen kann aber der Darm auch ohne vorausgeschickte Punktion zwischen zwei ihn anhebenden Pinzetten ohne Verschmutzung der Umgebung eingeschnitten werden, worauf die hier angesammelte Gasblase entweicht und der flüssige Inhalt mit einem Saugrohr aufgesaugt wird (Abb. 160).

Die operative Entleerung des gesamten Darmes von seinem bei einem Ileus übermäßig angestauten Inhalt ist keine selbständige Operation, sondern wird im Laufe der die Ursache des Ileus bekämpfenden Laparotomie vorgenommen. Die Entleerung des Darmes verfolgt nicht allein den Zweck, die Übersicht und die Zugänglichkeit während des übrigen intraabdominellen Eingriffes und später die Reposition der Därme und den Verschluß der Bauchwunde zu erleichtern, sondern sie läßt auch den überdehnten und hierdurch in seiner Zirkulation geschädigten Darm wieder zusammenfallen und läßt seine Muskulatur sich erholen. Sie schützt weiterhin den Körper vor der Resorption der gesamten im Darm angestauten Giftstoffe, auch wenn die sofortige Wiederaufnahme der Peristaltik nicht erfolgt. Der Darm gewinnt durch die einmalige, gründliche, künstliche Entleerung Zeit zur Erholung und Ruhe, und es schadet dem Körper nach der künstlichen Entleerung kaum, wenn die Entleerung auf natürlichem Wege erst nach einigen Tagen einsetzt. Diese Vorteile werden jedoch nur dann erreicht, wenn die Entleerung nahezu den gesamten Darm betrifft, und wenn sie nahezu vollständig ist.

Die gründliche Entleerung des gesamten Darmes gelingt nicht durch einfache Punktion oder durch einfache Eröffnung einer Darmschlinge, und zwar auch dann nicht, wenn der Darm ausgestrichen, ausgemolken oder ein Katheter oder ein Magenschlauch auf eine längere Strecke eingeführt wird. Allein die von mir angegebene Verbindung des Moynihanschen geraden Glasrohres mit einem Saugapparat gibt die Möglichkeit, eine nahezu vollständige Entleerung und zwar in schonender Weise durchzuführen. Mein Darmabsaugeapparat hat gegenüber der im Allgemeinen Teil, Bd. I, wiedergegebenen Abbildung (Abb. 226) inzwischen insofern eine Änderung erfahren, als der zur Saugung erforderliche Unterdruck durch eine elektrisch betriebene Pumpe hergestellt wird, und als am Handgriff des Saugrohres nach dem Vorschlage meines Assistenten Stör ein Ventil für Zusatzluft angebracht ist, durch dessen Betätigung der Unterdruck aufgehoben oder gemindert werden kann, so daß das früher häufig beobachtete und sehr störende Ansaugen der Darmwand verhindert wird.

Die Technik der Darmentleerung mit meinem Apparat ist folgende:

Vorsorglich wird darauf Bedacht genommen, eine scharfe Trennung zwischen dem an sich sauberen Hauptoperationsgebiet und zwischen dem infektionsgefährdeten Nebenoperationsgebiet der Darmentleerung herzustellen. Es geschieht das in der Weise, daß ein Abdecktuch senkrecht über den Bauch des Kranken gespannt wird, wobei sich auf seiner einen unsauberen Seite der Operateur und der 2. Assistent mit der eröffneten Darmschlinge und dem Handgriff des Saugrohres, auf der anderen sauberen Seite der 1. Assistent mit den übrigen Därmen und dem in ihrem Innern liegenden Vorderteil des Saugrohrs befindet.

Der Operateur steht auf der rechten Seite des Kranken. Er sucht bei einem Dickdarmileus die unterste Dünndarmschlinge, bei einem Dünndarmileus die unmittelbar oral vom Hindernis gelegene Dünndarmschlinge auf, und lagert sie in einer Ausdehnung von etwa 30 cm vor die Bauchdecken. Die Umgebung wird sorgfältig mit feuchten Kompressen abgedeckt. Im besonderen wird ein Abdecktuch in dem oben geschilderten Sinne zeltartig derartig ausgespannt, daß der auf der linken Seite des Kranken stehende 1. Assistent von dem Operateur und von dem neben diesem stehenden 2. Assistenten vollständig getrennt ist. Die Tuchwand ist so niedrig, daß man von einer Seite auf die andere Seite hinüberblicken kann.

Die vorgelagerte Ileumschlinge wird leer gestrichen und oral und aboral in etwa 30 cm Länge mit je einer federnden Klemme quer abgeklemmt. Ein dünner Gummischlauch wird durch ein kleines, hart an der Darmwand durch das Mesenterium gebohrtes Loch gezogen. 6 cm aboral von dieser Stelle wird der abgeklemmte Darm, der im Bedarfsfalle vorher mit Trokar und mit

Saugpumpe entleert wird, durch einen kleinen Längsschnitt eröffnet. Jeder Tropfen etwa vorquellenden Darminhaltes wird sofort aufgefangen. Das MOYNIHANsche gerade Darmrohr wird schnell in der Richtung auf die orale Darmklemme eingeführt. Sobald es die Stelle des durch den Mesenterialschlitz gelegten Gummischlauches passiert hat, wird der Schlauch zu einem die Darmwand luft- und wasserdicht um das Glasrohr schnürenden Ringe zusammengezogen und mit einer Klemme oder mit einem Faden zusammengehalten. Die oralwärts liegende Darmklemme wird geöffnet und die Saugung in Gang gesetzt.

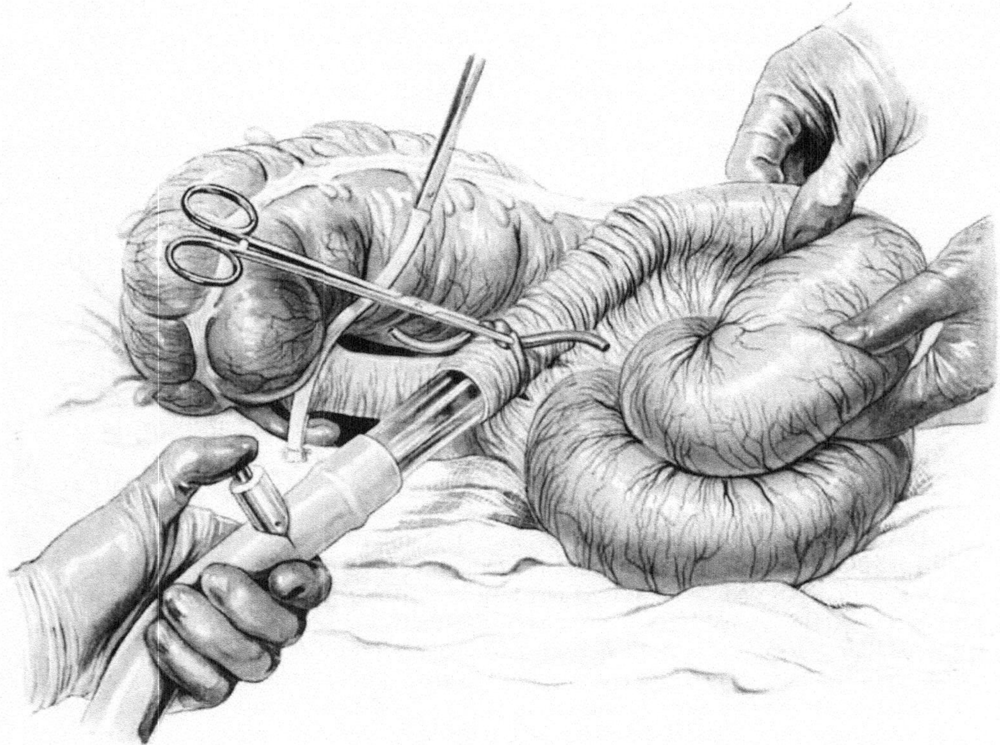

Abb. 161. **Entleerung des gesamten Dünndarmes bei mechanischem Dickdarmileus mit dem Darmsaugapparat.** Dicht oral von der Valvula Bauhini ist das Ileum abgeklemmt. Etwas oral von dieser Stelle ist ein dickes gerades Glasrohr in den Darm durch eine enge Öffnung geführt und mit einem durch eine Mesenteriallücke gelegten Gummischlauch dicht eingebunden. Das Glasrohr wird unter Auffädeln des gesamten Dünndarmes bis zur Flexura duodenojejunalis vorgeschoben, wobei die mit einer elektrischen Saugpumpe ausgeübte Saugkraft durch Betätigung eines Nebenluftventiles geregelt wird.

Das Glasrohr wird im Darm langsam in der Richtung auf die Flexura duodenojejunalis vorgeschoben (Abb. 161). Hierbei betätigt der Operateur das am Handgriff angebrachte seitliche Zuluftventil derartig, daß eine Ansaugung der Darmwand nicht zustande kommt, die Saugung aber kräftig bleibt. Beim Vorschieben des Rohres beobachtet der Operateur über die zeltförmige Abdeckung die sich im Darm fortbewegende Spitze des Glasrohres und gibt ihr durch sinngemäße Bewegungen des Glasrohres an seinem anderen Ende die erforderliche Richtung. Der gegenüberstehende, im aseptischen Gebiete arbeitende 1. Assistent unterstützt ihn hierbei, indem er den Dünndarm Schlinge für Schlinge auf das langsam vorgeschobene Rohr auflädt, die Spitze des Rohres leitet und jede Zerrung des Darmes verhindert.

Auf diese Weise bewegt sich die Spitze des Darmrohres unter girlandenartiger Auffädelung des gesamten Dünndarmes langsam und vorsichtig vorwärts, bis sie an der Flexura duodenojejunalis angekommen ist. Der Darm wird hierbei durch die entsprechend geregelte Absaugung seines flüssigen und gasförmigen Inhaltes nahezu restlos beraubt. Nach der Ankunft an der Flexura duodenojejunalis wird das Glasrohr unter Aufrechterhaltung der Saugung etwas schneller als bei der Einführung zurückgezogen, wodurch auch der letzte Rest des Darminhaltes abgesaugt wird. Ist die Spitze des Glasrohres bis an die Darmöffnung zurückgezogen, so wird das Glasrohr vollends entfernt.

Die seitliche Darmöffnung wird in der üblichen Weise mit einer zweireihigen Naht verschlossen. Der Gummischlauch wird aus dem Mesenterialschlitz herausgezogen und die aboral liegende federnde Darmklemme abgenommen.

Bei einem Dickdarmileus ist es zumeist nicht nötig, die Absaugung auch nach der aboralen Seite durch den Dickdarm fortzuführen. Es macht auch Schwierigkeiten, das gerade Glasrohr durch die Flexura ileocoecalis und durch die übrigen Flexuren des Dickdarmes zu leiten. Wird die Durchgängigkeit des Dickdarmes nach dem After wiederhergestellt, so entleert sich der kurze Dickdarm zumeist schnell und gründlich durch das bei uns grundsätzlich bei jeder Bauchoperation eingelegte Mastdarmrohr.

Sind einzelne Abschnitte des Dickdarms besonders stark aufgetrieben, so werden sie besser mit einer Hohlnadel punktiert, ausgesaugt oder ausgedrückt. Es erscheint das für die Asepsis insofern nur wenig bedenklich, als der Inhalt des Dickdarmes zumeist in feste oder dickbreiige Bestandteile und in Gas geschieden ist und nicht aus dünner Flüssigkeit besteht, und als sich das Gas in der Regel entleeren läßt, ohne daß der konsistente Inhalt vorquillt. Auch läßt sich der luftgefüllte Dickdarm nach der Punktion an einer Stelle meist über weite Strecken durch Zusammenpressen entleeren, da seine einzelnen Abschnitte im Gegensatz zum Dünndarm einheitliche, zusammenhängende Säcke bilden.

## c) Die perkutane Darmpunktion.

Wenn in verzweifelten Fällen hochgradiger Darmparalyse die peristaltische Kraft des überdehnten Darmes nicht mehr ausreicht, seinen Inhalt über lange Darmstrecken nach dem natürlichen oder nach einem etwa künstlich angelegten After oder nach einer Darmfistel zu treiben, können multiple perkutane Punktionen des Darmes mit feinen Hohlnadeln die Wiederaufnahme der darniederliegenden Darmtätigkeit und hierdurch einen Umschwung im Krankheitsbilde herbeiführen. Diese Maßnahme ist theoretisch mit der Gefahr einer Infektion der Bauchhöhle belastet, da aus den durch die Kanüle im Darm gesetzten Öffnungen Darminhalt in die Bauchhöhle sickern kann, und sie erscheint daher zunächst bedenklich. Die praktische Erfahrung lehrt jedoch, daß diese Gefahr sehr gering ist, da sich die Punktionsöffnung im Darm bei genügender Feinheit der Kanüle alsbald schließt, so daß aus dem durch die Punktion entleerten und zusammengefallenen Darm kein weiterer Inhalt austritt. Immerhin wird man mit Rücksicht auf diese nicht abzuleugnende Gefahr von der perkutanen Darmpunktion nur in verzweifelten Fällen Gebrauch machen. Daß dieses Vorgehen in derartigen Fällen jedoch lebensrettend wirken kann, ist für mich auf Grund mehrfacher Erfahrung unzweifelhaft.

Zumeist gelingt es durch Besichtigung und Betastung, auf der Oberfläche des aufgetriebenen Bauches des Kranken die Lage einiger besonders gespannter Darmschlingen festzustellen. Diese Stellen werden mit Farblösung angezeichnet. In der Regel werden 5—6 derartige Punkte ausgewählt.

Die Umgebung wird mit Tanninalkohol bestrichen, und jede Einstichstelle wird durch eine Hautquaddel mit Anästhesielösung unempfindlich gemacht. Nun wird eine Hohlnadel von 5 cm Länge und 0,6 mm Dicke, wie wir sie für die Einspritzung bei der örtlichen Betäubung benutzen, mit einem Ruck senkrecht durch die Bauchdecken in den Darm gestochen. Man fühlt deutlich, wenn die Nadelspitze den Widerstand der Bauchdecken überwunden hat und in der gasgefüllten Schlinge liegt. Die Nadel bleibt frei stecken, und es wird alsbald die gleiche Maßnahme mit einer zweiten Nadel an dem zweiten der gekennzeichneten Einstichpunkte vorgenommen. So wird fortgefahren, bis alle Punkte mit Nadeln besteckt sind (Abb. **162**).

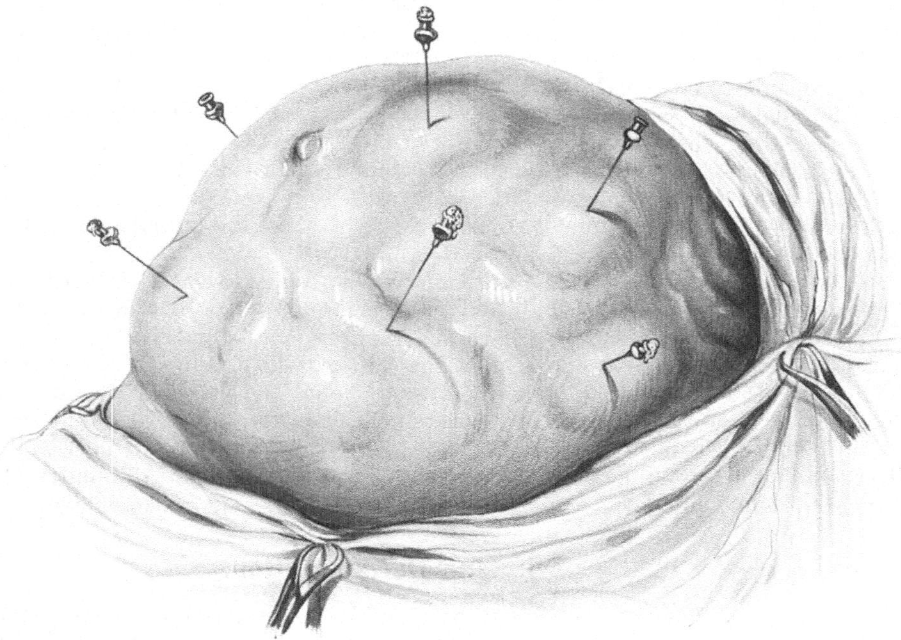

Abb. 162. Multiple perkutane Darmpunktionen bei paralytischem Ileus. Mehrere feine Hohlnadeln sind in die durch die Bauchdecken erkennbaren geblähten Darmschlingen durch die Bauchdecken gestochen. Sie werden so lange in dieser Lage belassen, wie Gase entweichen, was durch Blasenbildung an auf die Nadelöffnungen gebrachtem Seifenschaum sichtbar und hörbar ist.

Die Nadeln bleiben längere Zeit, unter Umständen halbe Stunden lang liegen, währenddem durch sie in günstigen Fällen Darmgase abgeblasen werden und der Leib unter Hebung des Allgemeinbefindens zusammenfällt. Man hört und sieht, wenn man einen Tropfen Flüssigkeit oder Seifenschaum auf die äußere Nadelöffnung bringt, die Darmgase entweichen, oder man erkennt ihren Abgang an den Bewegungen eines vor die äußere Kanülenmündung gehaltenen Watteflöckchens oder der Flamme eines brennenden Streichholzes. Gelegentlich machen die Nadeln als Zeichen der Wiederaufnahme der Darmtätigkeit Pendelbewegungen. Eine Nadel, aus der längere Zeit ein Abgang von Gasen nicht mehr beobachtet wird, wird herausgezogen.

Die perkutane Darmpunktion kann mehrfach wiederholt werden.

## 3. Die Anlegung einer Darmfistel (Enterostomie).

Eine Verbindung zwischen dem Darminnern und der Außenwelt wird angelegt, entweder um Nahrung in den Darm einzuführen, oder um Darminhalt nach außen zu entleeren. Zur Nahrungsaufnahme wird die Enterostomie an einer möglichst hohen Darmschlinge, am besten am oberen Jejunum, zur Kotentleerung an einer möglichst tiefen Darmschlinge, am besten am Dickdarm angelegt. Enterostomien werden entweder auf die Dauer oder auf Zeit angelegt. Enterostomieöffnungen, die ihren Zweck erfüllt haben, werden wieder geschlossen.

Die Hauptschwierigkeit bei der Anlegung einer Darmfistel liegt in der Verhinderung des Eindringens der im Darm und der in der Außenwelt vorhandenen Infektionskeime in die Bauchhöhle. Es ist daher eine zuverlässige Abdichtung des den Darm mit der Außenwelt verbindenden Kanals gegen die Bauchhöhle erforderlich, was durch unmittelbare Vereinigung des Peritoneum viscerale der Darmschlinge mit dem Peritoneum parietale der Bauchdecken in der Umgebung des Fistelkanals gelingt.

## a) Die Anlegung einer Ernährungsfistel (Jejunostomie).

Die Zuführung der Nahrung durch eine Jejunostomie ist dann erforderlich, wenn der Magen zur Nahrungsaufnahme nicht befähigt ist oder zur Schonung ausgeschaltet werden soll. Das ist der Fall bei einem Karzinom des Magens, das die Nahrungsaufnahme behindert oder bald behindern wird, das nicht reseziert werden kann, und bei dem eine Gastroenterostomie nicht mehr möglich ist. Bei der Behandlung des gutartigen Magengeschwürs kann die Jejunostomie zur Nahrungszufuhr dann verwendet werden, wenn die Resektion des kranken Magenabschnittes nicht möglich ist und die Lage des Geschwüres in der Nähe der Kardia den Erfolg einer Gastroenterostomie unwahrscheinlich macht. Die günstige Wirkung einer derartigen temporären Jejunostomie, durch die der Kranke unter Ruhigstellung und Ausschaltung des Magens mehrere Monate ausschließlich ernährt wird, kann ich auf Grund mehrfacher Beobachtung bestätigen. Weiter bildet die im Anschluß an die Hauptoperation angelegte prophylaktische Jejunostomie ein vorzügliches Mittel, um einem sehr heruntergekommenen Kranken nach einer größeren Magenoperation, zumal wenn ihre Nähte nicht ganz zuverlässig erscheinen, wie das z. B. bei einer totalen Magenresektion der Fall sein kann, sofort reichlich Nahrung zuzuführen. Schließlich verdient die Jejunostomie vor der Gastrostomie dann den Vorzug, wenn bei einer Erkrankung der Speiseröhre, im besonderen bei ihrer narbigen Verengerung, die Nahrungszufuhr vorübergehend durch eine Fistel bewerkstelligt, der Magen selbst aber später für eine Speiseröhrenplastik benutzt und daher durch die Fistel in seiner Form und Beweglichkeit nicht beeinträchtigt werden soll.

Mit Rücksicht auf die ausgiebige Verarbeitung und Ausnutzung der eingeführten Nahrungsmittel ist eine möglichst hohe Darmschlinge zu wählen. Um aber einem Zurückfließen des Speisebreies nach dem Duodenum und Magen entgegenzuwirken, wird von der Flexura duodenojejunalis eine Entfernung von mindestens 50 cm eingehalten.

Wenn sich die Jejunostomie an eine andere Bauchoperation oder an eine Probelaparotomie anschließt, so wird die Hauptoperation zunächst durchgeführt und die Jejunostomie als letzter Akt des Gesamteingriffes vorgenommen. Bildet die Jejunostomie einen selbständigen planmäßigen Eingriff, so wird die Bauchhöhle durch einen medianen Längsschnitt eröffnet, der einige Zentimeter kranial des Nabels beginnt, mitten durch den Nabel geht oder ihn links umschneidet und einige Zentimeter kaudal des Nabels endet. Die Länge des Schnittes beträgt etwa 8 cm und richtet sich im Einzelfalle nach der Zugänglichkeit der obersten Dünndarmschlinge. Man kann auch einen pararektalen Kulissenschnitt unmittelbar unterhalb des linken Rippenbogens anlegen. Die Operation kann in örtlicher Betäubung durchgeführt werden.

Nach Eröffnung der Bauchhöhle wird das Colon transversum emporgehoben und magenwärts gedrängt, und das Mesocolon transversum wird angespannt. Die rechte Hand des Operateurs oder eine Darmfaßzange gleitet an der kaudalen Seite des Mesokolon links neben die Wirbelsäule und holt sich hier die oberste Jejunumschlinge hervor, die daran kenntlich ist, daß sie aus der Flexura duodenojejunalis hervorgeht und einem Zuge nur nach einer Seite folgt. Ein etwa 50 cm von der Anheftungsstelle entferntes Stück des Darmes wird auf

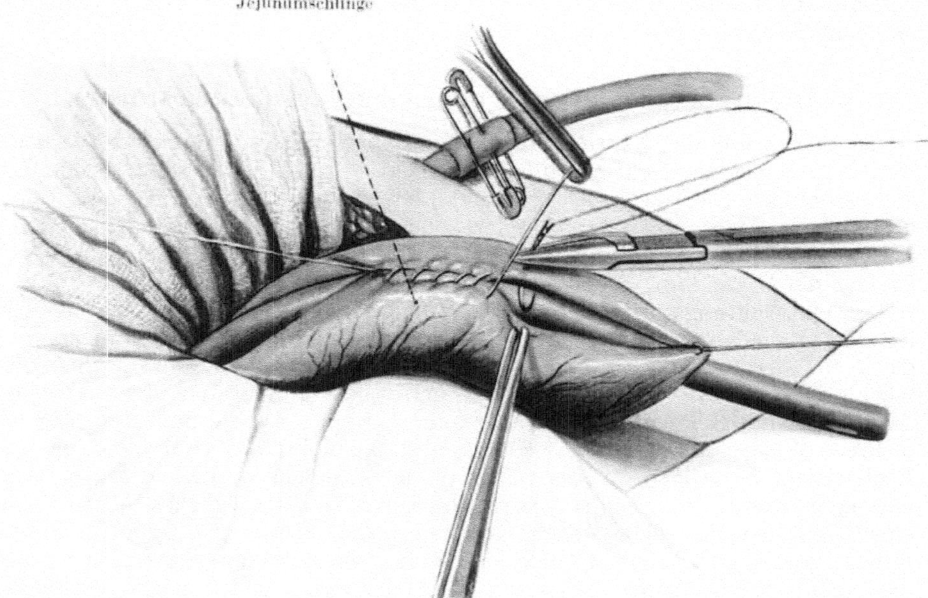


Abb. 163. Jejunostomie. Ein Gummischlauch wird — das kurze Ende aboral gerichtet — auf der dem Mesenterialansatz abgewandten Seite durch Bildung eines WITZEL-Kanals auf der Darmoberfläche befestigt. Das lange Ende des Schlauches ist bereits durch eine besondere Öffnung der Bauchdecken nach außen geführt.

eine Länge von 12 cm leer gestrichen. Auf der dem Mesenterialansatze gegenüberliegenden Seite wird ein mit dem kurzen Ende aboral gerichteter Schlauch zur Bildung einer WITZELschen Fistel mit der unten geschilderten Technik in den Darm geführt. Handelt es sich hierbei um die Anlegung einer Jejunostomie auf Lebenszeit, so wählt man einen Schlauch von 7 mm äußerem Durchmesser und einem Kaliber von 4 mm, handelt es sich um eine Jejunostomie auf eine begrenzte Zeit, so nimmt man einen Schlauch von 4 mm äußerem Durchmesser und einem Kaliber von 2,7 mm. Der Schlauch erhält eine Länge von genau 50 cm, um jederzeit von außen die Länge des in der Fistel und im Darm liegenden Schlauchanteils feststellen zu können. Die Technik der Bildung des WITZELschen Kanals am Jejunum entspricht dem bei der Gastrostomie im Abschnitt C, 3, S. 98f. geschilderten Vorgehen:

Der mit seinem kurzen Ende aboral zeigende Schlauch wird auf eine Länge von 5—6 cm durch Aufwerfen zweier seitlicher Falten auf der dem Mesenterialansatz abgewandten Seite der Darmschlinge befestigt (Abb. **163**), und zwar derart, daß das überstehende kurze, später in den Darm zu verlagernde Stück eine Länge von etwa 8—10 cm erhält. Es ist von Wichtigkeit, daß man sich bei der Befestigung des Schlauches in der Darmrichtung nicht irrt und das freie Schlauchende nicht etwa magenwärts richtet. Zuerst werden die beiden Enden des geplanten Serosakanals durch eine Haltenaht gebildet, der Zwischenteil des Serosakanals wird entweder mit Knopfnähten oder mit einer fortlaufenden Nahtreihe hergestellt. Bei der Kanalbildung ist die Darmwand sparsam heranzuziehen, damit der Serosakanal den Gummischlauch fest umschließt und der übrige Darm nicht zu stark verengt wird.

Das aborale Ende des Schlauches wird nach aufwärts gebogen, und die Darmwand wird dicht an der Austrittsstelle des Schlauches mit einem zunächst noch nicht geknüpften Faden in zwei LEMBERT-Falten gefaßt. Zwischen den beiden LEMBERT-Falten und der Austrittsstelle des Schlauches wird in die

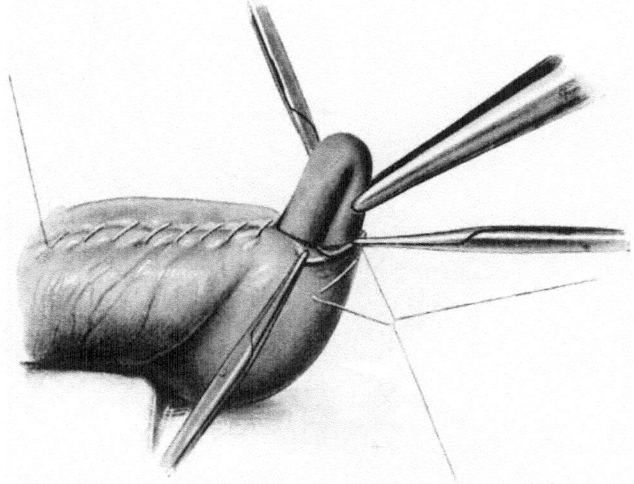

Abb. 164. Jejunostomie. Fortsetzung des Zustandes der vorigen Abbildung. Das aborale Ende des auf der Oberfläche des Darmes befestigten Schlauches wird am Ende des WITZEL-Kanals in den Darm versenkt, wobei die Darmöffnung mit drei Klemmen auseinandergehalten wird. Die erste die Darmöffnung schließende LEMBERT-Naht ist bereits gelegt, wird aber erst nach dem Versenken des Schlauches geknüpft.

Darmwand mit dem Diathermiemesser oder einem spitzen scharfen Messer ein kleines Loch geschnitten, dessen Ränder sofort mit drei kleinen KOCHER-Klemmen gefaßt werden. Während diese Klemmen die Öffnung auseinanderhalten, wird das freie Ende des Schlauches mit einer anatomischen Pinzette in den Darm versenkt (Abb. 164). Sofort wird die zuletzt gelegte LEMBERT-Naht angezogen und geknüpft, wodurch die Öffnung des Darms und die Eintrittsstelle des Schlauches gedeckt und versenkt werden. Einige weitere Nähte sichern den Verschluß der Darmöffnung. Es ist darauf zu achten, daß sich das freie Schlauchende im Darm nicht umbiegt. Es ist ratsam, bereits jetzt etwas Flüssigkeit durch den Schlauch zu spritzen, um seine richtige Lage festzustellen.

Der WITZELsche Schrägkanal bewirkt bei der hier empfohlenen Stärke des Gummischlauches keine Unterbrechung der Darmpassage, so daß der Galle, den übrigen Verdauungssäften und geringen Nahrungsbestandteilen genügend Spielraum zum Durchtritt verbleibt. Es ist jedoch die Weite des verbliebenen Darmlumens in jedem Falle auf seine ausreichende Durchgängigkeit zu prüfen. Sollten an seiner Durchgängigkeit Zweifel bestehen, so wird die Fistelstelle durch eine 4 cm lange Enteroanastomose zwischen der zuführenden und der abführenden Schlinge umgangen.

Um den Schlauch wird dicht an seinem Austritt aus dem WITZEL-Kanal ein langer Seidenfaden fest geknotet. Jedes Ende dieses Seidenfadens wird seitlich durch je eine der beiden die Austrittsstelle des Schlauches begrenzenden Falten der Darmwand von innen nach außen geführt.

Nun muß man sich, sofern der Schlauch nicht schon zu Beginn des Eingriffes an besonderer Stelle durch die Bauchdecken geleitet wurde, entscheiden, ob der Schlauch aus dem Körper durch die Laparotomiewunde oder durch eine besondere Öffnung herausgeleitet werden soll.

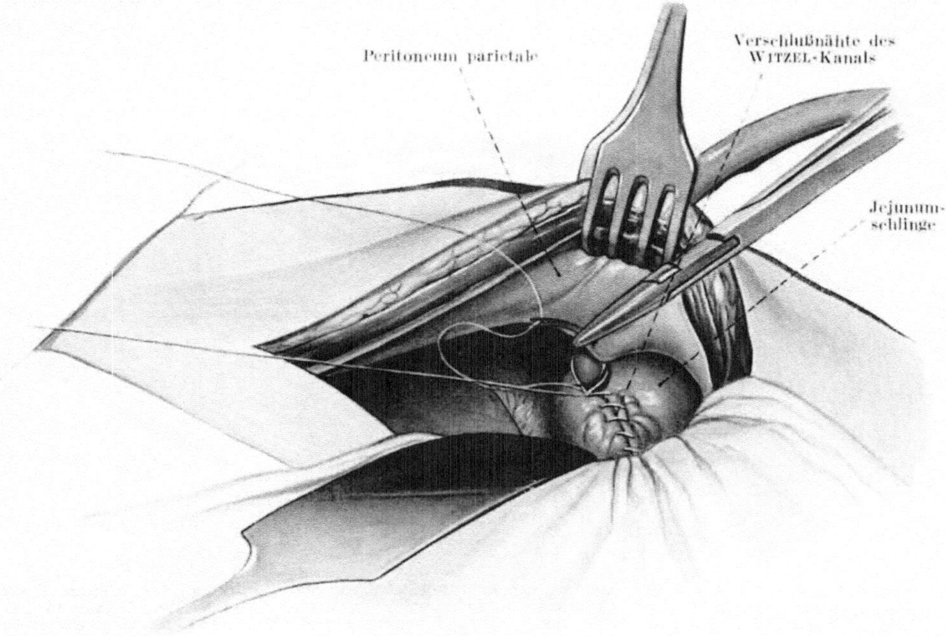


Abb. 165. Jejunostomie. Fortsetzung des Zustandes der vorigen Abbildung. Der in den Darm versenkte Schlauch ist durch eine besondere Öffnung in den Bauchdecken nach außen geleitet. Das Peritoneum viscerale und das Peritoneum parietale werden an der Durchtrittsstelle des Schlauches miteinander vernäht.

Da der Durchtritt des Schlauches durch die Laparotomiewunde die Heilung der Wunde gefährdet, so ist es besser, den Schlauch durch eine besondere Öffnung aus der Bauchhöhle herauszuleiten. An dem freien Ende des mit einem rechtwinklig abgebogenen Spieße bewaffneten Schlauches werden die beiden Enden des vorher um den Schlauch geknüpften langen Seidenfadens mit einem besonderen Faden festgebunden. Die linke Seite der Bauchdeckenwunde wird mit einer MUZEUXschen Zange kräftig in die Höhe gehoben, so daß der rechts stehende Operateur die Innenseite der benachbarten Bauchwand überblickt (vgl. Abb. 82). Der Spieß wird etwas außerhalb des Außenrandes des linken Rektus und dicht unterhalb des Rippenbogens durch die Bauchwand von innen nach außen gestochen, und der Schlauch wird mit den an ihm befestigten beiden Enden des langen Seidenfadens nachgezogen, und zwar so weit, bis die Darmwand der Bauchwand fest anliegt. Das eine Ende des nunmehr außen befindlichen langen Fadens wird mit einer geraden Nadel vom Innern der Fistelöffnung durch die Haut nach außen geführt, und beide Fadenenden werden auf der Hautoberfläche verknüpft, wodurch das orale Ende des WITZEL-Kanals fest gegen das Peritoneum parietale gezogen wird.

Anstatt den am Ende des WITZEL-Kanals am Schlauch und Darm befestigten Seidenfaden mit dem Schlauch durch die Bauchdecken nach außen zu leiten, kann man den Faden auch mit Hilfe einer gebogenen Nadel unter starkem Emporheben des zugehörigen Bauchdeckenrandes im Innern der Bauchhöhle durch das Peritoneum parietale in der unmittelbaren Nähe der Durchtrittsstelle des Schlauches führen und knüpfen (Abb. **165**). Auch auf diese Weise werden Peritoneum parietale und viscerale miteinander in enge Verbindung gebracht. Es empfiehlt sich, auch bei der Anwendung des ersten Verfahrens einige derartige Hilfsnähte anzulegen.

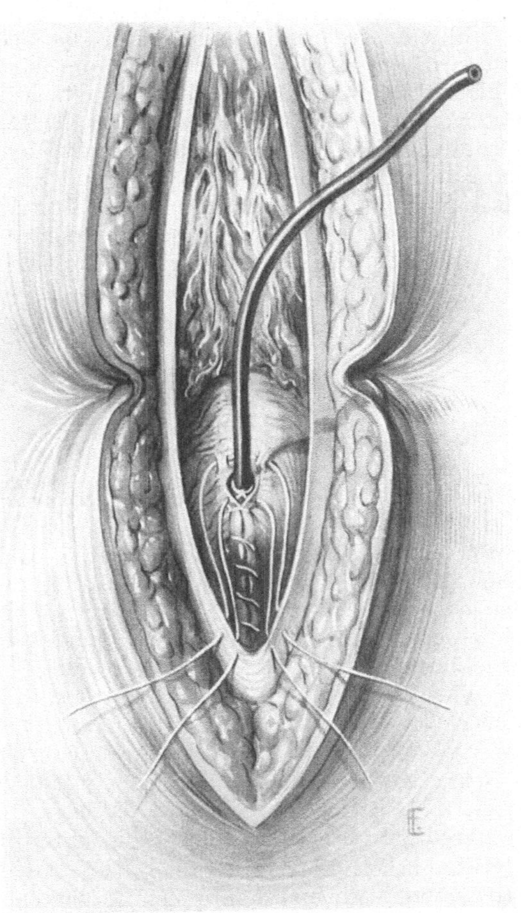

Abb. 166. Jejunostomie. Fortsetzung des Zustandes der vorletzten Abbildung. Der mit dem einen Ende in den Darm versenkte Schlauch wird am kaudalen Ende des medianen Bauchdeckenschnittes aus der Bauchhöhle geleitet, wobei das Peritoneum viscerale mit dem Peritoneum parietale durch zwei Nähte vereinigt wird.

Will man den Schlauch aus der Laparotomiewunde selbst herausleiten, so wird jedes der beiden Enden des langen Fadens auf jeder Seite des untersten Winkels des Bauchschnittes durch das Peritoneum parietale von innen nach außen gestochen und geknüpft, so daß das Ende des WITZEL-Kanals fest gegen das Peritoneum parietale des untersten Schnittendes gepreßt wird (Abb. **166**). Ein zweiter Faden kann in gleicher Weise auf der anderen Seite des Schlauches durch Darmwand und Bauchfell geführt werden. Es folgt die übliche Bauchdeckennaht bis hart an die Durchtrittsstelle des Schlauches.

Der Schlauch wird an der Haut noch einmal durch eine besondere Naht befestigt und im übrigen in der in Bd. I, S. 264 angegebenen Weise am Körper festgelegt.

Geht der Schlauch unversehens vorzeitig aus der Fistel heraus oder wird er absichtlich vor Ablauf von 2—3 Wochen entfernt, so darf seine Wiedereinführung nur unter äußerster Vorsicht versucht werden. Gelingt die Wiedereinführung des Schlauches nicht ohne weiteres, so muß eine neue Jejunostomie auf dem Wege einer neuen Laparotomie angelegt werden.

Sollte die Fistel später den Schlauch nicht dicht umschließen, so wird für einige Tage ein dünneres Rohr eingelegt, wodurch sie sich schnell verengert. Die Umgebung der Fistelöffnung wird stets sorgfältig mit Zinkpaste bestrichen und gepflegt.

Die Flüssigkeits- und Nahrungsaufnahme durch die Jejunostomie setzt bei dem in örtlicher Betäubung operierten Kranken sofort, bei dem in Allgemeinbetäubung operierten Kranken alsbald nach dem Erwachen aus der Narkose und dem Aufhören des Narkoseerbrechens ein. Der Kranke kann im allgemeinen noch am Operationstage 500—1000 ccm Flüssigkeit mit den entsprechenden Kalorien erhalten, am nächsten Tag kann die durch den Schlauch zugeführte Flüssigkeitsmenge und die Nahrungsmenge auf 1000—2000 gesteigert werden. Doch richtet man sich hierbei durchaus nach dem subjektiven Empfinden des Kranken, das für Menge, Häufigkeit und Konzentration der Nahrungszufuhr der wichtigste und ausschlaggebende Wegweiser ist. Die Flüssigkeit und Nahrung kann man dem Kranken zunächst durch einen an den Fistelschlauch angeschlossenen Irrigator und eine MARTINsche Tropfkugel (vgl. Abb. 225, Bd. I) mittels Tropfeinlaufs allmählich und dauernd zuführen.

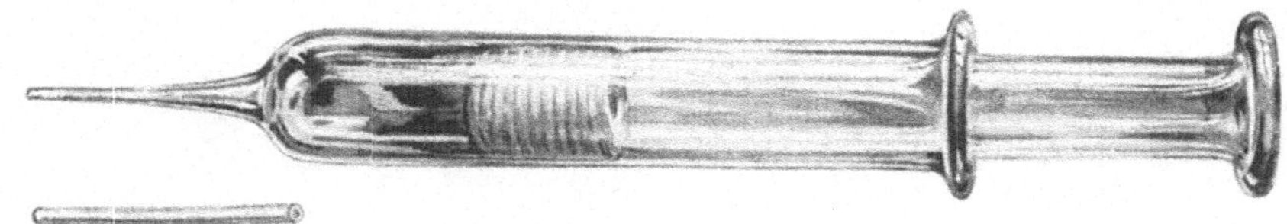

Abb. 167. Glasspritze zum Einfüllen der Nahrung in den Schlauch einer Jejunostomie oder einer Gastrostomie. Fehler der Abbildung: Die Ausflußöffnung ist zu dünn.

Meist vertragen die Kranken die Zufuhr bald aber auch schubweise, wobei dann die Nahrung mit einer 50 ccm-Spritze sehr langsam eingespritzt wird. Bei jeder Mahlzeit werden 1—2 Spritzen gegeben. Bei Mengensteigerung der Einzelportion geben die Kranken zumeist Druckgefühl im Bauche an. Die eingeführte Nahrung wird sorgfältig auf 40° temperiert. Als Spritze benutze ich eine hierfür besonders angefertigte Glasspritze, deren Ausflußöffnung größer als das Kaliber des Schlauches ist (Abb. 167). Mit ihr kann auch breiige Nahrung und fein gewiegtes Fleisch eingepreßt werden.

Unter gewöhnlichen Verhältnissen erhält der Kranke durch die Jejunostomie so viel Flüssigkeit und Nahrung, daß sein Bedarf voll gedeckt ist und die Zufuhr durch den Mund vollständig unterbrochen werden kann.

Bekanntlich können Kranke bei ausschließlicher Ernährung durch eine Jejunostomie unbeschränkte Zeit in bestem Kräftezustand gehalten werden. Während erfahrene Kranke mit einer Jejunostomie im Laufe der Zeit ihren Speisezettel selbst bestimmen, müssen wir den Frischoperierten die Nahrung in der ersten Zeit nach fester Vorschrift verabreichen. Hierfür hat sich mir folgende Nährlösung am besten bewährt:

Ernährungsflüssigkeit für die Jejunostomie. Die für 24 Stunden bestimmte Nährlösung wird folgendermaßen bereitet:

| | | | | |
|---|---|---|---|---|
| | 1750 ccm Vollmilch . . . . . . . . | = 1225 Kal. | (100 ccm = | 70 Kal.) |
| | 50 g Grieß . . . . . . . . . . . | = 200 „ | 100 g = | 400 „ |
| | 50 g Nährzucker . . . . . . . . | = 200 „ | 100 g = | 400 „ |
| | 200 ccm Sahne + 5 g Kochsalz . . | = 400 „ | 100 ccm = | 200 „ |
| etwa | 2055 g . . . . . . . . . . . . . | = 2025 Kal. | | |

Nach dem Kochen wird die Flüssigkeit mit Wasser auf 2 l aufgefüllt. Nach dem Abkühlen werden 5 ccm Milchsäure unter ständigem Rühren zugesetzt. Die Flüssigkeit wird im Eisschrank gekühlt und aufbewahrt. Die jeweils zum

Einfüllen benötigte Menge wird kurz vorher auf 40° erwärmt und durch ein feines Haarsieb getrieben.

1 ccm der Nährlösung enthält etwa 1 Kalorie. Bei alleiniger Ernährung durch die Jejunostomie soll der Kranke im allgemeinen in 24 Stunden 2 l der Nährlösung = 2000 Kalorien erhalten. MORAWITZ und HENNIG rechnen auf das Kilogramm 40 Kalorien, also für einen 70 kg schweren Menschen 2800 Kalorien. Aber auch mit etwas weniger ist das subjektive Flüssigkeits- und Nahrungsbedürfnis zumeist gedeckt. Über 100 ccm = 2 Glasspritzen werden als Einzelmahlzeit zumeist nicht verabfolgt. Die Einfüllung von 100 ccm soll etwa 3—5 Minuten dauern. Nach jeder Einspritzung des Nahrungsgemisches wird der Schlauch mit lauwarmem Wasser zur Reinigung durchgespritzt.

Klagt der Kranke bei der Einbringung dieser Nährlösungen über Schmerzen, Druckgefühl oder Unbehagen, so wird die Lösung mit Wasser mehr oder weniger verdünnt, oder es wird entsprechend weniger eingefüllt. In Ausnahmefällen kann man vorübergehend zu 5%iger Traubenzuckerlösung oder auch zu physiologischer Kochsalzlösung seine Zuflucht nehmen, oder man muß die Zufuhr durch die Jejunalfistel eine Zeitlang vollständig unterbrechen. Das subjektive Empfinden des Kranken ist der beste Wegweiser und ist vornehmlich zu berücksichtigen. Treten Verdauungsstörungen auf, so gibt man Haferschleim oder Reisschleim, dem man die üblichen Medikamente (Tannalbin, Bismut, Opium) zusetzen kann. Störungen in dem Sinne, daß bei freier aboraler Darmpassage die durch die Jejunostomie eingefüllten Nahrungsmittel magenwärts gelangen, habe ich nicht beobachtet.

## b) Die Anlegung einer Kotfistel (Fistula stercoralis).

### α) Allgemeines.

Eine äußere Fistel zur Ableitung des gasförmigen, flüssigen und festen Inhaltes wird am Darm entweder nur für eine begrenzte Zeit oder auf die Dauer angelegt.

Bei einer auf eine begrenzte Zeit geplanten Öffnung, bei einer Kotfistel im engeren Sinne des Wortes, wird bereits bei der Anlegung der Fistel auf den späteren Verschluß Rücksicht genommen, indem für den Darminhalt nur ein seitlicher Kotauslaß geschaffen wird, die Darmpassage selbst aber aufrechterhalten bleibt, so daß der Darminhalt auch in den abführenden Darm gelangen kann. Als Dauerzustand soll die seitliche Kotfistel nur in Ausnahmefällen Verwendung finden, wenn der Kranke bereits so stark geschwächt ist, daß ihm die Anlegung eines künstlichen Afters nicht mehr zugemutet werden kann.

Im Gegensatz hierzu wird die Öffnung für die dauernde Ableitung des Darminhaltes in der Regel derartig gestaltet, daß der gesamte Stuhlgang zwangsläufig durch den künstlich geschaffenen Auslaß entleert werden muß. Eine derartige endständige Öffnung bezeichnet man als einen künstlichen After (Anus praeternaturalis).

Die Anlegung einer seitlichen Kotfistel ist angezeigt als Voroperation vor Inangriffnahme eines Krankheitsherdes am Darm, namentlich wenn dieser eine Verengerung bedingt, um den Darminhalt vor der den Krankheitsherd beseitigenden Hauptoperation abzuleiten, den Körper hierdurch zu entgiften und den Darm gründlich zu entleeren. Eine derartige Fistel bleibt auch nach der Hauptoperation zur Entlastung der Operationsstelle zunächst noch einige Zeit bestehen. Die Vorteile einer derartigen postoperativen Entlastung können so groß erscheinen, daß eine seitliche Darmfistel vielfach auch am Ende einer größeren Darmoperation neu angelegt wird, zumal wenn die Haltbarkeit der Darmnähte an der Hauptoperationsstelle unsicher erscheint.

Beim akuten mechanischen Ileus ohne Ernährungsstörung des Darmes wird eine Kotfistel dann angelegt, wenn das mechanische Hindernis im Augenblicke nicht beseitigt oder eine Umgehungsoperation in Gestalt einer Enteroanastomose zwischen seiner zu- und der abführenden Darmschlinge nicht angelegt werden kann. Beim paralytischen Ileus kommt eine Darmfistel und zwar nur im Bereiche des Dünndarms dann in Frage, wenn nach dem gegen die Peritonitis gerichteten Haupteingriff die Peristaltik nicht in Gang kommt und die Annahme begründet ist, daß nur einzelne Teile des Darmes gelähmt sind, die relativ gesunden Schlingen aber nicht die Kraft haben, den Darminhalt durch den langen gelähmten Darmabschnitt zu treiben, oder daß die Darmlähmung vornehmlich durch die Überdehnung und Vergiftung eines örtlich begrenzten Darmabschnittes unterhalten und bei genügender Entlastung dieser Darmschlingen verschwinden wird. In diesem Sinne wird die Ileostomie auch „prophylaktisch" bereits am Ende der eine Peritonitis bekämpfenden Hauptoperation empfohlen (Heidenhain).

Eine seitliche Kotfistel kann an jeder Stelle des Darmkanals angelegt werden. Mit Rücksicht auf eine weitgehende Ausnutzung der Nahrung wird unter Berücksichtigung des Ortes der Erkrankung eine möglichst weit aboral gelegene Stelle des Darmkanals gewählt, so daß der Reihenfolge nach zu bevorzugen sind: Sigmoideostomie, Kolostomie, Zökostomie und Ileostomie.

Im einzelnen regelt sich die Wahl der Fistelstelle am Darm nach dem Sitze der Erkrankung. Da ein wasserdichter Abschluß des Fistelkanals gegen die Bauchhöhle eine unerläßliche Bedingung ist, so kommen für die Anlegung von Fisteln in der Regel nur diejenigen Stellen des Darmkanals in Betracht, die sich infolge ihrer Beweglichkeit der vorderen oder seitlichen Bauchwand ohne Schwierigkeiten anlagern lassen. Das sind das Colon sigmoideum, das Colon transversum, das Zökum und alle Abschnitte des Dünndarmes. Dagegen sind in der Regel das Colon descendens und ascendens für eine seitliche Kotfistel nicht brauchbar. Ist ein begrenzter Krankheitsherd vorhanden, läßt sich seine Lage genau bestimmen, und ist für später ein radikaler Angriff auf diesen Krankheitsherd vorgesehen, so nimmt man bei der Wahl der Fistelstelle auf die Lage des späteren Laparotomieschnittes in dem Sinne Rücksicht, daß seine Sauberkeit möglichst gewährleistet wird. Soll der Krankheitsherd also später beispielsweise durch einen Mittellinienschnitt angegangen werden, so ist das Zökum vor dem Colon transversum bei der Fistelbildung auch dann zu bevorzugen, wenn der Krankheitsherd am Colon sigmoideum liegt.

In den meisten Fällen läßt sich der Sitz eines Hindernisses im Dickdarm durch einen Kontrasteinlauf und das angeschlossene Röntgenbild feststellen. Ist aber bei einem Ileus eine genaue Lokalisation des Krankheitsherdes zunächst nicht möglich, und erscheint es nicht vorteilhaft, die Feststellung des Ortes und der Art des Hindernisses durch eine groß angelegte Laparotomie zu erzwingen, dann wird die Fistel an derjenigen Darmschlinge angelegt, deren Auftreibung anzeigt, daß sie wahrscheinlich oberhalb des Hindernisses liegt. Im Zweifelsfalle geht man unmittelbar über derjenigen Stelle des Bauches ein, wo am deutlichsten peristaltische Wellen hervortreten, oder wo beim paralytischen Ileus die am stärksten geblähten Schlingen liegen, und es wird die erste sich einstellende stark geblähte Darmschlinge verwendet. Fehlt jeder Anhaltspunkt über die Lage eines etwaigen Hindernisses, so wird, falls eine orientierende Probelaparotomie nicht angebracht ist, in der rechten Regio hypogastrica eingegangen, und nun entweder das gefüllte Zökum, oder falls es leer ist, die erste erreichbare stark gefüllte Dünndarmschlinge verwendet.

Zur Sigmoideostomie wird die Bauchhöhle durch den Pararektalschnitt unterhalb des Nabels oder den Wechselschnitt auf der linken Seite, zur Kolostomie im Bereiche des Colon transversum durch medianen Längsschnitt dicht oberhalb des Nabels, zur Zökostomie durch den Pararektalschnitt unterhalb des Nabels oder durch den Wechselschnitt auf der rechten Seite, zur Ileostomie durch einen Schnitt unmittelbar über der am meisten geblähten Gegend des Unterbauches eröffnet.

### β) Die Anlegung einer Kotfistel unter Bildung eines Serosakanals nach Witzel.

Ein zur Fistelbildung benutzter Schlauch wird im allgemeinen durch den Laparotomieschnitt selbst nach außen geleitet. Wenn jedoch am Ende einer aus anderer Indikation vorgenommenen Laparotomie eine Darmfistel angelegt wird, kann es im Hinblick auf die räumlichen Verhältnisse und auf die Sauberkeit der Hauptoperationswunde besser sein, den Schlauch durch eine besondere Öffnung nach außen zu führen, die in unmittelbarer Nähe des zur Fistelbildung verwendeten Darmteils liegt. Zur gesonderten Durchführung des Schlauches durch die Bauchdecken wird der bei der Jejunostomie und der Gastrostomie beschriebene und auf S. 101 abgebildete Spieß mit Vorteil verwendet.

Der Eingriff kann in örtlicher Betäubung ausgeführt werden.

Die Technik der Anlegung einer seitlichen Dünndarmfistel zur Kotentleerung unterscheidet sich zunächst nicht grundsätzlich von der Technik der Anlegung einer Fistel zur Nahrungszufuhr. Auch bei der Kotfistel wird der Witzelsche Schrägkanal wegen der Zuverlässigkeit seiner Abdichtung bevorzugt. Das frei im Darm liegende Ende des Gummischlauches wird jedoch oralwärts gelagert, sofern die Richtung der Darmschlinge festzustellen ist. Nur bei der Zökostomie wird das Schlauchende auch bei der Entlastungsfistel analwärts gelagert, da die Kuppe des Zökums beweglicher als die Basis ist und sich mit dem hier austretenden Schlauche leichter den äußeren Bauchdecken anlagern läßt.

Beim akuten Ileus, namentlich dem akuten paralytischen Ileus, kann die Darmvorlagerung zur Enterostomie bei der häufigen starken Füllung und Überdehnung des Darmes dadurch erschwert werden, daß die Darmwand einreißt, und daß sich die Schlinge wegen ihres großen Umfanges nur schwer durch eine kleine Laparotomiewunde entwickeln läßt. Weitere Schwierigkeiten können dadurch entstehen, daß die für die Anlegung der Fistel bestimmte Schlinge infolge der starken Füllung auch der angrenzenden Darmteile nicht ausreichend leer zu streichen ist, daß die starke Spannung der Wand die für den Witzel-Kanal erforderliche Faltung nicht zuläßt, daß die Nadeln die papierdünne Wand durchstechen und die Fäden das Gewebe bei der geringsten Anspannung durchschneiden. In derartigen Fällen wird die in Betracht kommende Schlinge möglichst vorsichtig entwickelt und zunächst ohne Rücksicht auf den Füllungszustand nach beiden Seiten durch je eine federnde Darmklemme quer abgeschlossen. Dann wird der ausgeschaltete Abschnitt, nachdem die Umgebung sehr sorgfältig abgedeckt ist, mit einem mittelstarken Trokar von 3—5 mm Durchmesser und angeschlossener elektrischer Saugpumpe (Abb. 168) oder mit einer dicken Hohlnadel und größerer Spritze punktiert und ihres Inhaltes beraubt. Nachdem die Schlinge zusammengefallen ist, läßt sich der

WITZEL-Kanal meist ohne weitere Schwierigkeiten über dem Gummischlauch bilden. Die Punktionsöffnung wird als Eintrittspforte für den Schlauch benutzt oder in den WITZEL-Kanal einbezogen.

Der gasförmige und dünnflüssige Inhalt des Dünndarms geht auch durch einen kleinkalibrigen Schlauch in der Regel anstandslos hindurch, doch sollte man auch hier im Hinblick auf die gelegentliche Anwesenheit von festen Nahrungsbestandteilen bei der Wahl des Durchmessers nicht zu sparsam sein. Beim Dickdarm aber ist der Schlauch mit Rücksicht auf die Eindickung des Kotes stets ziemlich stark zu wählen, nicht unter einer lichten Weite von $3^1/_2$ mm und einem äußeren Durchmesser von 7 mm. Trotzdem geht auch

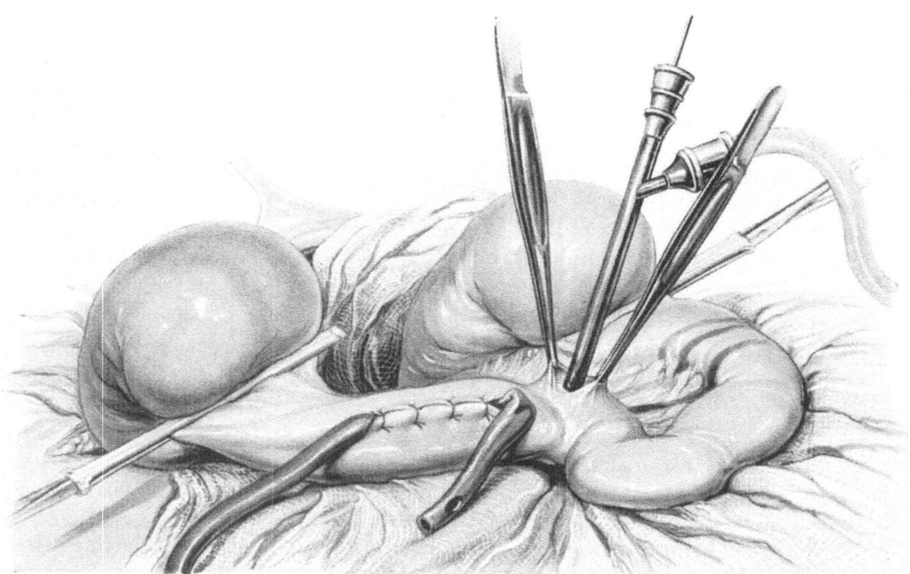

Abb. 168. Ileostomie. Anlegen einer Kotfistel nach WITZEL am Dünndarm. Auf dem ausgestrichenen und nach beiden Seiten abgeklemmten Darm ist ein stärkerer Gummischlauch durch einen WITZEL-Kanal befestigt. Am oralen Ende des Kanals wird der Darm punktiert und durch Saugung entleert. Nach Entfernung des Trokars wird das zugehörige kurze Schlauchende durch diese Öffnung in den Darm geführt und durch LEMBERT-Nähte versenkt.

durch einen derartigen Schlauch natürlich nur gasförmiger, flüssiger und kaum noch breiiger Inhalt, nicht aber eingedickter Kot ab. Wenn die Ableitung von Gas und Flüssigkeit beim akuten Dickdarm-Ileus für den Augenblick auch eine erhebliche Entlastung bewirken kann, so genügt sie nicht auf die Dauer, so daß beim Fortbestehen eines Hindernisses im Dickdarm mit der Zeit eine Erweiterung der Fistel notwendig wird.

Diese Vergrößerung einer WITZELschen Fistel kann in der Weise erfolgen, daß sie nach mehreren Tagen, wenn das Peritoneum parietale und viscerale in der Umgebung der Fistel verklebt sind, stumpf oder durch scharfes Einkerben und Einlegen allmählich verstärkter Glasrohre oder Gummirohre erweitert wird. Dieses Vorgehen führt jedoch nicht immer vollständig zum Ziel, beansprucht längere Zeit und ist im Hinblick auf die Gefahr der Eröffnung der Bauchhöhle nicht ganz ungefährlich. Besser ist es, die Öffnung von vornherein genügend groß anzulegen, wobei dann auf die Bildung eines WITZELschen Kanals verzichtet werden muß.

### γ) Die Anlegung einer unmittelbaren Kotfistel.

Die Darmoberfläche wird in ringförmiger Ausdehnung in eine Öffnung der Bauchdecken eingenäht, und die Verbindung des Darminnern mit der Außenwelt wird unmittelbar oder durch Vermittlung eines dicken Glas- oder Gummirohres hergestellt. Hierbei muß vor der Eröffnung des Darmes für einen unbedingt zuverlässigen Abschluß gegen die freie Bauchhöhle gesorgt

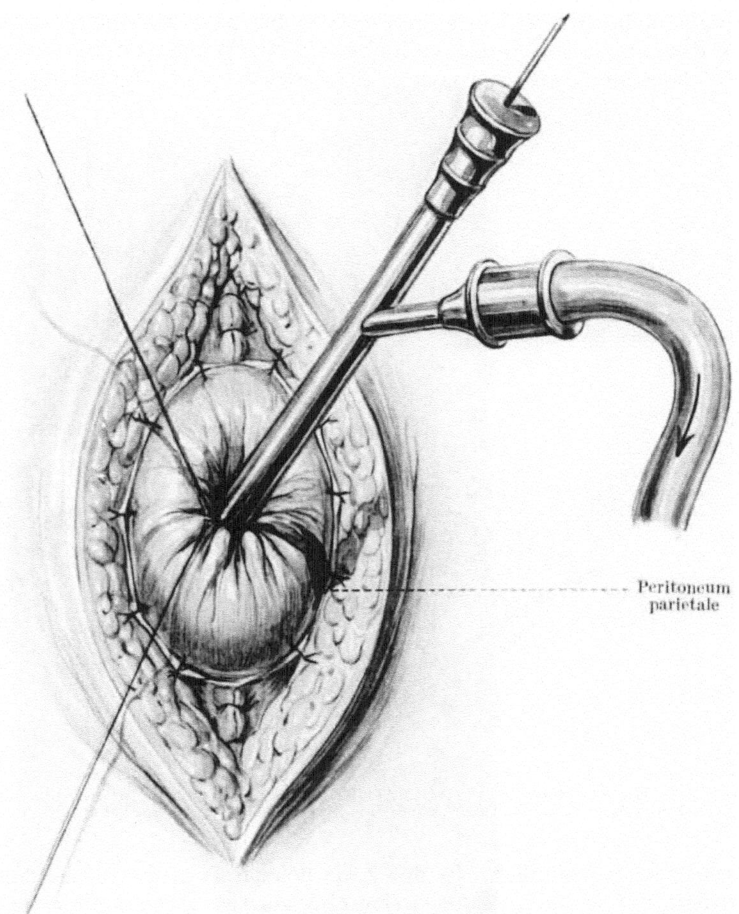


Abb. 169. Anlegung einer Kotfistel (Enterostomie). Der ringförmig in die Öffnung des Peritoneum parietale eingenähte Darm wird in dem Mittelpunkt einer durch seine Wand gelegten Tabaksbeutelnaht mit einem Trokar punktiert und abgesaugt, wobei die Tabaksbeutelnaht zur Verhinderung des Austretens von Darminhalt sofort um den Trokar zusammengezogen wird.

werden. Zu diesem Zwecke wird die für die Eröffnung bestimmte Darmschlinge zunächst in einem dem Mesenterialansatz gegenüberliegenden Bezirke in der Ausdehnung eines Zweimarkstückes durch eine Serosa-Muskularisnaht an das Peritoneum parietale des Wundrandes angenäht (Abb. 169). Bei stark überdehnter Darmwand läßt sich das Durchstechen der Wand bis in die Lichtung bisweilen kaum vermeiden. Durch die Stichkanäle etwa vorquellender Darminhalt muß sofort aufgetupft werden. Zur Anlegung einer derartigen wandständigen Fistel eignet sich die Zökumkuppe wegen ihrer weitgehenden Beweglichkeit besonders gut.

Das ringförmige Einnähen der Darmschlinge an das Peritoneum parietale wird erleichtert, und das Verkleben von Darm und Bauchwand wird beschleunigt, wenn im Bereiche der Bauchwunde zuerst der Wundrand des Peritoneum parietale mit dem Wundrand der Haut durch Nähte vereinigt und erst jetzt der Darm an das die Bauchwunde umsäumende Peritoneum parietale genäht wird.

Mit der Eröffnung der in dieser Weise eingenähten Darmschlingen wird nach Möglichkeit einige Tage gewartet, bis das Peritoneum parietale mit dem Peritoneum viscerale fest verklebt und die Wunde mit Granulationen bedeckt ist. Hierdurch wird die Gefahr der Infektion der Bauchhöhle und der Wunde

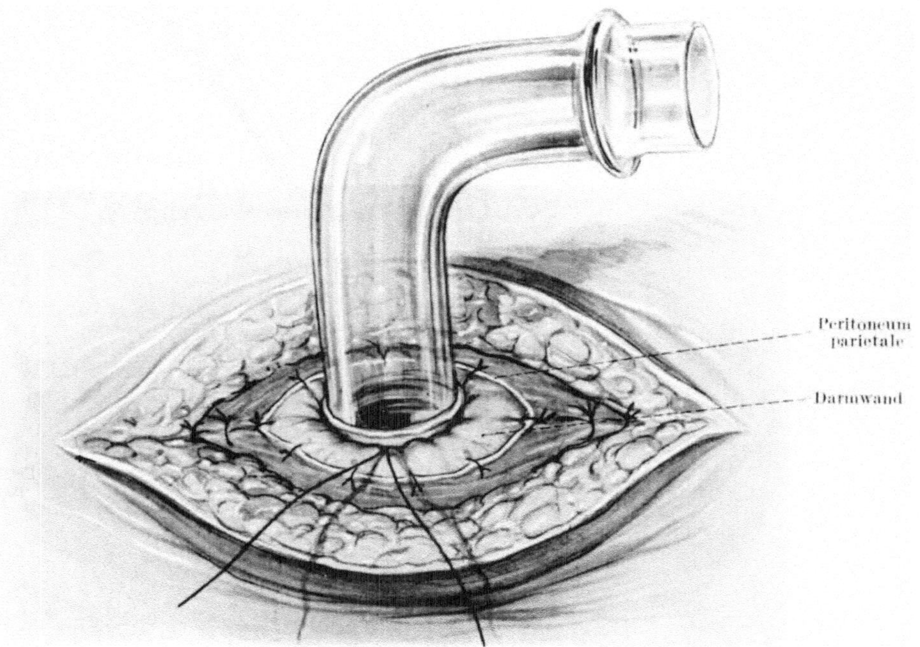


Abb. 170. Enterostomie. Fortsetzung des Zustandes der vorletzten Abbildung. In den durch Absaugen entleerten Darm wird ein Glasrohr mit der Tabaksbeutelnaht eingebunden.

wesentlich vermindert. In der Zwischenzeit kann das Darmfenster wiederholt punktiert werden, wodurch sich eine gewisse Entspannung und Erleichterung herbeiführen läßt, ohne daß die Wunde mit Darminhalt überschwemmt wird. Die endgültige Eröffnung des Darmes wird mit dem Diathermiemesser vorgenommen.

In den meisten Fällen von akuter Darmstenose ist man aber gezwungen, den Darm sofort zu eröffnen. Man versucht dann, die Operationswunde bei der Eröffnung und in den nächsten Tagen vor einer übermäßigen Verunreinigung durch Darminhalt in folgender Weise zu schützen: In die Mitte des eingenähten Darmfensters, dessen Abdichtung gegen die freie Bauchhöhle doppelt sorgfältig vorgenommen wurde, wird eine einen Kreis von der Größe eines Pfennigstückes umschließende Tabaksbeutelnaht gelegt, deren Enden einmal miteinander verschlungen, aber zunächst nicht geknüpft werden. In die Mitte der durch die Tabaksbeutelnaht umschlossenen Darmwand wird zwischen zwei chirurgischen Pinzetten ein nicht zu dünner, seitlich mit einem

Gummischlauch versehener Saugtrokar in den Darm gestoßen (Abb. 169). In dem Augenblicke, in dem sich die Trokarspitze im Darm befindet, zieht ein Assistent die Fäden der Tabaksbeutelnaht über ihm zusammen, ohne aber ihre Enden miteinander zu verknoten. Der Trokarstachel wird zurückgezogen und der Darminhalt abgelassen.

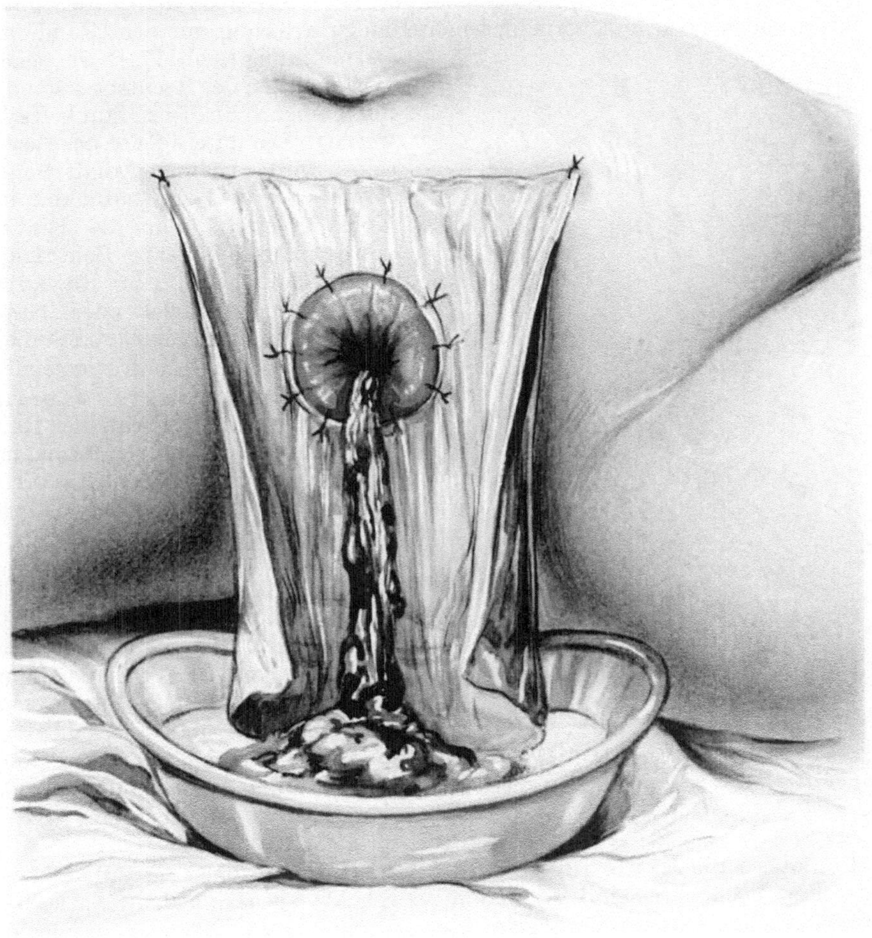

Abb. 171. Darmfistelschürze nach HARTERT. Fortsetzung des Zustandes der Abb. 169. Ein rechteckiges Stück eines undurchlässigen Stoffes ist an der Hautoberfläche befestigt und mit seiner kreisförmigen Öffnung mit dem Schleimhautrande der Darmfistel vernäht.

Ist der Darm so weit entleert, daß zunächst kein Inhalt aus dem Trokar mehr herausquillt, so wird er entweder durch ein festwandiges Gummirohr oder durch eine PAUL-MIXTERsche Glasröhre ersetzt (Abb. 170). Nach dem Herausziehen des Trokars aus dem Darm wird die Umrandung der Öffnung mit drei KOCHER-Klemmen gefaßt und empor- und auseinandergehalten, wobei sich die nur einmal geschlungene Tabaksbeutelnaht von selbst weitet. In die klaffende Öffnung wird das Rohr eingeführt und durch Knoten der Tabaksbeutelnaht fest eingebunden. Schlauch oder Glasrohr werden am Bauche befestigt, so daß sie an der Darmwand nicht zerren. Ein derartiger Abschluß hält 5 Tage und länger dicht. Wird er undicht, so kann er durch Anlegen einer weiter fassenden Tabaksbeutelnaht gelegentlich noch einmal für einige Tage hergestellt werden.

Um die Verunreinigung der Umgebung einer Darmfistel zu verhindern, klebt HARTERT, nachdem er die Haut in der unmittelbaren Umgebung der Fistel dick mit Zinkpaste bestrichen hat, ein rechteckiges Stück undurchlässigen Stoffes über die Fistelöffnung, schneidet in den Stoff über der Fistelöffnung ein kreisrundes Loch und vernäht seinen Rand ringförmig mit dem Rande der Darmöffnung (Abb. 171). Die beiden oberen Ecken des Rechteckes können mit je einer Naht an der Haut befestigt werden. Die untere Seite des Rechteckes wird zusammengefaltet und in eine Schüssel zur Aufnahme des Kotes geleitet. Für die Fistelschürze und für ihre Befestigung an der Haut kann man BILLROTH-Battist und Mastisol oder besser Ultraplast und Ultrasol (von SCHACK und PEARSON, Hamburg) verwenden.

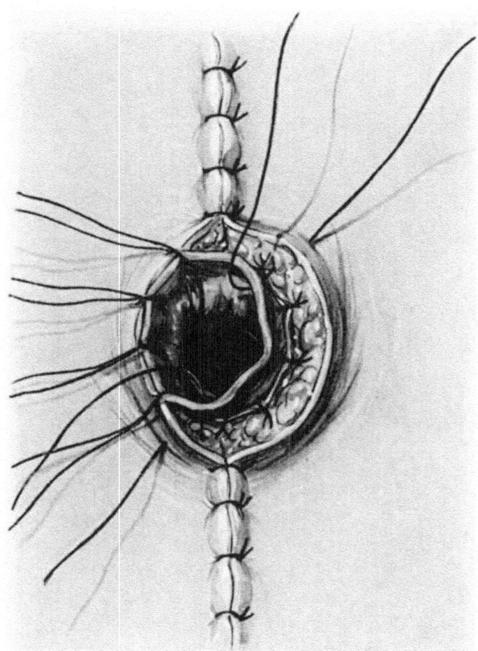

Abb. 172. Enterostomie. Fortsetzung des Zustandes der vorigen Abbildung. Anlegen einer Lippenfistel. Die Schleimhaut der Darmöffnung wird einige Tage später nach der Entfernung des Glasrohres ringförmig mit dem Hautrande vernäht.

Soll eine Darmfistel dauernd bestehen bleiben, so wird der Rand der Darmschleimhaut ringförmig mit dem Rande der äußeren Haut vernäht, also eine Lippenfistel gebildet (Abb. 172).

Hat eine Kotfistel die Neigung, sich vorzeitig zu verengen oder zu schließen, so kann diesem Bestreben durch Bougieren und durch Einlegen von Glas- oder Gummiröhren zumeist erfolgreich begegnet werden. Andernfalls wird die Öffnung durch einen radiären Schnitt erweitert, und die neuen Wundränder von Haut und Schleimhaut werden miteinander vernäht.

Ein übermäßiges Vorquellen der Schleimhaut einer Darmfistel wird nur selten beobachtet und kann dann durch Abtragen mit dem Diathermiemesser beseitigt werden. Bei regelrechtem Darmvorfall kommen die bei der Behandlung des Prolapses des natürlichen Afters im Abschnitt D, 5, S. 363 geschilderten Verfahren sinngemäß in Anwendung.

Die Haut in der Umgebung einer Darmfistel wird, soweit sie mit Darminhalt in Berührung kommt, täglich gesäubert und in dicker Schicht mit Zinkpaste bestrichen.

### δ) Die Anlegung einer Fistel am Wurmfortsatz (Appendicostomia) und am Blinddarm (Coecostomia).

**Die Appendikostomie.** Die Anlegung einer in das Zökum führenden Fistel kann am Wurmfortsatz erfolgen. Da das Kaliber der Appendix nur klein ist, so ist die auf diese Weise hergestellte Fistel weniger für die Entleerung von festem Darminhalt als für die Entleerung von Gasen und für medikamentöse Spülung des chronisch entzündeten Dickdarmes geeignet. Die Enge und die Länge des durch den Wurmfortsatz vorgebildeten Fistelkanals gewährleisten einen ziemlich sicheren Abschluß des Darmes um einen eingelegten Katheter, so daß die Kranken durch unerwünschten Abgang von Gasen oder von Kot kaum belästigt werden.

Durch einen möglichst kleinen rechtsseitigen pararektalen Kulissenschnitt oder Wechselschnitt wird der Wurmfortsatz aufgesucht und mobilisiert, wie das im Abschnitt D, 6, g, $\beta$, S. 301f. beschrieben und abgebildet ist,

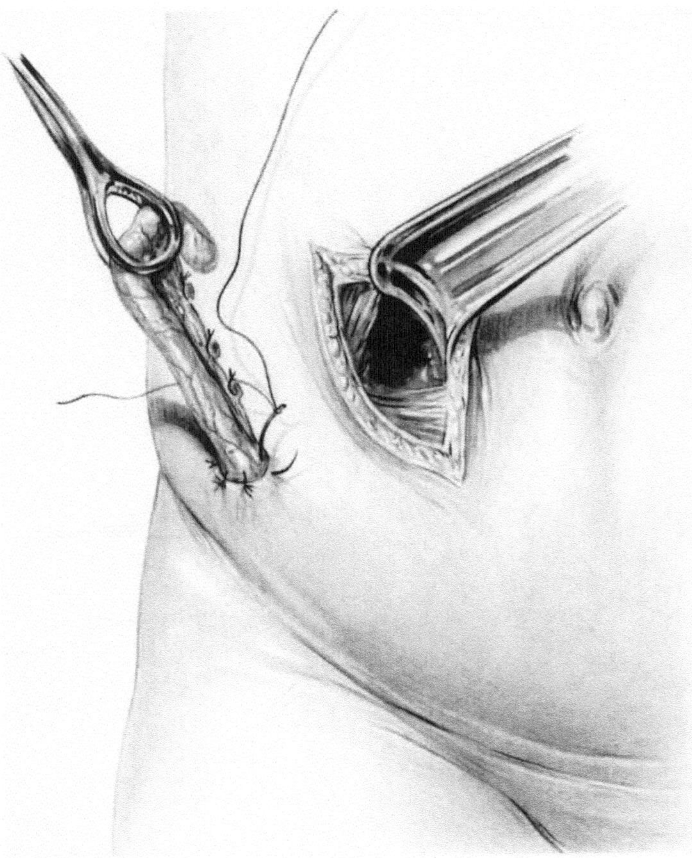

Abb. 173. Appendikostomie. Der durch lateralen Wechselschnitt aufgesuchte und teilweise von seinem Mesenteriolum befreite Wurmfortsatz wird durch eine besondere kleine Bauchdeckenöffnung vorgezogen und ringsum an die Haut genäht.

und unter teilweiser Abtragung seines Mesenteriolums so weit beweglich gemacht, daß seine Spitze vor die Bauchdeckenwunde gezogen werden kann. Ernährungsstörungen des Wurmfortsatzes durch zu weitgehende Unterbindung des Mesenteriolums sind wegen der Gefahr der Peritonitis unbedingt zu vermeiden. Mit einer in den Bauch eingeführten Kornzange werden die Bauchdecken in der Nähe der rechten Leistenbeuge von innen vorgedrängt, auf die Kornzange wird von außen eingeschnitten, und die restlichen Bauchdecken werden mit der Kornzange von innen nach außen in einer kleinen Öffnung durchstoßen. Eine zweite Kornzange wird in dem Maule der ersten durch die kleine Öffnung in den Bauch geführt, sie erfaßt die Appendix an der Spitze und zieht sie nach außen.

Einige Stiche befestigen die Appendix an der Haut (Abb. 173). Die Laparotomiewunde wird geschlossen. Nach acht Tagen wird die Appendix in Höhe der Haut abgetragen. Die Schleimhaut wird mit der Haut vernäht, so daß eine Lippenfistel entsteht.

Es läßt sich nun jederzeit durch den Appendixstumpf ein NELATON-Katheter in den Dickdarm führen, durch den angesammelte Gase entweichen und Spülungen vorgenommen werden können.

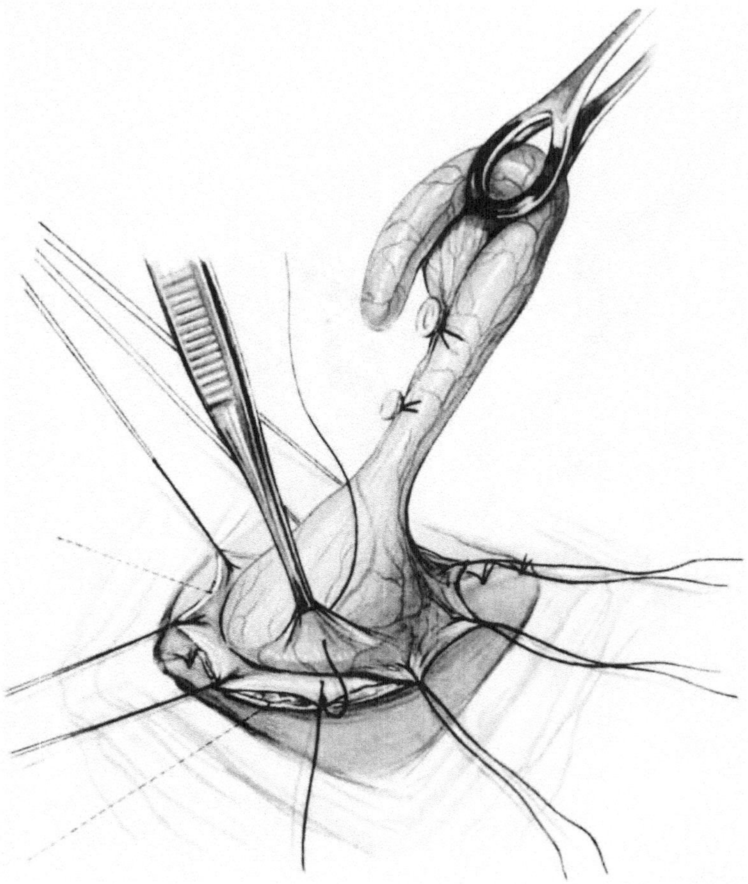

Abb. 174. Zökostomie. Das durch lateralen Wechselschnitt erreichte Zökum wird an dem von seinem Mesenteriolum befreiten Wurmfortsatz vorgezogen. Im Bereiche der Bauchdeckenwunde ist der Rand des Peritoneum parietale ringförmig mit dem Hautrand vernäht. Mit den gleichen Fäden wird die Zökumkuppe ringförmig in der Wunde befestigt.

Wird die Appendix durch den Wechselschnitt selbst herausgeleitet, so läßt sie sich leicht bis zu ihrem trichterförmigen Übergang in das Zökum vorziehen und an dieser Stelle mit dem Peritoneum parietale vernähen. Hierdurch kann der Durchmesser der Fistel nach dem Abtragen des vorgezogenen Darmes entsprechend vergrößert werden.

**Die Zökostomie.** In der Fortentwicklung dieses Vorgehens läßt sich die Appendix als eine ausgezeichnete Handhabe bei der Anlegung einer Zökalfistel benutzen (Abb. 174 und 175). Das Zökum wird hierbei an der Appendix ein beträchtliches Stück durch den Wechselschnitt hervorgezogen, in einem größeren Umkreise eingenäht und später so weit abgetragen, daß die Öffnung zur Anlegung und zum Einbinden eines stärkeren Darmrohres ausreicht. Vor dem Einnähen des Darmes in die Bauchwunde kann sie durch Vernähen des Peritoneum parietale mit der Haut allseitig mit Peritoneum ausgekleidet werden, wodurch das

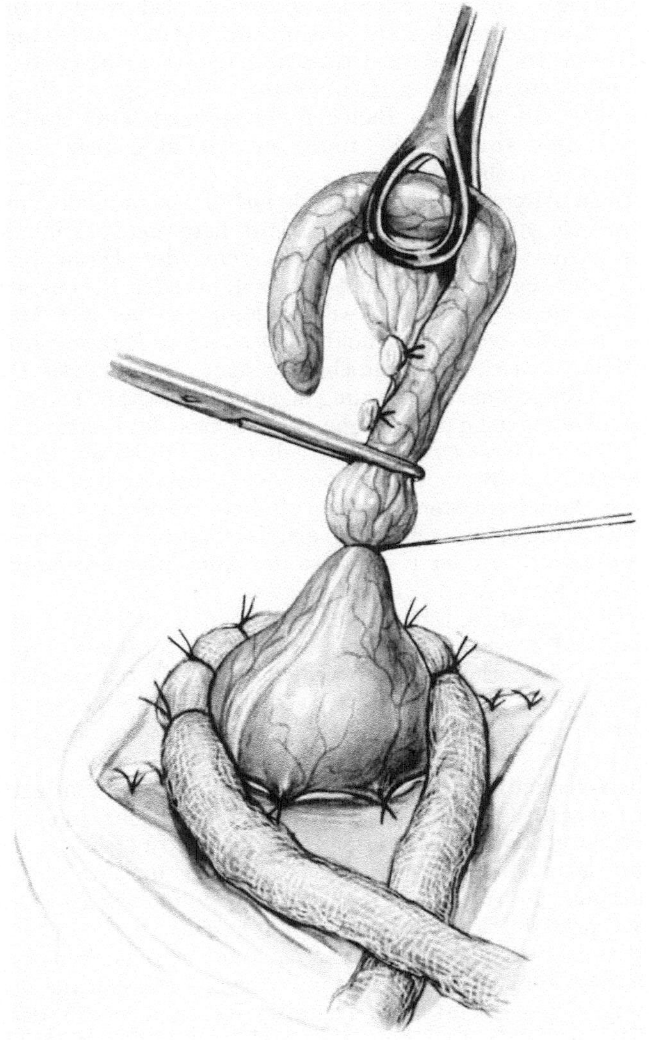

Abb. 175. Zökostomie. Fortsetzung des Zustandes der vorigen Abbildung. Mit den gleichen Fäden, mit denen das Zökum in die Bauchdeckenwunde genäht wurde, wird ein Zigarettentampon rings um das Zökum befestigt. Der Wurmfortsatz wird abgebunden und abgetragen.

Einnähen erleichtert und das Verkleben beschleunigt wird. Die kreisförmige Nahtstelle zwischen der Darmoberfläche und dem Peritoneum parietale kann durch das Einbinden einer dünnen Gazerolle (eines Zigarettendochtes) noch besonders abgedichtet werden. Die Zökostomie ermöglicht eine ausgiebige Kotentleerung.

## 4. Die Anlegung eines künstlichen Afters (Anus praeternaturalis).

Der funktionelle Unterschied zwischen einer Kotfistel und einem Anus praeternaturalis besteht darin, daß die Kotfistel für den Darm nur ein seitliches

Auslaßventil bildet, so daß der Darminhalt nach wie vor in den aboralen Abschnitt des Darmes gelangen kann; beim Anus praeternaturalis dagegen wird der gesamte Stuhlgang zwangsläufig aus dem künstlichen After entleert, und sein Eindringen in den aboralen Darmschenkel wird verhindert. Der anatomische Unterschied besteht darin, daß bei der Anlegung des Kunstafters der Darm in der Kontinuität durchtrennt und der gesamte Querschnitt mindestens der zuführenden Schlinge, oft auch beider Schlingen in eine Öffnung des Bauches eingepflanzt wird, während bei der Darmfistel nur eine seitliche Öffnung in den in seinem Zusammenhange erhaltenen Darm gemacht wird.

Der künstliche After wird im Hinblick auf dieses radikale Vorgehen in der Mehrzahl der Fälle nur als Dauerzustand hergestellt: Einmal nach der Ausrottung eines Darmabschnittes, wenn der Darm bis zum After beseitigt wird oder der Enddarm mit dem zuführenden Schenkel nicht wieder durch eine Anastomose verbunden werden kann, so bei der Amputatio recti oder bei der Resectio recti et sigmoidei. Das andere Mal zur Ausschaltung eines unheilbar kranken Darmabschnittes, wenn dieser Darmabschnitt nicht durch eine Enteroanastomose umgangen werden kann, so bei radikal nicht mehr operablen Karzinomen des unteren Dickdarmes, des Rektums und des Colon sigmoideum. Schon hieraus geht hervor, daß die Indikation für die Anlegung eines künstlichen Dauerafters im Bereiche des Dünndarmes kaum vorkommt. Der künstliche Dünndarmafter ist schon deshalb abzulehnen, weil der Körper nach der vollständigen Ausschaltung des Dickdarmes nicht mehr genügend Flüssigkeit aufnimmt. In der Regel wird der Anus praeternaturalis als Dauerzustand also nur am Dickdarm angelegt.

Als vorübergehende Einrichtung wird ein künstlicher After nur dann gebildet, wenn nach einer Darmresektion die normale Darmpassage im Augenblick nicht wiederhergestellt werden kann. In einem derartigen Falle wird möglichst bereits bei der Bildung des künstlichen Afters durch Doppelflintenlaufgestaltung des Afters auf seinen späteren Verschluß Rücksicht genommen.

Die für die vollständige Ausschaltung der aboralen Darmschlinge erforderliche quere Durchtrennung des Darmes wird entweder primär in einem Operationsakt vorgenommen, oder der Darm behält zunächst seine Kontinuität und wird vorgelagert, und er wird erst sekundär durchtrennt. Im Hinblick auf die Minderung der Infektionsgefahr ist die sekundäre Durchtrennung vorzuziehen. Bei primärer Durchtrennung des Darmes braucht zur Bildung des Afters nur die zuführende Schlinge nach außen geleitet zu werden, die abführende Schlinge kann dagegen versenkt werden, während bei der sekundären Durchtrennung der gesamte Querschnitt des zunächst in der Kontinuität erhaltenen Darmes, also die zuführende und die abführende Schlinge, vor die Bauchdecken gelagert werden.

### a) Die Anlegung eines künstlichen Afters an einer zusammenhängend vorgelagerten Darmschlinge.

Die Vorlagerung des zusammenhängenden Darmes gelingt am Dickdarm nur an den beweglichen oder an den ohne Ernährungsgefährdung weitgehend beweglich zu machenden Teilen, das sind die Abschnitte, die ein freies Mesenterium besitzen, also das Colon transversum und das Colon sigmoideum. Dagegen ergeben sich schon an der Flexura hepatica und an der Flexura lienalis Schwierigkeiten. Unmöglich ist eine Vorlagerung im Bereiche des Colon ascendens und descendens. Die Anlegung eines künstlichen Dickdarmafters als alleinige Operation wird daher im kalten Krankheitsstadium schulgemäß entweder als Anus praeternaturalis sigmoideus oder als Anus praeternaturalis coli transversi vorgenommen.

Nach der Durchtrennung der vorgelagerten Darmschlinge öffnet sich nicht allein die zuführende Schlinge, sondern auch die abführende Schlinge nach außen. Infolgedessen kann auch die abführende Schlinge durch die künstliche Öffnung mit medikamentösen Spülungen behandelt oder mit Radium beschickt werden, was beispielsweise bei einem jauchenden Karzinom wertvoll sein kann. Auch finden die in der abführenden Schlinge oberhalb des Krankheitsherdes entstehenden Absonderungen von Schleim, Eiter und Gewebsteilen oralwärts einen sicheren Weg der Entleerung, während eine Schlinge, die oral von einem die Passage unterbrechenden Krankheitsherde blind verschlossen wurde, bis zum Platzen überdehnt werden kann.

### α) Die Anlegung eines Afters an einer lang vorgelagerten Schlinge.

Die Technik der Anlegung des künstlichen Afters unter vorläufiger Erhaltung der Darmkontinuität ist grundsätzlich überall gleich. Als Beispiel beschreibe ich die häufigste Anlegung eines Afters, die Anlegung am Colon sigmoideum, und zwar zunächst mit lang vorgelagerter Schlinge.

Die Leibeshöhle wird durch einen linksseitigen pararektalen Kulissenschnitt unterhalb des Nabels oder durch einen Wechselschnitt nahe der linken Spina iliaca anterior superior eröffnet. Der Wechselschnitt wird, wenn er nicht genügend Platz für die Durchleitung beider Darmschenkel bietet, durch seitliche Einschnitte erweitert. Starre Aponeurosen oder Muskelbündel, die den durchtretenden Darm beengen könnten, werden radiär eingekerbt. Je näher die Afteröffnung an die Inguinalbeuge kommt, desto weniger pflegt sie den Kranken zu belästigen.

Die Flexura sigmoidea wird nach der Eröffnung der Leibeshöhle zumeist hart an der linken Beckenschaufel mit einem Griff gefunden und läßt sich häufig ohne Schwierigkeiten vorziehen. Bisweilen müssen jedoch Adhäsionen auf der linken Seite des Mesosigmoideum scharf durchtrennt werden, was durch starkes Ziehen an der Sigmaschlinge erleichtert wird. Nur selten ist das Mesosigmoideum so kurz, daß das Hervorziehen der Flexurkuppe aus der Wunde Schwierigkeiten macht. Die Schlinge wird derartig gelagert, daß der zuführende Schenkel am kranialen, der abführende Schenkel am kaudalen Winkel durch die Wunde läuft. Hierbei ist zu beachten, daß die angetroffene Lage der Schlinge über ihre Verlaufsrichtung nichts besagt, vielmehr ist in jedem Falle durch Verfolgen der beiden Schenkel nach dem Rektum und dem Colon descendens die Verlaufsrichtung der Schlinge festzustellen. Die Verwechslung zwischen dem zu- und abführenden Schenkel kann beim irrtümlichen Verschließen und Versenken der zuführenden Schlinge verhängnisvoll werden.

Das Mesosigmoideum wird an seiner längsten Stelle hart am Darm mit einer Kornzange durchbohrt. Durch die Öffnung wird mit der Kornzange ein Gummischlauch oder eine Rollgaze gezogen. Unter Erweiterung der Durchtrittsstelle des Schlauches wird das Mesenterium hart am Darmansatz auf eine Strecke von etwa 3—4 cm in kleinen Abschnitten abgebunden und durchtrennt, wobei entsprechend seinem gabelförmigen Ansatz die Abbindungen teils auf der rechten, teils auf der linken Mesenterialseite vorgenommen werden. Sobald der Mensenterialschlitz groß genug ist, wird ein zweiter Gummischlauch oder eine zweite Rollgaze durch ihn gezogen.

Die Bauchwunde kann zur Aufnahme der Sigmoidschlinge in der Weise hergerichtet werden, daß der Rand des Peritoneum parietale ringförmig an den Rand der Haut genäht wird. Diese Maßnahme, die den organischen

Abschluß der Bauchhöhle und den Schutz der Bauchdeckenwunde vor dem später austretenden Kot verschärfen soll, ist jedoch nicht notwendig und erscheint namentlich dann überflüssig, wenn der Darm erst nach einigen Tagen eröffnet wird.

Nun wird die Mitte der Bauchwunde in der Weise geschlossen, daß ihre Naht durch den Mesenterialschlitz erfolgt (Abb. 176). Dann reitet die von ihrem Mesenterium befreite Darmschlinge auf dieser Naht, und die beiden Darmschenkel treten an den Ecken der Wunde in die Bauchhöhle. Bei dieser Naht wird die Darmschlinge an den untergelegten Zügeln in die Höhe und nach

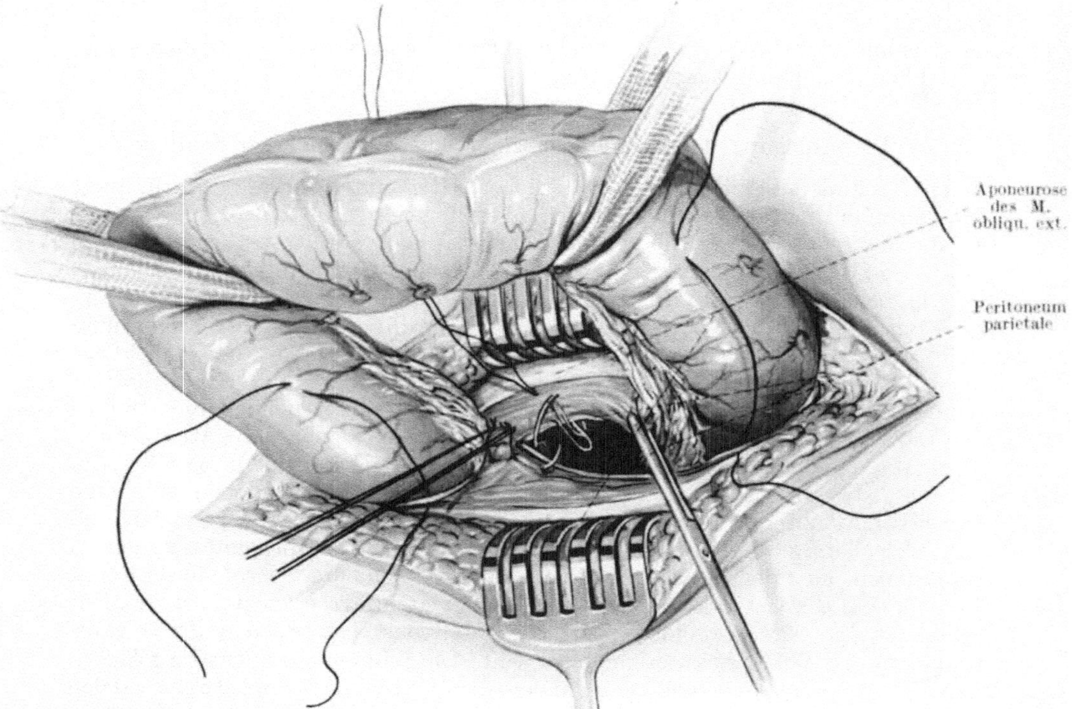


**Abb. 176. Anlegung eines Anus praeternaturalis.** Die Kuppe des Colon sigmoideum ist auf eine Strecke von etwa 6 cm vom Mesenterium befreit und mit zwei Rollgazen unterfahren. Unter dem emporgehobenen Darm werden die beiden Seiten der Bauchdeckenwunde miteinander vernäht, so daß die Darmschlinge auf den Bauchdecken reitet. Auf jeder Seite ist bereits eine der Nähte, durch die die beiden durch die Bauchwunde tretenden Darmschenkel ringförmig mit dem Peritoneum parietale vereinigt werden, gelegt, aber noch nicht geknüpft.

medial gezogen, und die von links durch den Mesenterialschlitz mit zwei KOCHER-Klemmen gefaßte Mitte des rechten Wundrandes wird durch den Schlitz an den lateralen Wundrand geführt. Auf diese Weise lassen sich zwei bis drei Fäden bequem durch den rechten und durch den linken Wundrand legen und unter der Darmschlinge knüpfen. Entweder werden hierbei sämtliche Bauchdeckenschichten mit Ausnahme der Haut auf einmal gefaßt, oder es wird eine mehrschichtige Naht ausgeführt, indem in der ersten Nahtreihe das Peritoneum mit den tiefsten Muskelschichten und in der zweiten Nahtreihe die oberflächlichen Schichten genäht werden.

Sollte die Bauchdeckenwunde so groß sein, daß die Darmschenkel beim Durchleiten an ihren Ecken einen unverhältnismäßig großen Abstand voneinander besitzen, so wird die Wunde vor dem Beginn der durch den Mesenterialschlitz geführten Nähte am kranialen Winkel entsprechend verkleinert. Meist ist die ursprüngliche Größe der Bauchdeckenwunde jedoch eher zu gering,

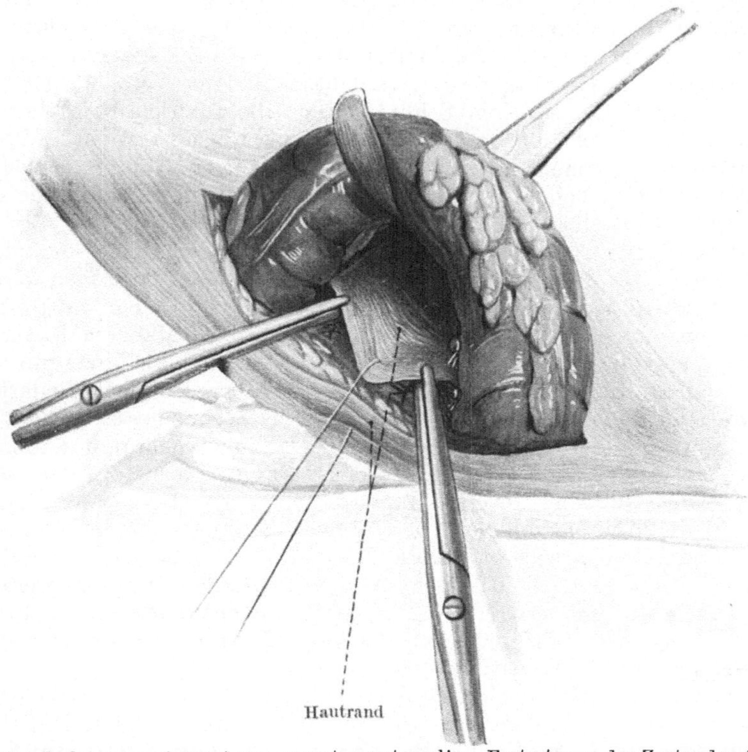


Abb. 177. Anlegung eines Anus praeternaturalis. Fortsetzung des Zustandes der vorigen Abbildung. Unter der vorgelagerten Darmschlinge wird auch die Hautwunde vernäht.

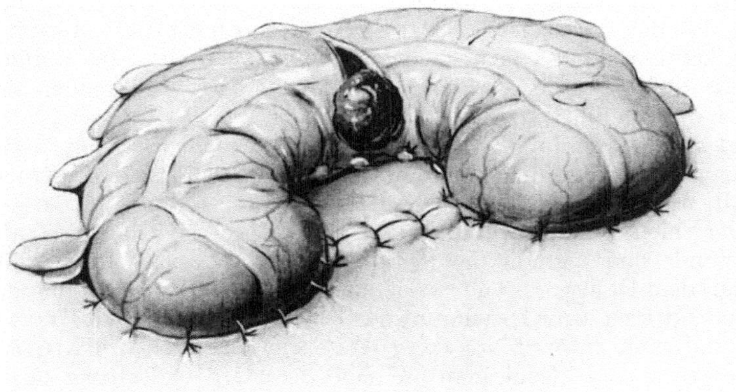

Abb. 178. Anlegen eines Anus praeternaturalis. Fortsetzung des Zustandes der vorigen Abbildung. Die Darmschlinge liegt vor den wieder geschlossenen Bauchdecken. Der Darm ist an einer Stelle eröffnet, und die Kotentleerung beginnt.

so daß die Darmschlingen beengt werden, was zu Störungen der Ernährung und der Kotpassage des Darmes führen kann. Dann ist die Wunde vor der

Naht entsprechend zu vergrößern. Der Abstand zwischen den durch die Bauchdecken tretenden Schlingen soll etwa 3 cm betragen.

Nachdem die beiden Darmschenkel unter Nachlassen des an dem Zügel ausgeübten Zuges möglichst weit in die Bauchhöhle zurückgelagert sind, werden sie im Bereiche des Durchtritts durch die Bauchdecken mit dem Peritoneum parietale ringförmig vernäht, so daß der Abschluß der Bauchhöhle wiederhergestellt ist. Zum Schluß werden die Hautränder durch den Mesenterialschlitz unter der vorgelagerten Darmschlinge vernäht (Abb. 177) und an den durchtretenden Darmschenkeln mit einigen Nähten festgeheftet. Unter den Darm wird beim Verband eine Mullage gebreitet, damit die Darmschlinge nicht unmittelbar auf die Haut zu liegen kommt.

Hat die Eröffnung des Afters keine Eile, so erhält der Kranke zur Ruhigstellung des Darmes zunächst Opium. In den nächsten Tagen kann der Darm durch Punktion der vorgelagerten Schlinge mit einer mittelstarken Hohlnadel von angesammelten Gasen entlastet werden. Manchmal kann man den Durchgang von Darminhalt durch die vorgelagerte Schlinge und seine Entleerung durch den natürlichen After beobachten. Je nach Bedarf wird nach einem oder nach einigen Tagen mit dem Diathermiemesser auf der Höhe der Darmkuppe ein kleines Loch für die Darmgase gebrannt (Abb. 178). Erst nach mehreren Tagen wird die Vorderwand des Darmes in der Längsrichtung eingeschnitten. Die vollständige quere Durchtrennung des Darmes und die Amputation der vorgelagerten Schlinge in Hauthöhe werden bis auf 14 Tage hinausgezögert, da die ihres Haltes beraubten Darmschenkel häufig lange die Neigung beibehalten, in die Bauchhöhle zurückzugleiten.

Eilt dagegen die Eröffnung, so kann sie entweder unmittelbar am Ende der Vorlagerung oder am nächsten Tage unter Durchtrennung nur der Vorderwand in der Längsrichtung ausgeführt werden.

Die soeben geschilderte Anlegung dieses künstlichen Afters mit lang vorgelagerter Schleife, bei dem der zuführende und der abführende Schenkel durch eine schmale Gewebsbrücke der Bauchdecken getrennt nach außen münden, hat gegenüber dem im folgenden Abschnitt beschriebenen künstlichen After mit kurz vorgelagerter Schlinge, bei dem beide Schenkel durch eine gemeinsame Lücke der Bauchdecken nach außen münden, den Vorteil, daß der vorgelagerte Darm unter keinen Umständen zurückschlüpfen kann, und daß später eine getrennte Behandlung der abführenden Schlinge mit Spülungen usw. ohne Mitbeteiligung der zuführenden Schlinge einwandsfrei durchgeführt werden kann.

Vereinigt man am Schluß des Eingriffes die Haut nicht unter sondern über der vorgelagerten Kolonschlinge, so daß der Kolonanteil auf eine beträchtliche Strecke subkutan verläuft, durchtrennt man später die mit einem Gummischlauch oder einem Bindenzügel unterfahrene Kolonschlinge nur in der aboralen Ecke der Wunde und vernäht den Querschnitt des zu- und des abführenden Schenkels mit dem Hautwundrande, so läßt sich nach der Wundheilung der zum After führende subkutane Darmschenkel mit einer Pelotte zusammendrücken, und man gewinnt auf diese Weise einen regelnden Einfluß auf die Stuhlentleerung. Geht man auf eine derartige Gestaltung des Afters von vornherein aus, so wird der Hautschnitt besser lappenförmig gebildet, damit die Pelotte nicht auf die Hautnarbe zu liegen kommt.

### β) Die Anlegung eines Afters an einer kurz vorgelagerten Schlinge (Maydl).

Etwas einfacher gestaltet sich die Anlegung eines künstlichen Afters nach dem Maydlschen Originalverfahren: Nachdem die Sigmaschlinge in der soeben geschilderten Weise nach Durchtrennung der Bauchdecken erreicht, beweglich gemacht und mit einem Gummischlauch oder einer Rollgaze unterfahren ist, werden der zuführende und der abführende Darmschenkel auf einige Zentimeter Länge seitlich aneinandergenäht, wobei die Stiche das Mesosigmoideum vermeiden. Die Bauchdeckenwunde wird, falls sie zu groß ist, von einer Ecke her so weit verkleinert, daß die beiden Schenkel gerade noch bequem nebeneinander durch sie hindurchtreten können. Die ∩-förmige Darmschlinge wird bis in die Höhe des sie tragenden Zügels in die Bauchhöhle zurückverlagert und ringförmig an das Peritoneum parietale genäht (Abb. 179).

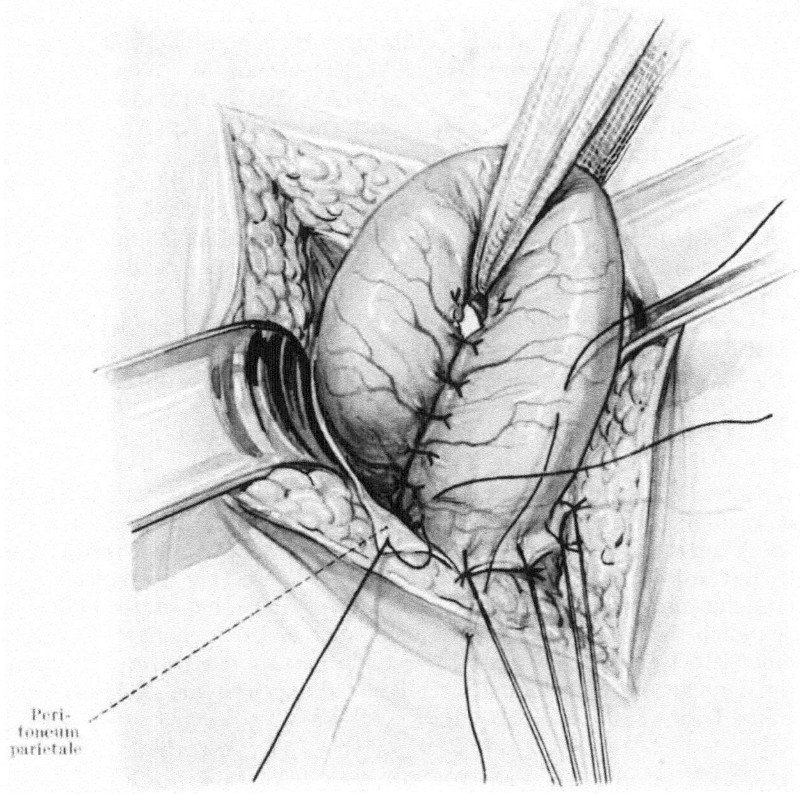


Abb. 179. Anlegung eines Anus praeternaturalis nach MAYDL. Die beiden Schenkel einer mit einer Rollgaze unterfahrenen und emporgehobenen Darmschlinge sind unter Vermeidung ihres Mesenterialansatzes auf eine kurze Strecke miteinander vernäht. Die Serosaoberfläche der beiden Darmschenkel wird derartig mit dem Peritoneum parietale vernäht, daß die von der Rollgaze unterfahrene Darmkuppe außerhalb der Bauchdecken bleibt. Ein Faden, mit dem die Darmkuppe später ringförmig an die Haut genäht wird, ist bereits gelegt, aber noch nicht geknüpft.

Die Haut kann an ihr mit einigen Nähten ebenfalls befestigt werden. Der unter der Darmschlinge liegende Gummischlauch oder Bindenzügel wird zu beiden Seiten mit je einer Naht an der Haut befestigt.

In entsprechender Weise wird ein künstlicher After nach dem Vorlagerungsverfahren an anderen Stellen des Darmes, im besonderen am Colon transversum angelegt. Vom Querdarm wird vorher das Netz im Bereiche der herausgeleiteten Schlinge abgetragen, damit es nicht vor die Bauchdecken zu liegen kommt. Zur Erzielung ausreichender Beweglichkeit muß gelegentlich vom Lig. gastrocolicum ein Stück reseziert werden.

Ist die Entleerung aus dem künstlichen After anfangs nicht ausreichend, so wird ein Katheter, ein Darmrohr oder ein Magenschlauch in den zuführenden Schenkel geführt, und es werden Klysmen verabfolgt. Verstopfende harte Kotballen können mit einem großen Gallensteinlöffel entfernt werden. Die Durchgängigkeit des zuführenden Schenkels im Bereiche der Bauchdecken ist im Zweifelsfalle durch Eingehen mit dem behandschuhten Finger festzustellen.

#### γ) Die Anlegung eines doppelflintenlaufartigen Afters.

Besteht die Absicht, einen künstlichen After später wieder zu schließen, so wird bereits bei seiner Anlegung auf den späteren Verschluß dadurch Rücksicht genommen, daß das zu- und das abführende Darmende auf eine längere, später in die Bauchhöhle zurückzuverlagernde Strecke von 8—10 cm doppelflintenlaufartig aneinandergenäht werden, wobei die Nahtlinie möglichst weit von der Ansatzlinie des Mesenteriums entfernt bleibt (vgl. Abb. 234 und 235). Durch Vermeidung des Mesenteriums entgeht man der Gefahr einer stärkeren Blutung bei der später vorgenommenen Durchquetschung des beide Lumina trennenden Sporns. Die gedoppelte Darmstrecke wird bis zur Durchtrittsstelle des Schlauches durch das Mesenterium in die Bauchhöhle zurückversenkt, und die überstehende Kuppe wird in die verkleinerte Bauchwunde eingenäht. Nach der späteren Eröffnung und der Abtragung der vorstehenden Darmkuppe liegen der zu- und der abführende Darmschenkel innerhalb der Bauchhöhle auf eine lange Strecke unmittelbar aneinander, und der sie trennende Sporn kann ohne Gefahr der Verletzung einer anderen Darmschlinge durchgequetscht werden. Die Technik des Verschlusses ist im Abschnitt D, 5, c, α, S. 354 beschrieben und abgebildet.

In fast gleicher Weise geht man bei der zweizeitigen Darmresektion vor, wo die kranke Darmschlinge zunächst im geschlossenen Zustande vor die Bauchdecken gelagert wird. Die Technik dieses Vorgehens, das gleichzeitig eine besondere künstliche Afterbildung und eine besondere Darmresektion in eine Handlung zusammenfaßt, unterscheidet sich von dem soeben geschilderten Verfahren lediglich dadurch, daß der vor die Bauchdecken gelagerte Darmteil nicht aus einer kleinen gesunden Kuppe, sondern aus einer langen kranken Schlinge in der ganzen Ausdehnung ihrer Erkrankung besteht. Näheres siehe beim Abschnitt Darmresektion D, 6, f, γ, S. 287.

### b) Die Anlegung eines künstlichen Afters mit Durchtrennung des Darmes.

Die zweite Art der Anlegung eines künstlichen Afters besteht in dem endständigen Herausleiten der zuführenden Schlinge des an einer Stelle quer durchtrennten Darmes. Die Anlegung eines derartigen Kunstafters kann eine selbständige Operation, oder sie kann den vorläufigen oder endgültigen Abschluß einer Darmresektion bilden. Hier wird lediglich die Anlegung als selbständige Operation geschildert. Sie kommt nur dann in Frage, wenn der analwärts gelegene Darm für eine Enteroanastomose zwecks Umgehung des kranken Abschnittes nicht brauchbar oder nicht zugänglich ist.

Die Herstellung eines endständigen Afters kann an jeder Stelle des Darmes erfolgen, also auch im Bereiche des Colon ascendens und des Colon descendens, da sich auch diese Darmabschnitte ohne Gefährdung der Ernährung in der Regel so weit beweglich machen lassen, daß sie endständig durch die vordere Bauchwand herausgeleitet werden können.

Das aborale Darmstück wird nach der Durchtrennung des Darmes, die in der im Abschnitt B, 1 und 2, S. 85f. beschriebenen Weise erfolgt, verschlossen und versenkt.

Es ist ratsam, den Querschnitt auch des zum After bestimmten zuführenden Darmes unmittelbar nach der Durchtrennung zunächst zu verschließen, um während der weiteren Operation einer Verschmutzung des Operationsfeldes durch Darminhalt vorzubeugen und nach Abschluß der Operation den Zeitpunkt der Eröffnung des künstlichen Afters willkürlich bestimmen zu können. Deshalb erfolgt die Durchtrennung des Darmes bei der Anlegung des künstlichen Afters am besten mit dem PETZschen Nähapparat, der den Darm beiderseitig primär verschließt. Die Klammernaht jeder Seite wird durch einige LEMBERT-Nähte eingestülpt. Die Fäden an dem zuführenden Darmschenkel bleiben lang, um den Darm bequem handhaben zu können.

Zur Herausleitung der zuführenden Darmschlinge durch die Bauchdecken wird entweder die Hauptlaparotomiewunde oder eine neu angelegte Öffnung benutzt. Im ersteren Falle wird die Bauchdeckenwunde so weit verkleinert, daß der Darm gerade noch bequem hindurchgeht.

Wenn es die Länge des zuführenden Darmendes gestattet, soll sein Ende nicht in Höhe der Haut abschließen, sondern es soll die Haut um mehrere Zentimeter überragen. Hierdurch wird ein Zurückschlüpfen des Darmendes verhindert und das Einbinden eines Rohres zur Ableitung des Stuhlganges ermöglicht.

Das Peritoneum des durch die Bauchdecken nach außen geführten Darmstückes wird in der Durchtrittsebene allseitig an das Peritoneum parietale genäht. Dabei kann das Peritoneum parietale der Bauchwunde im Bereiche der Durchtrittsstelle vorher mit der Haut vereinigt werden. Nach dem vollständigen Verschluß der neben der Durchtrittsstelle des Darmes verbleibenden Wunde werden auch die Hautränder am Darm befestigt.

Soll die zum After bestimmte Schlinge durch eine besondere Bauchdeckenöffnung herausgeleitet werden, z. B. weil die Bauchhöhle durch einen für die Afterbildung ungeeigneten Schnitt in der Mittellinie eröffnet wurde, so wird der Eingriff zunächst in der geschilderten Weise bis zur Durchtrennung des Darmes und der Versorgung beider Querschnitte durchgeführt. Hierauf wird, wenn es sich um die Bildung eines Sigmoidafters handelt, von außen ein 4 cm langer Hautschnitt oberhalb des linken Leistenbandes und ihm parallel angelegt, die vorliegende Aponeurose des Musculus obliquus externus wird kreuzförmig gespalten, und die Muskeln werden bis auf das Peritoneum stumpf auseinandergedrängt. Die Lage des Einschnittes wird so gewählt, daß die zuführende Schlinge an dieser Stelle bequem herausgeleitet werden kann. Andernfalls ist die zuführende Schlinge noch weiterhin zu mobilisieren.

Die linke Seite der Hauptbauchdeckenwunde wird mit einer MUZEUXschen Zange emporgehoben. Das Peritoneum der kleinen Wunde wird mit einer durch die Hauptwunde eingeführten Kornzange nach außen gedrängt und kreuzförmig eingeschnitten. Die Ränder des Peritoneums können mit den Hauträndern allseitig vernäht werden, die Fäden bleiben dann lang. Die Bauchdeckenbrücke zwischen beiden Laparotomiewunden wird mit einem von der großen nach der kleinen Wunde eingesetzten LANGENBECK-Haken kräftig emporgehoben. Mit einer durch die kleine Wunde eingeführten Kornzange, die die langgelassenen Fäden an der Kuppe der zuführenden Darmschlinge faßt (Abb. 180), wird die Schlinge durch die kleine Wunde herausgezogen. Nachdem man sich davon überzeugt hat, daß der herausgeleitete Darm nicht um seine Längsachse gedreht ist, wird die Darmschlinge mit den langgelassenen Fäden der Hautperitonealnaht derartig in die kleine

Bauchdeckenwunde eingenäht, daß ihr Ende mehrere Zentimeter über die Hautoberfläche emporragt. Die Hauptlaparotomiewunde wird geschlossen.

Kann die Eröffnung der zum After bestimmten Schlinge nicht hinausgeschoben werden, so wird der Darm alsbald aufgemacht. In seine Öffnung

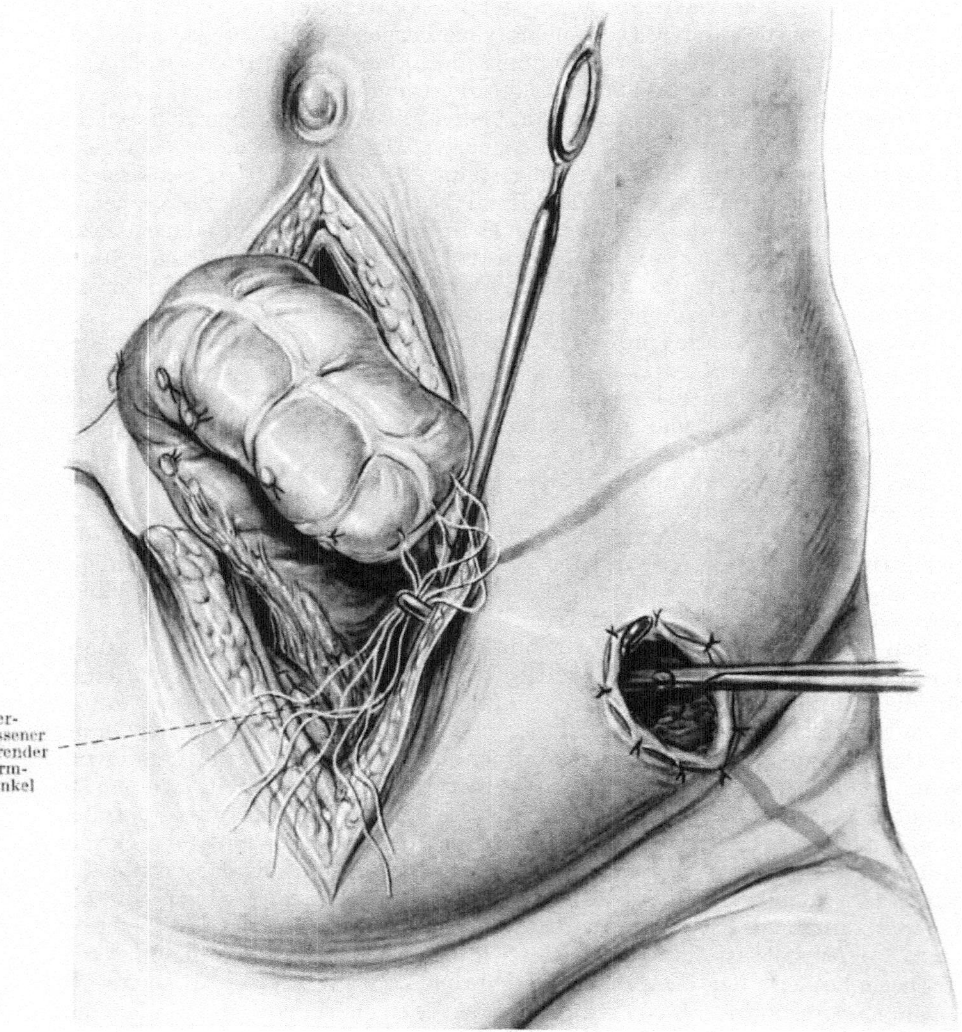


Abb. 180. Anlegen eines endständigen Anus praeternaturalis. Das von einem Medianschnitt aufgesuchte Colon sigmoideum ist durchtrennt. Der abführende Schenkel ist verschlossen und versenkt. Der zuführende, ebenfalls blind verschlossene Schenkel ist durch Abbinden seines Mesenteriums beweglich gemacht. In der linken Ileozökalgegend ist eine zweite kleine Bauchdeckenwunde angelegt, in deren Bereich der Rand des Peritoneum parietale mit dem Rande der Hautwunde vernäht ist. Mit einer durch die kleine Bauchdeckenwunde eingeführten Kornzange wird der zuführende, blind verschlossene Schenkel aus dieser Wunde herausgeleitet, um ringförmig in die Bauchdeckenwunde eingenäht zu werden.

wird ein Glas- oder Gummirohr eingeführt (vgl. Abb. 170), das mit einem um die überstehende Darmmanschette gelegten Faden dicht eingebunden wird. Durch eine angeschlossene Leitung wird der Darminhalt abgeleitet, wodurch die Operationswunde für einige Tage vor der Beschmutzung mit Darminhalt geschützt wird. Andernfalls wird die Eröffnung der Darmschlingen nach Möglichkeit mehrere Tage hinausgezögert, wobei der Darm inzwischen mehrfach punktiert werden kann.

Später wird die überstehende Darmschlinge in der Höhe der Haut mit dem Koagulationsmesser amputiert. Die Haut verwächst dann bald mit der Schleimhaut unter Bildung einer Lippenfistel.

Aus den bisherigen Ausführungen ergibt sich, daß die Anlegung eines künstlichen Afters auch ohne die Vornahme einer Darmresektion in endständiger Form vorgenommen werden kann. Es kann also beispielsweise auch der häufigste Kunstafter, der Anus sigmoideus beim inoperablen Rektumkarzinom, anstatt in der vorher beschriebenen doppelläufigen Form als einläufiger After ausgeführt werden. Auch hierbei kann die zur Afterbildung bestimmte Schlinge entweder durch die ursprüngliche Bauchdeckenwunde oder durch eine besondere Bauchdeckenöffnung nach außen geleitet werden.

Ich persönlich bevorzuge beim inoperablen Rektumkarzinom den doppelläufigen After, da der einläufige After den Kranken des Vorteils der medikamentösen Durchspülung des ausgeschalteten Darmteiles von oben beraubt, und da in der verschlossenen, zum Karzinom führenden Darmschlinge Stauungen auftreten können, die sich bis zur Sprengung des Darmblindsackes steigern können. Außerdem läßt der doppelläufige After alle Möglichkeiten für eine spätere Radikalbehandlung der Mastdarmerkrankung offen.

## c) Die operativen Maßnahmen zur Regelung der Stuhlentleerung aus einem künstlichen After.

Das subjektive Wohlbefinden, die Arbeitsfähigkeit und die Gesellschaftsfähigkeit des Trägers eines widernatürlichen Afters hängen in hohem Grade

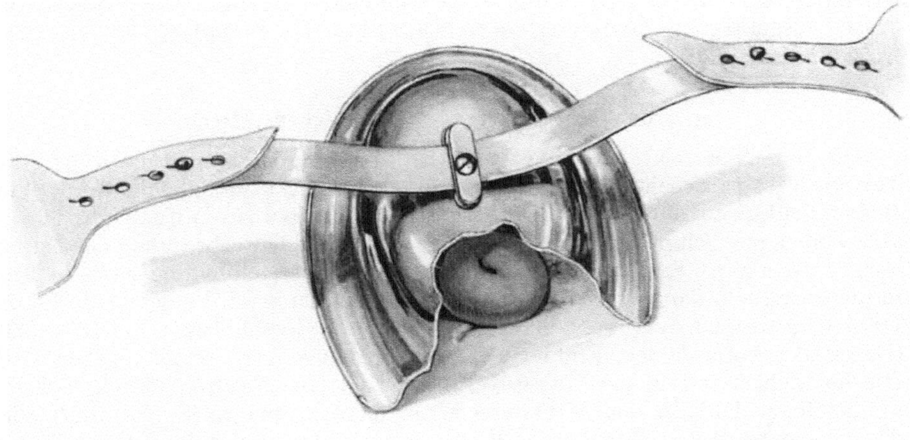

Abb. 181. Verschlußpelotte für einen künstlichen Bauchafter. Die Pelotte besteht vollständig aus Metall. Sie wird durch eine Bandage am Körper befestigt und mit einer Feder gegen die Körperoberfläche gedrückt. Sie kann leicht abgenommen, gereinigt und gekocht werden. — Statt der Feder können die Gurte der Bandage auch aus Gummi gewählt und dann unmittelbar an der Pelotte befestigt werden.

davon ab, inwieweit die Regelung von Stuhlgang und Winden gelingt, ob sich eine Belästigung des Kranken durch Verschmutzung, und ob sich eine Belästigung seiner Umgebung durch üble Gerüche vermeiden läßt.

Das wichtigste einschlägige Hilfsmittel ist zunächst die Regelung der Diät und das Tragen einer Fang- oder Verschlußpelotte. Die individuelle Anwendung und Erprobung dieser Hilfsmittel ist eine pflichtmäßige ärztliche Kunstleistung, die kaum geringer als der operative Akt der Afterbildung zu bewerten ist.

Die Verschluß- und Fangapparate werden am Körper durch bruchbandartige Bandagen befestigt. Die Abdichtung wird entweder durch das Aufpressen eines Ringes, der mit einem Gummipolster versehen sein kann, auf die Haut in der Umgebung des Afters mit Hilfe einer verstellbaren Feder oder von Gummizügen bewirkt, oder gelegentlich auch durch einen wurstförmigen, in den Darm eingeführten Ansatz. Die Fangvorrichtung für den Kot besteht aus einer schalenartigen Metallpelotte oder aus einem Gummibeutel.

Bei meinen Kranken hat sich seit fast zwei Jahrzehnten am besten eine einfache Metallschale bewährt (Abb. 181), die durch Gummizüge oder durch eine sanfte Feder auf die Haut gedrückt und durch einen Gürtel am Körper befestigt wird. Der altbewährte Apparat, der in verschiedenen Formen öfter durch Gebrauchsmuster geschützt und hierdurch ungebührlich verteuert wurde, läßt sich leicht säubern und in allen seinen Teilen kochen. Neuerdings wird die Metallschale zum Abnehmen eingerichtet, ohne daß die Bandage selbst entfernt werden müßte, was für die Kranken eine große Erleichterung bedeutet.

Die Bemühungen, die willkürliche Kontinenz eines widernatürlichen Afters auf operativem Wege zu erzielen, haben bisher zu keiner vollständig befriedigenden Lösung dieser brennenden Frage geführt. Ich wende diese Verfahren daher nur noch in besonderen Ausnahmefällen an, wobei u. a. Voraussetzung ist, daß sicher mit einer Dauerheilung des Grundleidens gerechnet werden kann. Die meisten plastischen Verfahren verwenden für den künstlichen After nur die zuführende Schlinge, und sie setzen von dieser Schlinge eine beträchtliche Länge und Beweglichkeit voraus. Diese Voraussetzungen treffen in der Praxis am häufigsten zusammen nach der wegen Mastdarmkrebs ausgeführten kombinierten Amputatio recti mit Anlegung eines Anus abdominalis.

### α) Die Verengerung des künstlichen Afters.

Die mit einer relativen Verengerung des Afters oder der zuführenden Schlinge arbeitenden Verfahren tragen ihre Unzulänglichkeit und ihre Bedenklichkeit auf der Stirne. Eine Stenose bedingt ein dauerndes Hindernis, aber keinen geregelten Wechsel zwischen Freigabe und Unterbrechung des Durchganges. Wenn die Entleerung des angestauten Inhaltes einmal einsetzt, hält sie in der Regel sehr lange an. Eine derartige Verengerung wird erstrebt durch die Drehung des Enddarmes beim Einnähen in die Bauchdecken um 180—360° (Gersuny), wodurch dem Enddarm ein schraubenförmiger Verlauf gegeben wird. Hierher gehört weiter die Längsfaltung des Enddarmes durch mehrere unmittelbar oberhalb des Afters angelegte quere Raffnähte (Schmieden) oder die Einengung des Darmausgangs durch einen subkutan um den After gelegten Thierschschen Drahtring oder durch einen Faszienring.

### β) Die Bildung eines Muskelkanals.

Die Hoffnung, den After auf Grund der Durchführung des Darmes durch einen Muskelkanal willkürlich zu beherrschen, gründet sich auf irrige physiologische Vorstellungen. Niemand kann einen quergestreiften Muskel viele Stunden oder auch nur eine Viertelstunde ununterbrochen anspannen, um ihn hierauf in den kurzen Minuten einer gewünschten Stuhlentleerung erschlaffen zu lassen. Als Kraftspender wird beim Bauchafter meist der bequem gelegene Musculus rectus benutzt. Von dem medial oder lateral gelegenen Hauptoperationsschnitt aus werden die Außen- oder Innenseite des Musculus rectus freigelegt. Eine Kornzange wird stumpf mitten quer durch den Muskel gestoßen, indem seine Faserbündel entweder in eine mediale und laterale oder in eine ventrale und dorsale Hälfte geteilt werden. Auf der Spitze der vordrängenden Kornzange wird die Haut eingeschnitten, und der so geschaffene Kanal wird durch Spreizen der Zange entsprechend gedehnt. In das Maul der ersten Kornzange wird eine zweite Kornzange rückläufig eingeführt, mit deren Hilfe der genügend mobilisierte Darm durch den Tunnel gezogen wird. Seine Kuppe wird in die Hautöffnung des Tunnels eingenäht. Die Hauptoperationswunde wird primär geschlossen.

Der Musculus sartorius wurde gleichsinnig verwendet, indem der Enddarm zu ihm hingeleitet, indem der Muskel distal durchtrennt und emporgeschlagen oder indem seine Kraft mit Hilfe eines frei verpflanzten Faszienzügels übergeleitet wurde.

Bei der Anlegung eines Anus sacralis nach der Amputatio recti kann das Ende des Darmes durch den stumpf auseinander gedrängten Musculus glutaeus maximus geleitet werden und mündet dann als Anus glutaealis im oberen Bereiche der rechten oder linken Gesäßbacke nach außen.

### γ) Die subkutane Verlagerung der zuführenden Schlinge.

Der Vorschlag Franks, den Darm eine Strecke zwischen der Oberfläche der Bauchmuskeln und der Haut entlang zu führen, leitet zu den aussichtsreicheren Verfahren über, die das Darmende durch einen willkürlichen maschinellen Druck verschließen wollen. Bereits am Ende der Beschreibung der Anlegung eines Afters mit langer Schlinge auf S. 232 wurde darauf hingewiesen, daß sich der Enddarm hierbei ein Stück subkutan verlagern und mit einer Pelotte von außen zur Erzielung einer Stuhlregelung zusammendrücken läßt.

Bei dem Frankschen Verfahren wird das Darmende aus der Bauchwunde etwa 10 cm über das Niveau der Bauchdecken emporgezogen und in die mit Ausnahme der Haut entsprechend verkleinerte Laparotomiewunde zirkulär eingenäht. Im subkutanen Fett wird die Haut in einer Ausdehnung, die der Länge des zur Verfügung stehenden Darmstückes entspricht, in querer oder kaudaler Richtung untertunnelt (Abb. 182) und am Ende des Kanals quer eingeschnitten. Das Darmende wird durch den subkutanen Tunnel geleitet, durch die kleine Hautöffnung vorgezogen und in die Hautöffnung genäht. Die Haut der Laparotomie wird geschlossen. Später wird durch eine Pelotte das subkutan verlaufende Darmstück gegen die Muskeln der Bauchwand gepreßt, wodurch sich ein gewisser Verschluß des Darmes herstellen läßt.

### δ) Die Untertunnelung der zuführenden Schlinge mit einem Hautschlauche.

Die einzigen wirklich zuverlässigen Verfahren der willkürlichen Stuhlregelung eines Kunstafters ist die von Kurtzahn und die von Haecker angegebene Untertunnelung des Enddarmes mit einem Hautschlauch. Der hierdurch geschaffene Zustand gibt die Möglichkeit, den Enddarm mit einer Feder, einer Quetsche oder einem Gummischlauche derartig stark zusammenzudrücken, daß der Durchgang von Stuhl und selbst von Winden verhindert wird. Daß die Übertreibung dieser Maßnahmen mit einem Dekubitus der Haut zu bezahlen ist, ist theoretisch verständlich und hat mir die Erfahrung an mehreren, an sich erfolgreich operierten Kranken gezeigt.

Das Verfahren von Kurtzahn legt den Hautschlauch in die unmittelbare Nähe der Afteröffnung, während das Verfahren von Haecker den großen Vorzug besitzt, daß es an der zuführenden Schlinge weit ab vom After angreift und daher von der Lage des künstlichen Afters unabhängig ist.

**Das Verfahren von KURTZAHN** wird folgendermaßen ausgeführt: Der gut mobilisierte Enddarm wird durch einen besonderen, quergestellten

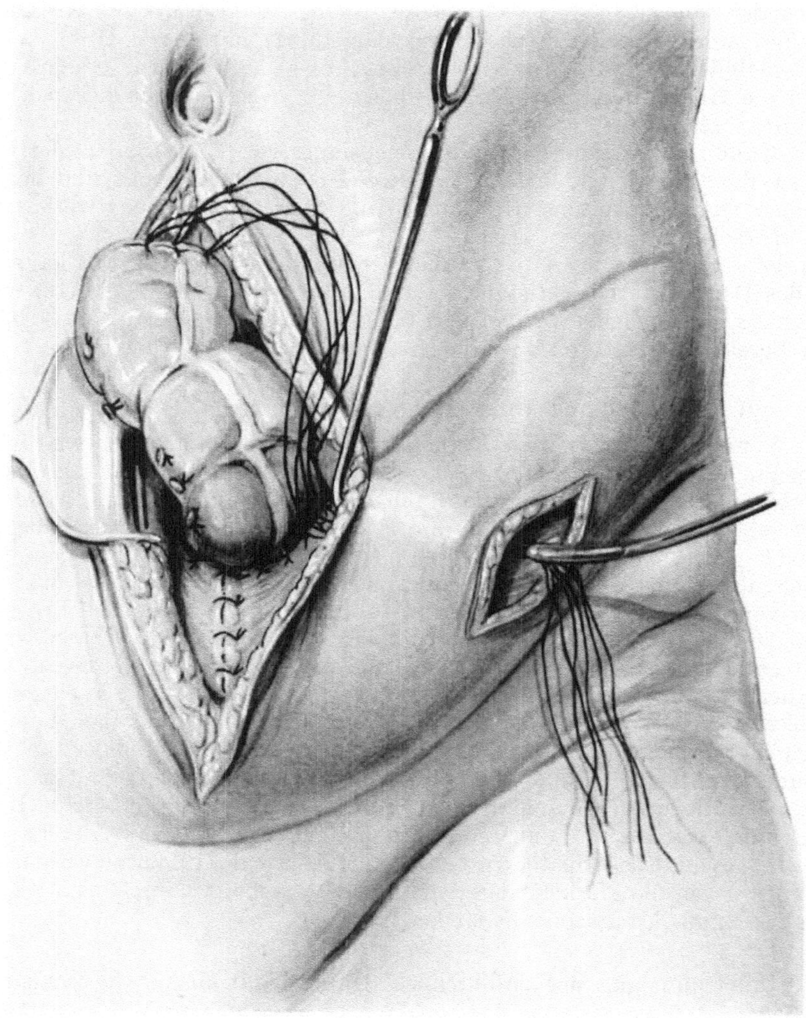

Abb. 182. Anlegung eines schlußfähigen künstlichen Afters. Der Darm ist quer durchtrennt, beide Enden sind verschlossen. Das abführende Ende ist versenkt. Das zuführende (mobilisierte) Ende ist durch die mit Ausnahme der Haut geschlossene mediane Bauchdeckenwunde nach außen geleitet und wird vermittels einer Kornzange an den lange gelassenen Verschlußfäden durch einen subkutanen Tunnel zu einem in der linken Unterbauchgegend angelegten Hautschnitt herausgeleitet.

Schlitz in den Bauchdecken auf eine Strecke von 8—10 cm aus dem Bauch herausgeleitet und an der Durchtrittsstelle angenäht (Abb. 183). Er wird in der Richtung auf die gewünschte Afteröffnung, zumeist also kaudalwärts, auf die Haut gelegt. Die Linie, in der hierbei der endständige Querschnitt des Darmes die Haut berührt, bildet die Basis eines rechteckigen Hautlappens, der nach der Rücklagerung des Darmes in der Weise geschnitten wird, daß seine beiden Schmalseiten von den Endpunkten des die Basis bildenden Schnittes in der Richtung nach den Endpunkten der Durchtrittsöffnung des Darmes durch die Bauchdecken, jedoch nur bis zur Hälfte dieser Entfernung laufen. Die Basis des auf diese Weise auf 3 Seiten umschnittenen Lappens liegt demnach etwa 4 cm von der Durchtrittsstelle des Darmes durch die Haut entfernt und läuft ihr parallel. Der Lappen wird bis zur Basis abpräpariert, und seine Längsseite wird mit dem Hautrande an der Austrittsstelle des Darmes durch die Bauchdecken vernäht, wodurch der Lappen zu einem Hautschlauch mit nach innen gerichteter Epithelseite geschlossen wird (Abb. 183). Der Darm wird auf den Hautschlauch und auf die durch Abpräparieren des Hautlappens entstandene Wundfläche gelegt, und die Unterseite seines Querschnittes wird mit dem queren Hautrande dieser Wundfläche vernäht. Der Darm liegt jetzt mit seiner Rückseite auf der vorderen Bauchwand und auf dem Hautschlauch und deckt die durch die Hautplastik entstandene Wundfläche vollständig. Er kann mit ihren Seitenrändern noch durch einige Stiche vernäht werden.

Es handelt sich nun darum, die Vorderseite des Darmes mit Haut zu decken. Das kann mit Hilfe eines THIERSCHschen Lappens geschehen. Da ein derartiger Lappen jedoch wenig widerstandsfähig ist, so empfiehlt sich die Deckung durch einen gestielten Hautlappen. Es wird mit zwei Schnitten ein zungenförmiger Lappen gebildet (Abb. 183), dessen Schmalseite der freie Wundrand der Durchtrittsstelle des Darmes durch die Bauchdecken bildet. Die beiden seitlichen Schnitte beginnen an den Ecken dieses Lappens und werden entgegengesetzt der jetzigen Verlaufsrichtung des Darmes fortgeführt, wobei sie etwas auseinandergehen. Der Lappen wird aufpräpariert und so lange durch Fortführung der Seitenschnitte vergrößert, bis er sich vollständig über den Darm ziehen und bis sich seine Spitze mit der vorderen Begrenzung der Darmöffnung vereinigen läßt (Abb. 184). Bei straffen, hautarmen Bauchdecken können durch Mangel an Hautmaterial Schwierigkeiten entstehen.

Die gleiche Möglichkeit, den zu einem künstlichen After führenden Enddarm mechanisch zusammenzudrücken, ergibt sich bei der Umgestaltung des Darmendes zu einem von Haut überzogenen, freien penisartigen Gebilde. Einem solchen After wird von den Kranken neben der Kontinenz die Fähigkeit nachgerühmt, den Darmrüssel in die Hand nehmen und hierdurch den Stuhlgang ohne Beschmutzung der äußeren Haut — gleichsam im Strahl — entleeren zu können. Gleichzeitig kommen die Schwierigkeiten bei der Sauberhaltung und bei der Pflege eines Hauttunnels in Wegfall.

Zur Bildung eines rüsselförmigen Schlauches wird der Enddarm in einer ersten Sitzung in der eben geschilderten Weise mit einem Hautschlauch unterfahren. In einer zweiten Sitzung wird er von der Bauchoberfläche derartig abgelöst, daß mit seiner Vorderseite die deckende Bauchhaut und mit seiner Hinterseite der Hautschlauch in Verbindung bleiben. Der Hautschlauch wird in der Linie seiner früheren Vereinigung aufgeschnitten, aufgerollt und entfaltet. Seine hierdurch freigewordene Wundseite wird zur Bekleidung der Rückwand des Darmes verwendet. Die durch das Ablösen des Darmes auf der Oberfläche des Bauches entstandene Wundfläche wird durch THIERSCHsche Lappen gedeckt.

**Das Verfahren von HAECKER:** Voraussetzung dieses Verfahrens ist, daß es gelingt, einen oral vom künstlichen After gelegenen Darm so weit beweglich zu machen, daß er als Schlinge eine kurze Strecke vor die Bauchdecken gelagert werden kann. Als Ort für die Anlegung des Verschlusses am zuführenden Darm kommt in erster Linie das Colon sigmoideum, in zweiter

Linie das Colon transversum in Betracht. Das aufsteigende und das absteigende Kolon lassen sich in der Regel nicht ausreichend beweglich machen, ohne daß mit Ernährungsstörungen gerechnet werden müßte. Über die Eignung des Colon sigmoideum und des Colon transversum und über die Lage des für ihr Hervorziehen günstigsten Schnittes geben Kontraströntgenbilder wertvolle Aufschlüsse.

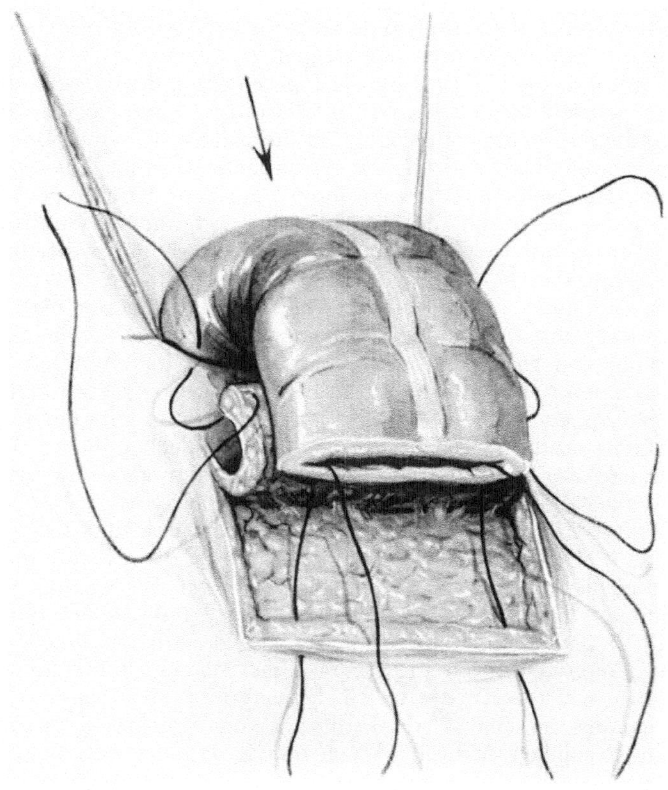

Abb. 183. Anlegung eines schlußfähigen künstlichen Afters. Der Darm ist quer durchtrennt, das abführende Ende ist verschlossen und versenkt. Das zuführende Ende ist auf eine beträchtliche Strecke mobilisiert und durch eine kleine Wunde in den Bauchdecken nach außen geleitet. Ein viereckiger Hautlappen ist auf drei Seiten umschnitten und wird durch Vernähung seiner freien Kante mit dem Hautrande an der Austrittsstelle des Darmes zu einem Hauttunnel geformt. Der untere Darmwundrand wird mit dem queren Hautwundrand vernäht. Auf der anderen Seite der Darmaustrittsstelle wird ein zungenförmiger Hautlappen derartig umschnitten, daß er beim Verschieben in seiner Längsrichtung den Darm überdeckt.

Ich beschreibe die Bildung eines Afterverschlusses am Colon sigmoideum, da sie hier am häufigsten ausgeführt wird. Die Herstellung der gleichen Verschlußvorrichtung am Colon transversum ergibt sich nach dieser Schilderung von selbst.

An der nach dem Röntgenbilde geeignetsten Stelle und möglichst weit von der Öffnung eines etwa bereits vorhandenen Bauchafters entfernt wird ein lateral gestielter, rechteckiger Hautlappen gebildet, dessen Mitte etwa mit dem Außenrande des linken Musculus rectus zusammenfällt, und der in der Körperlängsachse etwa 5, in der Körperquerachse etwa 7 cm lang ist. Der Lappen wird nach lateral zurückpräpariert, und die Bauchhöhle wird im Bereiche des entstandenen rechteckigen Hautdefektes durch Pararektalschnitt eröffnet

(Abb. 185). Das Colon sigmoideum wird hervorgezogen. An der Stelle seiner größten Beweglichkeit wird das Mesosigmoideum hart am Darm durchstoßen und so weit abgebunden und abgetrennt, daß ein dicker Daumen bequem durch die Lücke durchgeführt werden kann.

Der rechteckige Hautlappen wird — die Epithelseite nach innen — zu einem Schlauch zusammengenäht. Der Schlauch wird durch den Schlitz des Mesosigmoideums hindurchgezogen (Abb. 186), und sein freier Querschnitt wird mit dem zugehörigen Rande der rechteckigen Hautwunde vernäht, so daß das Colon sigmoideum auf dem Hautschlauch reitet. So weit es

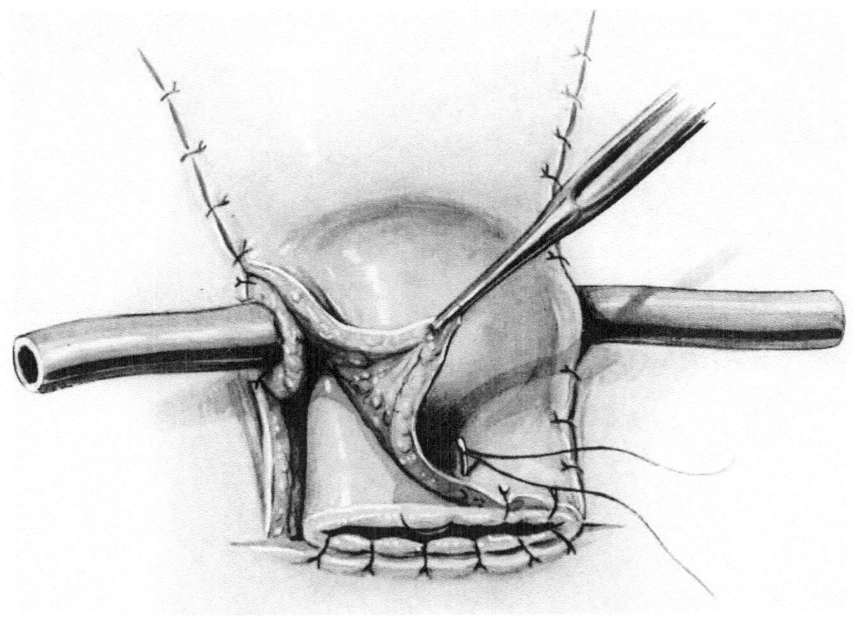

Abb. 184. Anlegung eines schlußfähigen künstlichen Afters. Fortsetzung des Zustandes der vorigen Abbildung. Durch den Hauttunnel ist ein Gummirohr gesteckt. Der untere Darmwundrand ist mit dem queren Hautwundrand vollständig vernäht. Der zungenförmige Hautlappen ist über den Darm gelegt, seine Ränder werden allseitig mit den durch Auslösung des viereckigen Lappens entstandenen Wundrändern vernäht.

möglich ist, wird das Colon sigmoideum an seiner Durchtrittsstelle durch die Peritonealwunde mit dem Peritoneum parietale vernäht, und die Bauchwunde wird, falls sie zu groß ist, entsprechend verkleinert. Es ist jedoch darauf zu achten, daß die durchtretenden Schenkel des Colon sigmoideum nicht eingeengt werden.

Nach Mobilisierung des kranialen und, wenn es notwendig ist, auch des kaudalen Wundrandes wird die Haut über dem Hautschlauch derartig vereinigt, daß die beiden Öffnungen des unter dem Darm durchgezogenen Hauttunnels von außen frei zugänglich sind (Abb. 187). Reicht die Haut der Umgebung zur Deckung nicht aus, so muß eine Plastik zu Hilfe genommen werden.

Der Hautschlauch ist sorgfältig zu pflegen. Nach drei Wochen kann vorsichtig mit der Anlegung eines Verschlußapparates begonnen werden, wozu haarnadelartige Vorrichtungen, deren in den Schlauch gesteckter einer

Arm mit einem Gummischlauch gepolstert wird, besonders geeignet sind. Da der Hautschlauch nicht schmerzempfindlich ist, die Kranken aber den lebhaften Wunsch der vollkommenen Kontinenz zu haben pflegen, so wird der durch

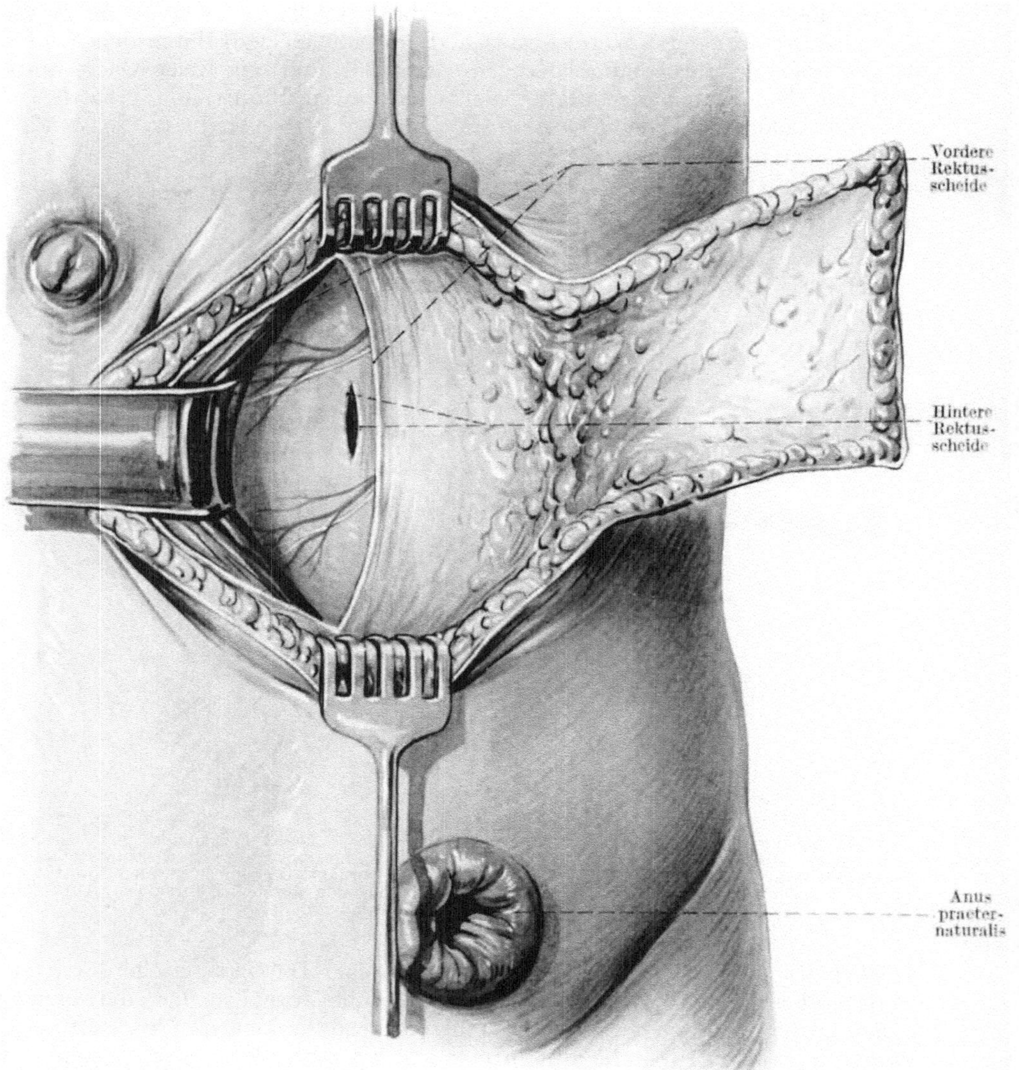


Abb. 185. Bildung eines Kotreglers nach HAECKER. In der Gegend des Colon sigmoideum ist ein außen gestielter, rechteckiger Hautlappen, dessen Mitte über dem äußeren Rektusrande liegt, abpräpariert. Die vordere Rektusscheide ist in der Körperlängsrichtung eröffnet und der Rektus medial verzogen. Die Bauchhöhle wird in der punktierten Linie unter Durchtrennung der hinteren Rektusscheide eröffnet.

den Verschlußapparat ausgeübte Druck leicht zum Schaden des Hautschlauches übertrieben.

Die geschilderte Verschlußoperation kann gleichzeitig mit der Bildung des Anus praeternaturalis, oder sie kann später als selbständiger Eingriff vorgenommen werden. Besonders wertvoll ist, daß das Verfahren auch bei einem Sakralafter durchgeführt werden kann. Je näher die Verschlußvorrichtung der Afteröffnung liegt, desto besser regelt sie die Stuhlentleerung.

Der Afterverschluß nach HAECKER kann nicht nur fern vom After, sondern er kann auch in seiner unmittelbaren Nähe angewendet werden.

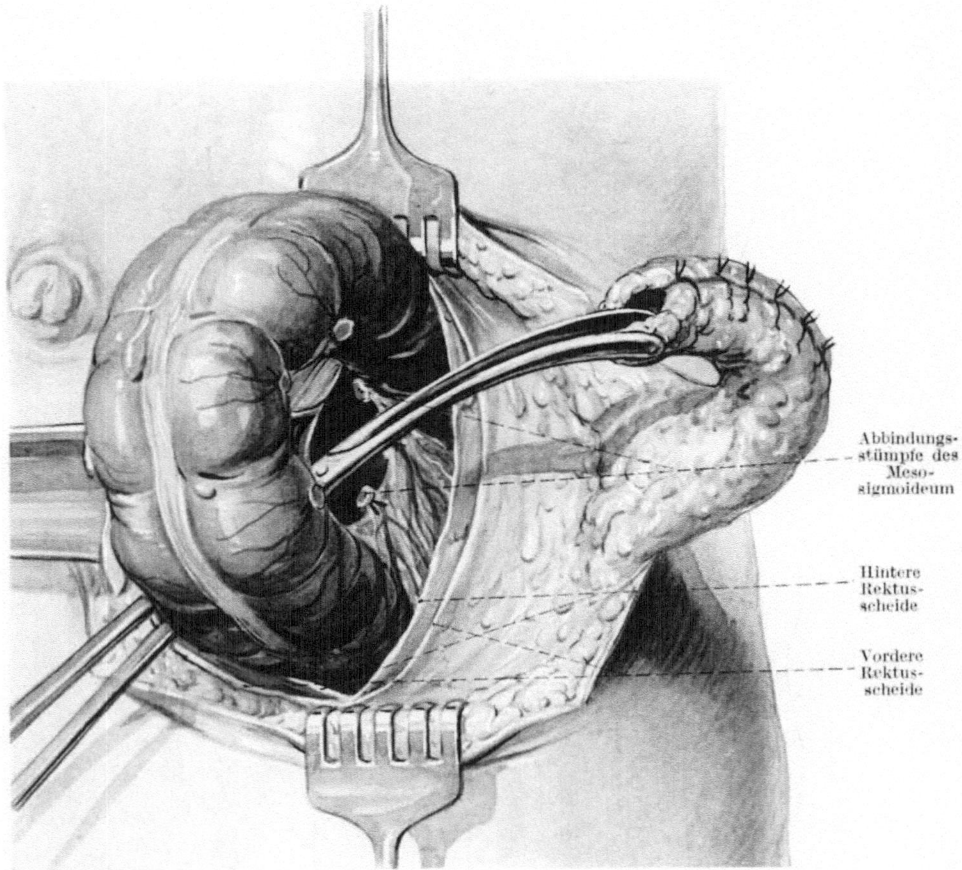


Abb. 186. Bildung eines Kotreglers nach HAECKER. Fortsetzung des Zustandes der vorigen Abbildung. Die Bauchhöhle ist in der Pararektallinie eröffnet. Das Colon sigmoideum ist hervorgezogen, und das Mesosigmoideum ist unmittelbar am Darm unter Bildung einer daumengroßen Öffnung abgetrennt. Der rechteckige Hautlappen ist, die Epithelseite nach innen, zu einem Hautrohr zusammengenäht. Eine durch die Lücke des Mesosigmoideums eingeführte Kornzange zieht die Spitze des Hautlappens unter dem Darm hindurch.

**Schleimhautvorfall.** Sollte die Schleimhaut eines künstlichen Afters mit der Zeit stark vorfallen, so wird sie durch zahlreiche Stiche und Schnitte mit der Diathermieschlinge angefrischt und zur Vernarbung und Schrumpfung gebracht. Ist der Schleimhautvorfall sehr stark — der zuführende Darm kann durch die Peristaltik auf Meterlänge hervorgearbeitet werden —, so kommen die bei der Behandlung des Vorfalls des natürlichen Afters im Abschnitt E, 4 angegebenen Verfahren sinngemäß in Anwendung, vornehmlich die vollständige Abtragung der Schleimhaut mit Raffung des angefrischten Schlauches nach DELORME oder die Amputation. Vor Beginn dieser Verfahren ist der Prolaps in seiner ganzen Größe darzustellen, was außer durch aktives Hervorpressen durch passives Fassen, Vorziehen und Nachfassen der Innenseite mit KOCHER-Klemmen bewerkstelligt wird.

**Verengerung des Afters.** Einer störenden Verengerung der Afteröffnung kann vielfach durch stumpfe Dehnungsbehandlung erfolgreich begegnet werden. Andernfalls wird der After in der Richtung, in der er

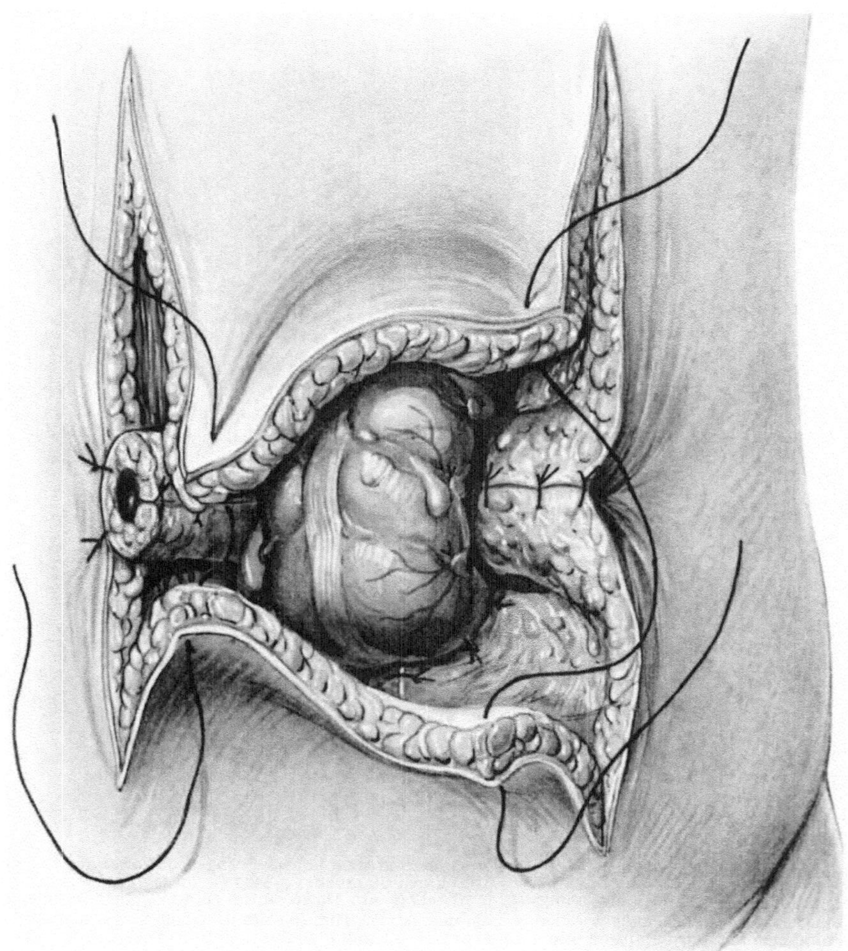

Abb. 187. Bildung eines Kotreglers nach HAECKER. Fortsetzung des Zustandes der vorigen Abbildung. Der unter der Darmschlinge durchgezogene Hautschlauch ist mit seinem Querschnittsende durch einige Nähte an dem zugehörigen Hautrande befestigt. Der kraniale und der kaudale, den rechteckigen Hautdefekt begrenzende Hautrand ist von der Unterlage abpräpariert, und die beiden Hautlappen werden miteinander über dem Darm vereinigt.

auf Grund digitaler Untersuchung am weitesten wandständig erscheint, durch einen radiären Schnitt ausreichend gespalten. Die Schnittränder von Haut und Schleimhaut werden zu einer Lippenfistel vereinigt. Nach der Heilung ist einer neuen Verengerung dadurch zu begegnen, daß man dem Kranken einen kegelförmigen, mit Handgriff versehenen Dilatator oder einen HEGARschen Stift in die Hand gibt, die er in die Öffnung von Zeit zu Zeit selbst einführt.

## 5. Die Beseitigung einer Darmfistel und eines Kunstafters.

Auf die äußere Fistelöffnung begrenzte Maßnahmen zum Verschluß einer Darmfistel oder eines Kunstafters haben nur dann Aussicht auf Erfolg, wenn der Darminhalt aus dem zuführenden in den abführenden Darmschenkel ungehindert übertreten und durch den Enddarm nach außen frei entleert werden kann. Sind diese Vorbedingungen nicht restlos erfüllt, so muß die freie Kotpassage entweder vor oder gleichzeitig mit dem Verschluß der Fistel hergestellt werden. Die auf Wiederherstellung der Darmpassage gerichteten Maßnahmen in der Gegend der Fistel bestehen entweder in einer Resektion des die Fistel tragenden, verengten Darmabschnittes, oder in einer Enteroanastomose zwischen der zuführenden und der abführenden Schlinge oder in der Durchquetschung eines beide Schenkel trennenden Sporns. Die beiden ersten Verfahren setzen voraus, daß es möglich ist, den zu- und den abführenden Darmschenkel ausreichend freizulegen. Gelingt die Mobilisierung wegen starker Verwachsungen nicht, so kann der Fistelschluß unmöglich werden, was bei hohen, den Hauptanteil des Darminhaltes entleerenden Fisteln zum Tode an Flüssigkeits- und Nahrungsverarmung führen kann.

Das Vorhandensein und der Umfang der Kotpassage zwischen dem zuführenden und dem abführenden Darmschenkel einer Fistel wird vor einem Eingriff durch funktionelle Prüfung, durch Röntgenkontrastuntersuchung und, wenn möglich, durch Austasten mit dem Finger oder einer Sonde festgestellt.

### a) Die Beseitigung einer Röhrenfistel des Darmes.

Diejenigen Fisteln, die unter Bildung eines Serosakanals nach Witzel oder nach Kader kunstgerecht angelegt wurden, pflegen sich nach Herausnahme des Schlauches von selbst zu schließen. Man hat es nur nötig, in den ersten Tagen, wo gelegentlich etwas Darminhalt aussickert, die Umgebung der Fistel mit Zinksalbe zu pflegen und die Fistel mit Heftpflasterstreifen zusammenzuziehen. Etwa prolabierende Granulationen werden mit der Schere oder der Diathermieschlinge abgetragen.

Auch diejenigen Fisteln, die ohne Bildung eines besonderen Serosakanals mit der Außenwelt durch einen langen Granulationsgang in Verbindung stehen, heilen bei obiger Behandlung oft mit der Zeit von selbst.

Tritt der Fistelschluß bei dieser konservativen Behandlung nicht ein, so muß er auf operativem Wege erzwungen werden. Hartnäckig sind in dieser Beziehung vor allem die unbeabsichtigt entstandenen Kotfisteln, wie sie nach einer Appendektomie, bei einer Bauchdrainage wegen eitriger Bauchfellentzündung von selbst oder durch den Druck eines Drains, bei einer Darmgangrän, bei einer Entzündung der Darmwand oder nach einer traumatischen oder operativen Verletzung des Darmes entstehen. Je weiter magenwärts diese Fisteln liegen, desto größeren Widerstand pflegen sie der Heilung auf konservativem Wege entgegenzusetzen, und desto schwieriger ist es, die Haut der Fistelumgebung gesund zu halten. Berüchtigt sind in dieser Hinsicht namentlich die Duodenalfisteln. Ihre Behandlung ist im Abschnitt C, 3, e, S. 106 besonders beschrieben.

Die operative Beseitigung einer Röhrenfistel erfolgt in der Weise, daß der ganze Fistelkanal von der Haut bis zur Einmündung in den Darm von außen dargestellt, daß der Fistelgang an der Haut und am Darm abgetrennt und die im Darm und die in den Bauchdecken entstandenen Lücken geschlossen werden (Abb. 188).

Die Darstellung des Fistelkanals wird durch seine Füllung mit Indigcarmin erleichtert. Während der Operation kann die Auffindung des Fistelgangs auch durch Einführen einer Sonde unterstützt werden. In der Regel macht jedoch die Verfolgung des Fistelganges von außen keine Schwierigkeiten, da er sich von dem umgebenden Gewebe durch seine Härte und narbige Beschaffenheit deutlich abhebt.

Die Haut der Fistelöffnung wird wetzsteinförmig umschnitten und aus der Umgebung ausspräpariert. Die Fistelöffnung wird vernäht, damit

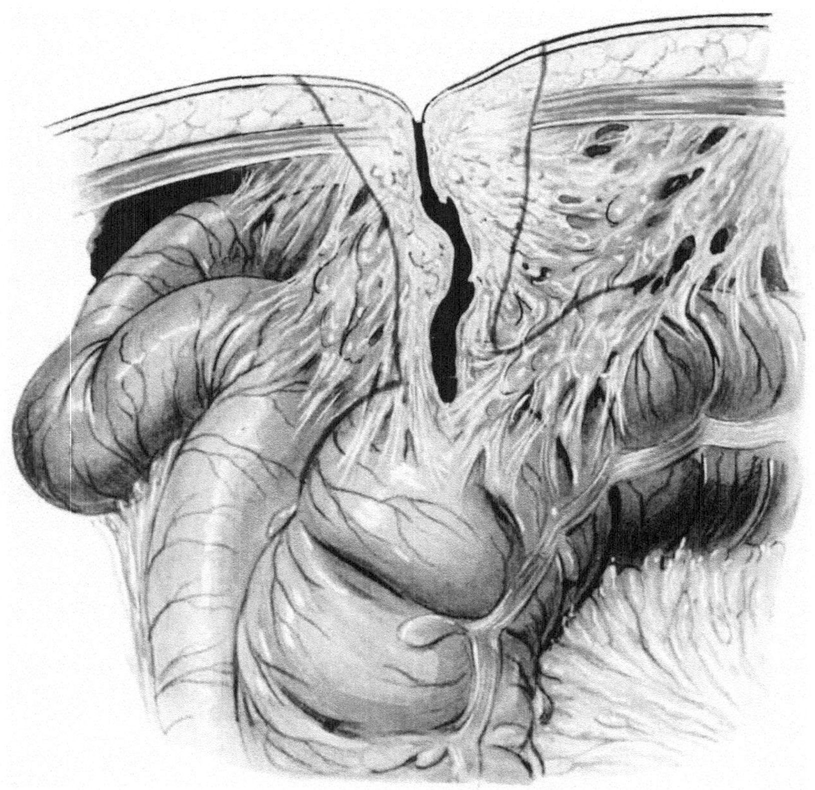

Abb. 188. Verschluß einer Darmfistel durch Verfolgung in die Tiefe und durch Naht. Schematisch. Die Fistelöffnung wird entsprechend den roten Linien allseitig umschnitten und unter Darstellung der einzelnen Bauchdeckenschichten und unter Ablösung der angetroffenen Baucheingeweide so lange in die Tiefe verfolgt, bis ihre Einmündung in den Darm erreicht und die benachbarte Oberfläche des Darmes freigelegt ist.

eine Verunreinigung des Operationsfeldes durch Austreten von Fistelinhalt nicht stattfinden kann (Abb. 87). Die durch Umschneiden gesetzte wetzsteinförmige Öffnung wird an den beiden Spitzen nach beiden Richtungen erweitert, um für die Darstellung des Fistelgangs und der einzelnen Bauchdeckenschichten genügend Platz zu schaffen. Zuerst wird die eine Seite und hierauf die andere Seite der Haut des auf diese Weise entstandenen Ovals unter Einsetzen von scharfen Haken zurückpräpariert, bis die oberste unter der Haut liegende Bauchdeckenschicht im gesunden Bereiche freiliegt. Diese oberste Schicht wird in Vertiefung der Schnittrichtung ebenfalls wetzsteinförmig durchtrennt, und ihre Ränder werden wiederum bis ins Gesunde zurückpräpariert. Dieses Ausschneiden und diese Präparation der einzelnen Schichten werden so lange fortgeführt, bis das Peritoneum erreicht ist.

Die geschilderte sorgfältige anatomische Darstellung der einzelnen Bauchdeckenschichten verfolgt den Zweck, die in den meisten Fällen mit der Fistel verbundene Bauchdeckenhernie zu beseitigen, oder der nachträglichen Bildung einer solchen Hernie nach der Fisteloperation vorzubeugen.

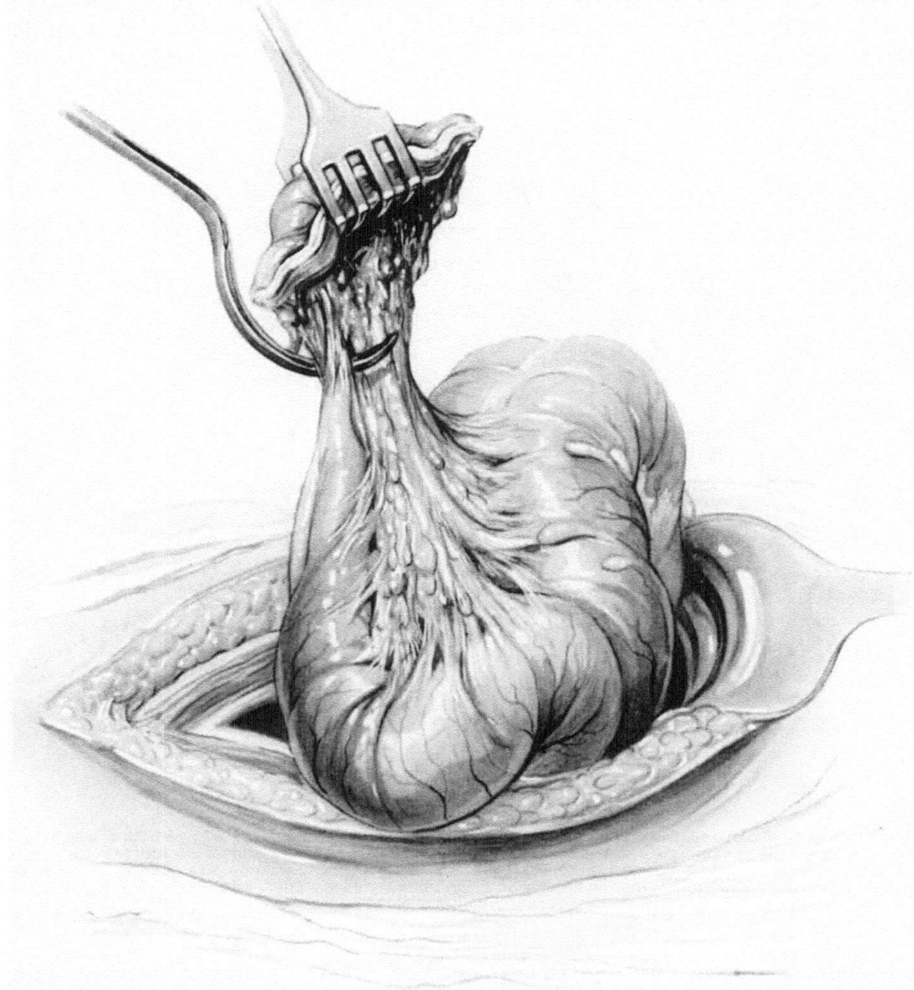

Abb. 189. Verschluß einer Darmfistel durch Verfolgung in die Tiefe und durch Naht. Das durch wetzsteinförmige Ausschneidung der Fistel aus den Bauchdecken gewonnene Gewebsstück wird mit einer MUZEUX-Zange emporgehoben. Die anhaftenden Eingeweide werden abgelöst, wobei die Verwachsungen teilweise mit der Hohlsonde unterfahren und nach doppelter Unterbindung durchtrennt werden, so daß allmählich die Einmündungsstelle der Fistel in den Darm und die benachbarte Darmoberfläche freigelegt werden.

Ist das Peritoneum erreicht, so werden die Fistel und die an ihr haftenden Teile der Bauchdecken mit einer MUZEUXschen Zange gefaßt und emporgehoben. Das Peritoneum wird zeltartig ausgezogen. In der Regel wird hierdurch eine freie Stelle der Peritonealhöhle kenntlich. Hier wird das Bauchfell eingeschnitten. Es kommt nun ein mehr oder weniger großer Konglomerattumor zur Ansicht, der aus Darm, Netz, Peritoneum parietale und anderen, in der Nähe gelegenen Baucheingeweiden zusammengesetzt sein kann, und in den der Fistelgang mündet. Das Peritoneum parietale wird ringförmig um diesen Konglomerattumor eingeschnitten, wobei Adhäsions- und Netzstränge nach doppelter Unterbindung durchtrennt werden (Abb. 189). Schließlich lassen sich Fistelgang und Konglomerattumor an der MUZEUX-Zange frei aus der Bauchdeckenwunde herausheben. Aus diesem Konglomerattumor wird der Fistelgang nach sorgfältiger Abdeckung der Umgebung bis zur Einmündungsstelle in den Darm herauspräpariert. Ist seine Mündung erreicht, so wird er wie eine

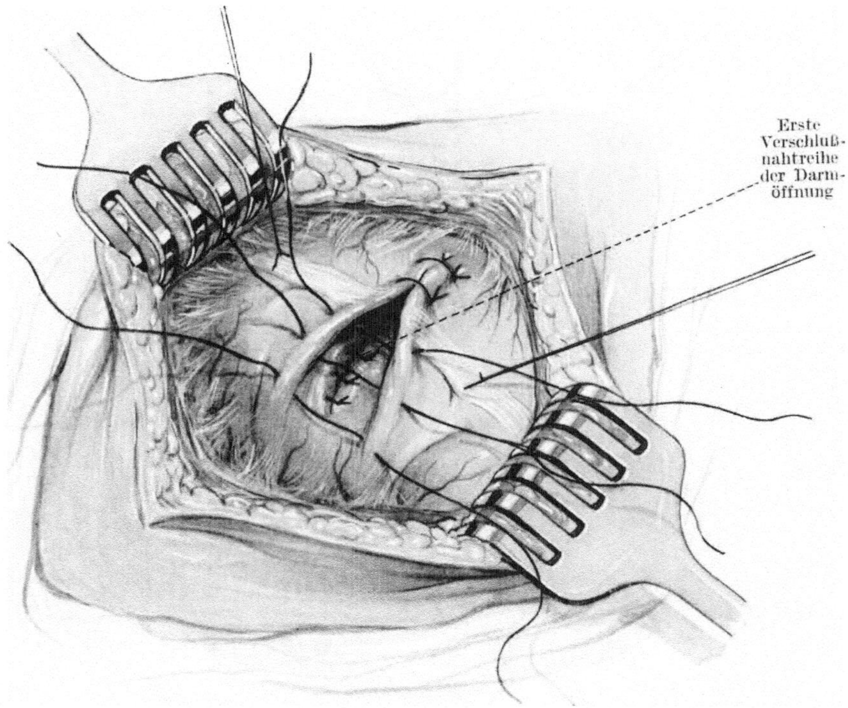


Abb. 190. **Verschluß einer Lippenfistel des Darmes durch örtliche Anfrischung und Naht.** Die Fistelöffnung ist im Bereiche der Haut wetzsteinförmig eng umschnitten und unter Einstülpen des Hautsaumes durch Nähte geschlossen. Die Oberfläche des Darms ist aus der Umgebung ohne Eröffnung der Bauchhöhle ringsum ausgelöst. Die erste Verschlußnahtreihe der Fistel wird durch LEMBERT-Nähte eingestülpt.

Appendix abgebunden und abgetragen, und die Abbindungsstelle wird durch einige Serosanähte zuverlässig geschlossen.

Es ist nun zu untersuchen, ob der Darm im Bereiche der Einmündungsstelle der Fistel verengt ist. Bestehen in dieser Richtung die geringsten Bedenken, so muß die Stenose behoben werden, entweder durch eine Enteroanastomose zwischen der zu- und der abführenden Schlinge oder seltener durch eine Resektion des kranken Darmstückes und durch Wiederherstellung der Darmpassage. Eine Resektion des die Fistel tragenden Darmteiles ist von vornherein dann angezeigt, wenn der Darm in ausgedehnte Verwachsungen einbezogen ist, deren Lösung nicht gelingt oder sehr große Schwierigkeiten bereitet, während sich die zu- und die abführende Schlinge des Darmpakets leicht auffinden und freilegen läßt.

Die Bauchdeckenwunde wird schichtweise sorgfältig geschlossen. Eine Drainage der Wunde erübrigt sich.

## b) Die Beseitigung einer Lippenfistel des Darmes.

Eine Lippenfistel, d. h. eine Fistel, bei der entweder überall oder an begrenzter Stelle eine unmittelbare Verbindung zwischen dem Epithel der Haut und der Schleimhaut des Darmes vorhanden ist, kann niemals ohne operativen Eingriff heilen. Bei einer Lippenfistel liegt der Darm der Bauchwand in der Regel unmittelbar ohne Zwischenschaltung eines Kanals an, so daß zum Erreichen der Darmoberfläche eine Eröffnung der freien Bauchhöhle nicht unbedingt notwendig ist.

Die Lippenfistel wird wetzsteinförmig umschnitten, so daß an der Fistel überall ein 1—2 mm breiter Hautrand verbleibt. Der lanzettförmige Schnitt wird im Bedarfsfalle durch Schnitte an den Spitzen erweitert. Der Schnitt wird durch die einzelnen Bauchdeckenschichten in der vorher geschilderten Weise vertieft, bis die Oberfläche des Darmes überall erreicht ist. Die Fistelöffnung wird in der Richtung, in der sie sich am besten zusammenfalten läßt, das ist zumeist in querer Richtung, durch Seidenknopfnähte geschlossen, wobei die Haut nach innen geschlagen wird und die Knopfnähte an dem die Fistelöffnung umsäumenden Hautrande einen festen Widerhalt finden, so daß die Fäden, ohne das Gewebe durchzuschneiden, fest angezogen werden können. Diese erste Verschlußnaht wird durch eine LEMBERT-Nahtreihe eingestülpt (Abb. 190). Wenn der Darm zur Ausführung dieser zweiten Naht noch nicht genügend beweglich ist, wird er etwas weiter aus der Umgebung ausgelöst. Das gelingt in den meisten Fällen ohne Eröffnung der freien Bauchhöhle, da die Verklebungen im Bereiche einer wandständigen Fistel eine größere Fläche einzunehmen pflegen. Wird die Bauchhöhle aber an einer Stelle eröffnet, so wird die Lücke sicherheitshalber vor dem Beginn der Bauchdeckennaht durch einige Nähte wieder geschlossen, obwohl der doppelte Nahtverschluß der Fistelstelle als zuverlässig angesehen werden kann.

Nach dem Verschluß der Darmöffnung durch die doppelte Nahtreihe wird die Bauchdeckenwunde geschlossen. Nach Möglichkeit werden die einzelnen Schichten der Bauchdecken getrennt miteinander vereinigt, wozu an einzelnen Stellen noch eine weitere Präparation erforderlich sein kann. Macht die schichtweise Vereinigung wegen Mangel an Material Schwierigkeiten, so werden die Bauchdecken unter Einschluß der Haut mit einigen Drahtplattennähten zusammengezogen. Man läßt diese Naht 10—12 Tage liegen.

Auch wenn keine primäre Heilung erfolgt, sondern in den nächsten Tagen etwas Eiter, oder selbst wenn Kot austritt, pflegt die Wunde in den meisten Fällen nach einiger Zeit vollständig zu heilen.

Ist die äußere Öffnung einer seitlichen Darmfistel sehr groß, so kann ihr Verschluß in der geschilderten Weise durch einfache Naht mißlingen. In derartigen Fällen werden die für den Verschluß eines künstlichen Afters im folgenden beschriebenen Verfahren sinngemäß in Anwendung gebracht.

## c) Die Beseitigung eines künstlichen Afters.

Der Verschluß eines künstlichen Afters setzt sich zusammen aus der Herstellung einer Verbindung zwischen dem zuführenden und dem abführenden Darm und aus dem Verschluß der künstlichen Afteröffnung.

Die Herstellung einer Verbindung zwischen dem zuführenden und dem abführenden Darm. Da bei einem künstlichen After der gesamte Stuhlgang aus der endständigen Querschnittsöffnung des zuführenden

Darmes entleert wird, und da der zuführende Darm keine Verbindung mit dem abführenden Darm besitzt, so ist die erste Aufgabe des Verschlusses eines künstlichen Afters die Wiederherstellung der freien Darmpassage zwischen dem zuführenden und dem abführenden Darmschenkel.

In denjenigen Fällen, in denen der künstliche After in der Gestalt eines Doppelflintenlaufes angelegt wurde, kann die Wiederherstellung der Darmpassage ohne eine Laparotomie erfolgen, indem der Sporn zwischen den beiden Flintenläufen durchgequetscht wird.

Handelt es sich dagegen nicht um einen doppelflintenlaufartigen Kunstafter, sondern münden der zuführende und der abführende Darmschenkel nebeneinander ohne längere unmittelbare Berührung ihrer Wände, oder liegen ihre Öffnungen an zwei getrennten Stellen der Bauchoberfläche, oder ist das abführende Darmende blind verschlossen und überhaupt nicht nach außen geleitet, so erfordert die Herstellung der Verbindung zwischen dem zu- und dem abführenden Darm einen besonderen operativen Akt in Gestalt einer Laparotomie.

Hierbei wird die Bauchhöhle entweder durch einen den künstlichen After umkreisenden Schnitt oder durch einen Bauchschnitt an neuer Stelle, meist in der Mittellinie, eröffnet. Das Vorgehen von einem den künstlichen After auslösenden Schnitt ist besonders angezeigt bei der einzeitigen Resektion des künstlichen Afters, oder wenn die zu- und die abführende Schlinge an der gleichen Stelle nebeneinander nach außen münden. Dieses Vorgehen hat den Vorteil, daß eine Schwächung der Bauchdecken durch einen zweiten Laparotomieschnitt vermieden wird.

Die Eröffnung der Bauchhöhle an neuer Stelle besitzt den Vorzug, daß eine Verschmutzung des Operationsgebietes und der freien Bauchhöhle durch den Kot des künstlichen Afters zunächst nicht erfolgt. Dieser Weg ist ratsam, wenn auf die Resektion der am künstlichen After beteiligten Darmschlingen verzichtet wird, wenn die Resektion auf zwei Eingriffe verteilt werden soll, wenn die zu- und die abführende Darmschlinge an getrennten Stellen nach außen münden, oder wenn die abführende Schlinge blind verschlossen in der Bauchhöhle liegt.

Der Verschluß der künstlichen Afteröffnung kann erfolgen durch Nahtverschluß der Afteröffnung oder durch Resektion der den After tragenden Darmschlinge.

Der Nahtverschluß der Afteröffnung. Ist eine freie Passage zwischen der zu- und der abführenden Schlinge unter Umgehung der künstlichen Afteröffnung hergestellt, so kann der Verschluß der Afteröffnung, die funktionell nunmehr zu einer seitlichen Darmfistel geworden ist, durch Anfrischung und Naht der Afteröffnung bewerkstelligt werden, wie das im Abschnitt D, 5, b, S. 251 beschrieben ist. Es bleibt dann innerhalb der Bauchhöhle zwischen dem After und der Anastomose ein blindes Darmstück zurück. Derartige, aus der Durchgangspassage ausgeschaltete Blindsäcke können ausnahmsweise zu Kotstauungen und daher zu Beschwerden Veranlassung geben.

Die Resektion der den After tragenden Darmschlinge. Die Resektion der den After tragenden Darmschlinge schafft Verhältnisse, die den normalen funktionell am nächsten stehen. Dieses Vorgehen ist daher an sich zu bevorzugen. Es ist jedoch am eingreifendsten.

Die beiden Operationsakte, die Herstellung einer neuen Darmpassage und die Beseitigung des Afters, können entweder in einer Sitzung oder in zwei Sitzungen durchgeführt werden. Es richtet sich das nach dem Kräftezustand des Kranken und nach der Schwierigkeit der angetroffenen Verhältnisse. Werden beide Eingriffe in einer Sitzung durchgeführt, so ist die Reihenfolge beider Eingriffe gleichgültig.

In der Praxis ergeben sich aus der verschiedenen Vereinigung der geschilderten Verfahren im wesentlichen folgende drei Hauptwege zur Beseitigung eines Kunstafters:

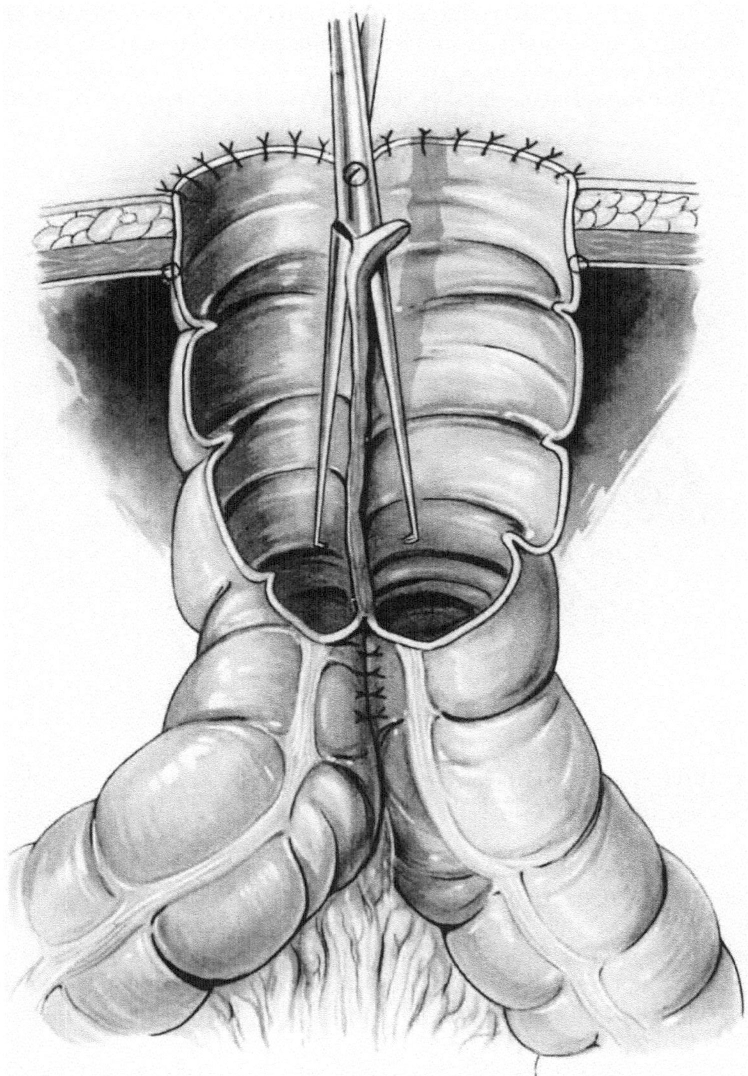

Abb. 191. Durchquetschung des Sporns eines doppelflintenlaufartigen Anus praeternaturalis. Der Sporn wird mit den Zangebranschen ergriffen und zusammengepreßt.

*α*) Die Beseitigung eines doppelflintenlaufförmigen Afters,

*β*) die Beseitigung unter Anlegung eines den After auslösenden Bauchschnittes,

*γ*) die Beseitigung unter Anlegung eines afterfernen Bauchschnittes.

### α) Die Beseitigung eines doppelflintenlaufförmigen Afters.

Die Durchquetschung des Sporns zum Zwecke der Wiederherstellung der natürlichen Kotpassage wird beim Doppelflintenlaufafter in folgender Weise vorgenommen:

Durch Eingehen mit den behandschuhten Fingern wird die genaue Lage der zuführenden und der abführenden Schlinge, die Form und Länge des Sporns und die Ausdehnung der wandständigen Aneinanderlagerung beider Schlingen festgestellt. Eine große, an der Spitze gezähnte BILLROTH-Klemme wird mit dem einen Arm in den zuführenden, mit dem anderen Arm in den abführenden Darmschenkel möglichst tief eingeführt (Abb. 191), so daß

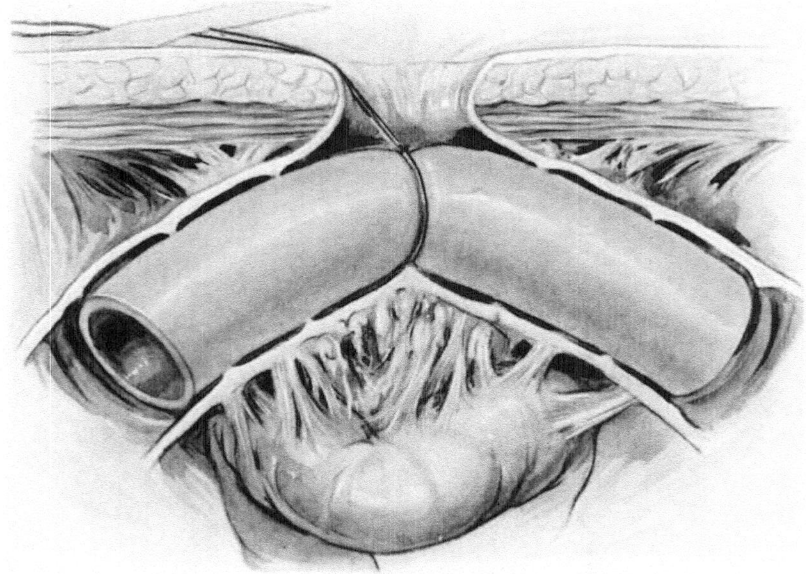

Abb. 192. Abflachung eines Darmsporns. In die beiden Schenkel eines doppelläufigen Anus praeternaturalis ist ein dickes, durch einen Faden gesichertes Drain eingeführt, das den Sporn abflacht und den Darminhalt aus dem zuführenden in den abführenden Schenkel leitet.

der Sporn zwischen beide Arme zu liegen kommt. Die Klemme wird unter kräftiger Quetschung des Sporns fest geschlossen. Da das Zusammenpressen des Sporns für den Kranken in der Regel recht schmerzhaft ist, so wird der Sporn vor der Anlegung der Klemmen mit 1%iger Novokain-, $^1/_2$‰-iger Perkain-Suprareninlösung infiltriert. Die BILLROTH-Klemme bleibt liegen, bis sie von selbst abfällt, was nach der Nekrotisierung des gefaßten Gewebes im Laufe einiger Tage erfolgt.

Durch Austasten des künstlichen Afters wird der Erfolg der ersten Quetschung des Spornes geprüft. Zumeist muß die Durchquetschung noch ein- oder mehrere Male in gleicher Weise wiederholt werden, bis die Scheidewand zwischen der zu- und abführenden Schlinge ausreichend durchtrennt und eine breite Verbindung zwischen beiden Schenkeln hergestellt ist.

Gelingt eine ausreichende Durchquetschung des Spornes wegen seiner Breite nicht, so läßt sich der von den beiden Darmschenkeln gebildete Winkel gelegentlich durch das Einlegen eines kräftigen Gummirohres für längere Zeit beseitigen, das zur Hälfte in den einen, zur anderen Hälfte in den anderen Darmschenkel kommt (Abb. 192). Durch den Druck des Drainrohres wird bisweilen eine Abflachung des Sporns erzielt. Damit das Rohr durch die Peristaltik nicht weiter befördert wird und hierdurch verloren geht, wird es in der Mitte mit einem kräftigen Seidenfaden versehen, der aus dem künstlichen After herausgeleitet wird und gleichzeitig zur Entfernung des Rohres dient. Das Rohr kann tagelang liegen bleiben, da der Darminhalt durch seine Lichtung hindurch gehen kann. Die Behandlung ist über Wochen fortzusetzen.

Erst nach gehöriger Abflachung des Sporns darf der zweite Akt des Verschlusses des künstlichen Afters, der Verschluß seiner äußeren Öffnung, in Angriff genommen werden. Er wird in der bei dem Verschluß einer Lippenfistel des Darmes im Abschnitt D, 5, b, S. 251 geschilderten Weise bewerkstelligt.

### β) Die Beseitigung eines künstlichen Afters unter Anlegung eines den After auslösenden Bauchschnittes.

Soll die Resektion der den After tragenden Schlinge planmäßig in einem Operationsakt erledigt werden, so kann die Bauchhöhle durch Umschneidung

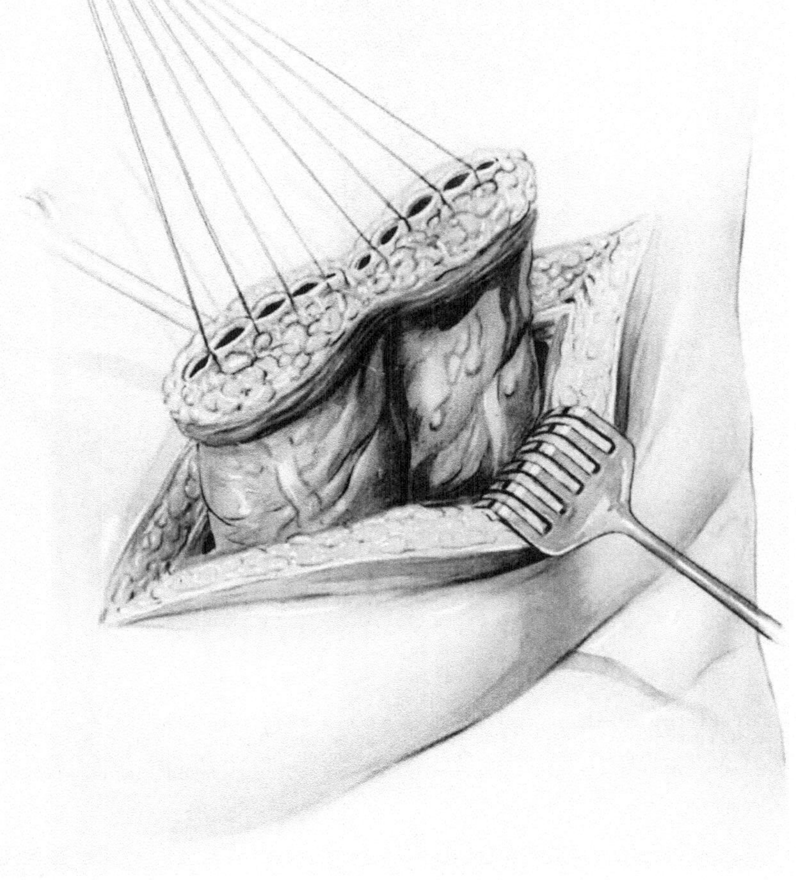

Abb. 193. Beseitigung eines künstlichen Afters vermittels eines den After auslösenden Laparotomieschnittes. Die Afteröffnung ist unter Darstellung der einzelnen Bauchdeckenschichten umschnitten, der künstliche After vernäht. Die beiden an der Afterbildung beteiligten Darmschenkel sind ausgelöst und werden an den lang gelassenen Verschlußfäden emporgehalten.

des Afters eröffnet werden (Abb. 193). Die Mündung der beiden Darmschenkel wird einheitlich derartig umschnitten, daß sie von einem schmalen Hautsaum umrahmt bleibt. Die Darmschenkel werden ein kurzes Stück mit Vioformgaze tamponiert und durch den Hautwundrand einstülpende Nähte verschlossen.

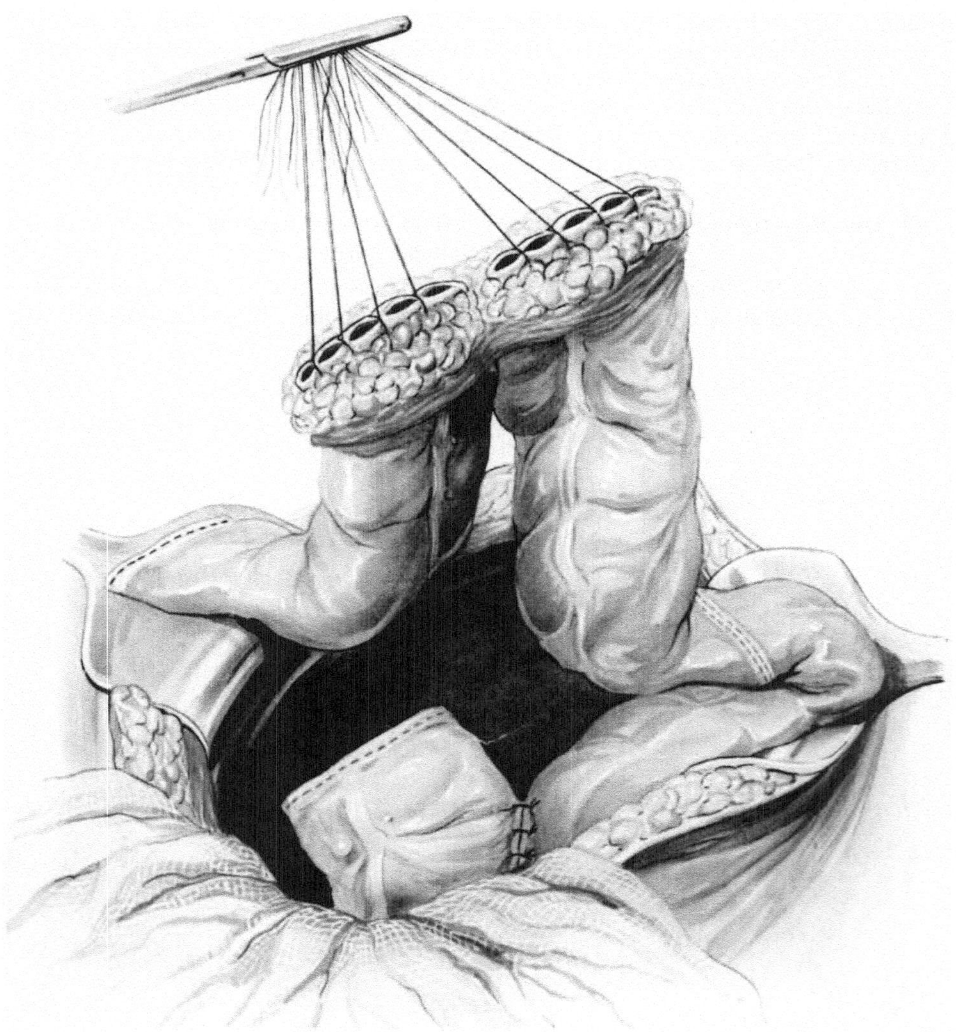

Abb. 194. Beseitigung eines künstlichen Afters vermittels eines den After auslösenden Laparotomieschnittes. Fortsetzung des Zustandes der vorigen Abbildung. Zwischen dem zuführenden und dem abführenden Darmschenkel ist eine Anastomose angelegt. Beide Darmschenkel sind mit dem PETZschen Instrument quer durchnäht, der eine Darmschenkel ist bereits durchtrennt.

Unter möglichster Darstellung der einzelnen Schichten der Bauchwand wird allseitig allmählich bis auf das Peritoneum vorgedrungen, das ringförmig eröffnet wird. Reicht der den After umkreisende Schnitt zur Darstellung der einzelnen Bauchdeckenschichten und zur Orientierung in der Bauchhöhle nicht aus, so wird er nach einer oder nach beiden Seiten erweitert.

Nach der Eröffnung des Peritoneums werden die beiden Darmschenkel so weit verfolgt und mobilisiert, daß gesunde Abschnitte für die Durchtrennung und für die Herstellung einer Anastomose zur Verfügung stehen. Es wird entweder zuerst eine seitliche Anastomose zwischen dem zuführenden und dem abführenden Darme angelegt, und hierauf werden die überschüssigen Darmenden reseziert und die zurückbleibenden Schenkel verschlossen (Abb. 194); oder die zu- und die abführende Schlinge werden zuerst quer durchtrennt, wodurch ihre die Afteröffnung tragenden Enden in Wegfall kommen, und es wird hierauf eine der verschiedenen möglichen leitenden Verbindungen zwischen dem zu- und dem abführenden Darm hergestellt.

Es folgt der schichtweise Verschluß der Bauchwunde. Eine Drainage ist meist überflüssig.

### γ) Die Beseitigung eines künstlichen Afters unter Anlegung eines afterfernen Bauchschnittes.

Nachdem das Ende der den künstlichen After bildenden Schlinge und der etwa ebenfalls nach außen mündenden abführenden Schlinge fest mit Vioformgaze ausgestopft ist, wird die Bauchhöhle an neuer Stelle, zumeist in der Mittellinie, eröffnet. Unter steilem Emporheben der nach dem künstlichen After zu gelegenen Bauchdeckenseite werden zunächst die den künstlichen After bildenden Darmschlingen aufgesucht. Sie sind an ihrer festen Anheftung und an ihrer Auftreibung durch die eingestopfte Vioformgaze kenntlich. Im Zweifelsfalle führt ein Assistent einzelne Finger in den künstlichen After, die dann der Operateur von der Bauchhöhle durch die Darmwand fühlen kann. Beteiligt sich die abführende Darmschlinge nicht an dem künstlichen After, sondern liegt sie verschlossen in der Bauchhöhle, so wird sie in der Bauchhöhle besonders aufgesucht.

Am besten wird zuerst zwischen der zuführenden und der abführenden Darmschlinge eine Anastomose hergestellt werden (Abb. 195). Die Verbindung wird, um nicht unnötig lange Darmteile auszuschalten, möglichst nahe am künstlichen After angelegt. Nur wenn sich die beiden Darmschlingen hier nicht bequem aneinanderlagern lassen, muß auch eine größere Entfernung vom künstlichen After in Kauf genommen werden. Die Anastomose wird zumeist in der Form Seit zu Seit angelegt.

Nach der Fertigstellung der Anastomose ergeben sich im wesentlichen drei Möglichkeiten des weiteren Vorgehens. Die Wahl richtet sich nach dem Kräftezustand des Kranken und nach den angetroffenen Schwierigkeiten.

1. Die erste Möglichkeit besteht darin (Abb. 196), daß zunächst von jedem weiteren Eingriff abgesehen und die Bauchhöhle wieder geschlossen wird. Der bisherige widernatürliche After ist hierdurch gleichsam in eine Kotfistel verwandelt. Der Austritt von Kot aus der widernatürlichen Öffnung wird in der Folgezeit durch Zusammenziehen mit Heftpflasterstreifen möglichst beschränkt.

Erweist sich diese Maßnahme nicht als ausreichend, so kann die durch die Anastomose von der zwangsläufigen Kotpassage ausgeschaltete Afteröffnung in der oben bei dem Verschluß einer Darmfistel im Abschnitt D, 5, b, S. 251f. geschilderten Weise nachträglich von außen geschlossen werden, indem der künstliche After umschnitten, der Darm vernäht und versenkt und die Bauchdeckenlücke über ihm schichtweise geschlossen wird (Abb. 196).

Gelingt dieser Verschluß von außen nicht, so läßt sich nachträglich auch die Resektion der zwischen Anastomose und Afteröffnung gelegenen ausgeschalteten Schlinge vornehmen, indem die Afteröffnung umschnitten, die Bauchhöhle eröffnet und die beiden Darmschenkel durch Resektion entfernt und verschlossen werden, wie das im vorigen Kapitel auf S. 255f. geschildert ist.

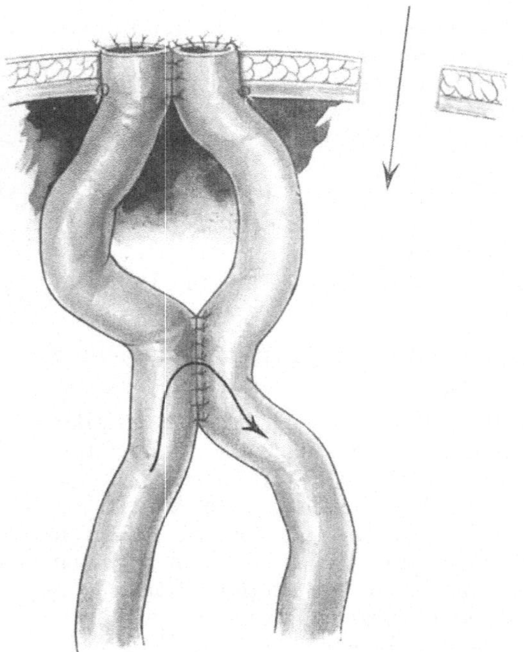

Abb. 195. Einseitige Ausschaltung eines künstlichen Afters vermittels einer afterfernen Laparotomie. Herstellung einer Anastomose zwischen dem zuführenden und dem abführenden Schenkel. Schematisch.

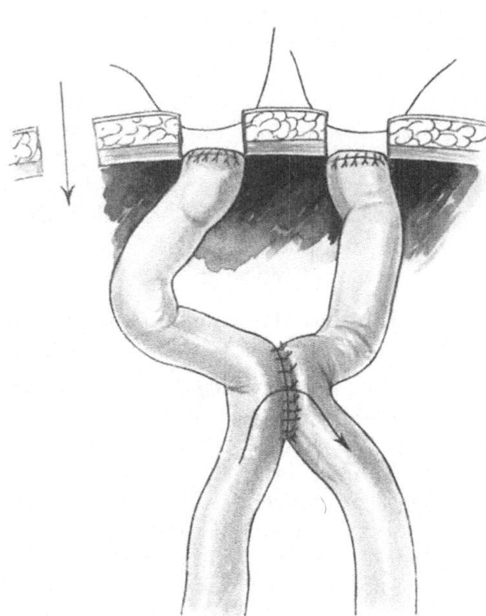

Abb. 196. Einseitige Ausschaltung vermittels einer afterfernen Laparotomie und Verschluß eines künstlichen Afters. Herstellung einer Anastomose zwischen dem zuführenden und dem abführenden Schenkel, Verschluß der künstlichen Afteröffnung von außen. Schematisch.

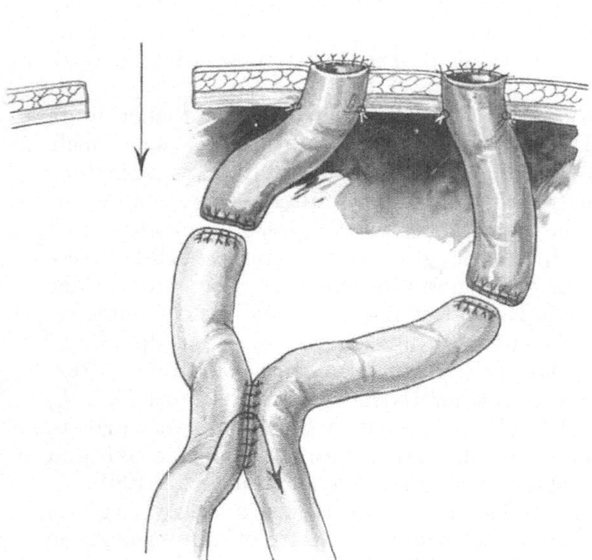

Abb. 197. Beseitigung eines künstlichen Afters vermittels einer afterfernen Laparotomie. Herstellung einer Anastomose zwischen dem zuführenden und dem abführenden Schenkel und quere Durchtrennung beider Schenkel. Die ausgeschalteten Darmstücke verbleiben im Körper. Schematisch.

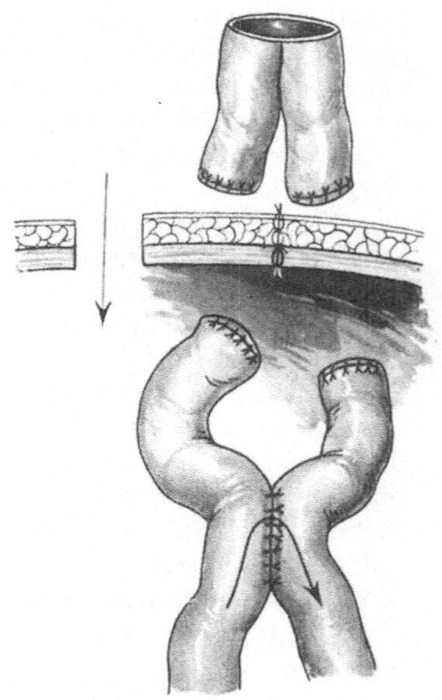

Abb. 198. Beseitigung eines künstlichen Afters vermittels einer afterfernen Laparotomie. Herstellung einer Anastomose zwischen zuführendem und abführendem Schenkel, quere Durchtrennung und Resektion der zum künstlichen After führenden Schenkel. Schematisch.

2. Die zweite Möglichkeit des Vorgehens besteht darin (Abb. 197), daß im unmittelbaren Anschluß an die Herstellung der Anastomose die zuführende Schlinge und, wenn sie am After beteiligt ist, auch die abführende Schlinge zwischen Anastomose und Afteröffnung durchtrennt und die hierdurch entstandenen vier Darmquerschnitte endständig verschlossen werden.

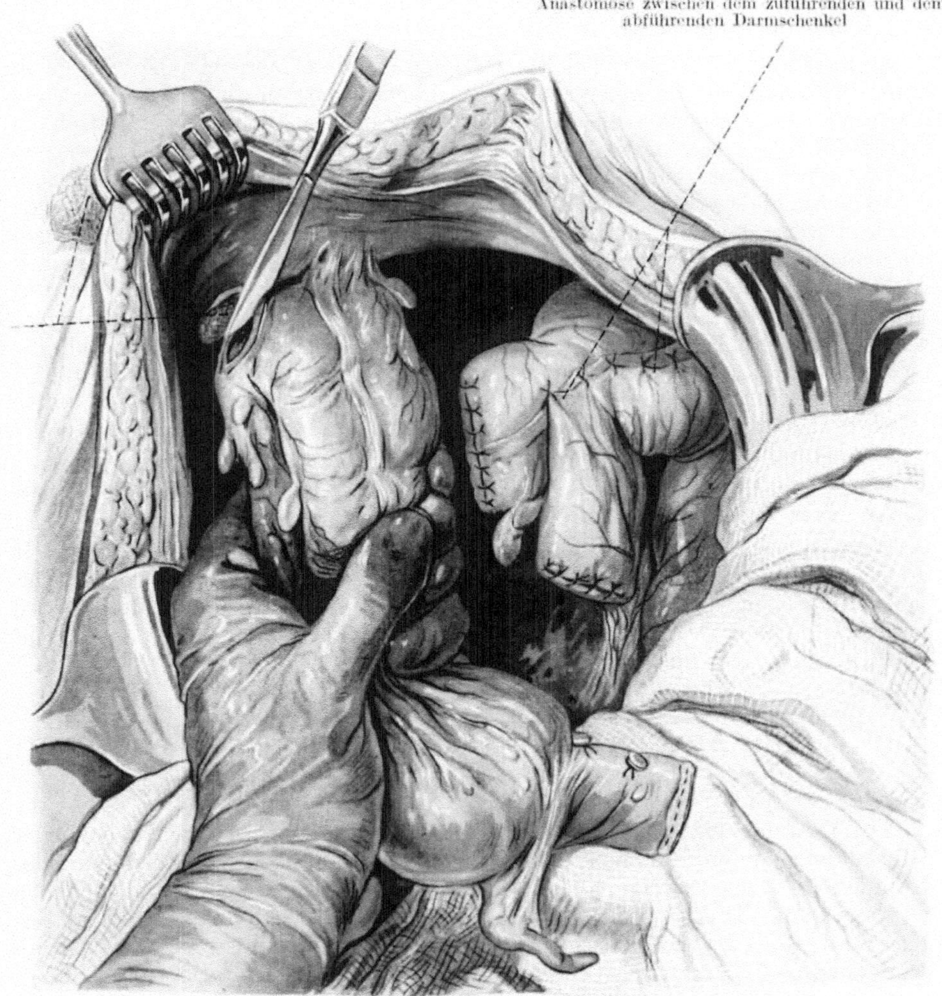


Abb. 199. Beseitigung eines künstlichen Afters an der Flexura coli dextra vermittels einer afterfernen Laparotomie. Die Bauchhöhle ist in der Mittellinie eröffnet. Die zuführende Ileumschlinge und die abführende Schlinge des Colon transversum sind durchtrennt, die beiden im Körper verbleibenden Enden sind blind verschlossen und miteinander seitlich anastomosiert. Der zum After gehörige Darm ist von seinem Mesenterium und von seinen sonstigen Verbindungen abgetrennt. Er hängt nur noch im Bereiche des künstlichen Afters an den Bauchdecken. Unter starkem Zug am Darm wird er an dieser Stelle scharf abgetrennt, wobei die vor Beginn der Operation von außen in den After eingeführte Gaze zum Vorschein kommt.

Natürlich können die Darmschlingen auch zuerst durchtrennt und die zurückbleibenden Schenkel zuzweit anastomosiert werden.

Der auf diese Weise geschaffene Zustand ist deshalb wesentlich günstiger als der unter 1. geschilderte Weg, weil der bisherige künstliche After nunmehr zwangsläufig aus der Kotpassage ausgeschaltet ist; er ist aber deshalb ungünstiger, weil die Entleerung des in den ausgeschalteten Darmschenkeln gebildeten Schleimes dauernd durch die Öffnung des alten künstlichen Afters nach außen erfolgen muß. Doch pflegt dieser Zustand die Kranken nicht allzusehr zu belästigen.

Soll er beseitigt werden, so kann das nachträglich durch Resektion der ausgeschalteten und abgetrennten Schlingen geschehen, die unter Umschneidung der künstlichen Afteröffnung vorgenommen wird.

3. Das dritte, beste, zugleich aber eingreifendste Vorgehen besteht darin (Abb. 198), daß bei der ersten afterfernen Laparotomie an die Anastomosierung der beiden Darmschenkel die Resektion der am künstlichen After haftenden Darmschlingen sofort vom Bauch aus angeschlossen wird. Hierzu werden die mit dem künstlichen After in Verbindung stehenden Schenkel innerhalb der Bauchhöhle mobilisiert, indem ihre Mesenterien und ihre Verwachsungen abschnittweise zwischen Unterbindungen durchtrennt werden. Schließlich hängen diese Schlingen nur noch an der Bauchwand im Bereiche des künstlichen Afters. Indem die entsprechende Seite der Bauchdeckenwunde mit einer MUZEUXschen Zange oder einem scharfen Haken stark emporgehoben wird (Abb. 199), werden die Schlingen an dieser Stelle unter Zug scharf abgetrennt und entfernt. Die hierdurch in der Bauchwand entstandene Lücke wird vorübergehend durch eine vom Bauchinnern eingeschobene und durch die Lücke nach außen geleitete Kompresse abgedichtet. Die Hauptlaparotomiewunde wird geschlossen und mit einem Verband versehen.

Auch hier kann zuerst die Abtrennung der Darmschlingen vom künstlichen After und zuzweit ihre Anastomose vorgenommen werden.

Nachdem die Kompresse aus der Lücke des früheren künstlichen Afters von außen entfernt ist, werden etwa zurückgebliebene Reste von Darmschleimhaut an der Öffnung beseitigt. Die Bauchdeckenlücke wird unter möglichster Darstellung der einzelnen Bauchwandschichten angefrischt und etagenweise geschlossen.

## 6. Die Ausschaltung und die Ausrottung einer Darmschlinge (Resectio intestini).

Die Veranlassung zur Ausrottung eines Darmstückes ist gegeben bei jeder Erkrankung, deren Bestehen oder Fortentwicklung mit dem Leben oder der Gesundheit nicht verträglich ist, und die auf andere Weise nicht behoben werden kann. Hierher gehört von chronischen Zuständen vor allem das Karzinom des Darmes, weiter die Tuberkulose und andere schwere chronische geschwürige Erkrankungen, bei denen eine Perforation oder Stenosierung eingetreten ist oder eintreten kann. Unter den akuten Veränderungen stehen an erster Stelle die Darmgangrän, z. B. bei mesenterieller Embolie oder Thrombose, und alle anderen Ernährungsstörungen, die nicht behoben werden können, wie sie bei Einklemmung und Volvulus vorkommen. Es rechnen hierzu die frischen Verletzungen des Darmes, die durch Naht nicht ausreichend zu versorgen sind, oder bei denen die Naht die Gefahr der Verengerung bedingt. Aber auch bei ihrem Wesen nach im Augenblick ungefährlichen Stenosen, wie bei einer Narbenstriktur, oder bei funktionsgestörten Darmteilen, z. B. beim chronisch obstipierten Dickdarm, kann die Resektion des die Passage störenden Stückes erforderlich werden. Die Ausschaltung eines Darmstückes ist dann angezeigt, wenn die an sich indizierte Ausrottung des kranken Darmes unmöglich oder zu gefährlich ist, oder wenn sein Verbleiben innerhalb des Körpers nach Ausschaltung für den Augenblick oder für die Zukunft keine Gefahr bedeutet.

Zur Ausschaltung und zur Beseitigung einer kranken Darmschlinge stehen eine große Anzahl von Verfahren zur Verfügung. Welche von diesen Möglichkeiten im Einzelfalle angewendet wird, hängt von der besonderen Lage des Falles ab. Gelegentlich führen mehrere Wege, oft mit der gleichen Aussicht auf Erfolg zum Ziele, und der einzelne Operateur wird dann dasjenige Verfahren bevorzugen, auf das er am besten eingearbeitet ist, und mit dem er die besten Erfahrungen gemacht hat. Im allgemeinen empfiehlt es sich, nach folgendem Plane vorzugehen:

Zuerst ist im Einzelfalle die Entscheidung zwischen Ausschaltung und zwischen Resektion zu treffen. Bei gutartigen, keine Peritonitisgefahr bedingenden Erkrankungen sind Umgehungsoperationen oft zweckmäßiger oder gleichwertig mit der Resektion. Jede Umgehungsoperation, bei der die natürliche Entleerung des Kotes erhalten bleibt, ist vor der Ausschaltung einer Schlinge durch Anlegung eines künstlichen Afters zu bevorzugen. Die Resektion dagegen ist bei bösartigen oder bei jetzt oder später eine Infektionsgefahr bedingenden Erkrankungen durchzuführen. Sie kann aber natürlich nur dann Anwendung finden, wenn sie technisch möglich ist. Ist die Resektion technisch nicht möglich, so kommt nur eine Ausschaltung durch Enteroanastomose, durch einen Anus praeternaturalis oder durch eine Darmfistel oder ein Verzicht auf jedes Verfahren in Betracht.

Ist die Entscheidung im Sinne der Resektion gefallen, so ist die weitere Frage, ob die einzeitige Resektion der kranken Darmschlinge möglich und vorteilhaft ist‘ oder ob die zweizeitige Resektion besser oder notwendig ist.

Die mehrzeitige Resektion ist zu bevorzugen bei ungenügendem Kräftezustand des Kranken oder bei starker Kotstauung oder Schädigung des übrigen Darmes. Bei Kotstauung hat die durch meinen Darmabsaugeapparat geschaffene Möglichkeit der gründlichen Darmentleerung (vgl. D, 2, b, S. 206f.) unsere Indikationsstellung für das einzeitige Vorgehen erweitert. Einzelne Operateure bevorzugen beim Dickdarm, sofern sich das Vorlagerungsverfahren ausführen läßt, grundsätzlich die zweizeitige Resektion, was jedoch nicht notwendig erscheint.

Fällt die Entscheidung in der Richtung der zweizeitigen Resektion, so ist die zweite Frage, ob die kranke Darmschlinge sofort beseitigt werden muß oder zunächst noch im Zusammenhange mit dem Körper, im besonderen im Innern der Leibeshöhle bleiben darf.

Muß bei der zweizeitigen Resektion die kranke Darmschlinge sofort aus der Leibeshöhle beseitigt werden, so wird sie nach Möglichkeit vorgelagert. Ist die Vorlagerung nicht möglich, so wird im ersten Akt die Schlinge reseziert und mindestens die zuführende Schlinge in Gestalt eines künstlichen Afters aus dem Bauche herausgeleitet.

Kann die Darmschlinge bei der zweizeitigen Resektion zunächst im Zusammenhange mit dem Körper verbleiben, so wird auch hier nach Möglichkeit die Vorlagerung ausgeführt, wofür die Beweglichkeit der kranken Schlinge entscheidend ist.

Ist bei der zweizeitigen Resektion die Vorlagerung der kranken Schlinge nicht möglich, und kann sie zunächst im Zusammenhange mit dem Körper verbleiben, so wird eine Anastomose zwischen der zu- und der abführenden Schlinge angelegt, und die kranke Schlinge wird vorläufig in der Bauchhöhle belassen. Hierbei wird der erste Eingriff entsprechend dem Kräftezustand des

Kranken so weit fortgeführt, daß für den zweiten Eingriff möglichst wenig zu tun übrig bleibt, d. h. es wird nach Möglichkeit noch die zuführende oder auch noch die abführende Schlinge durchtrennt. Im letzteren Falle muß die ausgeschaltete Schlinge eine Außenfistel besitzen oder erhalten.

Die Ausschaltung einer Darmschlinge in ihren verschiedenen Formen kann eine selbständige Operation bilden, oder sie kann lediglich der Beginn oder der Abschluß einer einzeitigen oder einer zweizeitigen Darmresektion sein.

Bei der Ausschaltung wird der Darminhalt von einem Darmabschnitt, der im übrigen in ungestörter Verbindung mit dem Körper bleibt, durch Herstellung eines Umgehungsweges mehr oder weniger vollständig abgeleitet. Hierbei lassen sich drei Arten von Ausschaltungen unterscheiden: die beidseitige Ausschaltung durch seitliche Anastomose, die einseitige (unilaterale) Ausschaltung und die vollständige (totale) Ausschaltung.

## a) Die beidseitige Ausschaltung einer Darmschlinge durch seitliche Verbindung ihrer beiden Schenkel.

Bei der Ausschaltung durch eine seitliche Anastomose zwischen zuführender und der abführenden Schlinge (Abb. 200 und 201) wird dem

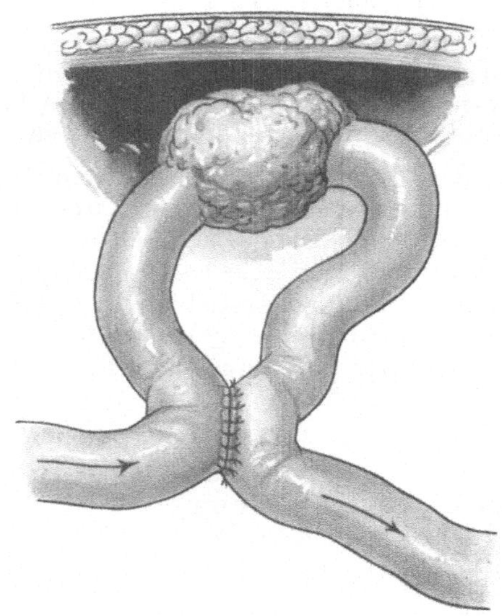

Abb. 200. Beidseitige Ausschaltung einer Darmschlinge durch Anastomosierung der zuführenden und der abführenden Schlinge. Schematisch.

Darminhalt die Möglichkeit gegeben, aus dem zuführenden Schenkel ohne Benutzung der kranken Schlinge in den abführenden Schenkel zu gelangen, ein Zwang zur Einschlagung dieses Weges wird hierdurch jedoch nicht ausgeübt. Die funktionellen Verhältnisse liegen also wie bei einer Gastroenterostomie. Die Erfahrung lehrt, daß der Umgehungsweg nur dann ausgiebig benutzt wird, wenn im Bereiche der kranken Darmschlinge eine den Durchtritt erheblich behindernde Verengerung vorhanden ist. Aber auch dann können klinisch gelegentlich Störungen durch Auftreibung des zuführenden Darmendes auftreten, die um so stärker zu sein pflegen, je länger der zwischen

Anastomose und verengter Stelle gelegene Darmteil ist. Es ist daher ratsam, den Abstand der Anastomose von dem Krankheitsherde so kurz wie möglich zu bemessen.

Die Anstauung von Darminhalt kann gefährlich werden, wenn der Abfluß aus einem ausgeschalteten Darmabschnitte nach beiden Seiten

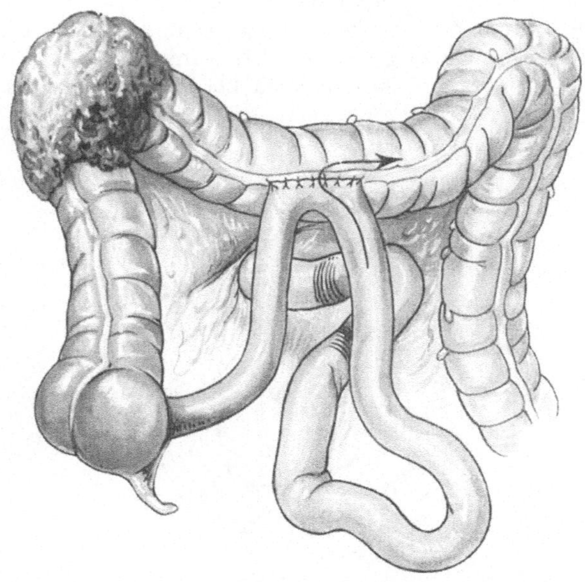

Abb. 201. Anastomosierung des unteren Ileums mit dem Colon transversum Seit zu Seit wegen eines Karzinoms der Flexura hepatica. Schematisch. Bei Undurchgängigkeit der karzinomatösen Stelle und rückläufiger Undurchgängigkeit der Valvula ileocoecalis kann es im Colon ascendens zu Stauungserscheinungen kommen.

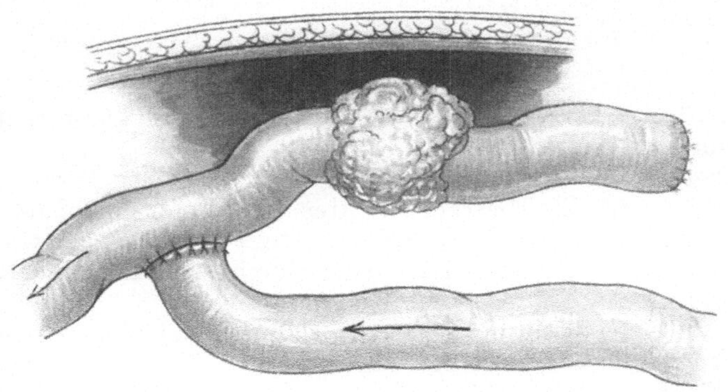

Abb. 202. Einseitige Ausschaltung einer Darmschlinge. Schematisch.

behindert wird. So kann bei einer stenosierenden Erkrankung des Dickdarmes nach seitlicher Verbindung des Ileums mit dem aboral vom Krankheitsherde gelegenen Kolon der zwischen dem Krankheitsherde und der Valvula ileocoecalis gelegene Darmteil überdehnt werden, wenn die kranke Darmstelle undurchgängig wird und die Valvula Bauhini rückläufig nicht passierbar ist (Abb. 201).

## b) Die einseitige (unilaterale) Ausschaltung einer Darmschlinge.

Die einseitige Ausschaltung (Abb. 202 und 203) wird derartig hergestellt, daß die zuführende Schlinge quer durchtrennt, ihr aborales Ende endständig verschlossen und ihr orales Ende aboral vom Krankheitsherde mit der abführenden Schlinge End zu Seit oder Seit zu Seit verbunden wird. Bei dieser Form der Ausschaltung wird der Darminhalt zwar zwangsläufig an dem Durchgang durch die kranke Schlinge verhindert, hat aber die Möglichkeit, in die kranke Schlinge zu gelangen. Erfahrungsgemäß macht er von dieser Möglichkeit häufig Gebrauch, so daß auch bei dieser Form der Ausschaltung

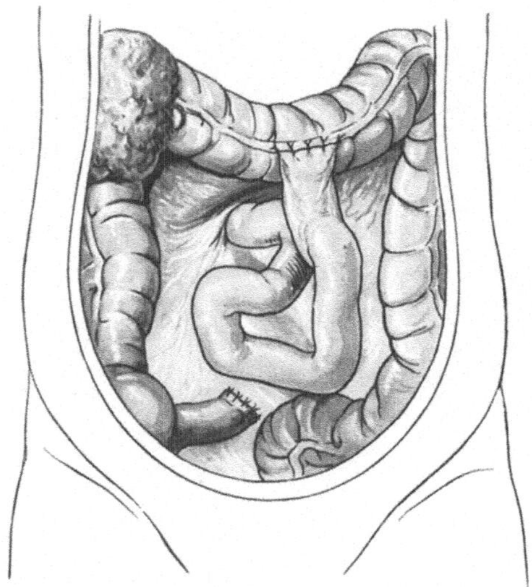

Abb. 203. Einseitige Ausschaltung des Zökums und des Colon ascendens durch Abtrennung der untersten Ileumschlinge, blinden Verschluß des abführenden Endes und Einpflanzung des zuführenden Endes in das Colon transversum End zu Seit bei einem Karzinom der Flexura hepatica. Schematisch. Bei Undurchgängigkeit des Karzinoms besteht die Gefahr der Überdehnung des Colon ascendens.

Störungen auftreten können. Deswegen ist auch hier das ausgeschaltete Stück möglichst kurz zu bemessen.

Vorbedingung für die Ausschaltung in dieser einfachen Form ist, daß die Art der Erkrankung die Entleerung des blind verschlossenen Teiles der ausgeschalteten Schlinge jetzt und in Zukunft nicht verhindert, da andernfalls eine Überdehnung dieses Darmteiles durch den abgesonderten Darmschleim auftritt.

Bestehen in dieser Richtung Bedenken, so muß der jenseits des Krankheitsherdes gelegene Teil der einseitig ausgeschalteten Schlinge nach außen eine ableitende Fistel erhalten (Abb. 204).

## c) Die vollständige (totale) Ausschaltung einer Darmschlinge.

Bei der vollständigen Darmausschaltung (Abb. 205, 206, 207) wird die ausgeschaltete Schlinge vor der Berührung mit den Kotmassen unbedingt geschützt. Die vollständige Ausschaltung besteht darin, daß zunächst sowohl die zuführende als auch die abführende Schlinge quer durchtrennt werden. Dann wird die Darmpassage durch Anastomosierung des zuführenden und des abführenden Darmes wieder hergestellt.

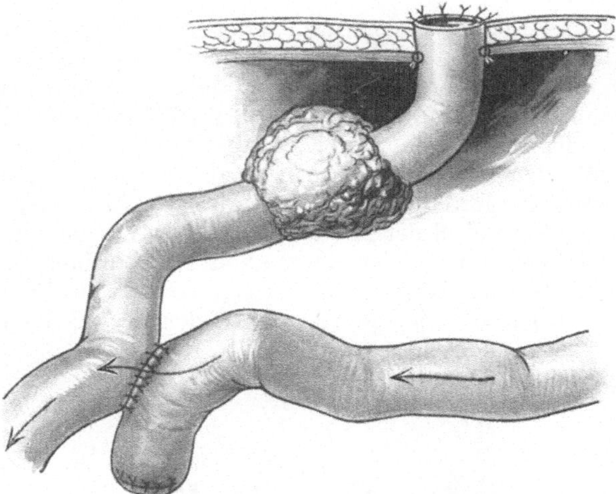

Abb. 204. Einseitige Ausschaltung einer Darmschlinge mit einseitiger Fistelbildung an der ausgeschalteten Schlinge. Schematisch.

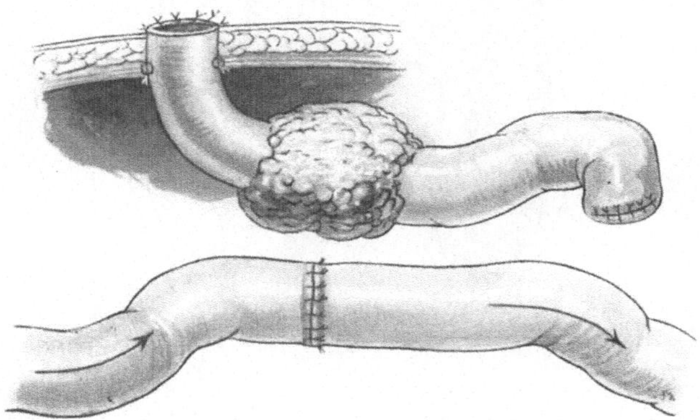

Abb. 205. Vollständige Ausschaltung einer Darmschlinge mit einseitiger Fistelbildung an der ausgeschalteten Schlinge. Schematisch.

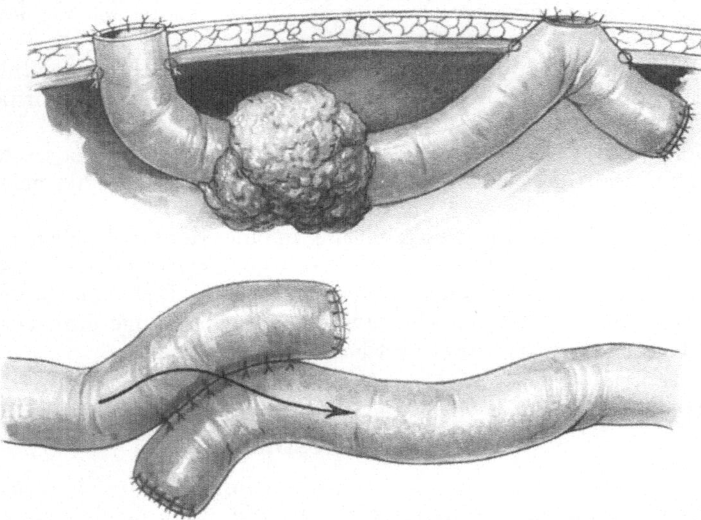

Abb. 206. Vollständige Ausschaltung einer kranken Darmschlinge mit doppelseitiger Fistelbildung an der angeschalteten Schlinge. Schematisch.

Die ausgeschaltete Darmschlinge muß mit der Außenwelt eine freie Verbindung erhalten, da sonst durch die Ansammlung des gebildeten Schleimes oder von krankhaften Absonderungen eine Füllung, eine Überdehnung und selbst ein Platzen der blindgeschlossenen Darmschlinge eintreten kann. Die Verbindung mit der Außenwelt wird entweder durch offenes Einnähen eines Endes (Abb. 205) oder beider Enden (Abb. 206) der ausgeschalteten Schlinge in die Bauchdecken hergestellt, entweder durch Einnähen des Querschnittes oder nach blindem Verschluß der Darmenden durch Anlegen einer seitlichen Darmfistel. Die Verbindung der ausgeschalteten Schlinge durch nur eine Öffnung mit der Außenwelt ist dann unzulässig, wenn in der Schlinge eine Verengerung vorhanden ist oder eintreten kann, die den Abfluß des Darmschleimes

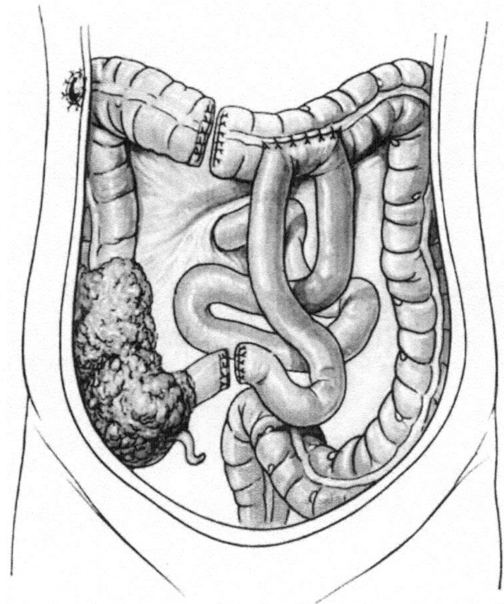

Abb. 207. Vollständige Ausschaltung des Zökums, des Colon ascendens und des halben Colon transversum wegen einer Ileozökaltuberkulose. Der ausgeschaltete Darmabschnitt hat zur Sicherstellung seiner Entleerung eine äußere Fistel an der Flexura hepatica erhalten. Schematisch.

von dem jenseitigen Schlingenabschnitt nach der diesseitigen Öffnung verhindert. Eine derartige undurchgängige Verengerung bildet in antiperistaltischer Richtung z. B. die Valvula ileocoecalis.

Die Herstellung einer Außenfistel an beiden Enden der ausgeschalteten Schlinge (Abb. 206) hat den Vorteil, daß der kranke Darm mit medikamentösen Lösungen durchgespült werden kann.

In vielen Fällen ist die Darmausschaltung in einer der beschriebenen Formen nur der erste Akt einer mehrzeitigen Darmresektion, die gleichsam eine bis zur Beseitigung des kranken Darmes gesteigerte Darmausschaltung darstellt. Daher kann nach der Ausschaltung einer Darmschlinge ihre Resektion später jederzeit nachgeholt werden.

## d) Allgemeines über die Ausrottung einer Darmschlinge (Resectio intestini).

Es können große, man kann fast sagen unbegrenzte Abschnitte des Darmes entfernt werden, ohne daß der Körper hierdurch einen nennenswerten

Schaden an seinem Fortbestande erleidet. Die Frage, wieviel von dem annähernd 5 m langen Dünndarm und von dem annähernd 1,5 m langen Dickdarm entfernt werden kann, ist richtiger so zu stellen, wieviel Darm erhalten bleiben muß, ohne daß eine erkennbare Schädigung für das Weiterleben erfolgt. Die Antwort kann auf Grund der vorliegenden Erfahrungen nur lauten, daß soviel Darm, wie irgend geschont werden kann, zurückbleiben soll, und daß soviel Darm, wie unbedingt entfernt werden muß, entfernt werden kann. Es genügt im äußersten Notfalle, wenige halbe Meter Darm zurückzulassen.

Die Darmresektion besteht

1. aus dem eigentlichen Resektionsakt, der sich aus der Abtrennung des Mesenteriums und aus der beiderseitigen queren Durchtrennung des Darmes zusammensetzt, und

2. aus der Wiederherstellung der Darmpassage, die gleichzeitig die endgültige Versorgung der beiden durch die Resektion entstandenen Darmquerschnitte einschließt.

Die Resektion des Darmes und die Wiederherstellung des normalen Weges der Stuhlentleerung können in einem einzigen Operationstermin gemeinsam erledigt werden: Einzeitige Darmresektion. Oder diese beiden Maßnahmen können auf zwei oder mehr Operationstermine verteilt werden: Zweizeitige und mehrzeitige Darmresektion. Hierbei wird entweder im ersten Operationstermin nur die Resektion vorgenommen und im zweiten Operationstermin wird die Darmpassage wieder hergestellt, oder es wird im ersten Termin die neue Darmpassage geschaffen und die Resektion der kranken Schlinge wird erst im zweiten Termin vorgenommen. In diesem letzteren Falle, wo die kranke Schlinge bei dem ersten Operationsakt im Körper verbleibt, kann sie entweder vor die Bauchdecken gelagert werden, oder sie kann im Innern der Bauchhöhle zurückbleiben. Hieraus ergeben sich folgende verschiedene Wege des praktischen Vorgehens:

1. Primäre Resektion der kranken Schlinge, primäre Wiederherstellung der Darmverbindung,

2. primäre Resektion der kranken Schlinge, sekundäre Wiederherstellung der Darmverbindung,

3. primäre Herstellung einer neuen Darmverbindung, sekundäre Resektion der kranken Schlinge,

4. primäre Herstellung einer neuen Darmverbindung und primäre Vorlagerung der kranken Schlinge, sekundäre Resektion der vorgelagerten Schlinge.

Da die einzeitige Darmresektion den Kranken mit einem Schlage gesund macht, so bildet sie das Idealverfahren und ist zunächst in allen Fällen zu erstreben. Wenn jedoch der schlechte Kräftezustand des Kranken die Zusammenziehung der verschiedenen Operationsphasen in einen Akt nicht gestattet, wie das beispielsweise beim akuten Ileus zumeist der Fall ist, oder wenn aus Gründen der Asepsis gegen die primäre Eröffnung des Darmlumens bei freier Bauchhöhle Bedenken bestehen, so muß mehrzeitig reseziert werden. Derartige Bedenken in aseptischer Richtung können in einer Zersetzung des angestauten Darminhaltes begründet sein. Einzelne Operateure halten aber schon die normale Dickdarmflora für derartig infektiös, daß sie auch den genügend entleerten Dickdarm grundsätzlich nur zweizeitig unter Vorlagerung der kranken Schlinge beseitigen. Diese Befürchtung teile ich persönlich nicht, so daß ich von der einzeitigen Dickdarmresektion nicht grundsätzlich abstehe und sie beim Fehlen von Besonderheiten durchführe.

Die Ausrottung eines Darmstückes beginnt zumeist mit der Abtrennung des Mesenteriums, „der Mobilisierung" der Darmschlinge.

**Die Mobilisierung einer Darmschlinge mit freiem Mensenterium.** Besitzt die Darmschlinge ein freies Mesenterium, was mit Ausnahme des Duodenums, des Colons ascendens und descendens und des Rektums überall der Fall ist, so wird das Mesenterium zwischen Massenunterbindungen schrittweise durchtrennt.

Zunächst werden die beiden Durchtrennungsstellen des Darmes festgelegt. An jedem dieser beiden Punkte wird das Mesenterium hart am Darm mit einer DESCHAMPschen Nadel oder einer Kornzange durchbohrt, und es wird ein dicker Seidenfaden, ein Nabelschnurbändchen oder besser ein dünner Gummischlauch durch die Lücke gezogen (Abb. 208). Die Trennungslinie der zwischen

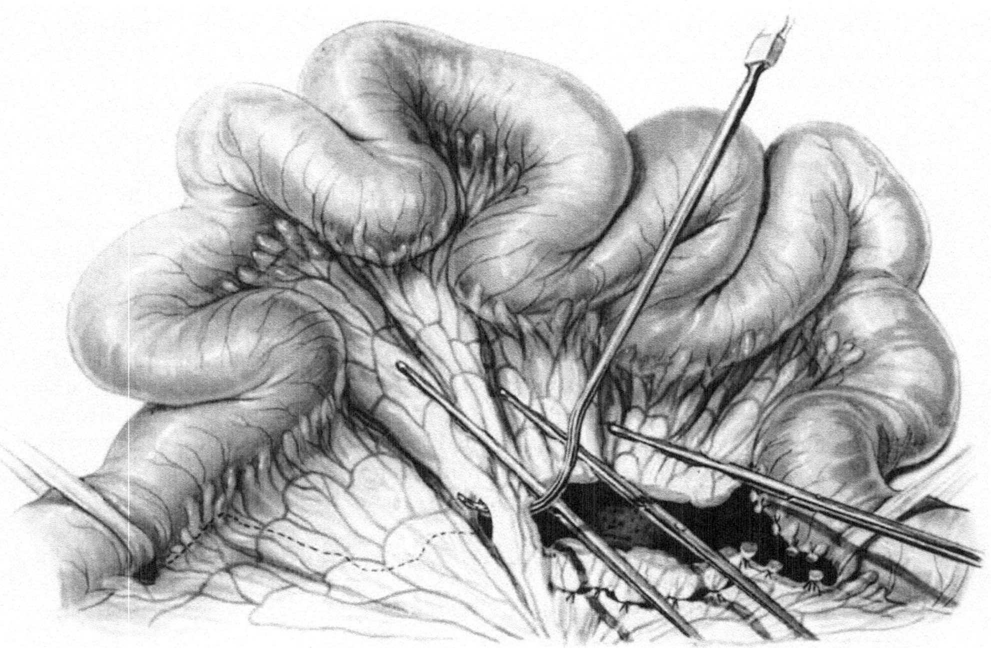

Abb. 208. Resektion eines größeren Dünndarmabschnittes, Durchtrennung des Mesenteriums. An beiden beabsichtigten Durchtrennungsstellen des Darmes ist ein Leinenbändchen durch das Mesenterium um den Darm gelegt. Auf der rechten Seite ist das Mesenterium zunächst hart am Darm in kleinen Abschnitten doppelt unterbunden und durchtrennt, dann biegt die Trennungslinie nach der Mesenterialwurzel ab, wobei die einzelnen Abbindungen breitere Abschnitte des Mesenteriums fassen. Das Gekröse wird mit Rücksicht auf die infolge seiner Dicke und Schlüpfrigkeit bestehende Gefahr des Abgleitens der Unterbindungen stets so weit darmwärts von den Abbindungsöffnungen durchschnitten, daß die Unterbindungen durch geschlossene Mesenteriallöcher gehen. Das am Darm verbleibende Gekröse wird vor der Durchschneidung mit großen Klemmen gefaßt.

diesen beiden Haltezügeln gelegenen Mesenterialbrücke wird derartig gestaltet, daß sie auf jeder Seite zunächst etwa 4 cm hart am Darm entlang geht und dann einen nach der Mesenterialwurzel ausladenden Bogen beschreibt, dessen Mitte sich dem Ursprung der Mesenterialwurzel an der Wirbelsäule am weitesten nähert.

Es ist zur ordnungsmäßigen Durchtrennung des Darmes und zur sachgemäßen Versorgung der hierdurch entstehenden Darmquerschnitte durch Endverschluß oder durch endständige Naht erforderlich, daß die vollständige Befreiung vom Mesenterium auf mehrere Zentimeter ausgedehnt wird. Am Dickdarm sind in dieser Zone auch die Appendices epiploicae zu beseitigen. Jedoch darf an den im Körper verbleibenden Darmenden die Länge dieser von den ernährenden Mesenterialgefäßen beraubten Strecke über ein gewisses Maß nicht hinausgehen, da sonst an den Darmenden

Ernährungsstörungen auftreten, die sich während des Eingriffes an einer blauroten Verfärbung des Darmes und an dem Fehlen der Pulsation der Gefäße der Darmoberfläche erkennen lassen. Stellen sich derartige Zeichen ein, worauf in jedem Falle besonders zu achten ist, so wird das Darmende vor der endgültigen Versorgung bis in den gut ernährten Abschnitt gekürzt.

Der Grund für die oben geforderte bogenförmige Gestaltung der Trennungslinie des Mesenteriums (Abb. 208) ist, daß die Unterbindungsstrecke bei ausgedehnten Resektionen hierdurch erheblich kürzer wird, als wenn der Darm überall hart am Ansatz des Mesenteriums abgetrennt würde. Denn bei der fächerförmigen Gestalt des Mesenteriums ist der Weg über das Mesenterium von einer Stelle des Darmes zu einer anderen Stelle um so kürzer, je mehr er sich der Mesenterialwurzel nähert. Bei bösartigen oder anderen auf das Mesenterium übergreifenden Erkrankungen hat das Ausbiegen der Resektionslinie nach der Wurzel des Mesenteriums außerdem den Vorteil, die gefährdete oder kranke Zone ausgiebiger zu beseitigen.

Die Durchtrennung des Mesenteriums erfolgt abschnittweise nach Unterfahren mit der Hohlsonde und nach doppelter Unterbindung mit Seidenfäden (Abb. 208). Ist genügend Platz vorhanden, so kann die Blutstillung auf der Seite des wegfallenden Darmes auch durch das Anlegen von Klemmen geschehen. Oft wird jedoch durch die große Menge der angelegten Klemmen die Übersicht und die weitere Operationshandlung stark beeinträchtigt, so daß die durch das Anlegen von Klemmen gegenüber der Ausführung von Unterbindungen ersparte Zeit durch die Mangelhaftigkeit der Übersicht und durch die Operationsbehinderung wieder aufgewogen wird.

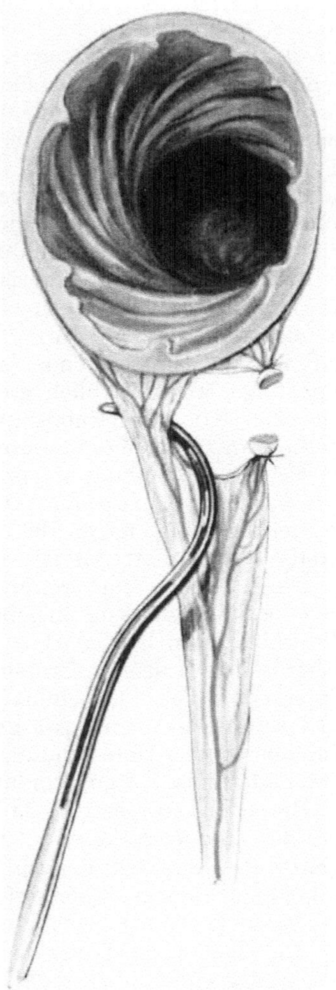

Abb. 209. Abbinden des Mesenteriums unmittelbar am Darm. Das fächerförmig auf beide Seiten des Darmes tretende Mesenterium wird nach beiden Seiten unterfahren, abgebunden und am Darm kurz abgeschnitten, so daß die am Darm verbleibenden Unterbindungsstümpfe möglichst klein ausfallen.

Unmittelbar am Darm werden mit Rücksicht auf den späteren Verschluß oder die spätere endständige Vereinigung des Darmes die Abbindungen des Mesenteriums in sehr kleinen Abteilungen vorgenommen, wobei unter Berücksichtigung der gabelförmigen Gestalt des Mesenterialansatzes am Darm die Abbindung abwechselnd einmal auf der rechten, das andere Mal auf der linken Seite ausgeführt wird (Abb. 209). Bei diesen hart am Darm vorgenommenen Abbindungen ist beim Dickdarm darauf zu achten, daß nicht etwa ein Graserschеs Divertikel in eine Unterbindung gerät, da nach dem Durchschneiden seiner eingebundenen Wand eine Perforationsperitonitis entstehen kann.

Sobald sich die Abtrennungslinie des Mesenteriums von dem Darm entfernt, können die einzelnen Unterbindungsbrücken breiter gewählt werden. Die Gefäße besitzen in dem lockeren Gewebe des Mesenteriums, namentlich bei fettreichem Gekröse, jedoch eine ausgesprochene Neigung zum Zurückschlüpfen, wodurch es zu gefährlichen und selbst tödlichen Blutungen kommen kann. Deswegen dürfen die einzelnen Abbindungsstrecken eine gewisse Breite nicht überschreiten, die Abbindungen müssen langsam und fest angezogen werden, und es ist bei der Durchtrennung der abgebundenen Mesenterialbrücke auf der Seite des im Körper zurückbleibenden Mesenteriums ein lang überstehender Bürzel zu belassen.

Trotz dieser Vorsichtsmaßregeln läßt sich das Abgleiten der Unterbindungen bei besonders fetten oder ödematös stark gestauten Mesenterien nicht immer mit Sicherheit verhindern. In derartigen Fällen kann man sich dadurch helfen, daß die Durchschneidung des Mesenteriums peripher als die von den durch die Durchführung der Fäden entstandenen Mesenteriallücken erfolgt, so daß die Unterbindungen nach Beendigung der Resektion nicht am Ende der einzelnen Mesenterialzipfel, sondern in einer Kette geschlossener Löcher liegen, aus denen ein Abrutschen unmöglich ist. Man geht hierbei in folgender Weise vor (Abb. 208): Nachdem ein kleiner Abschnitt des Mesenteriums mit der Hohlsonde unterfahren und zentral abgebunden ist, wird der zugehörige, aber erheblich größer bemessene Abschnitt peripher rücksichtslos mit einer KOCHER-Klemme quer gefaßt. Zwischen der Klemme und der Abbindung wird das Mesenterium mit der Schere in einer etwas kürzeren Strecke, als sie der Abbindung entspricht, durchtrennt, ohne daß hierbei jedoch der Schlitz, durch den die Abbindung gelegt wurde, eröffnet wird. In gleicher Weise folgen die weiteren Unterbindungen, bis der gesamte Mesenterialsektor durchtrennt ist.

Die Erfahrung lehrt weiter, daß die in einem dicken, harten oder fettreichen Mesenterium eingebetteten Gefäße beim schwachen Anziehen der Unterbindungen häufig nicht ausreichend verschlossen werden. Es ist daher auch aus diesem Grunde darauf zu achten, daß immer nur eine kleine Mesenterialbrücke auf einmal umschnürt wird, und daß die Unterbindungen fest angezogen und gut geknotet werden. Deshalb sind hier die scharf einschneidenden Unterbindungsfäden aus Seide oder Zwirn den milder wirkenden Fäden aus Katgut vorzuziehen.

Durch das fortgesetzte Abbinden und Durchtrennen der einzelnen Mesenterialbrücken wird der von den beiden um den Darm gelegten Haltezügeln begrenzte Teil des Gekröses schließlich in ganzer Ausdehnung durchtrennt, wobei es oft ratsam ist, der auf der einen Seite begonnenen Durchtrennung, wenn sie etwa in der Mitte angekommen ist, von der anderen Seite entgegenzukommen.

Am Ende jeder Darmresektion wird der durch Wegnahme des Mesenterialabschnittes entstandene Schlitz durch Nähte geschlossen (vgl. Abb. 64 und 65), um dem Durchschlüpfen von Eingeweiden und ihrer hierdurch drohenden Abschnürung vorzubeugen. Bei der Naht des Mesenterialschlitzes sind die Gefäße zu schonen.

**Die Mobilisierung des Colon ascendens und descendens.** Im Bereiche des aufsteigenden und des absteigenden Dickdarmes, wo der Darm ein freies Mesenterium nicht besitzt, sondern mit seiner Rückseite der hinteren Bauchwand flächenhaft anliegt, wird die Abtrennung des Darmes von seinen Gefäßverbindungen folgendermaßen bewerkstelligt:

Da die genannten Kolonabschnitte in der Fetalperiode ursprünglich ein medianwärts wurzelndes, freies Mesenterium haben, das erst später nach der Drehung des Darmes mit der hinteren Bauchwand verklebt, so kommen die ernährenden Gefäße von medial, und von lateral treten nur einige unbedeutende Gefäße an den Darm. Daher muß die Auslösung des Darmes von lateral nach medial erfolgen. Das Peritoneum wird zunächst an der Außenseite des Dickdarmes entlang der Übergangsfalte von der hinteren Bauchwand auf den Darm eingeschnitten (Abb. 210 und 211). Die sich nunmehr bei kräftigem Zuge am Darm auf der lateralen Seite anspannenden Stränge können zumeist mit wenigen Messerzügen blutlos durchtrennt werden; nur hie und da muß ein Gefäß gefaßt und unterbunden werden (Abb. 211). Sobald jedoch die mediale Seite des Darmes erreicht ist, treten die Gefäße in einer breiten gefäßreichen Bindegewebsplatte an den Darm. Diese Gewebsplatte wird hart am Darm zwischen sorgsam angelegten Doppelunterbindungen durchtrennt (Abb. 212). Hierbei ist auf den Harnleiter zu achten, der retroperitoneal auf der Rückseite der früheren Mesenterialplatte des Colon ascendens und

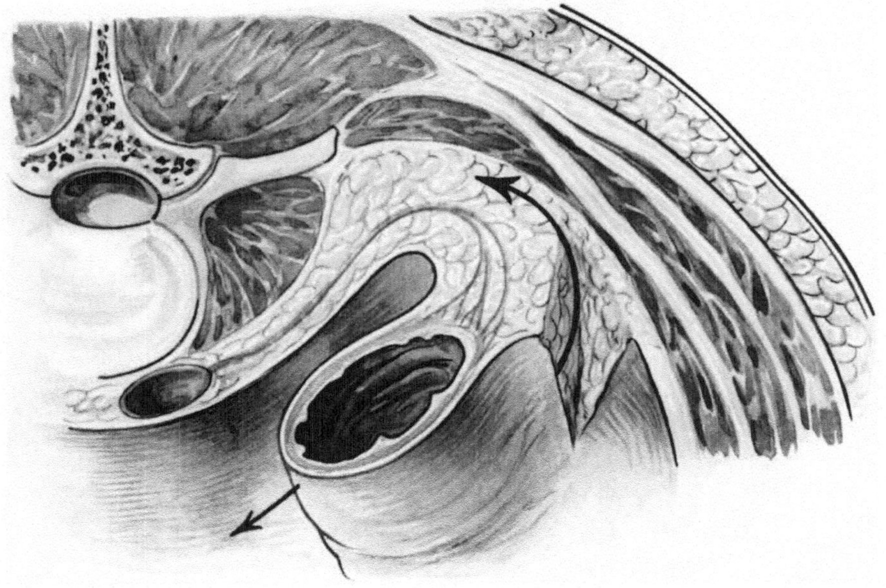

Abb. 210. Hauptrichtung der Gefäßversorgung des Colon descendens (und ascendens). Die in der Richtung des großen Pfeiles von außen nach innen vorgenommene Ablösung verletzt die von innen nach außen an den Darm tretenden Gefäße nicht. Schematisch.

descendens läuft und beim Ablösen des Peritoneums von der hinteren Bauchwand leicht mit abgehoben wird. Im kranialen Abschnitt der Mesenterialplatte liegt der Ureter dem Dickdarm sehr nahe oder sogar unmittelbar hinter ihm, im kaudalen Abschnitt liegt er medial vom Darm und kreuzt in seinem weiteren Verlauf alsbald die Art. hypogastrica, ventral über sie hinwegziehend.

**Die quere Durchtrennung des Darmes.** Die Technik der queren Durchtrennung des Darmes ist in dem Abschnitt B, 1 und 2, S. 40f. beschrieben. Die Versorgung der bei der Durchtrennung entstehenden Querschnitte richtet sich nach der Art der Wiederherstellung der Darmpassage, ob sie End zu End, Seit zu Seit, End zu Seit oder Seit zu End erfolgt, und ob die Verbindung unmittelbar an der Durchtrennungsstelle oder bei einem oder bei beiden Darmteilen fern von dieser Stelle hergestellt wird, oder ob sie überhaupt unterbleibt und eine oder beide Schlingen nach außen geleitet werden.

Bei der Versorgung des Dünndarmes hat man hinsichtlich der Stelle und der Art einer Wiedervereinigung zumeist freie Hand, da sich alle Abschnitte des Dünndarmes mit Ausnahme der unmittelbaren Nachbarschaft der Flexura duodenojejunalis und der Flexura ileocoecalis infolge ihrer vorzüglichen

Beweglichkeit weitgehend verlagern lassen, und da sie infolge ihrer allseitigen Bekleidung mit Peritoneum ohne weiteres endständig verschlossen und zu jeder Art von Anastomose verwendet werden können. Schwierigkeiten in dieser Richtung macht dagegen vielfach der Dickdarm, der wenig beweglich und im Bereiche des Colon ascendens und descendens nur teilweise und zwar vornehmlich auf der Vorderseite mit Peritoneum bekleidet ist.

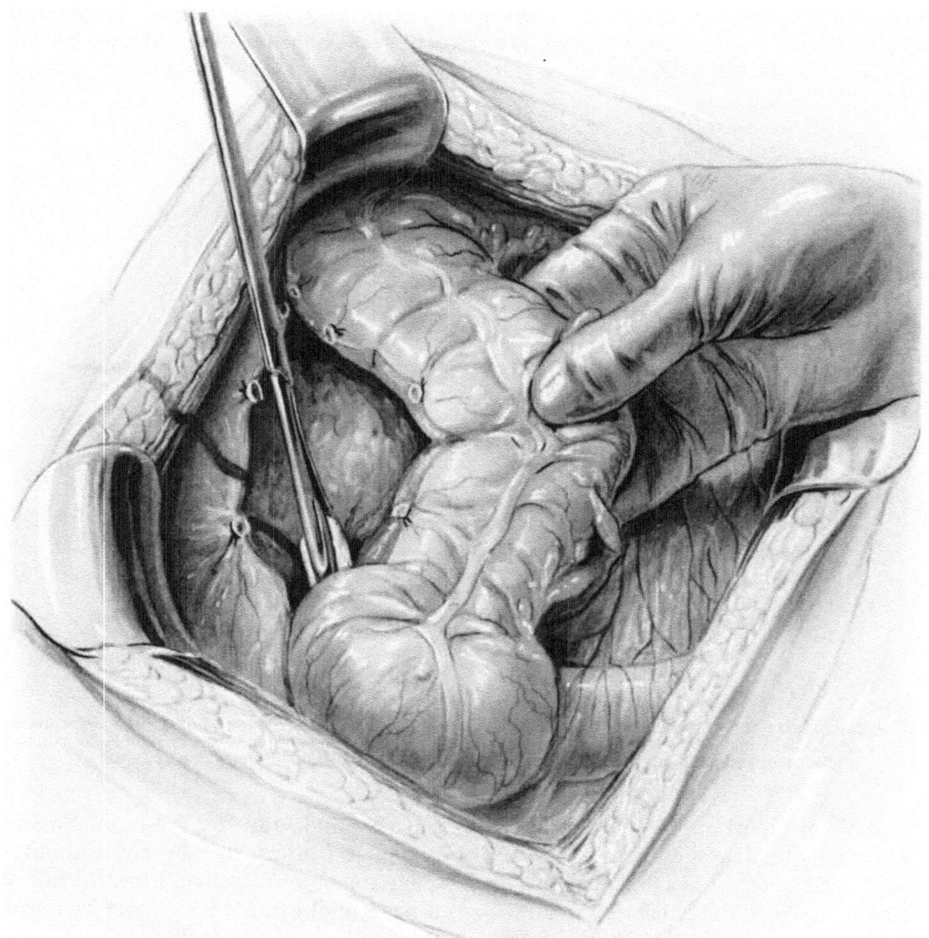

Abb. 211. Mobilisierung des Zökums und des Colon ascendens. Nach einem an der Außenseite des Darmes durch das Peritoneum entlang der Umschlagsfalte geführten Schnitt wird der Darm stumpf nach medial abgeschoben, wobei nur wenige zarte Gefäße zu unterbinden sind.

Da die Zuverlässigkeit des Verschlusses eines Darmquerschnittes weitgehend von der Güte seines Peritonealüberzuges abhängt, so tragen manche Operateure Bedenken, das auf der Rückseite nicht mit Peritoneum überzogene Colon ascendens und descendens endständig zu verschließen, und setzen, falls die Ausdehnung der die Resektion bedingenden Erkrankung zu einer queren Durchtrennung im Bereiche dieser Darmabschnitte führen würde, die Ausrottung lieber bis auf den nächsten, allseitig mit Peritoneum bekleideten Darmabschnitt fort, also auf das Ileum, auf das Colon transversum oder das Colon sigmoideum. Ich halte derartige Bedenken für nicht gerechtfertigt, da sich meines Erachtens der Querschnitt auch eines nur teilweise mit Peritoneum bekleideten Darmes durchaus sicher verschließen läßt, wie das in dem Abschnitte B, 2, S. 63 beschrieben ist.

Trotzdem kann es bei einer Resektion gelegentlich notwendig werden, einzelne Abschnitte des Darmes als blinde Enden im Körper zu belassen, oder sie über das durch die Erkrankung erforderliche Maß zu beseitigen.

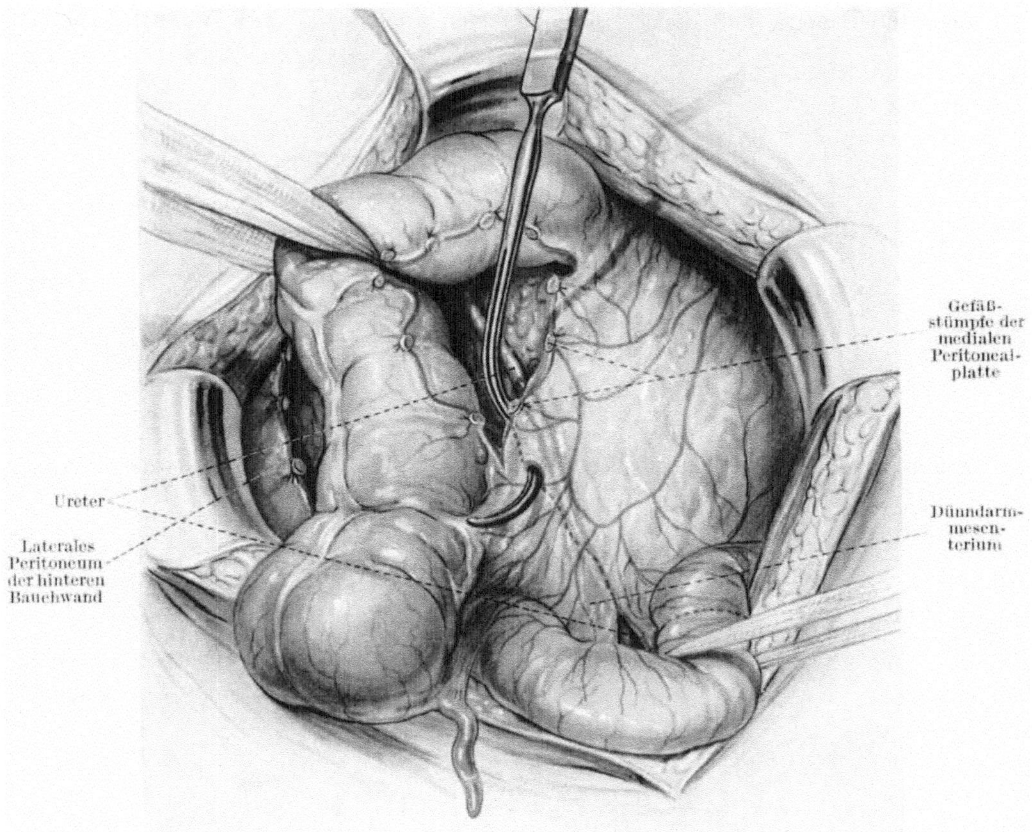


Abb. 212. Resektion des Zökum und des Colon ascendens, Fortsetzung des Zustandes der vorigen Abbildung. Der von seiner Unterlage abgehobene Darm ist an den beabsichtigten Resektionsstellen, im Bereiche der untersten Ileumschlinge und im Bereiche der Flexura dextra mit je einem Leinenbändchen unterfahren. Das Mesenterium wird abschnittsweise nach doppelter Unterbindung durchtrennt. Der retroperitoneal gelegene Harnleiter ist sichtbar.

Niemals darf eine Darmschlinge in sich vollständig geschlossen und versenkt werden, da der ständig gebildete Darmschleim eine abgeschlossene Schlinge auftreiben und mit der Zeit sprengen kann. Jeder ausgeschaltete Darmteil muß also entweder mit dem übrigen freien Darmkanal in Verbindung bleiben oder mit ihm oder mit der Außenwelt in Verbindung gebracht werden, so daß er sich ständig entleeren kann. In dieser Hinsicht sind die in den vorangehenden Abschnitten für die Ausschaltung einer Darmschlinge gegebenen Richtlinien zu beachten.

## e) Die einzeitige Ausrottung einer Darmschlinge. (Primäre Resektion und primäre Wiederherstellung der Darmverbindung.)

Nachdem die kranke Darmschlinge unter Durchtrennung ihres Mesenteriums und ihrer beiden Enden aus dem Körper entfernt ist, werden der zuführende und der abführende Darm unmittelbar miteinander leitend vereinigt (Abb. 213), End zu End, Seit zu Seit, Seit zu End oder End zu Seit, wie es am besten paßt.

Lassen sich die beiden durchtrennten Darmschenkel jedoch nicht derartig aneinanderlagern, daß die Herstellung einer unmittelbaren Verbindung

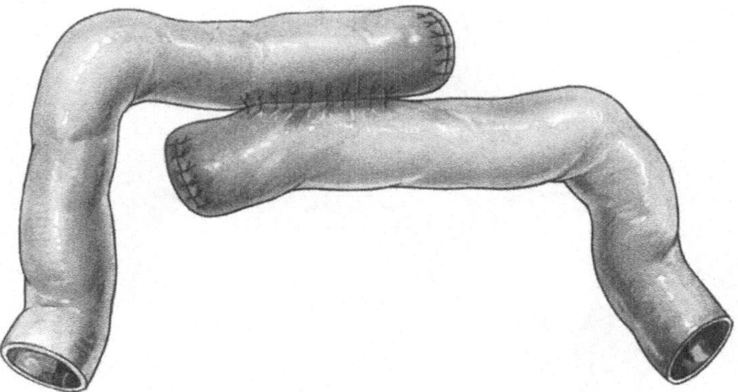

Abb. 213. Zustand nach einzeitiger Darmresektion. Die zuführende und die abführende Schlinge sind nahe ihren Enden miteinander Seit zu Seit vereinigt. Schematisch.

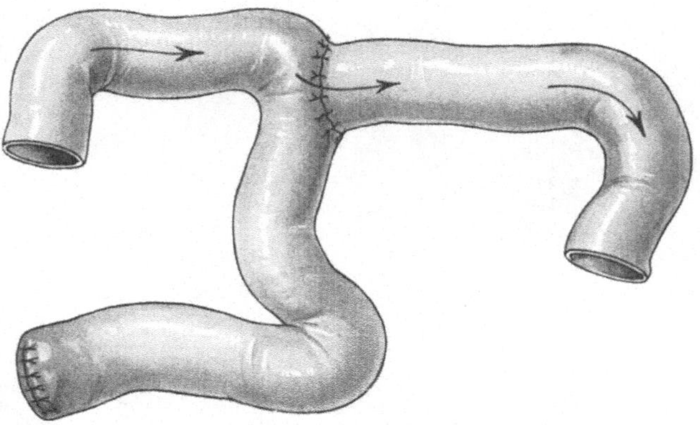

Abb. 214. Zustand nach einzeitiger Darmresektion. Das Ende der zuführenden Schlinge konnte nicht mit dem Ende der abführenden Schlinge vereinigt werden, so daß ein Stück des zuführenden Darmes einseitig ausgeschaltet werden mußte. Schematisch.

unmittelbar am Ende der zuführenden und unmittelbar am Ende der abführenden Schlinge möglich ist, so kann die Verbindung auch in größerer Entfernung von dem Ende im Verlaufe des zuführenden (Abb. 214) oder des abführenden (Abb. 215) oder auch im Verlaufe beider Darmabschnitte (Abb. 216) vorgenommen werden. Das an der Verbindung nicht unmittelbar beteiligte Darmende wird dann blind verschlossen und hierdurch einseitig ausgeschaltet. Es ist selbstverständlich, daß die ausgeschaltete Darmstrecke so kurz wie möglich bemessen wird. Die einseitig ausgeschaltete Darmschlinge

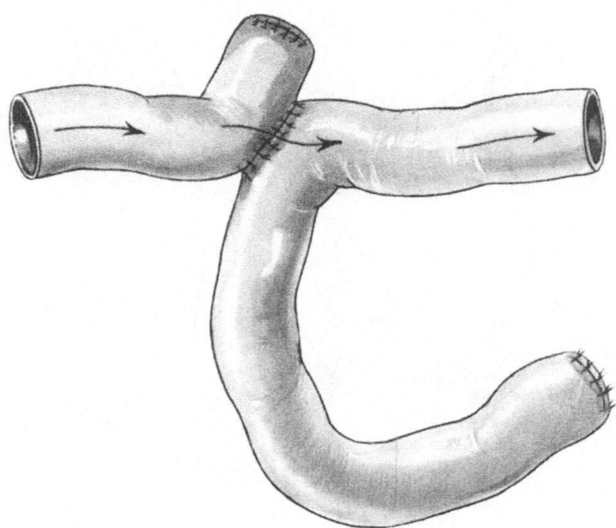

Abb. 215. Zustand nach einzeitiger Darmresektion. Das Ende der abführenden Schlinge konnte nicht mit dem Ende der zuführenden Schlinge vereinigt werden, so daß ein Stück der abführenden Schlinge einseitig ausgeschaltet werden mußte. Schematisch.

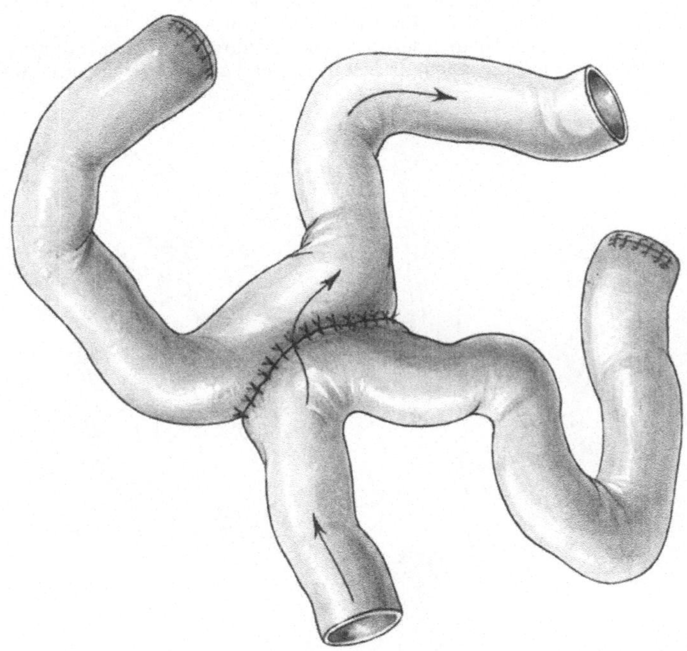

Abb. 216. Zustand nach einzeitiger Darmresektion. Das Ende der zuführenden und das Ende der abführenden Schlinge konnten bei der Vereinigung nicht verwendet werden, so daß ein Stück des zuführenden und ein Stück des abführenden Darmes einseitig ausgeschaltet werden mußten. Schematisch.

muß entsprechend den früheren Ausführungen einen Abfluß nach dem Darminneren oder nach außen besitzen. In diesem Sinne kann die Valvula BAUHINI nicht als rückläufig durchgängig angesehen werden (Abb. 217).

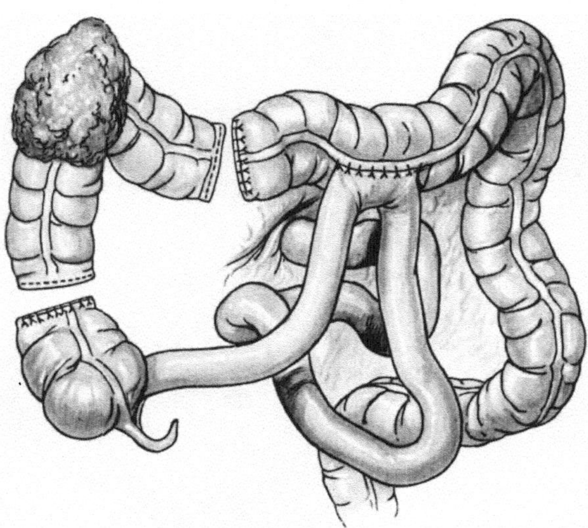

Abb. 217. Unzulässige einseitige Ausschaltung des Zökums bei einer primären Resektion der karzinomatösen Flexura hepatica. Schematisch. Die rückläufige Durchgängigkeit der Valvula ileocoecalis ist nicht verbürgt, so daß das ausgeschaltete Zökum überdehnt werden kann.

Fall 2. Beispiel einer einzeitigen Darmresektion zur Beseitigung einer Ileozökaltuberkulose (Abb. 218). Im kalten Stadium werden das unterste Ileum und das Colon ascendens bis zur Mitte reseziert. Die zuführende Ileumschlinge und der abführende Schenkel des Colon ascendens lassen sich nicht aneinander lagern. Daher werden

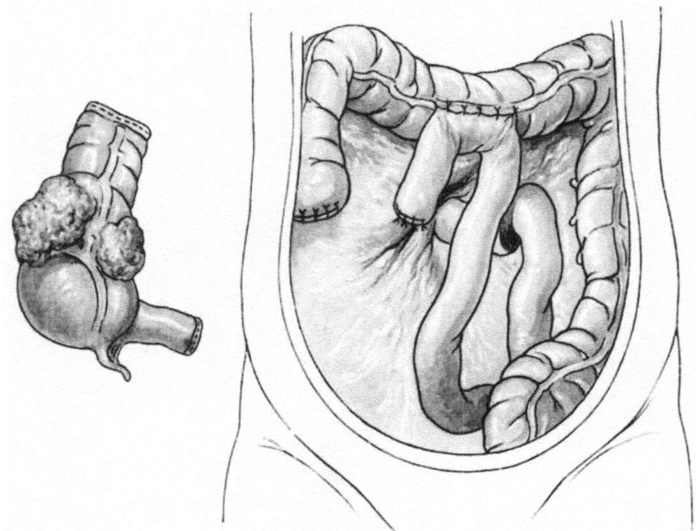

Abb. 218. Beispiel einer einzeitigen Darmresektion (Fall 2). Schematisch. Einzeitige Resektion des Ileozökums, blinder Verschluß beider Darmquerschnitte, Wiederherstellung des Darmweges durch Vereinigung der untersten Ileumschlinge mit dem Colon transversum Seit zu Seit. Zustand am Ende des Eingriffes.

beide Darmlumina blind verschlossen, und das Ileum wird mit dem Colon transversum Seit zu Seit verbunden.

Fall 3. Beispiel einer einzeitigen Darmresektion mit Opferung der gesunden Valvula Bauhini (Abb. 219). Zur Beseitigung eines Karzinoms der Flexura hepatica, das ohne Ileuserscheinungen zur Operation kommt, würde an sich die Resektion von der Mitte des Colon ascendens bis in die Mitte des Colon transversum genügen. Die beiden hierbei entstehenden Darmquerschnitte würden sich nicht aneinander lagern lassen, sondern es müßte zur Wiederherstellung der Darmpassage das unterste Ileum in den abführenden

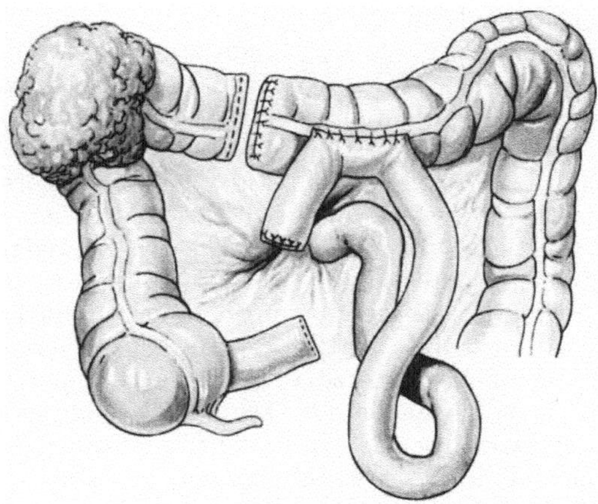

Abb. 219. Beispiel einer Darmresektion mit Opferung der gesunden Valvula Bauhini (Fall 3). Zustand am Ende des Eingriffes. Schematisch. Obwohl die Durchtrennung zwischen dem Krankheitsherde und dem Zökum und daher die Erhaltung des Zökums möglich wären, ist das Zökum und die Valvula Bauhini entfernt, weil ihre rückwärtige Durchgängigkeit nicht gewährleistet werden kann.

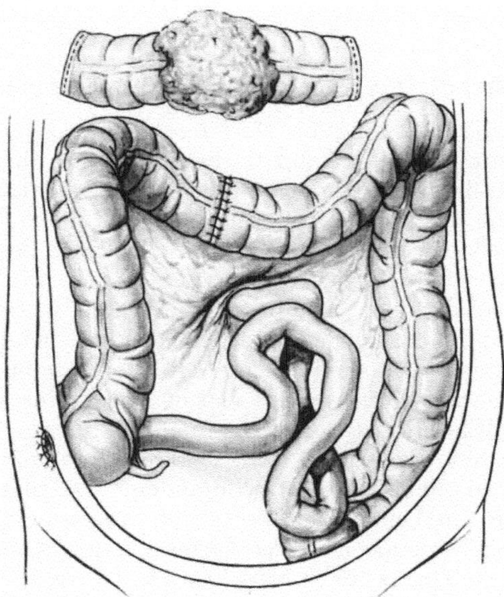

Abb. 220. Beispiel einer einzeitigen Darmresektion mit gleichzeitiger Anlegung einer entlastenden Darmfistel (Fall 4). Zustand am Ende des Eingriffes. Schematisch. Nach der Resektion des kranken Abschnittes des Colon transversum und Vereinigung der beiden Darmschenkel End zu End ist am Zökum zur Entlastung der unter ungünstigen Verhältnissen stehenden Kolonnaht eine Fistel angelegt.

Schenkel des Colon transversum gepflanzt werden. Bei diesem Vorgehen würde das einseitig ausgeschaltete Zökum mit dem übrigen Darm nur durch die Valvula Bauhini in Verbindung stehen. Da die rückläufige Durchgängigkeit dieser Klappe nicht sicher ist, ist dieses Vorgehen unstatthaft, und die Resektion wird vom Colon transversum über das Colon ascendens und das Zökum bis auf die unterste Ileumschlinge ausgedehnt. Nach blindem

Verschluß der zuführenden Ileum- und der abführenden Schlinge des Colon transversum werden beide Darmteile seitlich miteinander anastomosiert.

Bei der einzeitigen Darmresektion wird unter gewöhnlichen Verhältnissen die frische Darmnaht zwischen der zuführenden und der abführenden Schlinge durch den Darminhalt sogleich voll belastet, und der zuführende Darm kann sich seines Inhaltes nur unter Benutzung der ganzen Länge des abführenden Darmkanals entledigen. Bei schwieriger Darmnaht oder bei starker Anstauung von Darminhalt besteht daher das Bedürfnis, die Darmnaht zu entlasten und dem Darm die Arbeit der Entleerung zu erleichtern. Es läßt sich das dadurch erreichen, daß in der Nähe und oral von der Darmanastomose ein Auslaß in Gestalt einer Darmfistel oder eines Afters angelegt wird. Eine derartige Entlastungsöffnung wird entweder längere Zeit vor der Darmresektion in einer besonderen Voroperation angelegt, und man läßt die Fistel nach der Hauptoperation noch längere Zeit bestehen. Oder die Entlastungsöffnung wird erst bei der Hauptoperation hergestellt. Die Darmresektion als solche wird aber trotzdem in einem Eingriff, also einzeitig durchgeführt. Es ist lediglich Sache der Gewohnheit und des Sprachgebrauchs, ob man diese Art der Darmresektion mit vorheriger Anlegung einer Darmfistel als „einzeitig“ oder als „zweizeitig“ bezeichnen will.

Fall 4. Beispiel einer einzeitigen Darmresektion mit gleichzeitiger Anlegung einer entlastenden Darmfistel (Abb. 220). Bei einem Karzinom des Querkolons muß der mittlere Abschnitt des Colon transversum reseziert werden. Die beiden Querschnitte des Colon transversum werden End zu End miteinander vereinigt. Der Dünndarm ist stark gefüllt, so daß die Darmnaht starker Belastung ausgesetzt erscheint. Zur Entlastung der frischen Darmnaht wird eine Kotfistel am Zökum angelegt, die drei Wochen nach der Operation wieder geschlossen wird.

## f) Die mehrzeitige Ausrottung einer Darmschlinge.

Der Grund für die Zerlegung der Darmresektion in zwei oder mehr zeitlich voneinander getrennte Eingriffe kann darin liegen, daß der Kräftezustand des Kranken dem großen Eingriff der einzeitigen Resektion nicht gewachsen ist, daß die Resektion des kranken Darmes oder daß die Ausführung der Naht zwischen der zuführenden und der abführenden Schlinge besonders schwierig erscheint, daß die übermäßige Füllung des Darmes die unmittelbare Entleerung der in der zuführenden Schlinge aufgestauten Kotmassen nach außen unter Ausschaltung des Enddarmes empfehlenswert macht, oder daß die gesteigerte Infektiosität des Darminhaltes ein umfangreiches Arbeiten in der Bauchhöhle nach Eröffnung des Darmes unerwünscht erscheinen läßt. Derartige, die einzeitige Resektion verbietende Bedingungen sind besonders häufig im Zustande des akuten Darmverschlusses, nicht selten auch des chronischen Darmverschlusses vorhanden. Im allgemeinen wird das zweizeitige Vorgehen am Dünndarm nur selten angewendet, während es am Dickdarm für manche Operationen das Verfahren der Wahl bildet.

Die zweizeitige Darmresektion kann in drei Formen durchgeführt werden:

### α) Die primäre Ausschaltung und die sekundäre Ausrottung einer Darmschlinge.

Die Ausschaltung der kranken Schlinge beim ersten Eingriff erfolgt auf eine der oben im Abschnitt D, 6, S. 260f. für die Darmausschaltung beschriebenen Arten durch Bildung eines neuen Weges für die Kotpassage. Die zur Resektion bestimmte Schlinge verbleibt hierbei zunächst im Zusammenhange mit dem Körper und im Innern der Bauchhöhle. Beim zweiten Eingriff wird die Schlinge reseziert. Im Innern des Körpers kann der kranke Darm beim ersten

Eingriff nur dann belassen werden, wenn der Krankheitsprozeß weder im Augenblick noch in der nächsten Zukunft eine Infektionsgefahr für die Peritonealhöhle bildet, also nicht bei Infektion, Ernährungsstörung oder Perforationsgefahr des kranken Darmes.

Die Ausschaltung des kranken, zur Resektion bestimmten Darmabschnittes wird im ersten Operationsakt am einfachsten durch eine seitliche Enteroanastomose zwischen der zuführenden und der abführenden Schlinge herbeigeführt (vgl. Abb. 200). Man kann aber auch, zumal wenn es technisch schwierig oder unmöglich ist, die zuführende und die abführende Schlinge zur Herstellung einer seitlichen Anastomose auf eine genügende Strecke nebeneinander zu lagern, die kranke Schlinge dadurch anzuhalten, daß entweder die abführende Schlinge durchtrennt, ihr zuführendes Ende blind verschlossen und ihr abführendes Ende in die zuführende Schlinge eingepflanzt wird, oder dadurch, daß die zuführende Schlinge durchtrennt, ihr abführendes Ende blind verschlossen und ihr zuführendes Ende in die abführende Schlinge eingepflanzt wird (vgl. Abb. 202 und 221). Der blinde Verschluß des Querschnittes der einseitig ausgeschalteten kranken Schlinge hat zur Voraussetzung, daß die kranke Stelle für in ihr entstehende Flüssigkeiten (Schleim, Eiter, Blut) und Gase durchgängig ist. Ist die Voraussetzung der Durchgängigkeit nicht erfüllt, wie das z. B. bei einem das Darmlumen vollständig verschließenden Karzinom der Fall ist, so muß der einseitig ausgeschaltete Schenkel nach außen eine Öffnung erhalten, entweder durch eine seitliche Fistel oder dadurch, daß sein Querschnitt endständig in die Bauchdecken eingenäht wird (vgl. Abb. 204).

Im zweiten Operationsakt wird die ausgeschaltete kranke Schlinge entfernt, indem nach der Abbindung des zugehörigen Mesenteriums bei vorausgegangener seitlicher Anastomose der zu- und der abführende Darmschenkel durchtrennt und die im Körper verbleibenden Enden blind verschlossen werden. Wurde eine der beiden Schlingen bereits im ersten Operationsakt durchtrennt, so ist im zweiten Operationsakt nur noch die Durchtrennung der zuführenden Schlinge oder die Durchtrennung der abführenden Schlinge zwischen Anastomose und kranker Schlinge notwendig. Im Hinblick auf die Vereinfachung des zweiten Eingriffes wird die Durchtrennung eines Schenkels der kranken Schlinge daher gern auf den ersten Operationsakt übernommen.

Der erste Akt der zweizeitigen Darmresektion kann auch in der Weise durchgeführt werden, daß die zuführende und die abführende Schlinge durchtrennt und miteinander anastomosiert werden (vgl. Abb. 204), die Resektion der kranken Schlinge aber als zu eingreifend für den zweiten Operationsakt aufgespart wird. Dann muß die doppelseitig ausgeschaltete und verschlossene kranke Schlinge im ersten Akt nach außen eine Entlastungsöffnung erhalten, indem z. B. ihr einer Schenkel in die Bauchwand endständig eingenäht wird, oder indem sie nach außen eine seitliche Fistel erhält. Im zweiten Akt ist dann nur die Resektion der erkrankten Schlinge vorzunehmen, ohne daß eine Darmdurchtrennung zu erfolgen braucht.

Fall 5. Beispiel einer zweizeitigen Darmresektion mit primärer einseitiger Ausschaltung des tuberkulösen Ileozökums und mit sekundärer Resektion der kranken Schlinge. Eine 35jährige Frau hat seit einem Jahre allmählich zunehmende Erscheinungen unvollständiger Darmstenose, die nach der Röntgenuntersuchung auf einer Verengerung des Darmes in der Gegend der Valvula ileocoecalis beruhen, wo auch eine Resistenz zu fühlen ist. Trotzdem läßt sich der Darm durch Einläufe und Abführmittel gut entleeren. Die Kranke ist in ihrem Kräftezustand stark heruntergekommen. Im Stuhl finden sich Tuberkelbazillen. Die Diagnose wird auf eine Ileozökaltuberkulose gestellt.

In gürtelförmiger Spinalanästhesie, steiler Beckenhochlagerung und linksseitiger Kipplage wird die Bauchhöhle durch einen rechtsseitigen pararektalen Kulissenschnitt eröffnet. Es findet sich eine Ileozökaltuberkulose, die etwa 15 cm auf das Ileum und ins angrenzende Mesenterium reicht und das orale Drittel des Colon ascendens ergriffen hat. Eine einzeitige Resektion erscheint bei dem schlechten Allgemeinzustand nicht ratsam, eine Vorlagerung kommt bei der fest an der hinteren Bauchwand haftenden Geschwulst nicht in Frage. Es bleibt überhaupt zweifelhaft, ob sich die Kranke so weit erholen wird, daß der große Eingriff der Resektion jemals gewagt werden kann.

Es wird daher zunächst eine Umgehungsanastomose angelegt (Abb. 221): Das Ileum wird 30 cm oral vom Zökum, also 15 cm oral von dem Krankheitsherde von seinem Mesenterium auf eine Strecke von 4 cm durch abschnittweise Unterbindung und Durchtrennung des Mesenteriums befreit. In der Mitte dieser freien Strecke wird der Darm nach sorgfältiger Abstopfung mit Hilfe des PETZschen Instrumentes quer durchtrennt. Beide Enden werden durch LEMBERT-Nähte eingestülpt.

Nachdem das Colon transversum hervorgezogen ist, das an dem anhaftenden Netz leicht kenntlich und leicht zu entwickeln ist, wird das Ileum 10 cm oral von seinem endständigen Verschlusse mit ihm End zu Seit vereinigt, wobei für die Anlegung der ersten Nahtreihe eine Tänie benutzt wird. Die Bauchhöhle wird primär geschlossen (Abb. 221).

Nach dieser Operation erholt sich die Kranke bei regelmäßiger Stuhlentleerung im Laufe der nächsten Wochen ausgezeichnet, gelegentlich aber treten schleimige Durchfälle auf, in denen sich Tuberkelbazillen nachweisen lassen. Nach einem Monat wird die Radikaloperation der kranken Darmschlinge beschlossen. In gürtelförmiger Spinalanästhesie wird bei starker linker Seitenlage und bei Beckenhochlagerung der Leib in der Narbe eröffnet. Das Zökum und das Colon ascendens werden freigelegt, hervorgezogen und bis dicht unter die Flexura hepatica verfolgt, wo der Darm gesund erscheint. Im Gesunden beginnend wird die peritoneale Umschlagfalte an der Außenseite des Colon ascendens eingeschnitten. Bei kräftigem, nach links gerichteten Zug am Darm läßt sich das Kolon in seinem gesunden Anteil leicht von der hinteren Bauchwand lösen. Nur wenige Gefäße spannen sich und werden zwischen doppelten Unterbindungen durchtrennt. Auf der Innenseite haftet am Kolon jedoch die breite, reichlich mit Gefäßen durchsetzte Mesenterialplatte. Sie wird in ihrem kranialen Abschnitt hart am Kolon abschnittweise unterbunden und durchtrennt.

Hierdurch ist der gesunde Teil des Colon ascendens allseitig von seinen Verbindungen befreit und kann mit einem Gummischlauch unterfahren werden. An seinem aboralen Ende wird seine Befreiung durch Abbinden und Abdrängen auch vom Lig. gastrocolicum über die rechte Flexura bis an die Anastomose zwischen Colon transversum und die unterste Ileumschlinge fortgesetzt. 10 cm oral dieser Stelle wird das Kolon mit Hilfe des PETZschen Nahtinstrumentes durchtrennt, das abführende Ende wird durch LEMBERTsche Nähte eingestülpt und versenkt, während das zuführende Ende in ein Gummisäckchen eingebunden wird.

An diesem Ende wird ein kräftiger Zug ausgeübt, das Kolon bis nahe an die Einmündungsstelle des Ileum leicht ausgelöst. Weiterhin entstehen jedoch dadurch Schwierigkeiten, daß ein mächtiger Zapfen tuberkulöser Drüsen in dem Winkel des Mesenteriums zwischen dem Ileum und dem Colon ascendens liegt, der an der hinteren Bauchwand fest haftet. Da sich nicht ohne weiteres feststellen läßt, wieweit der Ureter und die Vasa iliaca in diese Geschwulst einbezogen sind, werden diese Gebilde kranial von der gefährlichen Stelle auf der hinteren Bauchwand aufgesucht. Indem auf der einen Seite das Kolon und das Zökum kräftig in die Höhe und nach medial gezogen und auf der anderen Seite die Gefäße und der Ureter mit Präparierzangen stumpf gegen die hintere Bauchwand gedrängt werden, gelingt es allmählich, die Geschwulst und den Darm von der Hinterwand des Bauches und den erwähnten wichtigen Gebilden zu trennen. Dabei wird stets von lateral nach medial gearbeitet. Ein im Mesenterium in Gestalt eines spitzwinkeligen Dreiecks nach der Wirbelsäule ziehender tuberkulöser Zapfen macht besondere Schwierigkeiten. Schließlich gelingt aber auch seine Auslösung, ohne daß der hart an seiner Spitze vorbeiziehende Hauptstamm der Arteria mesenterica superior verletzt wird. Das Mesenterium der untersten Ileumschlinge wird zwischen wenigen Unterbindungen durchtrennt. Hiermit ist, da die Durchtrennung des Ileum bereits bei der ersten Operation erfolgte, das kranke Darmstück, in das auch die Appendix einbezogen ist, frei und wird aus dem Körper entfernt (Abb. 222).

Die große Wundfläche, deren Boden der Iliopsoas mit den großen Gefäßen und dem Ureter bilden, wird noch einmal sorgfältig auf jede Blutung nachgesehen und nach Möglichkeit durch Vernähung der sie begrenzenden Peritonealränder geschlossen. Das gelingt bis auf eine dreimarkstückgroße Stelle, die nur durch Einschlagen der rechten Tube geschlossen werden kann. Die Bauchdeckenwunde wird vollständig geschlossen.

Fall 6. Beispiel für eine dreizeitige Darmresektion. (Primäre Darmfistelbildung, sekundäre vollständige Ausschaltung der kranken Schlinge, tertiäre Resektion.) Ein Kranker mit einem Karzinom der Flexura hepatica wird im akuten Ileus in derartig elendem Zustande eingeliefert, daß zunächst lediglich eine Zökalfistel zur Entlastung des Darmes angelegt werden kann (Abb. 223).

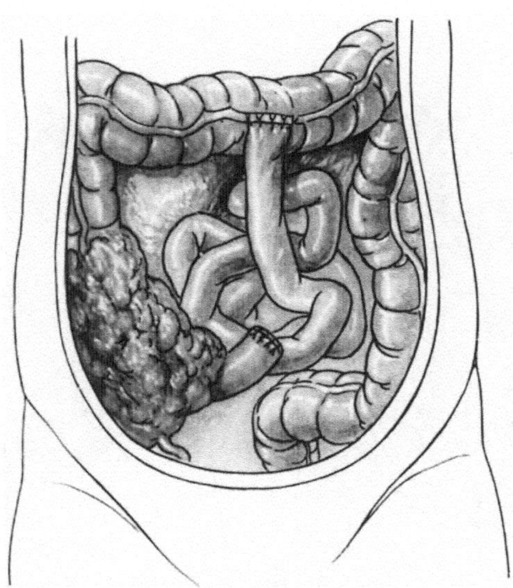

Abb. 221. Beispiel einer zweizeitigen Darmresektion mit primärer einseitiger Ausschaltung und sekundärer Resektion der kranken Schlinge (Fall 5). Zustand am Ende des ersten Eingriffes. Schematisch. Bei einer Ileozökaltuberkulose ist die unterste Ileumschlinge quer durchtrennt, der aborale Querschnitt verschlossen und der orale Querschnitt End zu Seit mit dem Colon transversum vereinigt.

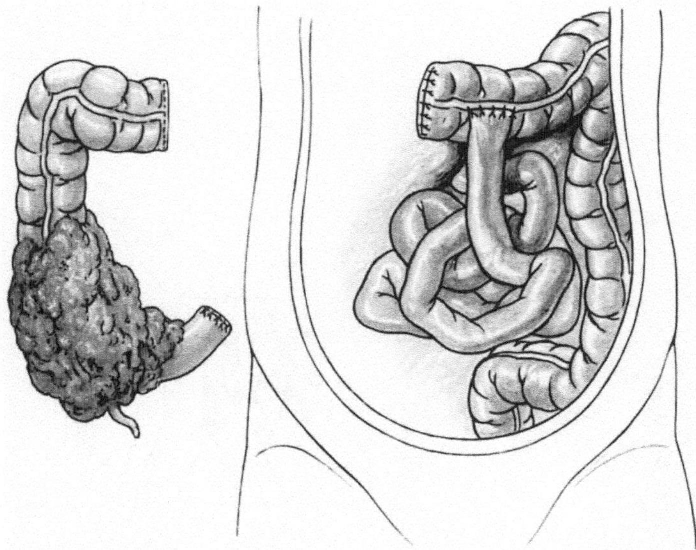

Abb. 222. Fortsetzung des Zustandes der vorigen Abbildung (Fall 5). Zustand am Ende des zweiten Eingriffes. Schematisch. Das Querkolon ist zwischen dem Krankheitsherde und der Anastomose durchtrennt, das aborale Ende ist blind verschlossen. Der ausgeschaltete Darm mit dem Krankheitsherde ist entfernt.

Nachdem der Kranke sich erholt hat, wird 3 Wochen später die Bauchhöhle in der Mittellinie unterhalb des Nabels eröffnet. Es wird die einzeitige Resektion der kranken Darmschlinge geplant. Das Ileum wird 10 cm oberhalb der Flexura ileocoecalis, das Colon transversum wird in der Mitte durchtrennt, und die 4 Darmquerschnitte werden endständig verschlossen. Die zuführende Ileumschlinge wird mit dem abführenden Schenkel des Colon transversum seitlich anastomosiert. Inzwischen hat sich der Kräftezustand des

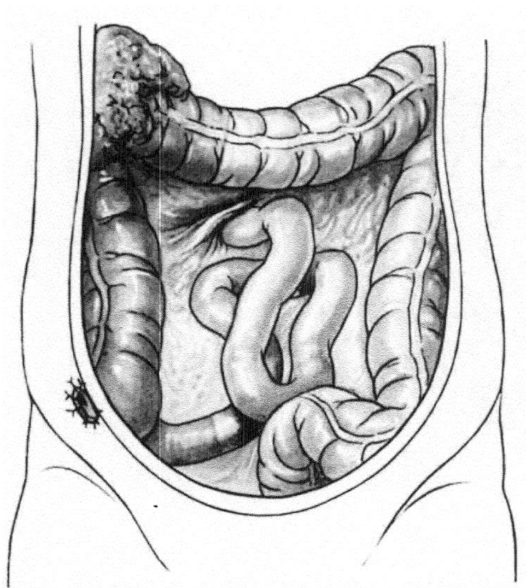

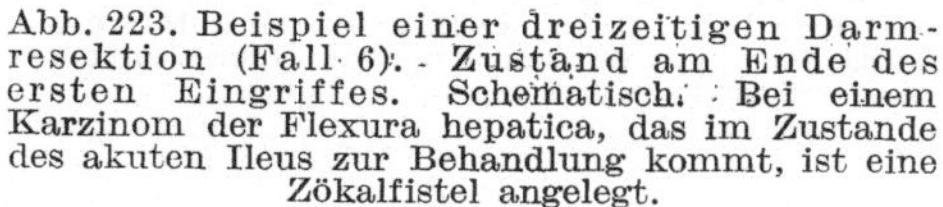

Abb. 223. Beispiel einer dreizeitigen Darmresektion (Fall 6). Zustand am Ende des ersten Eingriffes. Schematisch. Bei einem Karzinom der Flexura hepatica, das im Zustande des akuten Ileus zur Behandlung kommt, ist eine Zökalfistel angelegt.

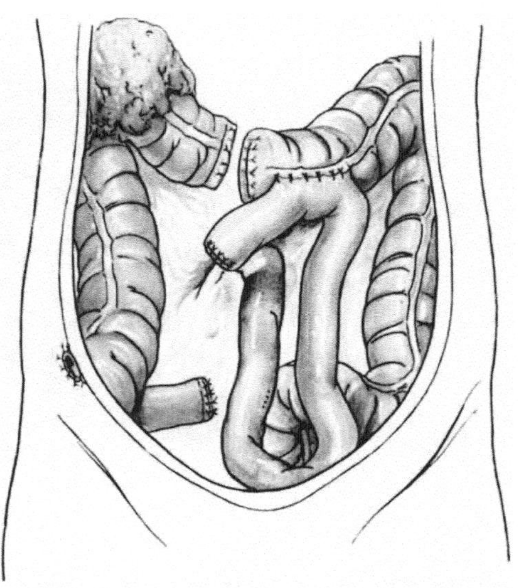

Abb. 224. Fortsetzung der vorigen Abbildung (Fall 6). Zustand am Ende des zweiten Eingriffes. Schematisch. Zwischen der untersten Ileumschlinge und dem Colon transversum ist eine seitliche Anastomose angelegt, der zuführende und der abführende Schenkel der kranken Schlinge sind durchtrennt und die vier Querschnitte endständig verschlossen. Das vollständig ausgeschaltete Darmstück hat durch die Zökalfistel nach außen Abfluß.

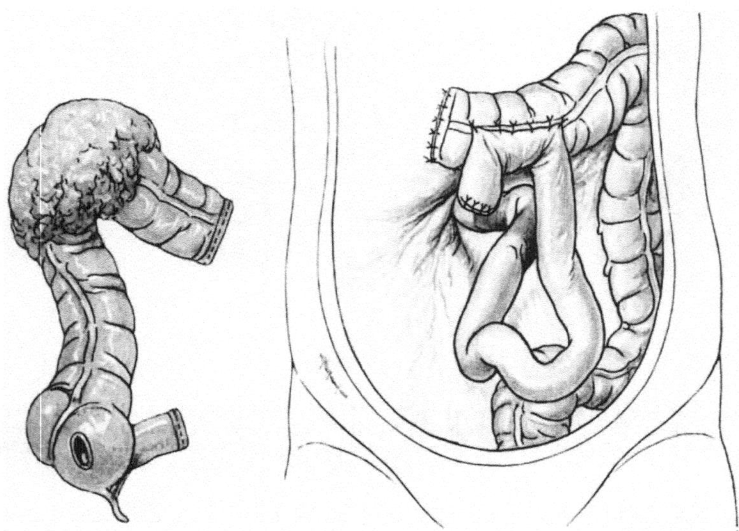

Abb. 225. Fortsetzung der vorigen Abbildung (Fall 6). Zustand am Ende des dritten Eingriffes. Schematisch. Das durch den vorigen Eingriff vollständig ausgeschaltete Darmstück ist entfernt.

Kranken so weit verschlechtert, daß eine baldige Beendigung der Operation wünschenswert erscheint. Es wird daher der ausgeschaltete Darmabschnitt, der durch die früher angelegte Zökalfistel Abfluß nach außen hat — die relative Durchgängigkeit des karzinomatösen Abschnittes der Flexura hepatica konnte bei der Operation festgestellt werden —, im Körper zurückgelassen (Abb. 224). Die Laparotomiewunde wird primär geschlossen.

Nach 3 Wochen wird der ausgeschaltete karzinomatöse Darmanteil durch eine neue Laparotomie entfernt (Abb. 225).

### β) Die primäre Ausrottung einer Darmschlinge mit Anlegung eines künstlichen Afters, die sekundäre Wiederherstellung der Darmpassage und der Verschluß des künstlichen Afters.

Eine Darmresektion in dieser Form ist dann angebracht, wenn die einzeitige Resektion aus den früher dargelegten Gründen unstatthaft ist, die Art der Erkrankung die sofortige Beseitigung der kranken Schlinge aus dem Bauchraum jedoch gebieterisch verlangt und die Überfüllung des oralen Darmes oder die Unzuverlässigkeit einer Darmnaht die ungehinderte und ausgiebige Ableitung des Darminhaltes durch einen Anus praeternaturalis wünschenswert erscheinen läßt. Derartige Verhältnisse sind beispielsweise bei der Operation einer verschleppten eingeklemmten Hernie mit gangränösem Darm gelegentlich gegeben.

In der ersten Sitzung wird der kranke Darmabschnitt reseziert, und es wird gleichzeitig für die Ableitung des Stuhlganges aus der zuführenden Schlinge durch Anlegung eines Anus praeternaturalis gesorgt. Das geschieht entweder in der Weise, daß sowohl der zuführende als auch der abführende Darmschenkel nach außen geleitet werden. Lassen sich die beiden Schenkel hierbei an der gleichen Stelle durch die Bauchdecken führen, so wird man sie dicht nebeneinander lagern und im Hinblick auf die spätere Wiederherstellung der Darmpassage nach Möglichkeit von der doppelflintenlaufförmigen Aneinanderlagerung Gebrauch machen (Abb. 226 und 230). Lassen sich die beiden Darmschenkel nicht aneinander bringen, so können sie auch an zwei getrennten Stellen nach außen geführt werden (Abb. 227). Doch kann man sich in einem derartigen Falle auch damit begnügen, nur den zuführenden Schenkel nach außen zu leiten, den abführenden Schenkel aber blind zu verschließen und in das Innere der Bauchhöhle zu versenken (Abb. 228). Zweckmäßiger, bei gestautem Darm allerdings gefährlicher, ist es jedoch, hierbei den abführenden Schenkel mit dem nach außen geleiteten zuführenden Schenkel noch in seitliche Verbindung zu setzen (Abb. 229), da hierdurch der zweite Eingriff, die Wiederherstellung der zwangsläufigen Darmpassage, vereinfacht wird.

Der zweite Eingriff besteht in der Wiederherstellung der Darmpassage und in dem Verschluß des künstlichen Afters. Die hierbei in Anwendung kommenden Verfahren sind im Abschnitt D, 5, c, S. 251 abgehandelt.

Fall 7. Beispiel für eine zweizeitige Darmresektion mit primärer Resektion und Bildung eines künstlichen Afters und mit sekundärem Verschluß des künstlichen Afters. Bei der Operation einer eingeklemmten Leistenhernie im Zustande des Ileus findet sich im phlegmonös erkrankten Bruchsack ein Knäuel gangränöser Dünndarmschlingen. Die gangränösen Darmschlingen werden reseziert. Im Hinblick auf den schlechten Allgemeinzustand des Kranken, auf die schwere Infektion im Bruchsack und in der Bauchhöhle und auf die starke Füllung des gesamten Darmes wird von einer primären Verbindung der zuführenden mit der abführenden Schlinge Abstand genommen. Beide Dünndarmschenkel werden durch die erweiterte Bruchpforte nach außen geleitet, am Peritoneum parietale befestigt und gegen die freie Bauchhöhle mit Vioformgaze abgedichtet, so daß sie mit ihren offenen Querschnitten nach außen zeigen. In die zuführende Schlinge wird ein dickes Drainrohr eingebunden, das vermittels eines Schlauches in ein Glasgefäß geleitet wird.

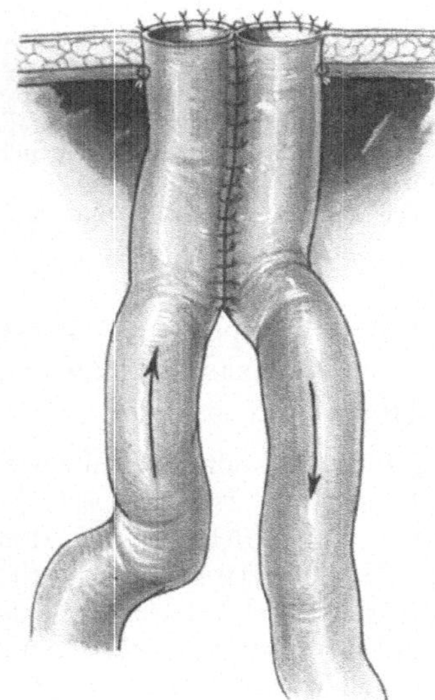

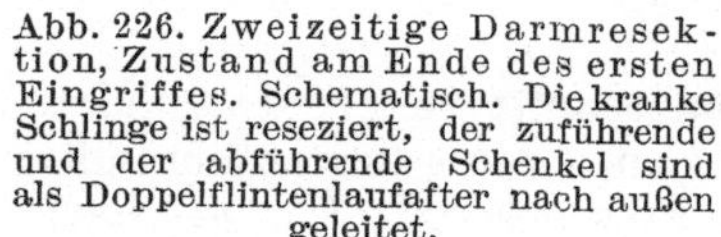

Abb. 226. Zweizeitige Darmresektion, Zustand am Ende des ersten Eingriffes. Schematisch. Die kranke Schlinge ist reseziert, der zuführende und der abführende Schenkel sind als Doppelflintenlaufafter nach außen geleitet.

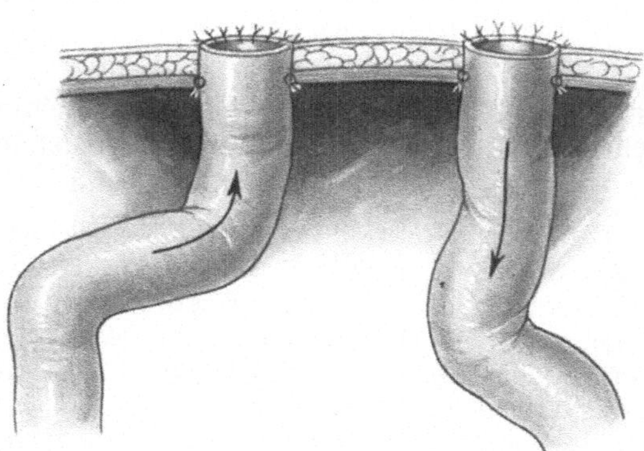

Abb. 227. Zweizeitige Darmresektion. Zustand am Ende des ersten Eingriffes. Schematisch. Die kranke Schlinge ist reseziert, der zuführende und der abführende Schenkel sind getrennt voneinander nach außen geleitet.

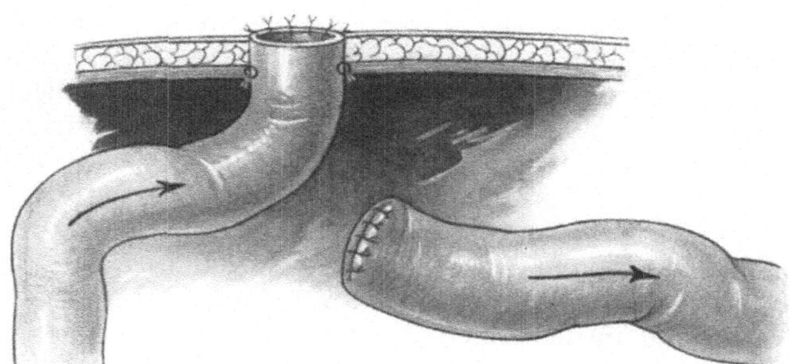

Abb. 228. Zweizeitige Darmresektion mit primärer Entfernung der kranken Schlinge, Zustand am Ende des ersten Eingriffes. Schematisch. Die kranke Schlinge ist entfernt, die zuführende Schlinge ist als künstlicher After nach außen geleitet, die abführende Schlinge ist blind verschlossen und versenkt.

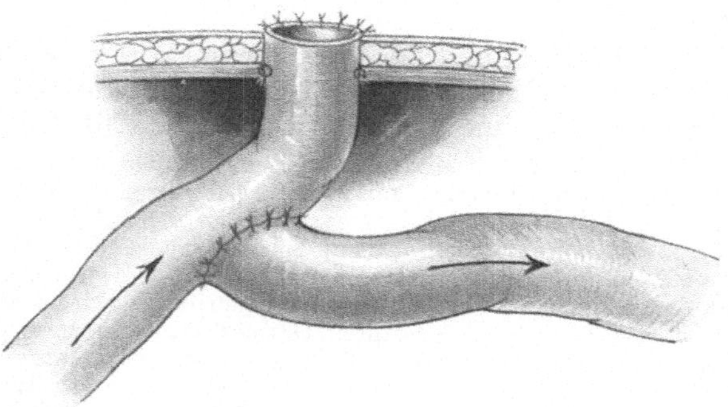

Abb. 229. Zweizeitige Darmresektion mit primärer Entfernung der kranken Schlinge. Zustand am Ende des ersten Eingriffes. Schematisch. Die kranke Schlinge ist entfernt, der zuführende Schenkel ist als künstlicher After nach außen geleitet, der abführende Schenkel ist mit dem zuführenden Schenkel anastomosiert.

Nach drei Wochen werden durch eine Laparotomie in der Mittellinie die zuführende und die abführende Darmschlinge aufgesucht, die beiden Schenkel werden miteinander seitlich anastomosiert und zwischen der Anastomose und dem künstlichen After quer durchtrennt. Die an der Bruchpforte haftenden Darmschenkel werden reseziert.

Fall 8. Beispiel einer dreizeitigen Darmresektion bei Gangrän des Colon transversum mit primärer Resektion und Anlegung eines endständigen Afters an der zuführenden und endständigem Verschluß der abführenden Schlinge, mit sekundärer Enteroanastomose zwischen Colon ascendens und Colon sigmoideum und mit tertiärem Verschluß des künstlichen Afters. Ein 50jähriger Kranker mit einem Vitium cordis erkrankt plötzlich mit heftigen, in der Gegend des Nabels lokalisierten Bauchschmerzen und allgemeinen peritonitischen Symptomen. Er wird unter der Wahrscheinlichkeitsdiagnose eines perforierten Ulcus ventriculi in gürtelförmiger Spinalanästhesie durch medianen Bauchschnitt 10 Stunden nach Beginn der Erkrankung laparotomiert. Ein etwa 20 cm langes Stück des Colon transversum ist blauschwarz verfärbt. Beim Hervorziehen des Colon transversum und bei der Besichtigung

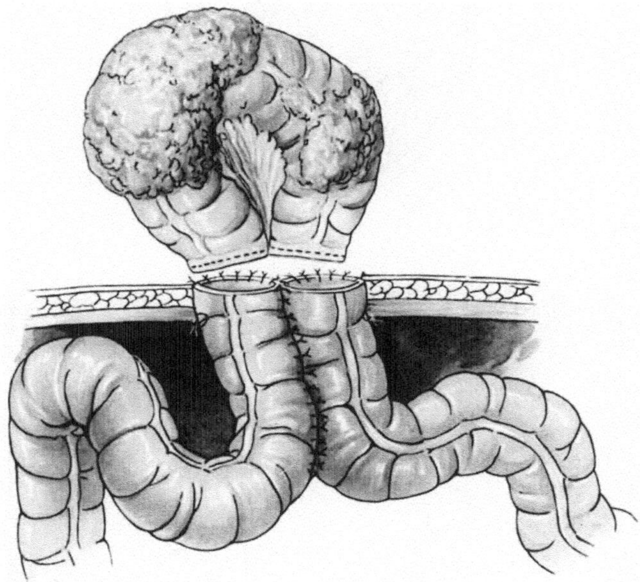

Abb. 230. Zweizeitige Darmresektion mit Vorlagerung und doppelflintenlaufartiger Aneinanderlagerung des zu- und des abführenden Schenkels. Schematisch.

des Mesocolon transversum von unten zeigt sich ein Verschluß der Art. und der Vena colica media.

Der Verbleib des gangränösen Darmstückes im Körper ist wegen der Peritonitisgefahr unmöglich. Die gangränöse Schlinge muß daher sofort aus dem Körper entfernt werden. Die Vorlagerung ist wegen der Kürze des Mesocolon transversum unmöglich. Da erfahrungsgemäß derartige Gefäßverschlüsse in nächster Zeit häufig an Ausdehnung gewinnen, die Grenzen der Erkrankung überdies unscharf sind, so wird die Resektion des gesamten Colon transversum beschlossen. Eine unmittelbare Vereinigung der beiden Resektionsstümpfe ist wegen der großen Entfernung unmöglich.

Mit einer stumpfen Kornzange wird an der Flexura coli dextra und an der Flexura coli sinistra je ein Nabelschnurbändchen oder ein Gummischlauch hart am Ansatze des Darmes durch das Mesocolon transversum geführt. Der Darm wird an diesen beiden Bändern gespannt und hervorgezogen, während Magen und übrige Därme in die Bauchhöhle zurückverlagert werden. Die Umgebung wird sorgfältig abgestopft. Zunächst werden das Lig. gastrocolicum und dann das Mesocolon transversum in kleinen Abschnitten mit der Kocher-Rinne unterfahren, doppelt unterbunden und durchtrennt. Hierbei hält sich die Durchtrennungslinie an jedem Ende 4 cm lang hart an den Darm und weicht in der Mitte bogenförmig nach der Wirbelsäule aus, um die thrombosierten Gefäße des Mesokolon nach Möglichkeit mit aus dem Körper zu entfernen. In gleicher Weise wird das große Netz nach rechts und links abschnittweise durchtrennt. Im Bereiche der Flexura lienalis wird der

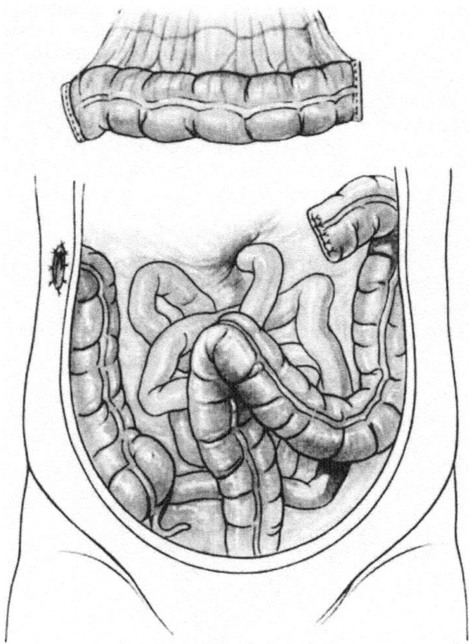

Abb. 231. Beispiel einer dreizeitigen Darmresektion (Fall 8). Zustand am Ende des ersten Eingriffes. Schematisch. Das Colon transversum ist reseziert. Der zuführende Schenkel des Colon ascendens ist als Anus praeternaturalis in die Bauchdecken eingenäht.

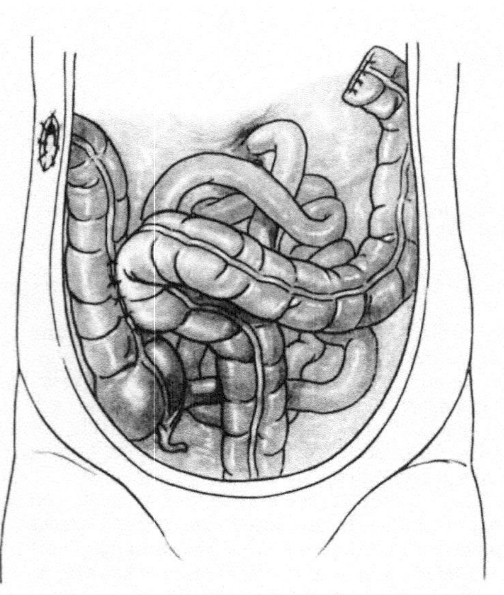

Abb. 232. Fortsetzung des Zustandes der vorigen Abbildung. Zustand am Ende des zweiten Eingriffes (Fall 8). Zwischen dem zum künstlichen After führenden und dem ausgeschalteten abführenden Schenkel, zwischen dem Colon ascendens und dem Colon sigmoideum, ist eine seitliche Anastomose angelegt.

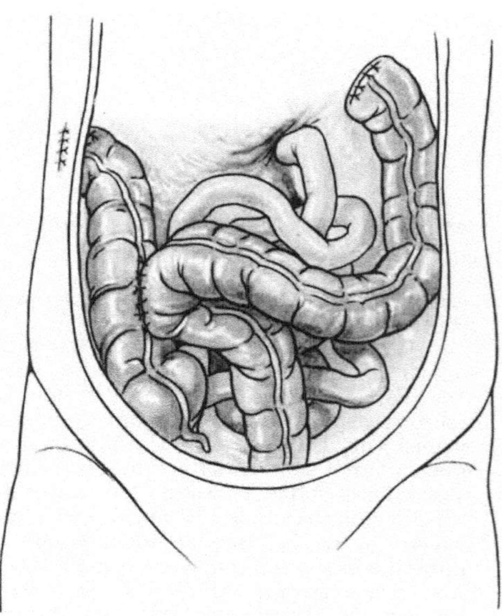

Abb. 233. Fortsetzung des Zustandes der vorigen Abbildung. Zustand am Ende des dritten Eingriffes (Fall 8). Der durch die vorige Operation einseitig ausgeschaltete künstliche After ist von außen verschlossen.

Anfangspunkt des abgebundenen Kolon sorgfältig von den Appendices epiploicae durch Abbinden und Abschneiden befreit, so daß der Darm auf eine Strecke von etwa 5 cm vollständig frei ist. An dieser Stelle wird das Kolon mit dem PETZschen Nahtinstrument durchtrennt. Das Kolon wird zwischen den beiden Klammerreihen durchschnitten. Der zuführende Schenkel wird mit einem Gummikondom überzogen, der Querschnitt des abführenden Schenkels wird unter Einstülpung mit LEMBERTschen Nähten geschlossen und versenkt (Abb. 231).

Bei dem nicht sehr günstigen Allgemeinzustand des Kranken empfiehlt sich eine baldige Beendigung der Operation. Es erscheint daher nicht möglich, in der gleichen Sitzung noch die Verbindung des zuführenden und des abführenden Darmabschnittes herzustellen, und das um so weniger, als bereits Zeichen einer beginnenden Peritonitis in Gestalt einer erheblichen Blähung der Darmschlingen vorhanden sind.

Daher wird im rechten Hypochondrium, unmittelbar dort, wo sich das noch an der Flexura dextra hängende Colon transversum bequem herausleiten läßt, von außen ein 5 cm langer Schnitt angelegt. Nachdem der Schnitt die Haut und den Musculus obliquus externus scharf durchtrennt hat, werden die tiefer gelegenen Muskeln mit einer Kornzange und mit zwei Haken stumpf aneinandergedrängt, so daß eine runde Lücke von 3—4 cm Durchmesser entsteht, auf deren Boden das Bauchfell erscheint. Von der mittleren Laparotomiewunde, deren rechte Seite mit einer MUZEUXschen Zange emporgehoben wird, wird eine Kornzange in diese Lücke vorgeschoben, so daß das Peritoneum parietale zipfelartig nach außen vorgedrängt wird. Das Peritoneum wird kreuzförmig eingeschnitten. Die vier Zipfel werden mit der Haut vernäht.

Die rechte Bauchwand wird mit der MUZEUXschen Zange steil emporgehoben. Ein von außen in die kleine Bauchwunde im rechten Hypochondrium eingesetzter LANGENBECK-Haken entfaltet die Lücke und hebt sie empor. Mit einer durch die Lücke eingeführten Kornzange wird das mit den PETZschen Klammern verschlossene und mit dem Kondomsäckchen überzogene Ende des Colon transversum gefaßt und nach außen gezogen, bis der zur Flexura hepatica führende Schenkel angestrafft ist.

Die mittlere Laparotomiewunde wird primär geschlossen.

An der Durchtrittsstelle durch die kleine Bauchdeckenlücke wird das Colon transversum an das Peritoneum parietale allseitig angenäht, und auch die Haut wird am Kolon befestigt. Nachdem das vorgelagerte Colon transversum 5 cm oberhalb der Hautoberfläche mit dem Diathermiemesser quer abgetragen ist, wird in die mit KOCHER-Klemmen entfaltete Öffnung durch die Bauchdeckenlücke in den zuführenden Schenkel ein MIXTERsches Glasrohr geschoben und eingebunden. Das Glasrohr wird mit einem ableitenden Schlauch versehen (Abb. 231).

Nach 3 Wochen hat sich der Kranke so weit erholt, daß in einem zweiten Operationsakt die Wiederherstellung der Darmpassage vorgenommen werden kann. Zu diesem Zweck wird die Bauchhöhle in der Mittellinie erneut eröffnet. Die gut bewegliche Kuppe der Flexura sigmoidea wird mit dem Zökum seitlich anastomosiert (Abb. 232).

Nachdem in der Folgezeit die Durchgängigkeit der auf diese Weise zwischen dem Zökum und der Flexura sigmoidea hergestellten Verbindung festgestellt ist, und nachdem der künstliche After im rechten Hypochondrium längere Zeit durch Zusammenziehen mit Heftplasterstreifen außer Funktion gesetzt ist, wird in einem dritten Operationsakt unter örtlicher Betäubung die Umgebung des künstlichen Afters angefrischt, wobei an der Afteröffnung ein schmaler Hautsaum stehen bleibt. Die einzelnen Bauchdeckenschichten werden freipräpariert, die Afteröffnung wird ohne Eröffnung der Bauchhöhle durch schichtweise Naht geschlossen (Abb. 233).

### γ) Die Ausrottung einer Darmschlinge nach dem Vorlagerungsverfahren.

Das Vorlagerungsverfahren verdankt seine Ausbildung dem Wunsche, jede Verunreinigung der freien Bauchhöhle durch den Austritt von Darminhalt zu verhindern. Die kranke Darmschlinge wird hierbei primär im geschlossenen Zustande vor die Bauchhöhle gelagert und erst sekundär, nachdem die Bauchwunde geheilt und eine vollständige Abdichtung gegen die Peritonealhöhle erfolgt ist, außerhalb des Bauchraumes abgetragen. Auch die folgende Wiedervereinigung des zuführenden und des abführenden Darmschenkels und der Verschluß des durch die Resektion entstandenen künstlichen Afters kann bei doppelflintenlaufartiger Aneinanderlagerung des zu- und des abführenden Schenkels ohne Eröffnung der Bauchhöhle durchgeführt werden. Hierdurch wird die ganze Operation vom Standpunkte der Bauchhöhle tatsächlich zu einer „aseptischen Darmresektion". Da außerdem die primäre Vorlagerung ein einfacher, kurzer Eingriff ist, und da die sekundäre Resektion zu einem extraperitonealen, harmlosen Vorgange herabsinkt, so ist das Verfahren gerade bei Kranken mit geringer Widerstandskraft und bei schwer infektiösem Darminhalt (Dickdarminhalt,

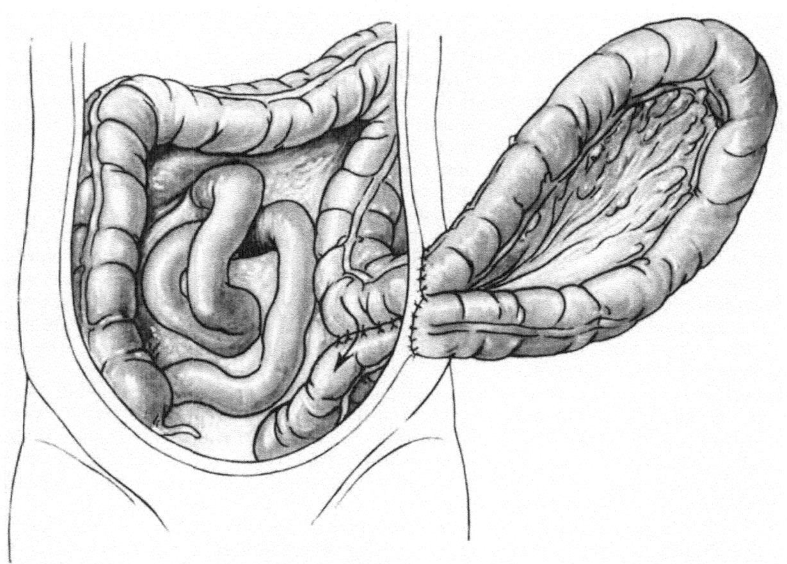

Abb. 234. Beispiel einer Darmresektion nach dem Vorlagerungsverfahren (Fall 9). Zustand am Ende des ersten Eingriffes. Schematisch. Das kranke Colon sigmoideum ist vor die Bauchdecken gelagert und eingenäht, der zuführende und der abführende Schenkel sind miteinander zur Bildung eines doppelflintenlaufförmigen Afters auf eine beträchtliche Strecke wandständig vernäht.

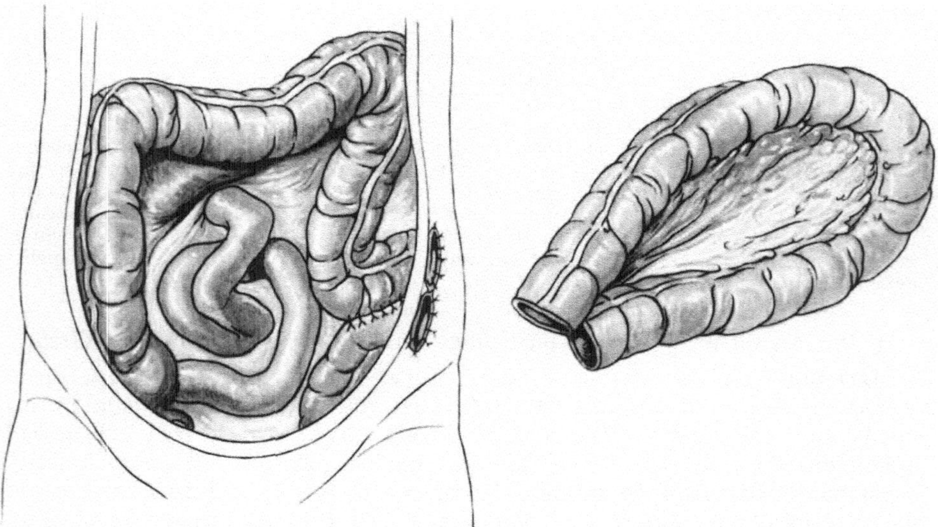

Abb. 235. Fortsetzung des Zustandes der vorigen Abbildung (Fall 9). Zustand am Ende des zweiten Eingriffes. Schematisch. Die vorgelagerte Darmschlinge ist abgetragen, der doppelflintenlaufartige After ist gebildet.

zersetztem Darminhalt) angezeigt. Wird die Darmschlinge am nächsten Tage oder wohl auch am gleichen Tage der Vorlagerung punktiert oder durch eine Stichinzision aufgebrannt, so kann sich der gestaute Darminhalt alsbald entleeren.

Das Vorlagerungsverfahren ist an eine beträchtliche Beweglichkeit der zu resezierenden Schlinge gebunden, wie sie am ehesten der Dünndarm, das Colon transversum, das Zökum und das Colon sigmoideum besitzen.

Die sekundären Eingriffe bestehen in der Abtragung der vorgelagerten Schlinge und in dem Verschluß des hierdurch entstehenden künstlichen Afters.

Der erste Eingriff gestaltet sich folgendermaßen: Das Mesenterium wird in der Mitte des kranken Darmabschnittes hart am Darm mit einer Kornzange stumpf durchbohrt. Durch die Öffnung wird ein Gummischlauch oder ein Gazestreifen gezogen. An diesem Zügel wird der kranke Darmteil in die Höhe gehoben. Seine Verbindungen mit der Umgebung werden so weit gelöst, daß die zu entfernende Darmschlinge im Gesunden vor die Bauchdecken

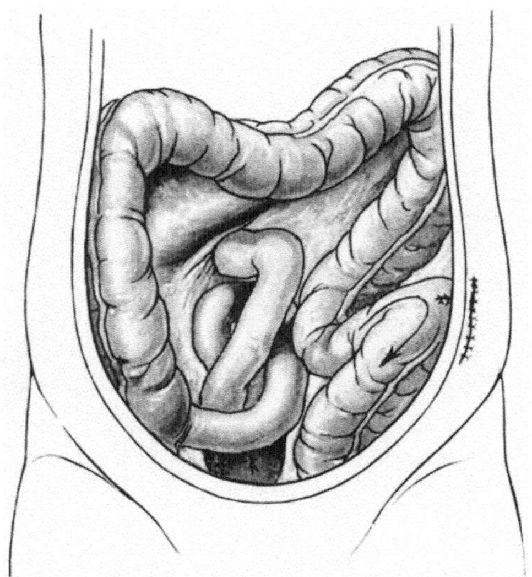

Abb. 236. Fortsetzung des Zustandes der vorigen Abbildung (Fall 9). Zustand am Ende des dritten Eingriffes. Schematisch. Der doppelflintenlaufartige After ist geschlossen, die Darmpassage ist wieder hergestellt.

gezogen und ihr zuführender und ihr abführender Schenkel auf eine Strecke von 8—10 cm seitlich aneinander gelagert werden können (Abb. 234). In dieser Länge werden sie unter Vermeidung ihrer Mesenterien seitlich aneinander genäht. Der so gebildete Doppelflintenlauf wird in die Bauchhöhle zurückgelagert, und seine Kuppe wird in der Höhe des Durchtritts mit dem Peritoneum parietale überall sorgfältig durch Naht vereinigt.

In den meisten Fällen wird zur Herausleitung der Darmschlinge die bisherige Laparotomiewunde unter entsprechender Verkleinerung benutzt. Liegt die Laparotomiewunde jedoch in einer beträchtlichen Entfernung von dem Krankheitsherde, so ist es besser, einen neuen Bauchschnitt unmittelbar über der kranken Darmschlinge anzulegen, dessen Länge gerade für das Durchführen des kranken Darmteiles ausreicht, und die Darmschlinge durch die neue Wunde vorzulagern. Die Haut wird an den durchtretenden Darmschlingen durch Nähte befestigt.

Eilt die Eröffnung des Darmes, so wird die zuführende Schlinge des vorgelagerten Darmabschnittes alsbald oder am nächsten Tage an begrenzter Stelle punktiert oder mit dem Diathermiemesser eröffnet. Andernfalls wird die Eröffnung und die hiermit verbundene Verschmutzung des Operationsgebietes noch um einige Tage hinausgezögert, während deren die vorgelagerte Schlinge wiederholt durch Punktion entleert werden kann.

Bis hierher spielt sich der Eingriff in fast gleicher Weise wie die im Abschnitt D, 4, a, $\gamma$, S. 234 beschriebene einfache Anlegung eines doppelflintenlaufartigen Afters ab, nur daß hier der kranke Darm in großer Ausdehnung vor die Bauchdecken gelagert wird, während dort nur eine gerade für die Durchtrennung des Darmes ausreichende Darmkuppe vorgezogen wird.

Der zweite Eingriff: Erst nach 8—14 Tagen werden die vorgelagerte Schlinge und ihr Mesenterium in Höhe der Haut mit dem Diathermiemesser

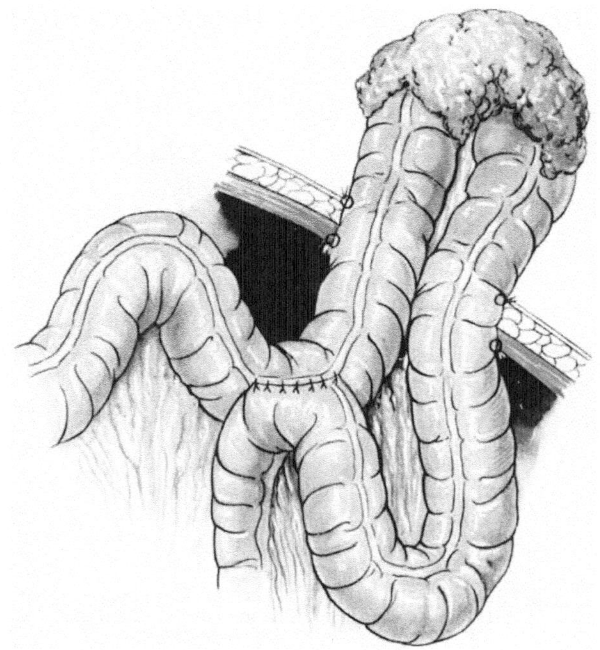

Abb. 237. Beispiel einer Darmresektion nach dem Vorlagerungsverfahren mit primärer Herstellung einer Anastomose innerhalb der Bauchhöhle zwischen zuführender und abführender Schlinge (Fall 10). Zustand am Ende des ersten Eingriffes. Schematisch. Die kranke Schlinge ist vor die Bauchdecken gelagert und eingenäht. Fern von der Stelle der Einnähung ist eine Anastomose zwischen der zu- und der abführenden Schlinge angelegt.

amputiert (Abb. 235). Da die Durchtrennung des Mesenteriums für den Kranken schmerzhaft ist, so wird das Mesenterium vor der Amputation mit anästhesierender Lösung infiltriert. Das Mesenterium wird in der üblichen Weise zwischen Massenunterbindungen durchtrennt, etwa noch spritzende Gefäße werden durch Fassen und Unterbinden versorgt.

Später wird der durch die Amputation entstandene, doppelflintenlaufartige After mit der Spornquetsche behandelt und durch Naht geschlossen, wie das in dem Abschnitt D, 5, c, $\alpha$, S. 354 ausführlich geschildert ist (Abb. 236).

Fall 9. Beispiel einer Darmresektion nach dem Vorlagerungsverfahren bei Volvulus der Flexura sigmoidea. Bei einem Kranken, der infolge eines Megacolon sigmoideum bereits mehrere Anfälle von Darmvolvulus hatte, wird im freien Intervall unter gürtelförmiger Spinalanästhesie nach Eröffnung der Bauchhöhle durch Medianschnitt unterhalb des Nabels die Resektion der übermäßig vergrößerten und lang ausgezogenen Sigmaschlinge beschlossen. Da sich eine große Anzahl harter Kotballen

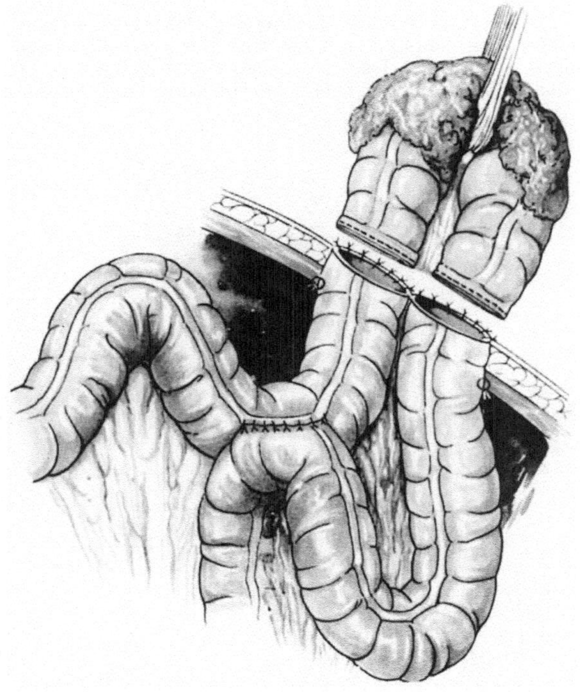

Abb. 238. Fortsetzung des Zustandes der vorigen Abbildung (Fall 10). Zustand am Ende des zweiten Eingriffes. Die vor den Bauchdecken liegende kranke Schlinge ist abgetragen. Der zu- und der abführende, durch eine Anastomose ausgeschaltete Schenkel münden nach außen.

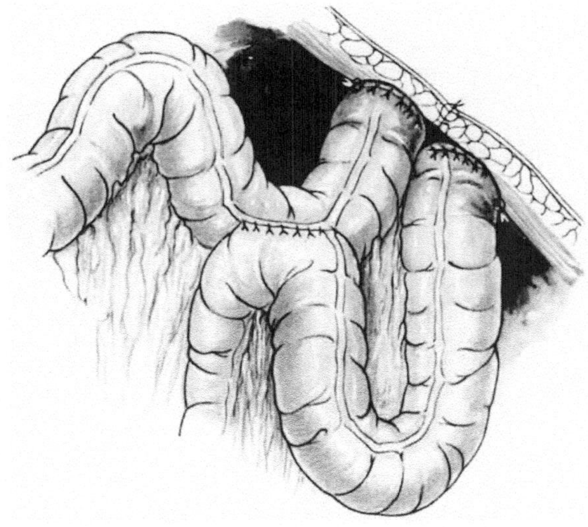

Abb. 239. Fortsetzung des Zustandes der vorigen Abbildung (Fall 10). Zustand am Ende des dritten Eingriffes. Die äußere Mündung des zu- und des abführenden Schenkels ist verschlossen.

in der aufgetriebenen zuführenden Schlinge finden, erscheint die einzeitige Resektion nicht angebracht, und es wird die zweizeitige Resektion mit Vorlagerung des in Wegfall kommenden Darmstückes beschlossen. Die Fußpunkte der Sigmaschlinge werden auf eine Strecke von 10 cm aneinandergenäht. Die Sigmaschlinge selbst wird aus der entsprechend verkleinerten Bauchwunde herausgeleitet (Abb. 234).

Nach einigen Tagen wird in den zuführenden Schenkel der vorgelagerten Sigmaschlinge eine kleine Öffnung gebrannt, aus der sich Darmgase und nach Erweiterung der Öffnung nach einigen Tagen auch feste Kotballen entleeren. Nach 14 Tagen wird die Sigmaschlinge in der Höhe der Haut nach Unterbindung ihres Mesenteriums reseziert (Abb. 235).

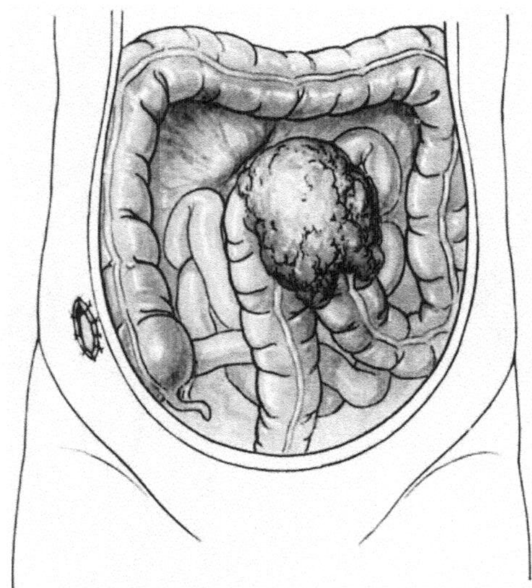

Abb. 240. Beispiel einer fünfzeitigen Darmresektion (Fall 11). Zustand am Ende des ersten Eingriffes. Schematisch. Es ist eine Zökalfistel angelegt.

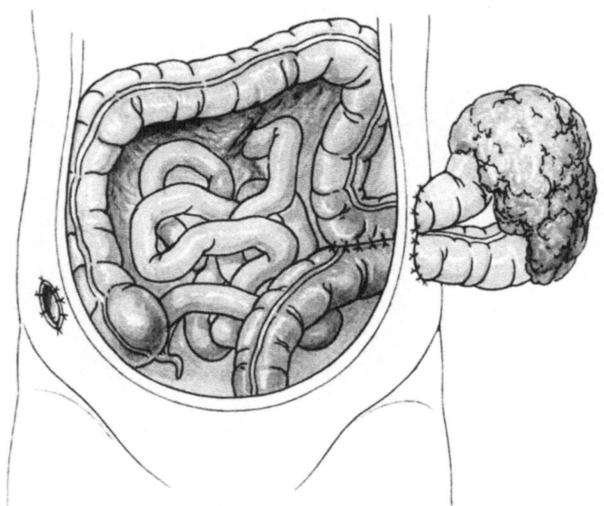

Abb. 241. Fortsetzung des Zustandes der vorigen Abbildung. Zustand am Ende des zweiten Eingriffes. Die kranke Darmschlinge ist vorgelagert und eingenäht.

Nach einigen weiteren Tagen wird mit der Durchquetschung des Sporns begonnen. 14 Tage später wird der künstliche After durch Anfrischung und Naht geschlossen (Abb. 236).

Gelegentlich ist es nicht möglich, die kranken Darmschlingen derartig ausgiebig beweglich zu machen, daß der zuführende und der abführende Schenkel zur Bildung eines Doppelflintenlaufes auf eine lange Strecke seitlich aneinandergelegt werden können, sondern es lassen sich nur gerade mit Mühe gesunde Teile des zu- und des abführenden Darmschenkels durch die Bauchdecken leiten. Trotzdem braucht man in derartigen Fällen nicht ohne weiteres

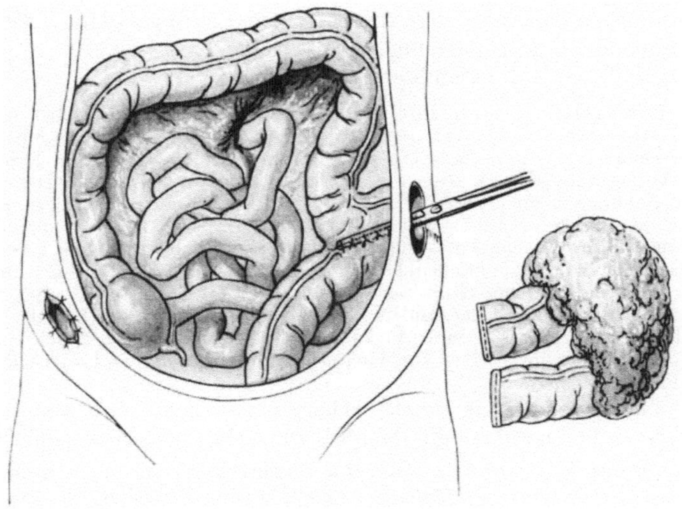

Abb. 242. Fortsetzung des Zustandes der vorigen Abbildung. Zustand am Ende des dritten Eingriffes. Die vorgelagerte kranke Schlinge ist reseziert.

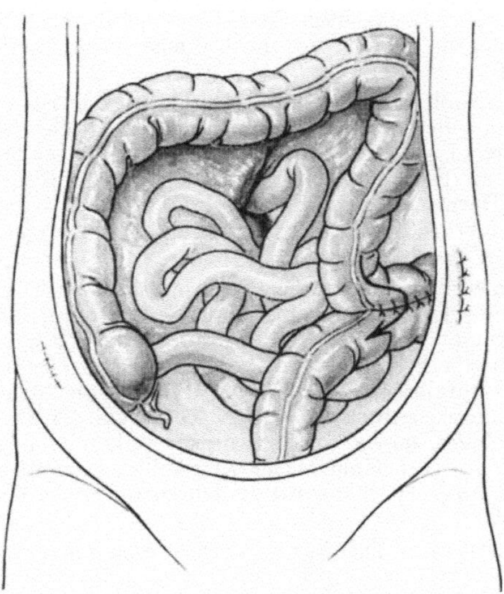

Abb. 243. Fortsetzung des Zustandes der vorigen Abbildung. Zustand nach dem vierten und am Ende des fünften Eingriffes: Der Anus sigmoideus und die Zökalfistel sind geschlossen.

auf das Vorlagerungsverfahren zu verzichten, nur begibt man sich des Vorteils, ohne eine neue Laparotomie die nach der Amputation der vorgelagerten Schlinge entstandenen Darmöffnungen miteinander zu verbinden und den künstlichen After zu verschließen.

Aber auch in derartig ungünstigen Fällen läßt sich eine zweite Laparotomie vermeiden, wenn bei der ersten Operation der zuführende und der abführende Darm entfernt von der Stelle der Vorlagerung miteinander anastomosiert werden (Abb. 237). Es genügt, da nach dem ersten Eingriff der zuführende und der abführende Darm bereits miteinander leitend verbunden sind, nach der Amputation der vorgelagerten Schlinge (Abb. 238) die Fistel anzufrischen und die Darmöffnungen zu vernähen (Abb. 239), wie das in dem Kapitel D, 5, b, S. 251 geschildert ist.

Fall 10. Beispiel einer mehrzeitigen Darmresektion nach dem Vorlagerungsverfahren mit primärer Herstellung einer Anastomose im Innern der Bauchhöhle. Bei einem im akuten Ileus laparotomierten Kranken ergibt die Laparotomie ein den Darm verlegendes Karzinom der Flexura sigmoidea. Die primäre Resektion der kranken Schlinge erscheint wegen der hochgradigen Füllung der zuführenden Schlinge gewagt. Auf der anderen Seite ist der Kräftezustand des Kranken so vorzüglich, daß die Beschränkung auf die einfache Anlegung eines Anus praeternaturalis nicht gerechtfertigt ist. Allerdings lassen sich die beiden Schenkel der kranken Schlinge nicht in einer für die Bildung eines doppelflintenlaufartigen Afters ausreichenden Länge unmittelbar aneinander lagern. Es wird daher in beträchtlicher Entfernung vom Karzinom zwischen der zuführenden und der abführenden Schlinge eine Anastomose gemacht, und gleichzeitig wird die karzinomatöse Schlinge durch einen besonderen Schnitt in der linken Bauchseite vorgelagert und eingenäht (Abb. 237).

Nach 10 Tagen wird die vorgelagerte Schlinge abgetragen (Abb. 238).

Nach weiteren 14 Tagen wird die Doppel-Darmfistel geschlossen (Abb. 239).

Fall 11. Beispiel einer fünfzeitigen Darmresektion bei einem Karzinom der Flexura sigmoidea: Erstens Anlegung einer Zökalfistel, zweitens Vorlagerung der kranken Schlinge, drittens Resektion der kranken vorgelagerten Schlinge, viertens Verschluß des Sigmoidafters, fünftens Verschluß der Zökalfistel. Ein 60jähriger Kranker leidet an einem stenosierenden Karzinom der Flexura sigmoidea. Es treten Erscheinungen eines Ileus auf.

Erster Eingriff. Es wird in örtlicher Betäubung eine entlastende Zökalfistel angelegt, indem durch einen in der rechten Fossa iliaca geführten Wechselschnitt das Zökum an der Appendix vorgezogen, in den Peritonealrahmen eingenäht und nach einigen Tagen eröffnet wird (Abb. 240).

Zweiter Eingriff: Nach gründlicher Entleerung des Darmes durch Spülungen wird die Bauchhöhle unter gürtelförmiger Spinalanästhesie in steiler Beckenhochlagerung und rechter Seitenlage durch einen linksseitigen Pararektalschnitt eröffnet. Es wird ein skirrhöses Karzinom an der Kuppe der Flexura sigmoidea festgestellt. Eine einzeitige Resektion des kranken Darmes erscheint im Hinblick auf die geringe Widerstandskraft des Kranken und auf die Infektiosität des Dickdarminhaltes nicht ratsam. Es wird daher die zweizeitige Resektion nach dem Vorlagerungsverfahren beschlossen.

Das Mesosigmoideum wird an seiner ausladendsten Stelle hart am Darm mit einer Kornzange durchbohrt und mit einem Gummischlauch unterfahren, an dem die Sigmaschlinge gut hervorgezogen werden kann. Der zu- und der abführende Schenkel der kranken Schlinge werden im Gesunden auf eine Strecke von 12 cm seitlich unter Schonung ihrer Mesenterien aneinander genäht. Der auf diese Weise doppelflintenlaufförmig gestaltete Darm wird soweit in die Bauchhöhle zurückverlagert, daß der vor den Bauchdecken verbleibende Darmabschnitt einschließlich seines Mesenteriums vollkommen gesund erscheint. Der gedoppelte Darmschenkel wird an seiner Durchtrittsstelle an das Peritoneum parietale genäht, und die Bauchwunde wird bis auf die Durchtrittsstelle der beiden Darmschenkel geschlossen (Abb. 241).

Die zökale Darmfistel bleibt offen. Aus ihr entleert sich in der nächsten Zeit der gesamte Stuhl.

Dritter Eingriff. Nach 10 Tagen wird die vorgelagerte Schlinge in örtlicher Betäubung unter Abbindung ihres Mesenteriums in der Höhe der Haut mit dem Diathermiemesser amputiert (Abb. 242).

Vierter Eingriff: Nach weiteren 8 Tagen wird mit der Durchquetschung des Spornes begonnen. Sie ist in 10 Tagen so weit gefördert, daß der widernatürliche After nach Umschneiden durch Naht ohne Eröffnung der Bauchhöhle in örtlicher Betäubung geschlossen werden kann.

Fünfter Eingriff: Nach weiteren 14 Tagen wird die Zökalfistel in gleicher Weise von außen geschlossen (Abb. 243).

### δ) Die Ausrottung einer Darmschlinge nach dem Einstülpungsverfahren (Invaginationsverfahren).

Der Wunsch der „aseptischen" Darmresektion, d. h. der Ausrottung eines Darmabschnittes und der alsbaldigen Wiederherstellung der Darmpassage ohne primäre Eröffnung des Darminneren, und ohne daß das Darminnere mit der Bauchhöhle in Berührung kommt, hat bei Ausrottungen im Bereiche des zusammenhängenden Darmes zu keinem allgemein brauchbaren Verfahren geführt. Nur im Bereiche des Anfangsteiles und des Endteiles des Intestinalrohres, wo die Möglichkeit besteht, daß durch die natürlichen Öffnungen, durch den Mund und durch den After eingeführte Instrumente dem Vorgehen in der Bauchhöhle entgegenarbeiten, haben derartige Bestrebungen in Gestalt des Invaginationsverfahrens Fuß gefaßt, so bei der Resektion des Ösophagus und der Kardia und bei der Resektion des Colon sigmoideum und des Rektums. Gerade im Bereiche des untersten Darmabschnittes erscheint die Vermeidung einer primären Eröffnung des Darmes im Hinblick auf die gesteigerte Virulenz der Dickdarmflora von vermehrter Wichtigkeit. Am Dickdarm wird die Invaginationsresektion seltener bei hierfür günstig gelegenen Tumoren des Colon sigmoideum, häufiger bei der Behandlung des Megacolon congenitum angewendet, weshalb ich es bei der Behandlung dieser Erkrankung beschreiben will (Invaginationsverfahren von GREKOW). Bei der HIRSCHSPRUNGschen Krankheit liegen die Verhältnisse hierfür insofern besonders günstig, als die Länge und Dicke des kranken Darmabschnittes eine beträchtliche Beweglichkeit und eine gewisse Materialverschwendung gestatten.

Nachdem bei in der Mittellinie eröffneter Bauchhöhle die erkrankten Abschnitte des Dickdarmes vollständig skeletiert sind, wie das im Abschnitt D, 7, m, S. 328 beschrieben ist, wird eine BABCOCKsche Krampfadersonde (vgl. Bd. 1, S. 437) oder die später bei der Schilderung der kombinierten Rektumamputation im Abschnitt E, 9, c, *α*, S. 451f. beschriebene und abgebildete Ringsonde vom Mastdarm aus durch einen an der Laparotomie nicht beteiligten Assistenten in dem Darm vorgeschoben. Der Operateur nimmt die im Inneren des Darmes liegende Sondenspitze im Bereiche der Bauchhöhle in Empfang und leitet sie im Colon sigmoideum in die Höhe, und zwar bis zur Mitte des von seinem Mesenterium befreiten Darmabschnittes. An dieser Stelle werden der Darm und die in seinem Inneren liegende Knopfsonde unmittelbar analwärts vom Sondenkopf fest mit einem kräftigen Seidenfaden umknotet (Abb. 244). Bei der Benutzung der Ringsonde wird der Faden mit einer Nadel durch Darmwand-Ring-Darmwand gestochen und analwärts von dem Ring nach beiden Seiten fest um Darm und Ring geschnürt.

Wenn jetzt der am After arbeitende Assistent den Sondenstiel langsam zurückzieht, wird der oral von der Schnürstelle gelegene Darm in den aboral gelegenen Darm hineingezogen. Der Operateur überwacht und leitet diese Einstülpung vom Bauche aus. Die beiden Darmabschnitte werden so weit ineinander geschoben, daß die außen sichtbar bleibenden Wände des invaginierenden und die des invaginierten Darmes keine Ernährungsstörungen erkennen lassen. Im Bereiche der Umschlagsfalte werden die Oberflächen der beiden Darmteile in ihrem ganzen Kreisumfange durch LEMBERT-Knopfnähte dicht miteinander vereinigt (Abb. 245). Es empfiehlt sich, diese Vereinigungsnähte in zwei Reihen anzulegen, indem zunächst eine Nahtreihe bei nicht ganz vollständiger Einstülpung und eine zweite Nahtreihe nach vollständiger Einstülpung ausgeführt werden.

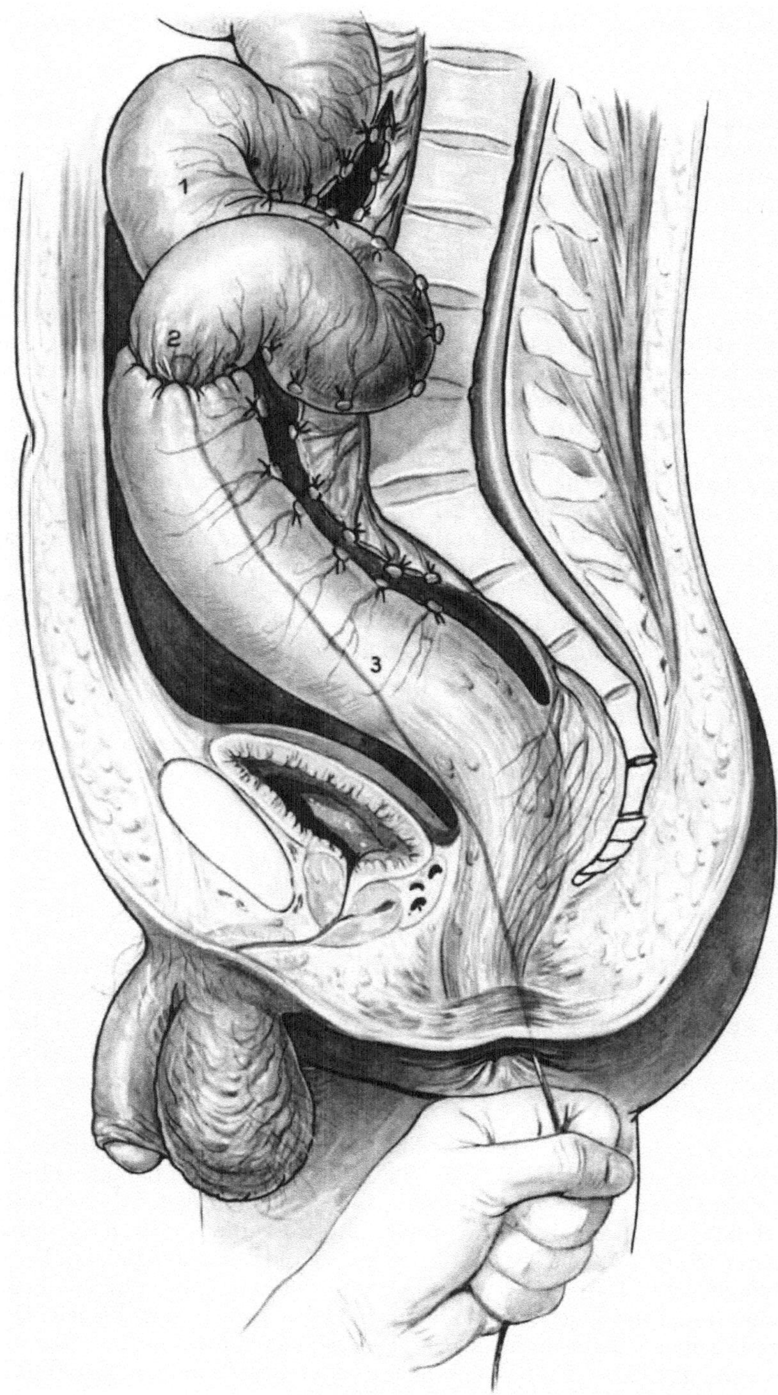


Abb. 244. Invaginationsresektion des Dickdarmes. Schematisch. Der zur Resektion bestimmte Teil des Dickdarmes ist von seinem Mesenterium befreit. Der Darm ist in der Mitte des mobilisierten Abschnittes um eine durch den After eingeführte Sonde gebunden und wird durch Zug an der Sonde eingestülpt und zum After herausgezogen.

Die Bauchhöhle wird primär geschlossen. Der Kranke wird umgelagert, und der zum After heraushängende, gedoppelte Darm wird schichtweise amputiert, wobei die Querschnitte der beiden im Körper verbleibenden

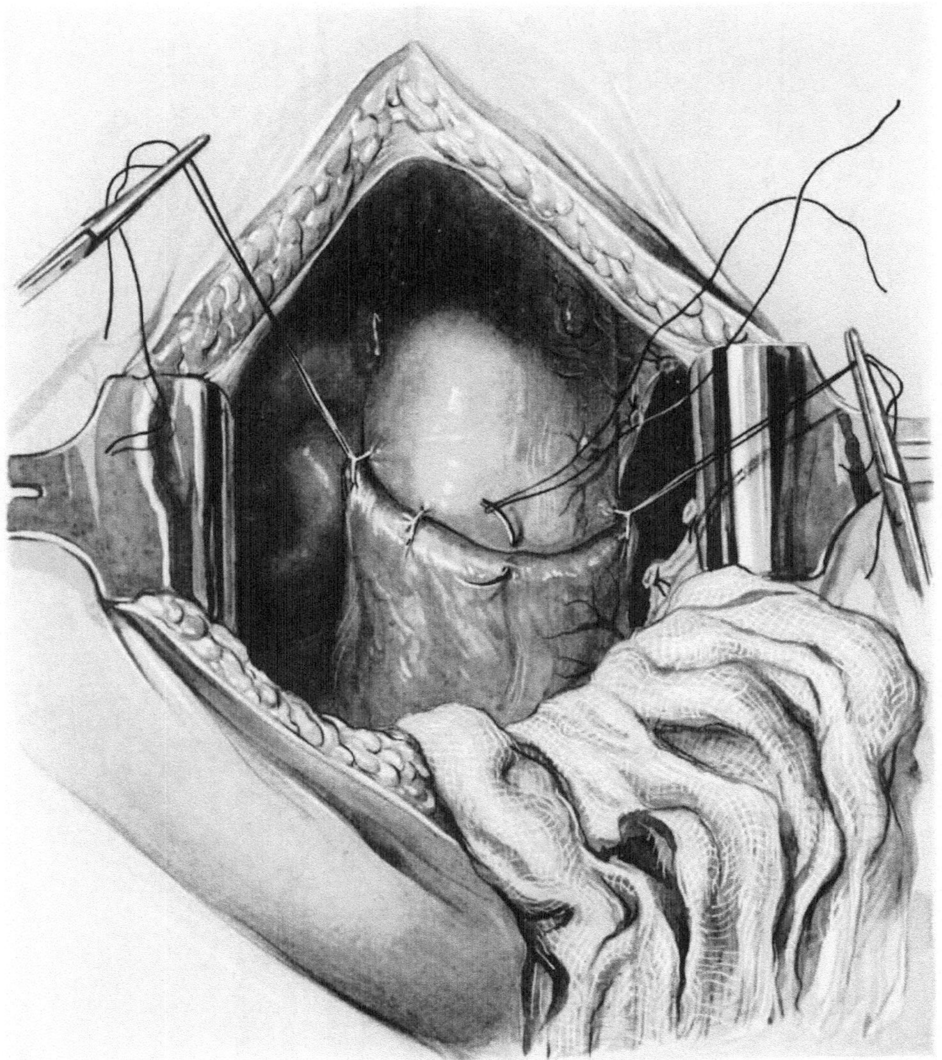

Abb. 245. Invaginationsresektion des Dickdarmes zur Behandlung der HIRSCHSPRUNGschen Krankheit. Die Wand des eingestülpten Darmes wird mit der Wand des einscheidenden Darmes durch Nähte vereinigt.

Darmabschnitte durch eine dreischichtige Knopfnahtreihe miteinander vereinigt werden (Abb. 246).

Wurde das Mesenterium in richtiger Ausdehnung abgebunden, so stirbt nach einigen Tagen der Hauptteil des im Mastdarm gedoppelt liegenden Darmes ab und wird abgestoßen (Abb. 247). Hierdurch sind dann den normalen weitgehend ähnliche Verhältnisse hergestellt.

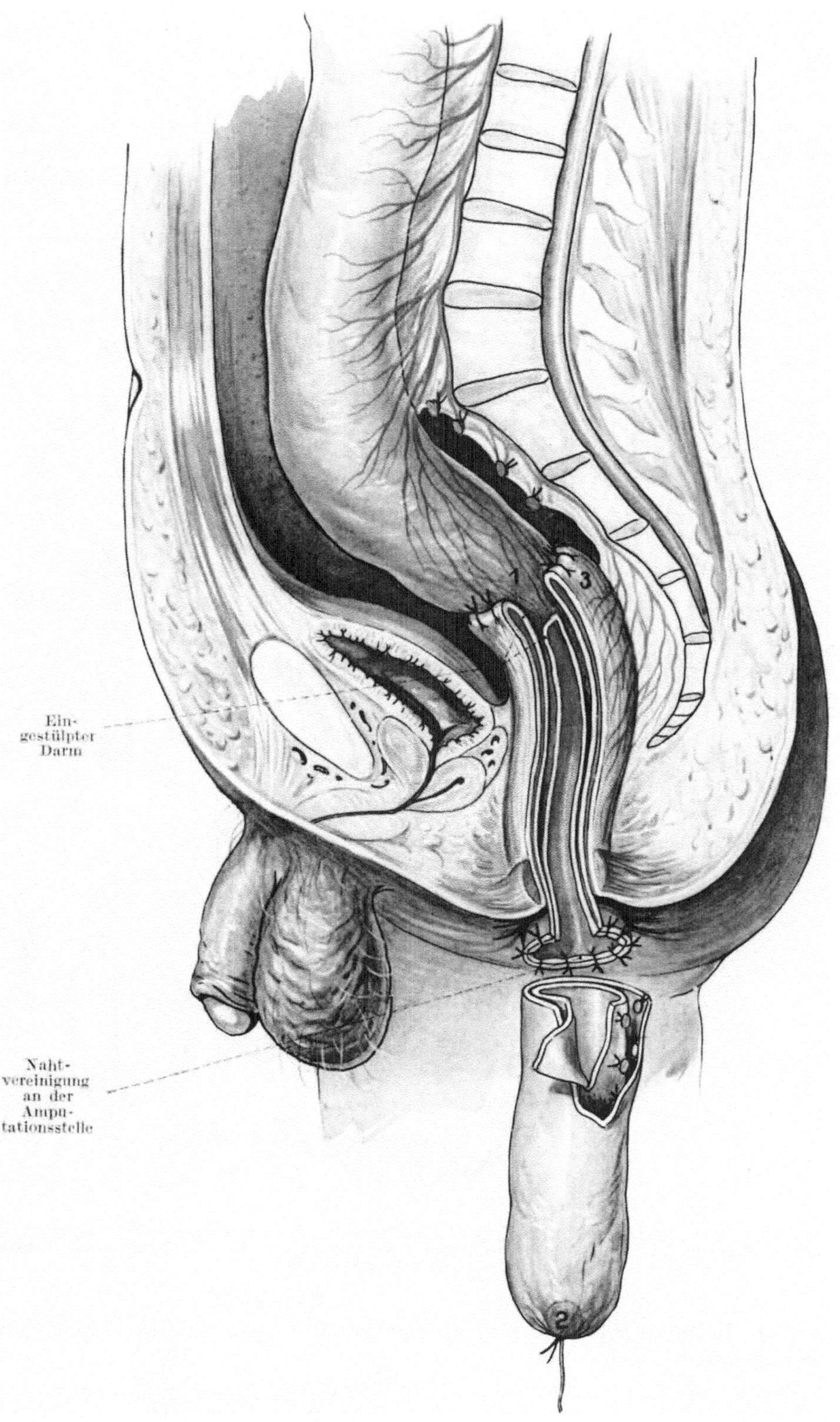


Abb. 246. Invaginationsresektion des Dickdarmes. Schematisch. Fortsetzung des Zustandes der vorletzten Abbildung. Der Darm ist zum After herausgezogen. An der Einstülpungsstelle ist die Oberfläche des eingestülpten Darmes mit der Oberfläche des einstülpenden Darmes ringförmig vernäht. Die beiden zum After herausgezogenen Darmabschnitte sind in der Höhe des Afters amputiert, und die beiden Darmquerschnitte sind miteinander vernäht.

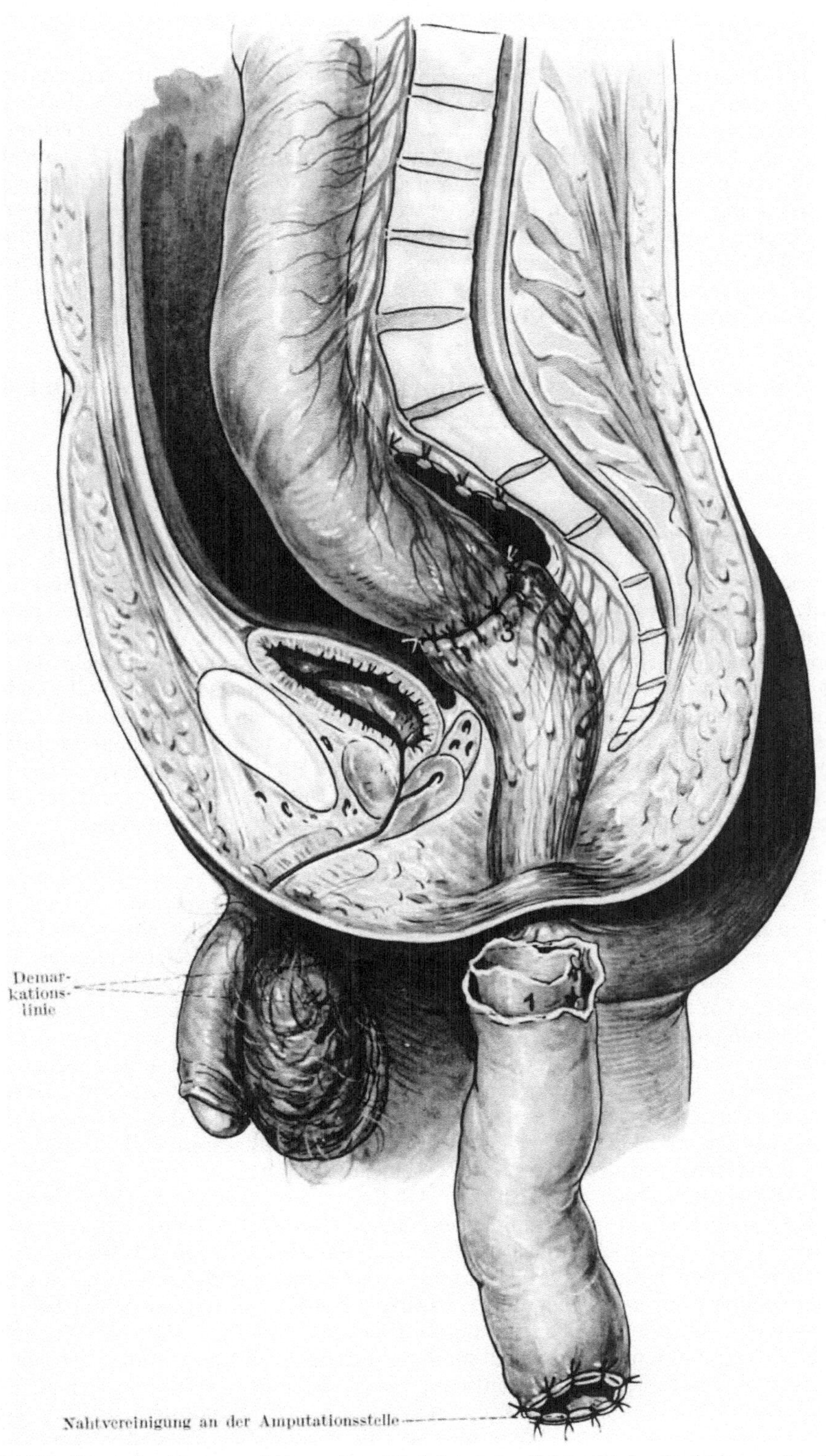


Abb. 247. Invaginationsresektion des Dickdarmes. Schematisch. Fortsetzung des Zustandes der vorigen Abbildung. Die beiden von ihren Mesenterien befreiten, eingestülpten Darmabschnitte haben sich nach der Nekrotisierung abgestoßen und sind durch den After abgegangen.

Die Hauptschwierigkeit des Invaginationsverfahrens liegt in der richtigen Abschätzung, wieweit der Darm seiner ernährenden Gefäße beraubt werden darf und beraubt werden muß. Ein Zuviel bedingt eine zur Peritonitis führende Ernährungsstörung der in der Bauchhöhle frei liegenden Darmwand, ein Zuwenig vereitelt das Absterben des eingestülpten Darmes in gehöriger Ausdehnung. Man geht am besten derartig vor, daß man zunächst zu wenig ernährende Gefäße abbindet und mit der Einstülpung schrittweise beginnt. Die Abbindung des Mesenteriums und die Einstülpung des Darmes werden dann so lange fortgesetzt, bis der Darm ausreichend verkürzt ist und kein größeres ernährendes Gefäß in den Einstülpungstrichter zieht.

## g) Die Ausrottung des Wurmfortsatzes (Appendektomia) und des Meckelschen Divertikels.

### α) Die Indikationsstellung.

Die entzündlichen Erkrankungen des Wurmfortsatzes — und ähnlich liegen die Verhältnisse bei den Entzündungen des Meckelschen Divertikels — können in den verschiedensten Zuständen zur Operation kommen. Allgemein anerkannt ist heute die Forderung, bei einer frischen Erkrankung, wenn die Entzündung noch auf die Appendix selbst beschränkt ist und noch keine pathologisch-anatomischen Komplikationen entstanden sind, den Wurmfortsatz sofort durch eine Frühoperation zu entfernen, und zwar ohne Rücksicht darauf, ob es sich anscheinend um einen leichten oder um einen schweren Fall handelt. Hierbei kann zwischen Erwachsenen und Kindern ein grundsätzlicher Unterschied nicht gemacht werden. Beim Kinde ist nur häufig die Diagnose infolge der Ähnlichkeit des Krankheitsbildes mit der Pneumokokkenperitonitis besonders schwierig, und hierdurch wird der Entschluß zum operativen Eingreifen — oft genug zum Nachteil des Kranken — leicht verzögert.

In der weiteren Indikationsstellung herrscht jedoch keine vollständige Übereinstimmung. Einzelne verlangen auch in jedem späteren Zustande und bei jeder Erkrankungsform die sofortige Radikaloperation. Die meisten Chirurgen nehmen jedoch einen auswählenden Standpunkt ein, sobald nach zwei- bis dreimal 24 Stunden mit der Möglichkeit einer Ausbreitung der Entzündung auf die Umgebung zu rechnen ist. Es wird im allgemeinen von einem sofortigen Eingriff abgesehen, wenn die allgemeinen Entzündungserscheinungen abgeklungen sind und sich in der Gegend der Appendix ein reizloser, scharf begrenzter Konglomerattumor gebildet hat. Beim Vorhandensein allgemeiner oder auf die weitere Umgebung ausgebreiteter Entzündungen oder beim Nachweis eines Abszesses ist dagegen ein aktives Vorgehen erforderlich, wobei sich der Eingriff im letzteren Falle zumeist auf die Eröffnung des Abszesses beschränken kann.

Oft behalten daher die nach dem Abklingen der ersten Entzündungserscheinungen nicht operierten und die mit Abszeßspaltung behandelten Kranken ihren Wurmfortsatz zunächst im Körper. Allerdings kann der Wurmfortsatz auch in einem derartigen Falle durch Nekrotisierung und Entleerung mit dem Abszeßeiter nach außen oder in den Darm beseitigt werden, so daß er bei einer späteren Operation nicht mehr angetroffen wird. Daraus, daß ein Wurmfortsatz, der einmal eine ernstere Entzündung durchgemacht hat, infolge der zurückbleibenden pathologisch-anatomischen Veränderungen erfahrungsgemäß eine ausgesprochene Neigung zur Wiederkehr neuer Entzündungen besitzt, leitet sich das Recht und die Verpflichtung her, die verdächtige Appendix „im freien Intervall“ oder „im kalten Stadium“ durch einen nahezu als gefahrlos zu bezeichnenden Eingriff zu entfernen. Zwischen dem Abklingen eines akuten Anfalles und der Intervalloperation soll je nach der Schwere der vorausgegangenen Entzündung ein Zeitraum von 1—3 Monaten liegen, sofern nicht ein neuer akuter Anfall einen früheren Eingriff verlangt.

Daneben gibt es auch Kranke, die dauernd oder immer wiederkehrende Schmerzen in der Appendixgegend haben, ohne daß ein einmaliger schwer akuter Anfall die Diagnose sicherstellt. Auch derartige Fälle von „chronischer Appendizitis" verlangen häufig die Radikaloperation.

### β) Die Ausrottung des Wurmfortsatzes (Appendektomia).

Die Appendektomie wird in Beckenhochlagerung und halber linker Seitenlage vorgenommen, da sich hierbei die Dünndarmschlingen aus dem Operationsgebiet der Schwere nach entfernen. Diese Lagevorschrift gilt auch für den Eingriff im akuten Stadium, da ein Abfließen infektiösen Exsudates nach dem gesunden Teile der geschlossenen Bauchhöhle nicht zu befürchten ist.

Zur planmäßigen Freilegung des Wurmfortsatzes und seiner Umgebung kommen zwei Schnitte in Frage: der laterale Wechselschnitt (A, 8, S. 25) und der pararektale Kulissenschnitt (A, 5, S. 16). Der Wechselschnitt ist schonender und wird daher bei einwandfreier Diagnose bevorzugt. Der pararektale Kulissenschnitt läßt sich sowohl nach oben wie nach unten bequemer verlängern, so daß in diagnostisch zweifelhaften Fällen auch entferntere Organe, z. B. die Gallenblase oder die weiblichen Genitalien, leichter besichtigt und in Angriff genommen werden können. Er ist daher für zweifelhafte Fälle geeigneter.

Es kann nicht nachdrücklich genug empfohlen werden, den Schnitt in akuten Krankheitsfällen von vornherein groß anzulegen, und sich, sobald er sich als zu klein erweist, zur Erweiterung in der früher angegebenen Weise zu entschließen: Denn Übersichtlichkeit und gute Zugänglichkeit des Operationsgebietes sind bei den oft beträchtlichen technischen Schwierigkeiten besonders im akuten Entzündungsstadium wichtig.

Da im Gegensatz hierzu die Verhältnisse im kalten Stadium häufig recht einfach liegen, da die Bauchdecken beim Wechselschnitte unter dem kräftigen Zuge stumpfer Muskelhaken sehr dehnbar sind, und da der Schnitt ohne Schwierigkeiten jederzeit nachträglich erweitert werden kann, so kann in der Ausdehnung des Schnittes bei der Intervalloperation Maß gehalten werden, ohne daß deshalb die Übertreibung der „Knopflochschnitte" zu pflegen wäre.

Für den Eingriff, bei dem die meisten Chirurgen die Allgemeinbetäubung bevorzugen, eignet sich vorzüglich die gürtelförmige Spinalanästhesie. Auch in örtlicher Betäubung kann die Operation gut durchgeführt werden, sofern nicht Verwachsungen der Därme ein längeres Suchen in der Bauchhöhle, ein Lösen von Verklebungen und ein stärkeres Zerren an den Därmen notwendig machen. Im akuten Stadium wird man daher besser auf die örtliche Betäubung verzichten, und man wird sich, sofern bei einem in örtlicher Betäubung begonnenen Falle die erwähnten Schwierigkeiten auftreten, rechtzeitig zum nachträglichen Einleiten einer Allgemeinbetäubung entschließen.

Bei der Eröffnung des Peritoneums entleert sich beim akuten Krankheitszustande in der Regel ein mehr oder minder trübes Exsudat. Sobald es ausreichend aufgetupft ist, ist die Bauchhöhle bei den akut entzündlichen Fällen, sofern die Appendix nicht ohne weiteres frei vorliegt, mit besonderer Sorgfalt systematisch abzustopfen: Die in den Bauchschnitt eingesetzten ROUXschen Haken werden hierbei stark in die Höhe gehoben. Sobald das Zökum zu Gesicht kommt, wird es festgehalten, um nicht zusammen mit den

Dünndärmen weggestopft zu werden. Eine lange anatomische Pinzette führt einen feuchten Rollgazestreifen nach der Beckenschaufel und gleitet von hier, sanft an der hinteren Bauchwand entlang fahrend, medialwärts, indem sie auf diese Weise etwa hier befindliche freie Dünndarmschlingen nach medial schiebt. Indem mit jedem weiteren, in die Bauchhöhle eingeführten Abschnitte der Rollgaze die gleiche typische, wischende Bewegung vollführt wird, wird allmählich auf der medialen Seite der Blinddarmgegend ein Gazewall gegen die freie Bauchhöhle und gegen die andrängenden Dünndarmschlingen aufgerichtet. Eine zweite Rollgaze wird in gleicher Weise leberwärts aufgebaut. Sie muß sich innig an den ersten Rollgazebausch anschließen und weit lateral in die Lendengegend geführt werden. Eine dritte Rollgaze wird in entsprechender Weise nach unten anschließend gegen das kleine Becken ausgebreitet. Auf diese Weise ist das Operationsgebiet mit einem zu zwei Dritteln geschlossenen Gazering umgeben, der den Dünndarm zurückhält und bereit ist, jeden in der Zökumgegend frei werdenden Eitertropfen aufzusaugen und am Einfließen in die freie Bauchhöhle zu verhindern.

Bei den Appendektomien im kalten Stadium kann das Abstopfen der Bauchhöhle unterlassen oder weniger gründlich vorgenommen werden, wenn keine Dünndarmschlingen störend vorquellen und ein Eiterherd mit Sicherheit ausgeschlossen werden kann, was z. B. der Fall ist, wenn die freie Appendix dem Operateur alsbald zu Gesicht kommt.

Oft kommt die Appendix von selbst oder nach den ersten orientierenden Griffen hervor. Sie wird mit einer besonderen Faßzange möglichst nahe der Spitze ergriffen und vorgezogen. In anderen Fällen macht das Auffinden des Wurmfortsatzes Schwierigkeiten, da seine Lage verschieden sein kann: er kann frei in der Bauchhöhle zwischen den Dünndarmschlingen liegen, er kann in einem Konglomerattumor verbacken, namentlich von Netz überlagert oder eingehüllt sein, er kann an der vorderen, seitlichen oder hinteren Bauchwand angelötet sein, er kann tief in das kleine Becken hängen, er kann mitsamt dem Zökum weit aufwärts in der Lebergegend liegen, er kann sich auf der linken Seite der Bauchhöhle befinden, und er kann hinter das Zökum und Colon ascendens nach oben geschlagen sein, so daß ihn der Dickdarm an die hintere Bauchwand festheftet und er vollständig extraperitoneal liegt.

Macht die Auffindung der Appendix Schwierigkeiten, so wird streng systematisch in folgender Weise vorgegangen: Wir suchen uns zunächst das Zökum. Dabei ist zu beachten, daß nicht jedes Stück Dickdarm, das in der rechten Fossa iliaca angetroffen wird, das Zökum oder das Colon ascendens sein muß. Gelegentlich verirrt sich die Flexura sigmoidea oder das Colon transversum hierher. Bei dem Versuche, den unteren Pol des vermeintlichen Zökums zu entwickeln, strafft sich das Colon sigmoideum nach dem Becken, das Colon transversum ist an dem frei herabhängenden Netz kenntlich. Dagegen ist das Zökum an der Einmündung des Dünndarms immer sicher als solches zu erkennen. Nicht als Zökum festgestellte Dickdarmabschnitte werden wie der Dünndarm weggestopft.

Handelt es sich um ein hochstehendes Zökum, dessen unterer Pol kranial vom Nabel liegen kann, so wird es in der rechten Fossa iliaca nicht angetroffen. Die Suche ist leberwärts fortzusetzen.

Ist das Zökum eingestellt, so wird die an seiner Vorderseite gelegene Tänie, die „freie“ Tänie, über die Kuppe nach abwärts verfolgt. Sie leitet auf die Basis der Appendix. Läßt sich die vordere Tänie nicht verfolgen, so wird an der medialen Seite des Zökums die Einmündungsstelle des Ileums aufgesucht. In dem unteren Winkel zwischen Zökum und Ileum ist immer die Mündung der Appendix zu finden. Gelegentlich ist der Wurmfortsatz, wenn das

Zökum angespannt wird, besser zu tasten als zu sehen. Man gleitet mit dem gekrümmten rechten Zeigefinger in dem Winkel zwischen Zökum und Ileum hinter dem Zökum in die Tiefe und versucht, das wurmförmige Gebilde zu tasten.

Ist die Appendix durch alte oder durch frisch entzündliche Adhäsionen fixiert, so wird sie aus diesen Verwachsungen teils scharf, teils stumpf befreit. Beim Vordringen in die Tiefe ist ein geschicktes Einstellen der jeweiligen Operationsstelle mit verschieden geformten Haken und Spateln von größtem Wert. Bei frischen entzündlichen Verklebungen wird die Mobilisierung oft

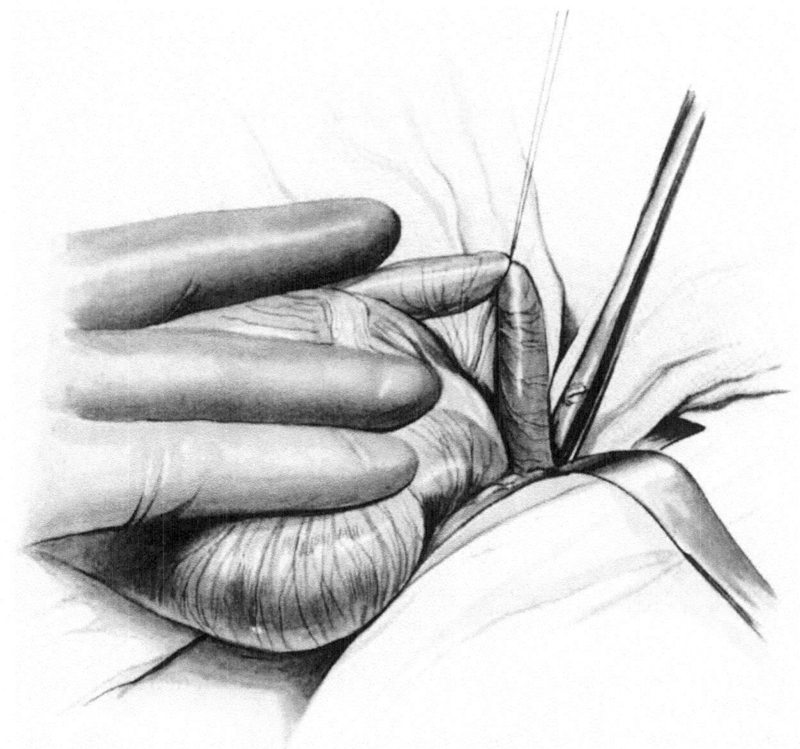

Abb. 248. Appendektomie. Der schwer zu entwickelnde Wurmfortsatz wird an einer Kletterligatur vorgezogen und entwickelt.

am schonendsten durch stumpfes Umkreisen mit dem Zeigefinger bewerkstelligt. Jeder sich anspannende Strang wird mit der Hohlsonde unterfahren und erst nach doppelter Unterbindung oder nach dem Fassen mit Klemmen durchtrennt. Das stumpfe Durchreißen derartiger Verbindungen rächt sich oft durch unangenehme Blutungen, die nachträglich in der Tiefe schwer zu stillen sind. Zumeist gelingt es dann schließlich, die Appendix mit dem gekrümmten Zeigefinger zu umfahren und in das Wundgebiet zu „luxieren". Andernfalls helfen wir uns durch das Anlegen von „Kletterligaturen".

Der Wurmfortsatz wird hierbei zunächst an einer leicht zugänglichen Stelle umgangen, mit einer DESCHAMPSschen Nadel mit dickem Seidenfaden unterfahren und fest umknotet (Abb. 248). An diesem Faden als Handhabe wird der Wurmfortsatz vorgezogen und ein Stück weiter von seinen Verbindungen befreit. Sobald eine tiefere Stelle zirkulär gelöst ist, wird hier eine neue Kletterligatur angelegt, an der der Wurmfortsatz weiter vorgezogen wird. So arbeitet man sich Zentimeter um Zentimeter vorwärts, bis die Spitze erreicht und entwickelt ist.

Bei retroperitonealer Lage des Wurmfortsatzes muß das Zökum mobilisiert und nach links und oben geklappt werden. Der Blinddarm wird angespannt, und die Übergangsfalte seines Serosaüberzuges auf die hintere Bauchwand wird an ihrer Außenseite eingeschnitten. Unter weiterem Zuge lassen sich das Zökum und das Colon ascendens stumpf nach medial und nach oben schlagen, so daß ihr Bett, ihre Rückseite und der im retrozökalen Bindegewebe gelegene Wurmfortsatz zur Ansicht kommen. Sehr lange Appendizes

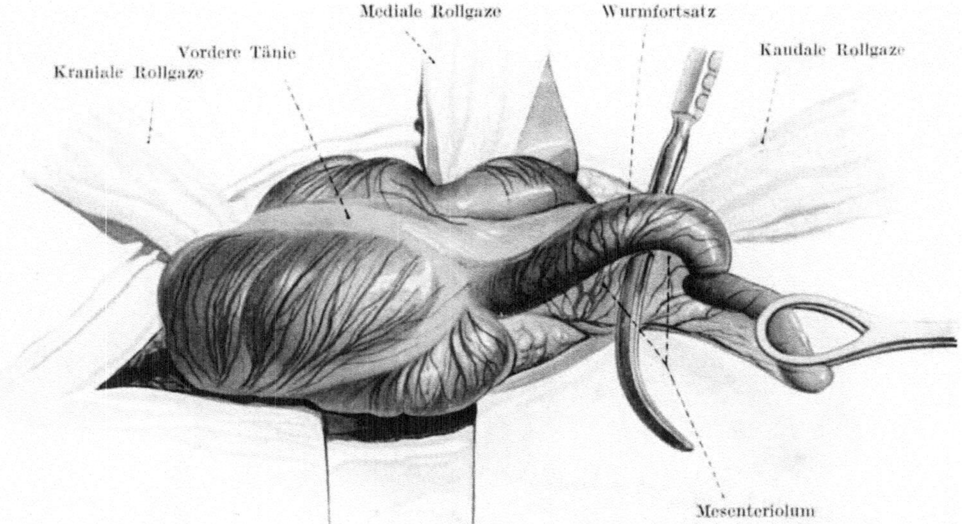


Abb. 249. Appendektomie. Das Zökum und der Wurmfortsatz sind vorgelagert, die Bauchhöhle ist abgestopft. Das Mesenteriolum wird abschnittweise mit der Hohlsonde unterfahren, beiderseits abgebunden und durchtrennt.

können bis zur Leber reichen. Dann muß das Colon ascendens auf eine weite Strecke gelöst werden.

Alle diese Maßnahmen sind bei einem strotzend mit Eiter gefüllten Wurmfortsatz mit äußerster Schonung auszuführen, um ein Platzen des Wurmfortsatzes und ein Verschleppen seines infektiösen Inhaltes zu verhindern. Trotz aller Vorsicht kann der Austritt des eitrigen Inhaltes nicht immer verhindert werden, sei es, daß bereits vor der Operation eine Perforation vorhanden ist, sei es, daß die brandige Wand einreißt oder der Wurmfortsatz völlig durchtrennt wird und die Spitze in der Tiefe zurückbleibt. Bei solchen Vorkommnissen wird der austretende Inhalt möglichst vollständig aufgetupft. Ein etwa ausgetretener Kotstein wird entfernt. Ein abschließender Netzdeckel wird ungelöst reseziert.

Ein in der Tiefe zunächst zurückgebliebener Rest des Wurmfortsatzes wird mit der Darmfaßzange gefaßt und, wenn es irgend möglich ist, entwickelt und entfernt. Das Zurücklassen eines derartigen Teiles ist nur im äußersten Notfalle statthaft und auch nur dann, wenn der entzündete Schleimhautzylinder abgeledert und wie ein Säbel aus der Scheide der Serosa herausgezogen wurde.

Sobald die akut entzündete Appendix aus ihrem Bett entwickelt ist, wird das Bett mit einem Gazestreifen ausgestopft, der es während der weiteren Operation vor Verunreinigung schützt, die parenchymatöse Blutung stillt

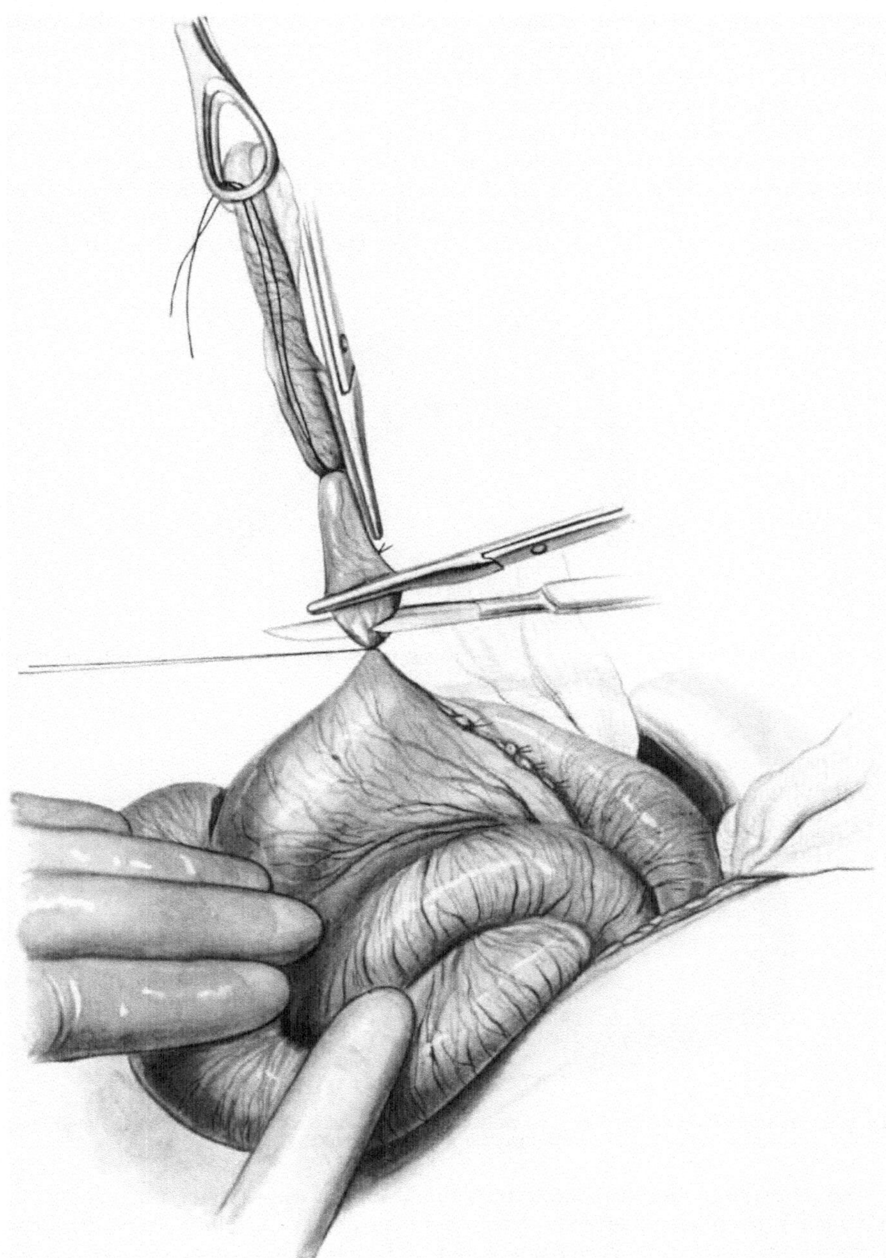

Abb. 250. Appendektomie. Der von seinem Mesenteriolum abgetrennte Wurmfortsatz ist an seiner Basis mit einem Faden umschnürt und peripherisch abgeklemmt. Er wird hart an der Unterbindung mit dem Messer durchtrennt.

und entzündliches Exsudat aufsaugt. Der Wurmfortsatz wird an seiner Spitze emporgehoben.

Ist die Appendix zugänglich gemacht, so wird sie ausgebreitet und von dem Mesenteriolum und den hier verlaufenden Gefäßen befreit. Ein freies

Mesenteriolum wird durch Emporziehen des Wurmfortsatzes an der Spitze entfaltet und in Massenunterbindungen abgetragen (Abb. 249), indem mehrere Zentimeter breite Brücken mit der Hohlsonde unterfahren, nach beiden Seiten abgebunden und durchtrennt werden. Das Abbinden wird so lange fortgesetzt, bis der Wurmfortsatz bis hart an seine Einmündungsstelle frei ist. Der letzte Abschnitt der Appendix, gelegentlich auch die ganze Appendix, ist häufig ohne freies Mesenterium durch eine gemeinsame Serosadecke in die Wand des Zökums einbezogen. Die Appendix ist dann scharf vom Zökum abzupräparieren, bis die senkrechte Einmündung in den Dickdarm deutlich erkennbar ist.

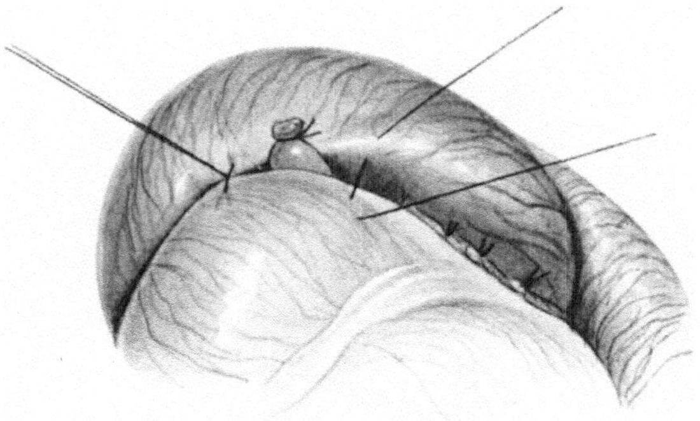

Abb. 251. Appendektomie. Der Stumpf des abgetragenen Wurmfortsatzes wird durch LEMBERTsche Knopfnähte versenkt.

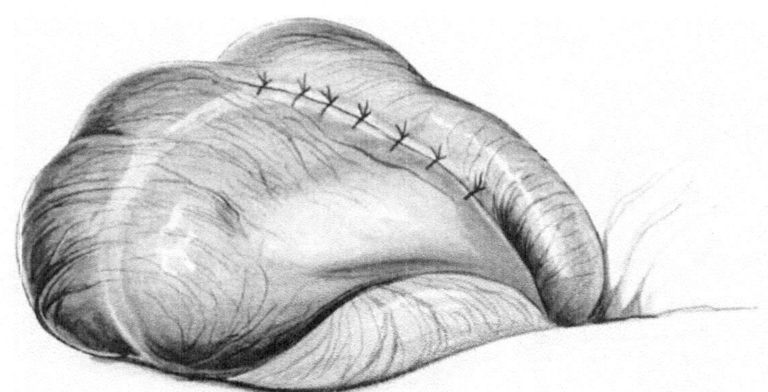

Abb. 252. Appendektomie. Der Appendixstumpf und der Anfang seines Bettes sind durch LEMBERTsche Nähte versenkt.

Die Abtragung der Appendix und die Versorgung ihres Stumpfes hat zu vielen Vorschlägen geführt, deren Zahl zu der Wichtigkeit dieses Problems in einem umgekehrten Verhältnis steht. Je einfacher desto besser ist das Vorgehen: Die Appendix wird — ohne vorausgegangenes Quetschen — hart an dem Übergange ins Zökum mit einem Seidenfaden fest umschnürt (Abb. 250), $^1/_2$ cm peripher von diesem Faden mit einer Gefäßklemme quer gefaßt und zwischen beiden Stellen mit dem Messer quer durchtrennt. Einige LEMBERT-Knopfnähte versenken den Appendixstumpf (Abb. 251). Lag der Wurmfortsatz dem Zökum wandständig an, so kann die Reihe dieser Nähte zum Versenken des Wurmfortsatzbettes fortgesetzt werden (Abb. 252). Andere Operateure bevorzugen die Versenkung des Stumpfes durch eine

Tabaksbeutel- (vgl. Abb. 42 und 43, S. 59 f.), andere durch eine Kreuzstichnaht (vgl. Abb. 44 und 45, S. 61 f.). Stets ist darauf zu achten, daß die Mündung des Ileums in das Zökum durch die Verschlußnähte nicht verengt wird.

Bei stark infiltriertem und in der Tiefe fixiertem Zökum kann es unmöglich sein, den Wurmfortsatz regelrecht abzubinden und seinen Stumpf durch Naht zu versenken. Manchmal kann man sich dadurch helfen, daß der Wurmfortsatz an seiner Einmündungsstelle mit einer gebogenen Nierenstielzange

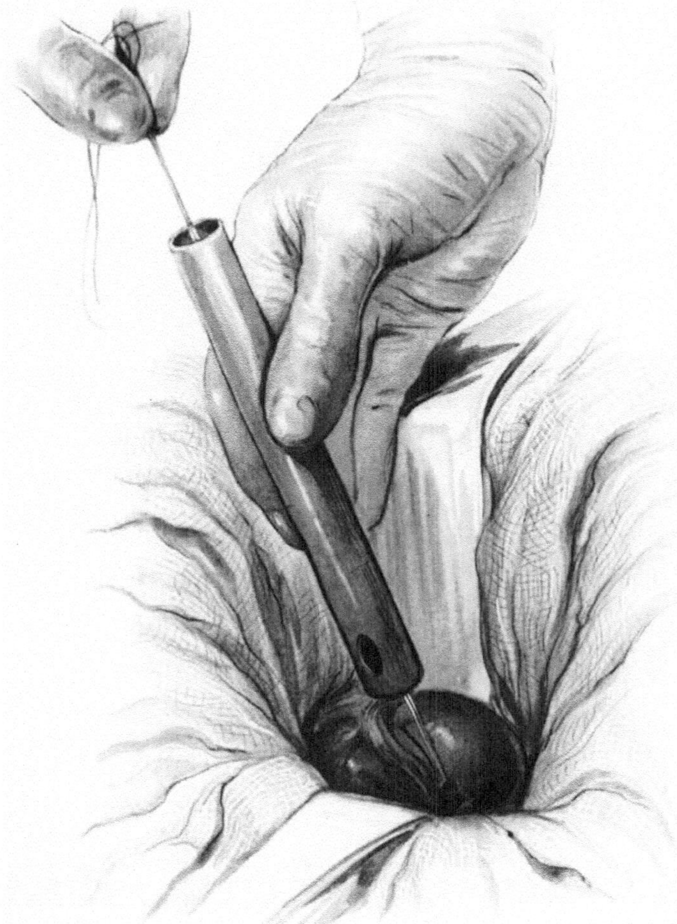

Abb. 253. Zieldrainage des Appendixstumpfes bei seinem unsicheren Verschluß. Das Drainrohr wird an dem langgelassenen Verschlußfaden sicher an die gewünschte Stelle geleitet.

gefaßt, durchschnitten und zentral von der Zange abgebunden wird. Schneiden die Fäden beim Versuche der LEMBERT-Nähte durch, so muß auf die Versenkung des Stumpfes verzichtet werden. Dann wird die Stelle drainiert, am besten in der Weise, daß ein Drainrohr über den Abbindungsfaden gezogen wird (Zieldrainage, Abb. 253).

Die Grundsätze für den primären Bauchdeckenschluß oder für die Drainage oder Tamponade nach der Appendektomie sind die gleichen, wie sie bei der Behandlung der allgemeinen Bauchfellentzündung im

Abschnitt D, 8, c, S. 335f. geschildert sind. Der primäre Bauchdeckenschluß ist die Regel, Drainage und Tamponade müssen durch besondere Umstände begründet werden. Gelingt die Entfernung der Appendix vollkommen, bleiben keine nekrotischen, jauchigen Teile im Innern zurück, ist die Blutstillung vollkommen, ist der Stumpf in sicherer Weise versorgt, so wird auch bei schwerer eitriger Peritonitis die Laparotomiewunde vollkommen geschlossen. Bleiben im Innern des Bauches jedoch nekrotische Teile zurück, ist der Verschluß des Appendixstumpfes nicht sicher, blutet es aus der Tiefe der Wunde, konnte die Spitze der Appendix nicht vollkommen entfernt werden, ist ein Kotstein in

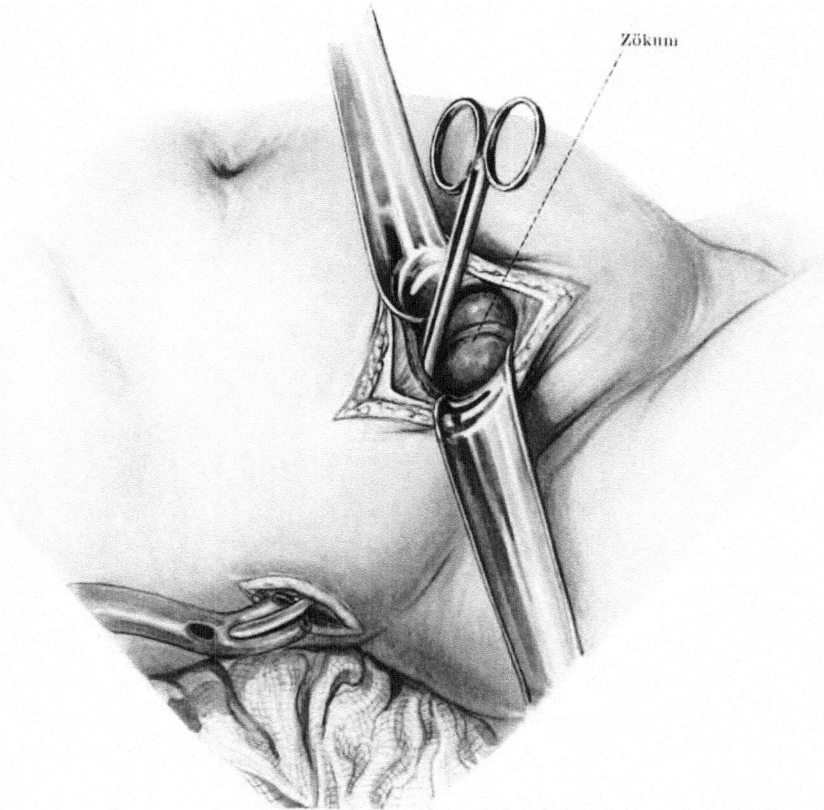


Abb. 254. Drainage der Appendixgegend nach der Lende. Eine Kornzange ist von der Hauptlaparotomiewunde nach der Lendengegend und unter Gegeninzision durch die Bauchdecken nach außen geführt und ergreift die Spitze eines Drains, um sie in die Appendixgegend zu leiten.

der Tiefe unauffindbar verschwunden, so wird drainiert. Das ist äußerst selten der Fall. Aus der Mitte des Infektionsherdes wird ein Drain herausgeleitet, und die freie Bauchhöhle wird gegen diesen Drainagegang und gegen die Infektionsstelle durch eine Vioformgazetamponade abgedichtet. Eine blutende Stelle wird mit Vioformgaze tamponiert.

Da die mechanischen Abflußbedingungen nach der Appendektomie bei einer durch die Laparotomiewunde angelegten Drainage ungünstig sind, so erscheint die Herausleitung der Drainage nach der rechten Lendengegend zunächst zweckmäßig. Dieses Verfahren hat jedoch, da die Drainage überhaupt immer mehr eingeschränkt und zu einer Seltenheit geworden ist, wesentlich an Bedeutung verloren. Zur Ausführung der Lendendrainage wird die hintere

Bauchwand mit einer durch die Laparotomiewunde eingeführten Kornzange in der rechten Lendengegend vorgedrängt, es wird auf ihre Spitze eingeschnitten, die Zange wird durchgestoßen (Abb. 254), und sie erfaßt mit ihrem Maule ein dickes Drainrohr, das mit seinem vorderen Ende in das Appendixbett gezogen und durch die hintere Öffnung nach außen geleitet wird. Die vordere Laparotomiewunde wird vollständig geschlossen.

Die Behandlung der vom Wurmfortsatz ausgehenden allgemeinen eitrigen Bauchfellentzündungen und der Bauchfellabszesse ist in den Abschnitten D, 8, S. 330 f. und D, 9, S. 338 f. beschrieben.

Über die Behandlung des gelegentlich als „chronische Appendizitis" gedeuteten Coecum mobile vergleiche den Abschnitt über die chronische Obstipation D, 7, 1, S. 326 f.

### γ) Die Ausrottung des MECKELschen Divertikels.

Nicht allein wegen der häufig zu diagnostischen Verwechslungen führenden Ähnlichkeit der klinischen Krankheitserscheinungen zwischen der akuten

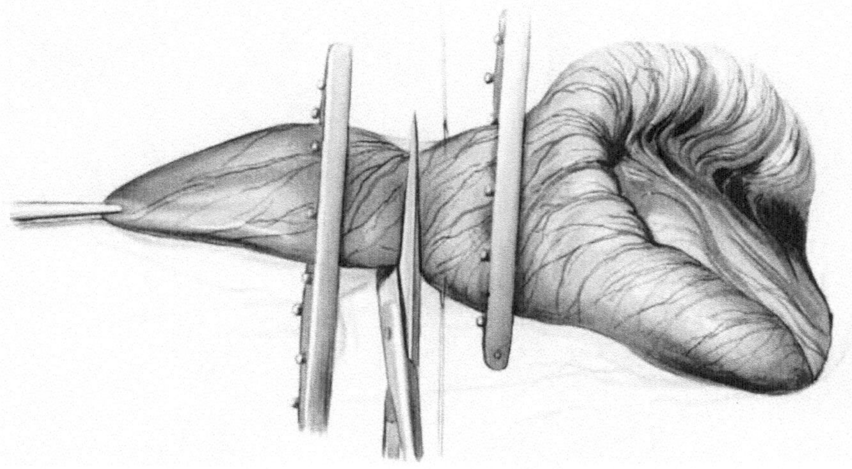

Abb. 255. Abtragung eines MECKELschen Divertikels. Das Divertikel ist nach beiden Seiten mit elastischen Klemmen abgeschlossen und an seiner Basis mit zwei Haltefäden versehen. Es wird mit der Schere abgetragen.

Appendizitis und der akuten Divertikulitis, sondern auch wegen der Behandlung und der Operationstechnik bei der Beseitigung des die Erkrankung auslösenden Gebildes gehören die beiden Erkrankungen zusammen.

Das MECKELsche Divertikel ist ein angeborener Überrest des Dotterganges (Ductus omphaloentericus), der am Dünndarm in einer Entfernung von 30—150 cm von der Valvula ileocoecalis liegen kann. Der Gang kann als vollständig durchgängiger, außen im Bereiche des Nabels und innen in den Darm mündender Kanal erhalten sein, er kann als solider Strang bestehen bleiben, er kann als blinder, mit Schleimhaut ausgekleideter Sack am Nabel oder am Dünndarm sitzen oder als geschlossene Zyste in der Bauchhöhle liegen.

Am häufigsten führt zu chirurgischen Erkrankungen der am Dünndarm hängende Blindsack. Er kann schmal wie ein Wurmfortsatz sein oder als breite Ausbuchtung (Abb. 255) dem Darme aufsitzen. Oft ist im Bereiche seines Sitzes eine angeborene (Abb. 256) oder eine durch Entzündung oder Abknickung erworbene Verengerung des Darmlumens vorhanden.

Die Behandlung der akuten Entzündung und Perforation des MECKELschen Divertikels folgt den gleichen Gesetzen wie die Behandlung der akuten Appendizitis. Sie besteht in den meisten Fällen in der Entfernung des krankhaften Anhanges. Nachdem das Divertikel freigelegt ist, werden etwa vorhandene Gefäßverbindungen nach doppelter Unterbindung durchtrennt, und das völlig befreite Gebilde wird, wenn es eng gestielt ist, wie eine Appendix

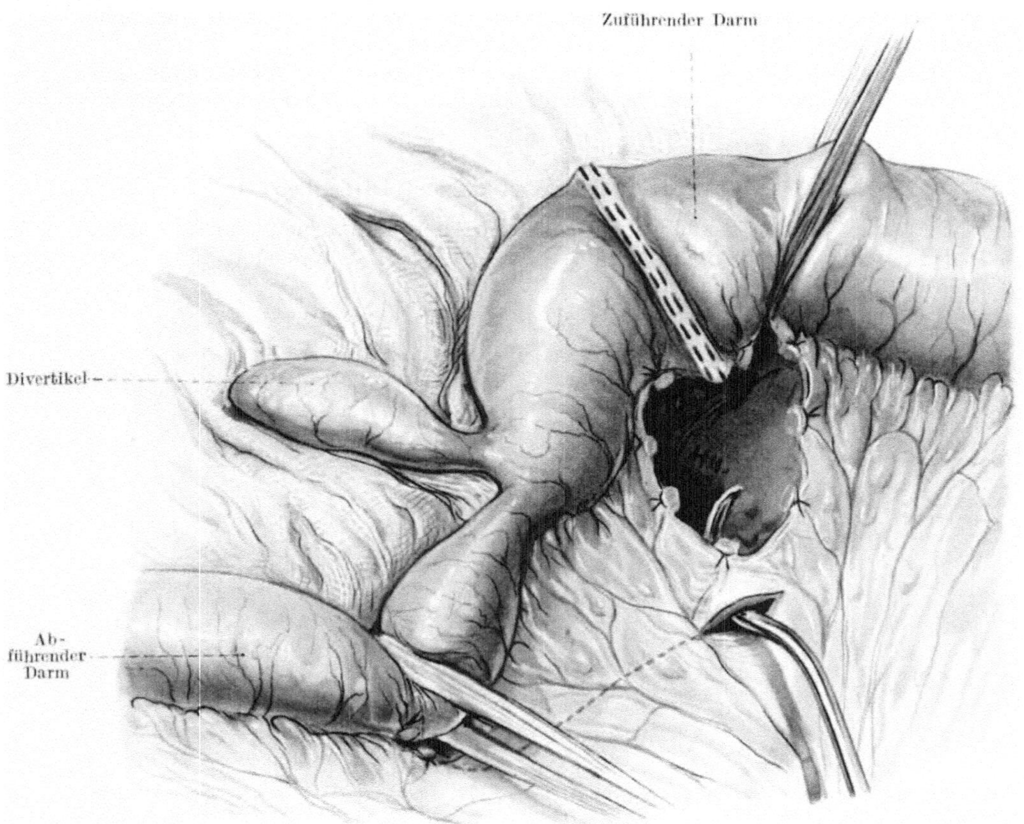


Abb. 256. Beseitigung eines MECKELschen Divertikels durch quere Resektion des beteiligten Dünndarms. Der das Divertikel tragende, aboral verengte Dünndarm ist an den beiden vorgesehenen Trennungsstellen mit einem Bändchen unterfahren. Das dazwischen liegende Mesenterium wird mit der Hohlsonde abschnittsweise unterfahren und zwischen doppelten Unterbindungen durchtrennt. Die geplante weitere Trennungslinie des Mesenteriums ist punktiert. Der orale Darm ist an der Durchtrennungsstelle bereits mit dem PETZschen Instrument durchnäht, die aborale Durchtrennungsstelle ist punktiert.

abgebunden, wenn es breit gestielt ist, in der Richtung der Dünndarmlängsachse abgeschnitten (Abb. 255). Die Schnittfläche wird mit doppelter Nahtreihe versorgt. Hierbei ist sorgfältig auf die Vermeidung jeder Verengerung des Dünndarmes zu achten. Läßt sich eine derartige Verengerung nicht verhüten, oder besteht sie bereits vor der Abtragung des Anhanges (Abb. 256), so wird sie durch eine breite Enteroanastomose umgangen. Gelegentlich ist es am einfachsten, den das Divertikel tragenden Dünndarmabschnitt zu resezieren (Abb. 256) und die Darmpassage durch Enteroanastomose wiederherzustellen.

Steht das Divertikel als Schleimhautrohr oder durch einen Strang mit dem Nabel in Verbindung, so kann dieser Zustand zu einer inneren Einklemmung oder zu einem Volvulus von Darmschlingen führen. Diese Krankheitszustände werden in üblicher Weise operativ behoben, wobei gleichzeitig die Nabel-Darmverbindung beseitigt wird.

Der am Nabel als nässende Schleimhautrosette sich bemerkbar machende periphere Überrest des Nabeldotterganges soll nicht mit dem gefährlichen Ausbrennen behandelt werden. Vielmehr ist die gesamte Schleimhaut sorgfältig abzutragen. Das ist, wenn nur ein kleiner Schleimhautabschnitt nach außen umgestülpt ist, sehr einfach. Gelegentlich aber kann man beim Verfolgen des Schleimhautrohres in einen tiefen Trichter gelangen, der nur schwierig und am besten durch eine Ausschneidung des Nabels zu beseitigen ist. Der Omphalektomie hat auch hier die bei der Nabelbruchoperation geschilderte kosmetische Nabelplastik zu folgen.

## 7. Die Behandlung des mechanischen Darmverschlusses. (Mechanischer Ileus.)

### a) Allgemeines.

Die Orientierung in der Bauchhöhle, die bei leeren Därmen in der im Abschnitt D, 1, S. 201 geschilderten Weise zumeist keine Schwierigkeiten macht, kann im Zustande des Ileus, namentlich des akuten Ileus, sehr schwer sein, da die geblähten Darmschlingen den Zugang und den Blick zu den einzelnen Abschnitten der Bauchhöhle und zu den verschiedenen Organen behindern oder fast unmöglich machen können. Selbst die Unterscheidung zwischen Dünn- und Dickdarm ist bei überdehnten Därmen nicht immer ohne weiteres gegeben.

Die erste Aufgabe des Operateurs ist, sich über die Art und über den Sitz des Hindernisses Klarheit zu verschaffen. Denn ohne diese Kenntnis ist die Durchführung einer sachgemäßen und zielsicheren ursächlichen Therapie unmöglich, und man muß sich auf symptomatische Maßnahmen beschränken. In erster Linie ist es hinsichtlich der Art des operativen Vorgehens von lebenswichtiger Bedeutung, ob es sich in dem vorliegenden Falle um einen Obturationsileus handelt, in dem der Indicatio vitalis durch symptomatische Ableitung des Kotes genügt werden kann, oder ob ein Strangulationsileus vorliegt, bei dessen Fortentwicklung der Kranke in kurzer Zeit an einer Peritonitis auch dann zugrunde geht, wenn der Darmverschluß selbst durch Ableitung des Kotes behoben wird.

Es ist selbstverständlich, daß zur Beantwortung dieser Kardinalfrage alle in Betracht kommenden konservativen Untersuchungsverfahren herangezogen werden. Gelingt die Klärung nicht vor der Operation, so darf zu Beginn der Operation von dieser Feststellung nur ausnahmsweise und nur dann abgesehen werden, wenn der Kräftezustand des Kranken hierfür nicht mehr ausreicht und das mit der Anlegung einer Darmfistel verbundene Risiko einer nachfolgenden Peritonitis geringer als der mit der Klarlegung der pathologischen Verhältnisse verbundene Kräfteverbrauch erscheint. In solchen hoffnungsarmen Fällen und dann, wenn bei mäßigem Kräftezustand ein Strangulationsileus ausgeschlossen werden kann, wird an einer möglichst nahe oralwärts vom Hindernis gelegenen Schlinge eine Darmfistel angelegt, wobei in ungeklärten Fällen die Gefahr der Entstehung einer Peritonitis in Kauf genommen werden muß.

Auch bei gutem Kräftezustand ist jeder operative Eingriff im Zustande des akuten Ileus mit Gefahr verbunden und er ist daher möglichst klein und einfach zu gestalten.

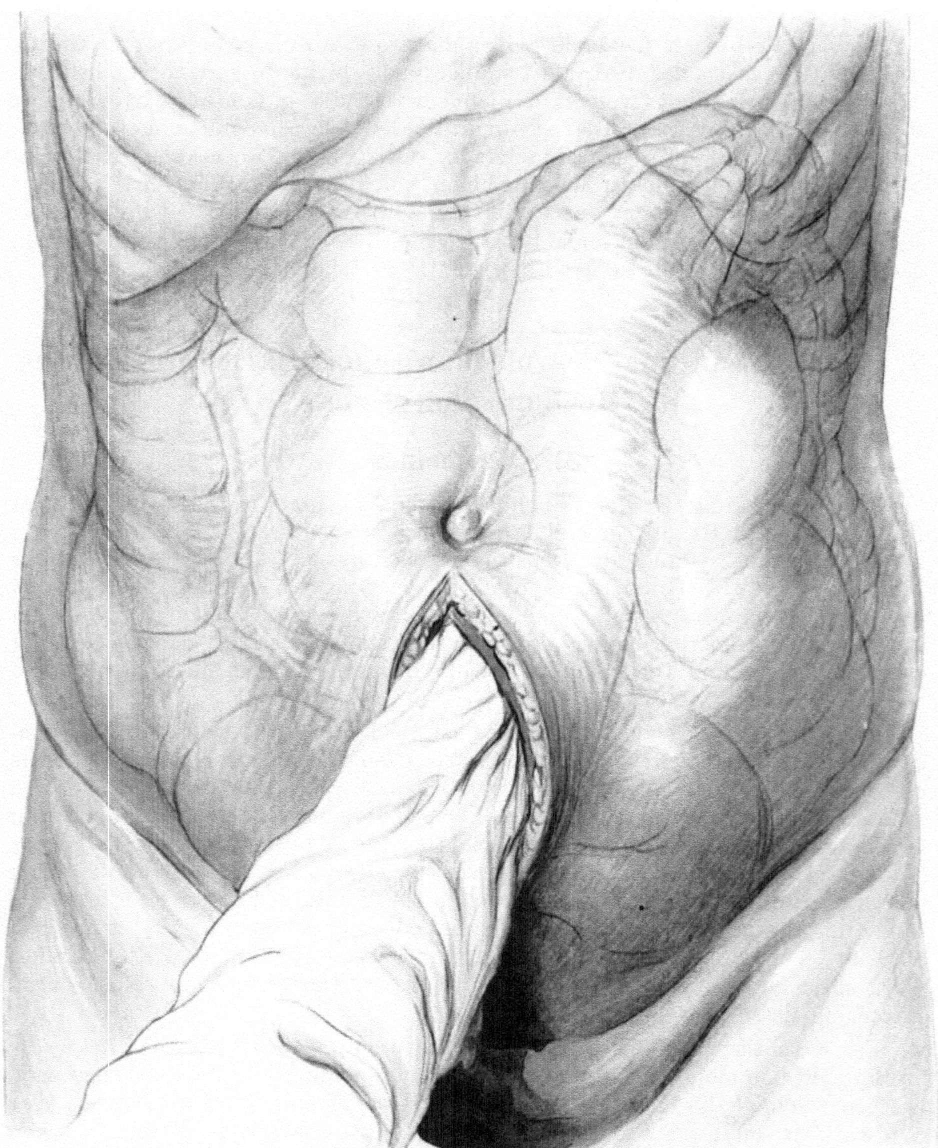

Abb. 257. Blindes Absuchen der Bauchhöhle bei Darmverschluß unter Einführen der Hand durch einen kleinen Bauchdeckenschnitt.

Nach meiner Erfahrung werden die Ileuskranken durch die gürtelförmige Spinalanästhesie am wenigsten mitgenommen. Diese Schmerzausschaltung ist daher zu bevorzugen, sofern nicht lediglich eine Darmfistel oder ein künstlicher After angelegt werden, wozu örtliche Betäubung ausreicht.

Die Stellung der genauen örtlichen Diagnose auf operativem Wege darf keineswegs in allen Fällen erzwungen werden. Konnte vor der Eröffnung der Bauchhöhle hierüber keine Klarheit geschaffen werden, so wird die Bauchhöhle durch einen Schnitt in der Mittellinie unterhalb des Nabels eröffnet, der im Bedarfsfalle entsprechend erweitert wird. Ist dagegen der Sitz des Hindernisses bekannt, so werden die Bauchdecken möglichst unmittelbar über ihm durchtrennt. Man gedenke hierbei der alten Regel, daß bei Ileuserscheinungen eines mit einem Bruch behafteten Kranken zunächst immer anzunehmen ist, die Hernie stehe mit dem Ileus in einem ursächlichen Zusammenhange. Die Umgebung der Bruchpforte soll daher vornehmlich operativ nachgesehen werden.

Oft gelingt die Feststellung des Hindernisses, wenn der Operateur vom Mittellinienschnitt aus die Bauchhöhle mit der eingeführten Hand abtastet (Maulwurfchirurgie, Abb. 257). Man geht mit der nackten oder nur mit einem dünnen Gummihandschuh überzogenen rechten Hand in die Laparotomiewunde, führt die Hand, an der vorderen Bauchwand sanft entlang gleitend, nach der Gegend des Zökums, sucht es zu fassen und vorzuziehen. Ist es nicht gebläht, so braucht man seine Aufmerksamkeit dem Dickdarme nicht mehr zuzuwenden, da die Stenose im Dünndarmbereich liegen muß. Ist das Zökum gefüllt oder bleibt der Grad seiner Füllung unklar, so gleitet man von ihm nach abwärts zum rechten Leisten- und Schenkelkanal, tastet, über das Zökum zurückkehrend, dem Colon ascendens entlang nach der rechten Flexur, geht längs des Querdarmes zur linken Flexur, gleitet am Colon descendens kaudalwärts zum Colon sigmoideum, streicht an der linken Leisten- und Schenkelbruchpforte vorbei, tastet das Rektum und die Höhle des kleinen Beckens ab, gleitet über das Promontorium nach oben und fühlt beim Herausleiten der Hand nach oben und vorn die Dünndärme nach einer Resistenz ab. Fällt diese Untersuchung negativ aus, so können wir mit ziemlicher Sicherheit alle Krankheitsprozesse des Darmes ausschließen, die mit Schenkel-, Leisten-, Nabel- und epigastrischen Hernien, mit Brüchen der Wand des kleinen Beckens im Zusammengang stehen, oder die den Dickdarm betreffen. Es ist dann nur noch eine genaue Revision des Dünndarmes notwendig, der man sich unter Abbruch der soeben beschriebenen Untersuchung auch in dem Augenblick zuwendet, wenn eine leere Dünndarmschlinge angetroffen wird. Bekommt man bei dem geschilderten blinden Absuchen ein pathologisches Gebilde in die Hand, so kann man durch Betasten oft nicht allein den Sitz, sondern auch die Art der Erkrankung feststellen und die notwendige Therapie bestimmen. Manchmal läßt sich auch die kranke Stelle vor die Bauchdecken ziehen, besichtigen und hierdurch der notwendigen Behandlung zuführen.

In anderen Fällen versagt das blinde Absuchen mit der Hand. Dann ist der Versuch zu machen, den Krankheitsherd durch Absuchen des Darmes sichtbar zu machen. Finden sich neben den geblähten Darmschlingen auch kollabierte Schlingen, so weiß der Operateur, daß die Stenose oral von den leeren Schlingen sitzt. Bei chronisch entstandenem Ileus leiten die vor der Stenose gelegenen Schlingen durch ihre mächtige Hypertrophie den Operateur oft schnell auf das Hindernis. Findet sich also beispielsweise ein leeres Zökum oder eine leere Dünndarmschlinge, so muß das Hindernis im Dünndarm, findet sich ein volles Colon transversum und ein leeres Colon sigmoideum, so muß das Hindernis zwischen beiden Darmabschnitten liegen. Zumeist läßt sich der Krankheitsherd durch weiteres Verfolgen des Darmes erst in einer und, wenn das versagt, in der anderen Richtung finden, wobei in der früher bei der Absuchung des leeren Darmes im Abschnitt D, 1, S. 203 geschilderten Weise immer nur eine kurze Darmschlinge vor die Bauchdeckenwunde gezogen und sofort wieder zurückverlagert wird.

Führt auch dieser Versuch nicht bald zum Ziel, und ist der Kräftezustand des Kranken leidlich, so daß die Diagnose des Hindernisses erzwungen werden darf, so halte man sich mit diesen Versuchen und mit dem kräfteverzehrenden Durchwühlen der Därme nicht zu lange auf, sondern packe den gesamten Dünndarm aus der Bauchhöhle aus. Der hierdurch etwa bewirkte Schock wird durch die Abkürzung der Operation meist reichlich ausgeglichen.

Die Därme sind beim Auspacken mit äußerster Schonung zu behandeln, da ein überdehnter Darm und sein Mesenterium leicht einreißen. Durch Stützen der vollen Därme und durch Abdecken mit warmen Kochsalzkompressen ist dem Einreißen, dem Austrocknen und der Abkühlung der Darmschlingen nach Möglichkeit zu begegnen.

Ungemein erleichtert wird die Orientierung und die gesamte weitere Operation in dem Augenblick, in dem der überfüllte Dünndarm gründlich entleert ist, wie das in der im Abschnitt D, 2, b, S. 206f. beschriebenen Weise gelingt, indem der gesamte überdehnte Dünndarm vermittels meines Entleerungsapparates gründlich abgesaugt wird. Auf den wilden Kampf mit dem Objekte folgt plötzlich Ruhe, Übersicht und Zugänglichkeit. Die frühzeitige Absaugung kann für derartig schwierige Fälle um so mehr angeraten werden, als die Entleerung des Darmes auch das Wiedereinpacken der Därme und den Verschluß der Bauchwunde beträchtlich erleichtert und schonender gestaltet, den Körper entgiftet und ihn auf Tage von der Arbeit der natürlichen Darmentleerung entbindet.

Ist auf einem dieser Wege Sitz und Art des Hindernisses ermittelt, so richtet sich das weitere Handeln nach folgenden Richtlinien:

Das operative Vorgehen gliedert sich in zwei grundsätzlich verschiedene Wege: einmal in das radikale, kausale Vorgehen, durch das der stenosierende Krankheitsherd beseitigt wird und normale oder den normalen weitgehend ähnliche Verhältnisse wieder hergestellt werden; das andre Mal in das symptomatische Vorgehen, durch das ohne Inangriffnahme des Krankheitsherdes lediglich der Stuhlgang abgeleitet oder umgeleitet wird.

Der kausal-radikale Weg besteht entweder in der Beseitigung des Hindernisses selbst, z. B. in der Extraktion eines den Darm verschließenden Fremdkörpers, in der Durchtrennung eines schnürenden Stranges, dem Herausziehen aus einem einengenden Ring, der Lösung einer Darminvagination, oder er besteht in der Resektion des verengten Darmabschnittes, z. B. einer torquierten Darmschlinge, einer Narbenstenose, einer tuberkulösen oder karzinomatösen Schlinge. Der symptomatische Weg besteht entweder in einer das Hindernis umgehenden Enteroanastomose zwischen der zuführenden und der abführenden Schlinge oder in der Anlegung einer Darmfistel oder eines Anus praeternaturalis im Bereiche der zuführenden Schlinge.

Beim Strangulationsileus muß der radikale Weg der Beseitigung des Hindernisses beschritten werden. Hierbei kommt die einfache Beseitigung des Hindernisses ohne Darmresektion nur dann in Betracht und ist vorzuziehen, wenn die Darmwand noch gesund oder erholungsfähig ist. Hat die Darmwand in ihrer Ernährung bereits gelitten, so ist die Resektion die einzige Möglichkeit der Behandlung. Ob hierbei die primäre Resektion oder die vorläufige Vorlagerung der erkrankten Schlinge gewählt wird, hängt von den technischen Möglichkeiten, von dem Kräftezustand des Kranken und von der Schwere des Ileus ab. Die Vorlagerung ist das schonendere Verfahren und kann im äußersten Notfalle auch durch eine Ausschaltung durch Tamponade ersetzt werden.

Beim Obturationsileus dagegen ist sowohl das radikale als auch das palliative Vorgehen möglich. Das radikale Vorgehen in Gestalt der Beseitigung des Krankheitsprozesses ist dann zu bevorzugen, wenn es schonender und sicherer als das symptomatische Vorgehen erscheint. So ist beispielsweise die Entfernung eines das Lumen des Darmes verschließenden Fremdkörpers oder die Lösung einer abknickenden Adhäsion zumeist das einfachste und zuverlässigste Verfahren.

Ist bei einem Obturationsileus die radikale Beseitigung des Krankheitszustandes nur durch eine Darmresektion möglich, so ist die palliative Umgehung des Hindernisses dann zu bevorzugen, wenn sie den Darmverschluß mit der gleichen Sicherheit beseitigt, und wenn die Art des

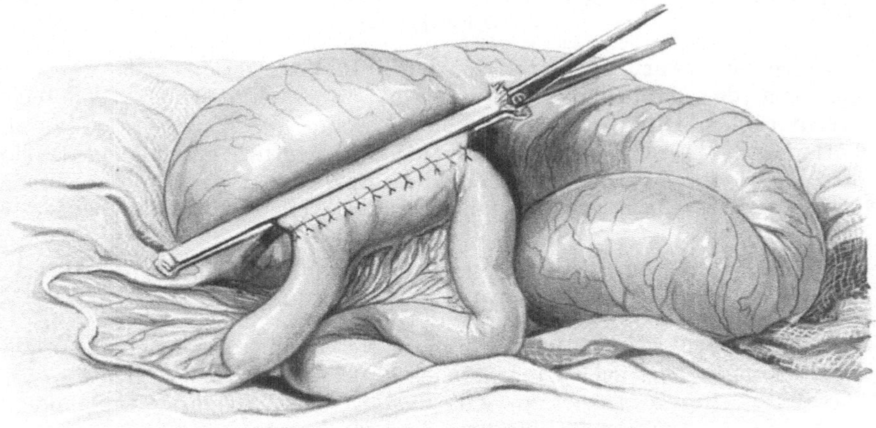

Abb. 258. Behandlung einer angeborenen Verengerung des Dünndarmes durch Anlegung einer seitlichen Anastomose zwischen der zuführenden und der abführenden Schlinge. Die zuführende Schlinge ist abgeklemmt, um während der Anlegung der Anastomose das Ausfließen des angestauten Darminhaltes zu verhindern.

Krankheitsprozesses keine Resektion verlangt (z. B. kein maligner Tumor!). So wird beispielsweise eine Darmstriktur (Abb. 258) oder ein Paket adhärenter Darmschlingen durch eine Enteroanastomose oft einfacher und auf die Dauer sicherer ausgeschaltet als durch die ursächliche Beseitigung dieser Krankheitszustände in Gestalt der Adhäsionslösung oder durch Resektion der kranken Schlingen. Dagegen ist bei einem Obturationsileus auf der Basis einer bösartigen Erkrankung (Karzinom, unter Umständen auch Tuberkulose) die Resektion zu bevorzugen, zunächst nicht wegen der Gefahr der Peritonitis, sondern mit Rücksicht auf die in der Fortentwicklung lebensbedrohenden Natur der Erkrankung.

Unter diesen vier Verfahren, die uns bei der Behandlung des mechanischen Ileus zu Gebote stehen, 1. der Beseitigung des Hindernisses unter Erhaltung des Darmes, 2. der Resektion des das Hindernis tragenden Darmes, 3. der Enteroanastomose zwischen zuführender und abführender Schlinge und 4. der Darmfistel oder dem künstlichen After oral vom Hindernis ist bei den verschiedenen Krankheitszuständen zu wählen. Sofern die Schwere des Allgemeinzustandes das operative Handeln nicht von vornherein auf den einfachsten Eingriff beschränkt, wird bei den verschiedenen Krankheitszuständen in folgender Weise vorgegangen:

## b) Die Behandlung der angeborenen Verengerungen und Verschlüsse des Darmes.

Die angeborene Atresie des Dünn- oder Dickdarmes wird durch eine Enteroanastomose (Abb. 258) umgangen. Die Aussichten dieser Operation sind zweifelhaft, weil die Neugeborenen schon an sich wenig widerstandsfähig sind, weil die innere Atresie in der Regel erst spät diagnostiziert wird, weil häufig gleichzeitig mehrere Atresien vorhanden sind, die den Eingriff entsprechend vergrößern, oder weil noch andere Mißbildungen die Lebensfähigkeit beeinträchtigen. — Für die Darmnaht Neugeborener wird das Gefäßinstrumentarium verwendet.

## c) Die Behandlung der erworbenen gutartigen Narbenstenose des Darmes.

Auch die erworbenen gutartigen narbigen Verengerungen des Darmes, wie sie nach der Ausheilung von tuberkulösen, syphilitischen, typhösen oder dysenterischen Geschwüren zurückbleiben kann, wird am besten durch eine Enteroanastomose ausgeschaltet. Die gelegentlich empfohlene Beseitigung eines Narbenringes durch längsgerichtete Spaltung und quere Vernähung der Darmwand ist schwieriger und in ihrem funktionellen Erfolge durchaus unsicher.

## d) Die Behandlung von Verwachsungen, Verklebungen und Knickungen des Darmes.

Adhäsionen zwischen Darmschlingen treten entweder nach entzündlichen Erkrankungen oder nach Laparotomien als postoperative Adhäsionen auf. Sie führen wenige Tage oder erst nach langer Zeit, unter Umständen erst nach Jahren zum Darmverschluß. Der Darmverschluß kann sich chronisch oder unter akuten Erscheinungen entwickeln. Die Symptome des akuten postoperativen Adhäsionsileus sind die gleichen wie die der postoperativen Inkarzeration, die durch das Hineinschlüpfen einer Darmschlinge in eine operativ geschaffene Lücke entsteht, z. B. durch das Hineinschlüpfen einer Dünndarmschlinge nach einer Gastroenterostomie in den vom Magen, der zuführenden Jejunumschlinge und der Wirbelsäule gebildeten Ring.

Die prophylaktischen Bemühungen, die Entstehung von postoperativen Adhäsionen mit Sicherheit zu verhindern, haben bisher zu keinen einwandfreien Ergebnissen geführt. Wir müssen uns in dieser Richtung darauf beschränken, das Peritoneum mit der größten Schonung zu behandeln, mechanische, thermische, chemische und bakterielle Reize nach Möglichkeit zu vermeiden und vom Peritoneum entblößte Stellen durch Vereinigung der peritonealen Wundränder wieder sorgfältig zu schließen. Das prophylaktische Einbringen von Medikamenten, z. B. von Ölen, beugt der Entstehung von Adhäsionen nicht vor. Auch den übrigen Bestrebungen trotzt die Konstitution des einzelnen Menschen: Der eine bekommt nach der einfachsten Laparotomie unentwirrbare Verwachsungen, während der andere nach gewaltigen Eingriffen und schweren Entzündungen in kurzer Zeit wieder eine vollkommen freie Bauchhöhle besitzt.

Wenn die Verwachsungen eng begrenzt sind, so können sie bisweilen durch Lösung der pathologischen Verklebungen dauernd behoben werden (Abb. 259). Das gelingt am leichtesten durch Auseinanderdrängen der verklebten Darmschlingen mit Hilfe meiner Hochdruck-Lokalanästhesie. Je flächenhafter jedoch die Adhäsionen und je ausgedehnter die Verwachsungen sind, desto schwieriger ist ihre Lösung, und mit desto größerer Wahrscheinlichkeit ist ihr

Wiederauftreten zu erwarten. Können die Fußpunkte abgeknickter Darmschlingen aneinander gebracht werden oder läßt sich ein Paket verfilzter Darmschlingen (Harmonikaadhäsionen) von dem übrigen gesunden Darme abgrenzen, so ist die Ausschaltung durch eine seitliche Verbindung zwischen der zuführenden und der abführenden Darmschlinge das einfachste (Abb. 260), die Resektion des gesamten Adhäsionspaketes das auf die Dauer wirksamste Verfahren.

Das gleiche gilt von der Behandlung der an der Flexura lienalis gelegentlich, an der Flexura hepatica äußerst selten vorkommenden, durch Verwachsungen bedingten Knickungen (Flexurknickung), die zu Darmstörungen im Sinne einer chronischen Obstipation führen können. Ihre Lösung führt in der Regel zu neuen Verwachsungen, die Enteroanastomose des ab- und zuführenden Schenkels ist das gegebene Verfahren. Bei umfangreicheren Passagestörungen, die in das Gebiet der HIRSCHSPRUNGschen Krankheit überleiten, treten Resektionen in dem dort geschilderten Ausmaß in ihre Rechte.

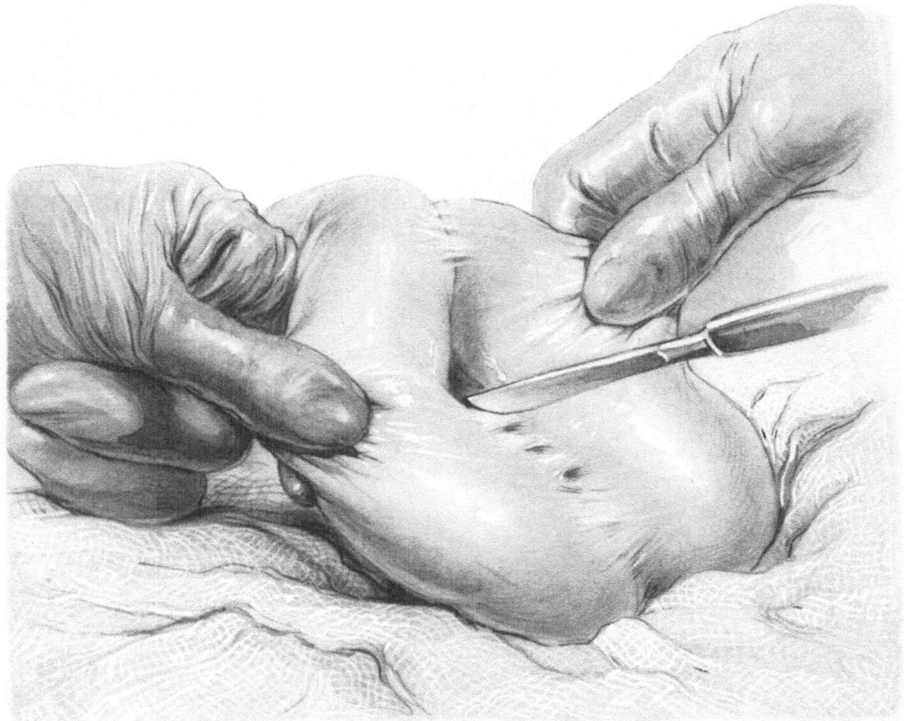

Abb. 259. Scharfe Durchtrennung von Verwachsungen zwischen Dünndarmschlingen.

Die chronischen Adhäsionen in der Bauchhöhle können derartig gewaltige Ausmaße annehmen, daß die gesamten Darmschlingen zu einem unentwirrbaren Paket verbacken sind: „Adhäsionsbäuche", oder mit einem festen, mehrere Millimeter dicken Überzuge versehen sind: „Zuckergußdärme". Dieser Krankheitszustand setzt dem Versuche der operativen Abhilfe zumeist einen unüberwindlichen Widerstand entgegen. Beim Bauchschnitt gelingt es häufig kaum, an irgendeiner Stelle freie Peritonealhöhle zu finden. Der Darm läßt sich nur mit äußerster Mühe und Gefahr auf kurze Strecken scharf isolieren. Hiermit ist an sich nicht viel gewonnen, da die Masse der restlichen Darmschlingen unentwirrbar bleibt, da die mit Mühe gelösten Schlingen in kurzer Zeit wieder

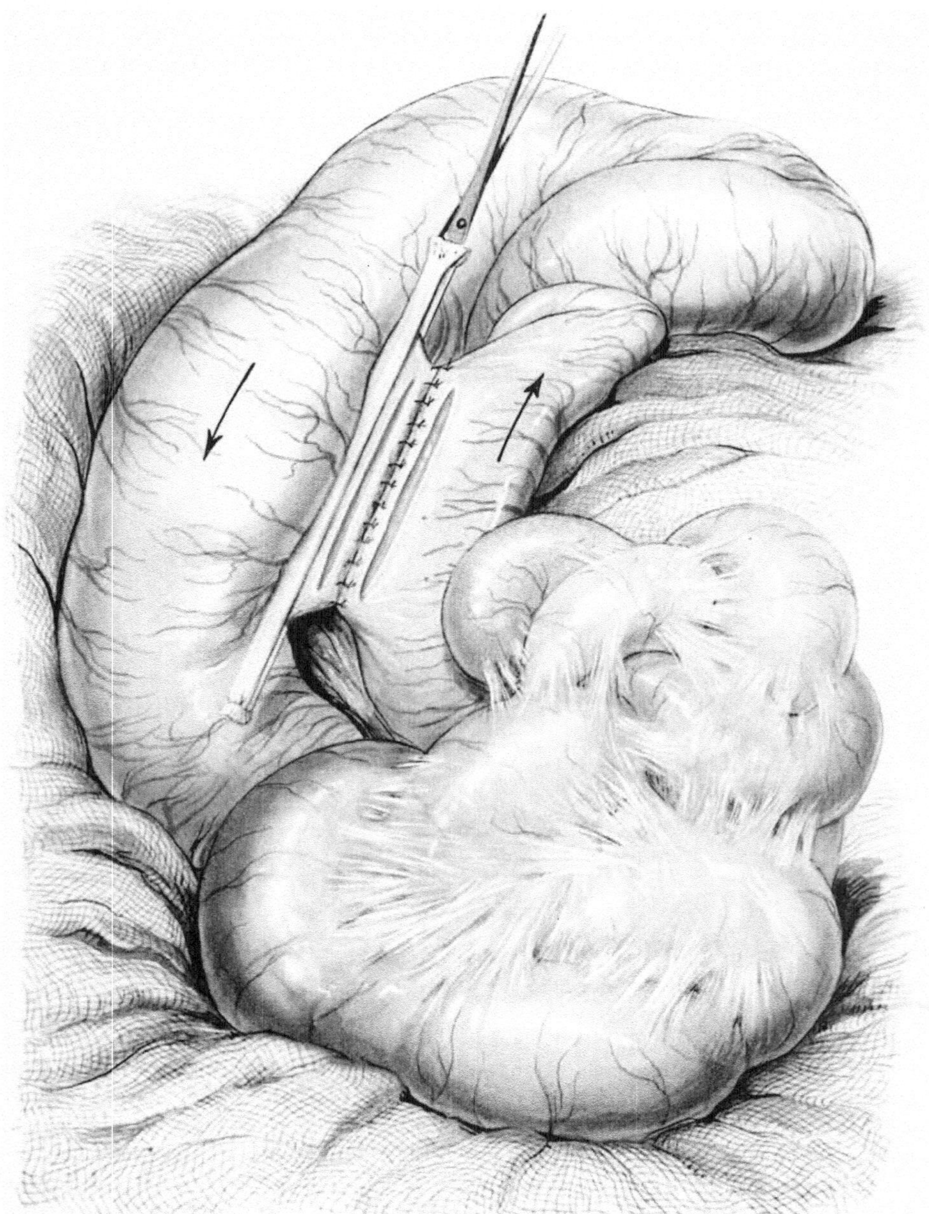

Abb. 260. Ausschaltung eines Pakets harmonikaartig verklebter Dünndarmschlingen durch seitliche Anastomose zwischen der zuführenden und der abführenden Schlinge.

miteinander verwachsen, und da eine Ausschaltung durch Enteroanastomose bei der Ausdehnung der Verwachsungen und bei der Schwierigkeit oder Unmöglichkeit, ein freies zuführendes und ein freies abführendes Darmstück zu erreichen, nur selten in Frage kommt. An die Operation derartiger Kranker, die oft schon viele Operationen durchgemacht haben, und denen das Leben infolge der dauernden Beschwerden zur Qual wird, wird man daher nur im Falle der äußersten Not, z. B. im Zustande des akuten lebensbedrohenden Ileus herangehen. Die Beseitigung des chronischen Krankheitszustandes geht gegenwärtig zumeist, die des akuten vielfach über unser Können.

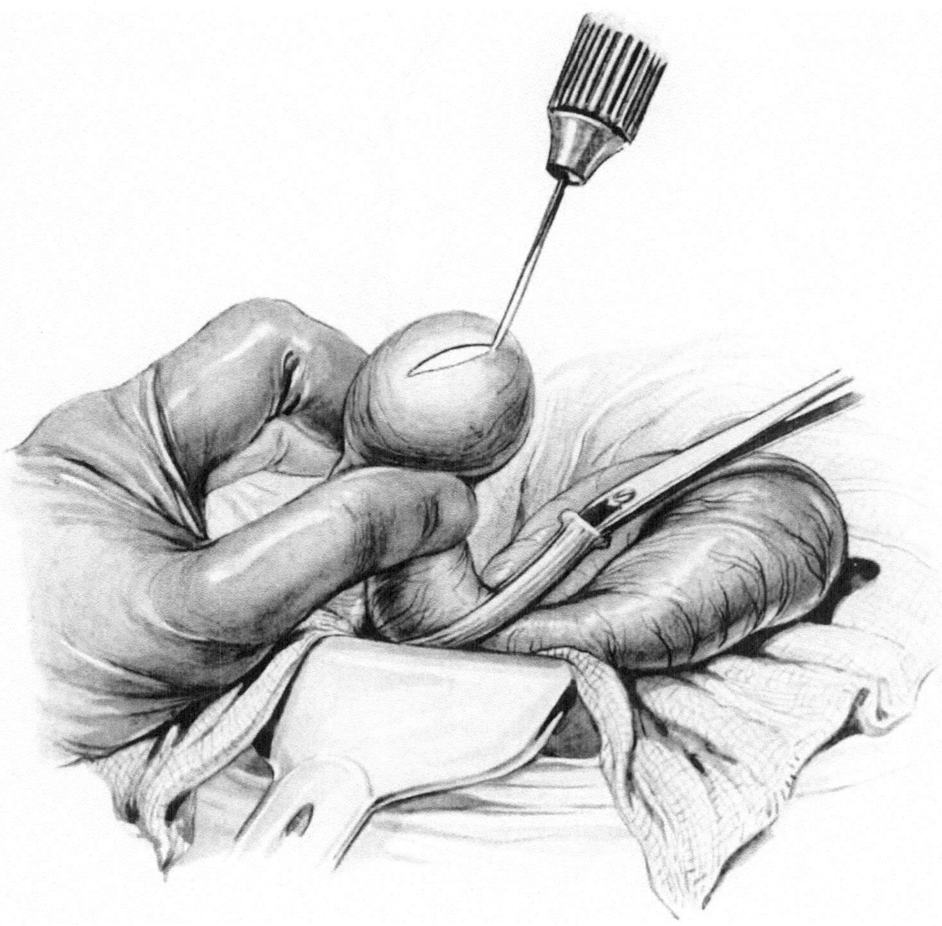

Abb. 261. Entfernung eines Gallensteines aus dem Dünndarm durch kleinen Einschnitt mit dem Diathermiemesser. Der gefüllte zuführende Darmschenkel ist mit elastischer Klemme verschlossen.

Bei unmittelbar nach einer Laparotomie auftretenden Ileuserscheinungen darf mit der Relaparotomie nicht lange gezögert werden. Sobald die Diagnose gestellt und insonderheit gegen eine postoperative Magenatonie abgegrenzt ist (Bd. 1, S. 41) — Röntgenbilder ohne und mit Kontrastfüllung leisten hierbei vorzügliche Dienste — muß die Bauchhöhle wieder eröffnet werden. In derartigen Frühfällen gelingt die Lösung der adhärenten Schlinge meist auf stumpfem Wege; beim Vorliegen einer frischen Inkarzeration läßt sich die eingeklemmte Schlinge in der Regel ohne Schwierigkeiten wieder vorziehen (Abb. 263).

## e) Die Behandlung von im Innern des Darmes gelegenen Fremdkörpern.

Größere, die Durchgängigkeit des Darmes behindernde Fremdkörper, z. B. ein großer Gallenstein (Abb. 261), werden in der Regel durch Enterotomie beseitigt. Nur bei einem Askarideileus ist das Vorgehen nicht ohne weiteres gegeben.

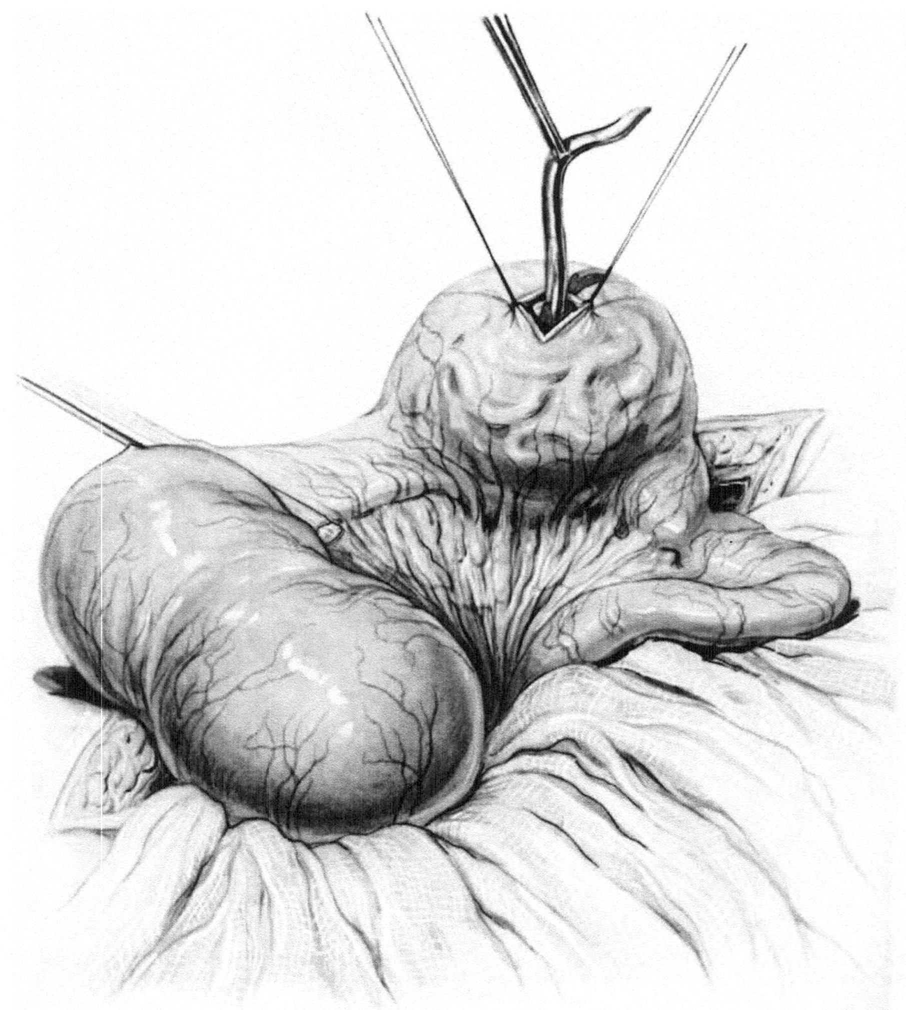

Abb. 262. Entfernung eines Askaridenknäuels aus dem Dünndarm durch eine kleine Darmöffnung unter Einzelentwicklung der Würmer. Der mit Kot gefüllte zuführende Darmschenkel ist mit elastischer Klemme verschlossen.

Sind die Askariden über größere Strecken des Darmes verteilt, so ist es besser, die Bauchhöhle wieder zu schließen und die Behebung des Darmverschlusses der Wirkung von Wurmmitteln zu überlassen. Ist jedoch ein einzelner großer, den Darm auftreibender Askaridenknäuel vorhanden, so ist seine operative Entfernung anzuraten. Hierfür genügt die Anlegung einer kleinen Öffnung in der Darmwand, durch die die Würmer einzeln gefaßt und entwickelt werden (Abb. 262).

## f) Die Behandlung den Darm von außen zusammendrückender Geschwülste.

Eine nicht vom Darm ausgehende, ihn von außen beengende Geschwulst wird nach Möglichkeit entfernt. Im Zustande des akuten Darmverschlusses wird man aber von der meist schwierigen und zeitraubenden Entfernung in der Regel absehen und sich mit einer Enteroanastomose oder mit der Anlegung

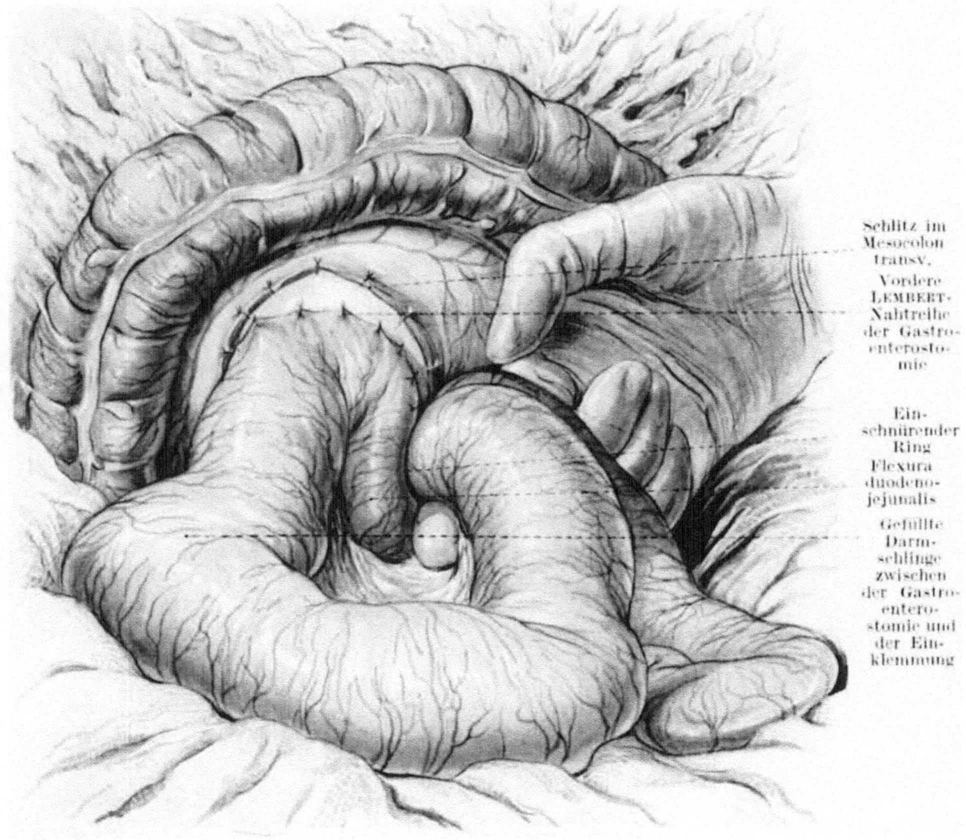


Abb. 263. Befreiung einer eingeklemmten Dünndarmschlinge, die nach einer Gastroenterostomie in den Schlitz zwischen der zur Gastroenterostomie führenden Jejunumschlinge und dem Magen geschlüpft ist. Die mit dem Finger unterfahrene Schlinge wird aus dem Schlitz hervorgezogen.

eines künstlichen Afters begnügen müssen. Die Beseitigung der Geschwulst wird, wenn sie technisch möglich ist, später nachgeholt.

Anders liegen die Verhältnisse bei einer Zyste. Hier kann der Druck auf den Darm durch einfache Punktion im Augenblicke ausgeschaltet werden. Eine Drainage nach außen sichert vor der Wiederkehr der Füllung und der Ileuserscheinungen. Wird der Zysteninhalt nicht nach außen dauernd abgeleitet, so muß die Beseitigung der Zyste erfolgen, bevor ihre erneute Füllung zu Ileuserscheinungen führen kann.

## g) Die Behandlung der Darmgeschwülste (Darmkarzinom, tuberkulöse Darmgeschwulst).

Die karzinomatösen und tuberkulösen Darmtumoren nehmen beim Darmverschluß insofern eine besondere Stellung ein, als der im Augenblick bestehende Zustand der Darmverlegung nur eine Etappe des Zustandes ist, der ohne

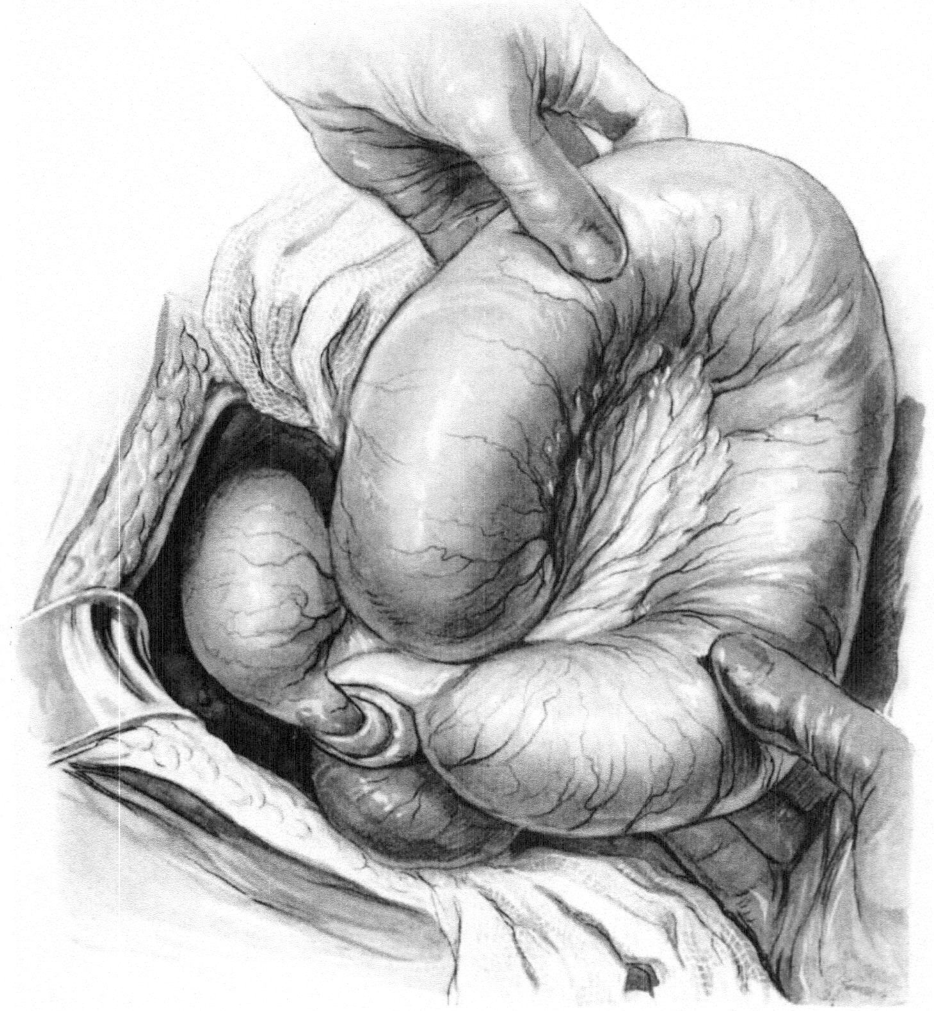

Abb. 264. Der Volvulus einer Dünndarmschlinge wird durch Rückdrehung beseitigt.

radikale Beseitigung in absehbarer Zeit zum Tode führt. Bei der Auswahl des Operationsverfahrens ist daher außer der Beseitigung des Darmverschlusses auch die radikale Beseitigung der Geschwulst zu berücksichtigen. In den meisten Fällen ist die primäre Resektion im Zustande des akuten Darmverschlusses nicht anzuraten und man wird sich — sofern die Resektion technisch überhaupt möglich ist — zunächst mit der Behebung des akuten

Ileus, entweder durch Vorlagerung der kranken Schlinge oder durch eine Enteroanastomose oder durch einen Anus praeternaturalis begnügen, um die Beseitigung der Geschwulst einem zweiten Eingriff zu überlassen. Näheres hierüber findet sich in dem Abschnitt D, 6, S. 260 f.

## h) Die Behandlung der Einklemmungen des Darmes.

Die Einklemmung (*Invagination*) einer Darmschlinge in einer inneren oder äußeren vorgebildeten *Bruchpforte* oder in einem in der Bauchhöhle entstandenen *Schnürring* muß durch *Erweiterung* oder *Sprengung* dieses

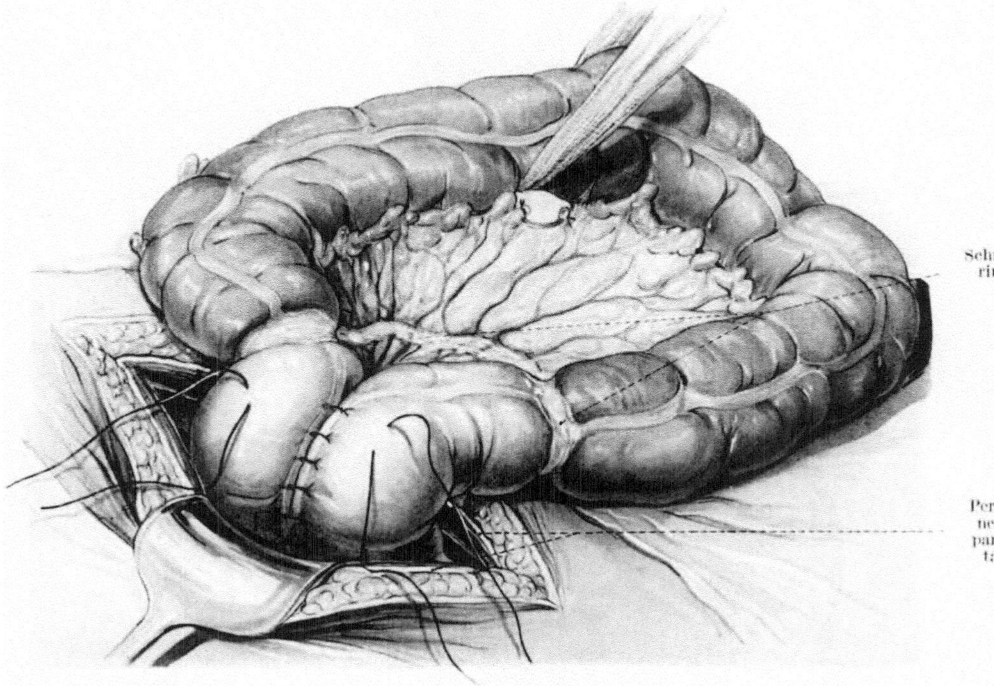


Abb. 265. *Volvulus der Flexura sigmoidea.* Nach der Rückdrehung der Schlinge zeigt es sich, daß die durch eine Schnürfurche gegen den gesunden Darm scharf abgesetzte Darmschlinge und ihr Mesenterium gangränös sind. Die abgestorbenen Teile werden unter Anlegung eines doppelflintenlaufartigen Bauchafters vorgelagert.

Ringes oder *Vorziehen der Schlinge* behoben werden. Zeigt der eingeklemmte Darm bereits Ernährungsstörungen, so ist die primäre *Resektion* oder die *Vorlagerung* der befallenen Schlinge erforderlich. Die Bruchpforte ist durch Naht zu schließen, sofern sie nicht durch die Beseitigung eines Stranges in Wegfall kommt.

Die nicht ganz seltenen *postoperativen Einklemmungen* lassen sich in der Regel in *frischem* Zustande ohne weiteres durch Hervorziehen der eingeklemmten Schlinge beheben (Abb. 263). Auch hier muß die Wiederholung der Einklemmung durch *Verschluß der Bruchpforte* verhindert werden.

Die Einzelmaßnahmen bei den einzelnen Bruchformen, im besonderen der Verschluß der Bruchpforte, werden bei der Beschreibung der Behandlung dieser Hernien geschildert werden.

## i) Die Behandlung des Volvulus des Darmes.

Die Drehung oder Abknickung einer Darmschlinge — am häufigsten handelt es sich um einen Volvulus der Flexura sigmoidea — wird zunächst mit

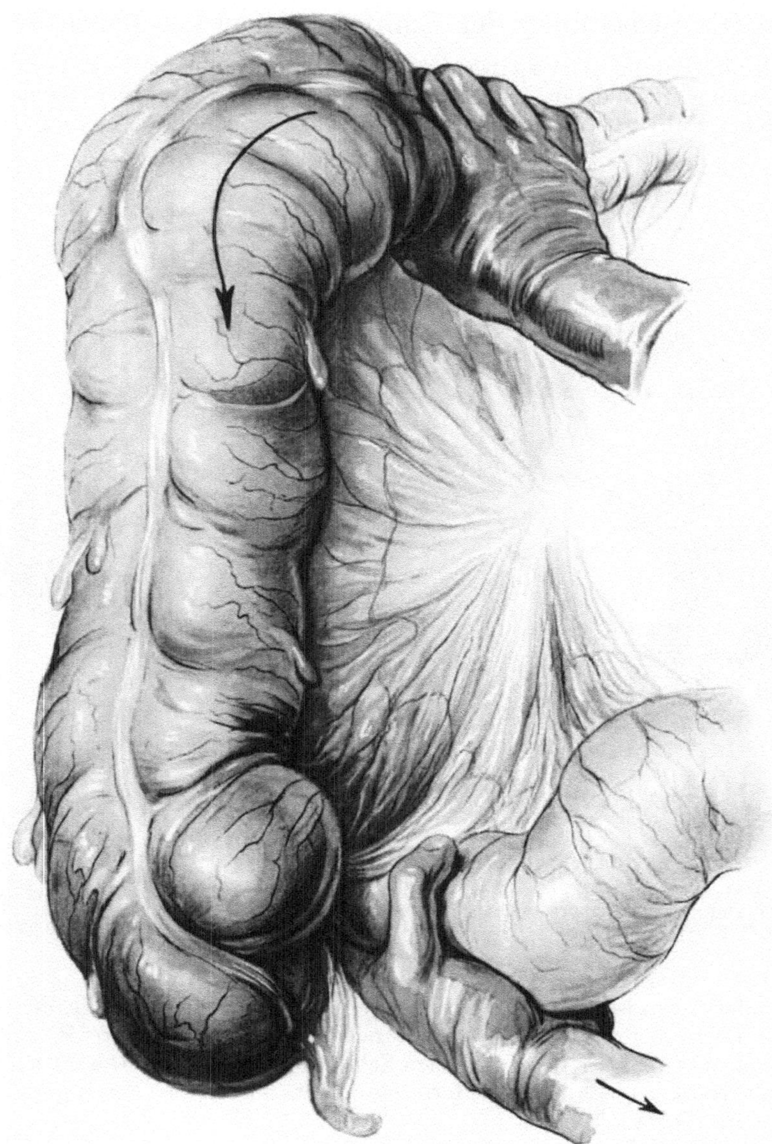

Abb. 266. Lösung einer Invagination durch stärkeren Druck im Bereiche der Umschlagsstelle des eingestülpten Endes und durch sanften Zug am eintretenden Darm.

Rückdrehung des Darmes (Abb. 264) oder mit Lösung des Knotens behandelt. Dieses einfache Verfahren, das die vor der Darmverschlingung bestehenden anatomischen Verhältnisse wiederherstellt, ist jedoch mit der Gefahr des Rezidivs belastet. Die Befestigung der abnorm beweglichen Darmschenkel an der

Bauchwand, an benachbarten Bauchorganen oder gegeneinander kann das Wiederauftreten des Volvulus oft nicht verhindern. Nur die Resektion der kranken Schlinge schützt mit Sicherheit vor Rückfällen. Die Resektion

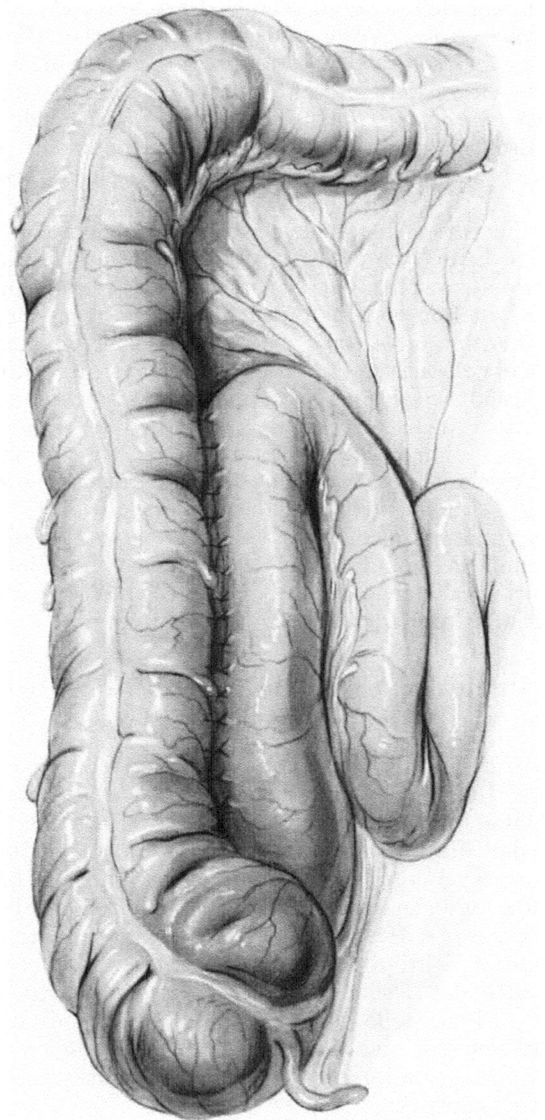

Abb. 267. Doppelflintenlaufförmige Befestigung des eingestülpt gewesenen Darmteiles an dem einstülpenden Darmteil zur Verhinderung der erneuten Invagination.

mit oder ohne Vorlagerung ist dann unbedingt erforderlich, wenn bereits eine Schädigung der Darmwand eingetreten ist (Abb. 265).

## k) Die Behandlung der Invagination des Darmes.

Vor schwere Entscheidungen wird der Operateur vielfach bei der Behandlung der Invagination gestellt. In der Regel handelt es sich um die

Invagination des untersten Ileums in den Dickdarm. Meist sind die Kranken — kleine Kinder — wenig widerstandsfähig. Der Versuch der Desinvagination darf im wesentlichen nicht durch Zug an der inneren Schlinge, sondern er soll durch Druck auf den invaginierenden Darmteil und auf die Kuppe des invaginierten Darmes erfolgen (Abb. 266, HUDSENSONscher Handgriff). Das die Lösung oft stark behindernde Ödem kann durch gleichmäßigen Druck gelegentlich weitgehend beseitigt werden. Läßt sich die Invagination nicht zurückbringen, reißt der Darm ein, oder zeigt der Darm nach der geglückten Desinvagination Ernährungsstörungen, so ist die Resektion des gedoppelten Darmes erforderlich, die sich kaum von anderweitigen Resektionen unterscheidet.

Nur bei sehr heruntergekommenen Kranken, denen die Resektion nicht zugemutet werden kann, wird beim Mißglücken der Desinvagination eine Enteroanastomose zwischen der Darmschlinge oral vom Anfang und aboral vom Ende der Invagination vorgenommen, oder es wird im ungünstigsten Falle ein Anus praeternaturalis oral vom Anfang der Invagination angelegt. Durch eine zirkuläre Naht zwischen der Oberfläche des eintretenden Darmes und der Umschlagsfalte des übergestülpten Darmes wird dem Fortschreiten der Einstülpung und dem Austreten von infektiöser Flüssigkeit möglichst vorgebeugt. Die Resektion des Darmes, die Wiederherstellung des natürlichen Kotweges und Verschluß des etwa angelegten Kunstafters werden nach genügender Hebung des Allgemeinzustandes nachgeholt.

Ist die Desinvagination geglückt, so wird ihrem Wiedereintritt dadurch entgegengewirkt, daß die gefährdeten Darmabschnitte auf eine längere Strecke doppelflintenlaufartig aneinandergenäht werden (Abb. 267). Nach reiner Dünndarminvagination wird von jeder Fixierung abgeraten.

## l) Die Behandlung der chronisch-konstitutionellen Obstipation. Das Coecum mobile.

Ihrem Wesen nach ist die chronische Stuhlverstopfung nichts anderes als ein im Bereiche des Dickdarmes lokalisierter chronischer relativer Ileus, der auf einer Atonie oder auf einem Spasmus des Dickdarmes beruht. Die Erfahrung lehrt, daß dieses Leiden, sofern es allen konservativen Bemühungen trotzt, bei operativem Vorgehen nur durch eine ausgedehnte Resektion des hauptsächlich schuldigen Dickdarmanteiles behoben werden kann. Enteroanastomosen oder kleine Resektionen verfehlen ihren Zweck.

Vor der Operation wird durch Röntgenkontrastuntersuchung festgestellt, an welcher Stelle des Dickdarmes die hauptsächlichste Verzögerung der Kotpassage sitzt. Diese Stelle ist bei der Resektion mit zu entfernen. Im wesentlichen läßt sich bei der chronischen Obstipation ein Aszendenstyp und ein Deszendenstyp unterscheiden, dem vielleicht noch ein Sigmoidtyp hinzugefügt werden kann.

Beim Aszendenstyp werden das Zökum, das Colon ascendens und die rechte Hälfte des Colon transversum reseziert, und es wird eine Verbindung der untersten Ileumschlinge mit dem linken Colon transversum hergestellt (Abb. 268).

Beim Deszendenstyp werden die linke Hälfte des Colon transversum und das Colon descendens bis ins Colon sigmoideum weggenommen, und der rechte Kolonstumpf wird mit der Kuppe der Flexura sigmoidea verbunden (Abb. 269).

Beim Sigmoidtyp wird in schweren Fällen in gleicher Weise verfahren, wobei außer der linken Hälfte des Colon transversum und außer dem Colon descendens auch das Colon sigmoideum möglichst ausgiebig entfernt wird.

Nur in leichten Fällen wird allein das Sigmoid reseziert, und die Fußpunkte der Sigmoidschlinge werden miteinander vereinigt.

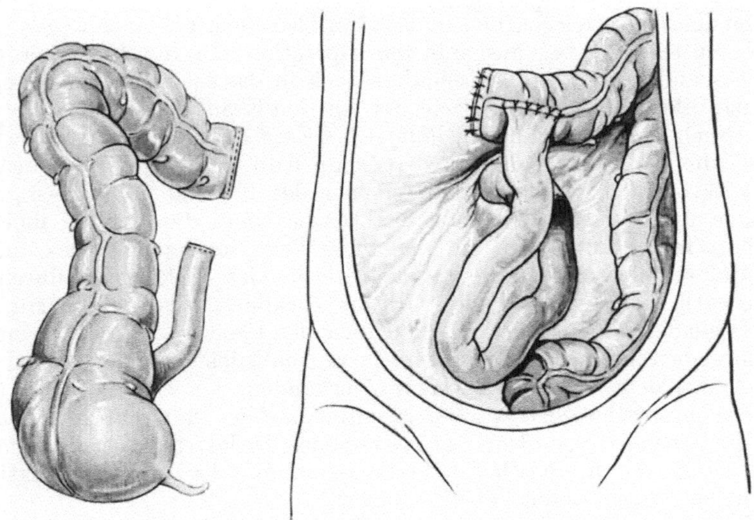

Abb. 268. Behandlung des Aszendenstypus der chronischen Obstipation durch Resektion des Zökums, des Colon ascendens und des halben Colon transversum und durch Verbindung des unteren Ileums mit dem Rest des Colon transversum.

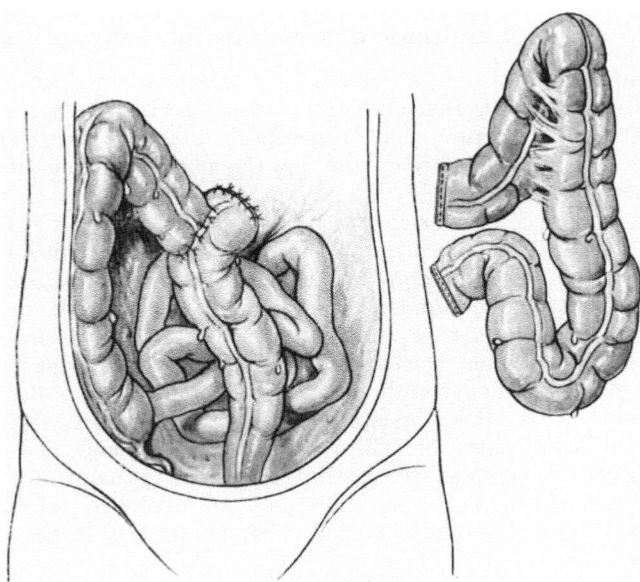

Abb. 269. Behandlung des Deszendenstypus der chronischen Obstipation durch Resektion des halben Colon transversum, des Colon descendens und des Colon sigmoideum und durch Verbindung des Restes des Colon transversum mit dem Rest des Colon sigmoideum.

Von manchen Autoren wird der Aszendenstyp lediglich als die Folge einer Funktionsstörung des Colon descendens angesehen und daher wie der Deszendenstyp behandelt, so daß es für diese Autoren nur das eine, beim Deszendenstyp beschriebene Universalverfahren gibt.

**Das Coecum mobile.** Bei den von einem Coecum mobile ausgehenden Beschwerden treten häufig die Erscheinungen der chronischen Obstipation in den Vordergrund und fallen alsdann unter die Behandlung dieser Erkrankung vom Aszendenstyp. Gelegentlich findet man aber auch bei einer wegen „chronischer Appendizitis" ausgeführten Operation ein ungewöhnlich großes, bewegliches und wie ein großer schlaffer Sack in das kleine Becken hängendes Zökum, das offensichtlich die Ursache der von den Kranken geklagten Beschwerden ist. Nach meiner Erfahrung läßt sich dieser Krankheitszustand wirksam nur durch die Resektion des erweiterten und krankhaft beweglichen Zökums bekämpfen, während alle Versuche der Raffung und Befestigung zu Mißerfolgen führen. Die Resektion des Darmes muß die Valvula iliocoecalis einbeziehen, indem der Darm auf der einen Seite im Bereiche des untersten Ileums und auf der anderen Seite im Bereiche des Dickdarmes durchtrennt wird. Je nach der Lage des Falles wird der Dickdarm entweder bis zur Hälfte des aufsteigenden Kolons oder einschließlich der Flexura coli dextra entfernt. Die zuführende Dünndarmschlinge wird hierauf mit dem Reste des Colon ascendens oder mit dem Colon transversum verbunden.

Daß die chronische Obstipation gelegentlich auf der krankhaften Knickung einer der physiologischen Flexuren des Dickdarmes beruht, die dann durch Lösung, durch ausschaltende Anastomose oder durch Resektion zu behandeln ist, wurde bereits oben erwähnt.

Die heroischen Resektionen des gesamten Dickdarmes, wobei das unterste Ileum mit dem Rektum vereinigt wird, sind mit Recht außer Mode gekommen.

## m) Die Behandlung des Megacolon congenitum.

Das Symptomenbild der chronischen atonischen Obstipation geht ohne scharfe Grenze in das der HIRSCHSPRUNGschen Krankheit über, die durch eine übermäßige Erweiterung und Hyperplasie des gesamten Dickdarmes (Megacolon congenitum) oder nur des Colon sigmoideum (Megasigmoideum) gekennzeichnet ist.

Die erste Frage ist, ob es sich um eine idiopathische Hyperplasie des Dickdarmes ohne ein Hindernis, um ein Megacolon congenitum im engeren Sinne handelt, oder ob die Vergrößerung des Dickdarmes sekundär infolge einer Verengerung entstanden ist. Derartige Verengerungen sitzen am häufigsten im Bereiche des Sphincter ani oder im Bereiche einer der ins Darminnere vorspringenden Querfalten des Mastdarmes. Besteht eine Stenose, so hat nur ein Behandlungsverfahren Aussicht auf Erfolg, das das Hindernis der Kotentleerung ausschaltet. Je näher am After sich die Verengerung befindet, desto schwieriger sind ihre radikale Beseitigung und die Wiederherstellung einer unbehinderten Darmpassage. Es scheint ein Vorzug des Invaginationsverfahrens zu sein, daß es derartige relative Stenosen durch den kräftigen Zug und die starke Streckung des Darmes häufig ausreichend ausgleicht.

Ist die Beseitigung der der Erkrankung zugrunde liegenden Darmverengerung wegen ihrer unzugänglichen Lage im kleinen Becken unmöglich, so kommt nur ein Anus praeternaturalis sigmoideus in Frage, der als doppelläufiger After oder als endständiger After entweder nach querer Durchtrennung des Darmes und Versenkung der analen Schlinge oder unter Ausrottung des Enddarmes angelegt wird. Hierbei finden die bei der Radikalbehandlung des Mastdarmkrebses im Abschnitt E, 9, S. 397f. geschilderten Verfahren sinngemäß Anwendung.

Ist aber die Beseitigung einer bestehenden Stenose möglich, oder liegt eine Verengerung überhaupt nicht vor, so ist ein Vorgehen geboten, bei dem die Darmentleerung durch den natürlichen After erhalten bleibt. Nach meiner Erfahrung ist alsdann eine Heilung nur durch eine großzügige Ausrottung des erweiterten und verlängerten Darmes zu erzielen, die möglichst so weit geht, daß der zurückbleibende Dickdarm in annähernd gerader Linie von der Flexura hepatica nach dem After verläuft. Hierbei treten drei Verfahren miteinander in Wettbewerb: die primäre Resektion und die sofortige Wiederherstellung der Darmpassage; das Vorlagerungsverfahren mit primärer Anlegung eines doppelflintenlaufförmigen Afters und mit späterem Verschluß des künstlichen Afters, und das Invaginationsverfahren. Ich persönlich halte die primäre Resektion, demnächst das Vorlagerungsverfahren für das beste Vorgehen. Umgehungsoperationen sind erfolglos.

Bei der Vorbereitung des Kranken zur Operation macht häufig die Entleerung des riesenhaften und überfüllten Darmes Schwierigkeiten. Man muß dann zur manuellen Ausräumung der eingedickten Kotmassen seine Zuflucht nehmen. Oft ist die vorherige Anlegung einer Zökalfistel ratsam. Die Bauchhöhle wird in Beckenhochlagerung durch einen an der Symphyse beginnenden Mittellinienschnitt eröffnet, und der Schnitt wird so weit wie erforderlich in der Richtung nach dem Schwertfortsatz geführt.

Der intraabdominelle Eingriff beginnt stets mit der Mobilisierung des Dickdarmes. Die Skeletierung des Dickdarmes ist bei der Mächtigkeit der Verhältnisse zumeist leicht. Man muß nur sorgfältig einen kleinen Abschnitt nach dem anderen des gewaltig entwickelten Mesenteriums, des Lig. gastrocolicum und der den absteigenden Dickdarm an die hintere Bauchwand heftenden Bindegewebszüge doppelt unterbinden und durchtrennen. Bei der Mobilisierung des Colon descendens ist die früher im Abschnitt D, 6, d, S. 264f. gegebene Vorschrift zu beachten, daß die Ablösung in der Richtung von außen nach innen zu erfolgen hat. Die Befreiung des Darmes ist so weit fortzuführen, bis ein gut ernährter Abschnitt des in der Gegend der Flexura hepatica gelegenen Darmes an einen gut ernährten Abschnitt des ins kleine Becken eintretenden Darmes gebracht werden kann.

**Bei der primären Resektion** wird der Darm in der früher geschilderten Weise mit Hilfe des PETZschen Instrumentes zweimal quer durchtrennt, und die beiden zurückbleibenden Darmenden werden miteinander am besten End zu End, andernfalls End zu Seit und nur im Notfalle Seit zu Seit in Verbindung gebracht.

**Bei dem Vorlagerungsverfahren** werden der zu- und der abführende Schenkel auf eine beträchtliche Strecke doppelflintenlaufförmig aneinandergenäht, was bei der Fülle des Materials niemals Schwierigkeiten bereitet. Die skeletierte Darmschlinge wird entweder durch die mittlere Hauptlaparotomiewunde oder durch einen neuen linksseitigen Pararektalschnitt nach außen geleitet, wobei sie sorgfältig an das Peritoneum parietale genäht wird. Bei der gewaltigen Ausdehnung der vorgelagerten Schlinge empfiehlt sich ihre sofortige Abtragung, um den Kranken alsbald von dem unbequemen und sich schnell faulig zersetzenden Gebilde zu befreien. Die Abtragung erfolgt am besten mit dem PETZschen Instrument einige Zentimeter oberhalb der Haut. Die Nachbehandlung und der Verschluß des künstlichen Afters vollziehen sich in der früher im Abschnitt D, 5, c, $\alpha$, S. 354f. geschilderten Weise.

Die Behandlung der HIRSCHSPRUNGschen Krankheit nach dem **Invaginationsverfahren** von GRECKOW ist im Abschnitt D, 6, f, d, S. 295f. ausführlich beschrieben und abgebildet.

## 8. Die Behandlung der Darmlähmung und der freien eitrigen Bauchfellentzündung.

Die operative Behandlung des paralytischen Ileus ist nur ein Teil der Therapie, die sich gegen die diesem Krankheitszustande zugrunde liegende akute eitrige freie Peritonitis richtet.

Die Behandlung der freien eitrigen Bauchfellentzündung gliedert sich:

a) in die Verstopfung der Infektionsquellen,
b) in die Beseitigung des Exsudates und in die Reinigung der Bauchhöhle,
c) in die Ableitung des Exsudates,
d) in die Nachbehandlung.

### a) Die Verstopfung der Infektionsquelle.

Die Fortschritte in der Behandlung der freien eitrigen Bauchfellentzündung beruhen allein auf frühzeitigem und zielsicherem chirurgischen Handeln. Unter den hierbei in Betracht kommenden Maßnahmen nimmt die Verstopfung der Infektionsquelle den vornehmsten Platz ein. Sie ist der wichtigste und unerläßlichste Teil, gleichsam der eiserne Bestand des gesamten therapeutischen Vorgehens.

Die Forderung heißt aber nicht nur „Ausschaltung der Infektionsquelle", sondern sie lautet gleichzeitig: „Sofortige Ausschaltung der Infektionsquelle". Denn die Prognose ist um so günstiger, je früher die Operation stattfindet.

Es sind daher alle Kranken, sobald die Diagnose einer freien eitrigen Peritonitis gestellt ist, sofort zu operieren, natürlich mit Ausnahme der aussichtslosen Fälle, von denen v. Bergmann sagt: „Moribunde Menschen operiere ich nicht". Diese Operationsforderung findet auch auf Kinder Anwendung.

Ausnahmen bilden lediglich die von den Genitalien ausgehende Gonokokkenperitonitis der Frau, da sie erfahrungsgemäß auch bei konservativem Vorgehen zumeist ausheilt, und die hämatogene oder kryptogenetische Pneumokokkenperitonitis der Kinder, bei der mangels eines örtlich begrenzten Infektionsherdes die Verstopfung einer Infektionsquelle nicht möglich ist. Wenn daher die Diagnose einer Gonokokkenperitonitis oder einer Pneumokokkenperitonitis mit ausreichender Sicherheit gestellt und im besonderen gegen eine Appendizitis abgegrenzt werden kann, so wird zunächst von einem operativen Vorgehen abgesehen. Bleibt die Diagnose unklar, so muß man sie durch eine Probelaparotomie sichern. Wird die Diagnose der Pneumokokken- oder der Gonokokkeninfektion erst bei der Laparotomie gestellt, so wird der Bauch ohne weitere Maßnahmen wieder geschlossen.

Der gesamte Eingriff und im besonderen die Ausschaltung der Infektionsquelle sind auf dem schnellsten und schonendsten Wege durchzuführen. Dem Kranken droht die unmittelbarste Gefahr durch Störungen der Blutverteilung, durch das „Verbluten in die Gefäße der Bauchhöhle". Aber gerade die Gefäßregulation wird, ebenso wie die Widerstandskraft des Bauchfells, durch jede größere Bauchoperation, durch Auspacken der Eingeweide, durch Zerren an den Mesenterien, durch Abkühlung und durch eine längere Narkose herabgesetzt, und zwar um so mehr, je länger und stärker diese Einwirkungen stattfinden. Größte Schonung und Zartheit ist daher bei allen Maßnahmen oberstes Gesetz. „Je weniger gründlich ich vorging, desto besser wurden die Resultate" (Heidenhain).

Wir werden daher jeden heroischen Eingriff vermeiden und uns mit dem Mindestmaß des Notwendigen begnügen. Das bedeutet: Man wählt nach Möglichkeit Spinalbetäubung, die in der neuen gürtelförmigen Form besonders gut vertragen wird. Die Bauchhöhle wird durch einen möglichst unmittelbar über dem erkrankten Organ angelegten Schnitt eröffnet, wodurch sich das Berühren größerer Abschnitte der Bauchhöhle vermeiden läßt. In allen unklaren Fällen wird dagegen die Bauchhöhle durch einen Schnitt in der Linea alba unterhalb des Nabels angegangen. Der Schnitt soll in der Ausdehnung begrenzt, aber unbedingt so groß sein, daß Zugang und Übersicht für den Eingriff unbehindert sind; denn nicht die Länge des äußeren Bauchdeckenschnittes, sondern die Art der Maßnahmen im Innern der Bauchhöhle machen die Größe des Eingriffes aus. Während beim mechanischen Ileus zur schnellen Auffindung der Stelle des Verschlusses oft das Auspacken des Darmes angebracht ist, ist ein derartiges Vorgehen bei der Bauchfellentzündung möglichst zu vermeiden.

Die Forderung nach der Ausschaltung der Infektionsquelle wird technisch entweder durch Beseitigung des kranken Organes, durch seine Vorlagerung vor die Bauchdecken oder durch seine Abdichtung gegen die freie Bauchhöhle vermittels Tamponade und durch Ableitung der Infektionsquelle nach außen vermittels Drainage befriedigt. Im letzteren Falle kann versucht werden, die Abdichtung der Infektionsherde gegen die freie Bauchhöhle durch Heranholen und Befestigen des Netzes oder anderer benachbarter Bauchorgane zu verstärken.

Während bei der Operation des mechanischen Ileus die künstliche Entleerung des überfüllten Darmes durch meinen Darmabsaugeapparat oft angebracht erscheint und von entscheidender Bedeutung sein kann, kommt diese Maßnahme beim paralytischen Ileus kaum in Frage, weil der Darm in den meisten Fällen bereits zu stark geschädigt und der allgemeine Kräftezustand zu schlecht ist. Dagegen kann bei starker Füllung eines begrenzten Darmabschnittes die prophylaktische Ileostomie nach Heidenhain in Frage kommen. In den allermeisten Fällen ist jedoch auch von dieser Maßnahme abzusehen, und die etwaige Anlegung einer Darmfistel bleibt der weiteren postoperativen Entwicklung des Krankheitsbildes vorbehalten.

Für die Ausschaltung der einzelnen Infektionsherde ergeben sich folgende Regeln:

Eine **entzündete Appendix**, ein Meckelsches Divertikel werden am besten exstirpiert.

Auch eine gangränöse oder perforierte **Gallenblase** wird in vielen Fällen am besten entfernt. Stößt die Entfernung auf Schwierigkeiten oder ist der Kräftezustand des Kranken schlecht, so ist die Eröffnung und Drainage der Gallenblase (Cholezystostomie) mit abdichtender Tamponade gegen die freie Bauchhöhle vorzuziehen.

**Gangränöse oder phlegmonöse Darmteile** werden reseziert oder vorgelagert, Perforationsöffnungen im Darm oder Magen werden geschlossen, ein entzündlich-nekrotisches Pankreas oder sonstige diffuse Infektionsherde werden gespalten, gegen die Umgebung tamponiert und nach außen drainiert.

**Geplatzte Abszesse** werden drainiert, die freie Bauchhöhle wird durch Tampons nach Möglichkeit geschützt.

**Die frische Bauchverletzung.** Besonders schwierig gestaltet sich in der Regel die Versorgung frischer Bauchverletzungen, namentlich der Schußverletzungen, weil hier häufig mehrere, oft an versteckter Stelle gelegene Verletzungen von Bauchorganen vorhanden sind. Daß bei der operativen

Versorgung dieser Verletzungen nicht erst auf die Zeichen der Perforationsperitonitis gewartet wird, sondern daß stumpfe und scharfe Bauchverletzungen sofort laparotomiert werden müssen, wenn eine Verletzung intraperitonealer Organe nicht ausgeschlossen werden kann, ist heute eine anerkannte Regel. Nicht erlaubt ist die Laparotomie bei frischen Bauchverletzungen im Schockzustand, es sei denn, daß der Schock durch eine innere Blutung bedingt wird.

Der Bauchschnitt wird über dem mutmaßlich verletzten Organ angelegt. Da Ort und Ausdehnung der Verletzung vor der Eröffnung der Bauchhöhle zumeist unklar sind, so wird in der Regel ein mittlerer Längsschnitt angelegt.

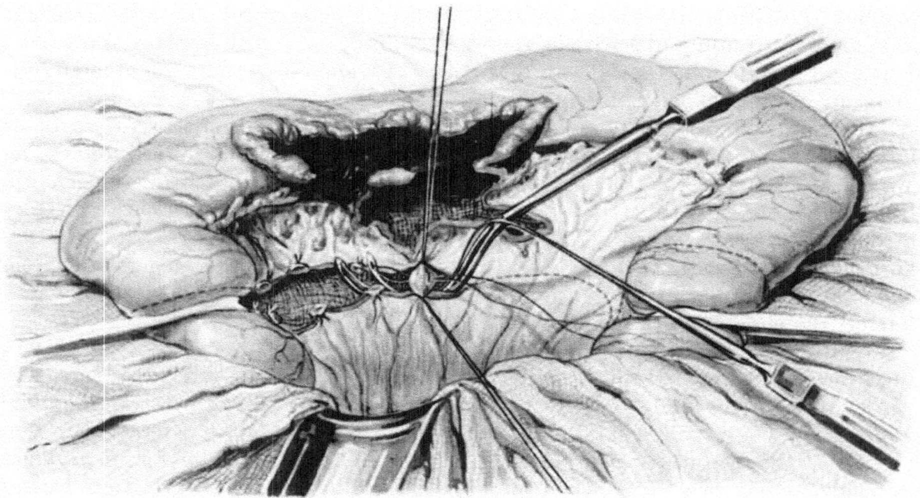

Abb. 270. Versorgung einer frischen Schußverletzung mit Zerreißung einer Dünndarmschlinge und ihres Mesenteriums durch Resektion der verletzten Teile. Der zu- und der abführende Schenkel des Darmes sind durch elastische Klemmen verschlossen. An den beiden beabsichtigten Trennungsstellen ist der Darm mit je einem Bändchen umfahren. Das Mesenterium wird abschnittweise mit der Hohlsonde unterfahren, nach beiden Seiten abgebunden und durchtrennt. Die weiteren Trennungsstellen des Mesenteriums und des Darmes sind punktiert.

Nach Eröffnung der Bauchhöhle und nach der ersten notdürftigen, für die Übersicht erforderlichen Säuberung von Blut und Darminhalt werden zunächst stark blutende Gefäße oder klaffende Intestinalöffnungen provisorisch durch Abklemmen verschlossen. Sobald ein Überblick über die Lage und die Ausdehnung der Intestinalverletzungen gewonnen ist, muß die Entscheidung fallen, ob die Verletzungen des Darmes durch Naht einzeln versorgt werden können, oder ob eine Resektion der verletzten Darmschlingen vorzunehmen ist (Abb. 270). Nach einem Nahtverschluß ist der genähte Darmabschnitt durch eine Enteroanastomose zu umgehen, wenn durch die Naht eine Verengerung zustande kommt.

Nach der Versorgung aller zunächst erkennbaren Verletzungen und der Stillung der Blutung folgt eine systematische Generalrevision der gesamten Eingeweide, wobei namentlich auf Verletzungen der Hinterseite des Magens, des Dickdarmes und der Ureteren zu fahnden ist.

Wenn nicht aus anderen Gründen eine Tamponade erforderlich ist, z. B. zur Blutstillung an einem verletzten parenchymatösen Organ, und wenn man sich auf seine Intestinalnähte verlassen kann, wird die Bauchhöhle nach der Operation wegen einer frischen Verletzung primär geschlossen.

## b) Die Beseitigung des Exsudats und die Reinigung der Bauchhöhle.

Da die bei der Eröffnung der Bauchhöhle angetroffene Flüssigkeit auf der einen Seite die Eitererreger und ihr Gift, auf der anderen Seite die vom Körper gebildeten chemischen Abwehrstoffe und die zelligen Elemente enthält, so ist es theoretisch nicht ohne weiteres erwiesen, ob die Beseitigung dieser Flüssigkeit für den Körper von Vorteil oder von Nachteil ist. Nach der praktischen Erfahrung ist die gründliche Beseitigung des peritonitischen Exsudates zu empfehlen. Es fragt sich nun, inwieweit und auf welche Weise wir diese Forderung erfüllen können.

Technisch wird die Entleerung des Eiters, die „Toilette der Bauchhöhle", einmal durch Spülen, das andere Mal durch Tupfen angestrebt. Die Ansichten über den Wert der beiden Verfahren sind geteilt. Jedes Verfahren hat seine Vor- und seine Nachteile, deren Zergliederung zugleich zeigt, daß für gewisse Fälle offenbar das Spülen, für gewisse Fälle das Tupfen vorteilhafter ist.

**Die Spülung.** Wenn die Infektion oder die Verschmutzung mit Wahrscheinlichkeit im wesentlichen alle Abschnitte der Bauchhöhle annähernd gleichmäßig betrifft, oder wenn bei örtlich begrenzter Verschmutzung die makroskopisch erkennbaren Schmutzteile nicht durch Tupfen schnell und restlos zu entfernen sind, so wird gespült; anderenfalls wird getupft, im besonderen also, wenn die Infektion der Bauchhöhle offensichtlich begrenzt oder ungleichmäßig verbreitet ist und die etwa vorhandenen makroskopischen Schmutzteile durch Tupfen völlig zu beseitigen sind.

Auf besondere Apparate kann beim Spülen verzichtet werden. Der Sinn der Spülung ist, möglichst große Flächen und möglichst alle Buchten des Bauchfells zu berieseln, um sie mechanisch vom Eiter zu säubern. Das geschieht am besten durch wiederholtes Verbringen des weichen Endes eines dicken Schlauches an zahlreiche, von der Einführungsstelle möglichst weit entfernte Stellen der Bauchhöhle. Der Operateur nimmt hierzu das Ende des dicken Gummischlauches in die eine Hand und führt es systematisch zwischen die Dünndärme in die Tiefe des kleinen Beckens (Abb. 271), in beide Flanken, unter die rechte und unter die linke Zwerchfellkuppe, in die Bursa omentalis, oder wo sonst noch Eiter und Darminhalt angetroffen wird. Bei dieser Technik durchströmt das Wasser zwangsläufig große Abschnitte des Bauchraumes und säubert sie. Gröbere Reinigungsversuche, wie z. B. die barbarische Prozedur des Abwischens und Abreißens von Fibrinbelägen, sind zu verwerfen, da sie mit dem Grundsatz der Gewebsschonung unvereinbar sind. Spült man überhaupt, so spüle man mit großen Mengen von Flüssigkeit, 10—30 Litern. Man achte sorgfältig auf die Temperatur des Spülwassers, die um 40° liegen muß. Am Ende der Spülung läßt man das Spülwasser zum größten Teil wieder ablaufen.

**Das Austupfen.** Hat dagegen die Entzündung nur einen begrenzten Teil der Bauchhöhle oder einzelne Teile der Bauchhöhle in unterschiedlicher Schwere ergriffen, und erscheint es möglich, die erkennbaren Verunreinigungen des Peritonealraumes, wie ausgetretenen Mageninhalt, Kot oder infolge einer Verletzung eingedrungene Fremdkörper ohne Spülung vollständig zu beseitigen, so wird auf die Auswaschung der Bauchhöhle zugunsten des Austupfens verzichtet: Die groben Schmutzpartikel werden mit der anatomischen Pinzette oder mit einem feuchten Stieltupfer beseitigt. Erkennbare Eiteransammlungen zwischen den Darmschlingen, den übrigen Organen und der Bauchwand werden mit feuchten, gut ausgedrückten Stieltupfern zart aufgewischt oder durch mit langer anatomischer Pinzette eingeführte feuchte Gazestreifen aufgenommen. Vorfallende Därme und sonstige Eingeweide werden hierbei mit langen Spateln vorsichtig zur Seite gehalten. Die Hauptmasse des Eiters pflegt sich mit

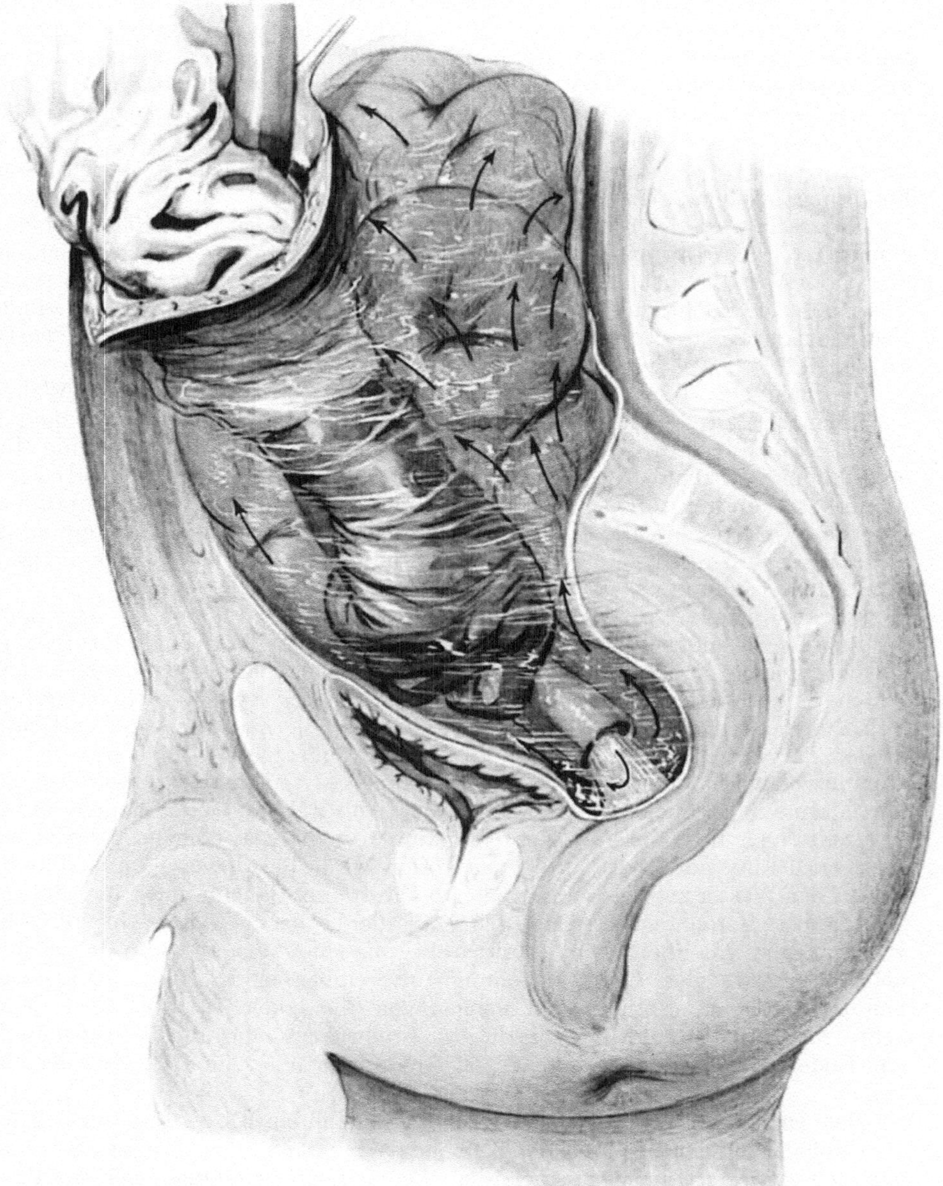

Abb. 271. Spülung der gesamten Bauchhöhle bei allgemeiner, freier, eitriger Bauchfellentzündung durch einen mit der Hand in die Tiefe der Bauchhöhle eingeführten Schlauch.

Vorliebe in einzelnen vorgebildeten Taschen der Bauchhöhle, namentlich in der Tiefe des DOUGLASschen Raumes, zu sammeln. Diesen Stellen ist daher besondere Aufmerksamkeit zuzuwenden.

**Die Desinfektion.** Die Bestrebungen, die Bauchfellentzündung durch Einbringen von Desinfektionsmitteln in die Bauchhöhle günstig zu beeinflussen, sind weit verbreitet. Sie verfolgen neben der Desinfektionswirkung vielfach noch den Zweck, durch Verstopfung der Abflußwege die Aufsaugung der giftigen Peritonealflüssigkeit einzudämmen oder postoperative Verwachsungen zu verhindern. Die Medikamente werden entweder bei der Spülung als Ersatz oder als Beimischung der Spülflüssigkeit verwendet oder nach Beendigung der Operation in die Bauchhöhle gegossen. Ich nenne von den vielen empfohlenen Mitteln nur Äther, Olivenöl, Kampferöl, hypertonische Lösung von Kochsalz und Traubenzucker, Pferdeserum, PREGL-Lösung, Dakinlösung, Chininderivate, Farbstoffe und salzsaures Pepsin. Ich bin der Ansicht, daß auf dem Wege der Desinfektion des Bauchfells das Heil der Behandlung der Bauchfellentzündung nicht zu suchen ist und verwende derartige Mittel nicht.

Auch die Bestrebungen, durch Einbringen von Medikamenten das Auftreten postoperativer Verwachsungen im Bauchraum zu verhüten, haben zu keinem Erfolg geführt. Öl, menschliches Fett (Humanol), PREGL-Lösung und vieles andere werden empfohlen. Für das Zustandekommen peritonealer Verwachsungen sind, wie oben bereits erwähnt, offenbar in erster Linie konstitutionelle Momente ausschlaggebend: der eine Kranke bekommt bei der leisesten Andeutung einer Bauchfellreizung für sein ganzes Leben ausgedehnte Verwachsungen, bei dem anderen Kranken können schwere Entzündungen ablaufen, gewaltige Eingriffe wiederholt vorgenommen werden, und nach wenigen Wochen sieht die Bauchhöhle vollkommen unberührt aus. Einen Weg, hier helfend einzugreifen, kennen wir bisher nicht. Je zarter das Bauchfell behandelt wird, je weniger chemisch differente Mittel in Anwendung kommen, desto vorteilhafter ist es offenbar.

## c) Die Ableitung des Exsudats.

Wie bei der schulmäßigen Behandlung eines Abszesses die einmalige Entleerung des Eiters nicht genügt, sondern bei der Operation zugleich für eine dauernde Ableitung des Eiters für die nächste Zeit gesorgt werden muß, so ist auch die Forderung berechtigt, daß der in der freien Bauchhöhle in den Tagen nach der Operation neu entstehende Eiter wirksam entfernt wird.

Tatsächlich glaubte man am Anfang der operativen Behandlung der Bauchfellentzündung, durch ausgiebigste Tamponade, besonders mit MIKULICZ-Tampons, später durch Einlegen zahlreicher Drains an möglichst vielen Stellen und in möglichst vielen Richtungen, der obigen Forderung genügen zu können. Allmählich wurde man unter dem Schlagwort, den intraabdominellen Druck möglichst bald wiederherzustellen, immer zurückhaltender, und REHN schloß schließlich die Bauchhöhle bis auf ein Douglasdrain, durch das er den angeblich am tiefsten Punkte des Bauchraumes wie in einer Schale gesammelten Eiter mit Hilfe des Bauchinnendruckes herauspressen wollte. Dann hat ROTTER darauf hingewiesen, daß es unmöglich ist, die freie Bauchhöhle zu drainieren. Die freie Bauchhöhle schließt sich gegen jeden Fremdkörper, also auch gegen jedes Drain, innerhalb weniger Stunden wasserdicht ab. Bereits nach 24 Stunden können die Verklebungen selbst durch hohen Wasserdruck kaum gesprengt werden, Methylenblaulösungen gehen nicht mehr hindurch (TIETZE). Die spärliche Flüssigkeit, die aus einem in den freien Bauchraum gelegten Drain austritt, ist nach kurzer Zeit nichts anderes als die Absonderung der Granulationen des Drainkanals. Die freie Bauchhöhle kann auf die Dauer nicht mit Erfolg drainiert werden!

Demgegenüber ist man aber sehr wohl in der Lage, einen örtlichen, in der freien Bauchhöhle gelegenen Krankheitsherd mit der Außenwelt durch ein Drain in Verbindung zu setzen und hierdurch die Möglichkeit zu schaffen, daß der sich dort bildende Eiter durch das Drain nach außen fließt.

Weiterhin ist man in der Lage, zwischen einem örtlichen Infektionsherd und der freien Bauchhöhle durch das Einlegen von (Vioform-) Gazestreifen eine körperfremde und durch das in kurzer Zeit erfolgende Auftreten von Verklebungen auch eine körpereigene Abdichtung herbeizuführen.

Diese Tatsachen und Erwägungen bestimmen uns in der Praxis zu folgendem Vorgehen:

1. Gelingt es durch die Operation, den primären Infektionsherd vollständig auszuschalten, und können wir die Gewähr für das Fehlen jedes augenblicklichen und für das Ausbleiben jedes späteren Infektionsherdes übernehmen, so ist die Bauchwunde auch bei schwerer Infektion der Bauchhöhle vollständig zu schließen.

2. Bleibt jedoch im Bauchraum ein Herd zurück, oder ist die sekundäre Entstehung eines Herdes zu erwarten, der geeignet ist, eine Infektion oder eine Eiterung auszulösen oder zu unterhalten, so ist er mit der Außenwelt durch ein Drain zu verbinden; das hat mit einem Drainageversuch der freien Bauchhöhle nicht das geringste zu tun. Im Gegenteil, es ist oft zweckmäßig, die freie undrainierte Bauchhöhle gegen den den Herd beherbergenden Abschnitt durch Gazetampons abzudichten. Als derartige drainagebedürftige örtliche Infektionsherde sind etwa anzusehen: Abszeßschwarten, nekrotisches Gewebe, Granulationsflächen, Bauchfellücken, blutende Stellen, Fremdkörper, unsichere Verschlüsse von Hohlorganen.

Hinzuzufügen ist noch, daß nicht jeder örtliche Infektionsherd unbedingt drainiert werden muß: mit bedeutungslosen Infektionsherden wird der Körper oft genug auch ohne Ableitung fertig. Das ist naturgemäß aber schwer vorauszusagen. Hier setzt die nicht in Regeln zu fassende persönliche Erfahrung des einzelnen Operateurs ein.

Um diesen Standpunkt in der Frage „Verschluß oder Drainage der Bauchhöhle" an einigen Beispielen klarzumachen: Gelingt es bei einer durch eine Magengeschwür- oder Darmperforation herbeigeführten Bauchfellentzündung, das Loch im Magen oder Darm sicher zu schließen, so wird die Bauchwunde auch bei schwerster Infektion mit Verschmutzung des gesamten Bauchraumes nach seiner erfolgreichen Säuberung ohne Drainage vollständig geschlossen. Muß aber bei einer allgemeinen eitrigen Bauchfellentzündung die gangränöse Gallenblase zurückgelassen werden, so wird der Infektionsherd gegen die freie Bauchhöhle mit einer Tamponade abgeschlossen und nach außen drainiert. Und ebenso wird, wenn bei einer allgemeinen Peritonitis nach der Exstirpation der die Erkrankung auslösenden vereiterten Appendix eine von jauchigem, nekrotischem, phlegmonösem, blutendem Gewebe begrenzte Höhle zurückbleibt, dieser Infektionsherd mit der Außenwelt durch eine Tamponade abgedichtet. Die freie Bauchhöhle selbst aber wird in den beiden letzten Fällen trotz schwerster Vereiterung nicht drainiert, weder durch ein in den Douglas noch durch an eine andere Stelle gelegtes Drain.

Eine Drainage ist auch erforderlich, wenn die Infektionsquelle durch Verschluß einer Darmöffnung zwar im Augenblick ausgeschaltet wird, die Unsicherheit des Verschlusses jedoch die Wiedereröffnung der Infektionsquelle möglich oder wahrscheinlich macht.

Bei dieser Sachlage kann der Vorschlag, die freie Bauchhöhle etwa durch das Rektum oder die Vagina zu drainieren, nicht mehr erörtert werden.

Im Hinblick auf die Unmöglichkeit, die freie Bauchhöhle zu drainieren, sinkt der umfangreiche Streit um die Form und das Material der Drains zur Bedeutungslosigkeit herab. Ob Drains aus Gummi, Glas oder geflochtenen Fasern, ob sie nackt oder mit Jodoformgaze umwickelt oder ausgestopft verwendet werden: die freie Bauchhöhle vermag keines von ihnen zu drainieren, und für die Ableitung des von einem örtlichen Infektionsherd ständig gebildeten Eiters bedarf es keiner komplizierten Vorrichtungen. Das einfachste, das Gummidrain, ist das beste. Es wird in seiner Stärke, in seiner Länge und in der Größe und Anordnung seiner Seitenlöcher dem Einzelfalle jeweilig angepaßt und bedingt infolge seiner Schmiegsamkeit am wenigsten die Gefahr der Drucknekrose.

Auch die lockere Gazetamponade kann durch kapilläre Saugwirkung Flüssigkeit ableiten. Soll aber einer ständig in größerer Menge entstehenden Flüssigkeit der Ausweg nach außen offen gehalten und jede durch Abdichtung eintretende Drucksteigerung vermieden werden, so leistet ein Drain mit seinem großen Kanal zweifellos bessere Dienste als ein Gazestreifen, der nach dem Vollsaugen nur zu leicht abdichtend wirkt.

## d) Die Nachbehandlung.

Jede nachträgliche Spülung durch eingelegte Drains ist unzulässig; bestenfalls ist sie wirkungslos. Die freie Bauchhöhle, die sich gegen die Drains alsbald abschließt, wird durch die Spülflüssigkeit nicht erreicht, wenn man nicht etwa durch hohen Druck die Verklebungen sprengt und hierdurch unabsehbaren Schaden anrichtet. Findet aber aus einem abgegrenzten, drainierten Infektionsherd eine ständige Eiterproduktion statt, so tritt der Eiter aus der Drainöffnung zumeist von selbst heraus. Nur bei tiefen Höhlen, die sich nicht durch eine Gegeninzision an der tiefsten Stelle öffnen lassen, oder in den Spätstadien, wenn sich Wandbestandteile der Eiterhöhle als nekrotische Fetzen abstoßen, kann gelegentlich vorsichtiges Spülen am Platze sein. Gute Dienste leistet in solchen Fällen auch das Eingießen von Glyzerin, das als schwerere Flüssigkeit den Eiter herausdrückt, und das nachträgliche Einfüllen von Perubalsam.

Vor dem frühzeitigen oder häufigen Rühren an den eingelegten Drains ist zu warnen. Irgendwelche Maßnahmen an den Drains kommen erst nach mehreren Tagen in Frage, wenn sich feste Verklebungen gebildet haben. Am besten werden die Drains überhaupt nicht gewechselt, sondern etappenweise herausgezogen und gekürzt. Gelegentlich kann einmal ein dickes Drain durch ein dünneres ersetzt werden.

Sonst sind bei der Nachbehandlung die im Allgemeinen Teil der Operationslehre Bd. I, Abschnitt I, B, S. 6f. und III, E, S. 270f. und die in diesem Bande in Abschnitt A, 11, S. 36 gegebenen Vorschriften besonders sorgfältig durchzuführen.

Der Nutzen der in früherer Zeit beliebten REHN-FOWLERschen Beckentieflagerung ist heutzutage nicht mehr anerkannt, da sich die Verteilung des Exsudates in der geschlossenen Bauchhöhle nicht einfach nach der Schwere richtet, und weil durch die Hochstellung des Oberkörpers eine Blutarmut des Gehirns begünstigt wird. Daher bevorzuge ich die gewöhnliche horizontale Lagerung, wobei den Wünschen des Kranken weitgehend Rechnung getragen wird.

Zur Hebung des Allgemeinbefindens ist neben der Anregung der Herztätigkeit für reichliche Wasserzufuhr zu sorgen, da die Kranken infolge des vorhandenen Erbrechens Wasser durch den Mund nicht aufnehmen können, und da die Schleimhaut des peritonitischen Darmes die Fähigkeit der Wasseraufnahme verliert und im Gegenteil Flüssigkeit in vermehrter Menge in den Darm ausscheidet. Die Flüssigkeitszufuhr hat daher unter Berücksichtigung der 24stündigen Urinmenge auf künstlichem Wege zu erfolgen, in erster Linie durch rektalen Tropfeinlauf und durch intravenöse Dauertropfinfusion. In schweren Fällen kann auch eine Bluttransfusion versucht werden.

Sehr wichtig ist die Anregung der Darmtätigkeit. Denn in den meisten Fällen kommt es schnell zu einem paralytischen Ileus, zu einer Gassperre, so daß die Kranken nicht an einer peritonealen Sepsis, sondern an dem paralytischen Darmverschluß zugrunde gehen. Wegen des oft bestehenden Erbrechens haben die durch den Mund einverleibten Abführmittel selten den erwünschten Erfolg, so daß man wie bei der Flüssigkeitszufuhr zu anderweitiger Darreichung greifen muß, zu den rektalen Klysmen und zu parenteralen Abführmitteln, an deren Spitze das Hypophysin steht. Ein vorzügliches Präparat scheint das Prostigmin-Roche zu sein. Auch kann im Notfalle ein Versuch mit intravenöser Neohormonaleinspritzung gemacht werden. Vergleiche hier die Ausführungen an den oben genannten Stellen.

Zur Bekämpfung des lästigen und kräftezehrenden Erbrechens dienen Magenspülungen oder die „Trockenlegung des Magens“ mittels einer durch den Mund, durch die Nase oder durch eine Gastrostomiefistel eingeführten dünnen Sonde mit angeschlossener Saugleitung. Eine besondere Gastrostomie (HELLER), die primär bei der die Bauchfellentzündung bekämpfenden Operation oder sekundär angelegt werden kann, hat den Vorteil, daß die Entlastung des Magens vollständig ist, daß jede Belästigung durch die Magensonde vermieden wird, und daß der Kranke unbeschränkt trinken kann, wodurch das sonst mit dem unstillbaren Erbrechen verbundene qualvolle Durstgefühl wirksam bekämpft wird.

Als weitere operative Maßnahme kommt die Anlegung einer oder mehrerer WITZELscher Dünndarmfisteln nach HEIDENHAIN mit der im Abschnitt D, 3, b, S. 217 f. geschilderten Technik unter örtlicher Betäubung in Frage. In verzweifelten Fällen ist zu multiplen perkutanen Darmpunktionen zu greifen, die im Abschnitt D, 2, c, S. 209f. geschildert sind.

## 9. Die Behandlung der Bauchfellabszesse.

### a) Die allgemeine Technik.

Die abgegrenzten Bauchfelleiterungen nehmen ihren Ausgang entweder von einem örtlichen, innerhalb oder an der Wand der Bauchhöhle gelegenen Entzündungsherd, wobei die Infektion durch schnelle Verklebung der benachbarten Organe an dem Übergreifen auf die übrige Bauchhöhle verhindert wird, oder sie sind die Reste einer ursprünglich große Abschnitte der Bauchhöhle oder die ganze Bauchhöhle einnehmenden teilweise ausgeheilten Peritonitis. Die Wände der Bauchhöhlenabszesse werden von verklebten Bauchorganen gebildet, von dem Netz, dem Magen, dem Dünn- und Dickdarm mit ihren Mesenterien, von der Leber, der Gallenblase, der Bauchspeicheldrüse, der Milz, der Harnblase, den weiblichen Genitalorganen, den großen Gefäßen oder von der Bauchwand. Beteiligt sich die Bauchwand an der Begrenzung eines Abszesses, so wird er als wandständig bezeichnet.

Bauchfellabszesse kommen an jeder Stelle der Bauchhöhle vor. Einzelne Abschnitte sind jedoch bevorzugt. Man kann vom Standpunkte des Praktikers zunächst die oberhalb und die unterhalb des Mesocolon transversum gelegenen Abszesse unterscheiden.

Von den im Unterbauch gelegenen Eiterungen sind die von der Appendix ausgehenden Eiteransammlungen am häufigsten. Sie liegen zumeist in ihrer unmittelbaren Nachbarschaft, also in der rechten Fossa ileocoecalis neben der Darmbeinschaufel. Sie können sich auch als „Hufeisenabszesse" nach der anderen Seite ausbreiten, wobei ihr Mittelstück oberhalb der Symphyse vor der Blase und ihre Schenkel mehr oder weniger symmetrisch in der linken und rechten Regio hypogastrica liegen. Wegen ihrer versteckten Lage sind besonders wichtig die am tiefsten Punkte des Peritonealsackes im kleinen Becken angesammelten Eiterungen, die „Douglasabszesse", die beim Mann in der Excavatio recto-vesicalis, bei der Frau in der Excavatio recto-uterina liegen und die vordere Wand des Mastdarmes gegen sein Inneres vordrängen. Sie verdanken bei der Frau ihre Entstehung vielfach auch gynäkologischen Infektionen.

Die oberhalb des Mesocolon transversum gelegenen Eiteransammlungen werden unter dem Sammelnamen der subphrenischen Abszesse zusammengefaßt. Sie können einmal zwischen Zwerchfell und Leber als subphrenische Abszesse im engeren Sinne, das andere Mal zwischen Leber und Mesocolon transversum liegen. Dadurch, daß der obere, zwischen Zwerchfell und Leber gelegene Raum durch das in der Sagittalebene verlaufende Lig. falciforme in eine rechte und linke Hälfte, durch das in frontaler Ebene verlaufende Lig. coronarium in einen vorderen und in einen hinteren Abschnitt zerlegt wird, wird der obere Spalt in vier Fächer unterteilt: ein rechtes vorderes, ein rechtes hinteres, ein linkes vorderes und ein linkes hinteres subphrenisches Fach. Der untere, zwischen Leber und Mesocolon transversum gelegene Spalt wird durch das Lig. falciforme in eine rechte und eine linke Hälfte zerlegt. In jedem dieser sechs Räume kann eine in sich geschlossene Eiteransammlung vorkommen. Durch das Wachsen dieser Abszesse über den ihnen ursprünglich zukommenden Raum und durch Kontaktinfektion oder durch Einbruch in die Nachbarschaft verwischen sich jedoch vielfach die ursprünglichen anatomischen Grenzen, und es entstehen atypische, über größere Abschnitte ausgedehnte Eiteransammlungen.

Die von der Appendix ausgehenden Eiterungen des Oberbauches sammeln sich mit Vorliebe in dem rechten hinteren Raum zwischen Leber und Zwerchfell, indem sie sich von der Appendixgegend hinter dem Colon ascendens zwerchfellwärts ausbreiten. Auch Infektionen der rechten Niere können hier die Veranlassung zu Eiterherden geben. Die Abszesse rechts unterhalb der Leber hängen am häufigsten mit Erkrankungen der Leber, des Gallensystems, des Duodenums und des Pylorus zusammen. Die von dem Magenkörper, dem Pankreas, der Milz und der linken Niere ausgehenden Eiterungen entstehen vornehmlich in dem linken subphrenischen Raum.

Der Nachweis subphrenischer Abszesse kann große Schwierigkeiten bereiten, da sie zum großen Teil unterhalb der Rippen oder in der Tiefe des Bauches liegen und sich hierdurch der Palpation entziehen. Das Röntgenbild — Hochstand des Zwerchfells, Gasansammlung im subphrenischen Raum, Verdrängung des kontrastmittelgefüllten Darmes — leistet oft entscheidende Dienste.

In vielen Fällen kommt man ohne Probepunktion nicht aus, vor welcher der Magen durch Schlundsonde zu entleeren ist. Eine Probepunktion darf jedoch nur an denjenigen Stellen vorgenommen werden, wo eine Verletzung des Magen-Darmkanals ausgeschlossen erscheint. Hauptsächlich werden derartige Probepunktionen daher in der Richtung auf die Leber von hinten oder von der Seite ausgeführt. Da die Nadel hierbei aber gelegentlich durch die Pleurahöhle dringt, so muß, falls Eiter aufgesaugt wird, die operative Eröffnung des Abszesses sofort erfolgen, um eine Infektion der Brusthöhle durch aussickernden Eiter möglichst zu verhindern. Oft sind die Pleurablätter allerdings verklebt oder bereits durch ein abgekapseltes infektiöses Exsudat abgeschlossen. Am besten bleibt die Nadel nach einer positiven Probepunktion stecken, um einen sicheren Richtungsanzeiger für das sofortige operative Vorgehen abzugeben.

Sobald die Diagnose eines intraperitonealen Abszesses mit Sicherheit gestellt ist, ist seine Eröffnung erforderlich. Denn wenn Selbstheilungen durch Resorption oder durch Durchbruch nach außen oder in Magen, Darm, Blase oder Vagina auch vorkommen, so ist die Gefahr des zumeist tödlichen Durchbruches in die freie Bauchhöhle doch so groß, daß wir auf diese seltenen Zufälle nicht bauen dürfen.

Der springende Punkt bei der Eröffnung intraperitonealer Abszesse ist die Vermeidung einer Infektion der freien Bauchhöhle. Diese Aufgabe ist leicht zu erfüllen, wenn der Abszeß wandständig ist und das Vordringen zu ihm durch diesen verlöteten Abschnitt ohne Eröffnung der freien Bauchhöhle gelingt. Schwierigkeiten treten dagegen auf, wenn der Abszeß nicht an die äußere Bauchwand grenzt, oder wenn diese Stelle operativ nicht zugänglich ist, so daß der Operateur zur Erreichung des Abszesses durch die freie Bauchhöhle gehen muß. Der Eingriff wird alsdann entweder einzeitig oder zweizeitig durchgeführt.

Das einzeitige Vorgehen wird derartig durchgeführt, daß die freie Bauchhöhle nach ihrer Eröffnung in der Umgebung des Abszesses sorgfältig abgestopft wird, damit auch der kleinste etwa austretende Eitertropfen sofort von den Kompressen aufgesaugt wird. Der Eiterherd wird zunächst an einer möglichst eng begrenzten Stelle eröffnet und sofort mit der elektrisch betriebenen Pumpe ausgesaugt. Erst nach der vollständigen Entleerung des Abszesses wird die Öffnung erweitert, der Abszeß wird trocken ausgetupft, und seine Höhle wird mit einer Rollgaze gefüllt. Von einer Spülung des Abszesses ist abzusehen, da das Spülwasser die freie Bauchhöhle infizieren kann. Nun werden die die Bauchhöhle abstopfenden Kompressen entfernt. Entweder wird, was jedoch nur selten möglich ist, die Umrandung der Abszeßöffnung mit der Umrandung der Bauchdeckenwunde vernäht, wodurch die freie Bauchhöhle wieder geschlossen wird. Oder die freie Bauchhöhle wird durch eine Vioformgazetamponade sorgfältig abgedichtet. In die Abszeßöffnung werden ein oder mehrere dicke Drainrohre geführt und durch die Bauchdeckenwunde nach außen geleitet.

Beim zweizeitigen Vorgehen wird die freie Bauchhöhle eröffnet, und der freie Raum zwischen der Abszeßoberfläche und der Bauchdeckenwunde wird mit Vioformgaze abgestopft, so daß von der äußeren Wunde zur Abszeßwand ein trichterförmiger Raum ausgespart bleibt. Oft läßt sich auch die Abszeßwandung mit dem Peritoneum parietale der Umgebung der Bauchwunde vernähen, wodurch die Abdichtung der Bauchhöhle erleichtert und zuverlässiger gestaltet wird. Nach einigen Tagen, wenn feste Verklebungen gegen die Bauchhöhle zustande gekommen sind, wird dann der Abszeß eröffnet.

## b) Die Eröffnung der örtlichen appendizitischen Abszesse.

**Der wandständige Abszeß.** Ist der Abszeß wandständig, so erfolgt der Angriff von der wandständigen Stelle aus. Auf Irrtümer muß man gefaßt sein. Der Eingriff läßt sich meist unter örtlicher Betäubung durchführen. Sonst wähle man gürtelförmige Spinalanästhesie, im Notfalle Allgemeinbetäubung.

Entsprechend der Angriffsstelle wird zur Durchtrennung der Bauchdecken eine der typischen Schnittführungen, zumeist also der Wechselschnitt oder

der pararektale Kulissenschnitt gewählt. Zur Erzielung einer guten Übersicht und Zugänglichkeit werden störende Muskeln öfter als bei der Appendektomie scharf eingekerbt oder durchtrennt. Beim schichtweisen Vorgehen kündigt sich die Nähe des Abszesses zumeist durch eine ödematöse Durchtränkung des Gewebes an. Die ödematöse Schwarte wird sehr vorsichtig eingeschnitten, bis Eiter vorquillt. Der Abszeßinhalt wird abgesaugt. Die Öffnung wird vorsichtig erweitert, so daß sich ein Finger einführen läßt. Die Höhle wird ausgetastet, ihre Größe wird festgestellt, etwaige Gewebsfetzen oder Kotsteine werden entfernt, wobei eine Lösung der begrenzenden Adhäsionen unbedingt zu vermeiden ist.

Die Furcht vor der Eröffnung der freien Bauchhöhle verbietet das grundsätzliche Aufsuchen des Wurmfortsatzes. Nur dann, wenn die Appendix zufällig bei der Eröffnung oder bei der Abtastung des Abszesses erscheint, wird sie entfernt. Andernfalls wird die Appendektomie für später als Intervalloperation aufgespart.

Der Eiter der Abszeßhöhle wird durch die Inzisionswunde vermittels eines oder zweier dicker Drains nach außen abgeleitet. Erweist sich die Abszeßhöhle als sehr groß und besitzt sie eine umfangreiche Ausbreitung längs der Bauchwand, so wird an einer möglichst tief gelegenen wandständigen Stelle eine Gegeninzision gemacht, durch die ein zweites dickes Drainrohr nach außen geführt wird.

Eine derartige Ausbreitung des Abszesses findet besonders häufig nach der rechten Lendengegend statt, wo dann die Gegeninzision vorgenommen wird (vgl. Abb. 254). Aber auch wenn sich der Abszeß nach links entlang der vorderen Bauchwand über eine größere Strecke ausdehnt, ist eine zweite Drainage an wandständiger Stelle anzulegen, z. B. bei dem oben beschriebenen Hufeisenabszeß. Größte Vorsicht ist hierbei geboten, um nicht etwa die die freie Bauchhöhle schützenden Verwachsungen zu durchbrechen und in die freie Bauchhöhle zu geraten. Gelegentlich kann auch eine unerwartete Ausdehnung des Abszesses nach dem Douglas bei der Operation vom Bauch aus aufgedeckt werden. Der Kranke wird dann in Steinschnittlage gebracht; es wird eine lange Kornzange von oben in den Douglas geführt. Unter Einsetzen einer neuen Operationsgruppe wird der Sphinkter gedehnt, und ein Assistent schneidet, nachdem er die Lage der Kornzangenspitze durch rektale Palpation mit Sicherheit ermittelt hat, mit dem Diathermiemesser unter Leitung des Auges auf die Spitze der Kornzange ein. Mit einer in den Mastdarm vorgeschobenen Kornzange faßt der im Bereiche der Bauchhöhle arbeitende Operateur ein dickes Drain, leitet es beim Zurückziehen etwa 6 cm in den Abszeß und befestigt es in dieser Lage.

Der Rest der Bauchdeckenwunde kann durch Naht verkleinert werden, um der Bildung eines Bauchbruches möglichst entgegenzuwirken. Doch hüte man sich vor jeder Verengerung des Abflusses.

Die Ausheilung des drainierten Abszesses kann durch vorsichtige Spülungen unterstützt werden.

**Der Iliakalabszeß.** Die auf dem Musculus iliacus gelegenen Abszesse steigen zumeist bauchwärts über die Beckenschaufel empor, so daß sie durch einen hart an der Spina iliaca anterior superior vorbeiziehenden Schnitt ohne Eröffnung der freien Bauchhöhle zu erreichen sind. Bisweilen liegt die Eiteransammlung aber so tief, daß sie durch die knöcherne Beckenschaufel überragt wird und somit bei Durchtrennung der weichen Bauchdecken nicht unmittelbar zugänglich ist. Trotzdem können die Abszesse zumeist ohne Eröffnung der freien Bauchhöhle auf folgendem Wege angegangen werden: Hart an der Spina iliaca anterior superior wird ein den Muskelfasern des Obliquus externus paralleler längerer Schnitt gemacht. Unter teilweisem Auseinanderdrängen und teilweisem Durchschneiden der Muskeln dringt man, sich nach außen haltend, bis zum Peritoneum vor. Das Bauchfell wird mit der Stieltupferzange stumpf von der Beckenwand medialwärts geschoben, so daß ein tiefer Spalt zwischen dem Musculus iliacus und dem Bauchfell entsteht, in den nach innen ein LANGENBECKscher Haken eingesetzt wird (Abb. 272). Ein in diesen Spalt eingeführter Finger kann in der Regel die Fluktuation des Eiters durch die derbe Wand fühlen. In der Tiefe dieses

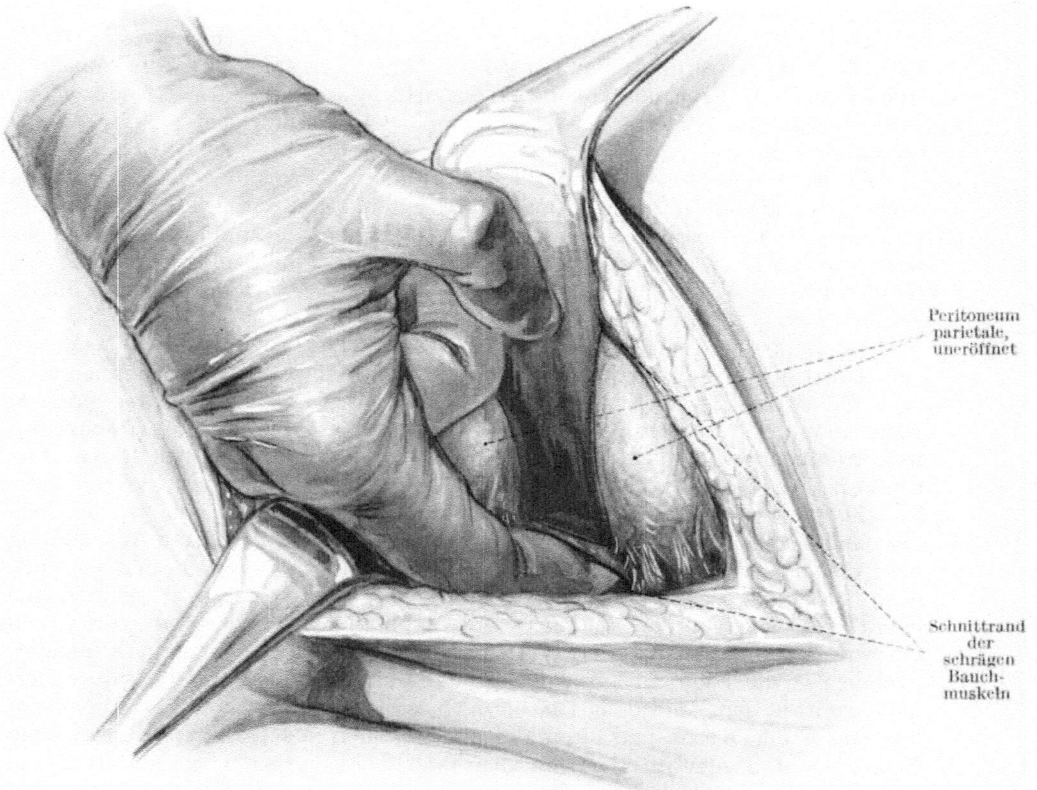


Abb. 272. Eröffnung eines wandständig an der rechten Beckenschaufel liegenden appendizitischen Abszesses von hinten unter Zurseitedrängen des geschlossenen Bauchfelles.

Spaltes wird von lateral nach medial oder sogar von hinten nach vorn senkrecht in die Abszeßwand scharf geschnitten oder stumpf mit Kornzange oder Finger gebohrt, wodurch der Eiterherd eröffnet wird. Nach der Drainage des Abszesses ist der Spalt zwischen Becken und Peritoneum zur Verhinderung einer Phlegmone breit zu tamponieren.

Wird vor der Erreichung eines wandständigen Abszesses versehentlich die freie Bauchhöhle eröffnet, so wird von ihr aus mit Auge und Hand die Ausdehnung des Eiterherdes und die Lage einer etwa wandständigen Stelle festgestellt. Ist der Eiterherd nicht wandständig, so wird er in der vorher geschilderten Weise durch die freie Bauchhöhle eröffnet. Ist er wandständig, so wird der wandständige Bezirk zunächst auf der Haut angezeichnet.

Hierauf wird die Laparotomiewunde sorgfältig geschlossen und mit Mastisol und BILLROTH - Battist verklebt. Der Abszeß wird nun erneut an der vorher als wandständig erkannten Stelle angegriffen.

Ist der appendizitische Abszeß nicht wandständig, sondern liegt er im Innern des Bauchraumes zwischen den Darmschlingen, so wird die Bauchhöhle über der Höhe der Eiteransammlung wie zur Appendektomie eröffnet. Der Abszeß wird dann in der oben für die nicht wandständigen Eiterungen beschriebenen Weise einzeitig oder zweizeitig angegangen und drainiert.

## c) Die Eröffnung der Douglasabszesse.

Die Douglasabszesse werden vom Mastdarm oder von der Scheide aus in Steinschnittlage eröffnet: Theoretisch ist auch die Eröffnung vom Damm aus durch das bindegewebige Interstitium möglich. Die Erfahrung zeigt jedoch, daß der Weg durch die beiden erwähnten natürlichen Kanäle einfacher ist und niemals zu Weiterungen führt, so daß er zu bevorzugen ist. Vor dem Angehen eines Douglasabszesses ist die Harnblase grundsätzlich durch Katheterisieren zu entleeren. Abgesehen davon, daß hierdurch eine operative Verletzung der Blase am ehesten vermieden wird, ist durch diese Maßnahme schon mancher angebliche Douglasabszeß als die überfüllte Blase entlarvt worden.

**Der Weg durch den Mastdarm.** Bei dem Vorgehen vom Mastdarm aus ist lediglich die örtliche Betäubung des Sphinkters durch Umspritzen erforderlich. Der Schließmuskel wird zu Beginn des Eingriffes gedehnt. Die Vorwölbung der vorderen Mastdarmwand wird mit Hilfe langer stumpfer Haken eingestellt. Sitzt die kugelige Vorwölbung sehr hoch, so läßt sie sich oft durch eine oder zwei Kugelzangen weiter nach unten ziehen. Die Stelle der stärksten Vorbuckelung wird mit einer langen und dicken Kanüle punktiert (Abb. 273). Kommt bei der Punktion eine klare Flüssigkeit, so handelt es sich zumeist um Urin, ein Vorkommnis, das durch die geforderte gründliche Entleerung der Harnblase unmittelbar vor der Operation vermieden werden kann. Die Diagnose kann durch den Geruch oder chemisch (Fällung des Kochsalzes durch Silbernitrat) gestellt werden. Man weiß dann, daß man sich mit der Nadel zu weit nach vorn verirrt hat und hält sich bei der nächsten Punktion weiter nach hinten. Sobald Eiter angesaugt wird, wird längs der in situ belassenen Kanüle ein elektrisches oder ein kaltes Messer eingeschoben, bis aus dem Einschnitt der Eiter reichlich abfließt. Die Öffnung wird mit Hilfe einer Kornzange erweitert. Durch die Öffnung wird ein Drain ohne seitliche Löcher in die Eiterhöhle geführt. Das Drain wird durch eine den Rand der Abszeßöffnung kräftig fassende Naht in seiner Lage gesichert. Das Drainrohr wird zum After herausgeleitet und außen mit Sicherheitsnadeln und einem Mastisolverband befestigt.

Beim Durchschneiden der vorderen Mastdarmwand kann es durch Verletzung einer Arterie zu einer äußerst unangenehmen Blutung kommen, deren Quelle sich bei der tiefen Lage der blutenden Stelle bisweilen nur unter großen Schwierigkeiten durch Umstechung und Unterbindung verstopfen läßt. Besonders verhängnisvoll können diese Blutungen dadurch werden, daß sie erst nach Beendigung des Eingriffes auftreten, und daß sich das Blut unbemerkt in den Dickdarm ergießt, so daß die Blutung erst nach dem Eintritt eines beträchtlichen Blutverlustes bemerkt wird. In einem derartigen Falle muß die blutende Stelle unverzüglich aufgesucht und durch Unterbindung versorgt werden.

**Der Weg durch die Scheide.** In entsprechender Weise wird die Eröffnung eines Douglasabszesses durch die Scheide vorgenommen. Eine besondere

Schmerzausschaltung erübrigt sich. Die Scheide wird mit Spekula entfaltet, und das hintere Scheidengewölbe wird eingestellt. Die vorgewölbte Stelle wird mit einer rechts und links eingesetzten Kugelzange vorgezogen. Die Punktion wird auf der Höhe der stärksten Vorwölbung in der Richtung der Scheidenachse oder schräg nach hinten vorgenommen. Sobald Eiter angesaugt wird, erfolgt die Eröffnung und die Versorgung des Abszesses in der vorher geschilderten Weise.

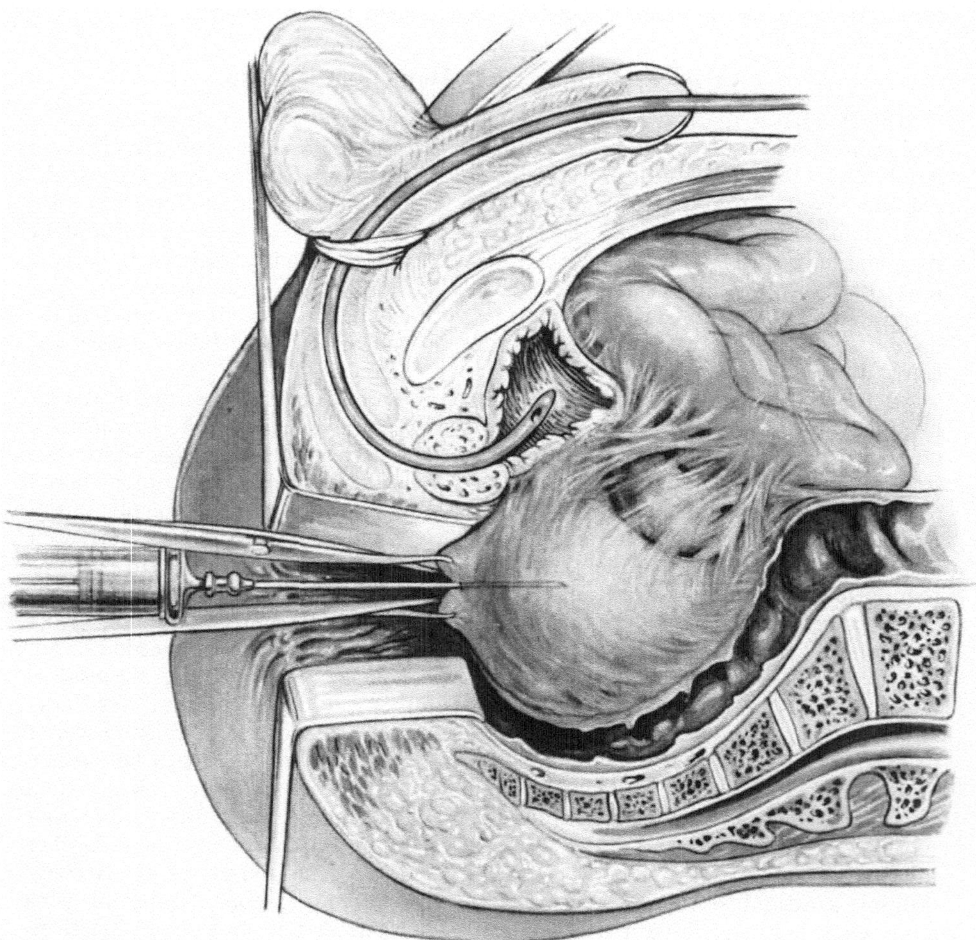

Abb. 273. **Eröffnung eines Douglasabszesses durch den Mastdarm.** Nach Entleerung der Harnblase und Dehnung des Schließmuskels wird die Wand des Abszesses durch in den Mastdarm eingeführte Haken eingestellt, mit zwei Kugelzangen vorgezogen und sein Inhalt mit dicker Kanüle punktiert.

Douglasabszesse können eine gewaltige Ausdehnung besitzen, so daß sie nicht allein von unten, sondern auch von oben durch die Bauchdecken getastet werden können. Am Bauche haben sie häufig die Gestalt eines Hufeisens, dessen Mitte oberhalb der Symphyse liegt, und dessen Schenkel die Blase umfassen. In den meisten Fällen genügt auch hierbei die Eröffnung von unten, andernfalls werden Gegenöffnungen rechts und links von der Blase angelegt. Die Eröffnung der Hufeisenabszesse vom Bauch aus ist oben beschrieben.

## d) Die Eröffnung der subphrenischen Abszesse.

**Der Weg von vorn.** Die unteren, zwischen Leber einerseits und zwischen Kolon und Mesocolon transversum andererseits gelegenen subphrenischen Abszesse treten in den meisten Fällen an der durch Rippen nicht geschützten Vorderwand des Bauches zutage. Sie können daher ohne Schwierigkeiten in der beim appendizitischen Abszeß beschriebenen Weise eröffnet werden, sei es, daß sie wandständig sind, sei es, daß zwischen ihnen und der äußeren Bauchwand ein freier Spalt der Bauchhöhle liegt. Der Angriff auf den Eiterherd erfolgt stets an derjenigen Stelle der Bauchdecken, wo der Abszeß voraussichtlich wandständig ist oder in nächster Nähe liegt. Ob und an welcher Stelle nach dem Erreichen des Abszesses etwa eine zweite Drainageöffnung anzulegen ist, ergibt sich aus den jeweiligen örtlichen Verhältnissen.

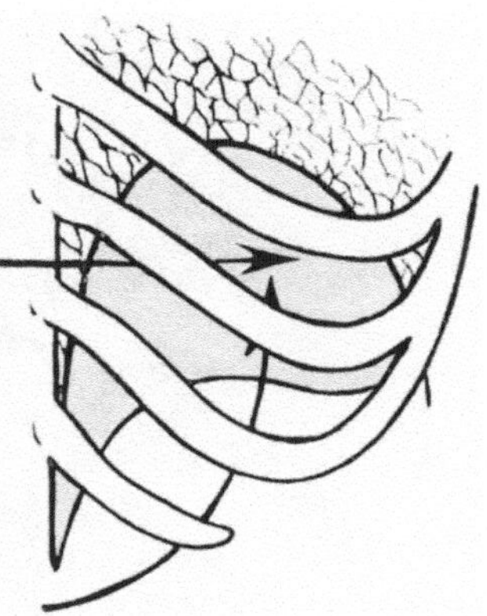

Abb. 274. Die beiden Wege zur Eröffnung eines subphrenischen Abszesses, der perpleurale und der extrapleurale Weg. Schematisch.

Wird ein subphrenischer vorn gelegener Abszeß, dessen Lage nicht genau zu bestimmen ist, der aber möglicherweise oberhalb der Leber liegen kann, von vorn gesucht, so empfiehlt sich ein Schnitt entlang dem Rippenbogen. Der Schnitt durchtrennt alle Bauchdecken bis auf die Außenseite des Peritoneum, das zunächst geschont wird. Wird im Bereiche des von außen freigelegten Bauchfells kein Eiter angetroffen, so wird das Peritoneum vorsichtig von der Unterseite des Rippenbogens abgeschoben, indem die Hand des Operateurs zwischen Rippenbogen und Peritoneum parietale in die Höhe dringt. Auf diese Weise können auch oberhalb der Leber gelegene Abszesse ohne Eröffnung der freien Bauchhöhle erreicht werden.

Die oberen, zwischen Zwerchfell und zwischen Leber gelegenen subphrenischen Eiteransammlungen nehmen aus zwei Gründen eine besondere Stellung ein: einmal sind sie allseitig von dem knöchernen Thorax umschlossen, und das anderemal sind sie, wenigstens soweit sie in der Nähe der Zwerchfellkuppe liegen, durch die Pleurahöhle kuppelförmig überdacht. Der unmittelbare gerade Weg von außen muß daher durch Rippenresektion gebahnt werden, und er führt durch die Brusthöhle, wodurch die Gefahr des Pneumothorax und der Pleurainfektion entsteht. Auch am Rücken, von wo aus der hohe subphrenische Abszeß zumeist angegangen wird, verläuft die untere Grenze des Komplementärraumes in der Höhe der 12. Rippe. Die 12. Rippe bleibt nur mit ihrer lateralen Hälfte unterhalb der unteren Pleuragrenze.

Diesen beiden Eigenarten, der Lage des hohen subphrenischen Abszesses und den hierdurch bedingten Gefahren, muß bei der Operation, für die örtliche Betäubung zu bevorzugen ist, besonders Rechnung getragen werden. Die Entleerung des Magens mit der Schlundsonde vor der Operation ist zu empfehlen. Die Eröffnung der Abszesse kann auf zwei Wegen erfolgen.

**Der perpleurale Weg.** Dieser Weg führt von außen in gerader Richtung unmittelbar auf den Abszeß (Abb. 274 und 275). Die nächste Rippe unterhalb der bei positiver Probepunktion stecken gelassenen Hohlnadel wird in erheblicher Ausdehnung reseziert. Zumeist ist es ratsam, gleich noch die nächst obere, oder wenn die Punktion offenbar im obersten

Abschnitt des Abszesses erfolgt ist, noch die nächst tiefere Rippe teilweise wegzunehmen. Die zwischen den resezierten Rippen befindlichen Bänder der Interkostalmuskeln werden auf beiden Seiten mit einem Deschamps unterfahren, abgebunden und zu beiden Seiten abgeschnitten, so daß die Pleura costalis im ganzen Bereiche des Wundbodens frei zutage liegt (Abb. 276).

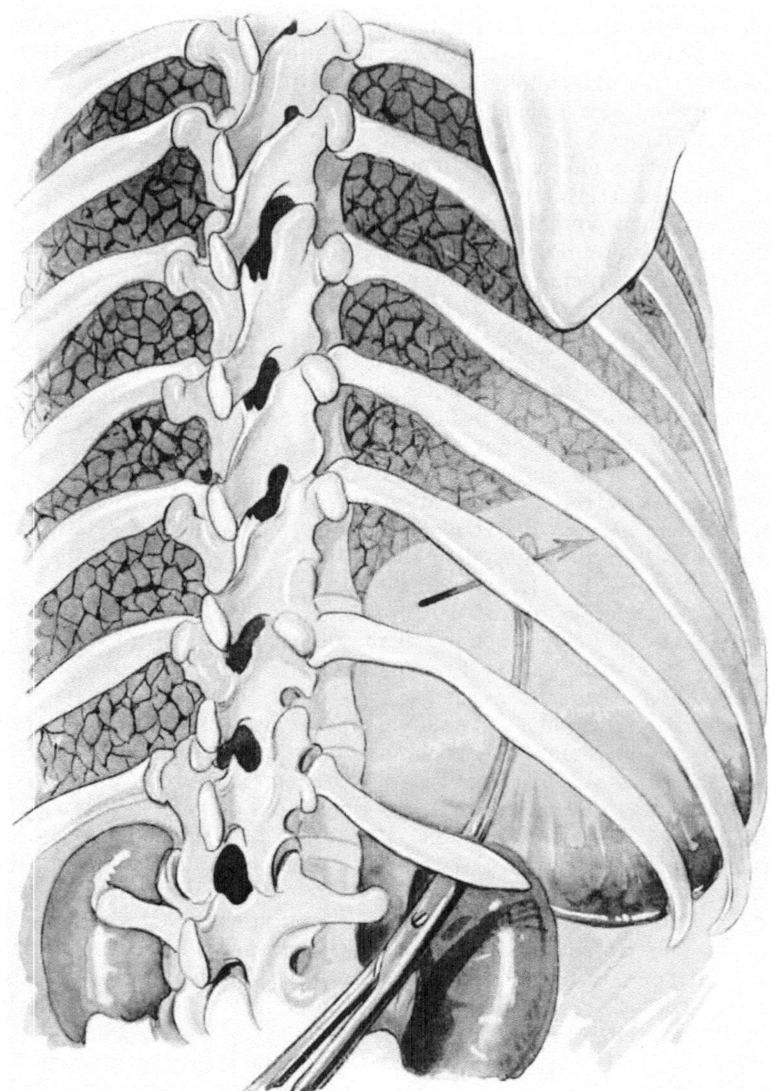

Abb. 275. Die beiden Wege zur Eröffnung eines subphrenischen Abszesses. Der erste unmittelbare, perpleurale Weg führt in der Richtung des Pfeiles durch die Pleurahöhle, der zweite mittelbare, extrapleurale Weg führt in der Richtung der Kornzange von unten zum Abszeß.

Bevor weiter in die Tiefe vorgegangen wird, muß die Anwesenheit des Abszesses hinter der vorliegenden Gewebsschicht mit Sicherheit festgestellt werden. Wenn also nicht noch die Kanüle einer vor der Operation erzielten positiven Punktion in die Tiefe leitet, ist der Abszeß jetzt durch Punktion sicherzustellen (Abb. 276). Infolge der Lage des Kranken auf der gesunden

Seite ist das Punktionsergebnis gelegentlich trotz der Anwesenheit von Eiter negativ, da der Eiter bei gashaltigem Absceß nach der anderen Seite sinkt. Die richtige Lage der Nadelspitze in der Abszeßhöhle wird dann entweder an dem Geruch der aus der Spitze austretenden Luft oder an dem Ansaugen von Eiter nach Umlagerung des Kranken erkannt.

Nachdem die Anwesenheit des Abszesses im Bereiche der durch Rippenresektion freigelegten Außenseite der Pleura costalis gesichert ist, richtet sich das weitere Vorgehen danach, ob die Pleura costalis mit dem Zwerchfell verwachsen ist, oder ob die beiden Membranen frei sind.

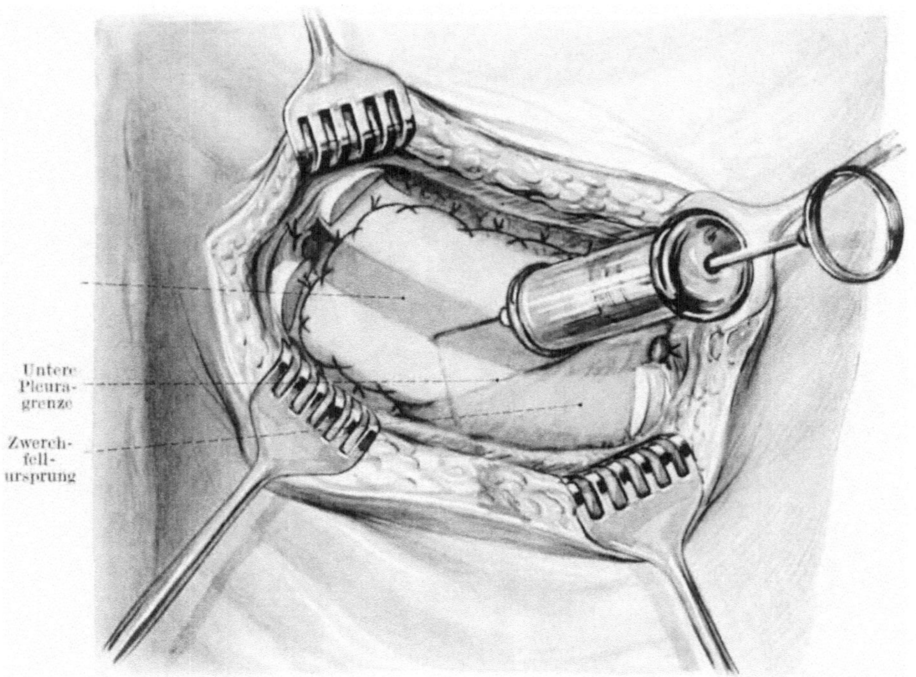


Abb. 276. Einzeitige Eröffnung eines subphrenischen Abszesses auf perpleuralem Wege. Die beiden Blätter der Pleurahöhle sind zur Vermeidung der Eröffnung des freien Pleuraraumes mit rückläufigen Nähten aneinander geheftet. Der Abszeß wird durch den abgesteppten Bezirk punktiert.

Sind Verwachsungen vorhanden, so wird die durch beide Lamellen gebildete Abszeßschwarte entlang der Hohlnadel quer zur Körperachse am besten mit dem Diathermiemesser eingeschnitten, bis der Abszeß eröffnet ist. Er wird abgesaugt, ausgetupft, unter Umständen vorsichtig gespült, er wird ausgetastet und unter Einführen eines Beleuchtungsstabes von innen besichtigt. Wenn erforderlich, wird die Öffnung nach unten bis zum tiefsten Punkte erweitert, oft unter Resektion weiterer Rippen. Ergibt die Innenuntersuchung, daß die Eiterhöhle bis zu einer anderen, weit entfernten Stelle der Bauchwand reicht, z. B. nach vorn bis zur Wand des Epigastriums, so wird unter Einführen einer Kornzange an dieser Stelle eine Gegenöffnung angelegt. Kann hierbei die Eröffnung der freien Bauchhöhle jedoch nicht mit Sicherheit ausgeschlossen werden, so muß der Einschnitt unter schichtweiser Durchtrennung der Bauchdecken vorgenommen werden.

Ist die Pleura costalis mit dem Zwerchfell jedoch nicht verwachsen, was an dem gegenseitigen Verschieben der beiden Membranen bei der Atmung leicht zu erkennen ist, so gibt es zwei Möglichkeiten des weiteren Vorgehens:

Eilt die Eröffnung des Abszesses — und das ist zumeist der Fall — so werden Pleura costalis und Zwerchfell in einem ovalär gestalteten Bereich gegeneinander gesteppt, wobei sich die einzelnen Nähte rückläufig überschneiden (Abb. 276). Da die zarte Pleura costalis sehr leicht einreißt, so sind Knopfnähte mit drehrunder Darmnadel empfehlenswert, die mehr Halt als eine fortlaufende Naht geben. Schneiden die Nähte durch, so sucht man das Eindringen von Luft in die Brusthöhle durch festes Andrücken von

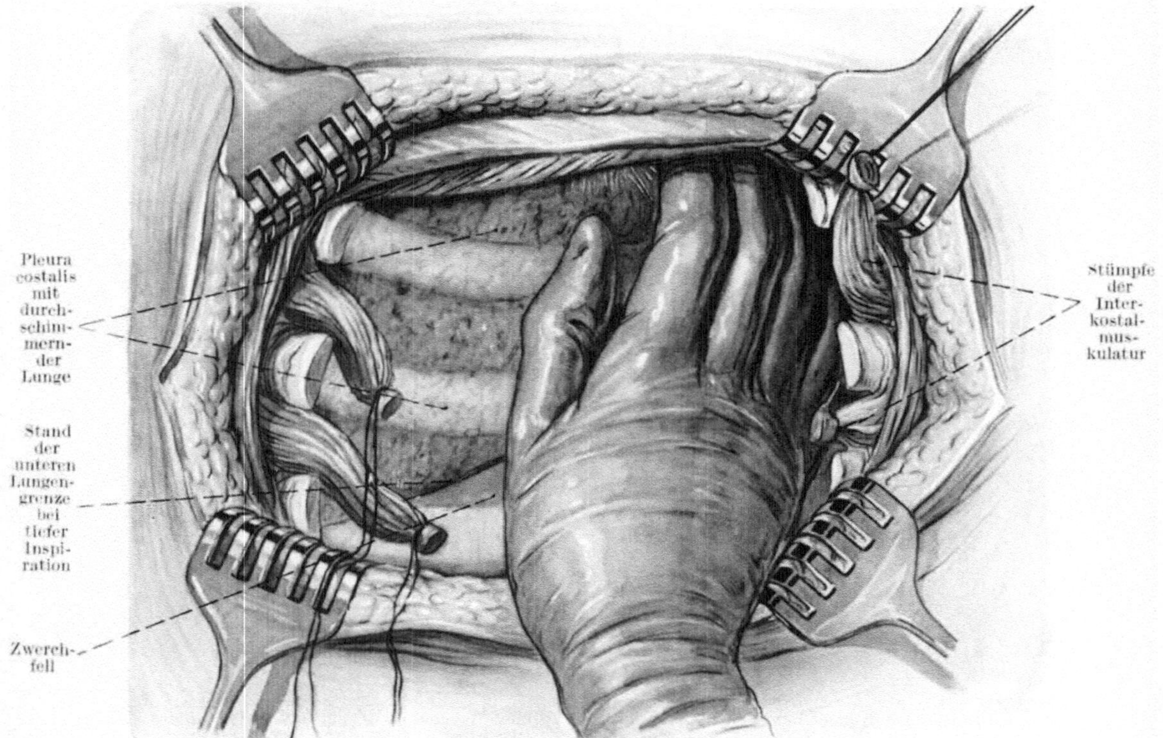


Abb. 277. Zweizeitige Eröffnung eines subphrenischen Abszesses auf perpleuralem Wege. Nach Entfernung der vorgelagerten Rippen und Durchtrennung der Zwischenrippenmuskeln wird die Pleura stumpf von den Rippen abgelöst, um eine Plombe oder Tamponade in die Höhle einzulegen.

Tupfern zu verhindern und vervollständigt die Abdichtungsnaht nach der Durchtrennung des Zwerchfelles, so gut es eben geht. Nach der Vernähung von Pleura costalis und Zwerchfell werden die beiden Gewebsplatten im Bereiche des umsteppten Abschnittes am besten mit dem elektrischen Messer bis zur Eröffnung des Abszesses durchtrennt. Das weitere Vorgehen erfolgt in der bereits geschilderten Weise. Die Abdichtung der Pleurahöhle durch Naht bleibt aber in jedem Falle unzuverlässig.

Wird bei der Freilegung der Pleura ein Exsudat in der Brusthöhle festgestellt, dessen klare Beschaffenheit eine Drainage der Pleura nicht notwendig macht, so wird dieser Erguß durch eine Punktion an neuer Stelle oberhalb des Operationsgebietes entleert. Häufig infiziert sich jedoch die Flüssigkeit in der Brusthöhle sekundär und verlangt dann eine nachträgliche Aspirationsdrainage.

Hat bei freier Pleurahöhle die Eröffnung des Abszesses keine Eile — und das ist der bei weitem günstigere Fall — so wird zunächst der Versuch gemacht, eine organische Verklebung zwischen der Pleura costalis und dem Zwerchfell herbeizuführen, und die Eröffnung des Eiterherdes wird erst später vorgenommen. Zur Erzielung derartiger Verklebungen haben sich der mechanische Druck und die chemische Reizung einer festen Vioformgazetamponade oder das Einlegen der Bärschen Paraffinplombe als die besten Verfahren erwiesen. Das Einspritzen reizender Flüssigkeiten in den Pleuraspalt (Jodtinktur) hat sich nicht bewährt.

Zusammensetzung der Bärschen Paraffinplombe: Paraffin solid. (Schmelzpunkt 52°.) 75,0, Paraffin solid. (Schmelzpunkt 43°.) 25,0, Bismut carbon. neutrale 1,0, Vioform 0,05. Dazu setze ich, um die Plombe im Röntgenbilde deutlicher sichtbar zu machen, 1 Eßlöffel Bariumsulfat.

Zur Einlegung der Plombe wird die Pleura costalis von dem Rippenfenster aus nach allen Seiten durch sanften Druck von dem Fensterrahmen ein Stück abgedrängt (Abb. 277). Da hierbei das Rippenfell beweglich wird und die Lunge zurückweicht, entsteht ein extrapleuraler schalenartiger Hohlraum, in den die Paraffinplombe oder der Vioformgazetampon unter Ausübung eines leichten Druckes eingeführt wird. Hierüber werden die Weichteile in Etagen vernäht.

Auf diese Weise wird die Pleura costalis gegen die Pleura diaphragmatica gepreßt, und beide Gebilde verkleben in kurzer Zeit unter Verödung des Komplementärraumes. Bereits nach 5 Tagen kann mit ausreichenden Verklebungen gerechnet werden. Die Plombe oder der Tampon werden nach etwa 8 Tagen unter breiter Eröffnung der Wunde entfernt, und der Abszeß wird, sofern sich in der Schnittrichtung ein freier Pleuraraum nicht mehr feststellen läßt, unter Durchtrennung der Schwarte eröffnet und versorgt.

**Der infrapleurale Weg.** Der zweite zum oberen subphrenischen Abszeß führende Weg umgeht den knöchernen Thorax und die Pleurahöhle von unten (Abb. 274 und 275). Am unteren Rande des knöchernen Brustkorbes wird ein Schnitt von beträchtlicher Länge entlang der 12. Rippe durch die Weichteile geführt. Sobald der untere Rand der 12. Rippe freigelegt ist, wird die hier ansetzende Muskulatur scharf abgetrennt, und die Fascia retrorenalis wird durchschnitten. Der Operateur geht mit dem Finger oder mit der Kornzange an der Innenseite der Rippen in der Richtung auf das Zwerchfell in die Höhe, bis das Abfließen von Eiter die Eröffnung des Abszesses anzeigt (Abb. 275). Die Öffnung wird stumpf oder scharf erweitert, der Abszeß wird entleert, ausgetastet, besichtigt, drainiert, und es werden die etwa notwendigen Gegenöffnungen angelegt. Kommt zunächst kein Eiter, so wird die Spitze des Fingers oder der Kornzange nach vorn auf die Leber gerichtet, so daß der Abszeß von hinten eröffnet wird.

Zwischen den beiden geschilderten Verfahren des unmittelbaren geraden Zuganges und der Umgehung von unten läßt sich dadurch ein Kompromiß schließen, daß lediglich die in ihrer äußeren Hälfte unterhalb der unteren Pleuragrenze gelegene 12. Rippe entfernt wird und der Eiterherd von dieser Stelle entlang der Innenseite der nächst oberen Rippe stumpf angegangen wird.

Im Hinblick auf die Ungewißheit der Voraussage, ob der untere Pleuraraum verklebt ist, auf die Unsicherheit der Abdichtung der ihn absteppenden Nähte und auf die beim Durchdringen der Pleura vorhandene Infektionsgefahr ist der extrapleurale Weg von unten unbedingt vorzuziehen, sofern der Abszeß sichergestellt und groß genug ist, um auf stumpfem Wege erreicht zu werden. Das transpleurale Vorgehen bedingt bei freier Pleurahöhle immer eine erhebliche Infektionsgefahr.

# E. Die Eingriffe am Mastdarm.

## 1. Anatomische Vorbemerkungen.

**Einteilung.** Das Colon sigmoideum geht ohne scharfe Grenze in den Mastdarm über, der im After seinen Abschluß findet (Abb. 278 und 279).

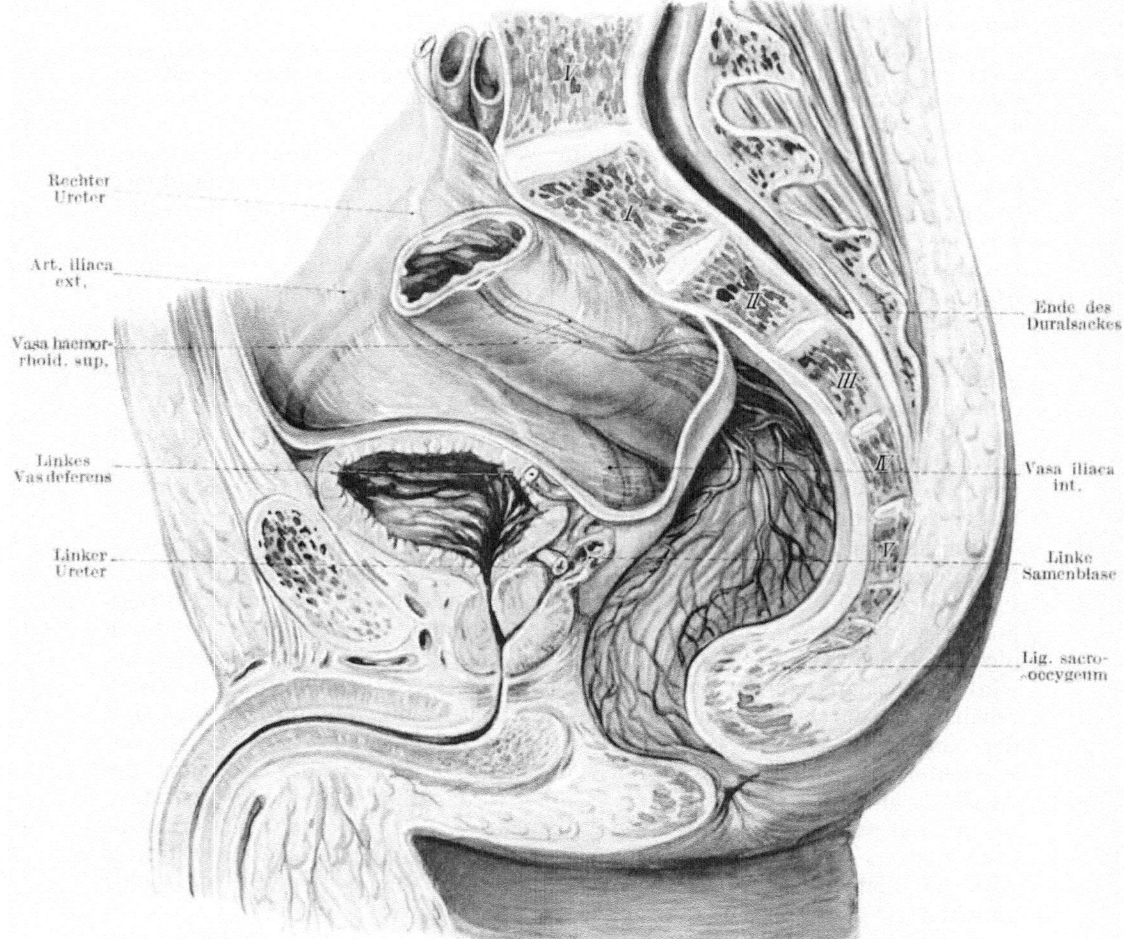


Abb. 278. Lage der Beckeneingeweide beim Manne. Idealisierter Medianschnitt. Das Colon pelvinum verliert in der Höhe des 3. Sakralwirbels sein die Arteria haemorrhoidalis sup. enthaltendes Mesenterium und wird hierdurch zum Rektum, an dem die Pars ampullaris und die Pars analis zu unterscheiden sind. Die zwischen Colon pelvinum und Harnblase befindliche DOUGLASsche Tasche reicht auf der ventralen Seite des Darmes weit kaudalwärts. Der Harnleiter zieht retroperitoneal über die Vasa iliaca. Das Vas deferens zieht in einem kaudal konkaven Bogen kranial über den Harnleiter.

Der zuführende Teil des Mastdarmes wird als Pars ampullaris, sein Ende als Pars analis bezeichnet.

Während das S-Romanum ein freies Mesenterium besitzt, fehlt ein solches dem Mastdarm: Das Mesenterium nimmt mit dem Eintritt des Darmes in das kleine Becken schnell an Höhe ab, und der Darm, der nach dem Verluste des Mesenteriums als Rektum bezeichnet wird, ist von dem oberen Ende des 3. Sakralwirbels ab mit seiner Hinterseite flächenhaft an das Kreuzbein geheftet. Entgegen diesem strengen Sprachgebrauch der Anatomen bezeichnen die Praktiker den Darm vielfach fälschlich bereits vom Promontorium ab als Rektum

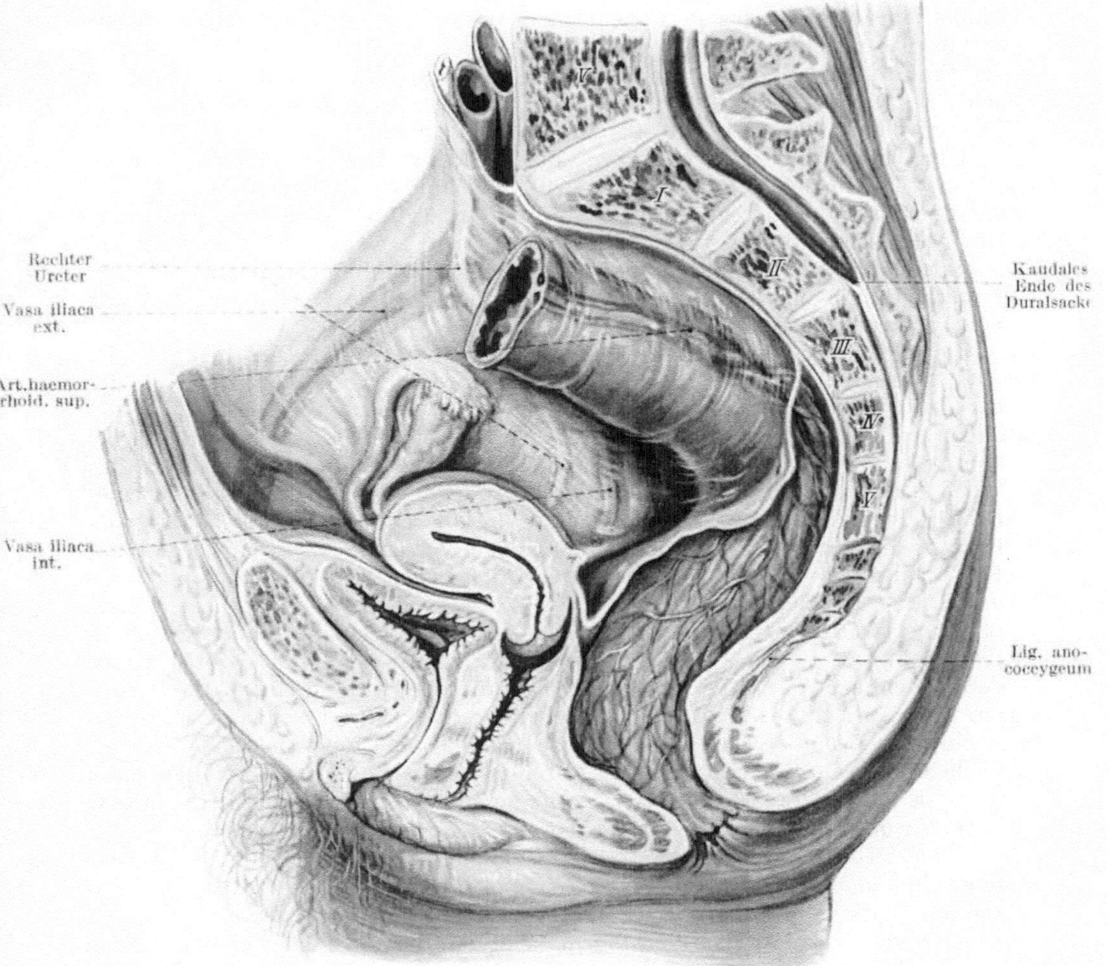


Abb. 279. Lage der Beckenorgane beim Weibe. Idealisierter Medianschnitt. Das Colon pelvinum verliert in der Höhe des 3. Sakralwirbels sein die Art. haemorrh. sup. enthaltendes Mesenterium und wird hierdurch zum Rektum, an dem die Pars ampullaris und die Pars analis zu unterscheiden sind. Die zwischen Colon pelvinum und Gebärmutter befindliche DOUGLASsche Tasche reicht auf der ventralen Seite des Darmes weit kaudal. Der Harnleiter zieht retroperitoneal über die Vasa iliaca und lateral vom Halse der Gebärmutter zur Harnblase.

und das zwischen dem Promontorium und dem 3. Kreuzbeinwirbel gelegene freie Mesenterium als Mesorektum. Nach WALDEYER wird der zwischen dem Promontorium und dem 3. Kreuzbeinwirbel gelegene Abschnitt als Colon pelvinum, das zugehörige Mesenterium als Mesopelvinum bezeichnet. Also: 1. Colon sigmoideum mit dem freien Mesosigmoideum oberhalb des Promontoriums, 2. Colon pelvinum mit dem freien Mesopelvinum vom

Promontorium bis zum 3. Sakralwirbel, 3. Rektum ohne Mesenterium unterhalb des 3. Sakralwirbels, a) Pars ampullaris oberhalb, b) Pars analis im Bereiche des Schließmuskels.

**Die Faszien.** Die Vorderfläche und die Seitenflächen des Mastdarmes werden analwärts weiter als die Hinterfläche vom Bauchfell bedeckt. Erst dicht oberhalb der Höhe des Blasenbodens, beim Erwachsenen 6—8 cm oberhalb der Analöffnung, verläßt das Peritoneum auch die vordere und die seitliche Mastdarmwand und begibt sich kranial abbiegend beim Manne auf die Blase, bei der Frau auf die Gebärmutter (Abb. 278 und 279). Diese winklige Abbiegung heißt die DOUGLASsche Falte. Das Rektum ist also von ihr analwärts allseitig vom Bindegewebe des kleinen Beckens umschlossen.

Unmittelbar auf dem Mastdarm liegt die Lamina visceralis fasciae pelvis (Fascia endopelvina) (Abb. 280). Sie umhüllt außerdem beim Manne die Prostata, bei der Frau den Hals der Gebärmutter und die Scheide. Um das Rektum von diesen Gebilden zu trennen, muß also die Faszie scharf durchtrennt werden. Andernfalls wird man, von hinten kommend, an der Außenseite der Faszie um die Prostata oder um die Cervix uteri und die Scheide herumgeleitet.

Das außen von der Fascia endopelvina gelegene perirektale Bindegewebe wird durch den M. levator ani abgeschlossen. Dadurch, daß dieser von der Linea innominata des Beckens nach dem After ziehende Muskel schräg von außen kranial nach innen kaudal läuft, also beidseitig analwärts konvergiert, bekommt auf jeder Seite der kranial von ihm gelegene Bindegewebsraum, das Cavum pelvis subperitoneale, auf dem Frontalschnitt die Gestalt eines Dreiecks mit kaudal gerichteter Spitze, und es entspricht ihm kaudal vom Levator ani ein ebenfalls dreieckiger, außen von dem Os ischii begrenzter Raum, das Cavum pelvis subcutaneum oder Fossa ischiorectalis mit kranial gerichteter Spitze.

Außen vom Levator ani befindet sich als gemeinsamer Überzug der gesamten Beckeneingeweide die Lamina parietalis fasciae pelvis. Dort, wo sie der Außenfläche des Muskels unmittelbar aufliegt, wird sie auch als Fascia diaphragmatis externa oder inferior oder als Fascia analis bezeichnet. Sie muß, wenn man den Levator und das Rektum von außen erreichen will, durchtrennt werden. Auf der Innenseite des Levator ani kann man als besonderes Faszienblatt noch die Fascia diaphragmatis pelvis interna oder superior unterscheiden.

Von außen nach innen liegen also innerhalb des knöchernen Beckens folgende Schichten: Lamina parietalis fasciae pelvis (Fascia analis), M. levator ani, Lamina visceralis fasciae pelvis, Eingeweide (Abb. 280 und 325).

Der vor (ventral) dem Mastdarm gelegene Raum findet bei den beiden Geschlechtern einen verschiedenen Abschluß. Beim Mann liegen hier die Basis der Harnblase, die beiden Samenblasen, die Prostata und die Pars membranacea der Harnröhre (Abb. 278), bei der Frau der Hals des Uterus und in ihrer ganzen Ausdehnung die Vagina (Abb. 279), alles einschließlich des Rektum umschlossen durch die Lamina visceralis fasciae pelvis.

Dicht unterhalb des Peritoneums liegt seitlich vom Mastdarm jederseits ein wichtiges Gebilde: der Harnleiter (vgl. Abb. 343 und 344). Er kommt von der Linea innominata, wo er subperitoneal gelegen schräg über die Art. iliaca communis zieht. Der Ureter liegt hier, wo der Darm noch ein freies Mesenterium besitzt, weit lateral von ihm und begibt sich dann, schräg nach vorn und medial absteigend innerhalb des kleinen Beckens auf seine ventrale Seite, um unterhalb der DOUGLAS-Falte, wo das Rektum allseitig von Bindegewebe umschlossen ist, vor ihm schräg abwärts nach der Blase mit dem

Ureter der anderen Seite zu konvergieren. Unmittelbar vor seiner Einmündung in die Blase kreuzt er beim Manne das Vas deferens, außen von ihm liegend (Abb. 278).

Dicht analwärts der Stelle, wo der Mastdarm durch die beiderseits von außen kommenden Muskelbündel des Levator ani umsponnen und verstärkt

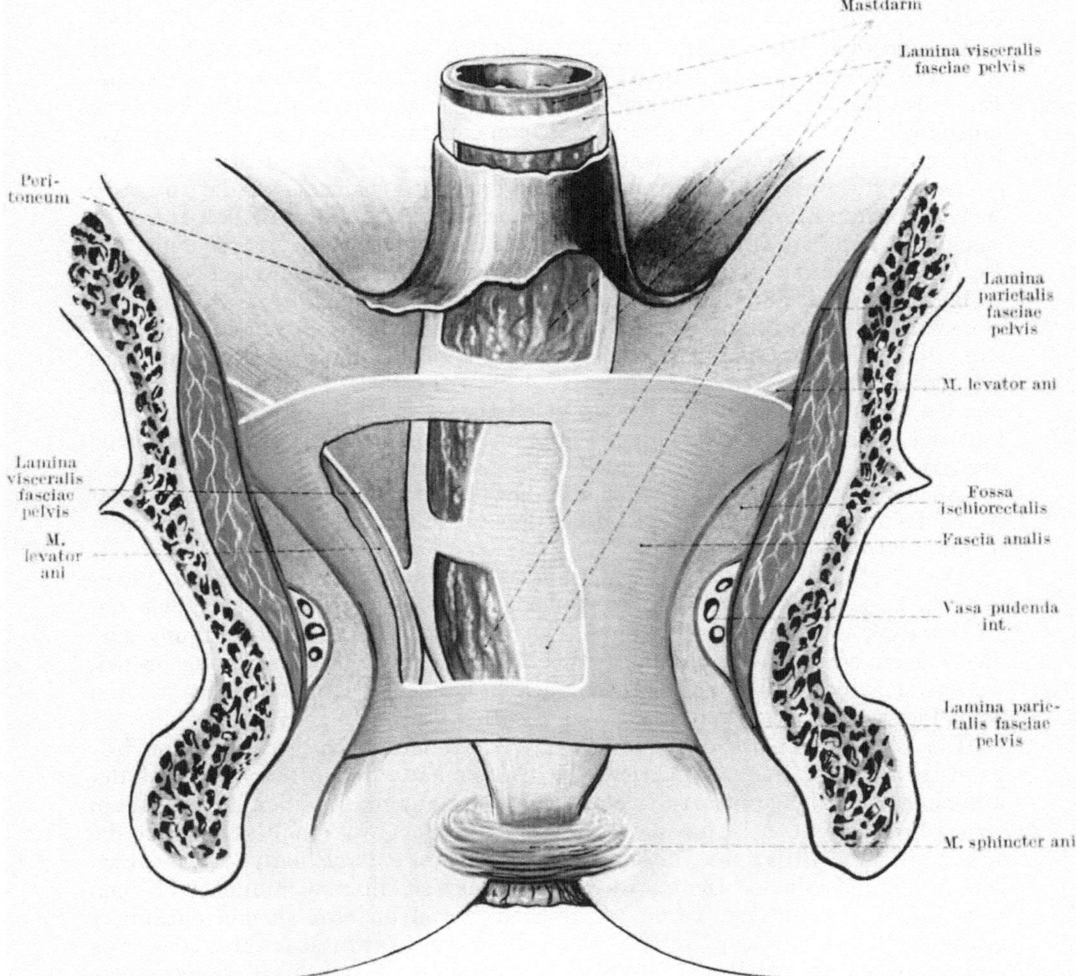


Abb. 280. Die Faszien und Muskeln des Beckens. Unmittelbar auf dem Mastdarm liegt die Lamina visceralis der Fascia endopelvina und schlägt sich auf die Innenseite des Musculus levator ani über. Auf der Außenseite des Levator ani liegt die Fascia analis. Die Innenseite des Beckenringes wird von der Lamina parietalis der Fascia endopelvina ausgekleidet. Unterhalb des den Beckenboden überziehenden Peritoneums und oberhalb des von der Lamina visceralis bekleideten Levator ani liegt das Cavum subperitoneale. Zwischen dem Levator ani und der Beckenwand liegt die Fossa ischiorectalis.

wird, wird er durch den ringförmigen Sphincter ani internus und externus umschlossen. Der äußere Schließmuskel grenzt vorne an den M. bulbocavernosus und transversus perinei superf. und profund. und hängt hinten durch das Lig. anococcygeum an der Steißbeinspitze.

**Die Gefäße.** Das Colon sigmoideum und der obere Teil des Rektums beziehen ihre Gefäße aus der Art. mesenterica inf., einem unpaaren Aste der

Aorta (vgl. Abb. 159). Sie verzweigt sich als Art. colica sin., sigmoidea und haemorrh. sup. im Mesenterium der zugehörigen Darmteile. Die Haemorrh. sup. tritt dort, wo der Mastdarm an seiner Hinterfläche wandständig wird, im rückwärtigen Bindegewebe dicht an ihn heran, teilt sich paarig und umgreift ihn mit symmetrischen, nach vorne und analwärts strebenden Verzweigungen (Abb. 278 und 279). Die Äste dieses Gefäßes versorgen die Schleimhaut des Mastdarmes bis zum After und seine Muskularis bis in das Sphinktergebiet. Ihre Ausläufer anastomosieren nicht mit den räumlich angeschlossenen Zweigen der Art. haemorrh. media und inf., die paarig von beiden Seiten an das untere Ende des Mastdarmes treten und die Sphinktermuskulatur und den Enddarm umspinnen (vgl. Abb. 159). Die Aa. haemorrh. med. stammen aus den Aa. hypogastricae, die Aa. haemorrh. inf. aus den Aa. pudendae int.

Der größte Teil des Mastdarmes ist daher in seiner Ernährung auf die unpaare Art. haemorrh. sup. angewiesen. Sie besitzt durch die Arkaden der Art. sigmoidea Anastomosen mit dem oberen Stromgebiet der Art. mesent. inf. Die letzte Anastomose wird durch die Art. sigmoidea ima gebildet (vgl. Abb. 159). Wird der Hauptstamm der Haemorrh. sup. oberhalb des Abganges der Art. sigmoidea ima unterbunden, so bekommt die Art. haemorrh. sup. durch Vermittlung dieser Arkade noch weiterhin hinreichend Blut; wird der Stamm der Art. haemorrh. sup. jedoch unterhalb der Gabelung unterbunden, so ist die Ernährung des aboralen Darmes abgeschnitten, und er verfällt der Nekrose. Die Gabelungsstelle, an der die Art. sigmoidea ima von der Art. haemorrh. sup. abgeht, heißt daher „der kritische Punkt“ (SUDECK).

An der Vorderseite des Kreuzbeines liegt als unmittelbare Fortsetzung der Aorta die unpaare Art. sacralis med. Sie hat mit der Ernährung des Darmes nichts zu tun.

Der Mastdarm wird von den miteinander anastomosierenden Venae haemorrh. sup., med. und inf. umsponnen, die teils in das Stromgebiet der Pfortader, teils in das der Vena cava münden. Um die Afteröffnung sind die Venen in einem dichten Kranz unmittelbar unter der Schleimhaut angeordnet, woraus sich die Hämorrhoiden entwickeln können. Dieser Venenkranz kann beim Platzen oder bei der operativen Eröffnung stark bluten.

Die Lymphgefäße des äußeren Afters sammeln sich in den Lymphoglandulae inguinales, während die Schleimhaut des Afterringes und der untersten Ampulle bereits zu den entlang den gleichnamigen Venen angeordneten Lymphoglandulae hypogastr. gehören. Die obere Ampulle beschickt die sakralen Lymphdrüsen, die im Mesosigmoideum entlang den Vasa haemorrh. sup. liegen und mit den Lymphdrüsen längs der Vena iliaca communis und Vena cava inf. in Verbindung stehen. Abgesehen von Metastasen in den entfernter gelegenen Lymphdrüsen breiten sich die Karzinome des Mastdarmes ausgesprochen in oraler Richtung aus, so daß die unmittelbar analwärts gelegenen Abschnitte des Darmes und seiner Umgebung als gesund, die oralwärts gelegenen Teile aber auf eine weite Strecke als krank anzusehen sind. Die zumeist beteiligten Lymphdrüsen der unmittelbaren Nachbarschaft liegen entlang der Art. haemorrh. sup. (WESTHUES).

## 2. Die allgemeine Technik der Eingriffe am Mastdarm.

Die Heilung der durch eine Mastdarmoperation gesetzten Wunde kann durch verschiedene Umstände ungünstig beeinflußt werden. Da der größte Teil des Mastdarmes keinen peritonealen Überzug besitzt, so fehlt einer Rektumnaht die sonst bei Darmnähten durch die große Verklebungskraft des Peritoneums gewährleistete Sicherheit und Zuverlässigkeit der Heilung. Es kommt daher oft ein mehr oder minder vollständiges Aufgehen der Naht vor. Da der Mastdarm allseitig fest in das Bindegewebe der Umgebung eingelassen ist, kann er nur durch präparatorisches Auslösen aus der Umgebung und zunächst immer nur auf kurze Strecken beweglich gemacht werden, so daß nach der Entfernung selbst kleinerer Abschnitte ein empfindlicher Materialmangel in Erscheinung treten kann. In großzügiger Weise läßt sich einem derartigen Mangel nur dadurch abhelfen, daß die Mobilisierung des Darmes bis auf das Colon sigmoideum ausgedehnt wird.

Die Blutversorgung des Mastdarmes beruht zum größten Teil auf dem einzigen Gefäßstrange der Art. haemorrh. sup. Wird dieses Gefäß durchtrennt, abgeknickt, gequetscht oder thrombosiert es, so kommt unweigerlich eine Nekrose des zugehörigen Darmes zustande. Da die Gefäße des kaudalen Darmabschnittes mit dem kranialen Gefäßgebiet nicht anastomosieren, so treten nach ringförmiger Auslösung im kaudalen Abschnitt leicht Ernährungsstörungen auf. Die Bakterienflora des Enddarmes pflegt besonders virulent zu sein, so daß die Infektionsgefahr frischer Wunden gesteigert ist. Es kommt verschärfend hinzu, daß eingedickte Kotballen die Naht des Mastdarmes mechanisch stark beanspruchen können.

Der Verschlußapparat des Afters ist auf der einen Seite reflektorisch äußerst leicht erregbar, so daß es nach Eingriffen in seiner Umgebung oft zu qualvollen Tenesmen kommt, die selbst Darmgase nicht passieren lassen und auch auf den Schließmuskel der Harnblase übergreifen können. Durch einen derartigen reflektorischen Afterverschluß kann die Ampulle stark gedehnt und es können Darmnähte unter große Spannung versetzt werden. Auf der anderen Seite ist die Funktion des Schließmuskels sehr empfindlich, so daß sie unmittelbar durch Zerrung, Quetschung, Ablösung und Durchtrennung des Muskels und mittelbar durch Verletzung des Plexus mesent. inf. und der Nn. sacrales erheblich leiden kann.

Diese ungünstigen Verhältnisse zwingen bei Operationen am Mastdarm und am After zu besonderen Vorsichtsmaßregeln:

Der Darm ist vor jedem Eingriff möglichst zu entleeren und zu reinigen. Um den Mastdarm aber nicht nur während der Operation, sondern auch in den nächsten Tagen nach dem Eingriff frei von Kot zu halten, ist vor der Operation nicht allein auf die Entleerung des Dickdarmes, sondern auch auf die des Dünndarmes und ist nach der Operation auf seine Ruhigstellung zu sehen. Trotzdem sollen die Reinigungsmaßnahmen mit Rücksicht auf den Kräftezustand der Kranken nicht übertrieben werden. Ich entleere den Darm des Kranken am 3. und 2. Tage oder nur am 2. Tage vor der Operation mit Hilfe eines Abführmittels, gebe am Vormittag des Tages vor der Operation einen hohen Reinigungseinlauf und an diesem Tage zweimal 15—20 Tropfen Tinct. opii simpl. und die gleiche Dosis Opium am Operationstage einmal vor der Operation. Diese Opiumgaben werden im allgemeinen nach der Operation 3—5 Tage fortgesetzt. Nur nach der vollständigen Ausrottung des Rektums ist eine Ruhigstellung durch Opium nicht erforderlich, da der schonungsbedürftige Mastdarm weggefallen ist. Wenn sich nach dem Weglassen des Opiums die Zeichen des ersten Stuhlgangs ankündigen, so wird der Austritt der eingedickten Stuhlmassen durch einen Öleinlauf erleichtert, der vermittels eines Nelatonkatheters verabfolgt wird. Nachdem der erste Stuhlgang einmal erzielt ist, wird in nächster Zeit durch Abführmittel für seine breiige Beschaffenheit gesorgt.

Bedingt eine Mastdarmerkrankung eine derartige Verengerung des Darmes, daß eine gründliche Entleerung vor der Operation nicht möglich ist, so ist 1—3 Wochen vor der Hauptoperation eine Darmfistel oder ein widernatürlicher After am Colon sigmoideum, oder, wenn eine Verwendung des Colon sigmoideum bei der Hauptoperation in Betracht kommt, am Zökum anzulegen. Von dieser Öffnung aus wird dann der Enddarm täglich gespült und gereinigt. Von einzelnen Chirurgen wird die Anlegung einer Darmfistel vor jeder größeren Mastdarmoperation, im besonderen vor der Resectio recti, zur Entlastung der Darmnaht angeraten.

Die Eingriffe im Bereiche des Afters werden zumeist in Steinschnittlage vorgenommen. Beim Manne ist hierbei der Hodensack durch eine um den Hals des Kranken geführte Schlinge hochzubinden. Bei Eingriffen am Mastdarm wird die Bauchhängelage angewendet, oder es wird die Seitenlage bevorzugt. Die Einzelheiten dieser Lagerungen sind im Allgemeinen Teil, Bd. I, S. 52f. beschrieben. Besonderheiten der Lagerung sind bei den einzelnen Eingriffen angeführt.

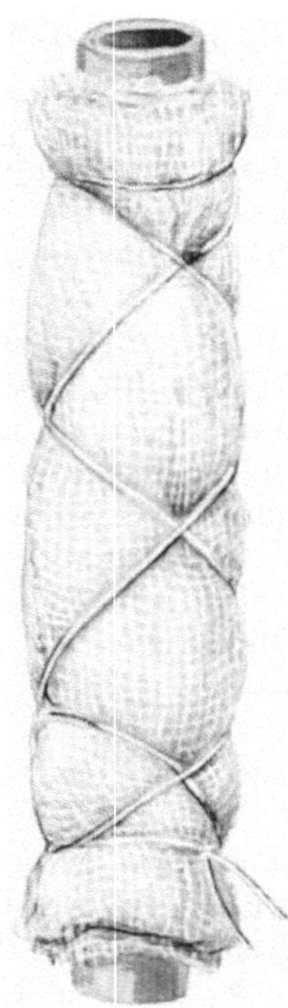

Abb. 281. Stopfrohr für den Mastdarm.

Dem postoperativen reflektorischen Spasmus des Schließmuskels wird durch seine vorausgeschickte Dehnung begegnet. Die Dehnung erfolgt entweder instrumentell oder digital. Zur instrumentellen Dehnung, die wegen ihrer genauen Dosierbarkeit im allgemeinen den Vorzug verdient, dienen die im Allgemeinen Teil, Bd. I auf S. 69 abgebildeten Dilatatoren. Sie müssen vor der Einführung vollständig und reichlich mit Katheterpurin benetzt werden, da sonst die zarte Mastdarmschleimhaut ankleben und einreißen kann. Zur digitalen Dehnung werden die beiden mit Katheterpurin beschickten Zeigefinger in den Anus eingeführt und derartig gekrümmt, daß sie den deutlich als Ring fühlbaren Schließmuskel umgreifen. Sie werden schonend und vorsichtig ventralwärts und dorsalwärts so weit auseinander gezogen, daß beim Erwachsenen etwa ein Daumen zwischen ihnen durchgehen kann. Vor jeder übermäßigen oder brüsken Dehnung des Sphinkters ist dringend zu warnen, da sie dauernde Inkontinenz herbeiführen kann. Der Sphinkter soll sanft gedehnt, nicht zerrissen werden.

Nach manchen Mastdarmoperationen ist die Einlegung eines nicht zu dicken, 6—8 cm langen, mit Vioformgaze umwickelten Drains, eines Stopfrohres (Abb. 281), anzuraten, das bis zum ersten Stuhlgang liegen bleibt. Seiner Verwendung ist die Dehnung des Schließmuskels stets vorauszuschicken. Das Stopfrohr erleichtert den Austritt von Darmgasen. Bei Operationen im Bereiche des Schließmuskels wirkt es außerdem durch Druck blutstillend. Die Befestigung des Stopfrohres, das auch an der Analhaut festgenäht werden kann, erfolgt für gewöhnlich in folgender Weise: Es wird an seinem vorstehenden Ende mit zwei großen Sicherheitsnadeln durchstochen. Zwischen die Sicherheitsnadeln und die Haut kommt ein Gazekranz oder eine eingeschnittene Gazekompresse. Auf der in weitem Umfange mit Mastisol bestrichenen Umgebung des Afters wird ein Gazestück festgeklebt, das in der Mitte ein kleines Loch für den Durchtritt des Drainrohres trägt, die Sicherheitsnadeln aber zurückhält.

Unmittelbar vor jeder größeren Mastdarmoperation ist die Harnblase durch Katheterisieren und Auspressen vollständig zu entleeren.

Nach größeren Operationen am Mastdarm wird für einige Tage ein Dauerkatheter eingelegt. Diese Maßnahme verfolgt einmal den Zweck, das Operationsgebiet ruhigzustellen, das sonst durch den Wechsel zwischen Ausdehnung und Zusammenziehung der Harnblase dauernd Lageänderungen erleidet. Das andere Mal dient der Dauerkatheter zur Sicherstellung der geregelten Urinentleerung, die infolge reflektorischer Spasmen oder wegen Schädigung der Blasennerven in den ersten Tagen nach der Operation oft gestört ist.

Für die Schmerzausschaltung bei großen Operationen am Mastdarme eignet sich die gürtelförmige Spinalanästhesie besonders gut, nicht allein wegen der genauen Begrenzbarkeit ihrer Ausdehnung und ihrer individuellen Dosierbarkeit, sondern auch deswegen, weil die bei Mastdarmoperationen,

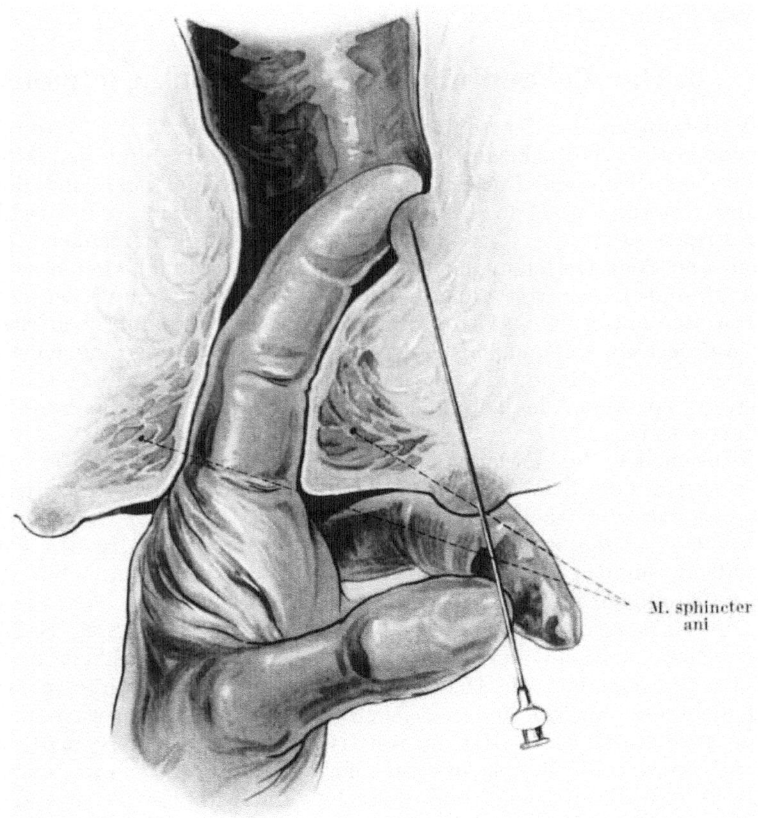


Abb. 282. Örtliche Betäubung des Afters und des Afterschließmuskels. Die anästhesierende Flüssigkeit wird mantelförmig um den After außerhalb des Schließmuskels eingespritzt, wobei der in den After eingeführte linke Zeigefinger das Ausspritzen der Flüssigkeit unmittelbar unterhalb der Schleimhaut feststellt.

namentlich beim kombinierten Verfahren, so erwünschte steile Beckenhochlagerung bei ihr vorteilhaft ist und zu ihrem Wesen gehört.

Die kleinen Operationen in der näheren Umgebung des Afters und die Dehnung des Schließmuskels werden in örtlicher Betäubung durchgeführt, wozu $^1/_2$%ige Novokain-, $^1/_4$‰ige Perkain-Suprareninlösung genügt. 1 bis 2 Fingerbreiten vom After entfernt werden rechts und links symmetrisch zwei Quaddeln angelegt. Sie werden durch subkutane, den After umkreisende Injektionsstreifen miteinander verbunden. Der mit Gleitschmiere beschickte linke Zeigefinger wird in den After bis über den Sphinkter geführt. Von jeder Quaddel aus wird die Hohlnadel unter Ausspritzen von Anästhesielösung senkrecht in die Tiefe gestochen, bis der Zeigefinger die Spitze und die unmittelbar unter der Schleimhaut austretende Flüssigkeit deutlich als Quaddel fühlt (Abb. 282). Zwei weitere derartige Einspritzungen werden von der vorderen und von der hinteren Kommissur aus gemacht, wo die Einstichstellen mittlerweile durch die Unterspritzung empfindungslos geworden sind. Der After und der Schließmuskel werden hierdurch von einem durch vier Strahlen begrenzten Kegelmantel von Anästhesielösung umgeben, dessen gedachte Spitze im Mittelpunkt des Mastdarmes etwa 6 cm oberhalb des Darmendes liegt. Verwendet man hierbei den Hochdrucklokalanästhesieapparat, so ist die Anästhesierung in einer Minute vollzogen.

## 3. Die Behandlung der Mastdarmverletzungen.

Verletzungen des Mastdarmes erfolgen entweder durch von außen eindringende Fremdkörper oder durch Fremdkörper, die durch den After, seltener durch den zuführenden Darm in den Mastdarm gelangen und ihn nun von innen verwunden. Von besonderer Bedeutung sind die Pfählungsverletzungen, weil sie, abgesehen von ihrer Häufigkeit, zumeist ähnlich den Stich- und Schußverletzungen einen schmalen Verletzungskanal setzen, dessen Verlauf und Länge von außen nicht festzustellen ist, und der oft wichtige und weiter entfernte Organe erreicht, ohne daß die klinischen Erscheinungen die Aufmerksamkeit zunächst hierauf lenken. Derartige zunächst gefährdete Organe sind die Blase, die Harnröhre, die Bauchhöhle einschließlich ihres Inhaltes, vor allem des Dünndarmes, und bei der Frau die Scheide und die Gebärmutter.

Hinsichtlich der Verletzungsfolgen steht die Gefahr der Infektion, der Blutung und der Schädigung der Funktion der beteiligten Organe, namentlich des Schließmuskels des Afters, obenan.

Die erste Aufgabe ist die Feststellung der Ausdehnung der Verletzung, vor allem, ob die Bauchhöhle eröffnet ist oder nicht. Für die weiteren Entschließungen in dieser Richtung gelten die Regeln der Versorgung der Bauchverletzungen überhaupt, wie sie im Abschnitt D, 8, a, S. 331f. niedergelegt sind. Obenan steht das Gesetz, bei der Möglichkeit der Eröffnung des Peritonealraumes die Diagnose sofort durch Bauchschnitt zu sichern und nicht erst auf die ersten Zeichen einer Peritonitis zu warten. Die Bauchhöhle wird durch Mittellinienschnitt oberhalb der Symphyse eröffnet. Hierauf werden die Mastdarmwand und die Blase, bei der Frau auch die Gebärmutter und die Scheide, und weiterhin die Dünndärme und die sonstigen Organe der Bauchhöhle nach Verletzungen abgesucht. Besondere Aufmerksamkeit ist der Gegend der DOUGLASschen Umschlagsfalte zu widmen, die bis auf ihren Grund zu entfalten und zu besichtigen ist. Jede Verletzung wird in der üblichen Weise durch doppelte Naht versorgt. Nach sicherem Verschluß von Hohlorganen wird die Bauchhöhle entsprechend den im Abschnitt D, 8, c, S. 335f. gegebenen allgemeinen Regeln vollständig geschlossen.

Bei Mastdarmverletzungen wird zum Schluß ein Mastdarmrohr, bei Blasenverletzungen ein Dauerkatheter entweder auf natürlichem Wege oder auf dem Wege einer suprapubischen Fistel eingelegt.

Bei die Bauchhöhle nicht erreichenden Verletzungen wird das Wundgebiet vom Damm her zugänglich gemacht entweder in der Weise, daß eine den After einbeziehende Wunde durch den After oder daß eine neben dem After gelegene Wunde zunächst außerhalb des Darmes bis an ihr Ende verfolgt wird. Ist neben dem Mastdarm die Blase, die Harnröhre oder die Scheide ohne gleichzeitige Eröffnung der Bauchhöhle verletzt, so wird das

Hauptgebiet der Verletzung auf dem perinealen Wege angegangen, wie er bei der Prostatectomia perinealis und bei der Dammplastik der Frau beschrieben ist.

Je nach dem Grade der Verschmutzung und Quetschung des Gewebes wird lediglich die Anfrischung oder auch die Naht der Wunde mit oder ohne Drainage vorgenommen. Besondere Sorgfalt ist der Wiederherstellung des etwa geschädigten Schließmuskels zuzuwenden.

Bei ausgedehnten Mastdarmverletzungen ist die Anlegung eines doppelflintenlaufförmigen Anus sigmoideus anzuraten, um das Verletzungsgebiet vorübergehend vor dem infektiösen Stuhlgang zu schützen und es ruhigzustellen. Bei gleichzeitiger Verletzung von Blase oder Harnröhre ist der Urin durch einen Dauerkatheter entweder nur auf natürlichem Wege oder durch eine suprapubische Fistel mit Dauersaugung abzuleiten.

## 4. Die Behandlung des angeborenen Verschlusses des Enddarmes (Atresia ani und Atresia recti).

Der Mastdarm ist bei der angeborenen Atresie entweder vollkommen verschlossen, oder er mündet in Gestalt einer mehr oder weniger engen Fistel am Damm oder am Hodensack nach außen in die Harnblase, in die Harnröhre, in die Scheide oder ins Vestibulum vaginae.

Ist bei vorhandener Fistel der Ausführungsgang groß genug, um eine ausreichende Stuhlentleerung zu gewährleisten, so wird mit der Operation nach Möglichkeit 2—3 Jahre gewartet, bis das Kind für den beträchtlichen operativen Eingriff kräftig genug erscheint. In der Zwischenzeit sucht man den Fistelgang durch Bougieren zu erweitern. Nur bei der Atresia vesicalis ist in jedem Falle eine baldige Operation erforderlich, da die Kinder sonst schnell an einer aufsteigenden Infektion der Harnwege zugrunde gehen.

Gelegentlich ist die Atresie des Anus lediglich durch das Vorhandensein einer zarten Verschlußmembran bedingt. Dann ist die Behandlung einfach: Die Membran wird mit einer Sonde durchstoßen und die Stenose mit HEGARschen Stiften gedehnt.

Hinsichtlich der Erfolge der operativen Behandlung ist es von entscheidender Bedeutung, ob es sich lediglich um eine kurze Verschlußstrecke im Bereiche des Afters (Atresia ani) oder ob es sich um das Fehlen eines langen Darmstückes (Atresia recti) handelt, zwei Krankheitsbilder, die jedoch ohne scharfe Grenze ineinander übergehen.

Da die Atresia ani am besten auf dem dorsalen Wege behandelt wird, die Atresia recti aber vom Bauche aus angegangen werden muß, so ist die Feststellung, welches von beiden Krankheitsbildern vorliegt, vor Beginn der Operation von größter Wichtigkeit. Kündigt sich die Nähe des Darmendes durch eine Vorwölbung in der Aftergegend an, so ist die Diagnose leicht zu stellen, und es kommt nur das Vorgehen von unten in Frage. Ist das jedoch nicht der Fall, so ist am ehesten Klärung von einer Röntgenuntersuchung bei hängendem Kopfe des Kindes zu erwarten (CACKOVIC). Die sich am Endteil des Darmes ansammelnde und im Röntgenbilde zur Darstellung kommende Luftblase gestattet in den meisten Fällen die Entscheidung, ob der Weg von unten möglich ist, oder ob man zum Vorgehen vom Bauche aus gezwungen ist.

Der operative Eingriff verfolgt drei Ziele: Die Herstellung einer ausreichenden Entleerungsmöglichkeit für den Stuhl (Indicatio vitalis), die Herstellung einer Sphinkterfunktion und die Beseitigung einer etwa vorhandenen Darmfistel.

## a) Das dorsale Verfahren.

**Erkennt man das Darmende an einer Vorwölbung in der Aftergegend,** so wird in der Medianebene vorsichtig auf die Geschwulst eingeschnitten. Hierbei ist die Infiltration des Operationsgebietes mit Novokain-Suprareninlösung und die teilweise Verwendung des Diathermiemessers wegen der sonst oft eintretenden starken Blutung vorteilhaft. Der Schnitt wird mehr nach dem Dorsum als nach dem Damm geführt, um den Schließmuskel wenigstens nur hinten und nicht auch vorn zu durchtrennen. Wird die „Mastdarmblase“ gesichtet, die infolge des Durchscheinens des schwarzen Mekoniums an ihrer dunklen Farbe kenntlich ist, so bleibt sie zunächst uneröffnet und wird vorsichtig ringsum so weit freigelegt, daß sie sich ohne Spannung bis in die normale Aftergegend bringen läßt. Oft ist das freilich nicht möglich, und der Darm muß dann weiter oberhalb eingenäht werden.

Der Wundtrichter wird vom hinteren Wundwinkel bis an den eingenähten Darm geschlossen. Das Darmende wird eingeschnitten, worauf sich — steriles — Mekonium entleert. Der Darm kann mit Kochsalzlösung gespült werden, entleert sich aber meist ausreichend von selbst. Die Ränder der Darmöffnung werden vermittels durchgreifender Nähte mit den Hauträndern vernäht, so daß die Schleimhaut überall an die äußere Haut grenzt.

**Ist das Darmende von unten nicht festzustellen,** so ist sein Aufsuchen und Herunterholen vom Damm aus zumeist ein in seinem Erfolge recht unsicheres Vorgehen, auf das man in vielen Fällen schließlich unter Übergang zum kombinierten Verfahren verzichten muß. Sind bereits Ileuserscheinungen vorhanden und liegt das Ende des Darmes nach der Röntgenuntersuchung nicht in unmittelbarer Nähe des Dammes, so sollte man sich in einem derartigen Falle zunächst mit der Anlegung eines doppelflintenlaufartigen Anus sigmoideus begnügen und das Aufsuchen des Darmendes auf später verschieben. Gestattet eine Fistel oder die bereits erfolgte Anlegung eines Anus abdominalis die Röntgenuntersuchung mit Kontrastbrei, so lassen sich hierdurch entscheidende Anhaltspunkte über die Lage des Enddarmes und über das einzuschlagende Operationsverfahren gewinnen, im besonderen, ob ein Herunterholen des Darmendes bis an die Stelle der normalen Afteröffnung möglich ist.

Die Hauptgefahr des Vorgehens von unten ist beim männlichen Kind die Verletzung der Blase oder der Harnröhre. Man hält sich daher beim Vordringen immer hart an das Kreuzbein. Auch sucht man über die Lage der Blase und Harnröhre durch Einlegen einer Sonde ständig im Bilde zu bleiben.

In Bauchlage wird nach Durchtränkung des Operationsgebietes mit Suprarenin-Novokainlösung ein Längsschnitt in der Raphe angelegt, der vom oberen Ende des Steißbeines nur so weit nach vorne reicht, daß der Afterschließmuskel nur hinten, nicht aber auch vorne durchtrennt wird. Das Steißbein wird am besten sogleich mit einer Cooperschen Schere abgetragen. Gelegentlich leitet ein bindegewebiger Strang auf das Darmende. Man arbeitet sich, immer nach der dunklen Mastdarmblase spähend, vorsichtig am Kreuzbein in die Höhe. Ist ein Anus praeternaturalis vorhanden, so wird in den abführenden Schenkel eine halbweiche Sonde eingeführt und nach unten gedrängt. Sie gibt oft einen willkommenen Wegweiser für das weitere Vordringen.

Ist das Mastdarmende von unten gefunden, so wird es vor seiner Eröffnung allseitig so weit mobilisiert (Abb. 283), daß es möglichst in der normalen

Aftergegend ohne Spannung an die Haut gebracht werden kann. Hierzu ist in den meisten Fällen die Eröffnung des DOUGLASschen Raumes notwendig, die in der bei der dorsalen Operation des Mastdarmkarzinoms beschriebenen Weise vorgenommen wird. Nach ausreichender Abbindung des Mesosigmoideums und nach dem Vorziehen des Darmes wird der Douglas wieder geschlossen.

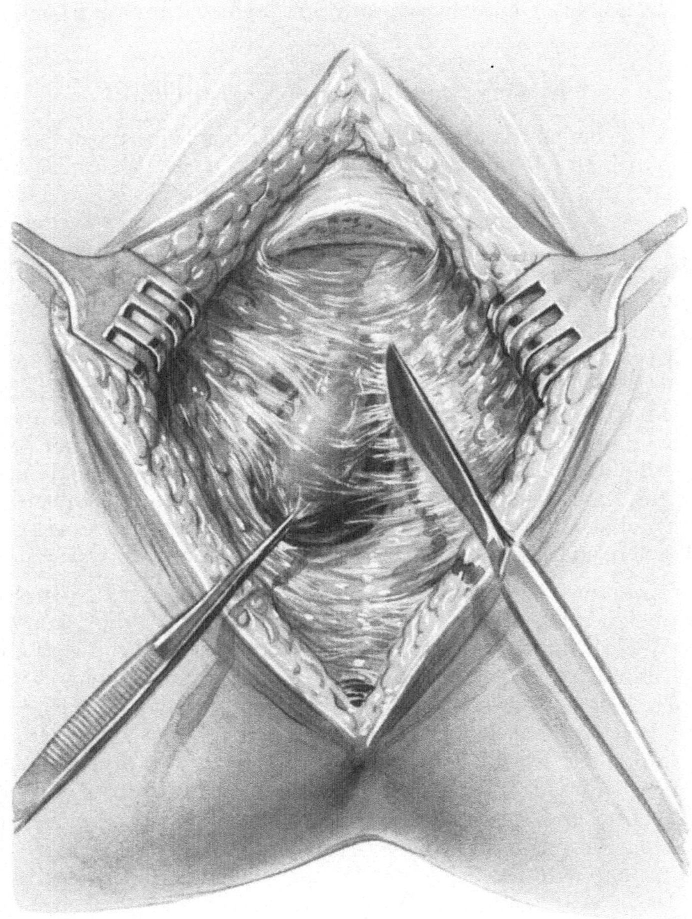

Abb. 283. Aufsuchung des Enddarmes vom Dorsum bei der Atresia ani. Das Steißbein ist reseziert. Die dunkle, mit Mekonium gefüllte Darmblase schimmert durch das Bindegewebe und wird ausgelöst.

Ist der Darm ausreichend beweglich gemacht, so wird die Operationswunde derartig verkleinert, daß die Austrittsstelle des Darmes möglichst an die normale Aftergegend zu liegen kommt. Der Darm wird eröffnet, und sein Wundrand mit der Haut vernäht. Die Entleerung des Mekoniums kann durch Spülung befördert werden.

**Besteht eine Darmfistel** nach der Blase, der Harnröhre, der Scheide oder mit der Körperoberfläche, so wird die Operation in der soeben geschilderten Weise durchgeführt, nur wird hierbei gleichzeitig der Fistelgang abgebunden, durchtrennt und möglichst sorgfältig vernäht.

Bei einer Atresia perinealis oder vulvovestibularis wird die Fistelöffnung ringförmig umschnitten. Der Hautschnitt wird dorsal bis in die normale Aftergegend verlängert. Der Fistelgang wird im Zusammenhange mit dem unteren Darmende allseitig ausgelöst und in die Aftergegend verpflanzt. Ist die Fistel zu eng, so wird sie bis in den weiten Darm gespalten, der Darm wird heruntergezogen und nach dem Abschneiden des Fistelganges mit seinem unteren Ende in der Aftergegend eingenäht. Vor dem neugebildeten After wird durch quere Gewebsvernähung ein möglichst breiter Damm gebildet.

## b) Das kombinierte Verfahren.

Läßt sich bei einem Kinde mit vollständigem Mastdarmverschluß beim Schreien und bei Druck auf den Bauch keine Vorwölbung in der Aftergegend feststellen, aus der auf die Lage des verschlossenen Darmendes in nicht zu großer Entfernung von der Haut geschlossen werden kann, ist die Röntgenuntersuchung am hängenden Kopf in dieser Richtung ebenfalls ungünstig ausgefallen, und ist keine nach außen mündende Darmfistel vorhanden, so wird man im Hinblick auf die Unkenntnis der Lage des Enddarmes zumeist auf das primäre Aufsuchen des Darmendes von unten verzichten. Im Hinblick auf die Größe des kombinierten Eingriffes empfiehlt es sich weiterhin, zunächst in der linken Fossa iliaca einen temporären doppelflintenlaufartigen Anus praeternaturalis anzulegen. Dieses Vorgehen ist dann unbedingt geboten, wenn das Kind unter den geschilderten Umständen bereits Ileuserscheinungen zeigt, also schon erheblich geschwächt ist, oder wenn der Bauch bereits stark aufgetrieben ist. Nach der Anlegung eines Anus praeternaturalis kann mit dem zweiten Eingriff mehrere Wochen oder Monate oder selbst Jahre gewartet werden.

Bei dem zweiten Eingriff wird — entsprechend dem abdomino-sakralen Verfahren bei der Beseitigung des Mastdarmkrebses — die Bauchhöhle nach Entleerung der Harnblase in der Mittellinie oberhalb der Symphyse eröffnet, und das Ende des Darmes wird von oben aufgesucht. Ist der Darm gefunden, und läßt er sich so weit beweglich machen, daß sein Ende bis in die Aftergegend verlagert werden kann, so wird das Peritoneum des Beckenbodens hart an der Wirbelsäule quer eröffnet und eine Kornzange entlang dem Kreuzbein bis in die Aftergegend geschoben. Auf ihre Spitze wird von außen eingeschnitten, und eine zweite Kornzange wird von der Dammgegend mit Hilfe der ersten Kornzange in das obere Operationsgebiet gezogen. Mit dieser zweiten Kornzange wird das Ende des Darmes ergriffen und nach dem Damm geleitet. Das Peritoneum des DOUGLASschen Raumes wird um den durchgeführten Darm vernäht. Die Laparotomiewunde wird geschlossen. Im Bereiche der dorsalen Wunde wird die Mastdarmkuppe nach ihrer Eröffnung in der Aftergegend eingenäht.

In ähnlicher Weise wird die kombinierte Operation durchgeführt, wenn der Versuch, den Darm vom Damm aus zu finden, vergeblich bleibt. Nach der Durchtrennung des Peritoneums unmittelbar vor dem Promontorium wird das untere Wundgebiet leicht erreicht, so daß sich die Herstellung des Tunnels nach der Aftergegend einfach gestaltet.

Gelingt das Einnähen des Darmes an natürlicher Stelle und wurde vorher ein künstlicher Bauchafter angelegt, so wird der Bauchafter, wenn die Stuhlentleerung auf dem natürlichen Wege möglich ist, in der im Abschnitt D, 5, c, S. 251f. geschilderten Weise geschlossen.

## 5. Die Behandlung des Mastdarmvorfalles (Prolapsus recti).

Bei Säuglingen heilen Schleimhautvorfälle geringeren Grades zumeist von selbst, wenn es gelingt, ihren Austritt längere Zeit zu verhindern: Nach Regelung des Stuhlganges wird der vorgefallene Darm zurückgebracht, und die Nates werden mit Heftpflasterstreifen so fest zusammengezogen, daß das Kind den Darm nicht wieder hervorpressen kann. Dreimal täglich wird der Verband

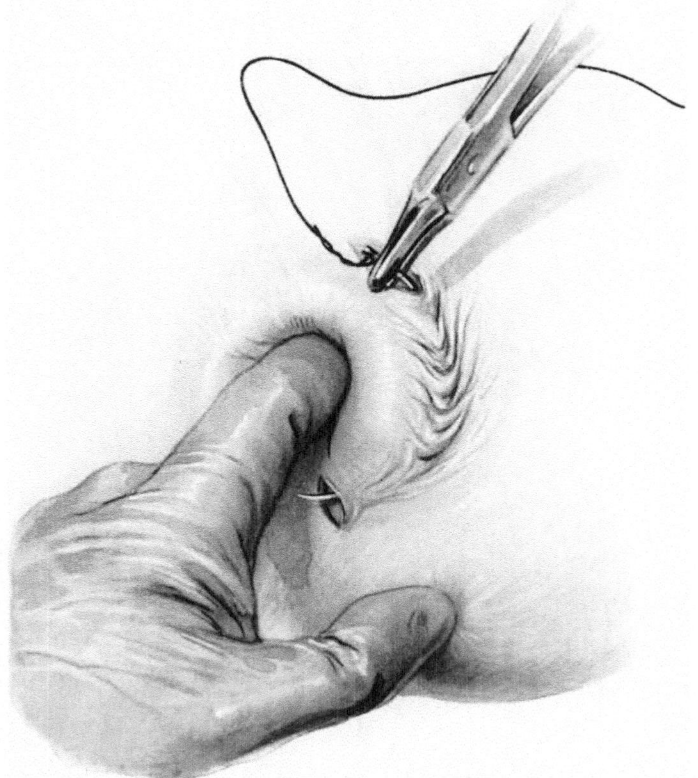

Abb. 284. Einlegung eines THIERSCHschen Drahtringes zur Behandlung des Mastdarmvorfalles. Der Draht wird mit einer Nadel von einem kleinen Einschnitt in der vorderen Kommissur zu einem Einschnitt in der hinteren Kommissur zwischen Haut und Schleimhaut unter dem Schutze des eingelegten Fingers geführt.

zur Stuhlentleerung gelöst, wobei eine geschickte Wärterin die Nates so zusammenhält, daß der Stuhlgang zwischen ihren behandschuhten Fingern durchgleitet, der Prolaps aber zurückgehalten wird.

Tritt beim Erwachsenen lediglich die Schleimhaut wulstartig hervor (Prolapsus ani), so wird dieser Zustand, der sich von Hämorrhoiden oft kaum unterscheiden läßt, wie das Hämorrhoidalleiden behandelt (vgl. S. 357 f.): einzelne Kämme werden in der dort geschilderten Weise abgetragen, bei einem kreisförmigen Schleimhautprolaps kommt das WHITEHEADsche Verfahren in Anwendung.

Quellen dagegen größere Teile der Mastdarmschleimhaut oder der ganze Mastdarm aus dem After hervor, so genügen diese Verfahren nicht, und es ist eine der folgenden Operationen anzuwenden.

### a) Der THIERSCHsche Ring.

Der Sinn des THIERSCHschen Drahtringes ist, durch eine Verengerung des Afters das Hervortreten des Prolapses für längere Zeit zu verhindern und hierdurch dem Schließmuskel und dem Beckenboden Gelegenheit zur Erholung zu geben. Macht der Ring Beschwerden, so kann er nach einigen Monaten ohne

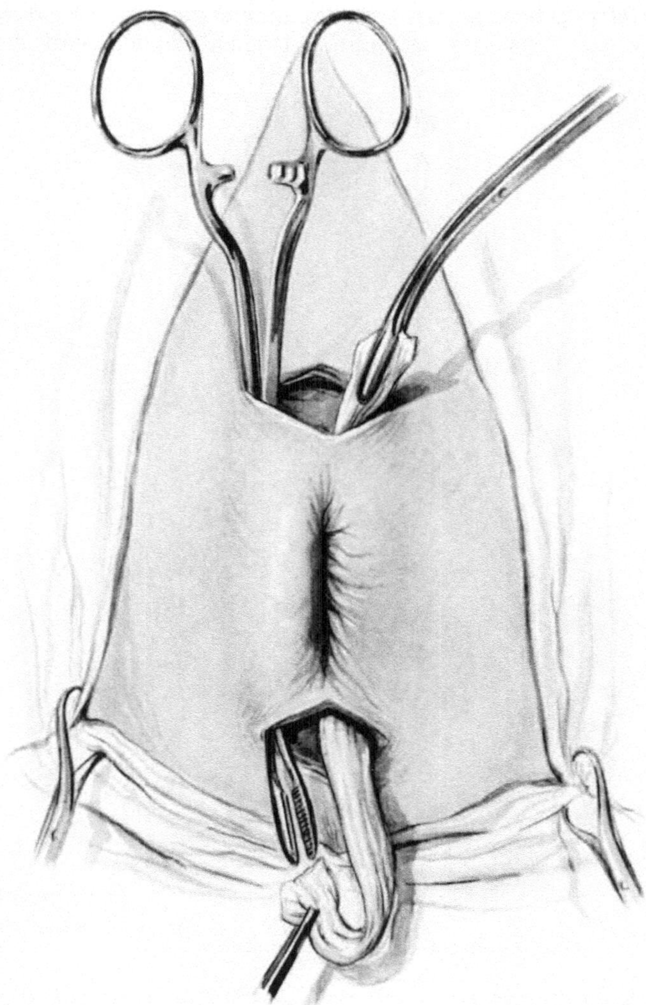

Abb. 285. Einlegung eines Faszienringes zur Behandlung des Mastdarmvorfalles. Das Ende eines Faszienstreifens, der von einem kleinen Einschnitt in der vorderen Kommissur links neben dem After zwischen Haut und Schleimhaut zu einem kleinen Einschnitt in der hinteren Kommissur geführt wurde, wird mit einer Kornzange, die auf dem gleichen Wege rechts neben dem After vorbeigeführt wurde, ergriffen und zu der Einführungsstelle zurückgeleitet.

Nachteil und zumeist ohne Wiederauftreten des Vorfalls entfernt werden, da sich der Beckenboden und der Schließmuskel in der Zwischenzeit genügend gekräftigt haben und in der Umgebung des THIERSCHschen Ringes ein ihn ersetzender Narbenring entstanden ist. Der THIERSCHsche Ring hat jedoch nur bei kleinen Prolapsen der Erwachsenen und bei Kindern Aussicht auf Erfolg.

Der Ring wird folgendermaßen eingelegt (Abb. 284): In Steinschnittlage wird in der vorderen und in der hinteren Raphe etwa 2 cm vom After entfernt je ein kleiner, radiär gestellter Schnitt gemacht. Eine große gebogene, mit einem nicht zu schwachen rostfreien Draht versehene Nadel wird durch die vordere Inzision ein- und zur hinteren Inzision ausgestochen. Hierbei kann der linke

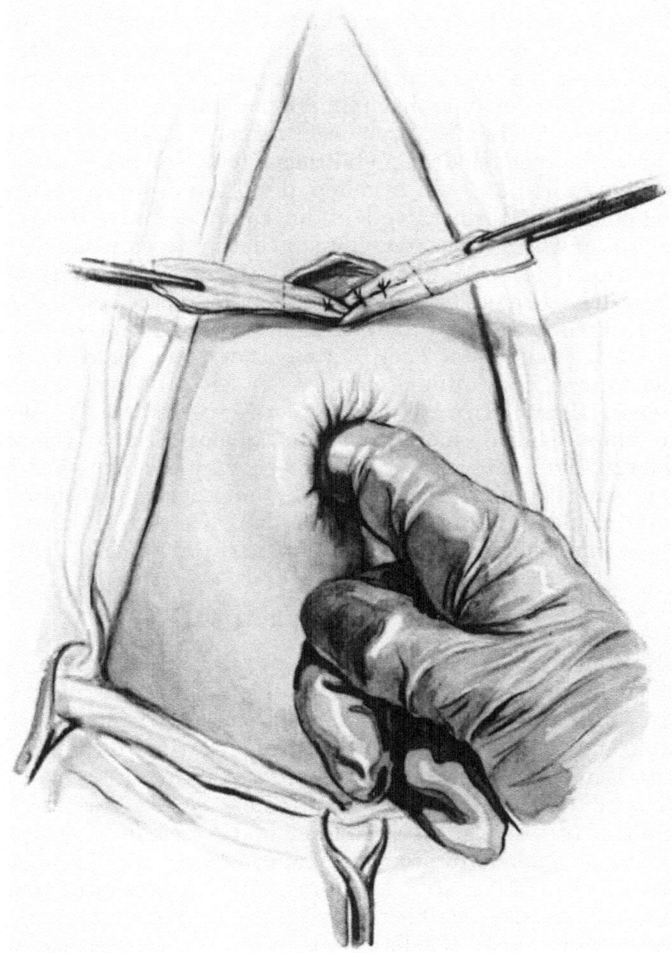

Abb. 286. Einlegung eines Faszienringes zur Behandlung des Mastdarmvorfalles. Fortsetzung des Zustandes der vorigen Abbildung. Die beiden Enden des ringförmig um den After gelegten Faszienstreifens werden miteinander derartig verbunden, daß der Faszienring einen in den After eingeführten Zeigefinger gerade fest umschließt. Die Vereinigung der beiden Enden des Faszienstreifens wird derartig vorgenommen, daß das eine Ende durch einen Schlitz des anderen Endes gesteckt wird und beide Enden an dieser Stelle miteinander vernäht werden.

Zeigefinger des Operateurs in den After eingeführt werden, um eine Verletzung der Schleimhaut zu verhüten. In gleicher Weise wird die Nadel auf der anderen Seite von dem hinteren nach dem vorderen Schnitt geführt. Jetzt werden die beiden, aus dem ventralen Schnitt hervorkommenden Drahtenden derartig eng zusammengedreht, daß bei Kindern gerade noch die Spitze, bei Erwachsenen das ganze erste Glied des im After liegenden Zeigefingers des Operateurs durch den Ring hindurch geht. Der überstehende Draht wird abgeschnitten, das zusammengedrehte Ende einwärts gebogen, und die beiden Hautschnitte werden über dem versenkten Drahtring vernäht und mit Kollodium verklebt.

Die Einlegung eines derartigen starren Drahtes kann manche Unannehmlichkeiten mit sich bringen: der Ring kann die Darmschleimhaut durchschneiden, er kann brechen, und die spitzen Enden können sich in das Gewebe und in den Darm spießen; das Gewebe um den metallischen Fremdkörper kann sich entzünden, und es können sich Eiterungen und Abszesse entwickeln, die dann zu Fisteln und zur Ausstoßung des Ringes führen. Auch ohne das Auftreten derartiger Zufälle ist der Drahtring nach einiger Zeit zu entfernen, da er schließlich zu Beschwerden und Komplikationen führt.

Die aufgezählten Nachteile lassen sich zumeist dadurch vermeiden, daß statt des starren körperfremden Metallringes ein schmiegsamer, autoplastischer Gewebsring, ein Streifen der Fascia lata verwendet wird. Die Einlegung eines Faszienringes verläuft in entsprechender Weise: Nachdem die kleinen Hautschnitte in der vorderen und in der hinteren Kommissur angelegt sind, untertunnelt der Operateur mit einer Kornzange das Gewebe neben dem After von dem oberen nach dem unteren Schnitte erst auf der linken, dann auf der rechten Seite (Abb. 285). Der Fascia lata wird ein Streifen von entsprechender Länge und etwa 2 cm Breite entnommen, dessen Enden von den beiden aus der unteren Hautöffnung hervorsehenden Zangenmäulern erfaßt und aus der oberen Hautöffnung herausgezogen werden. In den Faszienstreifen wird nahe seinem einen Ende ein kleiner Schlitz gemacht, durch den sein anderes Ende gezogen wird. Die beiden Enden des Faszienstreifens werden mit je einer Kocher-Klemme gefaßt, angezogen und unter derartiger Spannung miteinander vernäht, daß ein in den After eingeführter Zeigefinger in der oben gekennzeichneten Weise umklammert wird (Abb. 286).

## b) Die Dammplastik.

Größere Mastdarmvorfälle können durch Verstärkung des Beckenbodens in Gestalt einer Dammplastik mit gleichzeitiger Verengerung und Aufhängung des Mastdarmrohres oft erfolgreich bekämpft werden.

Zur Ausführung der hinteren Dammplastik wird der After in seinem hinteren Drittel in 2 cm Entfernung bogenförmig umschnitten. Auf diesen Bogenschnitt wird nach hinten in der Mittellinie ein senkrechter Schnitt bis über das Steißbein aufgesetzt. Unter Ablösen und Auseinanderziehen der beiden auf diese Weise gebildeten dreieckigen Lappen wird die Lamina parietalis fasciae pelvis im Bereiche der hinteren Mastdarmwand oberhalb des Sphincter int. bis an das Steißbein freigelegt und durchtrennt, wie das bei der Resectio recti auf S. 433 beschrieben ist. Es ist zumeist zweckmäßig, das Steißbein zu resezieren, um die Freilegung der Mastdarmwand weit nach oben ausdehnen zu können.

Die analwärts konvergierenden Muskelbündel des Levator ani werden vom Mastdarm gelöst und mit stumpfen Haken zur Seite gezogen. Nach Rücklagerung des Vorfalls wird die hintere Wand des Mastdarms vom inneren Schließmuskel bis hoch in die Kreuzbeinhöhle durch eine Reihe von queren Seidenknopfnähten in der Längsrichtung gefaltet (Abb. 287), wobei jede Naht sowohl auf der rechten als auch auf der linken Seite die Darmwand außerhalb der Schleimhaut durchsticht und beim Knüpfen des Fadens das Darmlumen unter Bildung einer Längsfalte verengt. Die am meisten kranial gelegten Nähte werden hierbei zugleich durch den Bandapparat des Kreuzbeins derartig geführt,

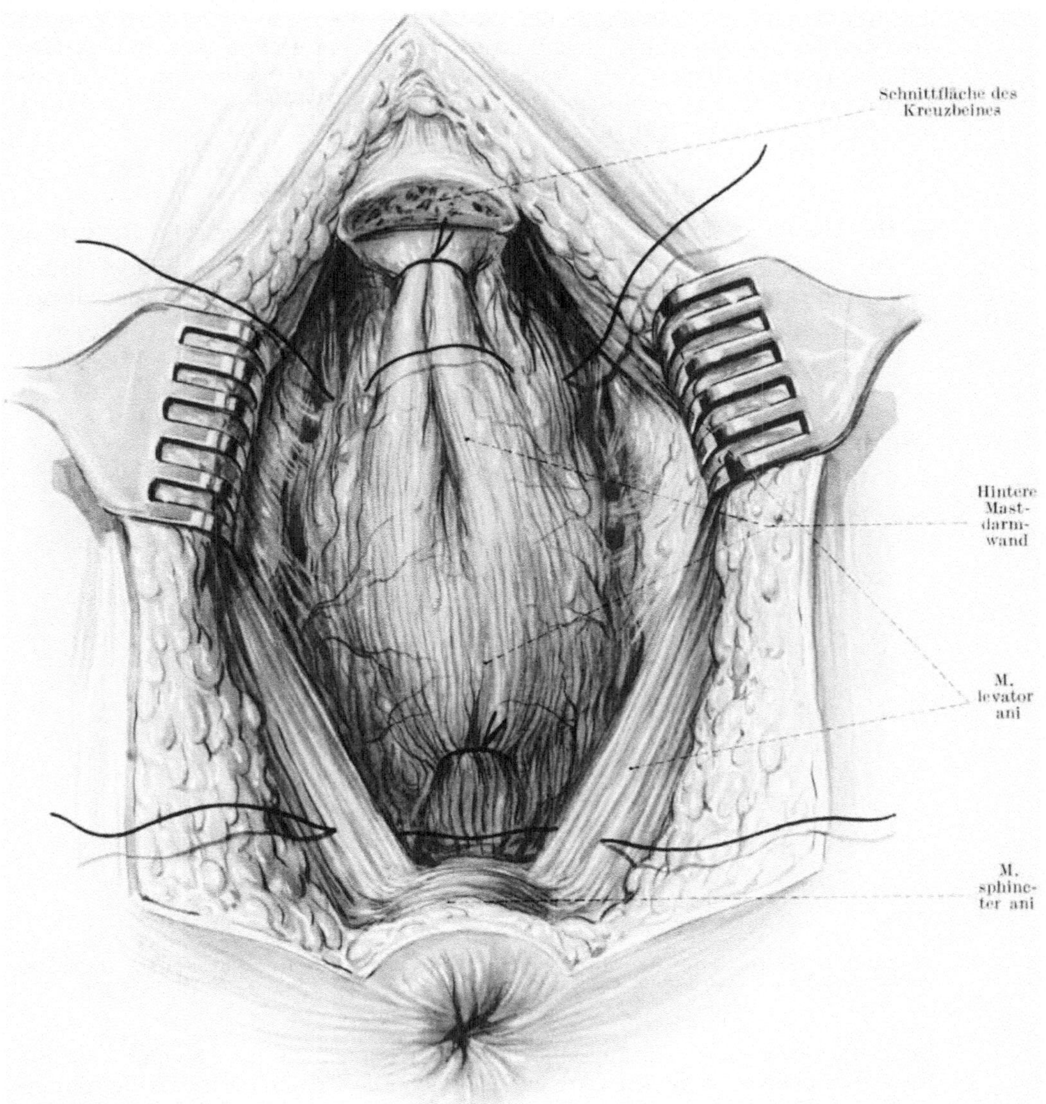


Abb. 287. Behandlung des Mastdarmvorfalles durch hintere Dammplastik. Nach Resektion des Steißbeines und Freilegung des Mastdarmes von hinten wird die hintere Mastdarmwand in der Längsrichtung durch Raffnähte gefaltet, und die hinteren Ränder des rechten und des linken M. levator ani werden miteinander vernäht.

daß sie beim Knüpfen die hintere Mastdarmwand gleichzeitig kranialwärts emporziehen.

Über diesen Faltnähten werden die Ränder des rechten und des linken Levator ani in der Mittellinie zusammengenäht (Abb. 287). Hierdurch wird dorsal und kaudal vom Mastdarm eine feste Auflage, eine Verstärkung des Beckenbodens gebildet. Die Wunde wird durch Naht vollständig geschlossen.

In ähnlicher aber begrenzter Weise läßt sich eine Verengerung des Mastdarmrohres und eine Vernähung der Levatorfasern auch auf der Vorderseite des Mastdarmes von einem das Rektum vorn vom Damm aus freilegenden Schnitt bewerkstelligen. Die Freilegung erfolgt beim Manne wie die Freilegung der Prostata auf dem perinealen Wege, bei der Frau durch Spaltung des Septum recto-vaginale.

## c) Die Abtragung des Vorfalls.

### α) Die Abtragung sämtlicher Schichten des vorgefallenen Darmes (v. Mikulicz).

Bei einem veralteten oder eingeklemmten Prolaps, der wegen Verwachsung oder Verdickung der Wand nicht zurückgebracht werden kann, oder dessen

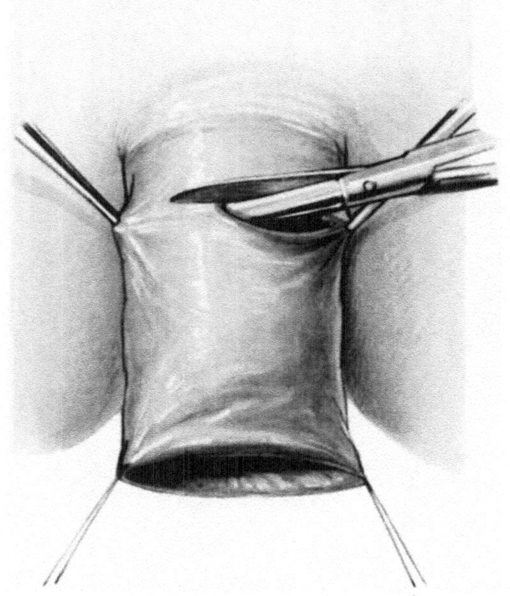

Abb. 288. Behandlung des Mastdarmvorfalles durch vollständige Abtragung. Die äußere Vorderwand des an zwei Haltefäden hervorgezogenen Vorfalls wird in 1 cm Entfernung vom After quer durchtrennt.

Reposition wegen Ernährungsstörungen nicht angängig ist, kommt nur die Resektion des vorgefallenen Darmes in Frage. Die Ergebnisse dieses Verfahrens sind so gut, daß dieses Vorgehen aber auch sonst zu bevorzugen ist.

Durch die vordere (ventrale) Wand des an zwei Haltefäden möglichst weit vorgezogenen Vorfalles wird im halben Umkreis des Darmes in 1 cm Entfernung vom After mit dem Diathermiemesser ein Querschnitt geführt, der durch alle Schichten, durch Schleimhaut, Muskularis (Abb. 288), und wenn der Douglas in den Prolaps einbezogen ist, auch durch die Serosa geht, wodurch dann die Peritonealhöhle im Bereiche des Douglasschen Raumes eröffnet wird und die serosabedeckte Vorderwand des Innendarmes zum Vorschein kommt. In der Peritonealtasche etwa angetroffene Dünndarmschlingen oder sonstige Eingeweide werden in die Bauchhöhle zurückgelagert. Jedes bei der Durchtrennung des Darmes blutende Gefäß wird sorgfältig unterbunden.

Die Serosa des durchschnittenen, am After hängenden Darmteiles wird in etwa $^1/_2$ cm Entfernung vom Schnittrand mit der Serosa der Vorderwand

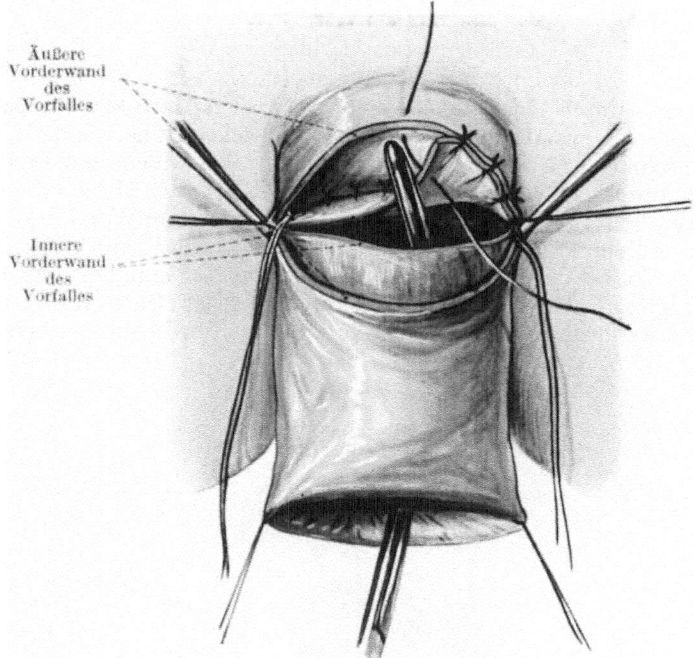


Abb. 289. Behandlung des Mastdarmvorfalles durch vollständige Abtragung. Fortsetzung des Zustandes der vorigen Abbildung. Nach Vereinigung der Seroflächen der äußeren und der inneren Vorderwand des Vorfalles durch eine LEMBERTsche Nahtreihe wurde auch die innere Vorderwand quer durchtrennt. Die Schnittflächen beider Vorderwände werden durch eine dreischichtige Nahtreihe vereinigt.

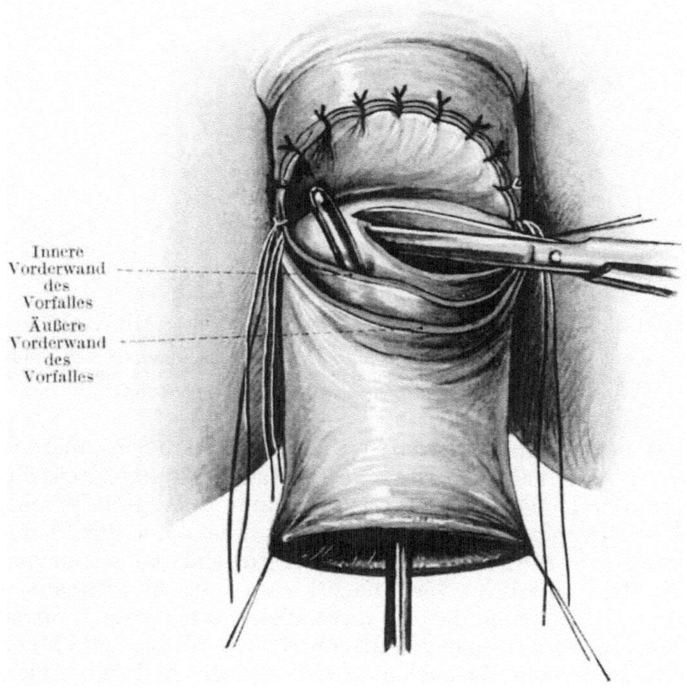


Abb. 290. Behandlung des Mastdarmvorfalles durch vollständige Abtragung. Fortsetzung des Zustandes der vorigen Abbildung. Die innere Hinterwand des Vorfalles wird in 1 cm Entfernung vom After quer durchtrennt.

des Innendarmes durch Knopfnähte vereinigt (vordere LEMBERTsche Nähte). Hierauf wird die Vorderwand des Innendarmes in gleicher Höhe wie der Außendarm quer durchschnitten. Die Schnittflächen des zentralen Außen- und des Innendarmes werden durch alle Schichten fassende Knopfnähte vereinigt (vordere ALBERTsche Nähte, Abb. 289). Jetzt wird die hintere Wand des Innendarmes quer durchschnitten (Abb. 290). In dem hierdurch eröffneten Spalt liegt bei großem Vorfall das Mesosigmoideum, das abgebunden und durchtrennt wird. In $^1/_2$ cm Entfernung von der Schnittfläche der Hinterwand wird die Serosa der Hinterwand des Innendarmes der des Außendarmes aufgesteppt

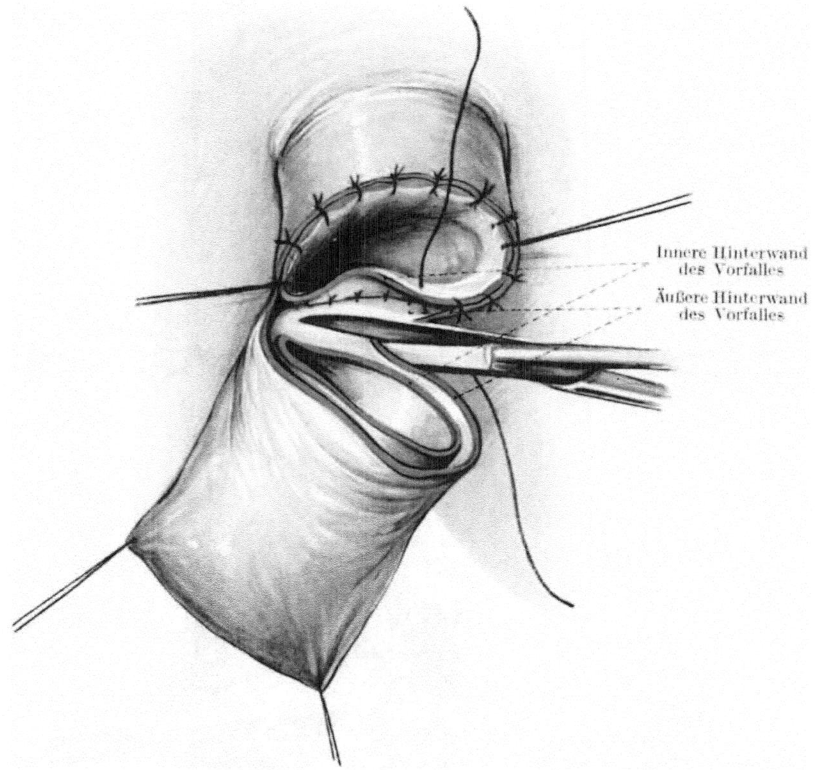


Abb. 291. Behandlung des Mastdarmvorfalles durch vollständige Abtragung. Fortsetzung des Zustandes der vorigen Abbildung. Die Serosaflächen der inneren und der äußeren Hinterwand des Vorfalles sind durch eine LEMBERTsche Nahtreihe vereinigt. Die äußere Hinterwand wird quer durchtrennt, und die Schnittflächen der äußeren und der inneren hinteren Wand werden durch eine dreischichtige Nahtreihe vereinigt.

(hintere LEMBERTsche Nähte). Hierdurch wird die zirkuläre Serosanaht vollendet. Nachdem auch die Hinterwand des Außendarmes quer durchschnitten ist (Abb. 291), wodurch der vorgefallene Darmabschnitt in Wegfall kommt, werden die beiden Schnittflächen der Hinterwand des Innen- und des Außendarmes durch sämtliche Schichten fassende Knopfnähte vereinigt (hintere ALBERTsche Nähte). Hierdurch wird die zirkuläre Dreischichtennaht vollendet.

Die ringförmige Nahtstelle des auf diese Weise durch zwei Nahtreihen vereinigten Darmes wird vorsichtig in den After und oberhalb des Sphinkter zurückgebracht. Es kann zum Zurückhalten des Darmes und zur Ableitung der Darmgase ein dünnes Stopfrohr eingelegt werden. Die Nachbehandlung entspricht der einer Hämorrhoidenoperation.

### β) Die Abtragung der Schleimhaut des vorgefallenen Darmes (Rehn-Delorme).

Da die Resektion aller Schichten des vorgefallenen Darmes ein größerer, ziemlich blutiger, in vielen Fällen mit einer Eröffnung der Peritonealhöhle verbundener Eingriff ist, so ist das Streben nach einem einfacheren und weniger eingreifenden Operationsverfahren berechtigt. Läßt sich der Vorfall zurückbringen, so kann dieser Wunsch dadurch erfüllt werden, daß lediglich die Schleimhaut des Enddarmes beseitigt wird, während die Muskelschicht und die etwa vorliegende Serosa erhalten bleiben.

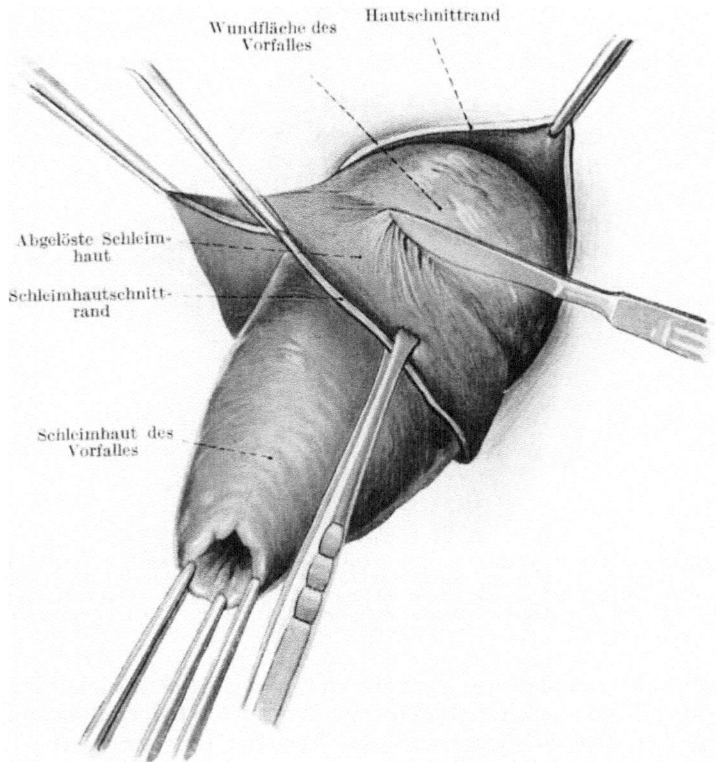


Abb. 292. Behandlung des Mastdarmvorfalles durch Abtragung der Schleimhaut und durch Raffung. Die Schleimhaut wird von der Oberfläche des Vorfalles abgelöst.

Der Prolaps wird soweit wie möglich vorgezogen. Der Eingriff wird durch Unterspritzen der Schleimhaut mit Novokain-Suprareninlösung erleichtert, da hierdurch die Blutung beschränkt und die Trennung zwischen Schleimhaut und Muskularis vorbereitet wird. An der Grenze von Schleimhaut und Haut wird die Schleimhaut des Vorfalles ringförmig umschnitten. Der Schleimhautrand wird mit vier Kocher-Klemmen gefaßt, wodurch seine gleichmäßige Anspannung ermöglicht wird. Die Schleimhaut wird in Gestalt eines zusammenhängenden, nach außen umgekrempelten Rohres scharf von der Muskularis abgetrennt (Abb. 292). In der richtigen Schicht geht die Trennung leicht vonstatten, zumal da die Schleimhaut stark verdickt zu sein pflegt. Wenn bei der Ablösung der Schleimhaut die Spitze des Prolapses erreicht ist, wird der Schleimhautzylinder quer abgeschnitten und hierdurch beseitigt.

Das schleimhautentblößte Muskelrohr des Vorfalles wird in der Längsrichtung mit einer Anzahl von Katgutnähten beschickt, von denen jede einzelne den Hautrand an der Basis des Prolapses durchsticht, die Muskulatur in mehreren oberflächlichen Falten faßt und an der Spitze des Prolapses durch den Rand der Schleimhaut geht (Abb. 293). Je nach dem Umfange des Vorfalles werden 4—8 derartige Raffnähte in der Längsrichtung parallel zueinander gelegt. Werden diese Nähte gemeinsam angezogen und geknüpft, so wird der Muskelzylinder

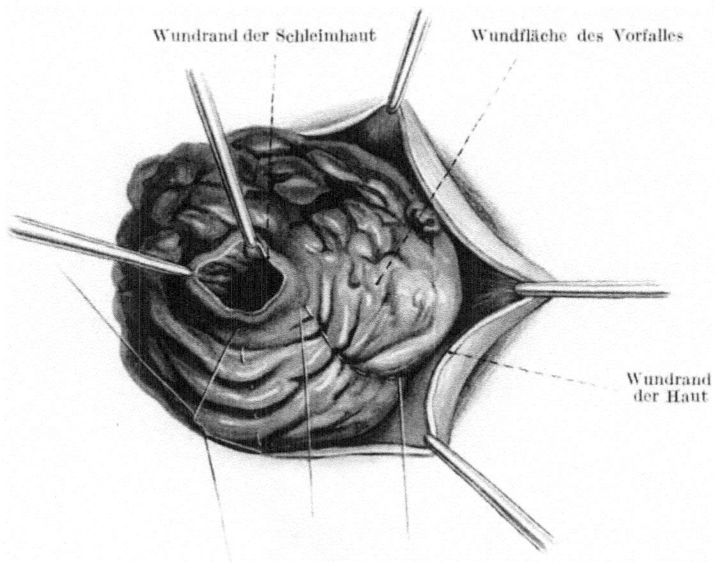


Abb. 293. Behandlung des Mastdarmvorfalles durch Abtragung der Schleimhaut und durch Raffung. Fortsetzung des Zustandes der vorigen Abbildung. Nach Abtragung der Schleimhaut wird der Vorfall in der Längsrichtung durch Raffnähte zusammengezogen. Fehler in der Abbildung: Die Fäden gehen fälschlicherweise nicht durch den Wundrand der Haut und der Schleimhaut.

harmonikaartig zusammengerafft und in den After zurückgedrängt. Das den After umgebende geraffte Gewebsrohr bildet nach der Heilung einen festen Narbenring, der dem Wiederaustritt des Vorfalles entgegenwirkt.

## d) Die Aufhängung des Mastdarms.

### α) Die Anheftung des Colon sigmoideum auf abdominalem Wege (Kolopexie, Jeannel).

Der abführende Schenkel der durch einen linksseitigen Pararektalschnitt in steiler Beckenhochlagerung aufgesuchten Flexura sigmoidea wird kräftig angestrafft, so daß der After tief nach innen gezogen wird. Im Bereiche der linken Beckenschaufel wird das Peritoneum parietale in Gestalt eines seitlich gestielten Lappens abgelöst. Das wundgestichelte Sigmoideum wird unter Spannung an die Ränder der Peritoneallücke genäht (Abb. 294), und der abgelöste Peritoneallappen wird auf der Oberfläche des Darmes durch Nähte befestigt (Rotter).

Kümmel empfiehlt, den Darm am Lig. longitud. ant. dicht oberhalb des Promontoriums anzunähen (Cave die großen Gefäße!).

Man kann den Darm auch an der Bauchdeckenwunde befestigen (v. Eiselsberg), indem die das Peritoneum der Laparotomiewunde schließenden

Nähte gleichzeitig die oberflächlichen Schichten der zuvor durch Nadelritzer verwundeten Darmwand fassen.

Die Dauerergebnisse der Kolopexie sind im allgemeinen nicht befriedigend.

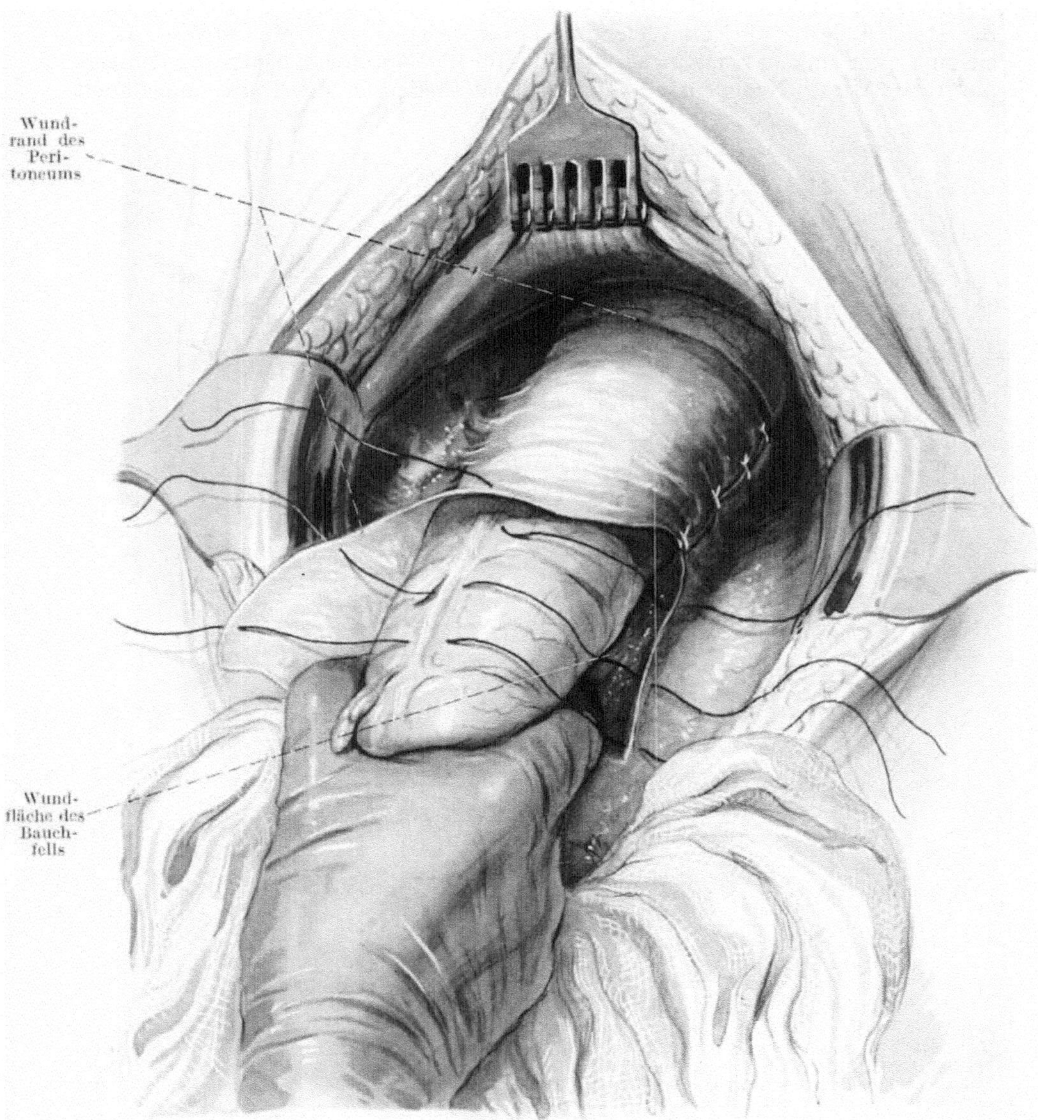


Abb. 294. Behandlung des Mastdarmvorfalles durch Aufhängung auf abdominellem Wege. Von einem linksseitigen Pararektalschnitt aus wird das im Bereiche der linken Beckenschaufel lappenförmig abgelöste Bauchfell über der kräftig kranialwärts gezogenen Flexura sigmoidea unter Mitfassen der Darmwand wieder vernäht.

### β) Die Anheftung des Mastdarms am Kreuzbein (Rektopexie, Ekehorn).

In wesentlich einfacherer Weise läßt sich der Mastdarm nach dem Vorschlage von Ekehorn auf dorsalem Wege am Kreuzbein befestigen. Das Verfahren ist jedoch lediglich zur Behandlung des Prolapses der Kinder geeignet.

Das Kind liegt auf der rechten Seite, der Operateur steht auf der Rückenseite des Kindes. Er führt seinen linken Zeigefinger in den Mastdarm (Abb. 295) und hält hierdurch gleichzeitig den Vorfall zurück. Rechts vom letzten Kreuzbeinwirbel sticht der Operateur eine gestielte große Reverdinnadel durch die Haut und die übrigen Weichteile senkrecht in den Mastdarm, fängt sie mit dem linken Zeigefinger auf und führt sie unter Leitung des Fingers aus dem After. Nachdem ein starker Seidenfaden in die Nadel eingefädelt

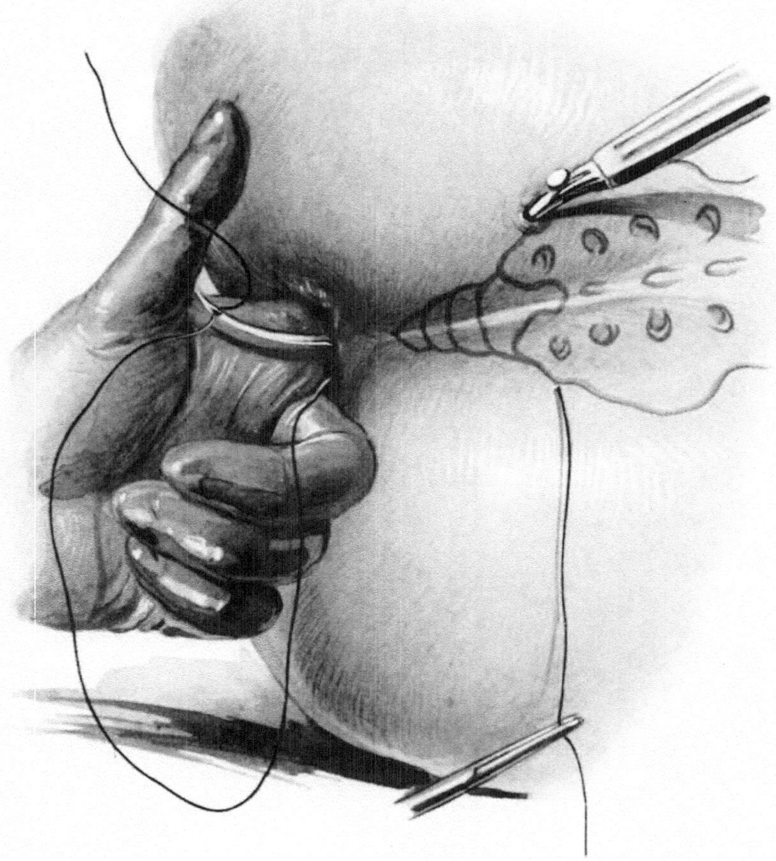

Abb. 295. Behandlung des Mastdarmvorfalles durch Aufhängung am Kreuzbein. Das eine Ende eines Fadens ist auf der rechten Seite neben dem letzten Kreuzbeinwirbel vom Darminnern nach außen geleitet. Das andere, aus dem After heraushängende Ende dieses Fadens wird auf der rechten Seite auf dem gleichen Wege vom Darminnern nach der Haut der Kreuzbeingegend mit Hilfe einer Reverdinnadel geführt, die unter dem Schutze des in den Mastdarm eingeführten linken Zeigefingers in den Darm gestochen und zum After herausgeleitet ist.

ist, werden Nadel und Seidenfaden bis vor die Rückenhaut zurückgezogen. Nun wird die Nadel ein zweites Mal, jedoch links neben dem letzten Kreuzbeinwirbel, eingestochen und in gleicher Weise zum After herausgeleitet, mit dem anderen Ende des Fadens versehen und erneut zurückgezogen. Die beiden Enden des Fadens werden über dem Kreuzbein geknüpft, wobei ein kleiner Tupfer als Polster zwischen Faden und Haut gelegt werden kann.

Der Faden bleibt 2—3 Wochen liegen, wenn nicht eine Entzündung zu seiner früheren Entfernung zwingt.

# 6. Die Behandlung der Hämorrhoiden.

Die blutigen Hämorrhoidaloperationen verlangen die für die Eingriffe am Mastdarm oben vorgeschriebene sorgfältige Vor- und Nachbehandlung. Demgegenüber hat bei einem so weit verbreiteten und oft wenig hervortretenden Leiden, wie es die Hämorrhoiden bilden, das vielfach mehr als gesellschaftliche Unbequemlichkeit denn als wirkliche Krankheit bewertet wird, die „Behandlung ohne Berufsstörung" viele Anhänger gefunden. Sie ist jedoch nur bei vereinzelten, kleinen Knoten zulässig.

Alle Eingriffe an den Hämorrhoidalvenen werden in Steinschnittlage vorgenommen.

## a) Die Verödung durch Einspritzung.

Die Injektionsbehandlung ist nur für kleine Einzelknoten geeignet. Zudem ist das Verfahren keineswegs immer so völlig schmerzlos und harmlos, wie es gern hingestellt wird, es kann zu einer schmerzhaften und fortschreitenden Thrombose und zu einer Abszedierung kommen. Bei umfangreicheren Hämorrhoiden ist das blutige Verfahren unbedingt vorzuziehen.

Die Einspritzung wird folgendermaßen ausgeführt: Nachdem der Knoten gut eingestellt ist — man kann die Knoten mit einem KLAPPschen Saugglas zumeist gut hervorholen — wird er mit 5%iger Kokainlösung bepinselt und gut mit Vaselin eingeschmiert. Er wird mit kleiner Spritze und äußerst feiner Kanüle punktiert, worauf 1—2 Tropfen von Antiphlebin, einer Chininsalzlösung der Sächs. Serumwerke, oder einer Lösung von Acid. carbol. liquef. 0,5, Glyzerin 10,0, oder 1 bis 2 ccm 70%iger Alkohol eingespritzt werden. Mit dem Herausziehen der Nadel wird einige Augenblicke bis zur vollständigen Thrombosierung des Knotens gewartet. In einer Sitzung werden nicht mehr als 2—3 Knoten behandelt und keine Knoten eingespritzt, die einander unmittelbar benachbart sind.

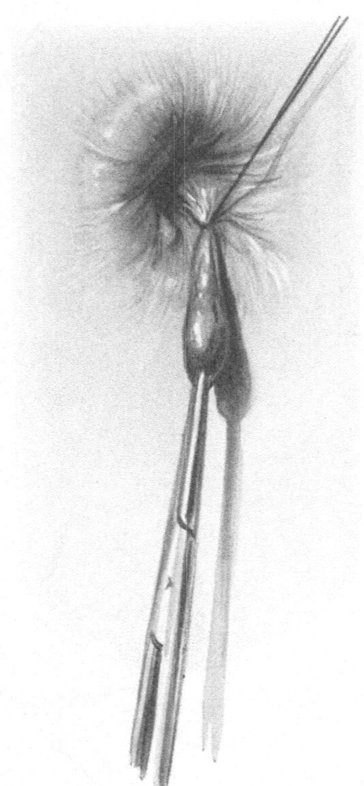

Abb. 296. Abbindung eines Hämorrhoidalknotens. Der an der Basis mit einem Seidenfaden durchstochene Knoten wird nach beiden Seiten abgebunden und peripher von der Unterbindung abgeschnitten.

## b) Die Abbindung der Knoten.

Hinsichtlich der Geringfügigkeit der durch den Eingriff hervorgerufenen Störungen ist der Einspritzung das Abbinden der Hämorrhoidalknoten an die Seite zu stellen. Es sollte nur bei einzelnen, gut gestielten Knoten Anwendung finden, doch wird es in einzelnen Kliniken aber auch bei kranzförmigen Hämorrhoiden geübt. Der einzelne Knoten wird mit einer Faßzange hervorgezogen, und, falls nicht bereits der gesamte After durch Umspritzung mit anästhesierender Lösung unempfindlich gemacht wurde, kokainisiert. Bei breitbasigen Knoten wird die Schleimhaut in der für die Abbindung bestimmten Höhe auf beiden Seiten etwas eingekerbt. Der Knoten wird mit einer mit Seidenfaden bewaffneten Nadel durchstochen, mit dem Seidenfaden nach beiden Seiten fest abgebunden (Abb. 296) und hart peripher von der Unterbindung mit der Schere abgeschnitten. Hierdurch wird jede Blutung vermieden. Die kleinen, nach dem Abstoßen der Ligatur entstandenen Wundflächen überhäuten sich unter Zinksalbebehandlung schnell. Es ist besser, die Knoten in der geschilderten Weise abzuschneiden, als nach der Abbindung ihres Stieles ihre Gangrän und das langsame Abfallen abzuwarten.

## c) Die breite Abtragung der Knoten.

Die folgenden Eingriffe verlangen eine besondere Schmerzausschaltung durch die oben geschilderte örtliche Umspritzung des ganzen Afters. Weiterhin

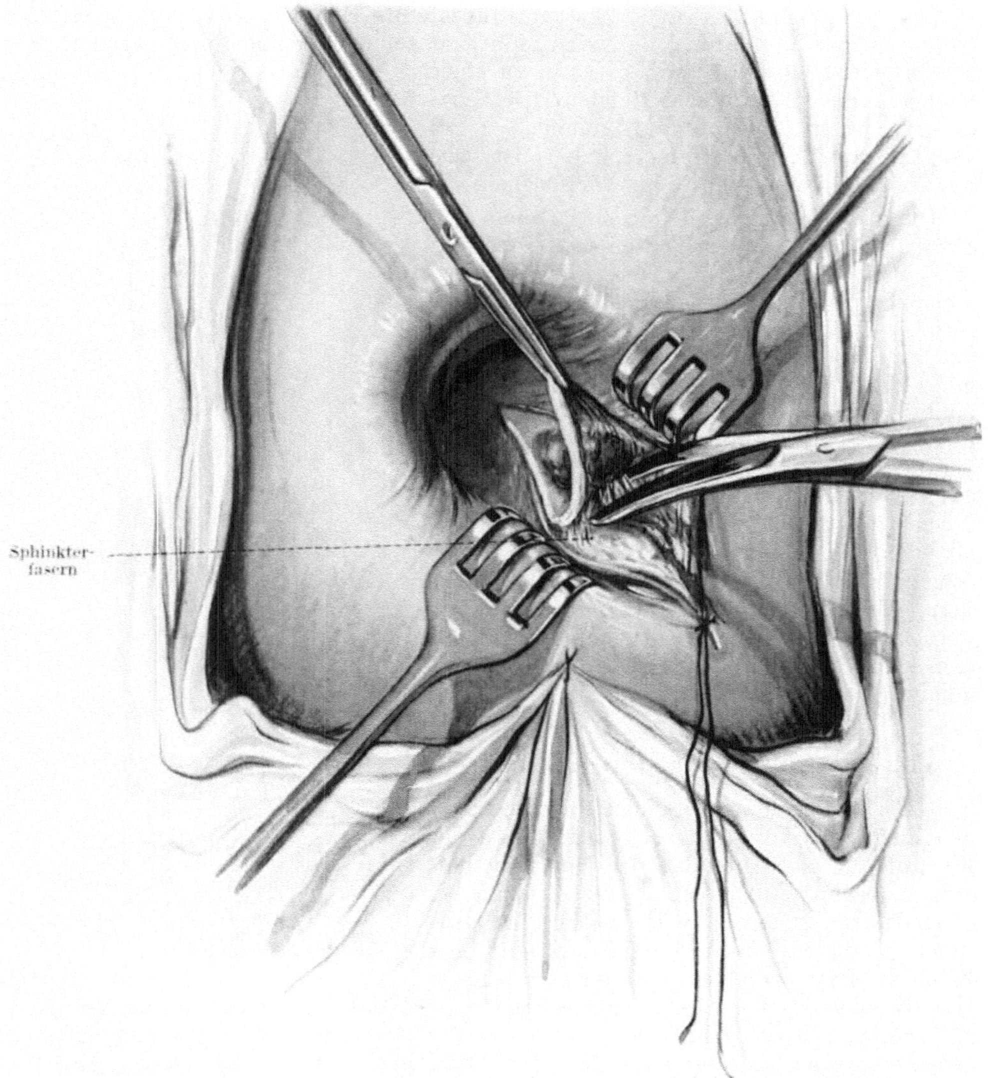


Abb. 297. Ausschneidung eines Hämorrhoidalknotens. Der im Bereiche der Haut und Schleimhaut radiär zum After wetzsteinförmig umschnittene Knoten wird ausgeschnitten, wobei die Fasern des Musculus sphincter. ext. zum Vorschein kommen. Die Wunde wird durch Knopfnähte geschlossen.

ist als Auftakt der Operation die bereits beschriebene unblutige Dehnung des Schließmuskels erforderlich, die das Operationsfeld zugänglich macht, in der Tiefe liegende Knoten vorfallen läßt und einem späteren Sphinkterkrampf vorbeugt.

Bei der auch heute noch vielfach geübten LANGENBECKschen Hämorrhoidenbehandlung wird jeder einzelne Knoten mit einer LUERschen Balkenzange gefaßt und vorgezogen, an seiner Basis in radiärer Richtung zum After mit der LANGENBECKschen Blattzange gefaßt, gequetscht und nach dem Unterlegen einer feuchten Kompresse mit dem glühenden Eisen bis auf die Zange abgebrannt. Die Blattzange trägt auf der Unterseite einen Elfenbeinbelag, der die angrenzende Haut vor einer Verbrennung schützen soll. Nach Abnahme der Zange bleibt ein verschorfter Kamm zurück, der mit KOCHER-Klemmen gefaßt und mit einer fortlaufenden Katgutnaht vernäht wird. Beim Abbrennen mehrerer Knoten ist darauf zu achten, daß zwischen den einzelnen Schorfstellen genügend breite Streifen unverschorfter Schleimhaut erhalten bleiben, da sonst den After stenosierende Narben entstehen können.

Die Ergebnisse des LANGENBECKschen Verfahrens sind nicht immer erfreulich: Eine primäre Heilung tritt selten ein, da die durch die Hitze geschädigten Wundränder auseinanderweichen und sich abstoßen, so daß breite Wunden entstehen, die nur langsam unter Granulationsbildung heilen.

Ich persönlich übe daher das LANGENBECKsche Verfahren nicht, sondern ziehe bei vereinzelten, breitbasig aufsitzenden Venenkämmen das scharfe Ausschneiden vor: Der einzelne Venenkamm wird mit zwei KOCHER-Klemmen gefaßt und in radiärer Richtung wetzsteinförmig umschnitten, wobei der eine Pol in den Bereich der äußeren Haut, der andere Pol in den Bereich der Schleimhaut zu liegen kommt. Das Venenpaket wird im Zusammenhange mit dem umschnittenen Hautteil scharf ausgelöst (Abb. 297). Hierbei darf niemals tiefer als bis auf den Sphincter externus geschnitten werden.

Man präpariert in der Richtung von außen nach dem After, wobei die äußere Ecke des wetzsteinförmigen Hautteiles zunächst mit einer KOCHER-Klemme gefaßt und angezogen wird, während in die Wundränder scharfe Haken gesetzt werden. Während der allmählich fortschreitenden Auslösung werden die gegenüberliegenden Ränder der Wunde etappenweise mit tiefgreifenden Katgutnähten vereinigt, wodurch gleichzeitig die Blutung zum Stehen kommt. In Absätzen arbeitet man sich so bis zu der im Inneren des Afters gelegenen Spitze des umschnittenen Hautbezirkes vor.

Auch bei diesem Vorgehen ist zur Vermeidung von Ernährungsstörungen darauf zu achten, daß zwischen den einzelnen Nahtlinien genügend breite, nicht geschädigte Gewebsbrücken stehen bleiben.

## d) Die WHITEHEADsche Operation.

Ein den After ringförmig umschließender Kranz erweiterter Venen wird am vollständigsten durch die WHITEHEADsche Operation beseitigt. Sie bietet auch die beste Gewähr gegen das Auftreten neuer Hämorrhoiden, womit bei den andern Verfahren immer gerechnet werden muß, da diese Eingriffe zwar den einzelnen entwickelten Knoten, nicht aber die zu Rezidiven neigenden, benachbarten Hämorrhoidalvenen beseitigen. Die WHITEHEADsche Operation gibt bei primärer Heilung vorzügliche Ergebnisse. Hierfür ist vor allem eine so weitgehende Auslösung des Schleimhautrohres erforderlich, daß die Schleimhaut ohne jede Spannung mit der Hautwunde vereinigt werden kann. Bei nicht primärer Heilung können äußerst unangenehme Afterstenosen entstehen.

Nach vorsichtiger Dehnung des Sphinkter wird der After genau an der Haut-Schleimhautgrenze in einem geschlossenen Kreise umschnitten (Abb. 298). Die Hämorrhoiden bleiben hierbei innerhalb des Schnittes. Die Außenhautränder werden mit vier vierzinkigen scharfen Haken nach außen, die Schleimhautränder werden mit vier KOCHER-Klemmen gefaßt und in entgegengesetzter Richtung bald nach rechts, links, oben oder unten gezogen. Mit dem Messer

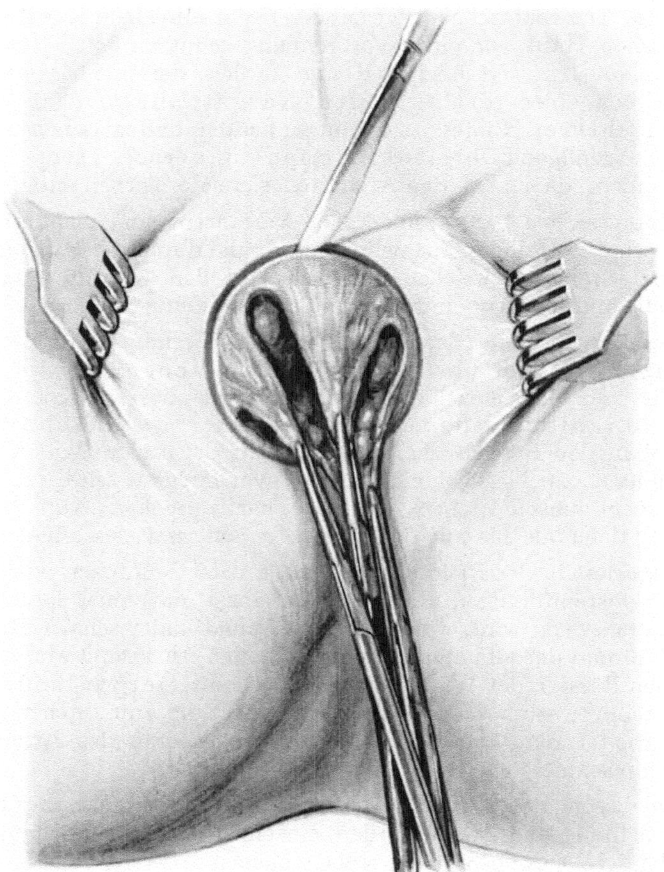

Abb. 298. Die WHITEHEADsche Operation. Die variköse Schleimhaut des Afters ist mit Hilfe von vier KOCHER-Klemmen angespannt und wird an der Hautgrenze ringförmig durchtrennt.

oder der COOPERschen Schere werden die Schleimhaut und der ihr anhaftende Venenkranz von dem Sphinkter gelöst (Abb. 299), dessen Fasern deutlich als den After konzentrisch umgebende Züge erkennbar sind. Beim Einhalten der richtigen Schicht tritt eine Blutung kaum auf, und das zarte Schleimhautrohr läßt sich bei sachgemäßem Zug teils scharf und teils stumpf leicht auslösen. Besonders fest pflegen seine Verbindungen an der vorderen Kommissur zu sein. Die Auslösung muß so weit fortgesetzt werden, bis die Außenseite des Schleimhautrohres keine nennenswerten Knoten mehr trägt, und sein oberhalb gelegener Querschnitt ohne jede Spannung an die Hautwunde gebracht werden kann. Die auszulösende Strecke beträgt 3—6 cm. Man löse lieber zu viel als zu wenig aus.

Am Rande des ausreichend freigemachten Schleimhautrohres werden die vier KOCHER-Klemmen derartig umgesetzt, daß zwei Klemmen unmittelbar nebeneinander den Wundrand des Schleimhautrohres an der Vorderseite, zwei an der Rückseite fassen. Zwischen je zwei benachbarten Klemmen wird die Vorder- und die Hinterwand des ausgelösten Schleimhautrohres in der

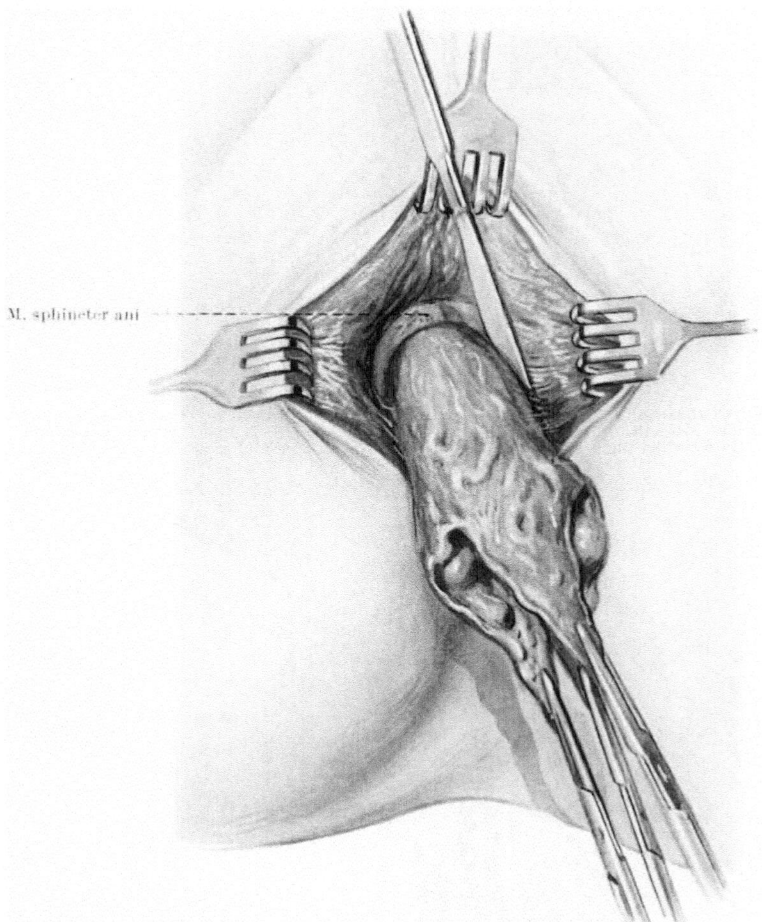


Abb. 299. Die WHITEHEADsche Operation. Fortsetzung des Zustandes der vorigen Abbildung. Der Schleimhautzylinder des Enddarmes wird unter scharfer Anspannung des umgebenden Gewebes einschließlich der Venen auf eine beträchtliche Strecke ringförmig ausgelöst, wobei der sorgfältig zu schonende Schließmuskel zum Vorschein kommt.

Längsrichtung mit gerader Schere eingeschnitten (Abb. 300), so daß das Darmrohr in einen rechten und in einen linken, an den Ecken mit zwei KOCHER-Klemmen gefaßten Lappen gespalten wird. Die Basis des einen (rechten) Lappens wird durch je eine Katgutnaht oben und unten an dem Hautwundrand angenäht. Der überstehende Schleimhautlappen wird quer abgeschnitten. Jede hierbei etwa auftretende stärkere Blutung wird durch Fassen und Unterbinden gestillt. Der so neu entstandene Schleimhautwundrand wird an den Hautwundrand durch Katgutknopfnähte

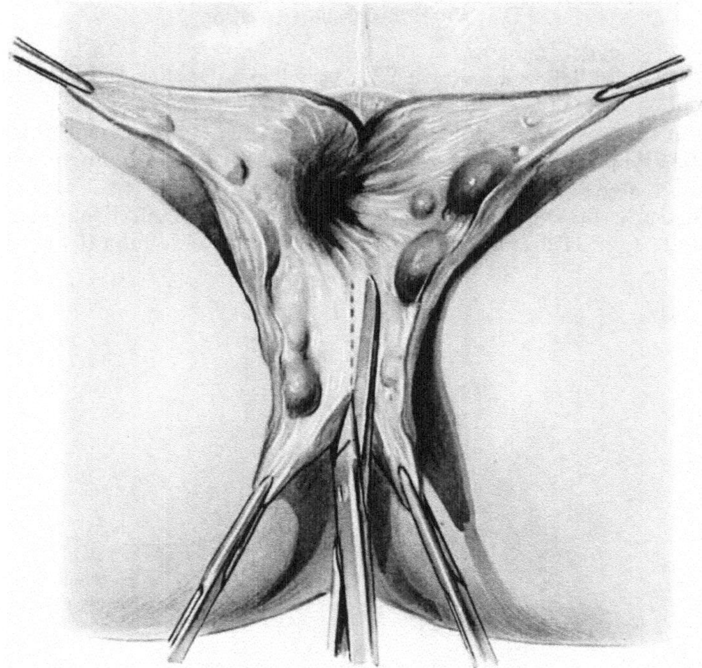

Abb. 300. Die WHITEHEADsche Operation. Fortsetzung des Zustandes der vorigen Abbildung. Der ausgelöste, in der Mittellinie im Bereiche der Vorderwand in der Längsrichtung gespaltene Schleimhautzylinder wird auch im Bereiche der Hinterwand in gleicher Weise gespalten.

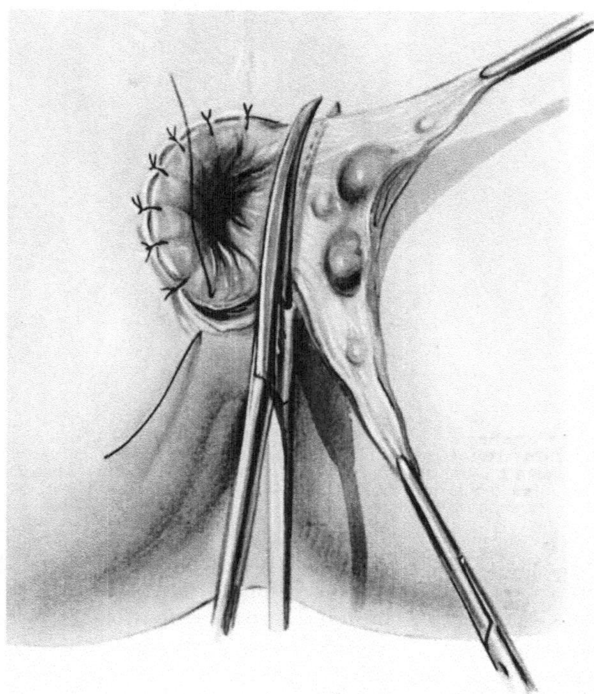

Abb. 301. Die WHITEHEADsche Operation. Fortsetzung des Zustandes der vorigen Abbildung. Die rechte Hälfte des ausgelösten Schleimhautzylinders ist abgetragen, und der Querschnitt ist mit dem Hautrande vernäht. Die linke Seite des Schleimhautzylinders wird in gleicher Weise mit der Schere abgetragen.

unter sorgfältiger Adaption befestigt. Hierauf wird die andere (linke) Hälfte des Schleimhautrohres in gleicher Weise abgetragen (Abb. 301) und mit dem Hautrande der anderen Seite vereinigt. Der After wird locker mit Gaze verbunden, die Einlegung eines Stopfrohres ist nicht zweckmäßig.

## e) Anhang: Die Behandlung des Afterjuckens (Pruritus ani).

Soweit die Behandlung des Afterjuckens nicht durch konservative Maßnahmen erfolgreich ist (Röntgenbestrahlung!), fällt ihre operative Bekämpfung

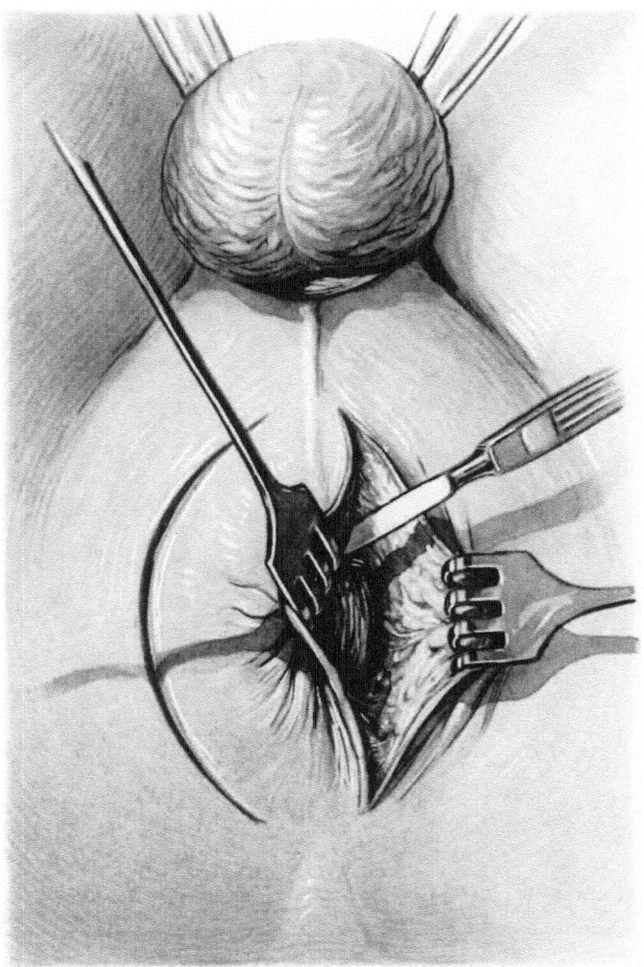

Abb. 302. Unterschneidung der Afterhaut zur Behandlung des Afterjuckens. Die Haut in der Umgebung des Afters wird von zwei seitlichen Bogenschnitten aus in weitem Umkreise von der Unterlage vorübergehend abgelöst.

vielfach mit der Beseitigung von Hämorrhoiden, von Fisteln, Abszessen oder Fissuren der Aftergegend zusammen. Nur in wenigen Fällen bedarf das Leiden einer spezifischen operativen Behandlung.

Das einfachste und in den meisten Fällen ausreichende Verfahren ist die Unterschneidung der krankhaft überreizten Hautstelle: Auf jeder

Seite des Afters wird ein den After umkreisender flachbogiger Schnitt von der vorderen nach der hinteren Kommissur geführt (Abb. 302), wobei sich jedoch die beiden Schnitte nicht erreichen, sondern zwischen sich eine für die Ernährung ausreichende Hautbrücke belassen. Die Hautschnitte werden bis auf den äußeren Schließmuskel vertieft, und die umschnittenen Hautabschnitte werden von der Unterlage abgelöst. Die Ablösung muß im ganzen Umfange der juckenden Hautpartie erfolgen. Sie kann von den Hautschnitten sowohl nach innen bis zum After als auch nach außen geführt werden.

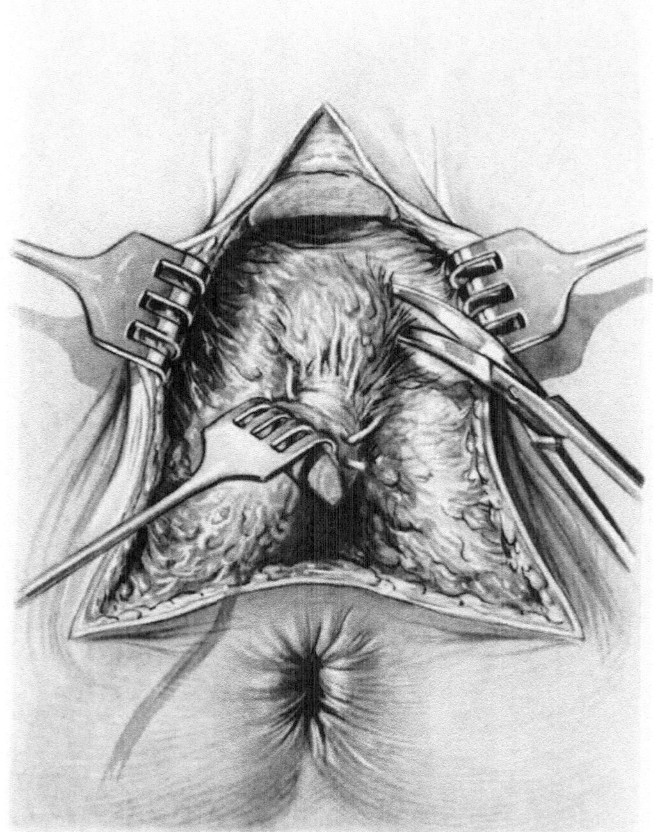

Abb. 303. Behandlung des Afterjuckens durch Ausrottung des Steißbeines. Das von hinten durch einen ⅄-Schnitt freigelegte Steißbein ist vom Kreuzbein getrennt und wird im Zusammenhange mit einem die austretenden Nerven enthaltenden Gewebspfropfen ausgelöst.

Nach ausreichender Ablösung werden die Hautschnitte durch Naht wieder geschlossen.

Führt dieses einfache Verfahren nicht zum Ziel, so empfiehlt sich die von Payr angegebene Resektion des Steißbeines mit seinen Nervenanhängen: Der Kranke liegt in Bauchhängelage. Über das Steißbein wird ein Schnitt in der Mittellinie analwärts geführt, der zu beiden Seiten der hinteren Hälfte des Afters in die Schenkel eines ⅄ ausläuft. Die hintere Fläche des Steißbeines wird freigelegt und das Steißbein durch einen Querschnitt vom Kreuzbein getrennt. Unter Einsetzen eines scharfen vierzinkigen Hakens (Abb. 303) wird das Steißbein kräftig analwärts gezogen und mit der COOPERschen Schere von seiner Unterlage abgelöst. Das analwärts am Steißbein hängende Bindegewebe wird, nachdem im unteren Wundwinkel rechts und links je ein scharfer Haken eingesetzt ist, im Zusammenhange mit dem Steißbein entfernt, so daß an der Spitze des Resektionspräparates ein beträchtlicher Weichteilpfropf verbleibt. Er enthält auch die aus dem Steißbein austretenden, zur Aftergegend ziehenden Nerven. Die Wunde wird primär geschlossen.

## 7. Die Behandlung der Fisteln und Abszesse des Afters (der Fistula ani und des periproktitischen Abszesses).

Die Fistelgänge sind häufig stark gewunden und weit verzweigt, es sind Höhlen und Ausbuchtungen vorhanden, bisweilen bestehen mehrere Mündungen (Fuchsbaufisteln, Hufeisenfisteln). Bei jeder Analfistel ist zunächst darauf zu fahnden, ob sie etwa lediglich die Ableitung eines in der Tiefe gelegenen Krankheitsherdes bildet. Ist ein derartiger Krankheitsherd vorhanden, so ist die Behandlung allein des Fistelganges nutzlos, vielmehr ist der Krankheitsherd selbst anzugehen, da mit seiner Beseitigung die Fistel von selbst heilt. Im Hinblick auf die tuberkulöse Natur eines großen Teiles der genuinen Analfisteln sind die Heilungsaussichten nach einer Fisteloperation nicht immer günstig. Oft bleibt die Heilung aus, oder es treten Rezidive auf.

Bei der Behandlung sind zu unterscheiden:

1. die vollständige Afterfistel, bei der die Fistel auf der einen Seite in der den After umgebenden Haut, auf der anderen Seite im Mastdarm mündet;
2. die unvollständige äußere Fistel, bei der nur eine Hautmündung vorhanden, die Fistel nach dem Mastdarm aber nicht offen ist; und
3. die unvollständige innere Fistel, bei der nur eine Fistelöffnung im Mastdarm besteht, die Haut aber keine Öffnung zeigt.

Die Feststellung, ob eine äußere Fistelöffnung noch eine zweite Mündung im Darm hat, ist bisweilen schwierig. Die einfache Sondierung klärt bei den vielfachen Windungen der Fistelgänge diese Frage häufig nicht. Im Zweifelsfalle ist die Untersuchung mit dem Rektoskop zu Hilfe zu nehmen, wobei dann bei Druck auf die Fistelgegend gelegentlich das Austreten von Eiter oder von in die äußere Fistel eingespritzter Indigkarminlösung im Darminneren zu erkennen ist.

Weiter ist für das operative Vorgehen von ausschlaggebender Wichtigkeit, ob es sich um eine innerhalb oder außerhalb des Sphincter ani gelegene Fistel handelt. Denn da bei der Operation der Schließmuskel unbedingt geschont werden muß, so wird das Operationsfeld bei den intrasphinkteren Fisteln nach innen, bei den extrasphinkteren Fisteln nach außen gelegt. Die Entscheidung zwischen beiden Fistelarten ist nicht immer einfach. Ein wertvolles Hilfsmittel ist der Versuch, ob beim willkürlichen Zusammenkneifen des Afters durch den Kranken eine in die Fistel eingeführte Sonde für den im Mastdarm des Kranken liegenden Finger des Arztes fühlbarer wird oder verschwindet.

Das früher bei allen Analfisteln unterschiedslos geübte Verfahren der breiten Spaltung kann heute nicht mehr gebilligt werden, da es bei den außerhalb des Sphinkters gelegenen Fisteln mit der Durchschneidung dieses Muskels gleichbedeutend ist, wodurch seine Funktion schwer leiden kann.

Bei der Operation der Analfisteln liegt der Kranke in Steinschnittlage. Zumeist genügt die örtliche Umspritzung zur Schmerzausschaltung. Der Sphinkter wird vor dem Eingriffe vorsichtig gedehnt.

## a) Die Behandlung der intrasphinkteren Analfisteln.

Bei einer vollständigen intrasphinkteren Fistel wird von der äußeren Fistelöffnung eine biegsame Hohlsonde aus ausgeglühtem Kupfer durch die Fistel bis in den Mastdarm geführt. Der linke Zeigefinger des Operateurs fängt die Sonde im Mastdarm auf, biegt sie um und leitet sie durch die Afteröffnung nach außen (Abb. 304). Bei innerhalb des Sphinkters gelegener, unvollständiger äußerer Fistel wird die Schleimhaut, bei unvollständiger innerer Fistel wird die äußere Haut mit der Sondenspitze durchstoßen und hierdurch die unvollständige Fistel in eine vollständige verwandelt.

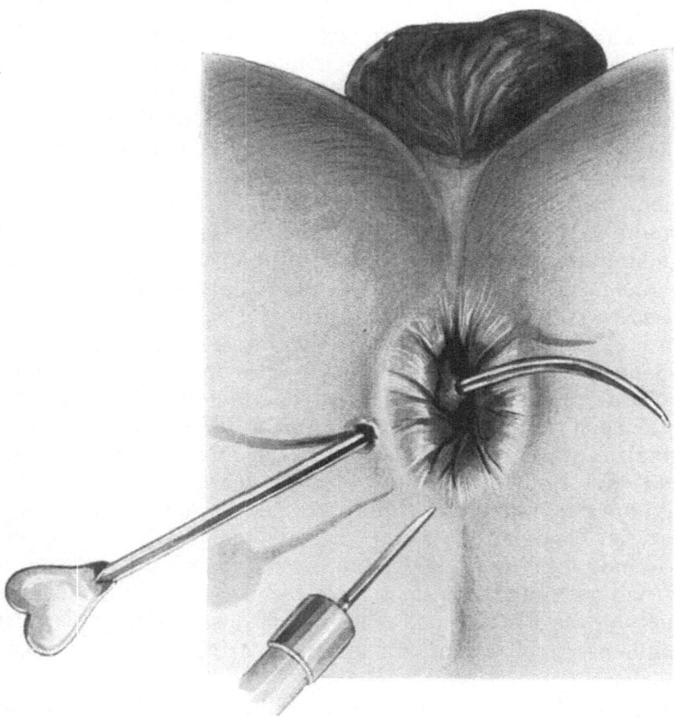

Abb. 304. Behandlung einer intrasphinkteren Mastdarmfistel durch Spaltung. Durch die Fistel ist eine Hohlsonde in den Darm geführt und nach Umbiegen zum After herausgeleitet. Die aufgeladene Gewebsbrücke wird mit dem Diathermiemesser gespalten.

Bei der unvollständigen inneren Fistel kann das Auffinden der Fistelöffnung im Mastdarm Schwierigkeiten machen. Der After wird hierzu mit Spekula gut auseinandergehalten. Bei Druck auf die Umgebung der Fistel macht sich ihre Öffnung zumeist durch das Austreten von Eiter kenntlich.

Die auf die Hohlsonde aufgeladene Gewebsbrücke wird mit dem Paquelin oder dem Diathermiemesser durchtrennt. Die heiße Durchtrennung ist dem kalten Messerschnitt vorzuziehen, weil die durch die Hitze geschädigten Wundflächen nur langsam und zwar von innen nach außen zusammenwachsen, wodurch Rückfällen vorgebeugt wird. Der durch die Spaltung freigelegte Grund der Fistel wird mit dem Paquelin verschorft oder mit der elektrischen Schlinge abgehobelt, wobei der Schließmuskel nicht geschädigt werden darf. Der Spalt wird mit Vioformgaze breit ausgelegt. Die Tamponade wird in der Folgezeit möglichst lange fortgesetzt, damit die Wunde allmählich von innen nach außen heilt. Die Heilung kann Wochen in Anspruch nehmen.

Eine Abkürzung der Behandlungsdauer läßt sich bisweilen durch *scharfes Ausschneiden und primäre Naht* der Fistel erreichen. Die in der soeben geschilderten Weise mit einer Hohlsonde unterfahrene Gewebsbrücke wird mit dem kalten Messer *gespalten*, die hierdurch entstandene Wunde wird sorgfältig *keilförmig ausgeschnitten* und von innen nach außen mit Katgutfäden etagenförmig vernäht, so daß kein toter Hohlraum zurückbleibt. Leider erfolgt nach diesem Eingriff in dem infizierten Operationsgebiet in einer beträchtlichen Zahl von Fällen keine ungestörte Wundheilung, vielmehr geht die Wunde von selbst auseinander, oder sie muß wieder eröffnet werden.

## b) Die Behandlung der extrasphinkteren Analfisteln.

Die *Neigung zur Heilung* ist bei den extrasphinkteren Fisteln wegen der Unsauberkeit des Wundgebietes, wegen des ständigen Spieles des Schließmuskels und wegen der starken Spannung in der vom Sitzbein und vom Darm begrenzten Fossa ischiorectalis besonders gering.

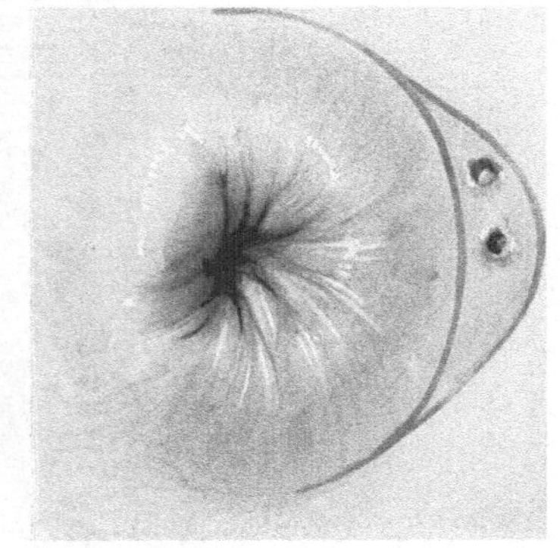

Abb. 305. Wetzsteinförmige Umschneidung der äußeren Öffnungen einer extrasphinkteren Analfistel.

Bei *außerhalb des Schließmuskels* gelegenen Fisteln ist vor der Anwendung des bei den intrasphinkteren Fisteln soeben beschriebenen Verfahrens zu warnen, da seine Durchführung eine *Durchtrennung des Ringmuskels* und seine dauernde Schädigung bedeuten würde. Vielmehr ist die radikale *Ausschneidung des Fistelganges* mit seinen gesamten Verzweigungen außerhalb des Sphinkters geboten. Um die Fistel mit ihren zumeist zahlreichen Ausbuchtungen (*Fuchsbau!*) leichter kenntlich zu machen, wird sie unmittelbar vor dem Eingriff unter kräftigem Druck mit Indigkarminlösung gefüllt.

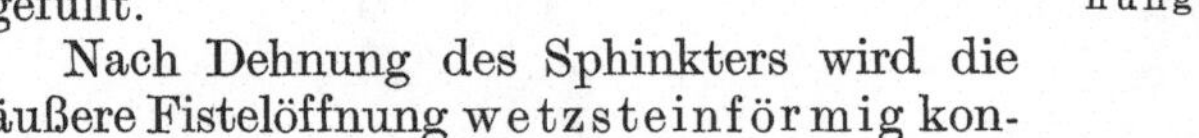

Nach Dehnung des Sphinkters wird die äußere Fistelöffnung *wetzsteinförmig* konzentrisch zur Afteröffnung *umschnitten* und der Schnitt über beide Pole ein Stück in gleicher Richtung fortgeführt (Abb. 305). Man lege den Schnitt nicht zu klein an. Im Bedarfsfalle kann er durch radiär *nach außen* aufgesetzte Querschnitte jederzeit erweitert werden, da nach außen keine bedeutungsvollen Gebilde liegen. Die umschnittene Fistelöffnung wird mit einer Kocher-Klemme oder einem Muzeux gefaßt und angezogen. In die Wundränder werden scharfe Haken gesetzt, und der Fistelgang wird mit seinen Verzweigungen möglichst als geschlossenes Gebilde aus der gesunden Umgebung mit der Cooperschen Schere oder dem Diathermiemesser *ausgeschnitten* (Abb. 306). Man erkennt den Fistelgang von außen an dem Durchschimmern der blauen Farbe der eingespritzten Farblösung und an seiner Härte gegenüber dem weichen perirektalen Gewebe. Jede Verletzung der Fistelwand ist an dem Vorquellen von blauer Farblösung leicht kenntlich, worauf die Wand von neuem mit Kocher-Klemmen gefaßt und weiter nach außen umschnitten wird. In der gleichen Weise werden abzweigende Seitengänge und Ausbuchtungen verfolgt.

Auf diese Weise gelingt es schließlich, den ganzen Fistelkomplex wie eine bösartige Geschwulst *einheitlich* im Gesunden auszuschneiden. Wird am Ende einer *vollständigen* Fistel die *Mastdarmschleimhaut* eröffnet, so wird die Öffnung alsbald vernäht, wobei die Schleimhaut in das Darmlumen eingestülpt wird.

Hat die Fistel den Levator ani durchbrochen, so kann ihre vollständige Ausschneidung sehr schwierig oder unmöglich werden.

Man kann den nach der Ausschneidung der Fistelgänge entstandenen Wundtrichter breit offen lassen und tamponieren, man kann ihn durch Nähte bis auf eine Öffnung für ein Drain verkleinern oder ihn vollständig schließen. Bisweilen heilt die Wunde nach vollständigem Schluß primär, und wenn etwa

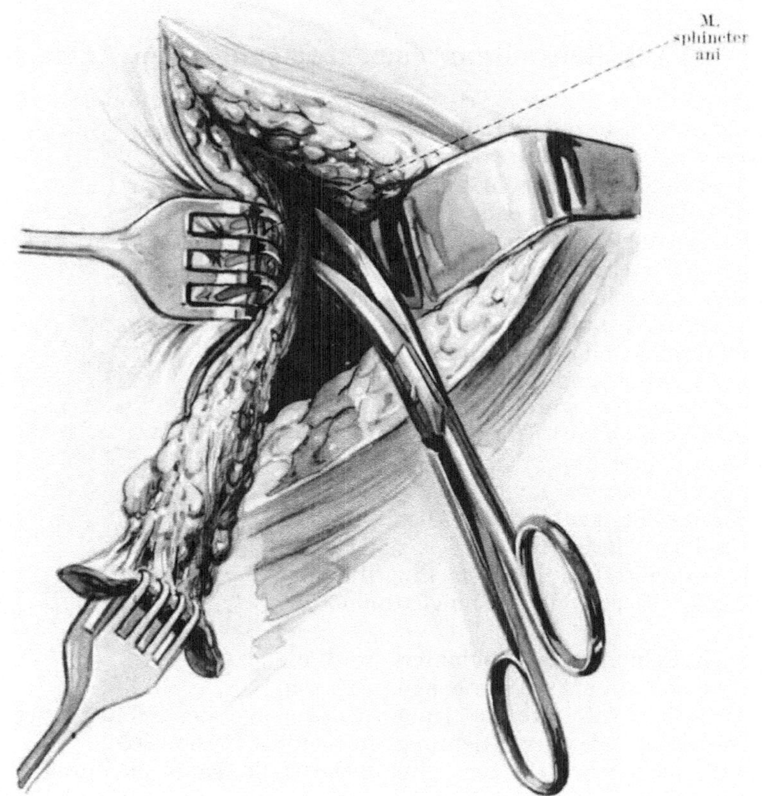


Abb. 306. Ausschneidung einer extrasphinkteren Analfistel. Fortsetzung des Zustandes der vorigen Abbildung. Die Fistelgänge werden in die Tiefe verfolgt und im Zusammenhange mit dem umgebenden Bindegewebe ausgeschnitten.

nachträglich infolge einer Infektion die Wunde geöffnet werden muß, pflegt der Schaden nicht groß zu sein.

Die Ausschneidung der Fistel bewerkstelligen Moszkowicz und Kleinschmidt in systematischer Weise derartig, daß sie einen zum After konzentrischen Schnitt anlegen, der die Fistel in seiner Mitte ringförmig umschließt (Abb. 307). Auf beide Enden des Schnittes werden radiäre Schnitte nach außen, im Bedarfsfalle auch nach innen gesetzt. Der äußere rechteckige Hautlappen wird weit nach außen, ist auch ein innerer Lappen gebildet, so wird dieser nach innen zurückpräpariert. Der auf diese Weise zugänglich gemachte, die Fistelgänge einschließende Gewebspfropf wird gründlich ausgeschnitten. In die mächtige Höhle wird der äußere, wenn er vorhanden ist, auch der innere Hautlappen geschlagen (Abb. 308). Die Lappen werden in der Tiefe mit einigen Katgutnähten und durch Tamponade befestigt. Sind mehrere Fisteln vorhanden, so werden sie möglichst in einen konzentrischen Schnitt einbezogen.

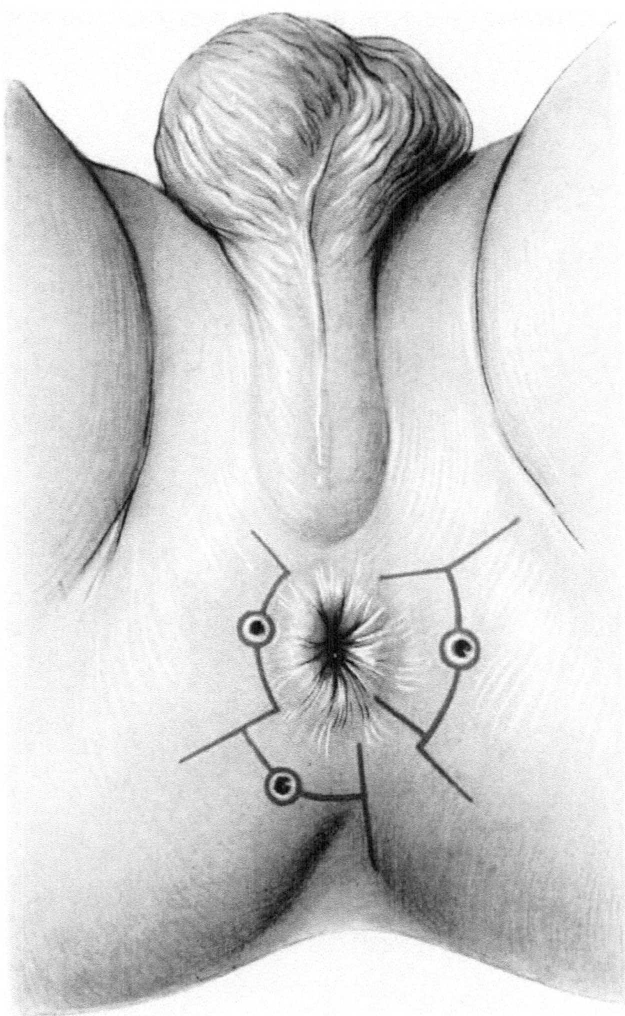

Abb. 307. Ausschneidung extrasphinkterer Analfisteln nach MOSKOWICZ-KLEINSCHMIDT. Äußere Schnittführung.

Die Behandlung der Fisteln zwischen Mastdarm und Harnblase erfolgt durch Freilegung des Operationsgebietes vom Bauche aus. Die Vorbereitung und die Lagerung entspricht dem ersten Akt der kombinierten Mastdarmoperation. Unter Anspannung der Harnblase nach vorn und unter Zurückdrängung des Mastdarmes nach hinten wird die meist in starke Verwachsungen eingehüllte Fistelstelle aufgesucht und schließlich durchtrennt, wodurch je eine Öffnung in der Harnblase und im Mastdarm entsteht. Jede Fistelöffnung wird für sich möglichst zuverlässig durch mindestens zwei Nahtreihen geschlossen. Wenn es möglich ist, wird ein anderes Organ der Bauchhöhle, am besten das Netz, zwischen den beiden Nahtstellen befestigt, so daß sie nicht unmittelbar aufeinander liegen.

Konnten die Nähte zuverlässig angelegt werden, so wird die Bauchhöhle vollständig geschlossen, anderenfalls ist eine Drainage erforderlich. In die Harnblase kommt ein Dauerkatheter, in den Mastdarm ein Darmrohr.

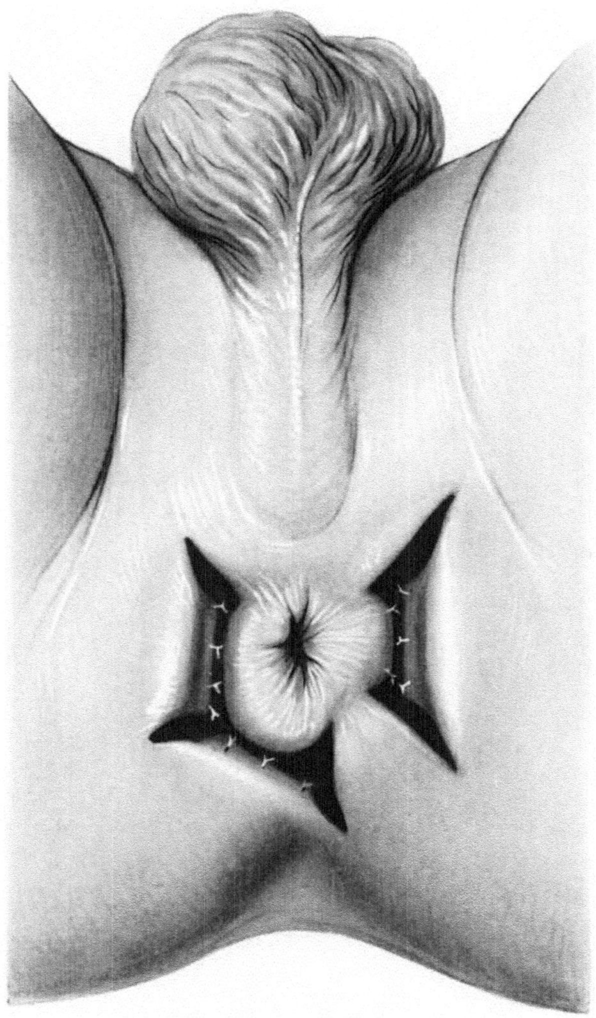

Abb. 308. Ausschneidung extrasphinkterer Analfisteln nach MOSKOWICZ-KLEINSCHMIDT. Fortsetzung des Zustandes der vorigen Abbildung. Die Hautlappen sind in die Tiefe der durch Ausschneiden der Fisteln entstandenen Wundtrichter geschlagen.

Bei einer Fistel zwischen Mastdarm und männlicher Harnröhre wird die Fistelstelle auf dem für die Prostatectomia perinealis angegebenen Wege freigelegt und gespalten. Die Öffnung im Mastdarm wird sorgfältig durch doppelte Nahtreihe geschlossen. Die Öffnung in der Harnröhre wird ebenfalls so gut wie möglich versorgt, doch stößt die Ausführung einer zuverlässigen Naht wegen Materialmangel hier häufig auf Schwierigkeiten.

Durch Zusammenziehen des Gewebes von den Seiten her wird eine möglichst dicke Trennungsschicht zwischen Harnröhre und Mastdarm gebildet. In die Harnblase wird ein Dauerkatheter gelegt.

Die Behandlung der Rektovaginalfisteln wird in dem gynäkologischen Teil der Operationslehre abgehandelt werden.

## c) Die Behandlung der Steißbeinfistel.

In ihrer Ursache durchaus verschieden, in der Art der operativen Behandlung aber nahe verwandt ist der Analfistel die Steißbeinfistel. Sie verdankt ihre Entstehung einer angeborenen Epithelverlagerung. Sie kann mit Erfolg nur durch vollständiges Ausschneiden des gesamten Krankheitsherdes behandelt werden.

Der Kranke liegt mit stark angezogenen Beinen auf der Seite und etwas auf dem Bauche, oder er liegt in Bauchhängelage, so wie das bei der Amputatio recti geschildert ist. Die Fistel wird in Form eines längsgestellten Wetzsteins umschnitten und der Schnitt kranialwärts in der Mittellinie bis über das Steißbein fortgeführt. Mit großem Vorteil bedient man sich bei der Durchtrennung des Gewebes des Diathermiemessers. Der mit Indigkarmin kenntlich gemachte Fistelgang wird sorgfältig ausprapariert und in die Tiefe und kranialwärts verfolgt. Er zieht in der Regel zur Steißbeinspitze oder geht noch etwas ventral vom Steißbein nach dem Becken. In diesem letzteren Falle ist das Steißbein unbedingt zu resezieren. Erst wenn jedes kranke und narbig veränderte Gewebe entfernt ist, darf die Operation als beendet angesehen werden.

In den meisten Fällen ist es besser, die Wunde zu tamponieren, und sie der Heilung durch Granulationsbildung zu überlassen, als die starre Höhle, deren innere Flächen sich nicht zuverlässig aneinanderbringen lassen, zu vernähen. Nach der Naht bildet sich oft wieder eine Fistel, und ihre Heilung dauert länger als die offene Behandlung.

## d) Die Behandlung der Analfissur.

Die meisten Analfissuren heilen nach unblutiger Dehnung des Sphinkter und Einlegen eines Stopfrohres unter Salbenverbänden und Regelung des Stuhlganges. Führt dieses Verfahren nicht zum Ziele, oder erscheint es bei der Größe der Fissur nicht angebracht, so wird das Geschwür nach Dehnung des Schließmuskels entweder ausgebrannt und tamponiert oder im Gesunden ausgeschnitten, und die Wunde wird mit Katgutnähten geschlossen. Geht die Wunde auf, so heilt sie allmählich durch Granulationsbildung.

## e) Die Behandlung des Afterabszesses (des periproktitischen Abszesses).

Die operative Behandlung der in der Nähe des Mastdarmes gelegenen periproktitischen Abszesse folgt den allgemeinen Regeln der Abszeßbehandlung: der Abszeß wird ausgiebig gespalten. Der Schnitt wird mit Rücksicht auf den Schließmuskel (Abb. 309), der nicht geschädigt werden darf, konzentrisch zum After gelegt. Jede Verletzung des Mastdarmrohres ist sorgfältig zu vermeiden. Je nach der Lage und Größe der Eiterung wird der After von einem mehr seitlich, mehr vorn oder mehr hinten gelegenen Schnitt in der Ausdehnung eines halben oder eines Viertelkreisbogens umschnitten. Meist stürzt der Eiter nach dem oberflächlichen Einschnitt ohne weiteres hervor. Geschieht das nicht, so dringt der Operateur unter Einsetzen scharfer Haken parallel zum Mastdarm scharf in die Tiefe, wobei sich im Zweifelsfalle eine Verletzung des Darmes durch Einführen des linken Zeigefingers, eine Verletzung der männlichen Harnröhre durch Einführen eines Metallkatheters leicht vermeiden läßt.

Nach der Spaltung des Abszesses, der Entleerung des Eiters und, wenn es notwendig erscheint, nach der Spülung der Höhle ist in jedem Falle nach einer etwaigen Verbindung mit dem Mastdarm zu suchen. Läßt sich eine solche Verbindung feststellen, so wird die Weichteilbrücke dann gespalten,

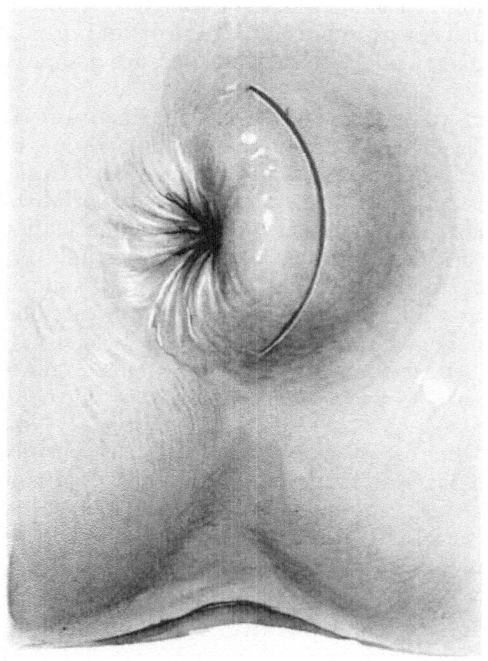

Abb. 309. Spaltung eines periproktitischen Abszesses durch einen zum After konzentrischen Schnitt.

wenn sie keine Sphinkterfasern enthält. Ist dagegen der Schließmuskel in die Weichteilbrücke einbezogen, so läßt sich im Augenblick nichts machen, da eine Durchschneidung der Muskelfasern wegen der hierdurch gesetzten Schädigung nicht in Frage kommt, und da etwa angelegte Verschlußnähte der Darmöffnung in dem eitrigen Operationsgebiet stets aufgehen.

Die Wunde wird drainiert und durch Tamponade offen gehalten.

Die Behandlung der DOUGLAS-Abszesse ist bei der Behandlung der peritonealen Abszesse im Abschnitt D, 9 c, S. 343 beschrieben.

## 8. Die Eingriffe im Innern des Mastdarmes.

Alle Eingriffe, die vom Innern des Mastdarmes aus gemacht werden, können höchstens die Beseitigung eines eng begrenzten Krankheitsherdes des Darmes bewirken, sie können aber niemals zu größeren oder gar die Kontinuität des Darmes unterbrechenden Eingriffen ausgedehnt werden. Hieraus ergibt sich, daß der Gegenstand dieses in seiner Größe von vornherein beschränkten Vorgehens in der Regel nicht die Radikalbehandlung einer bösartigen Geschwulst sein kann, sondern nur bei gutartigen Erkrankungen oder nur dann bei bösartigen Erkrankungen angewendet werden kann, wenn von vornherein auf die radikale Beseitigung verzichtet und nur ihre palliative Behandlung in Aussicht genommen wird.

Die endorektalen Eingriffe können entweder durch den After oder nach Spaltung der hinteren Mastdarmwand mit oder ohne Durchtrennung des Schließmuskels ausgeführt werden.

## a) Das Vorgehen durch den After.

Der Zugang zum Operationsgebiet wird beim Vorgehen durch den After entweder mit Hilfe des Rektoskops oder unter breiter Entfaltung des Afters mit Haken bewerkstelligt. Das Arbeiten mit dem Rektoskop verlangt keine Dehnung des Schließmuskels. Es verdient den Vorzug, wenn der Krankheitsherd im Innern in beträchtlicher Entfernung vom After liegt, wenn sich die Erkrankung auf einen kleinen Raum beschränkt, und wenn keine eine größere Bewegungsfreiheit verlangenden Handlungen, wie das Ausführen von Nähten und von Unterbindungen, notwendig werden.

Das Arbeiten mit breiter Entfaltung des Afters ist dagegen angebracht bei im untersten Abschnitt des Mastdarms sitzenden Erkrankungen, bei ausgedehnteren Erkrankungen und bei Maßnahmen, die eine gewisse Bewegungsfreiheit durch Anlegen von Nähten und Unterbindungen verlangen. Reicht der Zugang durch den After für diese Maßnahmen nicht aus, so tritt die Rectotomia posterior in ihre Rechte.

Der Eingriff mit breiter Entfaltung des Afters beginnt mit der sanften Dehnung des Schließmuskels, wie sie im Abschnitt E, 2, S. 356 beschrieben ist. Hierauf wird der After zunächst mit scharfen Haken, wenn höher gelegene Teile des Darmes zugänglich zu machen sind, mit langen schmalen Haken auseinandergezogen, und die kranke Stelle wird eingestellt. Zweckmäßiger Lichteinfall, der am besten am linken Ohre des Operateurs vorbeigeht, oder ein in den Darm eingeführter Beleuchtungsstab sind für ein sachgemäßes Arbeiten notwendig. Oft läßt sich die Gegend der Erkrankung durch Zug an der kranken Stelle oder an in seiner Nachbarschaft eingesetzten Kugelzangen ein beträchtliches Stück herunterholen oder selbst vor den After verlagern.

Kleine gutartige Polypen des Mastdarmes lassen sich vielfach durch das Rektoskop mit der kalten oder mit der Diathermieschlinge entfernen. Sobald die Gewächse jedoch größer sind, ist mit Rücksicht auf die in ihnen zumeist enthaltenen größeren Gefäße eine ordnungsmäßige Versorgung des Stieles anzuraten, wozu der breite Zugang durch den After erforderlich ist. Oft ist es schwierig, des Polypen habhaft zu werden, da er sich bei langem Stiel nach oben schlagen und dem Auge und dem tastenden Finger entziehen kann. Ist der Polyp gefunden, so wird er mit einer Darmfaßzange ergriffen und vorgezogen. Die kegelförmig ausgezogene Basis wird entweder einfach abgebunden, oder was sicherer und daher mehr zu empfehlen ist, an der Basis durchstochen (Abb. 310) und nach beiden Seiten abgeschnürt. Der Stiel wird peripher von der Unterbindung durchtrennt.

Die operative Inangriffnahme multipler Polypen durch die Rektotomie hat wenig Zweck, da sie meistenteils in Form der Polyposis intestini über den größten Teil des Dickdarmes verbreitet sind.

Die Elektrokoagulationsbehandlung der radikal nicht mehr operablen Mastdarmkrebse hat in der letzten Zeit eine große Bedeutung erlangt. Sie läßt sich entweder durch den mit Spekula entfalteten After oder nach breiter

Spaltung der hinteren Mastdarmwand bewerkstelligen. In jedem Falle ist vor der Elektrokoagulationsbehandlung ein Bauchafter (Anus sigmoideus) anzulegen.

Bei dem Vorgehen durch nichtmetallische Spekula oder das Rektoskop, ein Verfahren, das an Gründlichkeit der Freilegung der Geschwulst durch die Rectotomia posterior naturgemäß nachsteht, wird die Oberfläche der Geschwulst,

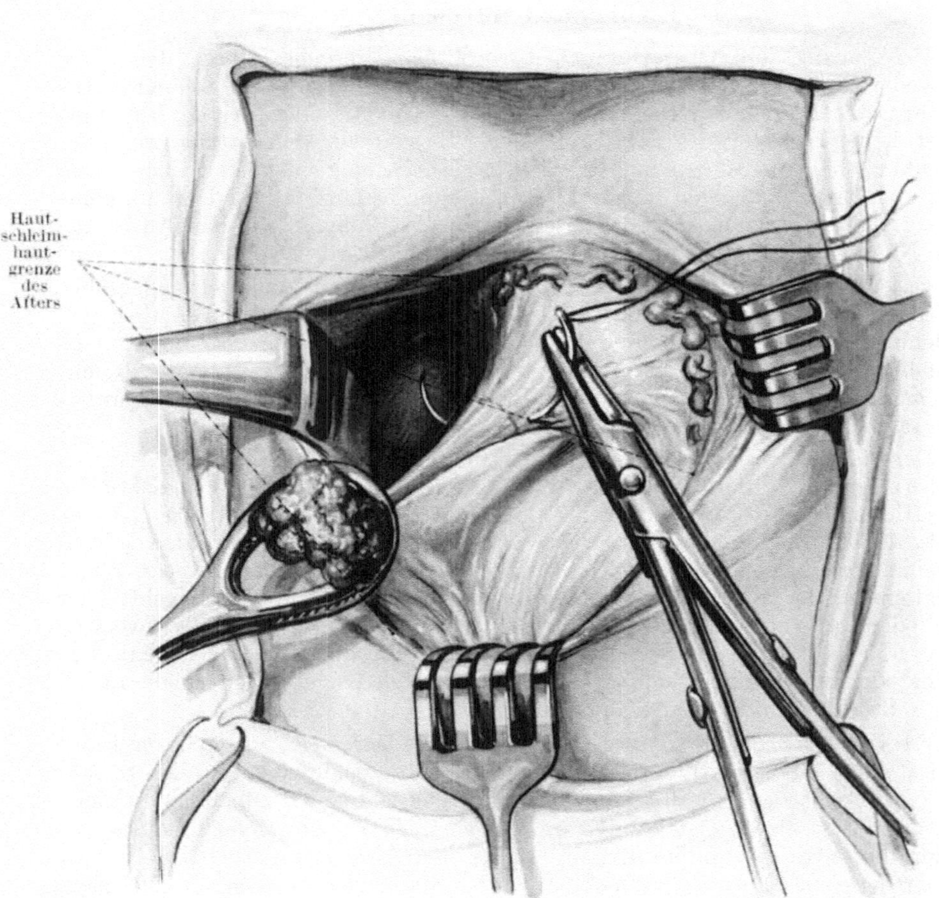


Abb. 310. Abtragung eines Mastdarmpolypen durch den After. Nach Dehnung des Afters wird der mit einer Zange vorgezogene Polyp an seiner Basis mit einer Fadennadel durchstochen, nach beiden Seiten abgebunden und peripher von der Unterbindung abgeschnitten.

nachdem sie in das Gesichtsfeld eingestellt ist, durch Abtragen von Hobelspänen mit der Diathermieschlinge verkleinert. Das Vorgehen kann durch stärkeren Blutaustritt behindert werden. Die Masse der Geschwulst, die sich auf diese Weise nicht entfernen läßt, wird mit der Massenkoagulationselektrode verkocht und verschorft. Vorsicht ist hier namentlich in der Richtung auf die Blase geboten.

Die Einlegung eines Stopfrohres nach dem Eingriff zur Ableitung der Wundsekrete ist erforderlich.

## b) Die Spaltung der hinteren Mastdarmwand im oberen Abschnitt (Rectotomia posterior superior).

Die Rectotomia posterior kann als obere oder als untere Rektotomie ausgeführt werden. Bei der Rectotomia inferior wird der Schließmuskel

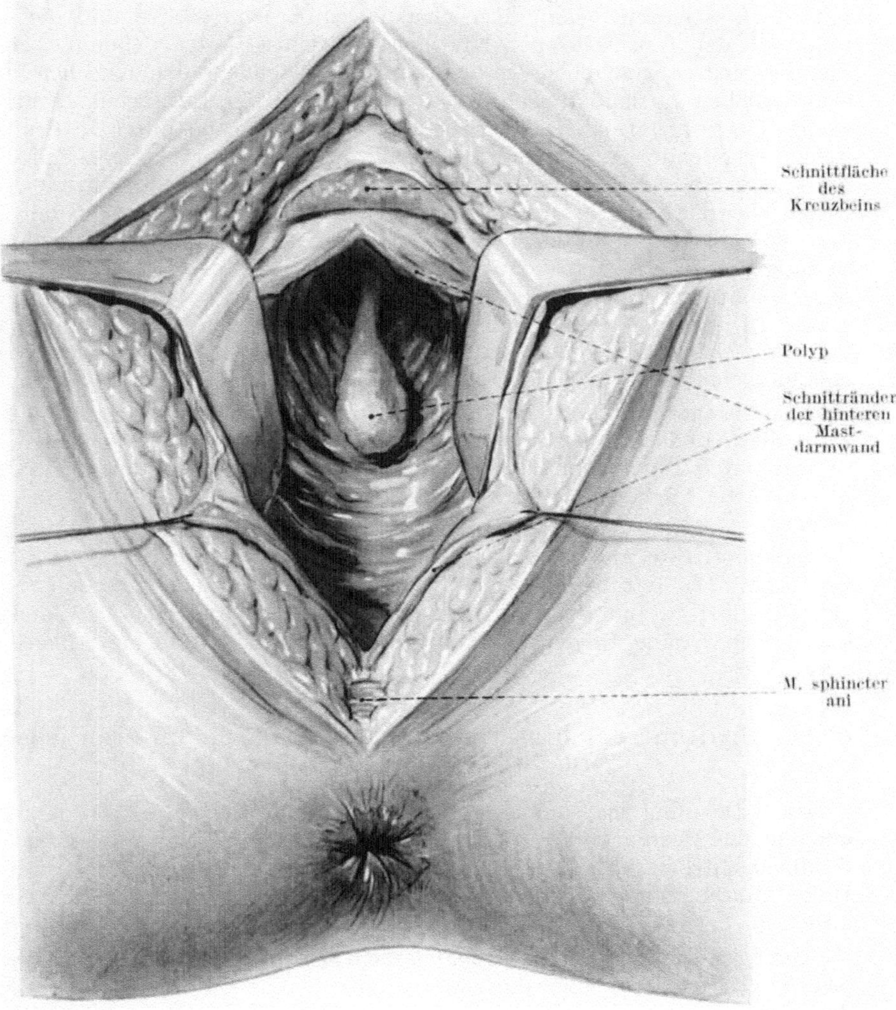


Abb. 311. Obere hintere Mastdarmspaltung. Nach Spaltung der Haut und der Weichteile in der Mittellinie sind das Steißbein und die untersten Kreuzbeinwirbel entfernt. Die Mastdarmwand ist im Ausmaße der Wunde gespalten und wird mit Fäden und Haken auseinandergezogen, so daß der im Innern befindliche Polyp erscheint. Im unteren Wundwinkel ist der unverletzte Schließmuskel sichtbar.

in der hinteren Kommissur durchtrennt, ein Verfahren, das von einer dauernden Schwäche des Verschlußapparates gefolgt wird. Dieser Eingriff ist daher, obwohl er als reine Weichteiloperation einfacher als die Rectotomia superior ist, nach Möglichkeit zugunsten der oberen Eröffnung des Mastdarmes trotz der hierbei erforderlichen Resektion des Steißbeines oder auch des 5. oder auch noch des 4. Kreuzbeinwirbels zu unterlassen. Das Fehlen der genannten Knochenteile hinterläßt keinen dauernden Schaden.

Bei der Rectotomia posterior superior wird nach Dehnung des Sphinkters in der Mittellinie ein Hautschnitt gemacht, der oberhalb des Steißbeines, wenn erforderlich oberhalb des 4. Kreuzbeinwirbels beginnt und 2 cm oberhalb des Afters endet. Der Schnitt wird vertieft und der im oberen Wundwinkel erscheinende Knochen skeletiert. Die Spitze des Steißbeines wird mit einem scharfen vierzinkigen Haken emporgehoben, so daß die Weichteile auf der Innenseite des Knochens vorsichtig unter Schonung der Art. sacralis med. abgeschoben werden können. Nachdem der Knochen in dem erforderlichen Ausmaß freigelegt ist, wird er mit der LUERschen Hohlmeißelzange weggekniffen. Die vorliegende, von oben nach unten in der Mittellinie verlaufende Art. sacralis med. wird so hoch wie möglich quer umstochen und durchtrennt. Die den Boden der Wunde ausfüllende Fascia analis und Fascia endopelvina visceralis werden genau in der Mittellinie von oben nach unten eingeschnitten. Der Schnitt wird in der Fortsetzung durch die Hinterwand des Mastdarmes geführt (Abb. 311). Die im unteren Wundwinkel erscheinenden Sphinkterfasern werden geschont. Die beiden Wundränder des Rektums werden mit je einem Haltefaden versehen, nach außen gezogen und mit stumpfen Haken vorsichtig auseinandergehalten, so daß der Eingriff im Innern vorgenommen werden kann.

Kommt man mit dem auf diese Weise geschaffenen Zugang nicht aus, so kann die Wunde nach oben unter Wegnahme von weiteren Knochen, nach unten unter Durchtrennung der Weichteile einschließlich des Sphinkter bis in den After (Rectotomia inferior) erweitert werden.

Nach Abschluß des inneren Eingriffes wird der Darm durch dreischichtige Seidenknopfnähte und durch einstülpende Katgut-LEMBERT-Nähte sorgfältig vernäht. Die darüber liegende Faszienschicht wird ebenfalls mit Katgutnähten, die Haut mit Seidennähten geschlossen. In den oberen Wundwinkel kommt ein Drain. In den After wird ein dünnes Stopfrohr zur Ableitung der Gase gelegt.

## c) Die Spaltung der hinteren Mastdarmwand im unteren Abschnitt (Rectotomia posterior inferior).

Nach Dehnung des Sphinkters werden die Haut, der Sphinkter, der Levator ani und die Mastdarmwand genau in der hinteren Kommissur bis an die Steißbeinspitze scharf durchtrennt (Abb. 312). Die Wundränder werden mit Haken auseinandergezogen, wodurch sich ein breiter Einblick zur Ampulle öffnet.

Genügt der so geschaffene Zugang nicht, so wird der Hautschnitt über das Steißbein oder bis über die zwei unteren Kreuzbeinwirbel verlängert, der Knochen wird skeletiert und mit der LUERschen Zange abgekniffen, und die Spaltung der hierdurch freigelegten Faszien und der hinteren Mastdarmwand wird weiter nach oben fortgeführt. Hierdurch geht die Rectotomia inferior in die Rectotomia superior über.

Nach Beendigung des Eingriffes im Darminnern wird die Mastdarmwand, nachdem je ein Haltefaden in den beiden Ecken des Afters angelegt ist, mit Seidennähten und LEMBERTschen Katgutnähten geschlossen. Das subkutane Fettgewebe und die durchschnittenen Muskeln werden ebenfalls durch Katgutnähte vereinigt. Größte Sorgfalt ist hierbei auf die Wiederherstellung des Sphinkters zu legen. In die Gegend der Steißbeinspitze kommt ein Drain.

Im übrigen wird die Haut vernäht. In den Mastdarm wird ein dünnes Mastdarmrohr gelegt.

Auch nach glatter Wundheilung pflegt die Funktion des Afterschließmuskels geschädigt zu bleiben.

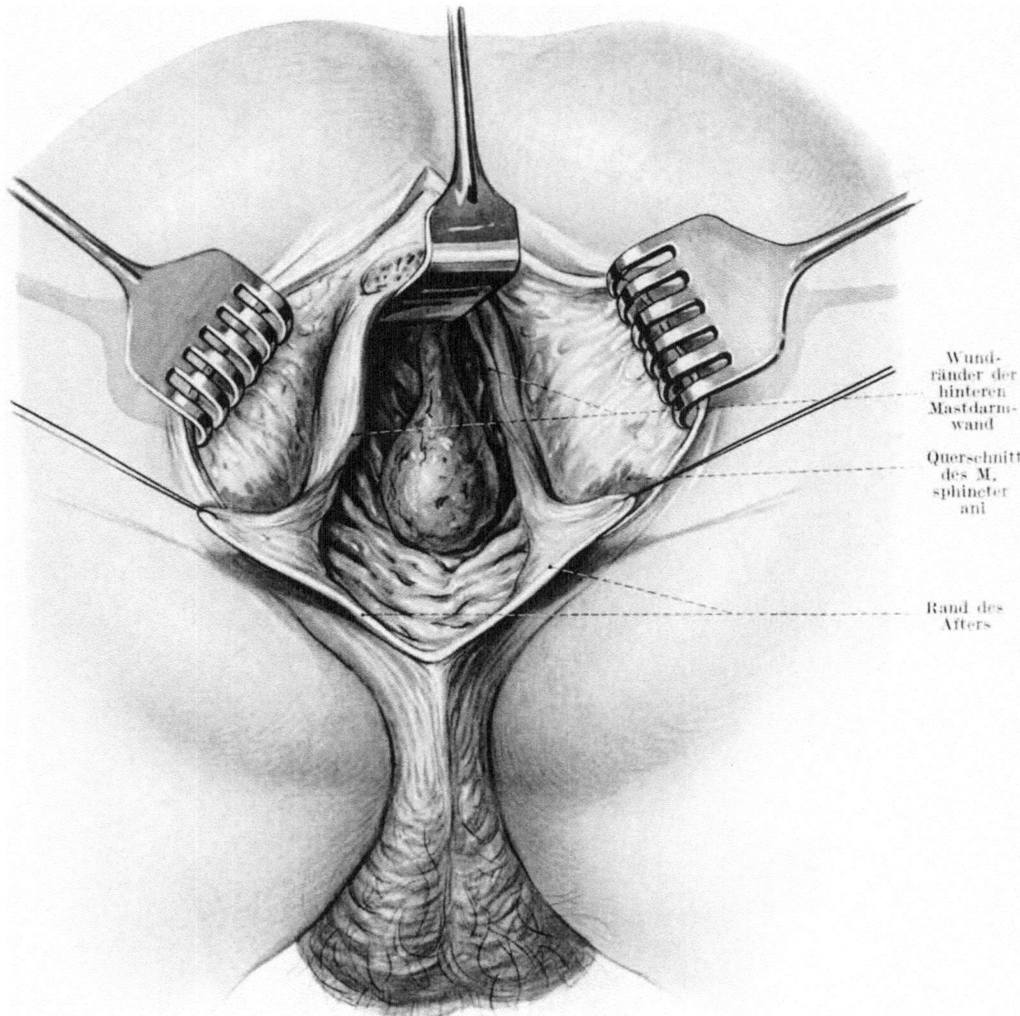


Abb. 312. Untere hintere Mastdarmspaltung. Nach Spaltung der Haut und der Weichteile in der Mittellinie sind das Steißbein und der unterste Kreuzbeinwirbel entfernt. Vom After aufwärts sind sämtliche Weichteile im Ausmaße der Hautwunde einschließlich des Ringmuskels bis in den Mastdarm durchtrennt. Die Wunde wird durch am Rande des Afterschnittes angelegte Fäden und durch scharfe Haken auseinandergehalten. Im Innern des Darmes ist ein großer Polyp sichtbar.

Gestielte Geschwülste werden nach der Spaltung der hinteren Mastdarmwand nach Unterbindung des Stieles in der oben beim peranalen Vorgehen geschilderten Weise abgetragen. Breitbasig aufsitzende Gewächse werden mit dem Diathermiemesser einschließlich ihres Mutterbodens ausgegraben, wobei blutende Gefäße unterbunden werden. Die Schleimhautwunde wird sorgfältig mit Katgut vernäht. Sofern ausnahmsweise die Inangriffnahme eines bösartigen Polypen durch die Rektotomie angängig erscheint, wird die Basis seines Stieles in breiter, längs gestellter Wetzsteinform durch sämtliche

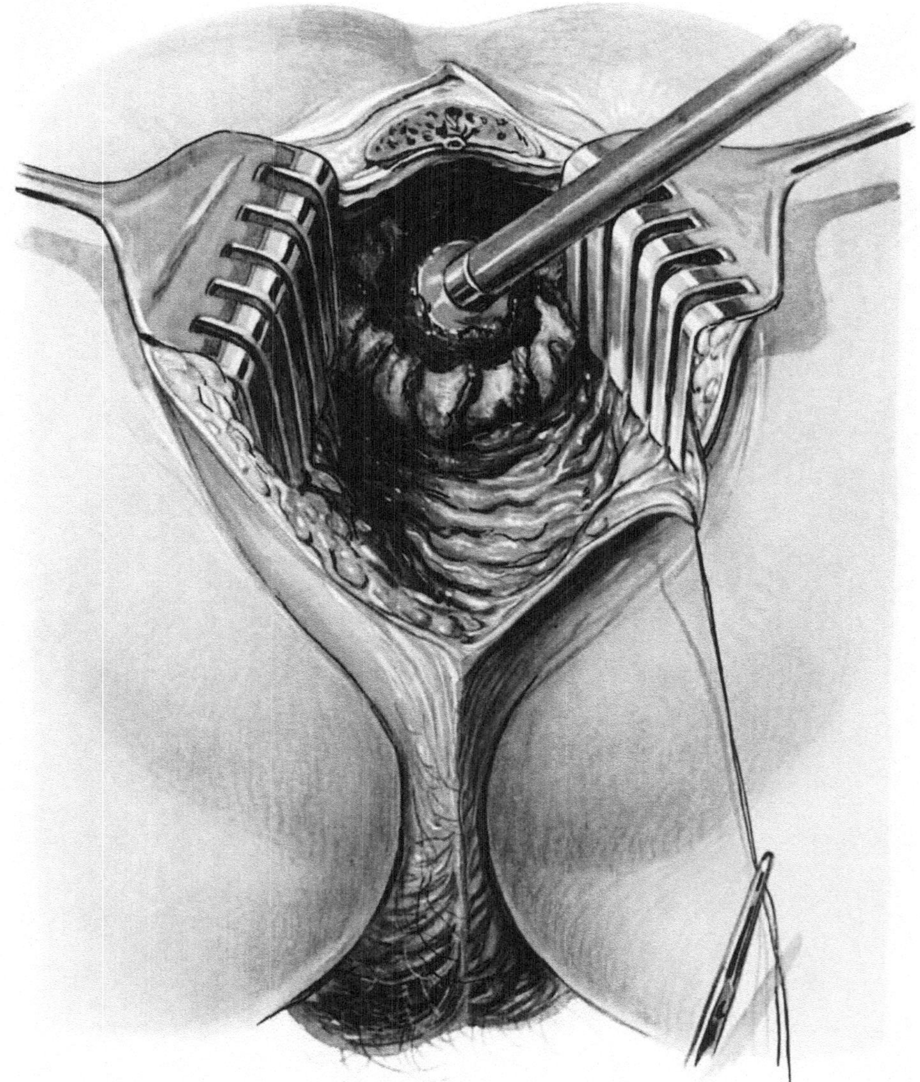

Abb. 313. Elektrokoagulation des Mastdarmkrebses. Der Mastdarm ist durch die Rectotomia posterior inferior und superior eröffnet. Der Rest der mit der Diathermieschlinge verkleinerten Krebsgeschwulst wird mit der Koagulationselektrode verkocht und verschorft.

Schichten des Mastdarmes umschnitten. Die Lücke wird durch Nähte schichtweise geschlossen.

Der durch die Verbindung der oberen und der unteren Rektotomie geschaffene breite Zugang zum Innern des Mastdarmes ist für die unmittelbare Behandlung des bei anatomischer Präparation radikal nicht mehr operablen Mastdarmkrebses vorzüglich geeignet, und zwar einmal für die Behandlung mit der Elektrokoagulation, das andere Mal für die Behandlung mit Radium- und Röntgenstrahlen.

Nach der breiten Spaltung der hinteren Mastdarmwand wird die Geschwulst unter Einsetzen kräftiger Haken übersichtlich eingestellt. Sie wird mit der Diathermieschlinge schichtweise abgehobelt oder scharf aus der Umgebung mit dem Schmelzschnitt ausgeschnitten. Die Geschwulstteile, die sich auf diese Weise nicht beseitigen lassen, werden mit der Massenkoagulationselektrode verkocht und verschorft (Abb. 313). Hierbei ist auf die Schädigung der benachbarten wichtigen Gebilde durch Tiefenwirkung, namentlich auf die Schädigung der Harnblase, Rücksicht zu nehmen. Zum Schluß wird das gesamte Wundgebiet tamponiert, so daß der hintere Mastdarmspalt breit offen bleibt. Durch dieses Offenhalten der Wunde ergibt sich die Möglichkeit, die Elektrokoagulationsbehandlung später zu wiederholen und zu vervollständigen.

In gleicher Weise erfolgt die Freilegung der Geschwulst, um sie für die unter Leitung des Auges ausgeführte Radium- und Röntgenbehandlung frei zugänglich zu machen. In den meisten Fällen wird diese Strahlenbehandlung an die Diathermiebehandlung angeschlossen oder mit ihr vergesellschaftet.

## 9. Die Ausrottung des Mastdarmes. (Die Radikalbehandlung des Mastdarmkrebses.)

### a) Die Wahl des Operationsverfahrens.

**Allgemeines.** Man unterscheidet bei der Ausrottung des Mastdarmes oder eines seiner Teile:

1. Die Resectio recti, wobei ein ringförmiges Stück entfernt und das zuführende und das abführende Ende des Mastdarmrohres wieder miteinander vereinigt werden. Zur Resectio recti kann das Durchzugsverfahren gerechnet werden, bei dem nur der Sphinkter erhalten, der übrige Mastdarm aber entfernt wird.

2. Die Amputatio recti, wobei der Endteil des Mastdarmes einschließlich des Sphinkters entfernt und das zuführende Darmrohr endständig nach außen geleitet und als After eingenäht wird. Zur Amputatio recti kann die Exstirpatio recti gerechnet werden, bei der der Mastdarm vollständig ausgerottet wird, d. h. vom After einschließlich des Sphinkters bis zum Promontorium oder selbst bis ins Sigmoideum.

Beide Verfahren können entweder „von unten“, d. h. auf dorsalem (sakralem) Wege, mit der Abart des perinealen und des vaginalen Weges oder auf dem kombinierten Wege, „von oben und von unten“, d. h. auf abdomino-sakralem oder auf sakro-abdominalem Wege, durchgeführt werden. Unter dem kombinierten Verfahren versteht man zunächst die in einem Akte durchgeführte Operation, bei der die Auslösung des kranken Darmes von der Bauchhöhle aus begonnen und vom Dorsum aus in der gleichen Sitzung vollendet wird. Es kann jedoch auch in umgekehrter Richtung oder es kann auch zweizeitig ausgeführt werden.

Bei der Auswahl unter diesen verschiedenen Verfahren werden vorwiegend folgende Gesichtspunkte in die Wagschale geworfen, die von den verschiedenen Operateuren allerdings nicht einheitlich bewertet werden:

1. Die unmittelbare Lebensgefahr. Da die Ausrottung des Mastdarmes stets einen großen Eingriff bildet, der vielfach durch lebensgefährliche Zustände und Zufälle gestört wird, so ist als wichtigster Gesichtspunkt die Ungefährlichkeit und Sicherheit des Eingriffes zu berücksichtigen.

Die Unsicherheit der Naht des Mastdarmes nach der Kontinuitätsresektion, die Gefahr der Gangrän des zur Wiederherstellung der Kontinuität weit heruntergeholten oralen Darmabschnittes, die Verschmutzung der Wunde beim Aufgehen der Darmnaht und die hiermit verbundene Infektionsgefahr sprechen hinsichtlich der unmittelbaren Lebensbedrohung für die Amputation und gegen die Resektion.

Die im wesentlichen von unten arbeitenden Verfahren, vor allem also das dorsale Verfahren, ersparen dem Kranken im Gegensatz zu dem kombinierten Vorgehen eine umfangreichere Laparotomie und einen besonderen Bauchdeckenschnitt. Die Größe und auch die Dauer des Eingriffes werden hierdurch gemindert, und der nach großen Bauchoperationen gefürchtete Schockzustand kommt bei diesem Vorgehen zumeist in Wegfall.

Ein besonderer Vorzug des auf dorsalem Wege arbeitenden Verfahrens hinsichtlich der Schonung der Körperkräfte hat sich erst in den letzten Jahren herausgestellt: Nur hierbei ist es möglich, die Vorteile der Gewebstrennung mit dem Diathermiemesser bei dem entscheidenden Teile der Operation, bei der Auslösung des kranken Darmes aus dem kleinen Becken, in Anwendung zu bringen. Diese Vorteile sind aber gerade bei der Radikalbehandlung des Mastdarmkrebses besonders hoch zu veranschlagen. Sie bestehen zunächst in der Blutsparung bei der Durchtrennung des Gewebes und der hierdurch gewährleisteten ausgezeichneten Übersicht und in einer Steigerung der Genauigkeit der anatomischen Gewebstrennung. Sie liegen weiter in dem durch die Elektrokoagulation herbeigeführten Verschluß der Saftbahnen, wodurch die Aufnahme von Infektionskeimen und Gewebszerfallsgiften aus der großen Wundhöhle herabgesetzt wird. Und sie liegen, worauf später noch besonders hingewiesen wird, möglicherweise auch in einer Vernichtung der in und unter der Schnittfläche gelegenen Krebskeime.

Die unmittelbare Herabsetzung der Gefahren des Eingriffes spricht also aus mehrfachen Gründen für die Amputation und für das rein dorsale Vorgehen.

2. Die Radikalität des Eingriffes. Da die operative Behandlung des Mastdarmkrebses den Kranken von einem Leiden befreien soll, das unbehandelt oder mangelhaft behandelt in relativ kurzer Zeit meist unter qualvollen Erscheinungen zum Tode führt, so ist der Eingriff zunächst unter dem Gesichtswinkel der Dauerheilung zu bewerten, die nach unseren gegenwärtigen Kenntnissen der Gründlichkeit der Ausrottung der kranken und gefährdeten Gewebsteile parallel geht. Es erscheint daher zunächst dasjenige Verfahren als das beste, das möglichst große Abschnitte des kranken oder verdächtigen Mastdarmes, seiner Umgebung und der abhängigen Lymphdrüsen ohne Rücksicht auf andere Belange beseitigt. Diesen Forderungen genügen weitestgehend diejenigen Verfahren, die bei der Ausrottung des kranken Körpergebietes durch anderweitige Rücksichten nicht gehemmt werden, indem sie auf der einen Seite den Sphinkter bedingungslos opfern und auf der anderen Seite den Enddarm bis hoch ins Sigmoideum unter Ausräumung der im Mesopelvinum und der im Mesosigmoideum gelegenen Lymphdrüsen und Lymphbahnen beseitigen: in höchster Vollendung also die Amputatio recti nach dem kombinierten Verfahren.

Denn ebenso, wie wir es für eine unerläßliche Forderung ansehen, das Mammakarzinom im Zusammenhang mit den hauptgefährdeten Lymphdrüsen der Achselhöhle zu entfernen, erscheint es angebracht, auch beim Rektumkarzinom die erfahrungsgemäß vorwiegend gefährdeten Lymphdrüsengebiete grundsätzlich wegzunehmen. Das sind die Lymphbahnen entlang der Art. haemorrh. sup.

und der Art. sigmoidea. Ihre Revision und vollständige Beseitigung erscheint am ehesten auf dem kombinierten Wege möglich.

Die neueren Forschungen haben erwiesen, daß die Ausbreitung des Krebses sich nicht allein auf dem pararektalen Lymphwege, sondern auch in der Wand des Mastdarmes vorwiegend in kranialer Richtung vollzieht. Man ist daher bei der Radikaloperation gehalten, nicht allein die im retrorektalen Bindegewebe und die entlang der Vasa haemorrhoid. sup. im Mesenterium gelegenen Lymphbahnen so hoch wie möglich wegzunehmen, sondern auch die Darmwand weit oralwärts zu beseitigen. Während die Durchtrennung des Darmes analwärts vom Karzinom in einer Entfernung von 2—3 cm zu genügen scheint, wird oralwärts eine makroskopisch gesund erscheinende Strecke von 8—10 cm, ja von 12, 15 und noch mehr Zentimetern gefordert. Mit einem Wort: Je weiter oralwärts man mit der Wegnahme geht, desto größer sind die Aussichten der Dauerheilung. Auch diese Überlegung spricht zugunsten des kombinierten Weges, der den oralwärts liegenden Abschnitt des Darmes in unvergleichlicher Ausdehnung zugänglich macht.

Je ausgiebiger in dem geschilderten Bestreben der oral vom Tumor gelegene Abschnitt des Darmes entfernt wird, desto weniger erscheint es möglich, den Querschnitt des zuführenden Darmes mit dem Querschnitt eines etwa zurückgelassenen analen Anteiles wieder zu vereinigen. Das bedingt dann eine Darmdiastase und hierdurch den Wegfall des analen Abschnittes, also eine Amputation. Sie ist auch unter diesem Gesichtswinkel das radikalere Verfahren.

Die Möglichkeit des dorsalen Vorgehens, den kranken Mastdarm mit dem Diathermiemesser auszulösen, und die hierdurch gegebene Wahrscheinlichkeit, in und unter der Schnittfläche gelegene Krebskeime zu vernichten, sprechen dagegen zugunsten des dorsalen Verfahrens und gegen die Auslösung des Mastdarms von der Bauchhöhle aus.

Die Frage, ob es — die Beseitigung gleich umfangreicher Gewebsbezirke vorausgesetzt — hinsichtlich der Verhinderung der Krebskeimverschleppung günstiger ist, die Ausrottung der Geschwulst oral zu beginnen und analwärts fortzusetzen, also von oben nach unten zu arbeiten, oder ob das Vorgehen in umgekehrter Richtung gleichwertig ist, möchte ich in letzterem Sinne entscheiden. Die Vorstellung, durch das primäre Manipulieren am Haupttumor Krebskeime zu mobilisieren und in später nicht mehr erreichbare Gebiete zu verschleppen, scheint mir auf zu groben mechanischen Vorstellungen zu beruhen und durch die Erfahrung der Praxis nicht gestützt zu werden.

Faßt man alles zusammen, so entscheidet die Rücksicht auf die Radikalität eher zugunsten der Amputation gegenüber der Resektion und zugunsten des kombinierten Vorgehens gegenüber dem Vorgehen allein auf dem dorsalen Wege.

3. Der Einfluß auf das spätere soziale Befinden des Kranken. Da das soziale Befinden der Kranken weitgehend von der Funktion des Afterschließmuskels, von der Kontinenz für Stuhlgang und Winde abhängt, so sind diejenigen Verfahren als minderwertig anzusehen, durch die die willkürliche Herrschaft über diese Entleerungen verloren geht, oder durch die die Stuhlentleerung an eine von der natürlichen Afteröffnung entfernte Stelle verlegt wird. Zunächst erscheint daher die Kontinuitätsresektion eine entschiedene Überlegenheit über die Amputation zu besitzen. Denn sie ist der einzige Eingriff, bei dem der Afterschließmuskel erhalten bleibt. Bei näherem Zusehen erkennt man jedoch, daß auch die Resektion die Kranken keineswegs regelmäßig im ungestörten Besitz ihrer Schließmuskelfunktion beläßt. Die unter ungünstigen Heilungsbedingungen stehende Resektionsnaht geht in

vielen Fällen auf und verheilt erst nach langer Zeit. Häufig sind hierzu verschiedene Nachoperationen notwendig, die ein langes Krankenlager bedingen. In anderen Fällen tritt die Heilung überhaupt nicht ein, sondern es bleibt dauernd eine Fistel oder eine Darmstenose zurück. Daher sind viele Kranke nach einer Resektion schließlich übler daran als nach der primären Anlegung eines Kunstafters. Die geschilderten Mißerfolge sind besonders häufig beim alleinigen Vorgehen von unten. Denn da die Resektionsverfahren eine weitgehende Mobilisierung des zuführenden Darmes verlangen, so sind Ernährungsstörungen beim Abbinden der Gefäße von unten besonders häufig, weil der Operateur hier eher ohne gute Übersicht arbeitet.

Trotzdem wird man immer wieder der Versuchung erliegen, einen gesunden Sphincter ani für den Kranken zu retten, und zwar um so eher, je weiter der Krebs von dem After entfernt ist, je leichter und je ausgiebiger sich der oberhalb des Tumors gelegene gesunde Darm analwärts verlagern läßt, und je widerstandsfähiger der Kranke erscheint.

Hinsichtlich der Lage des eines natürlichen Verschlußapparates entbehrenden Afters sind die Kranken mit einem Anus abdominalis zweifellos in besserer Lage als mit einem Anus sacralis. Denn sie können die Umgebung des Afters unter Leitung des Auges bequem und sorgfältig reinigen, während ihre Leidensgenossen mit sakralem After im Dunkeln tappen. Die Beschmutzung und das Herabrinnen von Stuhl ist zwischen den Nates und am Gesäß unangenehmer als am Bauche. Bandagen für Aufnahmeapparate von Fäzes oder für Verschlußpelotten lassen sich leichter am Bauche als am Kreuzbein befestigen. Schließlich haben die Bemühungen, mit Hilfe operativer Maßnahmen einen willkürlich zu betätigenden Verschluß am Kunstafter anzubringen, nur beim Bauchafter nennenswerte Erfolge. Daher verdient der Anus abdominalis vor dem Anus sacralis den Vorzug.

Mit Rücksicht auf das spätere Wohlbefinden des Kranken sind daher die Resektion, und wenn sie nicht angebracht ist, die Amputation mit einem Anus abdominalis die bevorzugten Verfahren.

Überblickt man noch einmal das mannigfache Für und Wider der verschiedenen Operationswege, so ergibt sich, daß sich in den meisten Fällen mehrere miteinander nicht zu vereinbarende Forderungen gegenüberstehen, zwischen denen Kompromisse geschlossen werden müssen. Die Entscheidungen werden hierbei verschieden ausfallen, einmal deswegen, weil die einzelnen Krankheitsfälle gegenüber diesen Forderungen verschiedene Voraussetzungen bieten, und das andere Mal deswegen, weil die einzelnen Operateure den Wert dieser Forderungen verschieden einschätzen. Die Chirurgie in ihrer Gesamtheit und jeder Chirurg einzeln haben in dieser Richtung Wandlungen durchgemacht.

**Das praktische Vorgehen.** Ich persönlich glaube, daß es mir durch eine Zerlegung des kombinierten Verfahrens in zwei zeitlich voneinander getrennte Eingriffe möglich ist, die bisher hervorgehobenen Nachteile des kombinierten Verfahrens zu verkleinern oder zu beseitigen und seine Vorteile zu verstärken. Hierbei gehe ich in folgender Weise vor: In dem ersten Akt, bei der Laparotomie, wird die Bauchhöhle auf die Ausdehnung des Krebses und auf Metastasen abgesucht, und es wird ohne (Abb. 314 und 318) oder mit (Abb. 316) Durchtrennung des Colon sigmoideum ein Anus sigmoideus abdominalis angelegt. In dem von dem ersten zeitlich getrennten zweiten Akt wird die Amputation (Abb. 315 und 317) oder die Resektion (Abb. 319) vom Dorsum aus vorgenommen. Nach der Resektion kommt als etwaiger dritter Akt der Verschluß des Bauchafters (Abb. 320) hinzu.

Bei dieser Teilung des kombinierten Vorgehens wird der wichtigste Teil des gesamten Eingriffes, die Auslösung des kranken Mastdarmes aus dem kleinen Becken, der bei dem einzeitigen kombinierten Verfahren vom Bauche aus erfolgt, auf dem sakralen Wege vorgenommen. Es ist Ansichtssache, ob man diesen Eingriff in seiner Gesamtheit noch als „kombiniertes Verfahren" bezeichnen oder ob man es lieber ein sakrales Vorgehen mit vorheriger Revision der Bauchhöhle und Anlegung eines Anus abdominalis nennen will.

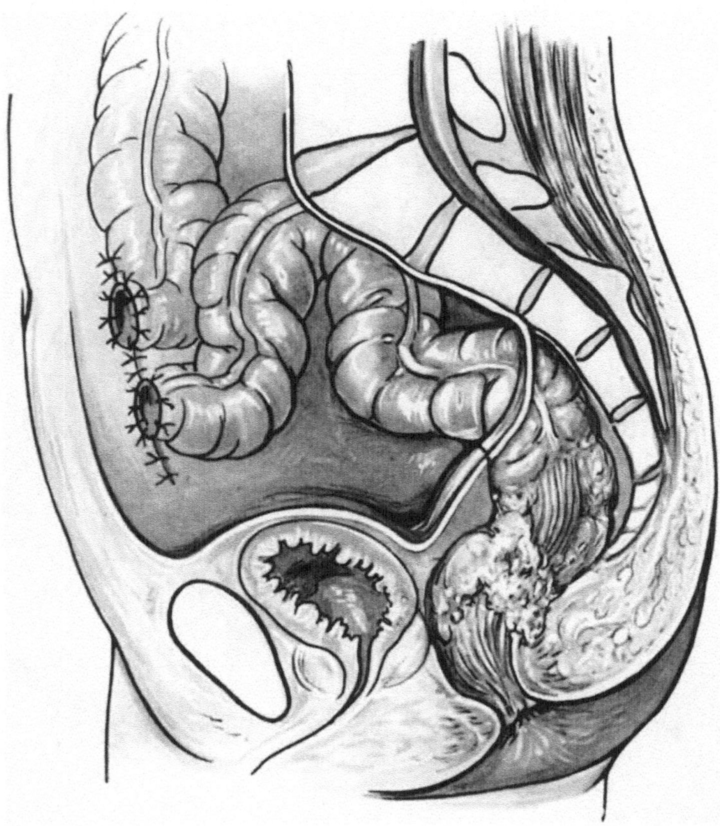

Abb. 314. Zweizeitige Amputation des Mastdarmes nach dem kombinierten Verfahren mit Zurücklassung eines einseitig ausgeschalteten Darmstückes. Zustand am Ende des ersten Eingriffes. Schematisch. Es ist ein Bauchafter angelegt.

Diese Zerlegung des kombinierten Verfahrens in mehrere Akte besitzt zunächst den Vorteil der unmittelbaren Schonung der Körperkräfte, die jedesmal gleichsam nur zur Hälfte in Anspruch genommen werden. Ich halte es für das schonendste aller Verfahren.

Weiter begünstigt die Ableitung des Stuhlganges durch den Bauchafter eine gründliche Entleerung des Darmes und eine Entgiftung des Körpers vor und unmittelbar nach der Hauptoperation. Durch die vorausgeschickte mechanische Schonung und Ruhigstellung des Karzinoms vermittels des Bauchafters werden seine ursprüngliche Ausdehnung und die Infiltration in seiner Umgebung oft stark vermindert, so daß anfänglich mit Rücksicht auf den Allgemeinzustand und auf den örtlichen Befund nicht mehr radikal operable

Fälle nach einiger Zeit operabel erscheinen und der Radikaloperation mit Erfolg unterworfen werden können.

Die Gefahr der Infektion der Bauchhöhle wird durch die Zerlegung des Eingriffes in zwei Abschnitte erheblich gemindert. Beim abdominalen Teil des zweizeitigen kombinierten Verfahrens wird ein Darmlumen in der Regel

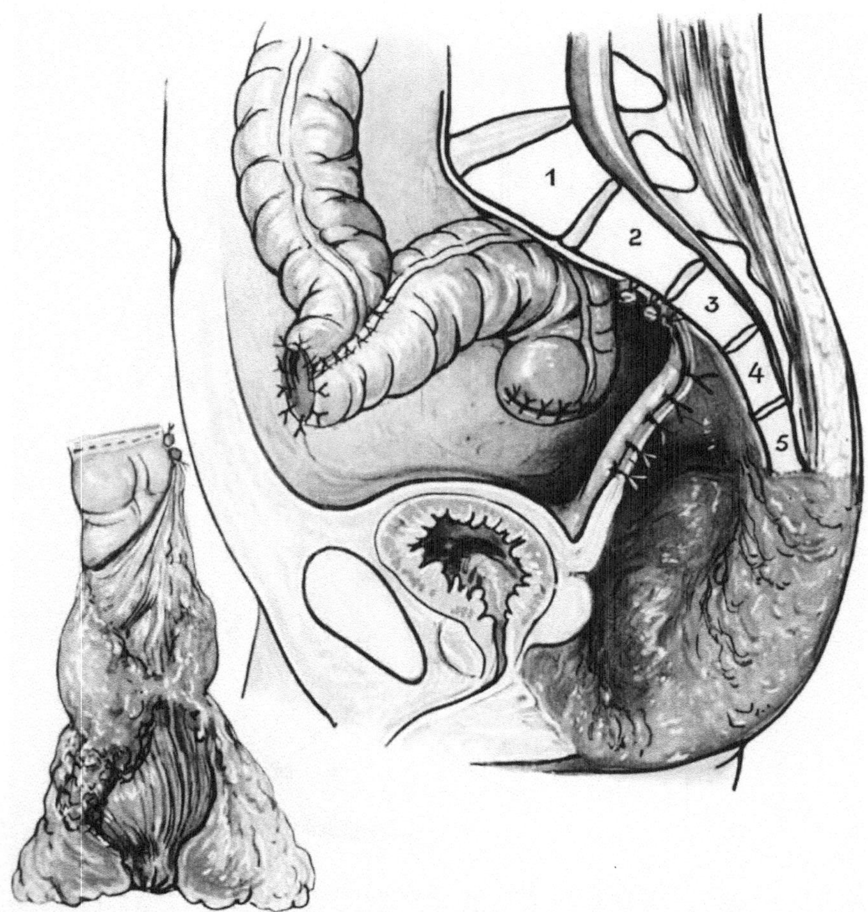


Abb. 315. Zweizeitige Amputation des Mastdarmes nach dem kombinierten Verfahren mit Zurücklassung eines einseitig ausgeschalteten Darmstückes. Fortsetzung des Zustandes der vorigen Abbildung, doch ist der Bauchafter hier als doppelflintenlaufförmiger After gezeichnet. Schematisch. Zustand am Ende des zweiten Eingriffes. Der Mastdarm ist auf dorsalem Wege amputiert. Der aboral vom Bauchafter zurückgebliebene, mit ihm in Verbindung stehende Schenkel ist blind verschlossen und in die Bauchhöhle versenkt. Die Bauchhöhle ist im Bereiche des DOUGLASschen Raumes geschlossen.

überhaupt nicht eröffnet. Bei der dorsalen Operation wird die Peritonealhöhle nur in begrenzter Ausdehnung eröffnet, und sie wird bei der Resektion vor der Eröffnung, bei der Amputation unmittelbar nach der queren Durchtrennung und Vernähung des Enddarmes wieder zuverlässig geschlossen. Daß der in die Bauchhöhle zurückgelagerte, blind verschlossene Stumpf des quer durchtrennten Sigmoideum einmal aufgehen könnte, liegt außerhalb des Bereiches der Wahrscheinlichkeit.

Der vorher angelegte Bauchafter schützt das sakrale Operationsgebiet vor der Verunreinigung mit Kot und gewährleistet nach der Resektion eine mechanische Schonung der Darmnaht.

Während beim einzeitigen kombinierten Verfahren der entscheidende Teil des Eingriffes, die Auslösung des kranken Mastdarmes aus dem kleinen Becken vom Bauch aus, im wesentlichen stumpf und ohne das Diathermiemesser vorgenommen werden muß, wird dieser Akt der Operation bei der zeitlichen Teilung

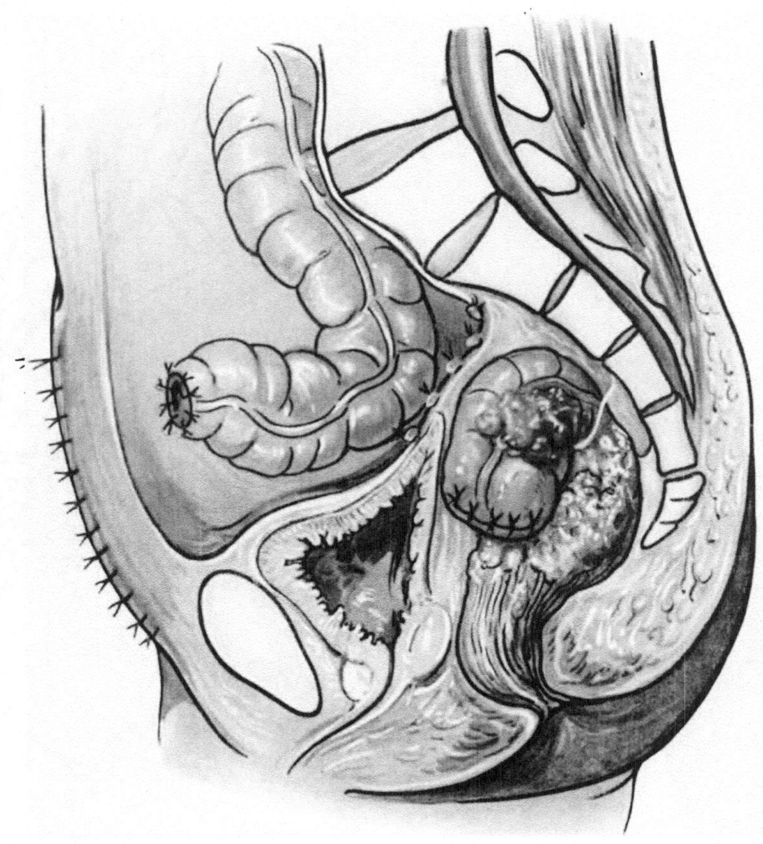

Abb. 316. Zweizeitige Amputation des Mastdarmes nach dem kombinierten Verfahren mit vollständiger Ausrottung des Enddarmes aboral vom Bauchafter. Zustand am Ende des 1. Eingriffes. Schematisch. Das Colon sigmoideum ist durchtrennt. Der zuführende Schenkel ist als endständiger Bauchafter eingenäht. Der abführende Schenkel ist blind verschlossen und unter das wieder verschlossene Beckenperitoneum versenkt.

des kombinierten Verfahrens von unten her durchgeführt und kann fast vollständig mit dem elektrisch schneidenden Messer bewerkstelligt werden. Hierdurch werden die oben beim dorsalen Vorgehen gerühmten Vorteile der elektrischen Gewebstrennung auch auf das kombinierte Verfahren übertragen.

Eine erhebliche Einbuße scheint dagegen zunächst die Radikalität des Vorgehens durch die Zweiteilung des kombinierten Eingriffes zu erfahren. Denn die Auslösung des Darmes und die Abbindung des Mesenteriums finden nicht mehr von oben unter freier Leitung des Auges statt, sondern sie vollzieht sich von unten bei einem beengten Operationsfelde. Es gelingt jedoch durch eine Anzahl besonderer Kunstgriffe, diesen Nachteil weitgehend einzuschränken:

Bei dem ersten Akte, bei der Laparotomie, wird festgestellt, ob im Bereiche des Mesenteriums, vor dem Promontorium oder vor der Lendenwirbelsäule verdächtige Drüsen vorhanden sind. Ist das der Fall, so wird entweder das kombinierte Verfahren einzeitig mit allen seinen diesbezüglichen Vorteilen durchgeführt, oder das zweizeitige kombinierte Verfahren wird in

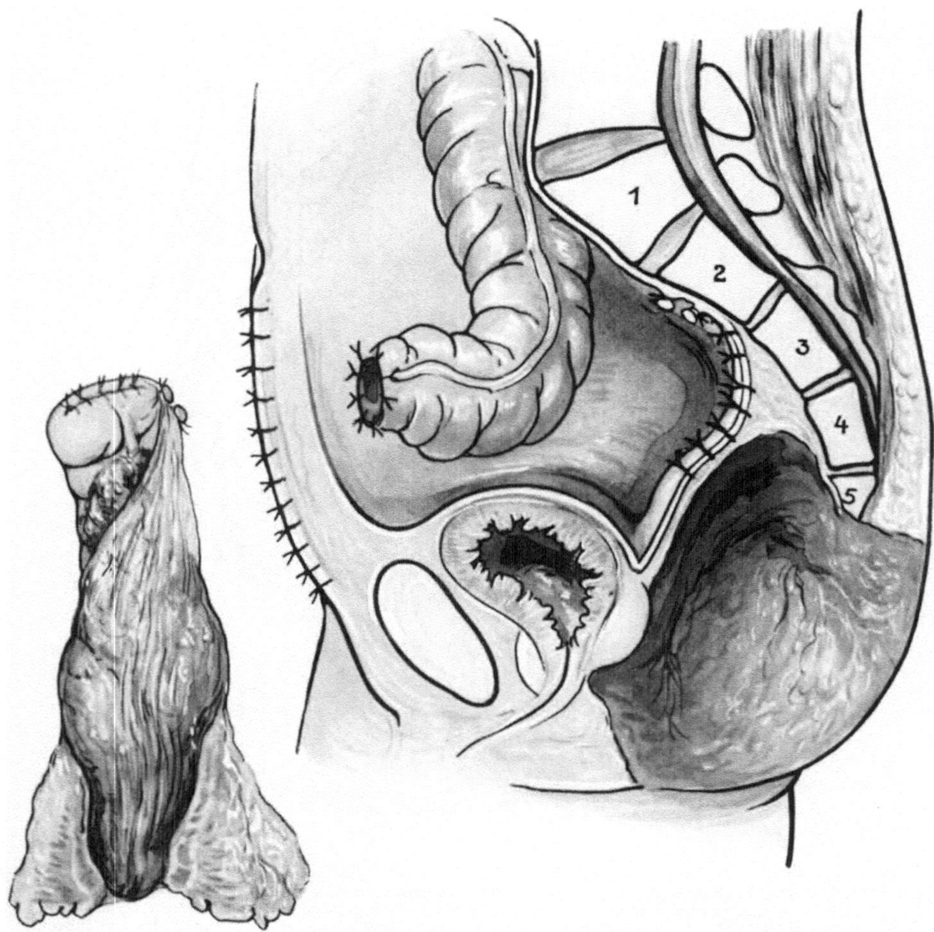


Abb. 317. Zweizeitige Amputation des Mastdarmes nach dem kombinierten Verfahren mit vollständiger Ausrottung des Enddarmes aboral vom Bauchafter. Fortsetzung des Zustandes der vorigen Abbildung. Schematisch. Zustand am Ende des 2. Eingriffes. Der Mastdarm und das zugehörige extraperitoneal verlagerte Stück des Colon sigmoideum sind auf dorsalem Wege amputiert.

der Weise modifiziert, daß bereits beim ersten Akte, bei der Laparotomie, das Colon sigmoideum unter Leitung des Auges durchtrennt und der anale Anteil nach Abbinden seines Mesenteriums unter das den Beckenboden überziehende Peritoneum versenkt wird. Der für die Radikalität maßgebende Akt wird bei den verdächtigen Fällen also auch hier unter Leitung des Auges von oben durchgeführt, und die Auslösung der kritischen Teile von unten bleibt für die erweislich unverdächtigen Fälle reserviert.

Weiterhin ist es wichtig, den Darm bei der dorsalen Operation vom Knochen auf stumpfem Wege so hoch wie möglich abzulösen, indem der Darm, das retrorektale Bindegewebe und das Mesenterium hart am Knochen abgeschoben werden und das freie Mesenterium hoch oben und nahe am Darm abgebunden wird. Unvergleichlich arbeitet hierbei die hydraulische Kraft meiner Hochdruck-Lokalanästhesie. Daß man in dieser Richtung sehr weit gehen kann, hat kürzlich auch GOETZE betont. Indem man außerdem die DOUGLASsche Umschlagfalte in großem Umfange eröffnet, gelingt es zugleich, einen ziemlich guten Einblick in die Bauchhöhle zu bekommen.

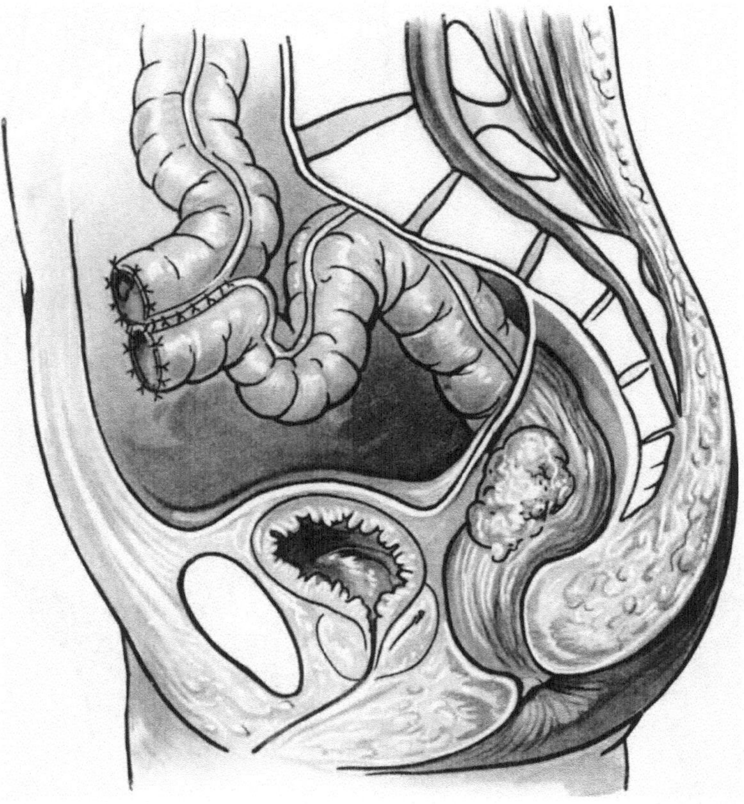

Abb. 318. Dreizeitige Resektion des Mastdarmes nach dem kombinierten Verfahren. Zustand am Ende des 1. Eingriffes. Schematisch. Es ist ein doppelflintenlaufförmiger Bauchafter angelegt.

Der Vorteil des einzeitigen kombinierten Verfahrens, die Gefäße des Mesenteriums unter Leitung des Auges zu unterbinden und daher eine weitgehende Bürgschaft für die Lebensfähigkeit des in das kleine Becken versenkten Darmes übernehmen zu können, der bei dem zweizeitigen kombinierten Vorgehen in Wegfall kommt, wird hierbei dadurch ausgeglichen, daß die Lebensfähigkeit des Darmendes am Ende der Operation durch unmittelbare Besichtigung nachgeprüft werden kann. Man wird bei dem zweizeitigen Vorgehen also vielleicht öfter eine Ernährungsstörung durch zu weitgehende Unterbindung der Gefäße herbeiführen, aber man wird seltener von einer Darmgangrän überrascht werden.

Als einen besonderen Vorzug der Zweiteilung des kombinierten Verfahrens betrachte ich die Typisierung des operativen Vorgehens bei sämtlichen Formen des Mastdarmkrebses und die feststehende Hintereinanderschaltung seiner verschiedenen Einzeleingriffe, indem die einzelnen von den verschiedenen Stadien, von der Form und Ausbreitung abhängigen operativen Wege sich nicht frühzeitig voneinander trennen, sondern als Etappen auf dem gleichen Wege hintereinander liegen. Die Entscheidung, an welcher Stelle

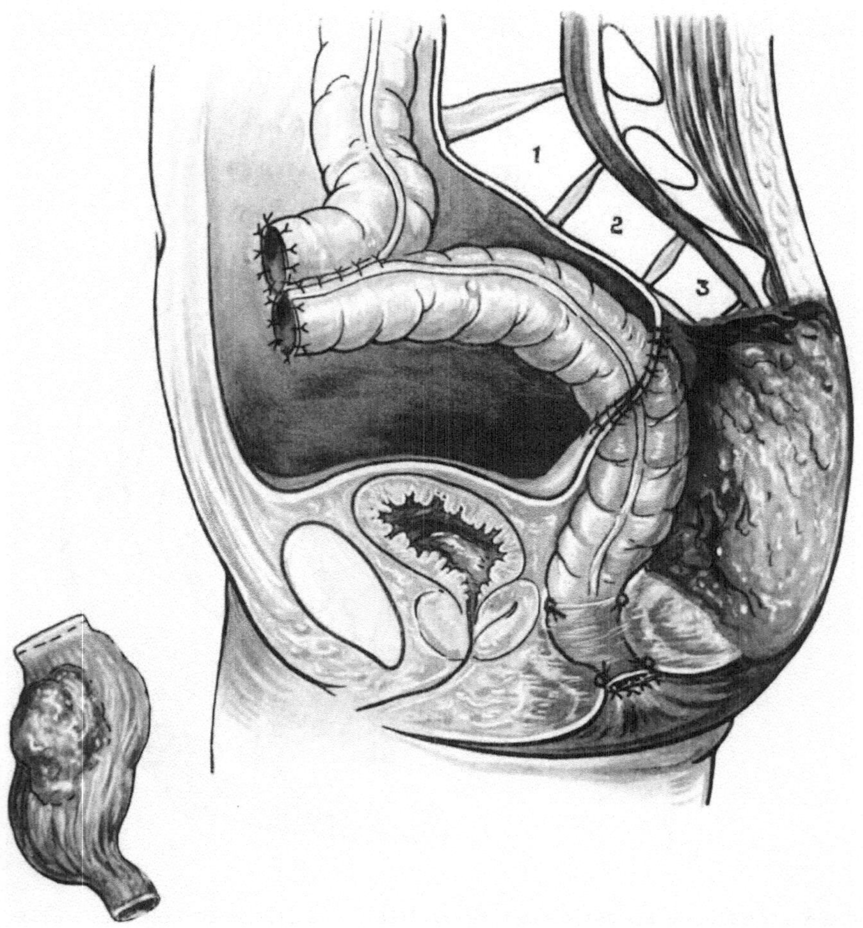


Abb. 319. Dreizeitige Resektion des Mastdarmes nach dem kombinierten Verfahren. Fortsetzung des Zustandes der vorigen Abbildung. Zustand am Ende des 2. Eingriffes. Schematisch. Der kranke Abschnitt des Mastdarmes ist reseziert und das zuführende Sigmoideum ist nach dem Durchzugsverfahren zum After herausgeleitet.

der Gesamteingriff schließlich beendet wird, bleibt bis zum letzten Augenblicke aufgespart, wo die maßgebenden örtlichen Verhältnisse und das Verhalten des Kranken am besten zu übersehen sind. Die Entscheidung: Palliativoperation allein in Gestalt eines Bauchafters oder Radikaloperation und die nächste Entscheidung: Resektion oder Amputation stehen nicht nebeneinander, sondern sie liegen hintereinander, und jeder weitere Eingriff kann später auch dann noch ausgeführt werden, wenn ursprünglich bereits an einer früheren Stelle das endgültige Ende geplant war.

Ich gehe im Sinne dieser Überlegungen stets folgendermaßen vor: In jedem Falle von Mastdarmkrebs — ob er radikal operabel oder nicht mehr radikal operabel erscheint — wird mit dem ersten Akt des kombinierten Eingriffes begonnen, der mit der Anlegung eines doppelflintenlaufförmigen Abdominalafters abschließt (Abb. 314 und 318), sei es, daß der Fall noch radikal operabel, oder daß er infolge der örtlichen Ausdehnung der Geschwulst oder wegen Bauchmetastasen nicht mehr radikal operabel erscheint.

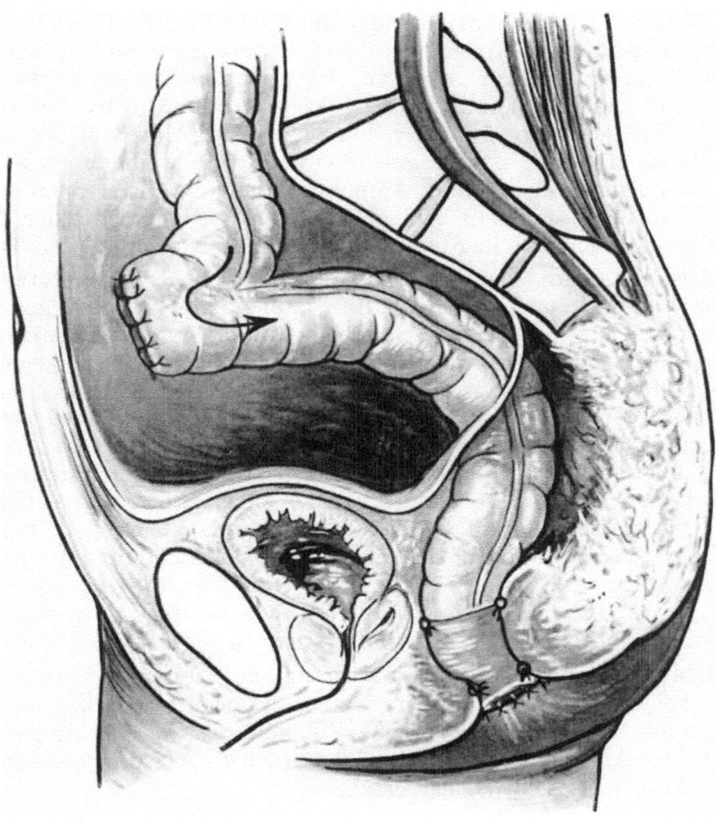

Abb. 320. Dreizeitige Resektion des Mastdarmes nach dem kombinierten Verfahren. Fortsetzung des Zustandes der vorigen Abbildung. Schematisch. Zustand am Ende des 3. Eingriffes. Der doppelflintenlaufförmige Bauchafter ist geschlossen.

Finden sich bei einem radikal operablen Karzinom jedoch verdächtige Drüsen vor der Wirbelsäule, im Mesopelvinum oder im Mesosigmoideum, so wird der künstliche After besser in der Weise angelegt, daß der Darm durchtrennt, sein anales Ende nach Versorgung des Stumpfes, nach Abbinden seines Mesenteriums und nach Wegnahme der verdächtigen Drüsen ins kleine Becken versenkt und das Peritoneum möglichst über dem Stumpfe geschlossen wird (Abb. 316). Das zuführende Ende des Sigmoideums wird dann als endständiger Abdominalafter nach außen geleitet. Der dorsale Teil des Eingriffes (Abb. 317) kann auch in diesem Falle sofort oder erst in einer zweiten Sitzung als Amputation angeschlossen werden.

Erscheint der Fall nach der Anlegung des doppelflintenlaufförmigen Afters oder auch nach der Anlegung des endständigen Afters zunächst inoperabel, so hat das operative Vorgehen vorläufig oder auch endgültig sein Ende gefunden. Erweist sich aber der Fall alsbald oder erst nach längerer Beobachtung als radikal operabel, so wird der kranke Darm frühestens nach einer Woche durch den zweiten Akt des kombinierten Verfahrens vom Dorsum aus beseitigt. Hierbei kann man sich im Zweifelsfalle, sofern der Darm nicht bereits im ersten Akt durchtrennt werden mußte, bis zum letzten Augenblick die Entscheidung vorbehalten, ob eine Amputation (Abb. 315) oder eine Resektion (Abb. 319) vorgenommen wird. Wird eine Amputation ausgeführt, so wird der abdominelle After belassen, wobei, wenn vorher ein doppelflintenlaufförmiger After angelegt wurde, das analwärts von ihm liegende, blind endende, kurze Darmstück dauernd im Körper zurückbleibt (Abb. 315). Wird dagegen eine Resektion ausgeführt (Abb. 319), so wird, wenn eine fistellose Heilung nicht erzielt wird, der Anus abdominalis belassen, so daß funktionell der Zustand der Amputation entsteht. Erst wenn der untere Darmabschnitt fistellos geheilt und gut durchgängig ist, wird der Anus abdominalis geschlossen und hierdurch die Resektion vollendet (Abb. 320).

Die Auslösung des Mastdarmes vollzieht sich bei sorgfältigem anatomischem Vorgehen und gewissenhafter Befolgung der unten geschilderten Verfahren dann ohne erhebliche Schwierigkeiten, wenn das Karzinom nicht in die Umgebung durchgebrochen ist. Vorzügliche Dienste leistet hierbei die hydraulische Gewebspräparation mit der Hochdruck-Lokalanästhesie. Sonst können sich der Befreiung des Darmes große Schwierigkeiten entgegenstellen, es kann zu Verletzungen des Darmes und der Nachbarorgane, vor allem der Harnblase, kommen. Sofern in einem solchen Falle von der Radikaloperation nicht überhaupt Abstand genommen wird — das elektrische Operieren hat die Grenze des Verzichtes erheblich hinausgeschoben —, empfiehlt es sich, die Operation auf dem einfachsten Wege zu Ende zu führen, im besonderen auf die schwierige und unsichere Resektion zu verzichten und den Eingriff als Amputatio recti mit der vorausgeschickten, gleichzeitigen oder nachträglichen Anlegung eines Bauchafters abzuschließen.

Das Diathermieoperationsverfahren hat unseren Wirkungsbereich gegen die bei anatomischer Präparation nicht mehr radikal operablen Krebse gerade beim Mastdarm erheblich erweitert. Das hierbei geübte Vorgehen, dem die Anlegung eines widernatürlichen Afters vorauszuschicken ist, ist im Abschnitt E, 8, S. 396 beschrieben.

Beim Nachweis karzinomatöser Inguinaldrüsen ist für mich jeder Mastdarmkrebs wie beim Vorhandensein jeder anderen Fernmetastase nicht mehr radikal operabel.

Für die Radikaloperation des Mastdarmkrebses ist meine gürtelförmige Spinalanästhesie besonders geeignet. Das sakrale Verfahren kann jedoch auch in örtlicher Betäubung durchgeführt werden, wobei der Mastdarm bei Hochdruck-Lokalanästhesie allseitig mit $^1/_2$%iger Novokain-, $^1/_4$‰iger Perkain-Suprareninlösung umspritzt wird, die namentlich auch hoch hinter dem Kreuzbein und nach dem Abkneifen des Steiß- und Kreuzbeines im epiduralen Raum des Kreuzbeines verteilt wird und durch ihre hydraulische Kraft präparatorisch wirkt. Im Bedarfsfalle kann mit dem Fortschreiten der Operation die Einspritzung innerhalb des Beckens weiter nach oben ausgedehnt werden.

Bei der dorsalen Operation verschafft die Bauchhängelage mit gespreizten Beinen den besten Zugang, wie sie im Allgemeinen Teil S. 54

abgebildet und beschrieben ist. Ist diese Stellung für den Kranken zu anstrengend, so wird der Kranke auf die linke Seite und etwas auf den Bauch derartig gelagert, daß unter den Bauch ein großes Kissen kommt und die Hüftgelenke und die Kniegelenke annähernd rechtwinklig gebeugt werden. Beim perinealen und beim vaginalen Vorgehen wird Steinschnittlage eingenommen (Allgemeiner Teil, S. 52). Beim abdominalen Teile des kombinierten Verfahrens ist steilste Beckenhochlagerung erforderlich (Allgemeiner Teil, S. 51), da die Durchführbarkeit dieser Operation mit der Vollständigkeit der Beseitigung des Dünndarmes aus dem Operationsbereiche während des Eingriffes steht und fällt.

An die Entleerung der Harnblase durch Katheterisieren unmittelbar vor der Operation und durch Dauerkatheter nach der Operation sei noch einmal erinnert.

## b) Das Verfahren von unten (dorsaler, sakraler, perinealer und vaginaler Weg).

Die Technik der von unten angreifenden Radikaloperationen wurde in letzter Zeit durch den Gebrauch des elektrisch schneidenden Messers erheblich vervollkommnet, indem die sonst die Übersicht beeinträchtigende und die Kräfte des Kranken stark beanspruchende Blutung, z. B. bei der Eröffnung des den After umspinnenden Venengeflechtes, fast vollständig ausgeschaltet werden kann. Die kleinen Gefäße bluten bei der Benutzung des Diathermiemessers nicht, die großen Gefäße können wegen der durch die Blutfreiheit gewährleisteten vorzüglichen Übersicht meist vor der Durchtrennung gefaßt werden. Große Abschnitte der Nates lassen sich auf diese Weise ohne Schwierigkeit in wenigen Augenblicken umschneiden. Allerdings ist diese primäre Blutstillung des elektrischen Schneidens nicht von Dauer und zwingt uns am Ende der Operation zu einer gründlichen Wundrevision auf blutende Stellen und zu einer sorgfältigen Tamponade. Die sonst als Nachteil empfundene schlechte primäre Heilung der mit dem Diathermiemesser gesetzten Hautwunden tritt hier nicht störend in die Erscheinung, da beim Mastdarmkrebs auf eine primäre Heilung der großen tamponierten Wundhöhle nicht gerechnet wird. Ein weiterer Vorzug des Diathermiemessers liegt darin, daß die Kranken bei seiner Anwendung unmittelbar und in den nächsten Tagen nach der Operation eine auffallend geringe Beeinträchtigung des Allgemeinbefindens zeigen. Es beruht das offenbar auf einem durch das elektrisch-schneidende Messer gesetztem Verschluß der Lymphspalten, so daß den in der großen Wundhöhle immer massenhaft vorhandenen Gewebszerfallsprodukten, den Bakterien und ihren Giften der Eintritt in den Körper erschwert wird. Ob durch das elektrische Schneiden zugleich eine Tiefenwirkung im Sinne einer Krebszellenvernichtung herbeigeführt wird, sei dahingestellt.

Jedenfalls versetzen uns die geschilderten Vorteile des elektrischen Operierens in die Lage, Rektumkarzinome heute mit Glück und mit der Aussicht auf lange Rezidivfreiheit anzugreifen, die nach unseren noch vor kurzem gehegten Anschauungen als nicht mehr radikal operabel galten.

Die Aussicht auf Dauerheilung bei den in dieser Weise beseitigten Mastdarmkrebsen wird noch dadurch gesteigert, daß die große granulierende Wundhöhle lange Zeit eine Beobachtung und eine nachträgliche Ausrottung und Vernichtung von örtlichen Rezidiven mit dem Diathermieverfahren, die Einlegung und die Spickung mit Radium und die Röntgenbestrahlung gestattet. In Anbetracht dieser Vorteile benutze ich bei dem Vorgehen von unten heute regelmäßig das Diathermiemesser.

Um die Blutung noch weiter einzudämmen und die mit einem blutarmen Operieren verbundenen Vorteile noch reichlicher auszukosten, umspritze ich das Operationsgebiet, namentlich im Bereiche des Afters, der Nates, dorsal und ventral vom Steiß- und Kreuzbein reichlich mit $^1/_2{}^0/_0$iger Novokain-, $^1/_4{}^0/_{00}$iger Perkain-Suprareninlösung, auch dann, wenn ich nicht ausschließlich in Hochdruck-Lokalanästhesie operiere.

Als Normalverfahren der den Mastdarm von unten angreifenden Operationsmethoden ist der dorsale Weg anzusehen. Wird ein anderer Zugang gewählt, so muß er durch eine besondere Eigenart des Falles gerechtfertigt sein, und ist auch dann noch zumeist eine Sondergewohnheit eines einzelnen Operateurs. Denn sämtliche Eigenheiten eines Falles, die das perineale oder das vaginale Vorgehen an sich berechtigt erscheinen lassen, können bei richtiger Anlage der Operation auch auf dem dorsalen Wege beherrscht werden.

Der perineale Weg (Lisfranc, Dieffenbach) kann eingeschlagen werden, wenn sich die Geschwulst namentlich nach vorn entwickelt hat und im besonderen die Gegend der Harnröhre, der Prostata oder der Blase in Mitleidenschaft gezogen hat. Hierbei ist zu bemerken, daß ein bereits die Harnröhre oder die Blase ergreifendes Rektumkarzinom im Grunde als inoperabel anzusehen ist, weil die Resektion dieser Organe den Kranken einer ungewöhnlichen Gefahr und einem zumeist langen und qualvollen Krankenlager aussetzt und in der Regel bald von einem Rezidiv gefolgt wird. Das gleiche gilt von einem Einbruch des Tumors in das Kreuzbein. Etwas günstiger liegen die Verhältnisse bei einer Mitbeteiligung der Prostata. Genügt zur Beseitigung der Geschwulst die Abtragung des hinteren Teils der Vorsteherdrüse ohne Eröffnung der Harnröhre, so bedeutet dieser Eingriff keine besondere Erschwerung des Vorgehens. Auch die Totalexstirpation der Prostata mit der sie durchziehenden Harnröhre ist nicht übermäßig gefährlich und heilt zumeist ohne eine dauernde Urinfistel.

Relativ am harmlosesten ist die Mitbeteiligung der weiblichen Genitalorgane, wobei das vaginale Vorgehen (Rehn) angewendet werden kann. Die weiblichen Genitalien lassen sich ganz oder teilweise im Zusammenhange mit dem Mastdarm entfernen, ohne daß hierdurch der Eingriff in bedrohlicher Weise vergrößert oder seine Aussichten auf Dauerheilung entscheidend gemindert würden. Jedenfalls ist es besser, in einem verdächtigen Falle die Genitalorgane großzügig wegzunehmen als durch ihr Zurücklassen die Radikalität des Eingriffes in Frage zu stellen.

Wird der beim Angriff von unten als die Regel anzusehende dorsale Weg gewählt, so ist es ratsam, in allen Fällen das Steißbein (Kocher) und bei der geringsten Behinderung den untersten oder die beiden untersten Kreuzbeinwirbel (Kraske) zu entfernen. Da der Eingriff hierdurch nicht nennenswert vergrößert und keine merkliche Verstümmelung erzeugt wird, die Bewegungsfreiheit und die Übersicht beim Operieren und die Möglichkeit der Beseitigung der Lymphdrüsen und des Darmes in kranialer Richtung aber erheblich vergrößert werden, so nehme ich diese Knochenteile fast regelmäßig weg. Dagegen ist es nicht ratsam, bei der Wegnahme des Kreuzbeines über den 4. Wirbel nach aufwärts zu gehen, da andernfalls dauernde Störungen der Blasenentleerung zurückbleiben können, und da vom 3. Kreuzbeinwirbel ab die Eröffnung des Duralsackes mit der Gefahr der Meningitis droht.

Die Schonung der Harnröhre wird beim Mann durch Einlegen eines Metallkatheters erleichtert, doch komme ich regelmäßig ohne dieses Hilfsmittel aus. Entstehen in einem Einzelfalle Zweifel über die Lage der Urethra, so kann die Einführung eines Katheters im Laufe der Operation nachgeholt werden.

### α) Die Amputation des Mastdarmes (Amputatio recti) von unten mit Anlegung eines Sakralafters.

Dieses Vorgehen allein von unten bildet, um das noch einmal zu wiederholen, zwar die einfachste und schonendste Form der Radikalbeseitigung des tiefsitzenden Mastdarmkrebses, ist aber mit einer Anzahl von Nachteilen belastet, so daß es nicht ohne weiteres anzuraten ist.

#### 1. Die Amputatio recti auf dem dorsalen Wege.

Der Hautschnitt beginnt, je nachdem nur der letzte oder auch der vorletzte Kreuzbeinwirbel entfernt werden soll, über diesem Wirbel, zieht genau in der Mittellinie nach dem After und umkreist ihn in einer Entfernung von etwa 2 cm in Gestalt eines längsgestellten Wetzsteins (Abb. 321). Die schlaffe Haut in der Umgebung des Afters wird hierbei durch in die unversehrte Oberfläche der Nachbarschaft eingesetzte scharfe Haken angespannt. Wenn in der Umgebung des Afters karzinomverdächtige Verhärtungen vorhanden sind, so ladet der Schnitt an dieser Stelle entsprechend weiter aus. Mit dem Diathermiemesser können große Teile der Nates rücksichtslos entfernt werden. Sobald die Haut um den After vollständig durchtrennt ist, wird die am After hängende Hautrosette über einem kleinen, in den After gelegten Tupfer mit kräftigen Seidennähten fest verschlossen. Die hierbei benutzten Instrumente werden weggelegt. Die Fäden bleiben lang, um den Darm an ihnen anziehen zu können (Abb. 322); sie werden mit einer Klemme zusammengefaßt.

Der Schnitt wird unter beidseitigem Einsetzen von scharfen Haken in der Mittellinie bis auf den Knochen vertieft, und die dorsale Seite und die Seitenteile des Knochens werden scharf frei gemacht, wobei die Ursprünge des M. coccygeus und des Lig. anococcygeum abgetrennt werden. Auf der ventralen Seite des Knochens werden die Weichteile vom Steißbein, das mit einem vierzinkigen scharfen Haken stark emporgehoben wird (Abb. 322), und vom untersten Kreuzbein stumpf mit dem Raspatorium und der Stieltupferzange abgeschoben, um die an dieser Stelle in der Mittellinie von oben nach unten laufende Art. sacralis med. nicht vorzeitig zu verletzen.

Soll ein größerer Abschnitt des Kreuzbeins weggenommen werden (Kraske), so werden die Ligg. sacrotuberosa und sacrospinosa mit den anhaftenden Bündeln des M. glutaeus maximus eingekerbt oder durchgeschnitten. Das auf diese Weise allseitig freigelegte Steißbein und der untere Abschnitt des Kreuzbeins werden mit einer kräftigen Luerschen Zange abgekniffen, und die an dem resezierten Knochenstück haftenden Bandmassen werden abgeschnitten. Die Blutung aus dem Knochen steht auf Tamponade.

Der Boden des nunmehr in ganzer Länge klaffenden Dorsalschnittes wird ausgefüllt durch ein derbes Faszienblatt, die Lamina parietalis fasciae pelvis (vgl. Abschnitt E, 1, S. 352f.). Auf ihm läuft hart am Knochen die Art. sacralis med. nach abwärts. Das Gefäß wird, wenn es nicht bereits vorher verletzt wurde, unterhalb der Knochenwunde umstochen und analwärts quer durchtrennt. Dieser kleine Querschnitt wird so weit vertieft, daß die Fascia pelvis parietalis vollständig durchtrennt wird (Abb. 323). Da sie in der Mittellinie fest an dem darunter liegenden Levator ani und dieser wiederum an der Fascia visceralis und an der hinteren Mastdarmwand haftet, und da diese Gebilde in der Mittellinie nicht voneinander zu trennen sind, so wird von den Endpunkten dieses Querschnittes auf jeder Seite in der Richtung nach dem After und etwas schräg nach außen ein Längsschnitt durch Faszien und Levator bis auf die Hinterwand des Rektums geführt. Es wird hierdurch ein afterwärts am Rektum verbleibender und gestielter, annähernd rechteckiger Lappen aus der Faszie und dem Levator ani gebildet (Abb. 323).

In ganzer Ausdehnung und parallel dem medianen Längsschnitt — immer in der Resektionshöhe des Kreuzbeins beginnend und erst in dem den After

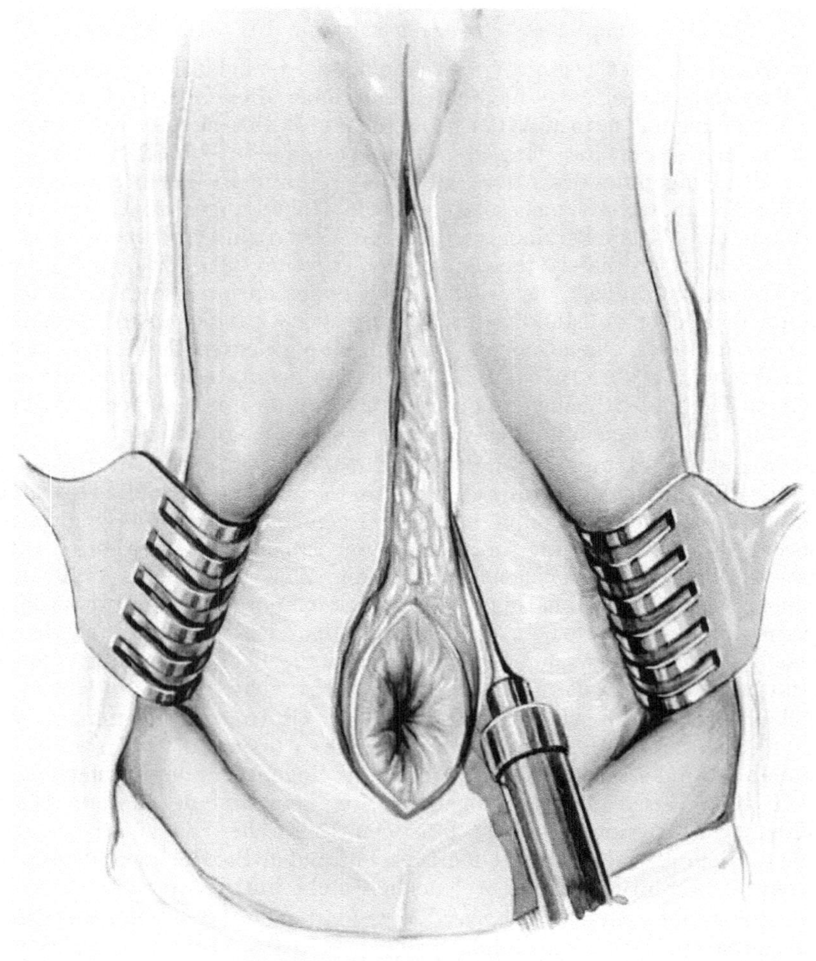

Abb. 321. Amputation des Mastdarmes auf dem dorsalem Wege. Der Hautschnitt wird in der Mittellinie von der Gegend des dritten Kreuzbeinwirbels bis zum After, ihn umkreisend, geführt. Die Aftergegend wird zur Anspannung der Haut mit scharfen Haken auseinandergezogen.

umkreisenden Schnitte endend — wird erst auf der einen (linken), dann auf der anderen (rechten) Seite seitlich neben und auf der Oberfläche des Mastdarmes in dem Spalt zwischen der Lamina parietalis und der Lamina visceralis fasciae pelvis nach vorn vorgedrungen, beim Mann in der Richtung auf die Blase, Prostata und Harnröhre, bei der Frau in der Richtung auf die Vagina. Zu diesem Behufe wird der Mastdarm durch Zug an den Verschlußfäden des Anus in der Längsrichtung gespannt, und es werden scharfe Haken auf der einen Seite in das Rektum, auf der anderen Seite in die Seitenwand der Wunde eingesetzt. Das Rektum wird hierdurch nicht allein zur Seite gezogen, sondern auch gleichsam um seine Längsachse gedreht, so daß der genannte Spaltraum — erst links,

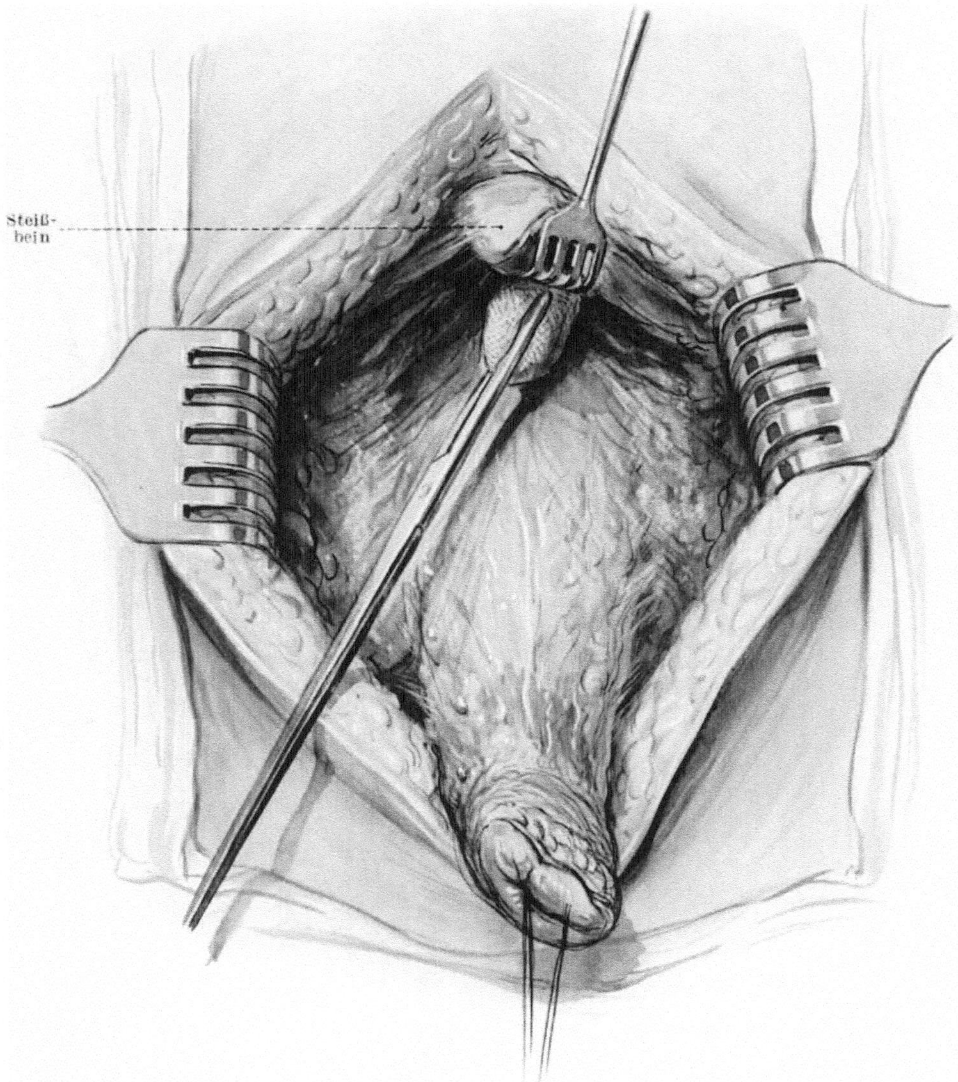


Abb. 322. Amputation des Mastdarmes auf dorsalem Wege. Fortsetzung des Zustandes der vorigen Abbildung. Der Schnitt ist bis auf die Fascia analis vertieft. Das Steißbein wird von der Unterlage abgelöst. Der umschnittene After ist vernäht, die Fäden sind lang gelassen.

dann rechts — beim Vordringen allmählich entfaltet und aufgerollt wird. Bei diesem präparatorischen Vordringen werden zunächst die Fasern des Levator ani, die immer gut kenntlich sind, senkrecht zu ihrer Verlaufsrichtung durchtrennt, wodurch die den Mastdarm und die Prostata und Samenblasen oder die Vagina gemeinsam umschließende Lamina visceralis fasciae pelvis freigelegt wird. Auf dem M. levator ani werden eine Anzahl quer verlaufender Gefäße, die Ausläufer der Art. haemorrh. media angetroffen, die gefaßt und

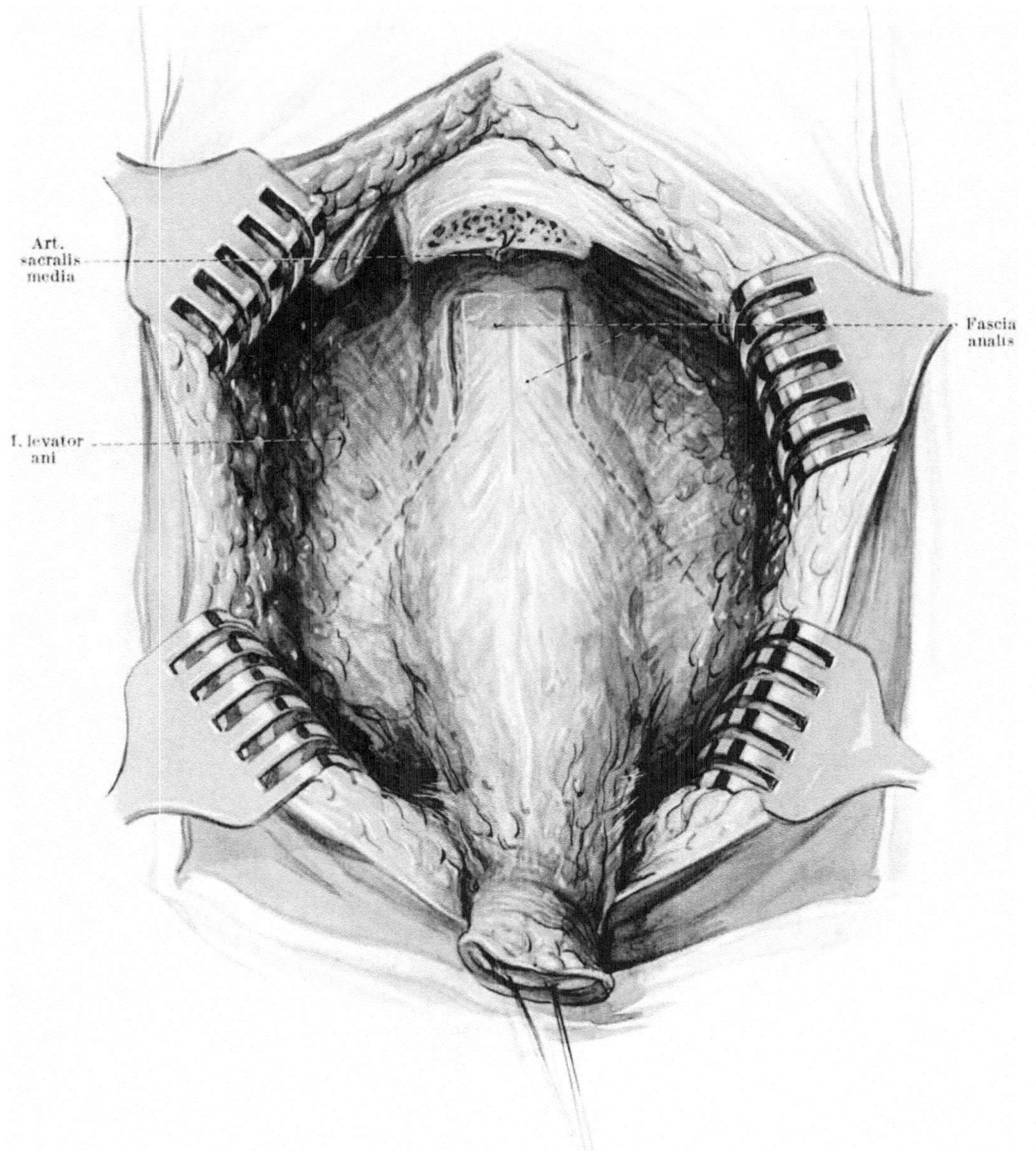


Abb. 323. Amputation des Mastdarmes auf dorsalem Wege. Fortsetzung des Zustandes der vorigen Abbildung. Nach Resektion des Steißbeines, der beiden letzten Wirbel des Kreuzbeines und nach Unterbindung der Art. sacralis media werden die Fascia analis und der Musculus levator ani eingeschnitten. Die weitere Trennungslinie des Levator ani ist punktiert.

unterbunden werden. Mit der Durchtrennung des Levator ani wird die Verbindung zwischen dem Cavum subperitoneale und dem Cavum subcutaneum hergestellt. Es wird nun auch die Fascia visceralis scharf in der Längsrichtung parallel zum Darm durchtrennt, da sonst der Operateur auf der Außenseite dieser Faszie um die Prostata oder um die Vagina herumgeleitet werden würde (Abb. 324 und 325). Die Linie, wo diese Faszie zum Eindringen in den Raum zwischen Rektum einerseits und Samenblasen-Prostata

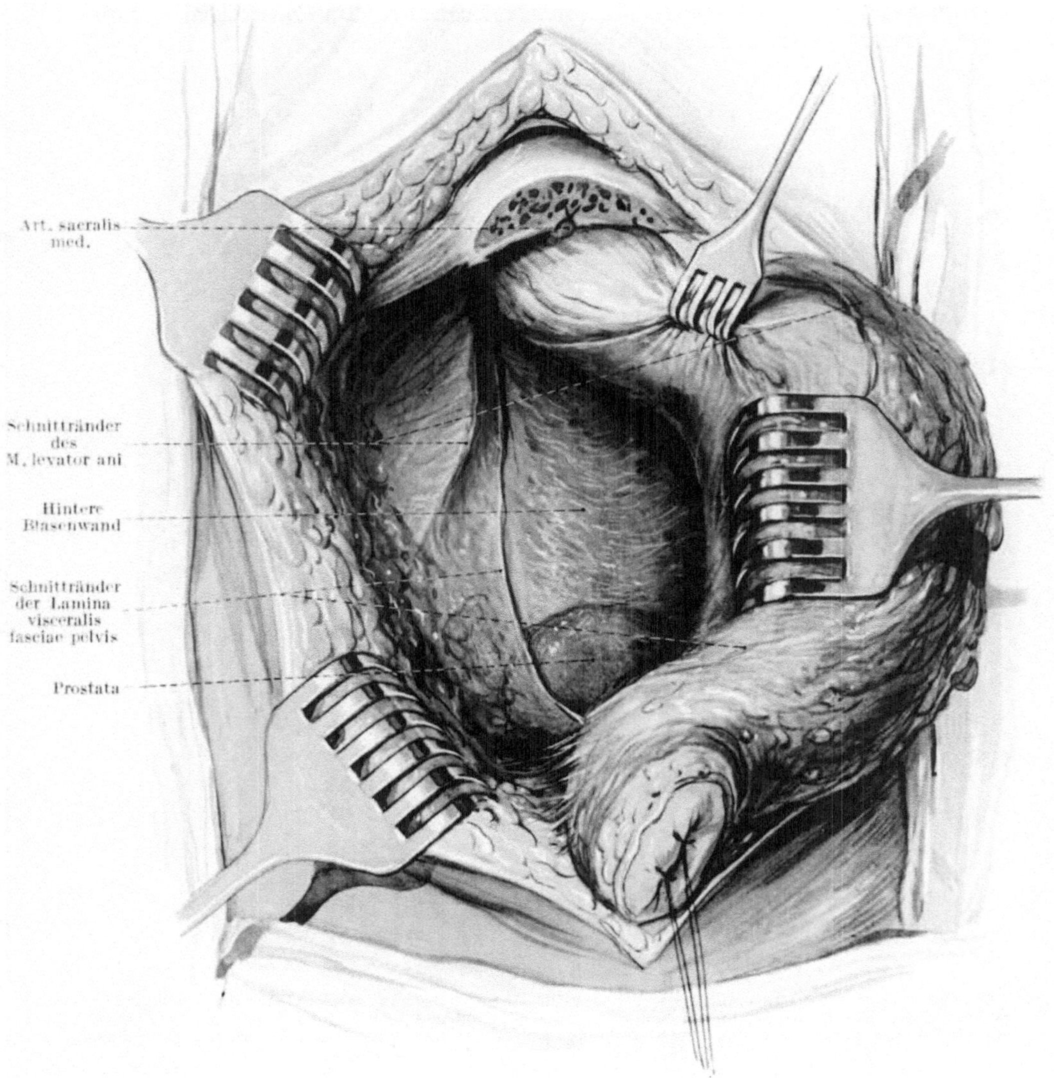


Abb. 324. Amputation des Mastdarmes auf dorsalem Wege. Fortsetzung des Zustandes der vorigen Abbildung. Nach Durchtrennung der Fascia analis und des Levator ani auf der linken Seite ist der Mastdarm auf die rechte Seite gewälzt. Er wird nach Durchtrennung der Lamina visceralis fasciae pelvis von der Prostata, den Samenblasen und der Harnblase abgelöst. (Die hintere Harnblasenwand ist zu groß gezeichnet.)

oder Vagina andererseits spätestens durchtrennt werden muß, wird beim Mann durch die parallel zum Mastdarm verlaufenden Gefäße des Plexus vesicoprostaticus gekennzeichnet. Bei der Frau kann sich der Operateur jederzeit die Grenze zwischen Mastdarm und Scheide durch Einführen eines Fingers in die Scheide leicht kenntlich machen.

Nach Eröffnung des richtigen Spaltraumes, den man vorher mit Hochdruck-Lokalanästhesie auseinander treiben kann, läßt sich der Darm von Samenblasen und Prostata oder Vagina abdrängen, wodurch das linke mit dem rechten pararektalen Operationsgebiet vor dem Mastdarm in Verbindung tritt. Vor einer Verletzung der Mastdarmwand schützt der charakteristische Längsverlauf seiner Oberflächenmuskulatur. Im Zweifelsfalle wird diese Längsmuskulatur freigelegt.

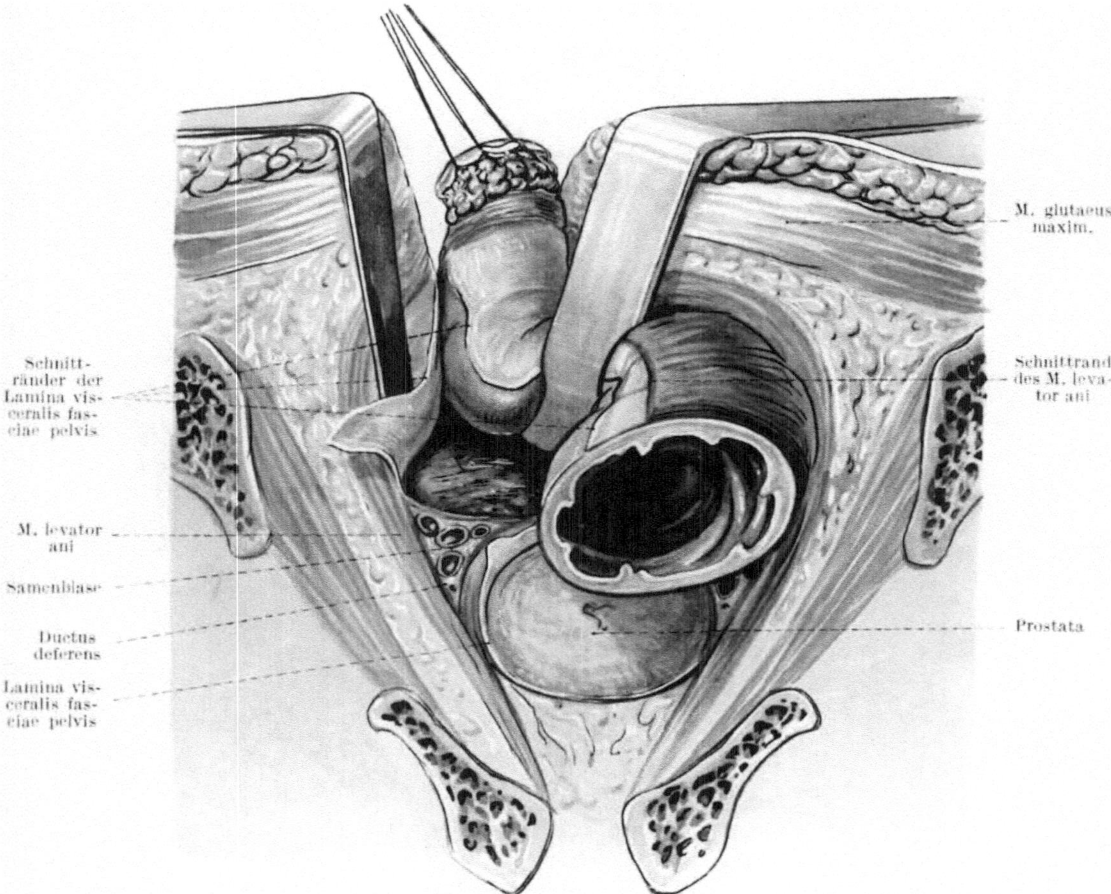


Abb. 325. Ablösung des Mastdarmes von der Prostata und den Samenblasen. Schematisch. Die Haut, die Fascia analis und der M. levator ani sind links durchtrennt. Ebenso ist die Lamina visceralis pelvis eingeschnitten, so daß der Mastdarm von der linken Samenblase und von der Prostata abgelöst werden kann.

Die bei der geschilderten Freilegung im unteren Wundgebiet erscheinenden Fasern des Sphincter ani werden außen umschnitten, so daß sie am Mastdarm verbleiben, wobei auch hier das Arbeiten durch kräftiges Ziehen an scharfen Haken erleichtert wird.

Die ringförmige Auslösung des Afters, der bereits anfangs im Bereiche der Haut vollständig umschnitten wurde, im besonderen seine Ablösung von der Harnröhre ist einfach. Der After wird an den Verschlußfäden nach hinten gezogen, und im Bereiche des Cavum ischiorectale werden zunächst auf der einen, später auf der anderen Seite in den äußeren Wundrand und in den

Mastdarm scharfe Haken eingesetzt. Die seitlichen Verbindungen und die Verbindung des Sphinct. ext. mit dem M. bulbocavernosus werden durchtrennt, wobei es aus großen Venenöffnungen stärker bluten kann. Indem

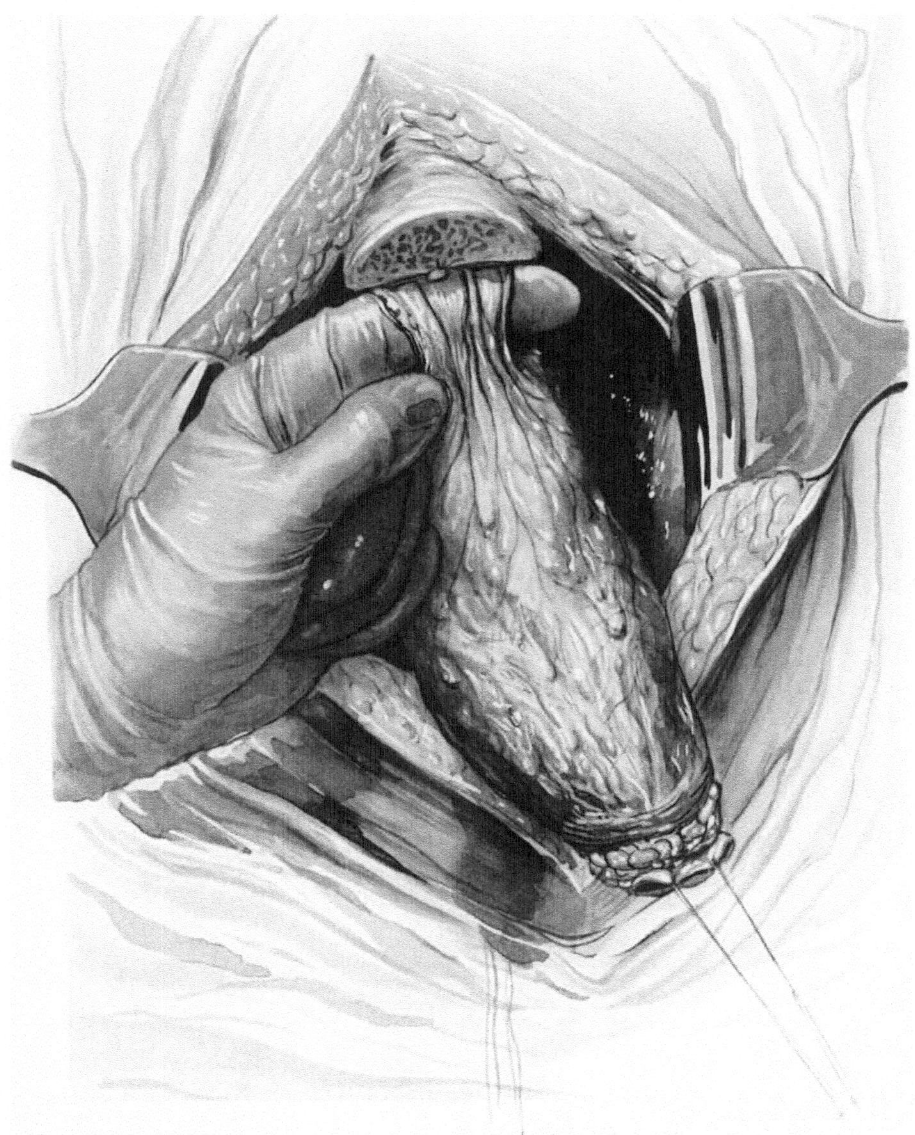

Abb. 326. Amputation des Mastdarmes auf dorsalem Wege. Fortsetzung des Zustandes der vorletzten Abbildung. An dem vom Kreuzbein abgelösten Mastdarm wird das die Verzweigungen der Art. haemorrh. sup. enthaltende Mesopelvinum mit dem Finger unterfahren und zwischen doppelten Unterbindungen abschnittsweise durchtrennt.

jetzt der Mastdarm an den Verschlußfäden stark nach hinten und aufwärts gezogen wird, folgt beim Manne seine Trennung von der Pars membranacea der Harnröhre, die bei zweifelhafter Lage durch das Einführen eines Katheters kenntlich gemacht werden kann, und weiter von der Prostata, den Samenblasen und von der hinteren Blasenwand, wodurch das obere Operationsgebiet auch vorn erreicht ist. In der richtigen Schicht geht diese Ablösung leicht vonstatten.

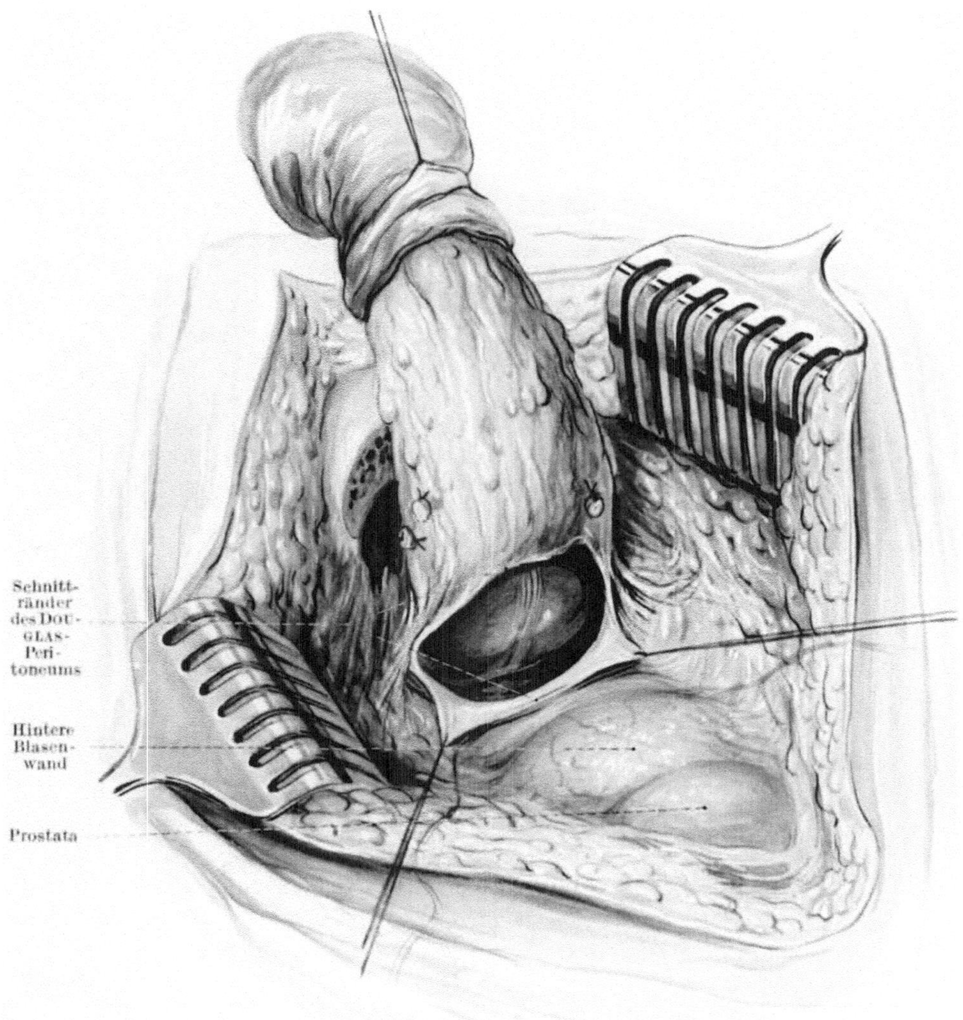


Abb. 327. Amputation des Mastdarmes auf dorsalem Wege. Fortsetzung des Zustandes der vorigen Abbildung. Der aus der Aftergegend und von Prostata und Harnblase vollständig gelöste Mastdarm ist nach oben und nach hinten geschlagen. Im Bereiche des kranialsten Abschnittes der abgelösten Vorderwand ist der DOUGLASsche Raum eröffnet. Der After ist in ein Gummisäckchen eingeschlagen. (Die hintere Blasenwand ist auf der Abbildung zu groß gezeichnet; sie kommt häufig kaum zu Gesicht.)

Bei der Frau wird der Sphincter ext. von dem M. bulbocavernosus quer getrennt, und die hintere Scheidenwand wird von dem Mastdarm abgelöst. Der Operateur kann hierbei, um sich die Grenze zu verdeutlichen, mit einem in die Vagina eingeführten Finger die hintere Scheidenwand abtasten und die Trennung durch die hydraulische Kraft der Hochdruckanästhesie vorbereiten.

Natürlich kann die geschilderte Mobilisierung des Mastdarmes zwischen links und rechts wechselweise vorgenommen werden, indem bald auf der einen, bald auf der anderen Seite ein Stück ausgelöst wird.

Die bisher geschilderte, den unteren Abschnitt des Mastdarmes auslösende dorsale Operation läßt sich auch in der Weise durchführen, daß die Auslösung nicht von kranial nach kaudal, sondern von kaudal nach kranial erfolgt.

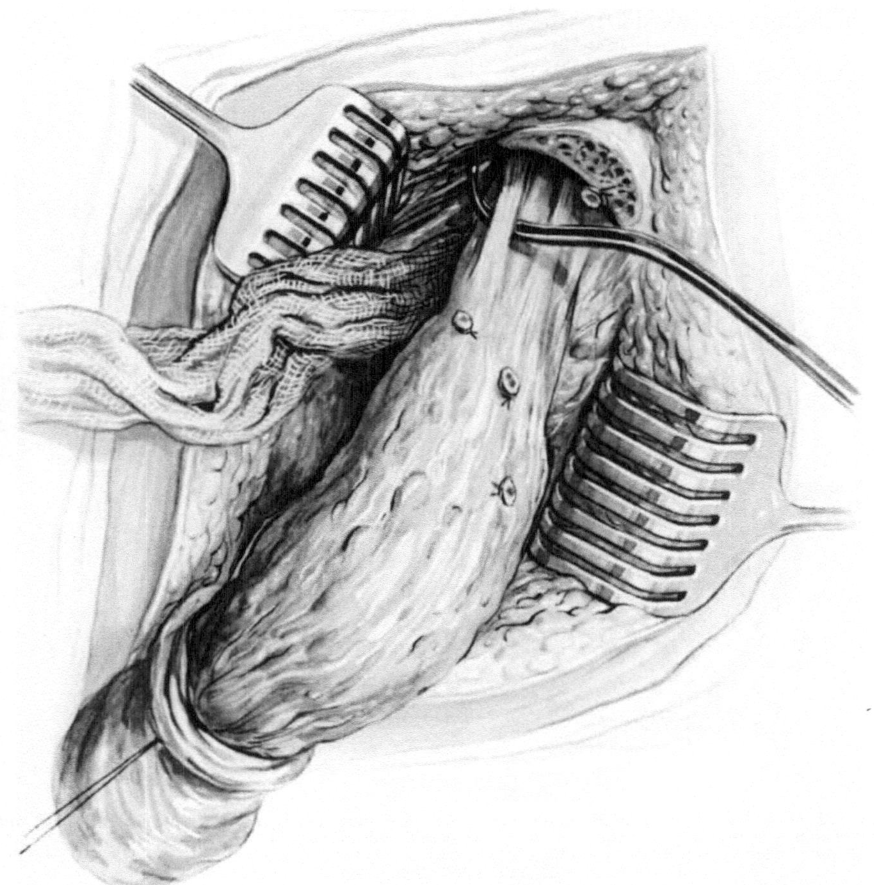

Abb. 328. Amputation des Mastdarmes auf dorsalem Wege. Fortsetzung des Zustandes der vorigen Abbildung. In Fortsetzung der Abbindungen des Mesopelvinums wird auch das Mesosigmoideum heruntergeholt, mit der Hohlsonde unterfahren und zwischen doppelten Abbindungen abschnittsweise durchtrennt.

Dann wird zuerst der After vollständig ringförmig freigemacht, und von hier wird in kranialer Richtung vorgedrungen, ähnlich wie es bei der perinealen Methode geschildert wird.

Nur ausnahmsweise und nur bei unmittelbar am After sitzenden Krebsgeschwülsten genügt die bisher in dem geschilderten Ausmaß durchgeführte Auslösung des Mastdarmes für die Amputation im Gesunden und zur Anlegung eines sakralen Afters. Es ist jedoch im Hinblick auf die oben (Abschnitt E, 9, a, S. 398 f.) erwähnte weitreichende Ausbreitung des Krebses in kranialer Richtung vor jeder Sparsamkeit bei der Amputation zu warnen. Wird trotzdem die bisherige Mobilisierung als ausreichend erachtet, so wird der Darm möglichst weit vorgezogen und im kranialen Winkel des hinteren Hautschnittes eingenäht. Der überstehende Abschnitt wird mit Hilfe des PETZschen Instrumentes amputiert (Abb. 329). Kaudal von dem künstlichen After wird die Wunde mit einer Drahtnaht oder mit Seidennähten geschlossen, und in der Gegend des alten Afters wird ein Drain eingelegt (Abb. 330).

In den meisten Fällen muß die Auslösung des Darmes jedoch weiter nach oben fortgesetzt werden:

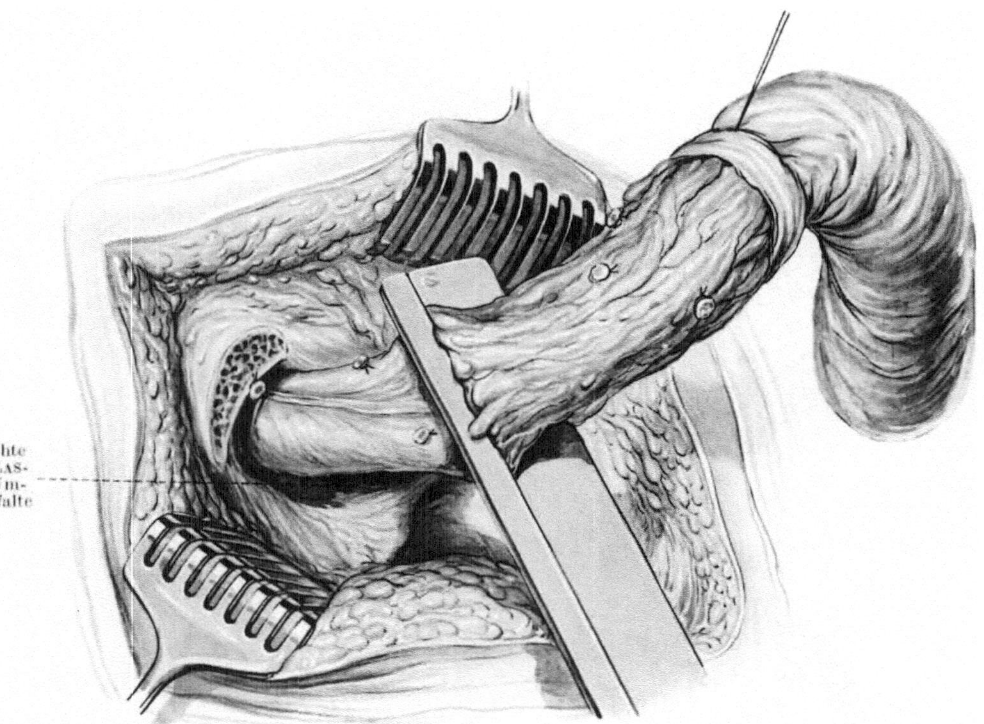


Abb. 329. Amputation des Mastdarmes auf dorsalem Wege. Fortsetzung des Zustandes der vorigen Abbildung. Der von seinen Mesenterialverbindungen befreite Darm ist weit heruntergeholt und unter Verschluß der Bauchhöhle in die Lücke des Bauchfelles eingenäht. Der überstehende Darm wird mit dem PETZschen Apparat amputiert.

Wird der ausgelöste Enddarm kräftig nach hinten und oben aus der Wunde gezogen, so erscheint im Bereiche der höchsten abgelösten Stelle seiner ventralen Wand, oberhalb der Blase oder der Vagina das dünne Peritoneum der DOUGLASschen Umschlagsfalte, das sich meist mit den Atemzügen hin- und herbewegt. Mit zwei langen chirurgischen Pinzetten wird die Umschlagsfalte erfaßt und hart am Rektum in körperquerer Richtung eingeschnitten (Abb. 327). Die hierdurch entstandene Öffnung wird neben dem Mastdarm durch Einschneiden des Peritoneums auf der rechten und der linken Seite erweitert, wobei zu berücksichtigen ist, daß die Anheftungslinie schräg nach dorsal kranial aufsteigt. Da der Rumpf des Kranken unter Hochlagerung des Beckens mit dem Kopf nach abwärts gerichtet ist, so fallen trotz breiter Eröffnung des DOUGLASschen Raumes keine Darmschlingen vor, sondern sie gleiten bei dem Eindringen von Luft in die Bauchhöhle leberwärts. Durch ein in die Peritonealöffnung geschobenes gesichertes Perltuch wird die Bauchhöhle vor Verunreinigung geschützt, und das Vorquellen von Darmschlingen auch beim Pressen verhindert.

Während durch die Eröffnung des Douglas die Vorderwand des Darmes auf eine weite Strecke frei zugänglich wird, bleibt die flächenhaft an dem Kreuzbein haftende Hinterwand zunächst unzugänglich. Sie läßt sich jedoch vom Kreuzbein leicht bis in beträchtliche Höhe stumpf, besonders gut mit Hochdruck-Lokalanästhesie, abschieben. Wird nun an dem Rektum ein Zug ausgeübt, so spannt sich der untere Teil des Mesopelvinum und des Mesosigmoideums an, die die Endäste der Art. haemorrh. sup. enthalten. Die einzelnen Stränge werden, soweit sie das Herunterholen des Colon sigm. verhindern, zwischen Doppelunterbindungen durchschnitten (Abb. 326 und 328). Um die Ernährung des Darmes nicht zu gefährden, wird die Durchtrennung des Mesenteriums in möglichst großer Entfernung vom Darm vorgenommen.

Kürzlich hat GOETZE darauf hingewiesen, daß man die Mobilisierung des Darmes dadurch weiter oralwärts vorlegen kann, daß man die Fascia endopelvina parietalis nach der Exstirpation des Kreuzbeines zunächst von dem Knochen bis oberhalb des Promontoriums stumpf ablöst und erst an dieser Stelle, zunächst rechts neben dem Darm, in die Bauchhöhle eindringt. In gleicher Höhe wird der Darm dann auch auf der linken Seite umgangen, hierauf mit einem Bindenzügel nach abwärts gezogen und nunmehr unter hoher Abbindung des Mesenteriums und unter nachträglicher Durchtrennung der DOUGLASschen Umschlagsfalte heruntergeholt.

Die Auslösung des Darmes ist vollendet, sobald es gelingt, den Tumor im oberen Winkel des hinteren Schnittes ein gutes Stück, am besten über 15 cm, vor die Haut zu lagern. In der Regel macht es keine Schwierigkeiten, die gesunde Vorlagerungsstrecke durch ausgiebige Mobilisierung des Colon sigmoideum um ein Beträchtliches zu vergrößern. Hierbei darf der zuführende Darm keine Ernährungsstörungen zeigen, sondern er muß ein frisches rosiges Aussehen haben.

Ist dieser Zustand erreicht, so wird der Darm abwärts und dorsalwärts gezogen, die Kompresse wird aus der Bauchhöhle entfernt und der Peritonealschlitz dadurch geschlossen, daß der freie Rand des Peritoneum parietale der DOUGLASschen Umschlagsfalte durch Knopfnähte zirkulär an die neue Durchtrittsstelle des vorgezogenen Darmes angenäht wird (Abb. 329).

Die umfangreiche Wunde wird nach sorgfältigem Absuchen auf etwa noch blutende Stellen mit Vioformgazestreifen tamponiert, deren Enden in der Gegend des alten Afters herausgeführt werden. Der Darm wird zum hinteren oberen Wundwinkel herausgeleitet. Die analwärts von der Durchtrittsstelle gelegenen Wundränder werden auf eine Strecke von 3—4 cm mit zwei durchgreifenden Drahtnähten zusammengefaßt und durch Seidennähte adaptiert, so daß durch die verbleibende obere Öffnung gerade der Darm, durch die verbleibende untere Öffnung die Vioformgazestreifen und ein Drainrohr uneingeengt herausgeleitet werden können. Der Darm wird an der Durchtrittsstelle ringsum an der Haut festgenäht (Abb. 330). Zum Schluß oder unmittelbar vor dem Einnähen in die Haut wird der Mastdarm etwas oberhalb des Niveaus der Haut — er zieht sich gern noch etwas zurück — quer durchtrennt, am besten zwischen den beiden Klammerreihen des PETZschen Nahtinstrumentes (Abb. 329). Die Mastdarmwundränder werden noch einmal an der Haut der Umgebung mit durchgreifenden Knopfnähten befestigt.

Zeigt der zuführende Darm nach der Mobilisierung etwa Ernährungsstörungen, die an einer bläulichen Färbung kenntlich sind, so ist mit seiner

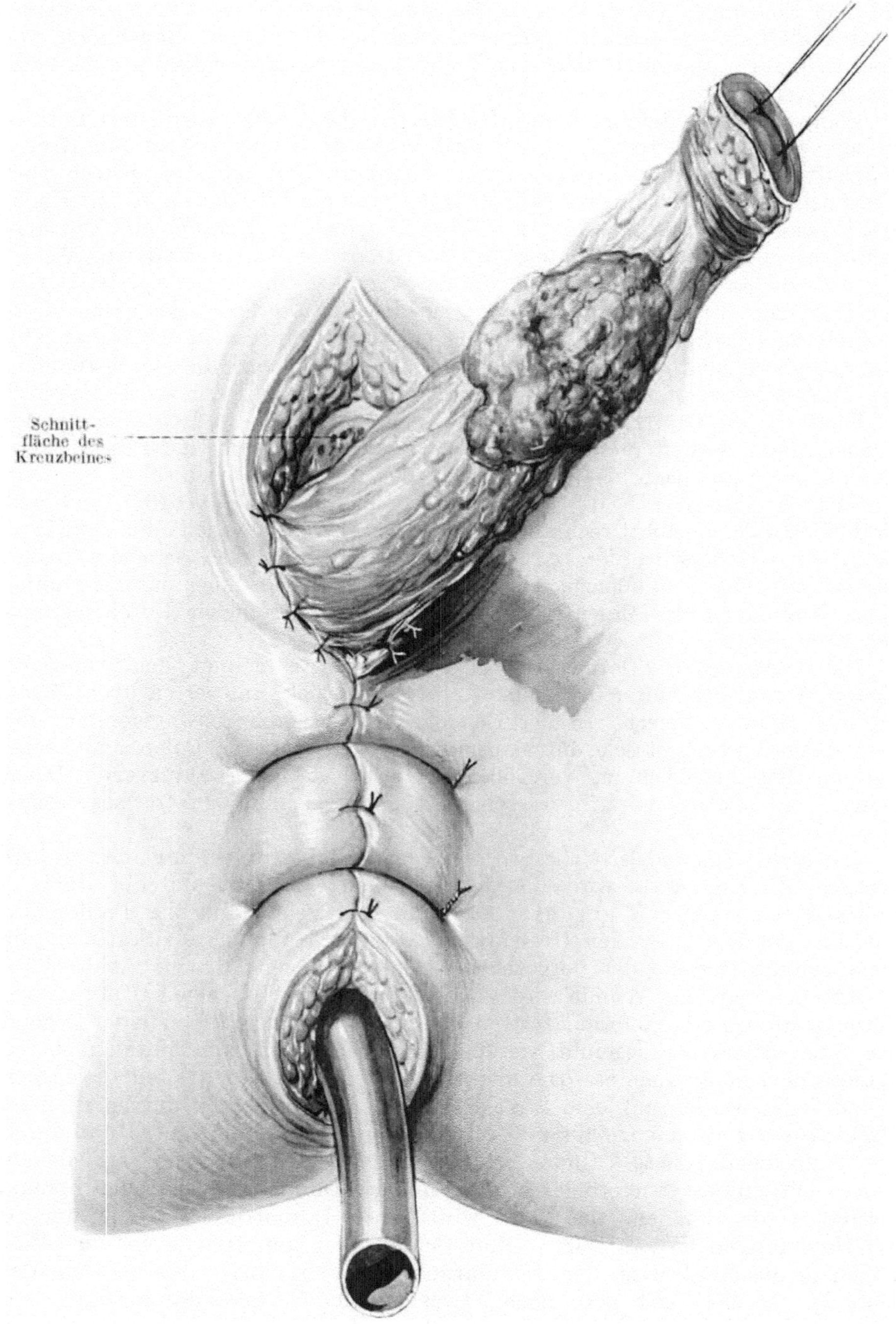


Abb. 330. Amputation des Mastdarmes auf dorsalem Wege. Anlegung eines Anus sacralis. Der kaudale Teil der dorsalen Wunde ist durch Nähte geschlossen. An der Stelle des früheren Afters ist aus der Wunde ein Drainrohr nach außen geleitet. Der Darm ist zum kranialen Teil der Wunde herausgeleitet, wird an die Haut angenäht und hierauf im Bereiche der Haut amputiert.

Nekrotisierung zu rechnen. Es kann dann versucht werden, unter Fortsetzung der Abbindung des Mesosigmoideums einen höheren, ausreichend ernährten Abschnitt des Darmes herunterzuholen. Gelingt das nicht, so wird der Eingriff zum sakro-abdominalen Verfahren erweitert, und der zuführende Darm

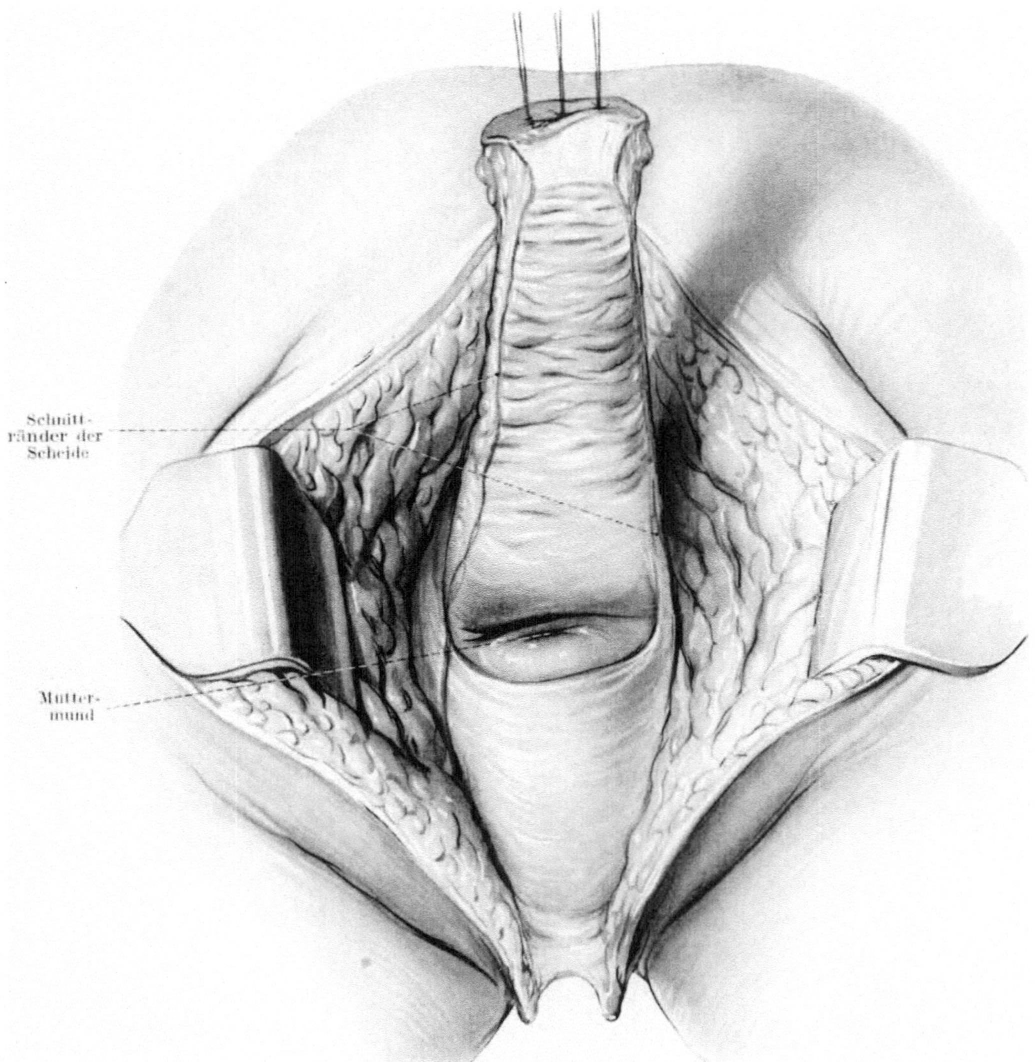


Abb. 331. Amputation des Mastdarmes auf dorsalem Wege unter Mitnahme der weiblichen Genitalien. Der dorsale, im Bereiche des Kreuzbeines beginnende Schnitt ist auf die hintere Scheidenwand fortgeführt, die an ihrer rechten und linken Seite bis an die Portio durchtrennt wurde. Die hintere Vaginalwand verbleibt als breiter Streifen an dem bereits weitgehend ausgelösten Mastdarm.

wird als Anus inguinalis aus der Bauchhöhle herausgeleitet: Der Darm wird in der dorsalen Operationswunde oral vom Karzinom mit dem PETZschen Instrument durchtrennt. Sein anales Ende wird beseitigt, sein orales Ende wird mit einem Kondomgummi überzogen und in die Bauchhöhle verlagert, worauf der Douglas von unten sorgfältig durch Naht geschlossen wird. Die sakrale

Wunde wird mit Vioformgaze tamponiert. Hierauf wird der Kranke in steiler Beckenhochlagerung auf den Rücken gelegt. Nachdem die Bauchhöhle durch

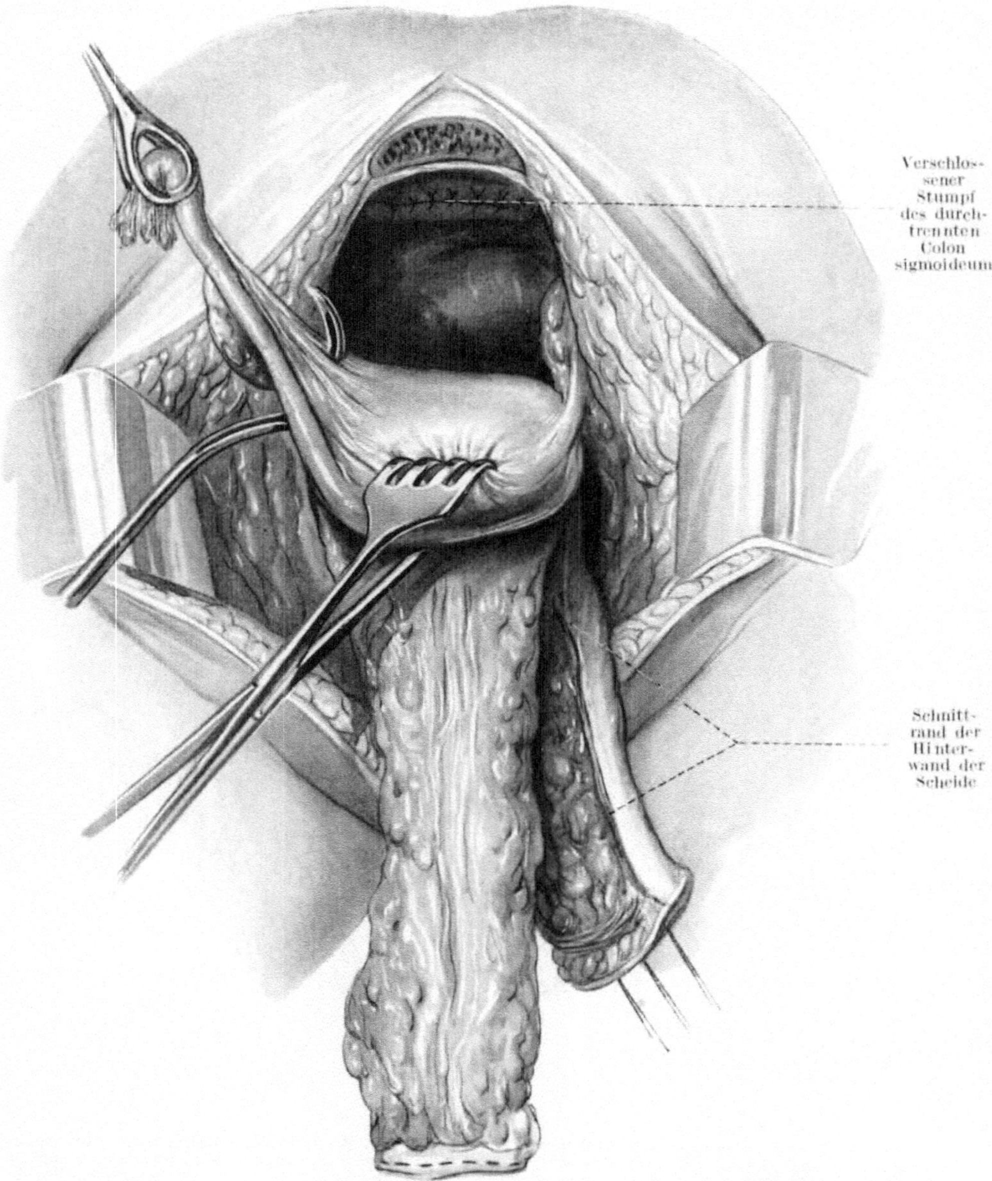


Abb. 332. Amputation des Mastdarmes auf dorsalem Wege unter Mitnahme der weiblichen Genitalien. Fortsetzung des Zustandes der vorigen Abbildung. An dem weitgehend ausgelösten Darm haftet in seinem analen Abschnitt auf der Vorderseite die Hinterwand der Scheide. Der Darm ist in seinem oralen Abschnitt im Bereiche des Colon sigmoideum durchtrennt und hängt infolge des Einwachsens des Karzinomes im wesentlichen nur noch am Uterus fest. Der Uterus und seine linken Adnexe werden mit Zangen angezogen, und ihre Verbindungen mit der Umgebung werden mit der Hohlsonde unterfahren und abschnittsweise durchtrennt.

linksseitigen tiefen Pararektalschnitt eröffnet ist, wird der Darm von oben ausreichend mobilisiert, und in seinem gut ernährten Anteil als Anus inguinalis durch den unteren Wundwinkel nach außen geleitet. Die Zuverlässigkeit der von unten angelegten Verschlußnaht des DOUGLASschen Raumes wird von oben kontrolliert. Die Laparotomiewunde wird bis auf die Durchtrittsstelle des Darmes geschlossen.

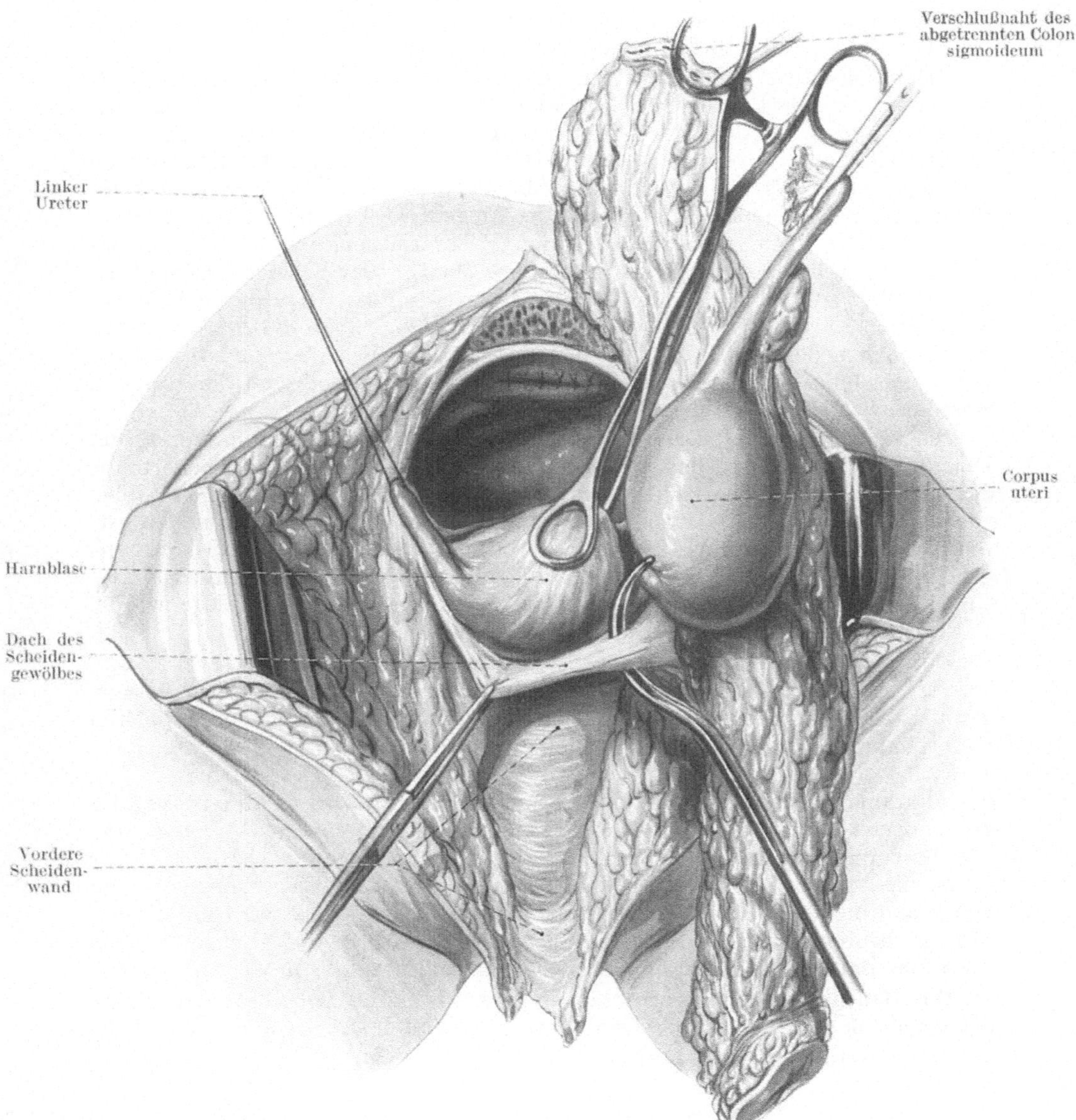


Abb. 333. Amputation des Mastdarmes auf dorsalem Wege unter Mitnahme der weiblichen Genitalien. Fortsetzung des Zustandes der vorigen Abbildung. Der Uterus und die linken Adnexe sind weitgehend ausgelöst. Die Harnblase wird mit einer Rundzange angespannt. Der linke Harnleiter wird mit einem Faden zur Seite gehalten. Das vordere Scheidengewölbe wird abschnittsweise mit der Hohlsonde unterfahren und nach doppelter Abbindung durchtrennt.

Zeigt der zuführende Darm am Ende der dorsalen Operation Ernährungsstörungen, reicht der Kräftezustand des Kranken aber für die Durchführung des soeben geschilderten sakro-abdominalen Eingriffes nicht mehr aus, so bleibt nichts anderes übrig, als den Darm möglichst weit hervorzuziehen, den Douglas zu verschließen, in das zuführende Darmende nach der Abtragung des karzinomatösen und des ernährungsgestörten Endabschnittes ein dickes Gummirohr zu binden, es nach außen zu leiten und den Darm von Vioformgaze reichlich umgeben in der dorsalen Wunde liegen zu lassen. Sobald sich der Kranke erholt hat, wird der zuführende Darm sekundär durch eine Laparotomie als Abdominalafter herausgeleitet.

**Die gleichzeitige Beseitigung der weiblichen Genitalien.** Sollen wegen Mitbeteiligung an der krebsigen Erkrankung auch die weiblichen Genitalorgane entfernt werden, so liegt dem Chirurgen das Aufrollen des Operationsfeldes in der Richtung Dorsum — Mastdarm — weibliche Genitalien in der Regel näher als der im nächsten Abschnitt beschriebene, in umgekehrter Richtung arbeitende vaginale Weg. Der Eingriff wird in der soeben beschriebenen Art begonnen, nur wird der den Mastdarm umkreisende Schnitt bis in das Vestibulum vaginae und, wenn ein Teil der Scheide erkrankt ist und beseitigt werden soll, unter Gabelung des Schnittes durch die hintere Scheidenwand um die kranke Stelle herumgeführt (Abb. 331). Am besten wird in einem derartigen Fall die gesamte hintere Scheidenwand bis an die Portio umschnitten. Die umschnittene Stelle der Scheide bleibt mit der vorderen Mastdarmwand im Zusammenhang.

Die Ausschälung des Darmes wird in der soeben geschilderten Weise vom Dorsum aus begonnen, indem der Darm nach der Resektion des Knochens aus der Kreuzbeinhöhlung ausgelöst wird. Die Bauchhöhle wird an einer Stelle, wo der Darm mit dem Uterus nicht durch Karzinommassen verbunden ist, eröffnet, das Mesenterium wird schrittweise abgebunden, der Darm heruntergeholt und durchtrennt, wobei das zuführende Ende entweder als Anus sacralis eingenäht, oder wenn bereits vorher ein Anus abdominalis angelegt wurde, verschlossen und in die Bauchhöhle versenkt wird.

Durch die Lücke in der Bauchhöhle wird der Uterus mit einer Zange ergriffen und zusammen mit dem anhängenden aboralen Mastdarm hervorgewälzt (Abb. 332). Alle sich anspannenden Stränge werden zwischen doppelten Unterbindungen durchtrennt, wobei die Adnexe zurückgelassen oder ebenfalls entfernt werden können. Die Harnleiter, die den Hals der Gebärmutter von dorsal-kranial nach ventral-kaudal konvergierend umfassen, sind sorgfältig zu schonen. Auf diese Weise gelangt man allmählich bis zur Vorderseite des hervorgezogenen Uterus (Abb. 333). Hier wird unter Ablösung der Blase das vordere Scheidengewölbe durchtrennt, und das gesamte, aus dem Darm und den weiblichen Genitalorganen bestehende Präparat wird unter ringförmiger Durchtrennung des Scheidengewölbes entfernt, wobei der am Anfang etwa umschnittene Teil der hinteren Scheidenwand ebenfalls in Wegfall kommt.

Die Bauchhöhle wird zuverlässig geschlossen, wobei bei der Größe der durch die Entfernung der Genitalorgane gesetzten Lücke in der Regel die Harnblase ausgiebig heranzuziehen ist.

### 2. Die Amputatio recti auf dem perinealen Wege (Lisfranc, Dieffenbach).

Der Sitz des Karzinoms an der Vorderwand im Bereiche der Pars analis des Mastdarmes kann beim Manne die Anwendung des perinealen Weges rechtfertigen. Der Kranke liegt in Steinschnittlage. Der mediane Schnitt beginnt unterhalb des Ansatzes des hochgebundenen Skrotums, umkreist den After und wird in der Medianlinie bis über das Steißbein fortgeführt (Abb. 334). Das Steißbein wird am besten gleich am Anfange in der oben geschilderten

Weise entfernt. Der Schnitt wird in seinem vorderen Abschnitt wie zur Ausführung der perinealen Prostatektomie vertieft, indem zunächst der Sphinct.

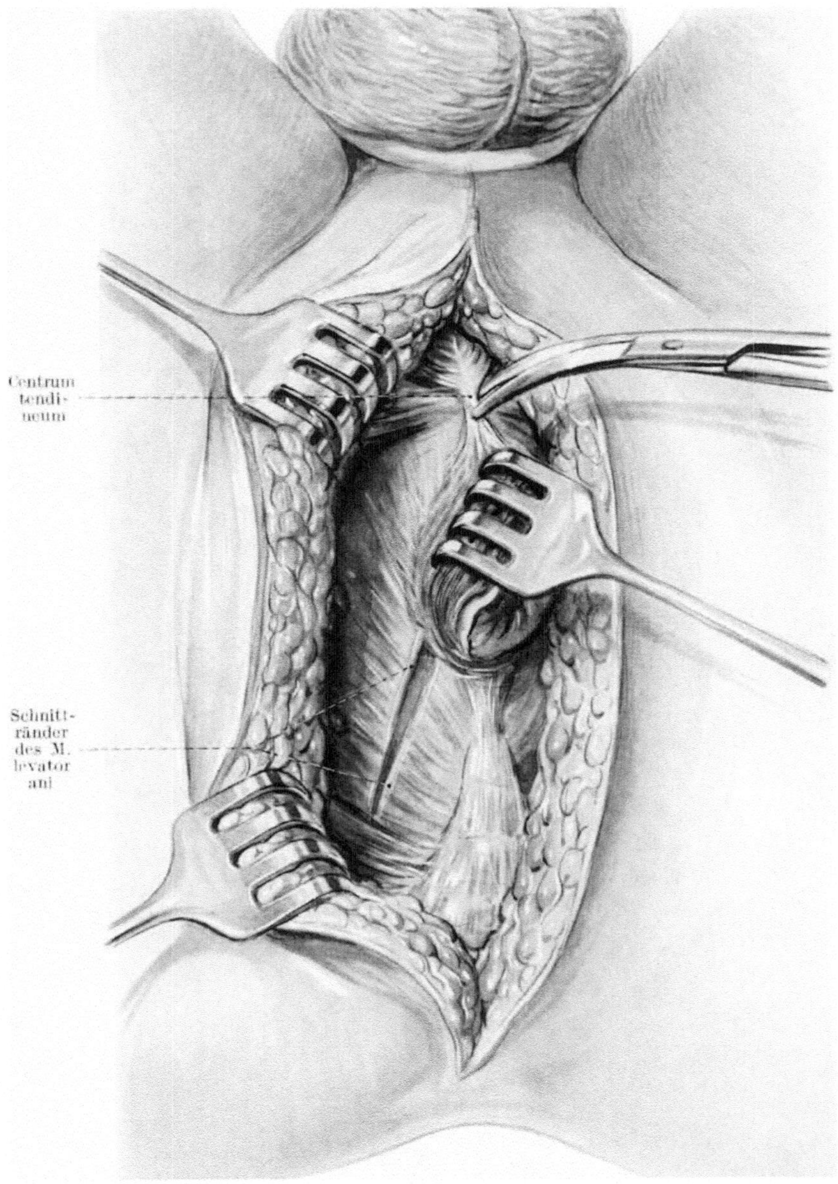


Abb. 334. Amputation des Mastdarmes auf dem perinealen Wege. Der den After umkreisende, sonst in der Mittellinie geführte Hautschnitt reicht vom Centrum tendineum bis über das Steißbein. Nach Freilegung der Muskeln des Beckenbodens ist der Levator aui auf der linken Seite eingeschnitten. Das Centrum tendineum wird mit der Schere durchtrennt.

ext. vermittels Querschnitts durch das Centrum tendineum scharf von dem M. bulbocavernosus getrennt wird (Abb. 334). Indem der in der oben geschilderten Weise vernähte After stark nach hinten gezogen wird, dringt der

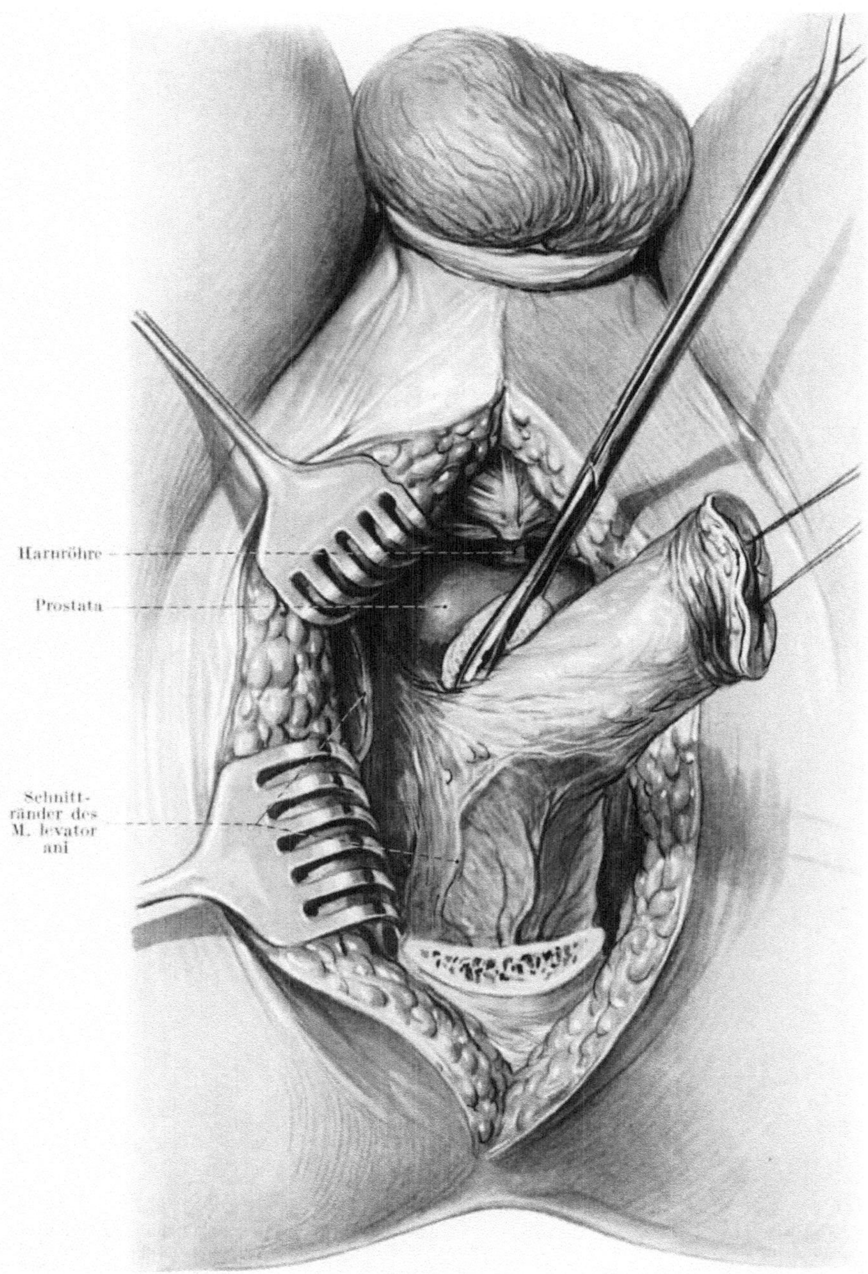


Abb. 335. Amputation des Mastdarmes auf dem perinealen Wege. Fortsetzung des Zustandes der vorigen Abbildung. Das Steißbein ist reseziert, das Centrum tendineum und der M. levator ani sind durchtrennt. Der Mastdarm wird von der Prostata abgeschoben. Die Pars membranacea der Harnröhre ist sichtbar.

Operateur zwischen dem Bulbus urethrae und der Vorderwand des Mastdarmes in die Tiefe, bis die Pars membranacea der Harnröhre, die Prostata und die Samenblase erreicht sind (Abb. 335). Indem diese Gebilde stark nach ventral, der Mastdarm nach dorsal gedrängt werden, werden sie hoch hinauf voneinander getrennt, möglichst so weit, daß auch die hintere Blasenwand bereits ein Stück vom Mastdarm abgelöst wird.

Auf der einen Seite des den After umkreisenden Schnittes werden scharfe Haken eingesetzt, die den After und Sphinkter nach der einen, das Fett der Fossa ischiorectalis nach der anderen Seite ziehen, so daß die Auslösung des Mastdarmes von der vorderen Wunde neben dem After nach dorsal fortgeführt werden kann. Bald erscheint der M. levator ani, der scharf durchschnitten wird (Abb. 334). In gleicher Weise wird auf der anderen Seite des Mastdarmes vorgegangen.

Der vorn und zu beiden Seiten ausgelöste Mastdarm wird nach vorn gezogen. An seiner Hinterseite spannen sich hierbei das Lig. sacrococcygeum und die Fascia pelvis parietalis an, die scharf quer durchschnitten werden. Weiter nach oben läßt sich der Darm stumpf aus der Kreuzbeinhöhlung lösen.

Sind der After und das untere Ende des Mastdarmes auf diese Weise allseitig frei, so erfolgt, falls es notwendig ist, auf der ventralen Seite des Darmes die Eröffnung des Douglas und das Herunterholen und Abbinden des Mesosigmoideums. Die Operation wird dann in der bei der dorsalen Methode soeben beschriebenen Weise zu Ende geführt.

Das perineale Verfahren unterscheidet sich also von dem dorsalen Verfahren im wesentlichen nur dadurch, daß es von ventral nach dorsal und von anal nach oral fortschreitet, während beim dorsalen Verfahren im großen und ganzen in umgekehrter Richtung gearbeitet wird.

### 3. Die Amputatio recti auf dem vaginalen Wege (Rehn, Gersuny).

Sind die hintere Vaginalwand oder der Uterus vom Karzinom ergriffen, so werden diese Gebilde ganz oder teilweise gemeinsam mit dem Rektum entfernt. In einem derartigen Falle kann die Operation im Bereiche der Vagina begonnen und nach dem Dorsum fortgeführt werden. Die weiblichen Genitalien können aber auch auf dem gewöhnlichen Wege vom Dorsum aus entfernt werden, wie das im vorigen Abschnitt S. 426 beschrieben ist.

Bei dem vaginalen Vorgehen liegt die Kranke in Steinschnittlage. Die Scheide wird durch seitlich eingesetzte Spekula entfaltet. Der Schnitt beginnt in der Gegend der Portio. Er verläuft entweder entlang der Mitte der Hinterwand der Scheide, oder er zieht, wenn ein Teil der Scheide mit entfernt werden soll, gegabelt mehr oder weniger nahe vom rechten und linken Rande der Hinterwand der Scheide nach dem Vestibulum, wobei der Krankheitsherd umschnitten wird. Am besten ist es, die gesamte hintere Scheidenwand durch zwei parallele Längsschnitte zu umgehen (vgl. Abb. 331). Vom Vestibulum geht der Schnitt gegabelt am After rechts und links vorbei und endet über der Spitze des Steißbeines, das gleich am Anfang reseziert wird. Da durch das Aufklappen der Scheide reichlich Platz geschaffen wird, so reicht die Länge des Schnittes nach hinten in der Regel aus. Anderenfalls kann er unter Resektion von Teilen des Kreuzbeines noch nach hinten verlängert werden.

Man dringt von der Scheide aus unter Auseinanderziehen der Wundränder mit scharfen Haken neben dem im Beginn des Eingriffes zugenähten After und dem Mastdarm bald auf der rechten, bald auf der linken Seite in dem Cavum ischiorectale nach dorsal und nach kranial vor (Abb. 336). Auf diese Weise wird das untere Mastdarmende allmählich von vorn nach hinten

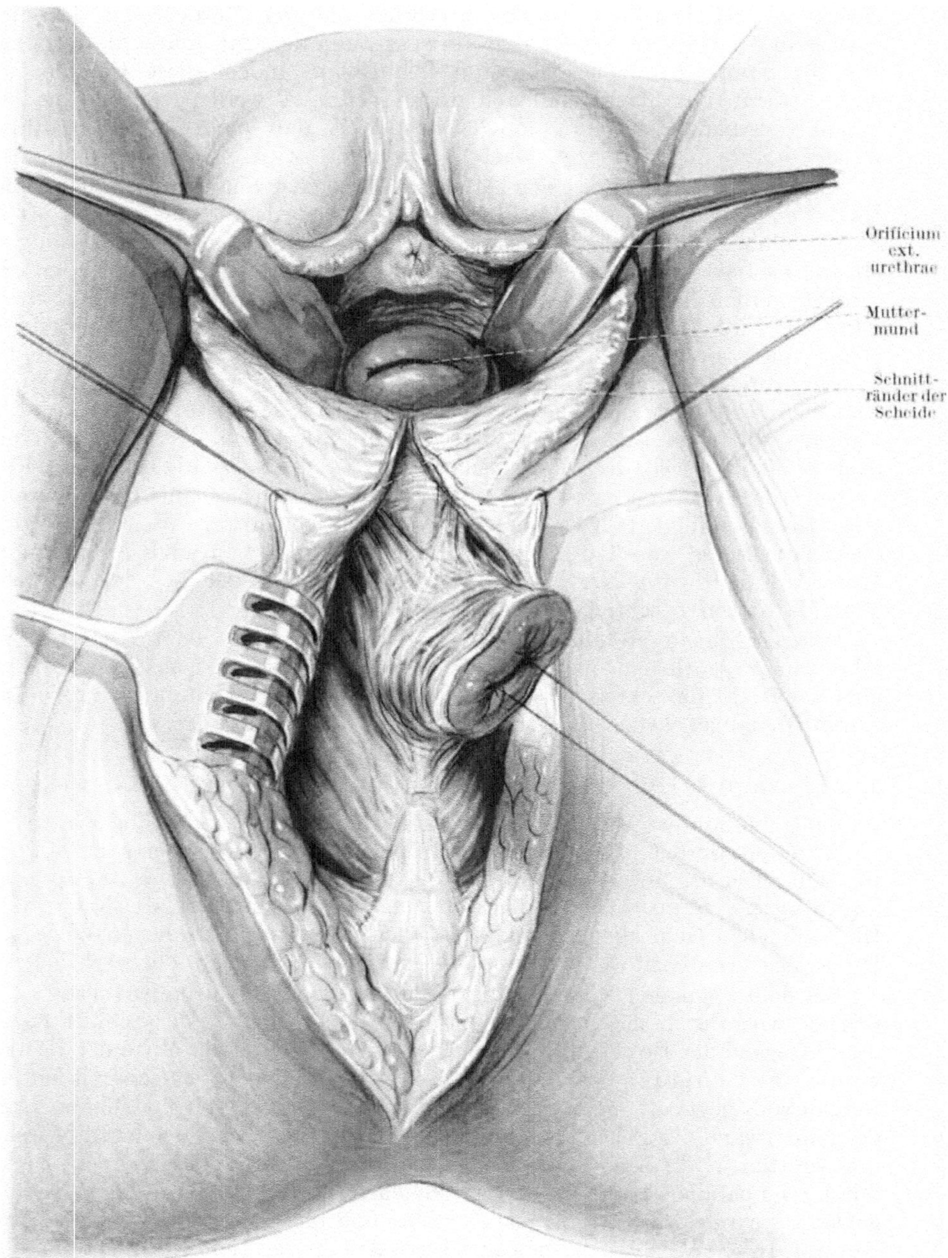


Abb. 336. Amputation des Mastdarmes auf vaginalem Wege. Lagerung in Steinschnittlage. Der den After umkreisende, im übrigen in der Mittellinie geführte Schnitt legt im hinteren Wundwinkel das Steißbein frei und ist in seinem vorderen Teile durch die Mitte der hinteren Scheidenwand bis an die Portio geführt. Die Muskeln des Beckenbodens sind freigelegt.

ringförmig ausgelöst. Nach Durchschneidung des Lig. ano-coccygeum erfolgt die Ablösung der Hinterwand des Darmes vom Kreuzbein auf stumpfe Weise. An der vorderen Mastdarmwand erscheint schließlich im oberen

Ende der Wunde die DOUGLASsche Umschlagsfalte, die eingeschnitten wird. Nach Eröffnung der Bauchhöhle wird dann die Amputation des Darmes unter Abbindung des Mesopelvinum und des Mesosigmoideum in der im vorigen Abschnitt geschilderten Weise vollendet.

Die Scheide, sei es, daß sie lediglich gespalten, sei es, daß ihre Hinterwand entfernt wurde, wird nach Verschluß der Bauchhöhle am Ende des Eingriffes entweder genäht oder durch Tamponade in die große Wundhöhle einbezogen.

Sollen dagegen beim vaginalen Vorgehen auch die Gebärmutter oder auch die Adnexe entfernt werden, so wird die Portio in Fortsetzung des durch die Hinterwand der Scheide geführten Schnittes im Bereiche des Scheidengewölbes ringförmig umschnitten, und es wird das vordere Scheidengewölbe zwischen Uterus und Harnblase eröffnet. Durch diesen Schnitt wird die vordere Scheidenwand, deren Mitnahme wohl niemals erforderlich ist, vom Uterus getrennt. Durch die Öffnung des vorderen Scheidengewölbes wird der Uterus mit einer Kugelzange gefaßt und mit den Adnexen nach abwärts gezogen. Alle sich anspannenden Stränge werden mit der Hohlsonde unterfahren und nach doppelter Unterbindung durchtrennt, wodurch allmählich die inneren weiblichen Genitalorgane vom Körper abgelöst werden. Große Aufmerksamkeit ist hierbei den Ureteren und der hinteren Blasenwand zuzuwenden. Die Ureteren umfassen an dieser Stelle gabelförmig, von dorsal kranial nach ventral kaudal konvergierend, den Hals der Gebärmutter (vgl. Abb. 279), sie liegen also etwas oberhalb und seitlich von der Kuppel des Scheidengewölbes. Bestehen über die Gefährdung oder über die Lage eines Harnleiters Zweifel, so ist es besser, ihn präparatorisch freizulegen, als es auf seine Verletzung ankommen zu lassen.

Das gesamte bisher aus dem Körper gelöste Gewebspaket, das aus dem After, dem Mastdarm, der Hinterwand der Scheide, der Gebärmutter und den Adnexen besteht, hängt nun nur noch an dem aus der Bauchhöhle kommenden Darm. Er wird unter stumpfen Abdrängen vom Kreuzbein und unter schrittweisem Abbinden des Mesopelvinum und des Mesosigmoideum mobilisiert und heruntergeholt.

Der Abschluß des Eingriffes erfolgt durch Amputation des Darmes, wodurch der Enddarm mit den anhängenden weiblichen Genitalorganen in Wegfall kommt, entweder unter Bildung eines Anus sacralis oder, wenn bereits ein Anus abdominalis angelegt wurde, unter Verschluß und Versenken des Querschnittes des zuführenden Darmes in die Bauchhöhle.

In jedem Falle wird die Bauchhöhle sorgfältig durch Naht geschlossen, wobei wegen der Größe der durch die Beseitigung der weiblichen Genitalorgane entstandenen Lücke in der Regel die Harnblase ausgiebig heranzuziehen ist.

## β) Die Resektion des Mastdarmes (Resectio recti) von unten.

### 1. Die Resectio recti auf dem dorsalen Wege.

Die Freilegung des Mastdarmes auf dem dorsalen Wege zum Zwecke der Resektion hat mit der Freilegung zum Zwecke der Amputation eine weitgehende Ähnlichkeit. Sie unterscheiden sich hiervon im wesentlichen dadurch, daß bei der Resektion der unterste, von dem Schließmuskel umschlossene Abschnitt des Darmes mit dem Körper in Verbindung bleibt. Dagegen vollzieht sich die Auslösung des oberhalb gelegenen Darmteiles und die Mobilisierung des Sigmoideums durchaus in der oben geschilderten Weise. Da bei der Amputatio recti der Weg des oberen Darmquerschnittes zu dem am unteren Kreuzbein gelegenen Wundwinkel zumeist kürzer ist als bei der

Resectio recti sein Weg zum analen Darmquerschnitt oder zum After, und da bei der Resektion außerdem noch mehrere Zentimeter für die Darmnaht

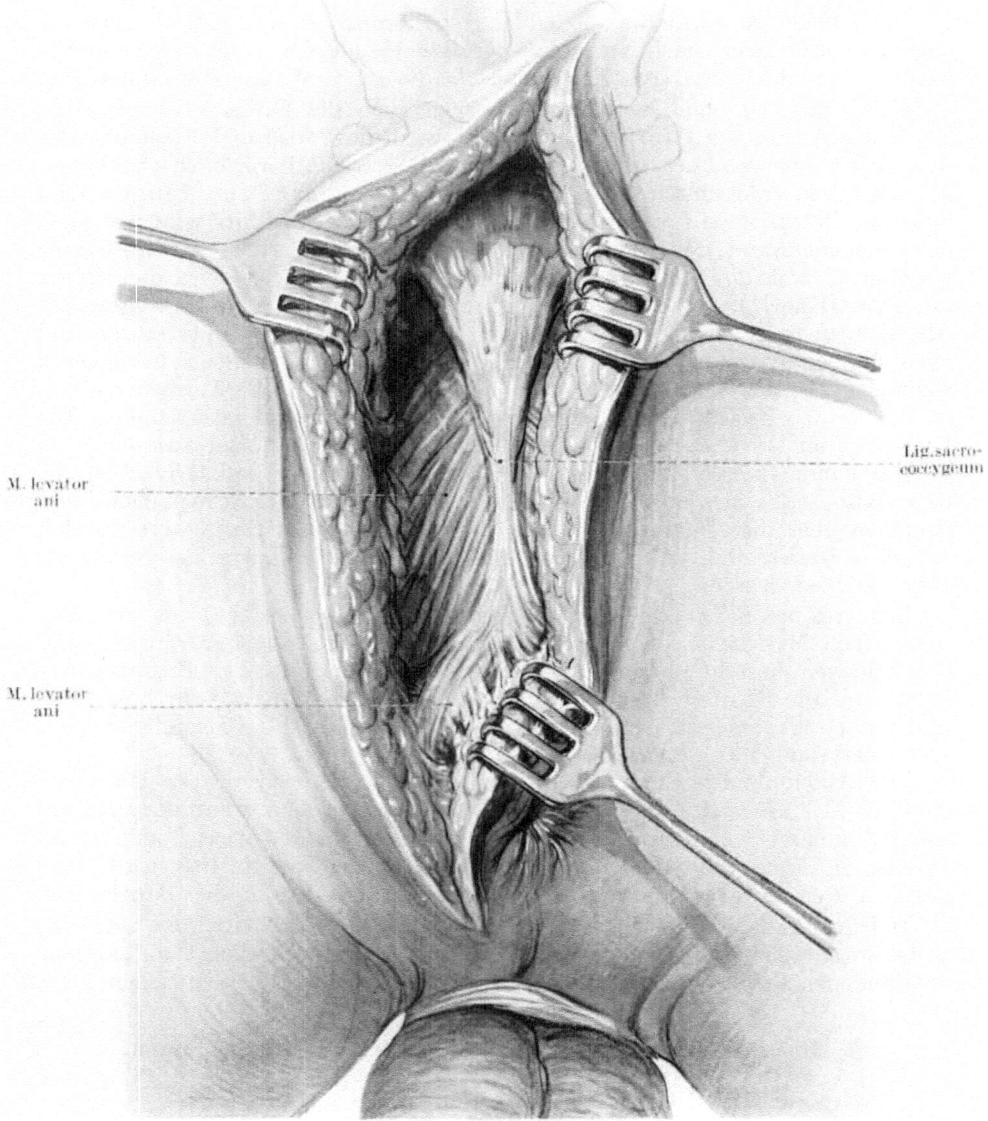


Abb. 337. Resektion des Mastdarmes auf dem dorsalen Wege. Die Haut ist in einem nach rechts konkaven bogenförmigen Schnitt durchtrennt, der rechts vom Dornfortsatz des 2. Kreuzbeinwirbels beginnt, nach links zieht, den After auf der linken Seite umkreist und zur vorderen Raphe zieht. Das Steißbein, das Ligamentum anococcygeum, der Levator und der Sphincter ani sind sichtbar.

benötigt werden, so erfordert die Resektion eine ausgedehntere Mobilisierung des zuführenden Darmes als die Amputation.

Die Resektion von unten wird fast ausschließlich auf dorsalem Wege ausgeführt. Der Kranke liegt in der Bauchhängelage oder in rechter Seitenlage.

Der Hautschnitt verläuft entweder genau in der Mittellinie vom 3. Kreuzbeinwirbel bis zu einem Punkte 2 cm dorsal vom After (KOCHER), oder er geht in einem nach links konvexen Bogen von der rechten Seite des 2. Kreuzbeinwirbels über die Mittellinie nach links am After vorbei und endet in der Mittellinie etwa 2 cm ventral von dem After (VOELCKER, Abb. 337). Der zweite Schnitt gibt die bessere Übersicht und ist daher vorzuziehen.

Der durch ihn umgrenzte Hautlappen wird nach rechts über die Mittellinie hinaus abpräpariert, wobei die Ablösung im unteren Abschnitt jedoch vor dem Sphincter ani und dem After Halt macht. Beim Abpräparieren des Lappens erscheinen im oberen Wundabschnitt das Steißbein und der untere Teil des Kreuzbeines (Abb. 337). Diese Teile werden in der bei der Amputation beschriebenen Weise unter Schonung der Art. sacralis med. skeletiert. Das Steißbein und der 4. und 5. Wirbel des Kreuzbeins werden mit der LUERschen Zange entfernt. Die Art. sacralis med. wird umstochen und durchschnitten. Reicht der Schnitt nach oben nicht aus, so wird er links neben dem Kreuzbein durch Einkerben des M. glutaeus max. und des Lig. sacrospinosum und des Lig. sacrotuberosum verlängert.

Das Lig. anococcygeum und die Fascia pelvis parietalis werden dicht unterhalb der Knochenwunde quer durchschnitten. Im oberen Abschnitt der Wunde werden die schräg verlaufenden Fasern des M. levator ani erst links, dann rechts zwischen jeweils ins Rektum und in die seitliche Wundwand eingesetzten Haken durchtrennt (vgl. Abb. 326 und 328). Die Ansätze dieses Muskels werden möglichst entfernt vom Darm abgeschnitten, da die Nerven für den Schließmuskel dicht am Darm verlaufen. Im unteren Wundwinkel kommt der Sphincter ani zum Vorschein, der geschont wird. Nach der Durchtrennung des Levator ani erscheint die Lamina visceralis fasciae pelvis. Indem die Schnittflächen des Levators mit scharfen Haken auseinandergezogen werden und das Rektum auf diese Weise um seine Längsachse gedreht wird, wird diese Faszie erst auf der linken und später nach dem Umsetzen der Haken auch auf der rechten Seite eingeschnitten und von dem darunter gelegenen, an seiner Längsmuskulatur kenntlichen Mastdarm abgelöst (vgl. Abb. 324 und 325). Vorn hält sich der Operateur bei der Ablösung der Fascia pelvis visceralis scharf an die Längsmuskulatur des Rektums und trennt es allmählich unter Zug an entsprechend eingesetzten Haken erst auf der linken, dann auf der rechten Seite beim Manne von Samenblase, Prostata und Blase, bei der Frau von der Vagina. Damit ist das Rektum ringförmig umgangen und wird mit einem Gummischlauch oder einem Gazestreifen umfahren. Mit diesem Zügel kann der Mastdarm nach allen Seiten gezogen werden, wodurch seine weitere Auslösung erleichtert wird. An den Darm herantretende Gewebsstränge werden vor der Durchtrennung doppelt unterbunden.

Die ringförmige Auslösung des Darmes wird analwärts so weit fortgesetzt, daß nur sein im Bereiche des Sphincter ani gelegener Abschnitt mit der Umgebung in Verbindung bleibt (Abb. 338). Stets wird das Gewebe mit Rücksicht auf die den Sphinkter versorgenden Nerven in einer möglichst großen Entfernung vom Darm durchtrennt.

Nachdem die ringförmige Auslösung des Darmes analwärts genügend weit vollzogen ist, wird die weitere Mobilisierung des Darmes in der Richtung auf die Bauchhöhle in Angriff genommen.

Nach der queren Durchtrennung der Fascia analis und der Mm. levatores ani an der Hinterfläche des Darmes läßt sich der Darm von der Hinterseite des Kreuzbeines stumpf abdrängen. Diese stumpfe Mobilisierung wird auch zu beiden Seiten des Darmes fortgesetzt. Sobald man jedoch nach vorn kommt, erscheint oberhalb der bereits freigelegten hinteren Fläche der Blase

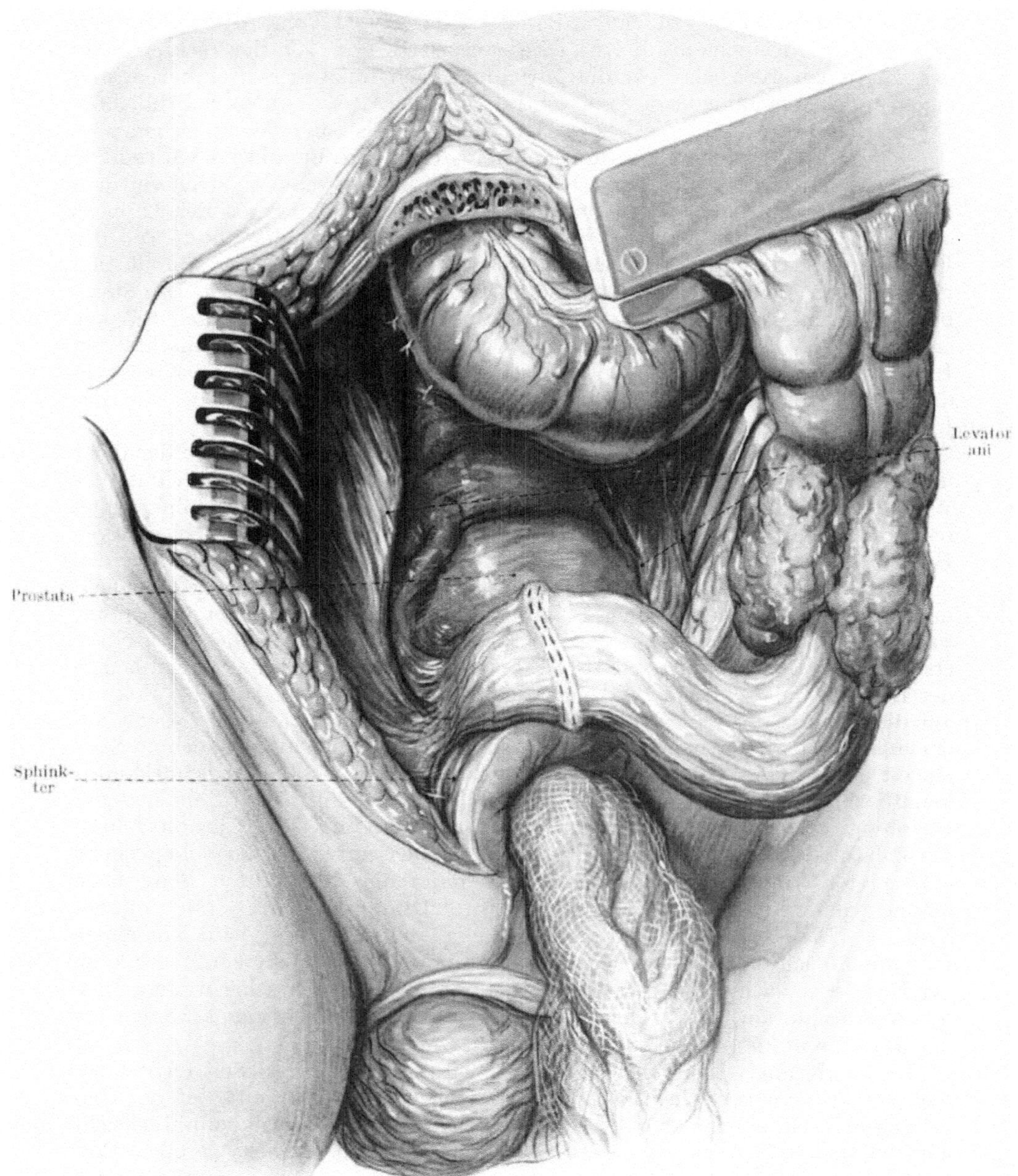


Abb. 338. Resektion des Mastdarmes auf dorsalem Wege. Fortsetzung des Zustandes der vorigen Abbildung. Der kranke Darmabschnitt ist allseitig aus der Umgebung ausgelöst, und das Colon sigmoideum ist nach Eröffnung des DOUGLASschen Raumes und nach Durchtrennung seines Mesenteriums weitgehend heruntergeholt. Der Darm ist unmittelbar oral vom Sphincter ani und er wird oral vom Tumor mit dem PETZschen Instrument durchnäht.

oder der Vagina die DOUGLASsche Umschlagsfalte. Sie wird eingeschnitten, und das Peritoneum, dessen Ansatz am Darm schräg nach hinten aufsteigt, wird rechts und links unmittelbar am Darm durchtrennt.

Das weitere Herunterholen des Darmes durch Abbinden der Art. haemorrhoid. sup. und des Mesosigmoideums wird in der bei der Amputatio recti beschriebenen Weise vorgenommen, indem unter Rücksicht auf den kritischen Punkt SUDECKs die Gefäße in möglichster Entfernung vom Darm mit Schonung der Arkaden abgebunden werden. Die Mobilisierung wird solange fortgesetzt, bis ein oral vom Karzinom gelegener, gut ernährter, als völlig gesund zu betrachtender Querschnitt des Darmes sich mit einem anal vom Karzinom gelegenen, gut ernährten, gesunden Querschnitt ohne Spannung vereinigen läßt. Hierbei erinnere man sich daran, daß der Darm analwärts dicht, oralwärts aber erst weit von der makroskopischen Karzinomgrenze als gesund anzusehen ist.

Gelingt es nicht, das Colon sigmoideum von unten genügend beweglich zu machen, oder zeigt der ausgelöste Darmabschnitt Ernährungsstörungen, so wird entweder eine Amputation mit Anlegung eines Anus sacralis vorgenommen, oder es muß unter Übergang zum kombinierten Verfahren eine mediane Laparotomie ausgeführt werden, um entweder den Darm von oben in einer die Resektionsnaht ermöglichenden Ausdehnung frei zu machen, oder um eine Amputation mit einem Abdominalafter vorzunehmen.

Gelingt es, den zuführenden Darm von der sakralen Wunde aus genügend beweglich zu machen, so wird er weit vorgezogen, und der DOUGLASsche Raum wird an der neuen Durchtrittsstelle des Darmes sorgfältig durch Knopfnähte geschlossen (Abb. 338). Die Wundhöhle wird mit Kompressen ausgelegt, damit ihre Verschmutzung bei dem jetzt folgenden unsauberen Akte nach Möglichkeit eingeschränkt wird. Oberhalb und unterhalb der beiden beabsichtigten Querschnitte kann der Darm mit im ganzen vier federnden Klemmen quer gefaßt werden. Er wird durchschnitten, wodurch der kranke Darmabschnitt frei wird. Jede Spur ausgetretenen Darminhalts wird aufgetupft, und die zurückbleibenden Darmlumina werden mit trockenen Tupfern sorgfältig gereinigt.

Besser ist es, den Darm mit dem PETZschen Nähapparat oberhalb und unterhalb der kranken Stelle quer zu verschließen (Abb. 338) und die Durchtrennung zwischen je zwei Klammerreihen mit der Schere vorzunehmen. Die Anwendung des Nähapparates, der die Anlegung federnder Klemmen überflüssig macht, wird durch die Tiefe des Wundtrichters jedoch bisweilen erschwert.

Für die Herstellung der Verbindung zwischen dem oralen und dem analen Darmende kommen drei Verfahren in Betracht: 1. die zirkuläre Naht, 2. das Durchzugsverfahren von HOCHENEGG und 3. das Durchzugsverfahren mit der WHITEHEADschen Methode.

**Die Resektion mit zirkulärer Naht.** Anfangs wird der Sphinkter gedehnt. Die Naht wird endständig in der bei der Darmchirurgie beschriebenen Weise ausgeführt: Nach dem Anlegen von Endhaltefäden zu Beginn jeder Nahtreihe wird durch Seidenknopfnähte eine hintere LEMBERTsche, eine hintere dreischichtige ALBERTsche, eine vordere dreischichtige ALBERTsche und eine vordere LEMBERTsche Nahtreihe hergestellt. Nach Möglichkeit wird noch eine dritte äußere LEMBERT-Nahtreihe hinzugefügt. Wurden die Darmlumina mit dem PETZschen Nähapparat verschlossen (Abb. 339), so werden die die Drahtklammern tragenden Säume im Verlaufe der Naht abgetragen. Wurden die Darmenden mit federnden Klemmen versehen, so werden die Klemmen nach der Naht abgenommen. Was in der Umgebung an Gewebe greifbar ist, wird herangeholt und über der Darmnaht zu ihrem Schutz und zu ihrer Entspannung durch Naht befestigt. Die Darmnaht ist auf diese Weise besonders gegen die lockere Tamponade, mit der die Wunde zum Schluß ausgefüllt wird, zu schützen.

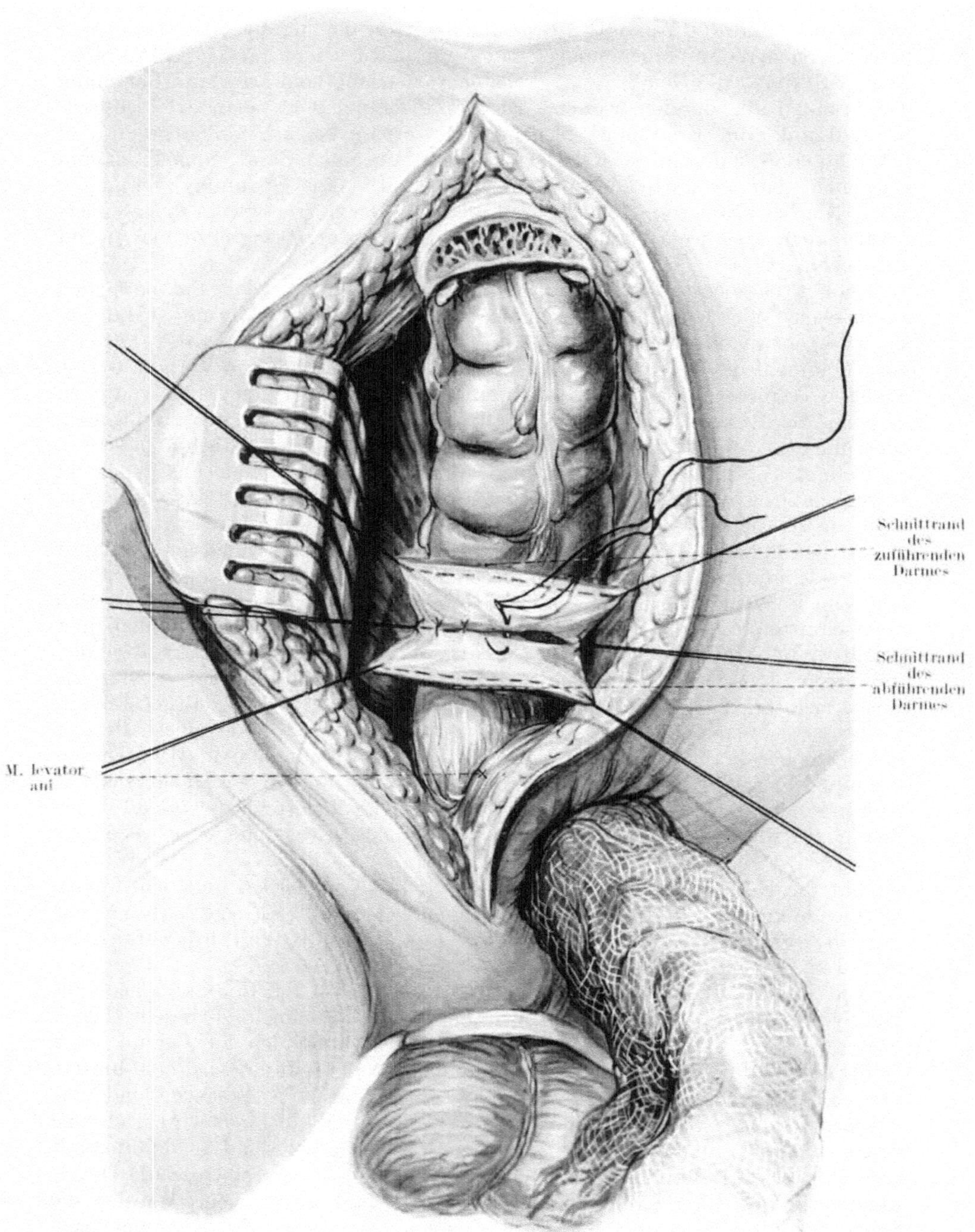


Abb. 339. Resektion des Mastdarmes auf dorsalem Wege. Vereinigung der Darmenden End zu End. Fortsetzung des Zustandes der vorigen Abbildung. Nach Abtragung des durch die beiden PETZschen Nahtreihen eingeschlossenen Darmabschnittes werden der orale und der aborale mit je einer Klammerreihe verschlossene Darmquerschnitt durch hintere LEMBERTsche Knopfnähte miteinander vereinigt.

Der durch den Hautschnitt gebildete Weichteillappen wird zurückgeklappt und mit einigen Stichen in seinem alten Bett festgeheftet.

Da bei der Naht des Rektums Darmoberflächen, die teilweise des Peritonealüberzuges entbehren, miteinander vereinigt werden, da der Kot des Mastdarmes sehr infektiös und fest zu sein pflegt, und da die Ernährung des zuführenden Darmendes oft Störungen zeigt, so ist die Sicherheit der zirkulären Mastdarmnaht gering. Vorsichtige Dehnung des Sphinkters, Opiumgaben und Nahrungsbeschränkung in den ersten Tagen nach dem Eingriffe tragen zur Schonung der Naht bei. Vielfach wird aus den gleichen Erwägungen empfohlen, vor der Resektion eine vorübergehende Darmfistel am Colon sigmoideum oder am Zökum anzulegen, um wenigstens die Gase von der Nahtstelle abzuleiten. Trotzdem kommt es sehr häufig zur Bildung von Kotfisteln, die sich in der Regel nicht von selbst schließen, und die auch dem Versuch des operativen Verschlusses hartnäckig zu trotzen pflegen.

Zur Erhöhung der Sicherheit bei der Vereinigung der beiden Darmenden, zur Minderung der durch das Eintreten ihrer Gangrän heraufbeschworenen Gefahren und zur Abkürzung der langen, mit Kollapsgefahr belasteten Operationsdauer wurden für die Resektionstechnik des Mastdarmes mehrfach Abänderungen angegeben, unter denen das KÜTTNERsche Vorlagerungsverfahren die weiteste Verbreitung gefunden hat. KÜTTNER zerlegt die Resektion in zwei zeitlich voneinander getrennte Operationsakte. Er bricht die Hauptoperation in dem Zeitpunkte ab, wo der karzinomtragende Darmabschnitt so weit mobilisiert ist, daß seine gesunden Fußpunkte nach Verschluß der Bauchhöhle bequem aneinander gebracht und die kranke Schlinge vor die sakrale Wunde gelagert werden kann. Je nach dem Ausbleiben oder dem Eintritt einer Gangrän wird die vorgelagerte Schlinge 1—4 Tage später nach Morphingabe ohne anderweitige Betäubung unter der Vorspiegelung eines Verbandwechsels abgetragen, und die beiden im Körper verbleibenden Darmquerschnitte werden sofort End zu End in der Wundhöhle mit zwei oder drei zirkulären Seidenknopfnahtreihen in üblicher Weise miteinander verbunden. Bei diesem Vorgehen sah KÜTTNER einige Male vollkommen glatte Heilung, die meist auftretenden Fisteln schlossen sich in der Regel mit der Zeit von selbst.

Ich wende dieses Verfahren nicht an. Seitdem ich die Kranken in meiner gürtelförmigen Spinalanästhesie oder in Hochdruck-Lokalanästhesie operiere, kenne ich bei der Radikaloperation des Mastdarmkrebses kaum noch Kollapse. Einmal erlebte ich aber bei der Vorlagerung eine schwere Sepsis, die von der am Körper verbliebenen, gangränös gewordenen Darmschlinge ausging. Sollte mich einmal ein Kollaps zur schnellen Beendigung der Operation und zur Unterlassung der zeitraubenden Darmnaht zwingen, so würde ich den mobilisierten und vorgelagerten Darm wenigstens noch mit dem PETZschen Instrument abtragen, was in einer halben Minute geschehen ist.

**Das Durchzugsverfahren** (HOCHENEGG). Größer ist die Aussicht der fistellosen Heilung beim Durchzugsverfahren von HOCHENEGG. Nach der Ausschneidung des kranken Darmabschnittes wird der Sphinkter vorsichtig gedehnt. Der Rand des analen Stumpfes, der von der etwa angelegten federnden Klemme oder den PETZschen Klammern befreit ist, wird mit drei in gleichem Abstande voneinander angelegten Haltefäden versehen, die zum After hinausgeleitet werden. Durch Zug an diesen Fäden krempelt sich das Darmende um und kommt — die Schleimhaut nach außen — zum After heraus. Die Schleimhaut wird, nachdem sie mit Suprareninlösung unterspritzt ist, in 2 cm Entfernung vom Afterring beginnend, sorgfältig abpräpariert (Abb. 340), so daß die Oberfläche des umgekrempelten Darmendes mit Ausnahme des

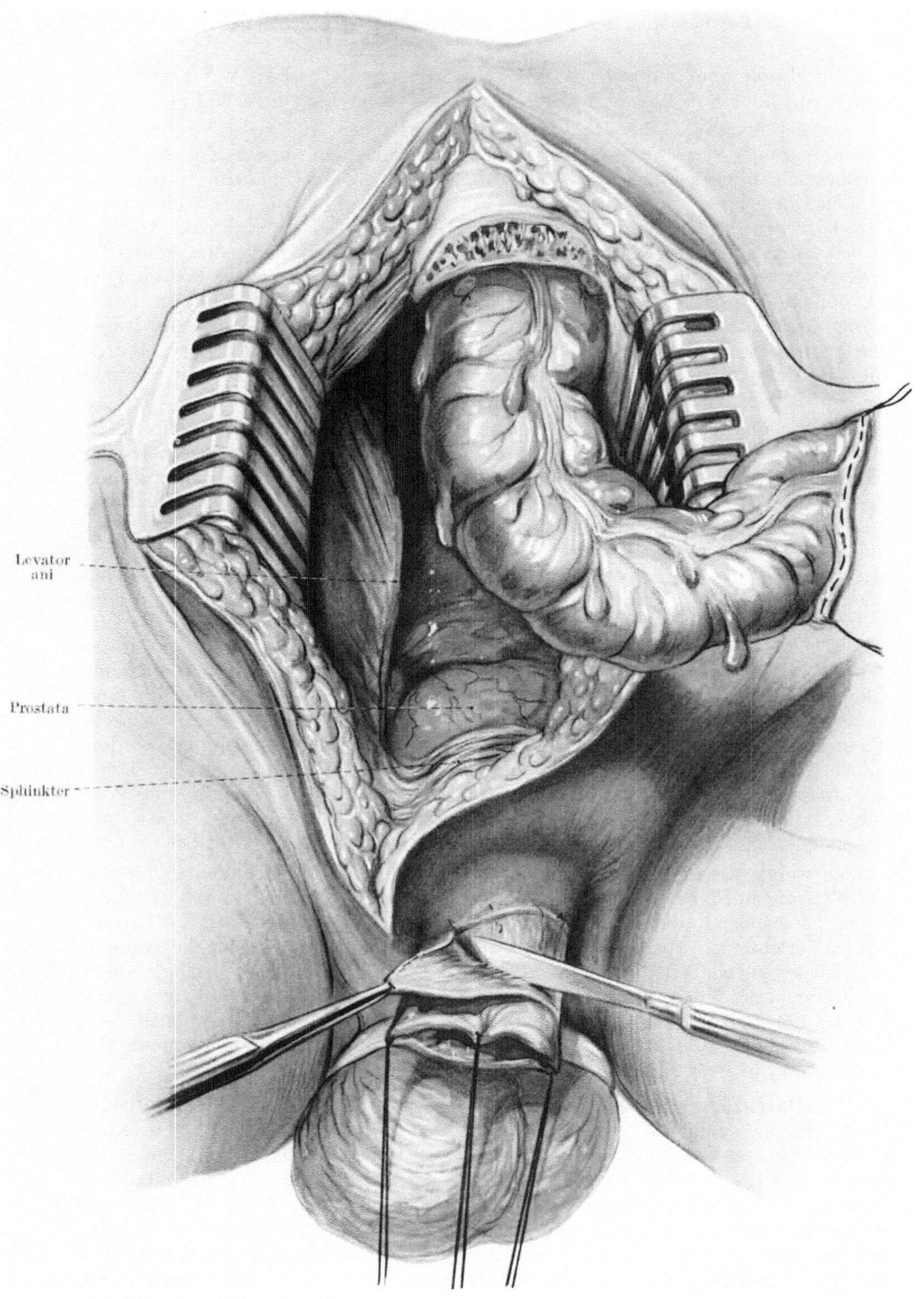


Abb. 340. Resektion des Mastdarmes auf dorsalem Wege nach dem Durchzugsverfahren. Fortsetzung des Zustandes der vorletzten Abbildung. Nach Abtragung des durch die beiden PETZschen Nahtreihen begrenzten Darmabschnittes ist das anale Darmende nach Abtragung des durch Drahtklammern verschlossenen Randes mit Hilfe von drei Fäden durch den After nach außen geführt und umgestülpt. Seine Schleimhaut wird mit Ausnahme eines etwa 2 cm breiten, am After verbleibenden Ringes entfernt.

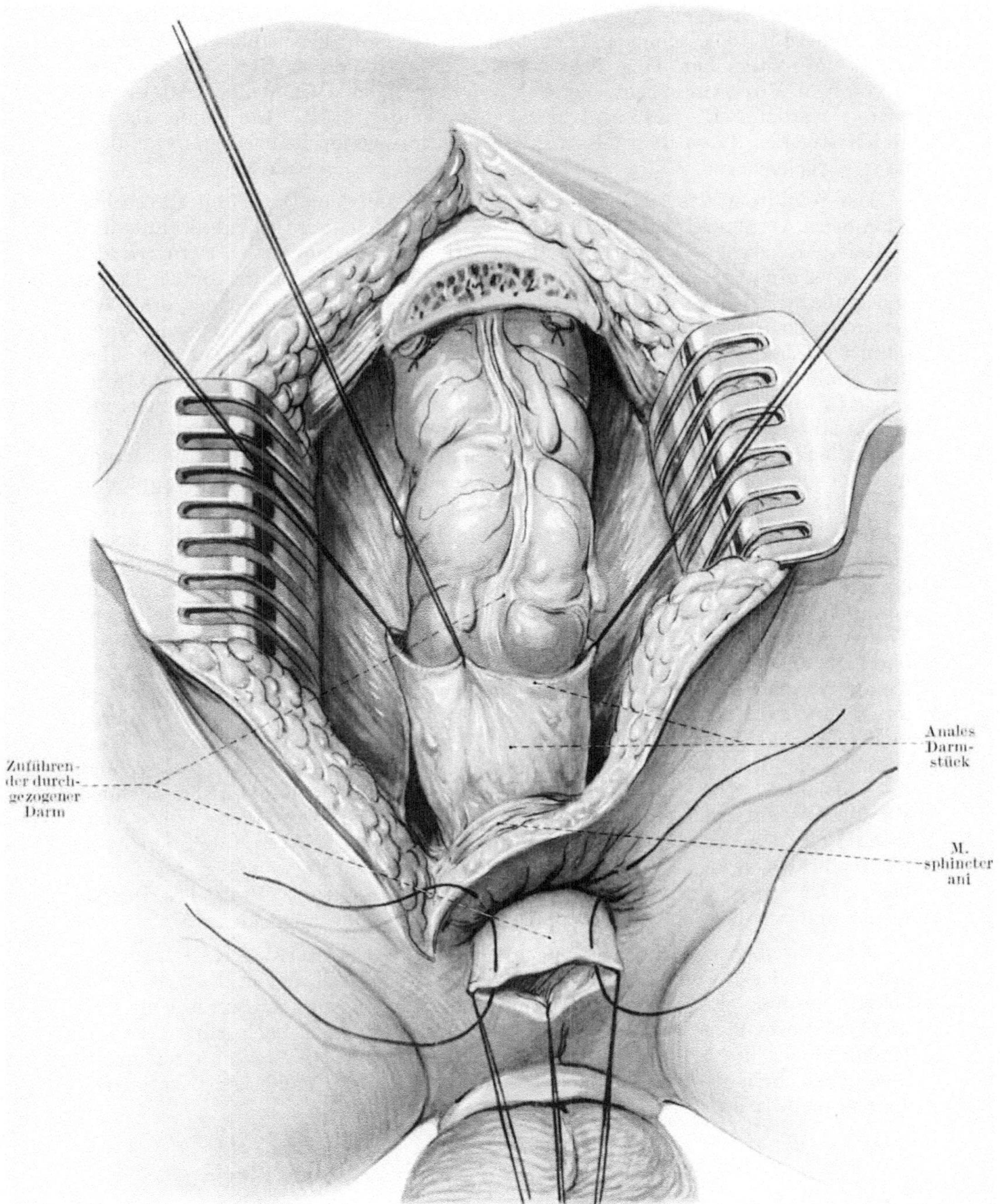


Abb. 341. Resektion des Mastdarmes auf dorsalem Wege nach dem Durchzugsverfahren. Fortsetzung des Zustandes der vorigen Abbildung. Das seiner Schleimhaut beraubte anale Darmende ist durch den After zurückgelagert. Das zuführende, durch PETZsche Klammern verschlossene Colon sigmoideum wird durch den Enddarm und den After nach außen gezogen. Der Querschnitt des durchgezogenen Sigmoideum wird mit der den After umgebenden Haut vernäht.

2 cm breiten Streifens aus einer zusammenhängenden Wundfläche besteht. Die Belassung des schmalen Schleimhautringes in unmittelbarer Nachbarschaft des Afters hat darin ihren Grund, daß von dieser Stelle die reflektorischen Vorgänge beim Verschluß und bei der Öffnung des Afters vermittelt werden. Hierauf wird das schleimhautentblößte Darmende an den drei Haltefäden durch den After in die Operationswunde in seine ursprüngliche Lage zurückgezogen.

Der Wundrand des oralen Darmlumens, oder, falls der Darm mit PETZschen Klammern verschlossen ist, seine nächste Umgebung, wird ebenfalls mit drei Haltefäden versehen. Diese Haltefäden werden durch den analen Darmzylinder zum After hinausgeleitet. Wird jetzt an den drei Haltefäden des oralen Darmendes analwärts und an den drei Haltefäden des analen Darmendes oralwärts gezogen, so gleitet das orale Darmende durch den After, sein Querschnitt erscheint vor dem After, und der anale Darmzylinder zieht sich über den oralen Darmstumpf oralwärts in die Höhe (Abb. 341). Der Querschnitt des oralen Darmendes wird an dem Hautrand des Afterringes mit Knopfnähten befestigt. Der Rand des analen Darmendes wird auf der Außenfläche des oralen Darmstückes ringsum festgenäht. Die Operationswunde wird locker mit Gaze ausgelegt, der Weichteillappen wird zurückgeklappt und durch einige Nähte befestigt.

**Das Durchzugsverfahren nach der WHITEHEADschen Methode.** Die bisher beschriebenen Verfahren haben den Nachteil, daß der infektiöse Darm in der dorsalen Wunde durchtrennt wird, wobei sich eine Infektion der Wunde nicht verhindern läßt. Mir hat sich folgendes saubere und technisch recht einfache Verfahren bewährt: Nachdem der Mastdarm in der geschilderten Weise bis oberhalb des Afters ringförmig ausgelöst ist, wird, ohne daß der Darm durchtrennt worden wäre, das dorsale Operationsgebiet verlassen und vom After aus eine WHITEHEADsche Operation begonnen (vgl. S. 377). Die Trennung zwischen Schleimhaut und Muskulatur des Rektums wird soweit oral fortgesetzt, bis das obere Wundgebiet überall erreicht ist. Das gelingt um so leichter, als man der am After begonnenen Präparation von der dorsalen Wunde aus entgegenkommen kann. Sobald der Darm auf diese Weise vollständig aus dem After ausgelöst und frei beweglich ist, wird er durch den After nach abwärts gezogen, bis auch sein kranker Abschnitt weit vor dem After liegt. Der Darm wird etwas distal vom After amputiert (PETZsches Instrument) und an der den After umgebenden Hautwunde angenäht.

Das Durchzugsverfahren ist so zuverlässig, daß Nahtinsuffizienzen nur selten, zumeist nur bei Ernährungsstörungen des zuführenden Darmes beobachtet werden. Es sollte daher immer verwendet werden, wenn genügend Material vorhanden ist. Bedauerlich ist nur, daß auch nach einwandsfreier Heilung meist keine vollständige Kontinenz erreicht wird, was an der unvermeidlichen Schädigung des Schließmuskels und der zugehörigen Nerven des Plexus sacralis liegt.

## 2. Die Resectio recti auf dem vaginalen Wege.

Auch die Resektion des Mastdarmes kann, weniger einfach als die Amputation, auf die hier verwiesen wird (vgl. S. 429f.), bei der Frau auf vaginalem Wege vorgenommen werden. Die Hinterwand der durch Spekula gut gespreizten Scheide wird in der Mittellinie von der Portio bis zum Scheideneingange gespalten. Hier, wo der Schnitt von vorn auf den Damm übergeht, gabelt er sich und umgreift auf jeder Seite noch auf eine kurze

Strecke die Afteröffnung. Der Gesamtschnitt bekommt hierdurch die Gestalt eines ⅄. Die beiden Scheidenlappen werden unter Einsetzen von scharfen Haken nach rechts und links von der Unterlage abpräpariert, wodurch die vordere Mastdarmwand zum Vorschein kommt. Der Darm wird oberhalb des Sphincter ani zirkulär umgangen, auf einen Gummischlauch oder einen Gazestreifen geladen und vorn und seitlich allmählich unter Durchtrennung des M. levator ani aus seinen Verbindungen gelöst, bis oben die Douglassche Falte erscheint. Hinten wird der Darm aus der Höhlung des Kreuzbeines stumpf gelöst. Nach der Eröffnung des Peritoneums wird die Operation gemäß dem dorsalen Verfahren zu Ende geführt.

Dem Chirurgen wird in den meisten Fällen der dorsale Weg besser liegen, der auch bei der Resektion ebenso leistungsfähig wie der vaginale Weg ist.

### 3. Anhang: Die Behandlung der nach der Resektion des Mastdarmes entstandenen Kotfisteln und Verengerungen des Enddarmes.

Entsteht nach einer Mastdarmresektion eine Kotfistel, so sind zunächst die Heilung der großen Operationswunde in ihren Hauptteilen und die Verkleinerung der Fistel abzuwarten. Während dieser Zeit ist der Ausbildung einer Darmstriktur durch Bougieren und durch zeitweises Einlegen eines Mastdarmrohres zu begegnen. Entwickelt sich trotzdem eine starke Verengerung des Darmes, und belästigt die Kotfistel den Kranken erheblich, so wird der Operierte vielfach mit der nachträglichen Anlegung eines Anus abdominalis perpetuus am besten fahren. Hierbei kann der unterhalb des künstlichen Afters gelegene, ausgeschaltete Enddarm entweder im Körper zurückbleiben oder nachträglich in Form einer Amputatio recti entfernt werden.

Soll der Versuch des Fistelschlusses unter Erhaltung des Enddarmes und des natürlichen Afters gemacht werden, so wird diese Aufgabe durch die Anlegung eines temporären Anus abdominalis erleichtert und aussichtsreicher. Der flintenlaufförmige Bauchafter kann, falls der Verschluß der Darmfistel mißlingt, als Dauerafter belassen werden.

Die erste Aufgabe der Behandlung der Darmfistel ist die Beseitigung der Darmstenose. Führt Bougieren nicht zum Ziele, so ist die Verengerung auf blutigem Wege anzugehen. Nach Spreizung des Afters durch stumpfe Haken wird die Stenose mit einem Messer rücksichtslos nach den Seiten gespalten oder durch Auslösen des Narbengewebes erweitert, bis ein freier gerader Weg nach dem oberen Darmteil geschaffen ist. Die Epithelisierung dieses Wundkanals kann dadurch versucht werden, daß ein Gummirohr wochenlang in die wunde Stelle eingelegt wird. Man kann dieses Gummirohr auch in der auf S. 374 des Allgemeinen Teiles, Band I, beschriebenen und abgebildeten Weise mit Thierschschen Lappen beschickt in die angefrischte Stenose legen. Es wird dann zunächst für 10—14 Tage in seiner Lage befestigt. In jedem Falle ist die Bougierung später wieder aufzunehmen.

Gestielte Hautplastiken führen bei dem Mangel an Material und bei den engen, trichterförmigen Wundverhältnissen meistens zu keiner Erweiterung der Stenose.

Erst nachdem die Stenose des Darmes beseitigt ist, hat es Sinn, an den Verschluß der Fistel heranzugehen. Die einfache Anfrischung mit Naht ist fast niemals erfolgreich. Am aussichtsreichsten ist das großzügige Hinüberschlagen eines in der Nachbarschaft gestielten Hautlappens (Abb. 342). Der Lappen wird über die Fistel geschoben, die Fistel wird in der Gestalt des

Lappens umschnitten, wobei man die die Fistel umgebende Haut möglichst nach innen schlägt, und der Lappen wird eingenäht.

Nicht immer führen diese Versuche zu dem gewünschten Ziel, so daß oft genug die Anlegung eines Anus abdominalis mit dem endgültigen Verzicht auf die Beseitigung der Stenose und auf den Fistelschluß die zeit- und kraftraubenden Bemühungen abschließt.

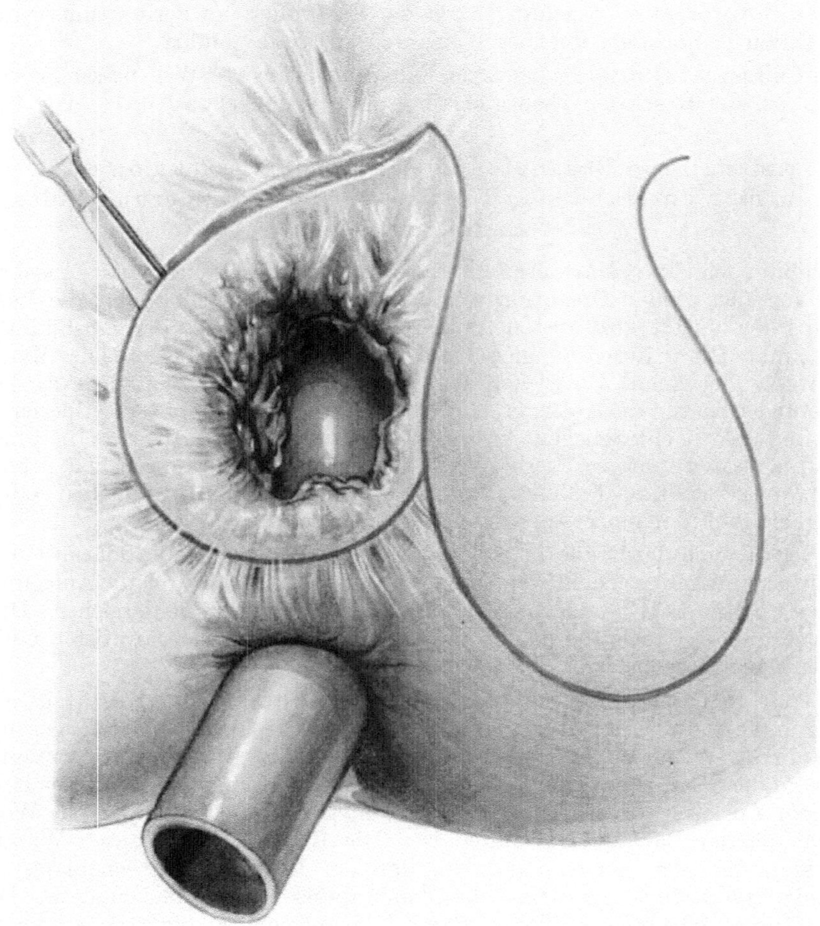

Abb. 342. Verschluß einer nach Resectio recti entstehenden Kotfistel. In den Enddarm ist ein dickes Gummirohr geführt. Die Fistelöffnung wird umschnitten. Der zur Deckung dieser Wunde bestimmte Hautlappen ist auf der Abbildung rot umrandet.

Auch bei der chronisch entzündlichen Striktur des Mastdarmes auf der Basis einer Lues, einer Gonorrhöe, einer Tuberkulose oder einer Lymphogranulomatose bleibt die Anlegung eines Sigmoidafters bisweilen der letzte Ausweg zur Behebung des die Kranken schwer mitnehmenden Zustandes. Zur Beseitigung der quälenden Tenesmen und zur Verhinderung des Fortschreitens des Krankheitsprozesses kann sogar die Amputatio recti auf dem kombinierten Wege notwendig werden, die dann in der beim Mastdarmkrebs geschilderten Weise erfolgt.

## c) Das abdominosakrale Verfahren (Quénu).

Das kombinierte Verfahren greift den zu beseitigenden Darmabschnitt zumeist zuerst von oben durch eine Laparotomie und hierauf von unten auf dem dorsalen oder auf einem der anderen beschriebenen unteren Wege an. In der Regel wird die Operation mit der Laparotomie begonnen, und die Bauchwunde wird nach der vollständigen Durchführung des abdominellen Eingriffes bis auf einen etwa angelegten Bauchafter geschlossen, dann wird der Kranke herumgedreht und nun der untere Eingriff sofort oder später angeschlossen: abdominosakraler oder abdominodorsaler Weg. Es kann jedoch der Eingriff auch von unten begonnen und mit der Laparotomie abgeschlossen werden: sakroabdominaler oder dorsoabdominaler Weg. Das letztere Vorgehen stellt häufig einen Notausweg dar, wenn eine von unten begonnene Operation von hier aus allein nicht durchführbar ist. Durch eine derartige erzwungene Änderung des Operationsplanes wird die Prognose naturgemäß getrübt. In besonders schwierigen Fällen kann es nötig werden, zwischen dem oberen und dem unteren Angriffsfeld mehrfach zu wechseln, eine Maßnahme, die jedoch wegen der durch die Umlagerung des Kranken unvermeidlichen Gefährdung der Asepsis und wegen des Zeitverlustes höchst bedenklich und daher möglichst zu vermeiden ist.

Das kombinierte Verfahren kann einzeitig oder zweizeitig durchgeführt werden. Die im Abschnitt E, 9, a, S. 400f. angeführten Hauptmerkmale seien hier noch einmal hervorgehoben:

Beim einzeitigen Verfahren liegt das Schwergewicht des Eingriffes bei dem abdominellen Teil der Operation, indem vom Bauch aus die Auslösung des Mastdarmes so weit wie irgend möglich durchgeführt wird und der dorsale Teil des Eingriffes bei der Amputation nur noch in der in wenigen Minuten erledigten Umschneidung des Afters, bei der Resektion in der Durchtrennung und Naht des Darmes besteht. Bei der Auslösung des Mastdarmes aus dem kleinen Becken von oben kann man sich des Diathermiemessers nicht bedienen, so daß die unleugbar großen Vorteile des elektrischen Vorgehens bei dieser Technik nicht zur Geltung kommen. Gerade der tumortragende und der in erster Linie auf Metastasen verdächtige Teil des Operationsgebietes muß mit dem scharfen Messer ausgeschnitten werden. Dafür bietet das kombinierte einzeitige Verfahren durch seine bis an die Grenzen des Möglichen gehende anatomische Radikalität — wenigstens theoretisch — die größten Aussichten für eine Dauerheilung. Sein Nachteil ist die beträchtliche Größe des Eingriffes und bei fettleibigen Menschen die Schwierigkeit der Technik. Schwachen oder übermäßig fettleibigen Kranken kann es daher nicht ohne weiteres zugemutet werden. Bei hohem Sitz des Karzinoms kommt das kombinierte Verfahren allein in Betracht, da beim Angriff von unten der Zugang und die Einsicht in oraler Richtung begrenzt sind.

Bei dem zweizeitigen Verfahren darf die Auslösung des Darmes in dem ersten abdominellen Teil der Operation nur so weit durchgeführt werden, daß Ernährungsstörungen nicht zu befürchten sind. Hierbei fällt das Schwergewicht des Eingriffes dem zweiten dorsalen Teile der Operation zu. Dafür bietet das zweizeitige Vorgehen den Vorteil, daß bei den entscheidenden Teilen, bei der Auslösung des kranken Darmes aus dem kleinen Becken, das Diathermiemesser nahezu ausschließlich in Anwendung kommen kann, und daß durch die Unterteilung des Eingriffes in zwei zeitlich getrennte Abschnitte die Beanspruchung der Kräfte des Kranken ungemein geringfügig ist. Diese Art des Vorgehens ist von allen Verfahren der Radikalbehandlung des Mastdarmkrebses dasjenige, bei welchem die Summe aus Radikalität und Schonung der Kräfte des Kranken am größten erscheint.

### α) Das einzeitige abdominosakrale Verfahren.

In der Mehrzahl der Fälle ist das Ziel des einzeitigen kombinierten Vorgehens die Amputation des Enddarmes in großer Ausdehnung (Amputatio recti, Exstirpatio recti). Das kombinierte Verfahren kann jedoch auch als Resektionsverfahren durchgeführt werden, wobei besonders die Durchzugsmethode in Betracht kommt.

Ein rein abdominelles Verfahren, also die Durchführung der gesamten Operation allein von der Bauchhöhle aus, kann nur in der Form stattfinden, daß der analwärts vom Tumor gelegene Darmabschnitt im Körper verbleibt, wobei sein oralwärts gelegener Querschnitt verschlossen und meist extraperitoneal ins kleine Becken verlagert wird. Diese Möglichkeit bietet sich nur bei sehr hochsitzendem Karzinom, wo der Darm an seiner analwärts gelegenen Durchtrennungsstelle von oben noch erreicht und sicher verschlossen werden kann. Das sind eher Sigmoidkarzinome als Rektumkarzinome. Man soll, wenn bei der Laparotomie ein hochsitzendes Rektumkarzinom oder ein tiefsitzendes Sigmoidkarzinom angetroffen wird, stets an diesen Ausweg denken.

Der mit der Eröffnung der Bauchhöhle verbundene Vorteil, die Bauchhöhle auf Metastasen absuchen zu können, ist beim kombinierten Vorgehen immer gründlich auszunützen, wobei ein klärender Griff nach der Leber nicht zu vergessen ist. Hierdurch wird manche zwecklose Mastdarmexstirpation vermieden.

#### 1. Die Auslösung des Darmes vom Bauche aus.

Nach sorgfältiger Entleerung der Blase, nach dem Einlegen eines Mastdarmrohres und nach Ausführung der gürtelförmigen Spinalanästhesie wird der Kranke in Beckenhochlagerung mit rechtwinklig abgeknickten Knien derart auf einen mit dem Kopfende der Lichtquelle zugekehrten Operationstisch gelegt, daß sofort jeder weitere Grad von Beckenhochlagerung ausgeführt werden kann. Hierzu ist ein besonderer, für steile Beckenhochlagerung konstruierter Operationstisch erforderlich. Ich benutze einen eigenen Tisch, der den Kranken an den Unterschenkeln oberhalb der Sprunggelenke sicher festhält. Nachdem die Mittellinie von der Symphyse bis zum Nabel und nachdem auf der linken Seite oberhalb des Leistenbandes die für den etwaigen künstlichen After bestimmte Stelle mit meiner Farblösung vorgezeichnet sind, wird durch den auf der linken Seite des Kranken stehenden Operateur die Bauchhöhle durch einen von der Symphyse bis mindestens zum Nabel reichenden Medianschnitt eröffnet. An der Symphyse dringt das Messer unter Schonung der Blase bis auf den Knochen. Die Musculi recti werden hart an der Symphyse nach beiden Seiten scharf eingekerbt. Die Bauchwunde wird durch ein Rahmenspekulum stark auseinandergehalten.

Unter Anspannung des im kleinen Becken festsitzenden Mastdarmes wird der Versuch gemacht, den Tumor von oben zu tasten und seine Ausdehnung und Beweglichkeit festzustellen. Die Bauchhöhle einschließlich der Leber wird auf Karzinommetastasen abgesucht. Erscheint der Tumor nicht mehr radikal operabel, so wird an der vorgezeichneten Stelle der linken Inguinalgegend ein Anus praeternaturalis angelegt.

Erscheint der Tumor radikal operabel, so werden die gesamten Baucheingeweide mit Ausnahme des Rektums und des Sigmoids unter allmählich zu hohem Grade gesteigerter Beckenhochlagerung restlos zwerchfellwärts geschoben und mit Kompressen sorgfältig weggestopft. Diese Abdichtung gegen das Operationsgebiet, die für den weiteren Eingriff sehr bedeutungsvoll ist, muß so sicher sein, daß sie auch bei etwaigem Pressen oder Würgen des Kranken nicht nachgibt. Dünndarmschlingen oder das Zökum dürfen unter keinen Umständen vorliegen oder vorfallen, die gesamte Linea innominata und das kleine Becken müssen distal von den Kompressen übersichtlich freiliegen.

Bei der Frau werden die Adnexe auf jeder Seite unter Umstechung der Tube mit je einem langen Seidenfaden angeschlungen, das Ende des Fadens wird mit einer schweren Klemme bewaffnet und seitlich vorn aus der Bauchhöhle herausgehängt. Auf diese Weise können die Adnexe gut aus dem Operationsgebiet gehalten werden.

Ist das Colon sigmoideum, was als Regel gelten kann, durch Adhäsionen auf der linken Seite fixiert, so wird es unter Anspannung mit scharfen Messerzügen — meist leicht und ohne Blutung — so weit gelöst, daß es frei an seinem Mesenterium hängt und unbehindert nach rechts geschlagen werden kann.

Wenn die Amputatio recti beschlossene Sache ist, empfiehlt es sich, als ersten Akt der Operation die Unterbindung der beiden Aa. hypogastricae vorzunehmen, da hierdurch die Blutung bei der Auslösung des Mastdarmes aus dem kleinen Becken erheblich eingeschränkt wird. Rechnet der Operateur jedoch mit einer Resectio recti, so ist die Unterbindung dieser beiden Gefäße zu unterlassen, da aus ihnen die das mittlere und untere Rektum versorgenden Aa. haemorrh. med. und inf. kommen.

Zur Unterbindung der Art. hypogastrica wird das S-romanum zunächst nach links gelegt. In der Regel macht es keine Schwierigkeiten, an der rechten Seite des kleinen Beckens dicht unterhalb der Linea innominata die Teilungsstelle der Art. iliaca communis aufzufinden, von wo die Art. hypogastrica in die Tiefe des kleinen Beckens steigt (Abb. 343). Indem das deckende Peritoneum vorsichtig mit einem scharfen Haken nach außen und in die Höhe gezogen wird, wird es nahe der Stelle, wo es sich auf das Sigmoideum schlägt, mit dem Messer von der DOUGLASschen Umschlagsfalte in Richtung auf die Wirbelsäule eingeschnitten. Der Schnitt geht nach hinten auf das Peritoneum des Mesosigmoideums über, ohne jedoch dessen durchschimmernde Gefäße zu verletzen. Durch Unterminieren des lateralen, mit einem scharfen Haken nach außen und oben gezogenen Schnittrandes des Peritoneums wird die rechte Art. hypogastr. vom Peritoneum entblößt (Abb. 344). Spannt sich der laterale Schnittrand zu stark, so wird das Peritoneum an dieser Stelle noch einmal senkrecht zu der Arterie eingeschnitten, und die hierdurch gebildeten rechtwinkligen Zipfel werden abgelöst. Die Art. hypogastrica wird — mit Rücksicht auf die begleitende Vene mit äußerster Vorsicht! — teils scharf, teils stumpf zirkulär freigelegt. Hierbei ist auf den Ureter zu achten, der über die Gefäße an dieser Stelle hinwegzieht. Er schimmert meist durch das Peritoneum hindurch und ist an seiner wurmförmigen Kontraktion kenntlich. Er wird auf eine kurze Strecke freigelegt und nach außen zur Seite geschoben (Abb. 344). Die Art. hypogastrica wird vermittels einer mit einem Katgutfaden bewaffneten DESCHAMPSschen Nadel von innen nach außen (cave die die Arterie medial begleitende Vene!) umfahren und unterbunden. Zur Unterbindung der rechten Art. hypogastr. benötigt man also einen linkshändigen Deschamps. Bei Arteriosklerose der Arterie darf der Faden nicht zu fest angezogen werden, um ein Durchschneiden zu vermeiden.

Indem das Sigmoideum nach rechts geschlagen wird, wird das Peritoneum auch auf der linken Seite in gleicher Weise eingeschnitten, und es wird die linke Art. hypogastrica unterbunden. Auch hier liegt die Vene medial von der Arterie.

Mit einem scharfen, dicht oberhalb der DOUGLASschen Umschlagsfalte in die hintere Blasenwand oder in die hintere Wand des Uterus eingesetzten Haken werden die Blase (Abb. 343 und 344) oder der Uterus stark nach vorne und in die Höhe gezogen. Indem gleichzeitig das Sigmoid nach hinten gezogen wird,

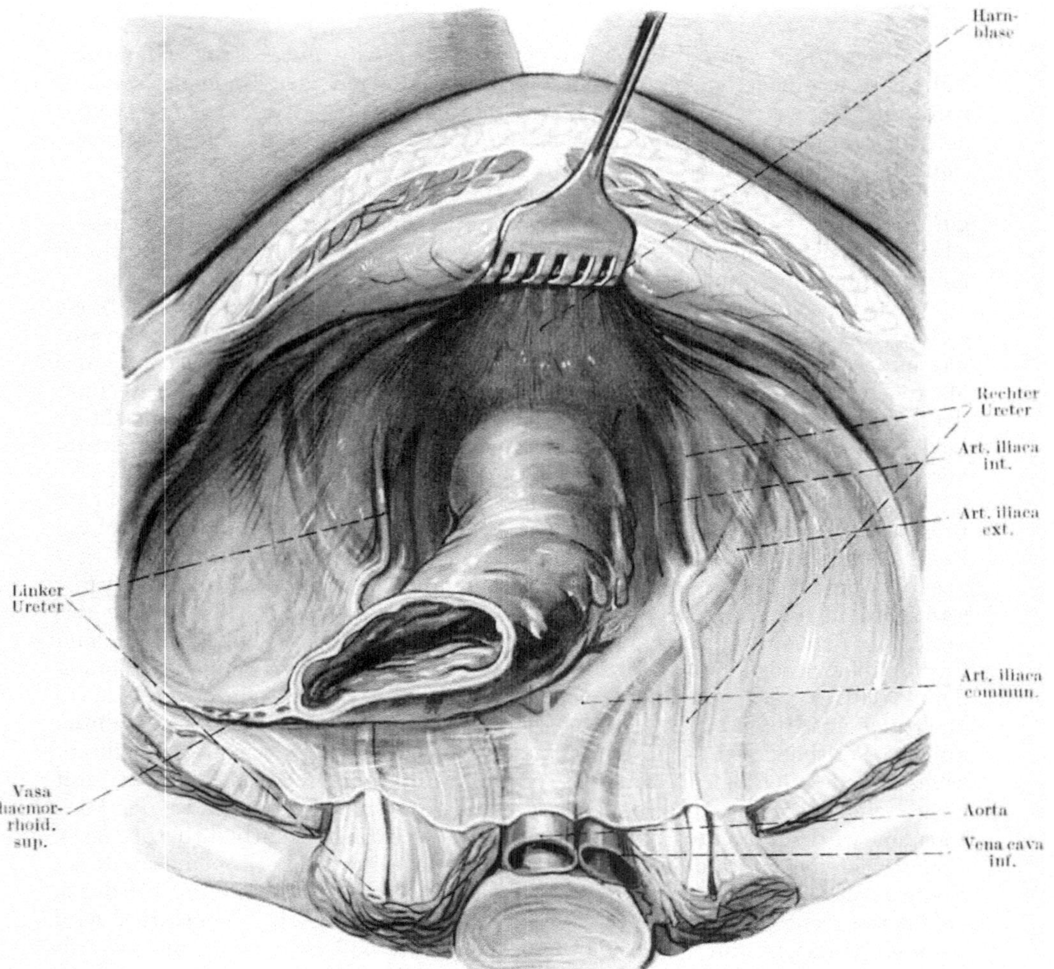


Abb. 343. Blick auf den Beckenboden von der Bauchhöhle. Das Mesosigmoideum tritt von der linken Seite an den Darm heran. Der Harnleiter zieht retroperitoneal vor den großen Gefäßen zur Harnblase. Die Harnblase wird mit einem scharfen Haken emporgehoben, so daß der DOUGLASsche Raum entfaltet wird.

spannt sich das von der Blase oder von dem Uterus auf den Darm ziehende, den Beckenboden bekleidende Bauchfell an. Es wird in der DOUGLASschen Umschlagsfalte scharf eingeschnitten. Der Schnitt mündet rechts und links in die zur Unterbindung der Art. hypogastrica angelegten Schnitte. Nunmehr ist das den Darm bei seinem Eintritt ins kleine Becken umgebende Beckenbodenperitoneum in Gestalt einer Lyra überall durchtrennt. Das Mittelstück der Lyra liegt in der DOUGLASschen Umschlagsfalte, ihre beiden Schenkel umfassen den Darm und laufen kranialwärts auf die Basis des Mesosigmoids zu beiden Seiten der Wirbelsäule aus.

Diese beiden Schenkel der Lyra werden nunmehr auf beiden Seiten des Mesosigmoideums, zunächst unter Schonung der dort verlaufenden Gefäße, bis an die Kuppe des Sigmoideums verlängert (Abb. 344). Hierzu wird zunächst durch Zug an dem nach links geschlagenen Sigmoid sein Mesenterium

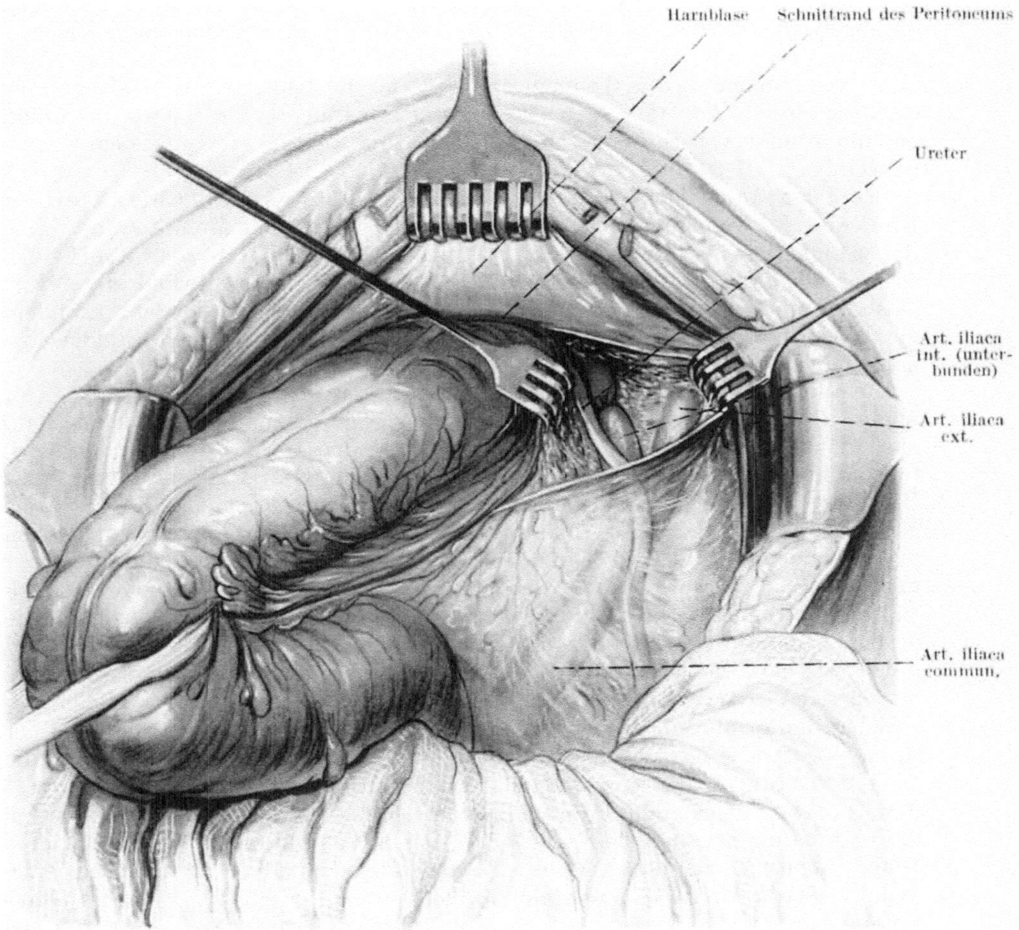


Abb. 344. Ausrottung des Mastdarmes auf dem kombinierten Wege. Die Bauchhöhle ist durch Mittellinienschnitt oberhalb der Symphyse eröffnet. Das Colon sigmoideum ist mit einem Bindenzügel angeschlungen und wird auf die linke Seite gezogen. Das Peritoneum des Beckenbodens ist über den Vasa iliaca dextra gespalten. Die Fortsetzung des Schnittes auf die rechte Seite des Mesosigmoideum und auf die Umschlagfalte zwischen Mastdarm und Blase ist in der Abbildung rot bezeichnet. Die Art. hypogastrica dextra ist unterbunden, wobei der Harnleiter zur Seite geschoben wurde.

angespannt und der Schnitt durch das Peritoneum unter Schonung der Gefäße auf der rechten Seite des Mesosigmoids geführt. Die im Bereiche des Schnittes bloßgelegten rechtsseitigen Gefäße des Mesosigmoids werden partienweise mit gebogener Hohlsonde unterfahren, doppelt unterbunden und durchschnitten. Die Durchtrennungen werden zunächst möglichst nahe an der Wirbelsäule, in jedem Falle zentral von etwa im Mesenterium nachweisbaren Drüsen ausgeführt. Einzelne an der Wirbelsäule etwa sitzende Drüsen werden besonders entfernt. Später geht die Trennungslinie auf das freie Mesenterium über und wird bis zur Kuppe des Sigmoids fortgeführt.

In gleicher Weise wird, indem das Sigmoid nach rechts gehalten wird, auf seiner linken Seite verfahren. Hierdurch entsteht im Mesosigmoid eine Öffnung, durch die ein Gummischlauch oder ein Gazestreifen gelegt wird (Abb. 344). Indem in dieser Weise die in dem Mesosigmoideum verlaufenden Gefäße abwechselnd auf der rechten und der linken Seite zwischen Unterbindungen durchgetrennt werden, wird der Darm allmählich in der notwendig erscheinenden Ausdehnung befreit, und zwar oralwärts, bis das als Ende in Aussicht genommene Stück bequem an die für die Anlegung des Afters ausersehene Stelle heranzubringen ist, analwärts bis an die Stelle, wo das Colon pelvinum unter Verlust seines Mesenteriums zum Rektum wird und dem Kreuzbein anliegt.

Es folgt nun die Auslösung des Enddarmes aus dem kleinen Becken. Es gelingt in der Fortsetzung der bisherigen Mobilisierung ohne Schwierigkeiten, das Rektum vom Kreuzbein und selbst vom Steißbein stumpf abzudrängen. Doch wird diese Lösung der Hinterwand des Mastdarmes zumeist erst später über das Steißbein hinaus vollendet, nachdem die Auslösung an den anderen Seiten im Bereiche des kleinen Beckens die notwendigen Fortschritte gemacht hat.

Zwecks Auslösung der seitlichen im kleinen Becken gelegenen Abschnitte des Rektums dringt man, das Sigmoid und das Rektum bald nach links, bald nach rechts ziehend, von dem den Darm umkreisenden Peritonealschnitt parallel dem Darm ins kleine Becken vor. Das hier angetroffene Bindegewebe ist so locker, daß man schnell und rücksichtslos in die Tiefe gehen kann. Zu diesem Zwecke spannt man den oberen äußeren, am Becken verbleibenden Rand des Peritonealschnittes nach außen mit scharfen Haken und das Rektum nach innen mit der Hand kräftig an und schiebt das sich entfaltende Bindegewebe mit der Stieltupferzange auseinander. Sich anspannende derbere Bindegewebszüge, die fächerförmig in frontaler Richtung rechts und links zwischen Mastdarm und Beckenwand ziehen, werden mit langer Schere durchgeschnitten, worauf sich das Rektum von der seitlichen Beckenwand abschieben läßt. Blutungen treten dank der vorausgeschickten Unterbindung der Aa. hypogastricae fast niemals auf. Sollte das doch der Fall sein, so werden die Gefäße mit BILLROTH-Klemmen gefaßt und unterbunden. In dieser Weise dringt man zwischen Beckenwand und Mastdarm immer weiter in die Tiefe, wobei die Verbindung zwischen den rechts und links vom Rektum entstehenden tiefen Wundtaschen und der durch Ablösung des Rektums vom Kreuzbein geschaffenen Wundtasche fortlaufend hergestellt wird. Den Ureter, der ja bei der Unterbindung der Art. hypogastrica bereits freigelegt ist, kann man — falls er gefährdet erscheint — von dieser Stelle aus bis zur Einmündung in die Blase jederzeit freilegen und herauspräparieren.

Nur an der Vorderseite, also unterhalb der DOUGLASschen Umschlagsfalte, haftet das Rektum an der Blase und der Prostata oder an der Gebärmutter und der Scheide fester und muß hier scharf abpräpariert werden. Hierzu wird die Blase oder die Gebärmutter mit einem scharfen Haken nach vorn und aufwärts gezogen, der Mastdarm wird mit einem besonders gestalteten Spatel, der am Ende einen halbmondförmigen Ausschnitt besitzt und mit einem dünnen Gazeschleier überzogen ist, nach hinten gedrückt (Abb. 345). In den auf diese Weise gebildeten Spalt dringt man mit einer langen Schere ein, schneidet die sich anspannenden kurzen Gewebsbrücken abwechselnd ein und schiebt die Gebilde stumpf voneinander ab. Bei der zunehmenden Tiefe des Operationsgebietes benötigt man hierzu schließlich eine etwa 25 cm lange Schere.

Bei dem Versuche, von dieser auf der Vorderseite des Mastdarmes geschaffenen tiefen Wundtasche die Verbindung mit den auf den Seiten des Mastdarmes geschaffenen Wundtaschen herzustellen, spannen sich zumeist noch einige derbe, fächerförmige Stränge vom Mastdarm nach der Seitenwand des Beckens. Sie lassen sich auf den Finger aufladen und werden mit der langen Schere durchtrennt. Eine Blutung pflegt hierbei nicht aufzutreten. Ein etwa blutendes Gefäß wird mit BILLROTH-Klemme gefaßt und unterbunden.

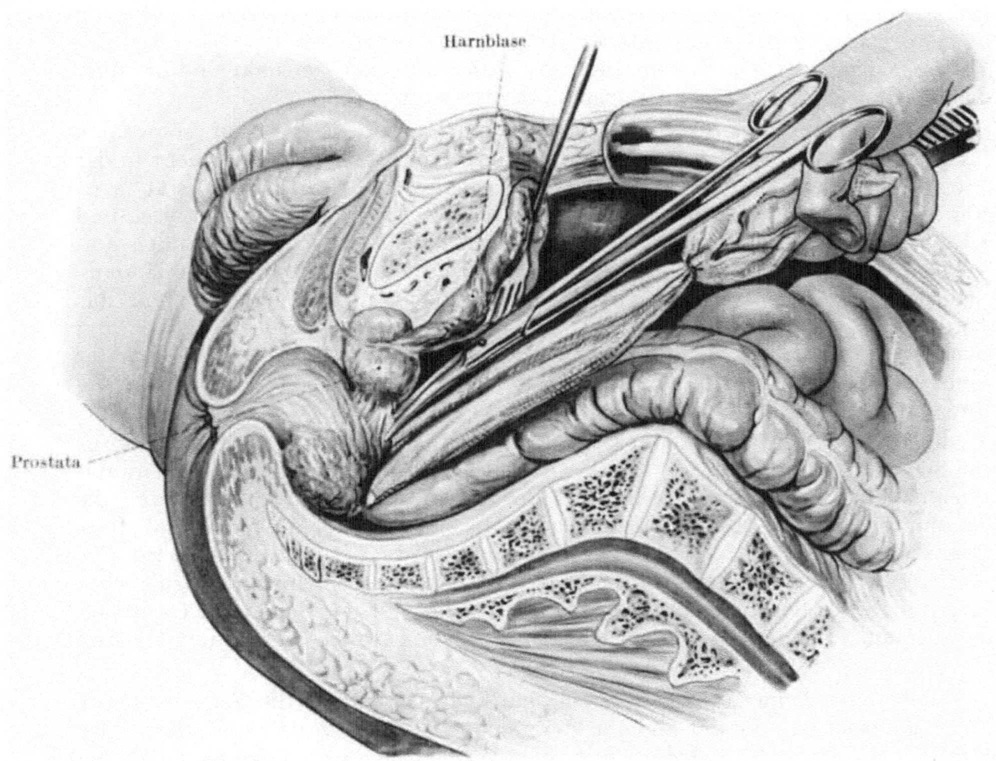


Abb. 345. Ausrottung des Mastdarmes auf dem kombinierten Wege. Ablösung der Vorderwand des Mastdarmes von der Prostata. Halbschematischer Sagittabschnitt. Die Hinterwand der Harnblase wird mit einem scharfen Haken in die Höhe gezogen, der Mastdarm wird mit einem am freien Ende bogenförmig abgerundeten Spatel dorsalwärts gedrückt, so daß sich die bindegewebigen Verbindungen zwischen Prostata und Mastdarmwand anspannen. Sie werden mit einer sehr langen Schere durchtrennt.

Dadurch, daß diese zirkuläre Auslösung des Rektums bald auf der rechten Seite, bald auf der linken Seite, bald vorne, bald hinten nach der Tiefe zu fortgeführt wird, wird der Darm allmählich allseitig aus seinen Verbindungen befreit. Es ist überraschend, wie weit sich die Befreiung des Darmes von oben treiben läßt. Sie kann bei nicht zu fettreichen Kranken so weit fortgeführt werden, daß die Rückseite der Blase und der Prostata oder die hintere Scheidenwand deutlich erkennbar freiliegen und die Vorderseite des Steißbeines bis zum After abgetastet werden kann. Das Rektum hängt dann nur noch am Sphinkterapparat und der Haut des Afters und läßt sich von oben bis zum After ohne Hindernisse ringförmig umgreifen. Einem noch weiteren Vordringen von oben setzt der trichterförmig von den Beckenseiten nach dem

Schließmuskel ziehende, den Beckenboden bildende Levator ani einen unüberwindlichen Widerstand entgegen.

Ob man die Auslösung des Mastdarmes von oben so weit, gleichsam bis zum Äußersten, treibt, ist Ansichts- und Gewohnheitssache und wird im Einzelfalle auch durch die Zugänglichkeit des kleinen Beckens und die Ausbreitung der Geschwulst bestimmt. Die Auslösung des untersten Abschnittes des Darmes ist, nachdem von oben die richtige Trennungsschicht aufgeschlossen ist, natürlich auch von unten relativ leicht zu bewerkstelligen. Zumeist wird man die Auslösung von oben so lange fortsetzen, wie es ohne große Mühe geht. Notwendig ist die Auslösung bei beabsichtigter Amputation soweit, bis der anale Teil des Rektums nach der Durchtrennung in das kleine Becken versenkt und hierüber das Peritonealdach völlig geschlossen werden kann.

Sind bei der Frau die Genitalorgane vom Karzinom ergriffen, so werden Uterus und Adnexe ebenfalls von oben ausgelöst. Das geschieht in der Weise, daß diese Gebilde in den lyraförmigen Peritonealschnitt einbezogen werden, wobei das Mittelstück des Schnittes zwischen Harnblase und Uterus zu liegen kommt und seine seitlichen Schenkel die Adnexe außen umkreisen. Indem die Blase durch einen scharfen Haken nach vorn, der Uterus nach hinten gezogen werden, wird die Portio von der Blase abgelöst und das vordere Vaginalgewölbe eröffnet. Die Adnexe werden nach der Mitte und nach oben gezogen, und die sich seitlich anspannenden Stränge, die unter anderem die Art. uterina enthalten, werden nach doppelter Unterbindung durchtrennt.

Kann die Scheide vollständig erhalten werden, so wird der Uterus im Scheidengewölbe von der vorderen, seitlichen und hinteren Scheidenwand quer abgetrennt, bis die Vorderwand des Rektums erreicht ist, wo dann die Trennung zwischen hinterer Scheidenwand und vorderer Rektumwand fortgesetzt wird. Ist die Hinterwand der Scheide erkrankt, so wird das vordere Scheidengewölbe eröffnet, und die vordere Scheidenwand wird rechts und links von oben nach unten, so weit es geht, mit der Schere im Gesunden durchtrennt. Beim Arbeiten seitlich vom Scheidengewölbe ist auf den Ureter zu achten.

Es bereitet keine Schwierigkeiten, im Bedarfsfalle nur die Adnexe einer Seite zu entfernen, die der anderen Seite aber und den Uterus zu erhalten. Der lyraförmige Schnitt wird alsdann mit einer Ausbuchtung um die kranken Adnexe geführt, indem er sie außen umkreist und zwischen seitlicher Uteruswand und Adnexen nach der DOUGLASschen Umschlagsfalte zurückkehrt. Unter Vertiefung dieses Schnittes wird das Lig. latum nach doppelten Unterbindungen durchtrennt.

Nachdem die Auslösung des Darmes beendet ist, ist in denjenigen Fällen, in denen die Möglichkeit der Resektion mit Wiederherstellung der Kontinuität des Darmes in Erwägung zu ziehen ist — wo also die Amputation nicht von vornherein mit Sicherheit vorgezeichnet ist — die Entscheidung zwischen Amputatio und Resectio recti zu treffen. Für die Resektion mit Wiederherstellung der Kontinuität des Darmes ist Bedingung, daß sich ein oral vom Karzinom gelegener gesunder und gut ernährter Darmteil ohne Spannung bis zum After führen läßt. Es wird die diesen Bedingungen am meisten entsprechende Stelle des Sigmoideums auf ihre Beweglichkeit in dieser Richtung geprüft, wobei die Entfernung des Afters von dem Fixpunkt der Schlinge durch Messung mit einem Meßstabe, einer langen Klemme usw. festgestellt und dann am Darm nachgemessen wird. Reicht die Länge der Schlinge aus, so wird die Resektion mit Wiederherstellung der Kontinuität, andernfalls wird die Amputation ausgeführt, oder es wird die Resektion ohne Wiederherstellung der Darmkontinuität mit Anlegung eines Anus abdominalis vorgenommen. Über die Eignung der Sigmaschlinge zum Herunterholen erhält man durch vorausgeschickte Kontraströntgenbilder bisweilen schon vor der Operation wichtige Aufschlüsse.

## 2. Die Fortführung des einzeitigen abdominosakralen Verfahrens als Amputation des Enddarmes.

**1. Die Beendigung der Laparotomie.** Der den Mastdarm im kleinen Becken umgebende Wundtrichter wird fest mit Kompressen ausgestopft. Die Abbindung des Mesosigmoideums nach oben wird auf seinen beiden Seiten bis auf die für die Durchtrennung bestimmte Stelle des Darmes fortgeführt und der Darm an dieser Stelle auf eine Strecke von etwa 5 cm völlig frei gemacht. Bei allseitig sorgfältig abgedecktem Wundgebiet wird das Colon sigmoideum so weit oralwärts durchtrennt, daß das orale Ende sich ohne Spannung nach der linken Inguinalseite leiten läßt. Die Durchtrennung wird möglichst unter Verwendung des PETZschen Nähapparates zwischen den beiden Klammerreihen, sonst zwischen zwei zirkulären Abbindungen, vorgenommen. Über jeden Darmstumpf wird ein Präservativ gezogen und festgebunden, sofern es in dem vorliegenden Falle nicht sicherer erscheint, die ALBERTschen Verschlußnähte noch durch eine LEMBERTsche Nahtreihe einzustülpen.

Sitzt das Karzinom sehr hoch, so daß nach der Durchtrennung des Sigmoids an dem analen Darmende analwärts von dem Karzinom ein gesunder, zirkulär freigelegter Darmabschnitt von oben zu erreichen ist, so wird der Darm an dieser Stelle in gleicher Weise ein zweites Mal quer durchtrennt und verschlossen, und der das Karzinom tragende Darmteil wird aus dem Körper entfernt. In einem derartigen Falle handelt es sich also mehr um ein tiefsitzendes Sigmoid- als um ein hochsitzendes Rektumkarzinom. Es kann dann das zum Anus gehörige Ende des Mastdarmes auf die Dauer im Körper zurückgelassen werden, sofern es sich von oben zuverlässig durch LEMBERT-Nähte verschließen läßt. Es bedeutet dieses Vorgehen nichts anderes als eine Resektion des kranken Darmabschnittes ohne Wiederherstellung der Kontinuität mit Anlegung eines Anus abdominalis.

Ein sehr zuverlässiger Verschluß des analen Mastdarmendes und ein gründliches Versenken in die Tiefe des kleinen Beckens wird auf folgende Weise erreicht werden: Nachdem die Kompressen aus dem kleinen Becken entfernt sind, führt vom After aus ein nicht besonders desinfizierter Assistent eine Sonde aus dickem, geglühtem Kupferdraht, die an ihrem einen Ende einen Ring oder einen Knopf trägt, in den Mastdarm. Im Notfalle nimmt man eine BABCOCKsche Sonde (vgl. Bd. I, Abb. 485, S. 437). Nach der Durchtrennung des Darmes wird das Ende der Sonde bis an das verschlossene Darmende vorgeführt. Der Operateur, der die Drahtschlinge durch die Darmwand fühlt, sticht durch den Darm und den Sondenring einen dicken Seidenfaden, der über der Verschlußnaht des Darmes fest geknüpft wird. Nun wird die Sonde von dem Assistenten vorsichtig zurückgezogen. Hierdurch stülpt sich die Schnittfläche des analen Darmendes handschuhfingerförmig ins Innere des Darmes ein, so daß der Operateur bequem über dem verschwindenden Darmende eine und unter Umständen noch eine zweite oder selbst noch mehrere LEMBERTsche Nahtreihen anlegen kann (Abb. 346). Es macht dem Assistenten meist keine Schwierigkeiten, das eingebundene Darmende so weit nach unten zu ziehen, daß der die Sonde umschnürende Faden von unten durchtrennt und die Sonde befreit werden kann. Die Versenkung des Darmendes kann aber auch ohne die Zuhilfenahme einer Sonde allein von oben durch LEMBERTsche Nähte bewerkstelligt werden.

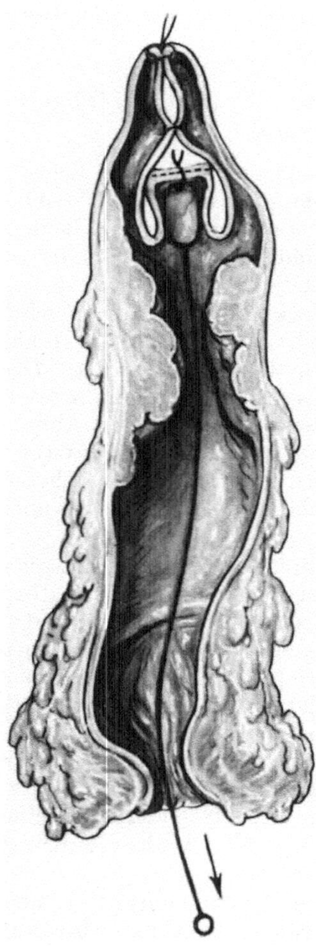

Abb. 346. Einstülpung des durchtrennten Colon sigmoideum bei der Amputation des Mastdarmes nach dem kombinierten Verfahren. Schematisch. Durch eine in den After eingeführte Ringsonde, deren Ring am aboralen Ende des durchtrennten Darmes mit Durchstichsnaht befestigt ist, wird der Darm handschuhfingerförmig eingestülpt. Die Umschlagsfalte des eingestülpten Teiles wird abschnittweise durch Naht geschlossen.

In jedem Falle wird, nachdem die Kompressen aus dem kleinen Becken entfernt sind, das durch Präservativ oder LEMBERT-Nähte gegen Austritt von Darminhalt gut geschützte anale Mastdarmende ins kleine Becken versenkt. Für die Versenkung des Darmes ist es wichtig, daß vor Beginn der Operation die Einlegung eines Mastdarmrohres, das wir bei jeder Bauchoperation einführen, und durch das der Darminhalt entweichen kann, nicht vergessen wird. Das Peritoneum wird über dem Eingang ins kleine Becken lückenlos wie ein Zeltdach vernäht. Das gelingt meist leicht, da das Peritoneum sehr elastisch ist, und da man beim Manne die Blase, beim Weibe, sofern sie nicht entfernt sind, den Uterus und die Adnexe, andernfalls die Blase zum Verschluß heranziehen kann. Der Verschluß muß absolut dicht sein. Bei zurückbleibenden Lücken besteht nicht allein die Gefahr der aufsteigenden Peritonitis, sondern es kann auch vorkommen, daß sich eine Dünndarmschlinge einklemmt und hierdurch einen mechanischen Ileus verursacht. Sollte, was mir noch nie vorgekommen ist, ein völlig abdichtender Peritonealverschluß unmöglich sein, so wäre das Wundbett des kleinen Beckens durch eine Vioformgazetamponade abzudichten, die später zum dorsalen Wundgebiet herausgeleitet und von dort aus nach mehreren Tagen entfernt wird.

Nachdem das Beckenperitoneum auf diese Weise wiederhergestellt ist, wird das Rahmenspekulum entfernt und das zuführende Ende des durchtrennten Colon sigmoideum als endständiger After in der linken Inguinalgegend herausgeleitet, wie das im Abschnitt D, 4, b, S. 235 geschildert ist: Die linke Seite der Bauchwand wird in ganzer Dicke mit einem kräftigen Muzeux in die Höhe gezogen, die Bauchdecken werden an der für die Anlegung des Bauchafters vorbezeichneten Stelle durchtrennt, das zuführende Darmende wird durch die Öffnung gezogen und von innen und von außen sorgfältig an das Peritoneum und an die Haut genäht. Der Darm kann sofort, besser erst nach 1—2 Tagen, eröffnet werden.

Der mittlere Bauchdeckenschnitt wird vernäht. Über dem Wundverband wird ein Handtuch befestigt, damit der Verband nicht verrutscht, wenn der Kranke jetzt auf den Bauch gelegt wird.

**2. Der dorsale Eingriff.** Ist das Karzinom, was die Regel ist, im Körper zurückgeblieben, und muß das das Karzinom tragende anale Darmende nunmehr entfernt werden, so wird der Kranke in die für die dorsale Methode übliche Bauch- oder Seitenlage gebracht und die Operation auf dorsalem Wege als Amputatio recti vollendet. Der Eingriff vollzieht sich anfangs im wesentlichen in der bei dieser Operation im Abschnitt E, 9, b, $\alpha$, 1, S. 411f. geschilderten Weise. Nur ist das Vorgehen, da man nach kurzer Zeit in das obere Operationsgebiet fällt und die Auslösung des Rektums zum größten Teil bereits von oben erfolgt ist, erheblich leichter und geht wesentlich schneller. Die ganze sakrale Operation ist oft in noch nicht 10 Minuten vollendet und wird in folgender Weise durchgeführt:

Das dorsale Operationsgebiet wird mit Novokain-Perkain-Suprarenin-Lösung durchtränkt. Obwohl sich die Ausschälung vom Damm nach vorausgegangener ausgiebiger Mobilisierung von der Bauchhöhle aus auch mit der einfachen Umschneidung des Afters ausführen läßt, ist es ratsam, in jedem Falle das Steißbein zu resezieren, da seine Entfernung nichts schadet, die Übersicht, Sicherheit und Schnelligkeit des Operierens hierdurch gesteigert werden, und da später der Abfluß aus der Wundhöhle durch die große dorsale Öffnung besonders gut ist.

Der Hautschnitt beginnt über dem Steißbein und umkreist den After. Der After wird vernäht. Die Haut wird unter Einsetzen von scharfen Haken zurückpräpariert, das Steißbein freigelegt und reseziert. Durch Vertiefen des um den After geführten Schnittes wird der Sphinkter ausgelöst, wobei seitlich reichlich Fett aus der Fossa ischiorectalis mitgenommen wird, und die von beiden Seiten an den Darm herantretenden Gefäße vor der Durchtrennung unterbunden werden. Durchtrennt man nach Versorgung der Art. sacralis med. unterhalb des Kreuzbeines die Fascia pelvis parietalis und den M. levator ani in querer Richtung, so fällt man ohne weiteres in das obere Operationsgebiet und auf das von oben bereits gelöste Rektum. Indem das Rektum mit einem scharfen Haken nach rechts, der Wundrand nach links gezogen werden, wird die Auslösung des Darmes zunächst auf der linken Seite analwärts bis zum Sphincter ani durchgeführt, wobei die Fasern des M. levator ani auch seitlich durchtrennt werden. In gleicher Weise wird auf der rechten Seite vorgegangen.

Nun wird das frei in der Kreuzbeinhöhlung liegende obere Ende des Rektums, das bei der weiteren Auslösung als Handhabe benutzt wird, heruntergeholt und aus der Wunde luxiert. In die große Wundhöhle, namentlich gegen die in der Tiefe des kleinen Beckens deutlich erkennbare, von oben angelegte Peritonealnaht, wird eine feuchte Kompresse gelegt. Alle sich beim Anziehen am Mastdarm spannenden Stränge werden nach doppelter Unterbindung durchtrennt. Dabei denke man in der Blasengegend an den Ureter, der, wenn er bei der Laparotomie-Operation weit ausgelöst wurde, tief herabhängen kann. Die Lösung der Vorderseite des Enddarmes, namentlich die Abtragung von der Prostata und Harnröhre oder von der Scheide gelingt bei Zug am Darm und an in diese Organe zweckentsprechend eingesetzten scharfen Haken leicht und schnell. Hierdurch wird der bereits von der Bauchhöhle aus quer durchtrennte Mastdarm frei und wird entfernt.

Die große Wundhöhle wird nach Entfernung der gegen die Bauchhöhle eingeführten Kompressen drainiert und locker mit Vioformgaze ausgelegt, jede Naht ist überflüssig. In die Harnblase kommt ein Dauerkatheter.

Spätestens nach 2 Tagen wird der Bauchafter durch ein kleines Loch eröffnet und nach einigen weiteren Tagen breit aufgemacht.

Die Vioformgaze in der unteren Wunde bleibt bei aseptischem Verlauf 6—10 Tage liegen. Dann wird sie allmählich entfernt. Die große Wundhöhle pflegt sich bei Bäderbehandlung bald zu schließen. Während der Heilung kann die Wundhöhle mit Radiumeinlagen, mit Radiumspickungen und mit Röntgenbestrahlungen behandelt werden.

### 3. Die Fortführung des einzeitigen abdominosakralen Verfahrens als Resektion des Enddarmes mit Wiederherstellung der Kontinuität des Darmes.

**1. Die Beendigung der Laparotomie.** Sind nach der abdominellen Mobilisierung des Darmes die oben für die Resektion mit Wiederherstellung der Darmkontinuität aufgeführten Bedingungen erfüllt, so wird der Eingriff in folgender Form fortgeführt:

Der in der oben geschilderten Weise ausgelöste, in seinem Zusammenhange erhaltene Darm wird vollständig in die von Kompressen befreite Wundhöhle des kleinen Beckens verlagert, so daß das zuführende Sigmoideum in gerader Linie nach dem Beckenboden und nach der Vorderseite des Kreuzbeines verläuft. Es ist wichtig, daß sich der Darm hierbei durch ein vor der Operation eingelegtes Afterrohr entleeren kann. Trotzdem ist das Hineinstopfen des Darmes bei mächtig entwickeltem Sigmoid und bei kleiner Beckenhöhle manchmal schwierig, gelingt aber doch ausnahmslos. An der Durchtrittsstelle des Darmes durch das Beckenperitoneum wird das Bauchfell um den Darm sorgfältig durch Naht geschlossen, wobei zumeist die Harnblase oder die weiblichen Genitalorgane heranzuziehen sind. Der Abschluß muß einerseits vollkommen wasserdicht sein, und er darf andererseits den ins kleine Becken ziehenden Darm und sein Mesenterium nicht beengen. Nach Entfernung aller Kompressen wird die Laparotomiewunde vollständig geschlossen. Die Bauchwunde wird verbunden und der Verband durch ein Handtuch geschützt.

**2. Der dorsale Eingriff.** Er kann auf zwei Arten durchgeführt werden:

**Das Durchzugsverfahren.** Wurde der Darm von oben ringsum bis unmittelbar oberhalb des Sphinkters aus der Umgebung gelöst, so kann das obere Operationsgebiet von unten durch das bei der WHITEHEADsche Operation im Abschnitt E, 6, d, S. 377f. geschilderte Vorgehen erreicht und der Enddarm auf diesem Wege vollständig ausgelöst werden. Bei diesem Vorgehen wird der Kranke in Steinschnittlage gebracht, der After wird mit Suprarenin-Novokainlösung umspritzt und der After an der Grenze von Haut und Schleimhaut umschnitten. Der Operateur arbeitet sich zwischen der Schleimhaut und der Ringmuskulatur des Afters allseitig in die Höhe (Abb. 347) und durchschneidet schließlich im Bereiche des hinteren Wundgebietes das Gewebe nach hinten in der Richtung auf das Steißbein. Hierdurch bricht er in das obere Operationsgebiet ein. Ist dieses Gebiet erst an einer Stelle aufgeschlossen, so macht es keine Schwierigkeiten, den Mastdarm allseitig auszulösen und die Verbindung zwischen der unteren Wunde und der durch die Laparotomie gesetzten Wunde überall vollständig herzustellen. Sobald die letzte Verbindung durchtrennt ist, quillt der das karzinomtragende Mastdarm der Schwere nach in beträchtlicher Länge aus dem After hervor. Da der Darm ein erhebliches Gewicht besitzt, so muß er zur Verhinderung einer Überdehnung des Mesosigmoideums unterstützt und nur so weit aus dem After hervorgeleitet werden, daß keine Zerrung der zarten Mesenterialgefäße erfolgt. Es ist auch darauf zu achten, daß der Darm und das Mesenterium nicht um ihre Längsachse gedreht werden.

Um die große Wundhöhle des kleinen Beckens zur Ableitung der entstehenden Wundsekrete zu drainieren, wird neben dem Darm durch den

After eine Kornzange in die Wundhöhle eingeführt und auf ihr neben der Mittellinie dicht unterhalb des Steißbeines eine Gegeninzision gemacht, die durch

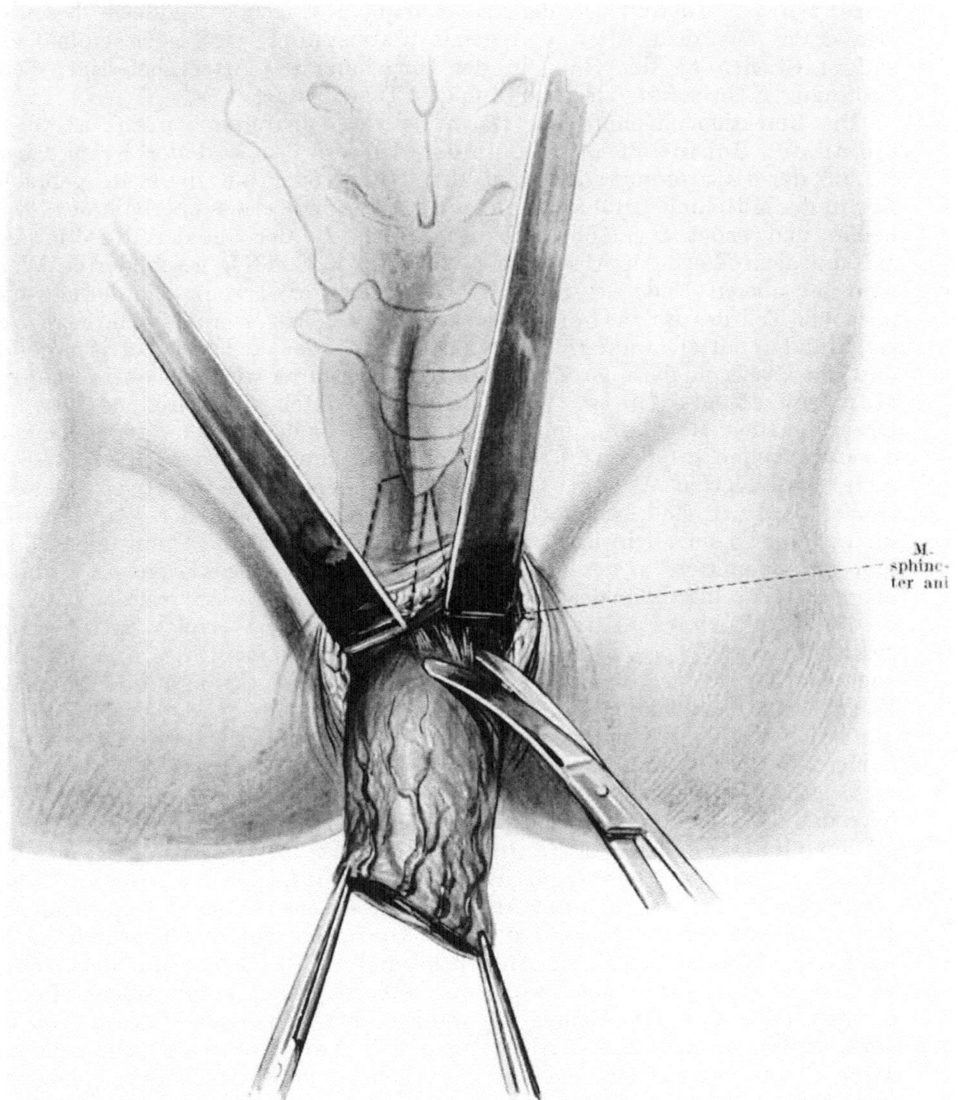


**Abb. 347.** Resektion des Mastdarmes auf dem kombinierten Wege. Der vom Bauch aus bis in die Aftergegend weitgehend mobilisierte Mastdarm wird nach Umschneidung des Afters von unten von der Umgebung, im besonderen vom Sphincter ani gelöst. Die LANGENBECKschen Haken liegen mit ihrer Spitze bereits in dem oberen Operationsgebiet. Die letzten trennenden Stränge zwischen dem oberen und dem unteren Operationsgebiet werden mit der Schere durchtrennt.

Aufspalten und kreisförmige Ausschneidung des Gewebes mit dem Diathermiemesser zu einer größeren Öffnung erweitert wird. Bei Platzmangel kann das Steißbein reseziert werden. Durch die Öffnung wird von außen ein dickes Drain in die Wundhöhle des kleinen Beckens gezogen.

An der Stelle, wo der nicht angespannte Darm durch den After tritt, wird er rings an der den After umgebenden Hautwunde angenäht. 2—3 cm unterhalb dieser Stelle wird er mit Hilfe des PETZschen Instrumentes verschlossen und zwischen den beiden Klammerreihen oral vom Karzinom durchtrennt. Hiermit ist der das Karzinom tragende Enddarm beseitigt. Der orale, aus dem After vorragende Darmstumpf wird noch einmal mit einigen Stichen an der Haut in der Umgebung des Afters befestigt. Seine Eröffnung kann sofort oder nach einigen Tagen erfolgen.

**Die Resektion.** Konnte der Darm bei der Laparotomie nicht allseitig bis an den Sphincter ani ausgelöst werden, so wird der Kranke nach Schluß der Laparotomiewunde auf den Bauch oder auf die Seite gebracht. Der in der Mittellinie geführte Hautschnitt beginnt etwas oberhalb des Steißbeines und endet 2 cm oberhalb des Afters. In der bei der Resectio recti auf dorsalem Wege im Abschnitt E, 9, b, $\beta$, 1, S. 431f. geschilderten Weise wird im oberen Ende des Schnittes das Steißbein, wenn erforderlich auch noch ein Teil des Kreuzbeines reseziert, die Art. sacralis med. wird versorgt, und unmittelbar unterhalb des Knochens werden die Fascia pelvis parietalis und die Fascia analis quer eingeschnitten. Hierdurch wird das obere Operationsgebiet eröffnet. Von oben nach unten fortschreitend löst der Operateur den Mastdarm, um den möglichst bald ein Gummischlauch oder ein Gazestreifen geführt wird, aus seinen Verbindungen in der bei der Resectio recti geschilderten Weise. Da von oben bereits die richtigen Gewebsspalten eröffnet sind, so macht die Auslösung selbst auf der Vorderseite in der Regel keine Schwierigkeiten. Sobald der Darm bis unmittelbar oberhalb des Sphinkters in der oben geschilderten Weise allseitig frei ist, kann er oberhalb und unterhalb des Karzinoms doppelt durchtrennt werden.

Die Wiederherstellung der Darmkontinuität erfolgt entweder mit zirkulärer Naht oder nach Entfernung der Schleimhaut des analen Endes nach dem Durchzugsverfahren, wie das bei der Resektion auf dem dorsalen Wege S. 435f. geschildert ist. Eine zirkuläre Darmnaht wird nach Möglichkeit durch Übernähen von Gewebe aus der Nachbarschaft verstärkt. Die Wundhöhle wird locker mit Vioformgaze ausgelegt.

Zeigt es sich bei der Operation von unten, daß das vor den After gezogene oder daß das von hinten freigelegte und zur ringförmigen Darmnaht bestimmte zuführende Darmende ungenügend ernährt ist, so ist es an sich das richtigste, unter nochmaliger Eröffnung der Laparotomiewunde eine regelrechte Amputatio recti mit Anlegung eines Anus abdominalis nachzuholen. Mit Rücksicht auf die lange Dauer der Operation, auf die hierdurch an die Kräfte des Kranken gestellten Ansprüche und auf die Gefährdung der Asepsis, wird man sich hierzu aber wohl nur äußerst selten entschließen. In den meisten Fällen ist der Ausweg zu wählen, den zuführenden Darm von der dorsalen Wunde aus unter Anlegung eines Anus sacralis nach außen zu leiten. Denn zumeist läßt sich ein gut ernährtes Stück des Darmes wenigstens in dem oberen Wundwinkel der sakralen Operationswunde bis an die Haut führen.

Gelingt das jedoch einmal ausnahmsweise nicht, so wird in den Darm, nachdem er im Gesunden amputiert ist, ein dickes Gummirohr eingebunden, das durch die Wunde nach außen geleitet wird. Hierdurch ist die Stuhlentleerung zunächst gesichert. Sobald der Kranke sich genügend erholt hat, ist die Anlegung eines schulmäßigen Anus abdominalis nachzuholen.

Wird der Darm nach einer Resektion nekrotisch — auch ein anfänglich gut ernährter Darm kann nachträglich durch Thrombose der Mesenterialgefäße absterben —, so wird das gesund gebliebene zuführende Ende, falls es lang genug ist, zunächst hinten als Sakralafter herausgezogen, andernfalls läßt man den Kot zunächst in die dorsale Wundhöhle laufen oder sucht ihn durch Einschieben eines dicken Gummirohres vorübergehend nach außen zu leiten. Möglichst bald ist sekundär ein Anus abdominalis mit oder ohne Entfernung des aboralen Darmendes anzulegen.

### β) Das mehrzeitige abdominosakrale Verfahren.

Das zwei- oder dreizeitige kombinierte Verfahren, das für mich heute die Regel bildet, besteht darin, daß in dem ersten, dem abdominellen Operationsakte, die Bauchhöhle auf die Möglichkeit einer Radikaloperation durch Feststellung der Ausdehnung der Geschwulst und des Vorhandenseins von Metastasen abgesucht und ein künstlicher After angelegt wird, während der kranke Darm zunächst im Zusammenhange mit dem Körper verbleibt, und daß in dem zweiten, nach 8 Tagen oder später ausgeführten dorsalen Eingriff der Enddarm mit Hilfe des Diathermiemessers amputiert oder reseziert wird.

1. Der abdominelle Teil des Eingriffes kann entsprechend den im Abschnitt 9, a, S. 400f. gemachten Ausführungen derartig durchgeführt werden, daß nach der Absuchung der Bauchhöhle lediglich ein doppelläufiger After angelegt wird (Abb. 314 und 318). Dann besteht der dorsale Teil des Eingriffes entweder darin, daß der Enddarm amputiert und der Querschnitt des zuführenden Darmes blind verschlossen wird (Abb. 315), so daß das kurze, zwischen dem künstlichen Abdominalafter und der Amputationsstelle gelegene einseitig ausgeschaltete Darmstück dauernd im Körper zurückbleibt. Oder der dorsale Teil des Eingriffes besteht in der Resektion und in der Wiederherstellung der Darmkontinuität (Abb. 319); später folgt dann der Verschluß des Bauchafters (Abb. 320).

2. Der abdominelle Teil des Eingriffes kann aber auch derartig durchgeführt werden, daß der Darm im Bereiche des Colon sigmoideum quer durchtrennt (Abb. 316), der zuführende Schenkel als einläufiger Anus abdominalis nach außen geleitet, der abführende Schenkel blind verschlossen und unter weitgehender Mitnahme des hart an der Basis abgebundenen Mesenteriums möglichst bis unter das Peritoneum des Beckenbodens versenkt wird. Der dorsale Teil des Eingriffes besteht dann in der restlosen Ausschneidung des Enddarmes unterhalb der Durchtrennungsstelle (Abb. 317). Dieses Vorgehen kommt vor allem bei der Anwesenheit verdächtiger Drüsen im Mesenterium in Anwendung.

#### 1. Die zweizeitige kombinierte Amputation des Enddarmes.

**Die Zurücklassung einer einseitig ausgeschalteten Darmschlinge.**

**1. Abdominaler Teil** (Abb. 314). Die Bauchhöhle wird am besten durch einen linksseitigen tiefen Pararektalschnitt eröffnet. Sind bei dem Absuchen des Bauchraumes jedoch Schwierigkeiten zu erwarten, so kann man auch einen Schnitt in der Mittellinie unterhalb des Nabels wählen. Die Bauchhöhle wird nach der Eröffnung auf Metastasen auch im Bereiche der Leber abgesucht, und es wird auf die Verbreitung des Karzinoms auf dem Beckenboden, die Blase und die Gebärmutter geachtet. Besonders sorgfältig wird auf etwaige verdächtige Drüsen im Mesenterium des Colon sigmoideum oder vor der Wirbelsäule gefahndet. Nur wenn dort verdächtige Drüsen nicht angetroffen werden, wird der Eingriff in der beabsichtigten Weise zweizeitig ohne Durchtrennung des Darmes fortgesetzt, sonst wird das kombinierte Verfahren einzeitig oder zweizeitig mit Durchtrennung des Darmes durchgeführt.

Soll der Eingriff in dieser Weise vollendet werden, so wird mit der üblichen Technik, wie sie im Abschnitt D, 4, a, $\gamma$, S. 234 beschrieben ist, ein doppelflintenlaufförmiger After im untersten Winkel des Pararektalschnittes, wurde die Bauchhöhle in der Mittellinie eröffnet, an neuer Stelle in der linken Fossa iliaca angelegt. Der künstliche After wird an der Sigmaschlinge weit oral angelegt, damit der Operateur bei der dorsalen Operation genug Darm zum Herunterholen und zum Verschluß des quer durchtrennten Darmes zur Verfügung hat. Die Bauchdeckenwunde wird vollständig geschlossen.

**2. Dorsaler Teil** (Abb. 315). Nachdem die Wunden der ersten Operation geheilt, das einwandfreie Arbeiten des Kunstafters in doppelter Richtung festgestellt und der ausgeschaltete Enddarm durch Spülungen von oben und von unten gereinigt ist, wird nach 1—3 Wochen, oder wenn sich die Operabilität des Tumors erst später erweist, auch erst nach Monaten der zweite Akt des Eingriffes, die dorsale Amputation, vorgenommen. Die Auslösung des Enddarmes verläuft zunächst genau in der bei der primären sakralen Amputation im Abschnitt E, 9, b, $\alpha$, 1, S. 411 geschilderten Art. Wenn das Karzinom sehr weit anal sitzt, so erübrigt sich gelegentlich die Eröffnung des Douglas, da der Querschnitt des zurückbleibenden Darmes nicht bis vor die Haut geleitet werden muß, sondern in der Tiefe der Wunde verbleiben kann. Man sei jedoch in dieser Richtung großzügig und wahre bei der Durchtrennung des Darmes in Anbetracht des hier gelegenen krebsgefährdeten Lymphapparates unter allen Umständen einen weiten Abstand von der krebsigen Stelle. Allermeist wird daher der Douglas in der bei der Amputation geschilderten Weise eröffnet und ein großes Stück des Colon sigmoideum unter Abbinden des Mesenteriums heruntergeholt.

Ist der Darm weit genug freigemacht, so wird er hervorgezogen und mit Hilfe des PETZschen Instrumentes durchtrennt. Der hierdurch frei gewordene Enddarm wird entfernt. Der Querschnitt des zuführenden Darmes wird durch LEMBERT-Nähte sicher geschlossen und in die Bauchhöhle versenkt. Der Peritonealschlitz wird dicht vernäht. Die Wundhöhle wird mit Vioformgaze tamponiert. Jede Naht zur Verkleinerung der Wunde erübrigt sich.

**Die vollständige Ausrottung des Enddarmes.**

**1. Abdominaler Teil** (Abb. 316). Der erste Akt dieses Vorgehens, das allermeist in der Absicht begonnen wird, das kombinierte Verfahren ohne Durchtrennung des Darmes durchzuführen, verläuft zunächst genau in der Weise, wie das im vorigen Abschnitt für den ersten Akt des zweizeitigen kombinierten Verfahrens ohne Durchtrennung des Darmes geschildert ist. Werden jedoch im Mesosigmoideum oder vor der Wirbelsäule verdächtige Drüsen angetroffen, erscheint der Fall aber trotzdem noch radikal operabel, so wird entweder das kombinierte Verfahren einzeitig (vgl. Abschnitt E, 9, c, $\alpha$, 1 und 2, S. 444f.) oder zweizeitig mit Durchtrennung des Darmes ausgeführt.

In diesem letzteren Falle wird das Colon sigmoideum an einer möglichst weit oral gelegenen Stelle auf einige Zentimeter Länge von seinem Mesenterium befreit und mit Hilfe des PETZschen Instrumentes quer durchtrennt. Jeder Darmquerschnitt wird in einem Gummikondom eingehüllt. Das orale Ende wird zunächst zur Seite gelegt, während sich der Operateur der Auslösung und Versorgung des analen Darmendes zuwendet.

Das die Eintrittsstelle in das kleine Becken umgebende Peritoneum parietale wird in der bei dem einzeitigen kombinierten Verfahren auf S. 444f. beschriebenen Weise lyraförmig eingeschnitten. Von einer Unterbindung der beiden Art. hypogastricae wird jedoch mit Rücksicht auf die Ernährung des zunächst im

Körper verbleibenden Darmes Abstand genommen. Das anale Ende des Colon sigmoideum wird nun scharf angespannt, so daß sich sein Mesenterium anstrafft und der Darm nach vorn von der Wirbelsäule abgezogen wird. Das Mesenterium und alle anderen nach der Wirbelsäule ziehenden Stränge werden möglichst hart am Knochen zwischen doppelten Unterbindungen durchtrennt. Teilweise kann das Bindegewebe auch stumpf vom Knochen abgeschoben werden, so daß die Vorderseite der Lendenwirbelsäule und des oberen Kreuzbeines sauber skeletiert wird. In der Fortsetzung dieses Vorgehens und unter sinngemäßer Vertiefung des lyraförmigen Schnittes wird der Darm in der Richtung auf den After so weit ausgelöst, als es die Höhenlage des Tumors gestattet.

In den meisten Fällen wird es möglich sein, den in dieser Weise auf eine lange Strecke ausgelösten Darm oberhalb des Tumors mit Hilfe des PETZschen Nahtinstrumentes analwärts von der ersten Durchtrennung noch ein zweites Mal zu durchtrennen. Auf diese Weise kommt ein gesundes, überflüssiges Stück des Colon sigmoideum in Wegfall. In jedem Falle wird, ob diese zweite Durchtrennung nun möglich ist oder nicht, der Querschnitt des zurückbleibenden analen Darmendes mit einer LEMBERTschen Nahtreihe versenkt, wobei es besonders vorteilhaft ist, wenn der Verchluß in der bei der einzeitigen kombinierten Amputation auf S. 451 geschilderten Weise durch Invagination vermittels einer vom After eingeführten Drahtsonde gelingt. Man überzeugt sich davon, daß die Außenseite des eingestülpten Darmes gut ernährt ist. Sollte das nicht in einwandfreier Weise der Fall sein, so muß die Operation einzeitig durchgeführt werden.

Der blind verschlossene anale Darm wird versenkt, und über ihm wird das Peritoneum sorgfältig geschlossen, wie das bei der einzeitigen kombinierten Amputation auf S. 452 beschrieben ist. Läßt sich der Darmstumpf nicht unter das Peritoneum versenken, so bleibt er dicht oberhalb liegen.

Der zuführende Schenkel des durchtrennten Sigmoideums wird in der linken Inguinalgegend durch den unteren Winkel des Pararektalschnittes, beim Mittellinienschnitt durch eine besondere Öffnung, als Anus abdominalis herausgeleitet. Die übrige Bauchdeckenwunde wird geschlossen.

Der Sphinkter wird gedehnt. In den After wird ein dickes Drain gelegt, um etwaigen, im Enddarm gebildeten Wundsekreten ungehinderten Abfluß zu verschaffen. Hiermit ist der erste Teil der Operation beendet.

**2. Dorsaler Teil** (Abb. 317). Der zweite Akt, der bei sichergestellter ausreichender Ernährung des versenkten Darmes nach einer Woche, unter Umständen auch viel später vorgenommen wird, wird genau wie eine primäre dorsale Mastdarmamputation durchgeführt (vgl. Abschnitt E, 9, b, $\alpha$, 1, S. 411). Da jedoch der Darm bereits durchtrennt und zumeist unter das Peritoneum verlagert ist, so kommen diese Teile des dort geschilderten Eingriffes in Wegfall. Die Auslösung wird so weit fortgeführt, bis der durchtrennte Darm als geschlossenes Gebilde dem Operateur entgegenfällt. Wird hierbei das Peritoneum versehentlich oder absichtlich eröffnet, so wird es am Ende des Eingriffes wieder sorgfältig geschlossen. Die Wunde wird nach der Amputation in der üblichen Weise ohne Anlegen von Nähten tamponiert.

### 2. Die dreizeitige kombinierte Resektion des Enddarmes mit Wiederherstellung der Kontinuität des Darmes.

**1. Der abdominale Teil** (Abb. 318) des Vorgehens gleicht durchaus dem Verfahren, wie es bei der zweizeitigen kombinierten Amputation mit Zurücklassung einer einseitig ausgeschalteten Darmschlinge beschrieben ist. Nur ist ganz besonders sorgfältig darauf zu achten, daß zur Anlegung des Bauchafters ein möglichst weit oral gelegener Darmteil herangeholt und daß die Doppelflinte möglichst lang angelegt wird, damit später das Colon sigmoideum in der für die Wiederherstellung der Kontinuität des Darmes erforderlichen Länge ohne Schwierigkeiten heruntergeholt werden kann und sich der Verschluß des Bauchafters leicht durchführen läßt.

**2. Der dorsale Teil** (Abb. 319) entspricht der Resektion, wie sie im Abschnitt E, 9, $\beta$, 1, S. 431f. beschrieben ist. Die Gesamtlage ist beim kombinierten Verfahren jedoch insofern günstiger, als der ausgeschaltete, mit dem Bauchafter in Verbindung stehende Enddarm vor dem Eingriff durch Spülungen gründlich entleert und gesäubert werden kann, als der Kot von dem Operationsgebiet und von der Darmnaht während des Eingriffes und während der Nachbehandlung sicher fern gehalten wird, und als im Hinblick auf den bereits vorhandenen Bauchafter jederzeit zur Amputation des Mastdarmes unter endständigem Verschluß des zurückbleibenden, dann einseitig ausgeschalteten Enddarmes übergegangen werden kann. Die Resektion und die Wiederherstellung des Darmes können mit zirkulärer Naht, mit dem Durchzugsverfahren oder nach dem WHITEHEADschen Verfahren durchgeführt werden, wie das auf S. 435 beschrieben ist.

**3. Der Verschluß des Bauchafters** (Abb. 320). Wenn die Resektionsstelle fistellos geheilt ist und der Enddarm keine Verengerung zeigt, so wird der doppelflintenlaufförmige After in der im Abschnitt D, 5, c, $\alpha$, S. 254f. geschilderten Weise geschlossen.

# F. Die Eingriffe an der Gallenblase und an den Gallengängen.

## 1. Vorbemerkungen.

### a) Zur Anatomie. Allgemeines.

Die Gallenblase, an der Kuppe, Körper und Hals unterschieden werden, pflegt mit ihrer Kuppe den Leberrand dort zu überragen, wo der laterale Rand des rechten Musculus rectus an dem Rippenbogen ansetzt. Die Gallenblase zieht von hier an der unteren Leberfläche in ventrodorsaler Richtung in die Tiefe. In der Regel liegt die Gallenblase der Leber mit einer bindegewebigen Kittlamelle flächenhaft an, und der peritoneale Überzug der Leber geht über die freie Fläche der Gallenblase als gemeinsame Bekleidung hinweg, wobei sich die Übergangsstelle in Form einer Umschlagsfalte scharf abgrenzt (Abb. 348a). Die Gallenblase läßt sich dann von der Leber nach dem Einschneiden der Umschlagsfalte meist ohne wesentliche Blutung lösen. Vorausgegangene Entzündungen und Abszesse können aber eine saubere Trennung unmöglich machen. Gelegentlich ist die bindegewebige Kittlamelle zu einer Art freiem Mesenterium ausgezogen, das dann beidseitig von Peritoneum bekleidet ist (Abb. 348c). Sehr selten liegt die Gallenblase innerhalb des Leberparenchyms (Abb. 348b), so daß sie von außen nur durch Spaltung einer mehr oder minder dünnen Schicht von Lebergewebe zu erreichen ist (Intrahepatische Gallenblase).

Der Hals der Gallenblase geht ohne scharfe Grenze in den im Mittel 4 cm langen Ductus cysticus über, der nach der Medianebene abbiegt und nach wechselnder Länge mit dem Ductus hepaticus communis zusammenstößt (Abb. 349—351). Der Ductus cysticus ist zumeist stark gewunden oder geknickt und besitzt in seinem Innern eine Anzahl spiraliger Schleimhautfalten, die Valvulae HEISTERI, so daß seine Sondierung trotz freier Durchgängigkeit oft nicht gelingt. Die Einmündung des Zystikus in den Choledochus kann senkrecht oder — wie zumeist — spitzwinklig oder erst nach längerem Parallellaufen beider Gänge erfolgen. Der Zystikus kann dorsal vom Ductus hepaticus ziehen und nach spiraligem Verlauf auf seiner Rückseite oder selbst auf seiner linken Seite münden. Beim Emporziehen der Gallenblase am Fundus läßt sich der Ductus cysticus in der Regel nicht ohne weiteres strecken, sondern seine Anspannung gelingt erst, wenn der Hals der Gallenblase unmittelbar oberhalb seines Überganges in den Zystikus gefaßt und stark angezogen wird (Abb. 357). Das Sondieren eines spiralig gewundenen Zystikus wird beim Anspannen unmöglich.

Der Weg der Galle von der Leber nach dem Duodenum beginnt in den intrahepatischen Gallengängen, die sich an der Leberpforte zu dem von den entsprechenden Leberlappen kommenden Ductus hepaticus dexter und Ductus hepaticus sinister sammeln (Abb. 349—351). Beide vereinigen sich

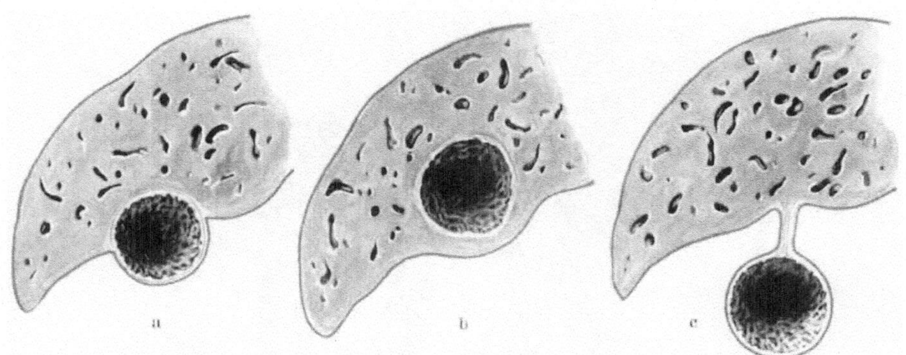


Abb. 348. Verschiedene Lagen der Gallenblase zur Leber: a) Wandständige Lage, b) intrahepatische Lage, c) getrennte Lage mit Verbindung durch eine Peritonealduplikatur.

zum Ductus hepaticus communis, der bis zur Einmündung des Ductus cysticus geht. Er kann lang oder kurz sein oder ganz fehlen. Der gemeinsame Gallengang wird nach der Einmündung des Ductus cysticus zum Ductus choledochus. Er geht zur rechten Seite des Duodenums und mündet, nachdem er hinter dem Duodenum im retroperitonealen Raum schräg nach dessen Mitte gezogen ist, in der Papilla VATERI zusammen mit dem Ductus pancreaticus. Die Mündung kann in der Papille in Form eines gemeinsamen Ganges oder zweier getrennter Gänge erfolgen. Die VATERsche Papille liegt auf der dorsalen Seite des Duodenums etwas oberhalb der Übergangsstelle des vertikalen in den unteren horizontalen Schenkel (Abb. 361 und 367).

Der Ductus choledochus bildet die rechtsseitige Begrenzung des frei durch die Peritonealhöhle ziehenden Lig. hepatoduodenale, hinter dem sich nach links der Zugang in die Bursa omentalis befindet. Man kann mehrere Finger in dieses Loch von rechts her einführen, hierdurch das genannte Band auf die Finger laden und so den Gallengang in seinem freien Abschnitt bis zur Leberpforte allseitig zwischen dem Daumen und den übrigen Fingern abtasten (Abb. 363). Der retroduodenale Teil des Ductus choledochus kann aber erst nach der Mobilisierung des Duodenums bidigital befühlt oder besichtigt werden (Abb. 366). Er zieht zumeist ein Stück durch die Substanz des Pankreas hindurch, selten verläuft er dorsal um den Pankreaskopf herum.

Zur Mobilisierung des Duodenums macht man dicht neben und parallel der Außenseite des absteigenden Duodenalschenkels einen Schnitt durch das Peritoneum der hinteren Bauchwand, schiebt das Duodenum stumpf von der hinteren Bauchwand ab und klappt es vorsichtig nach links (Abb. 366). Nach dem Aufklappen des Duodenums kann auch die Papilla VATERI zwischen zwei Fingern abgetastet werden. Zu besichtigen ist sie nur nach

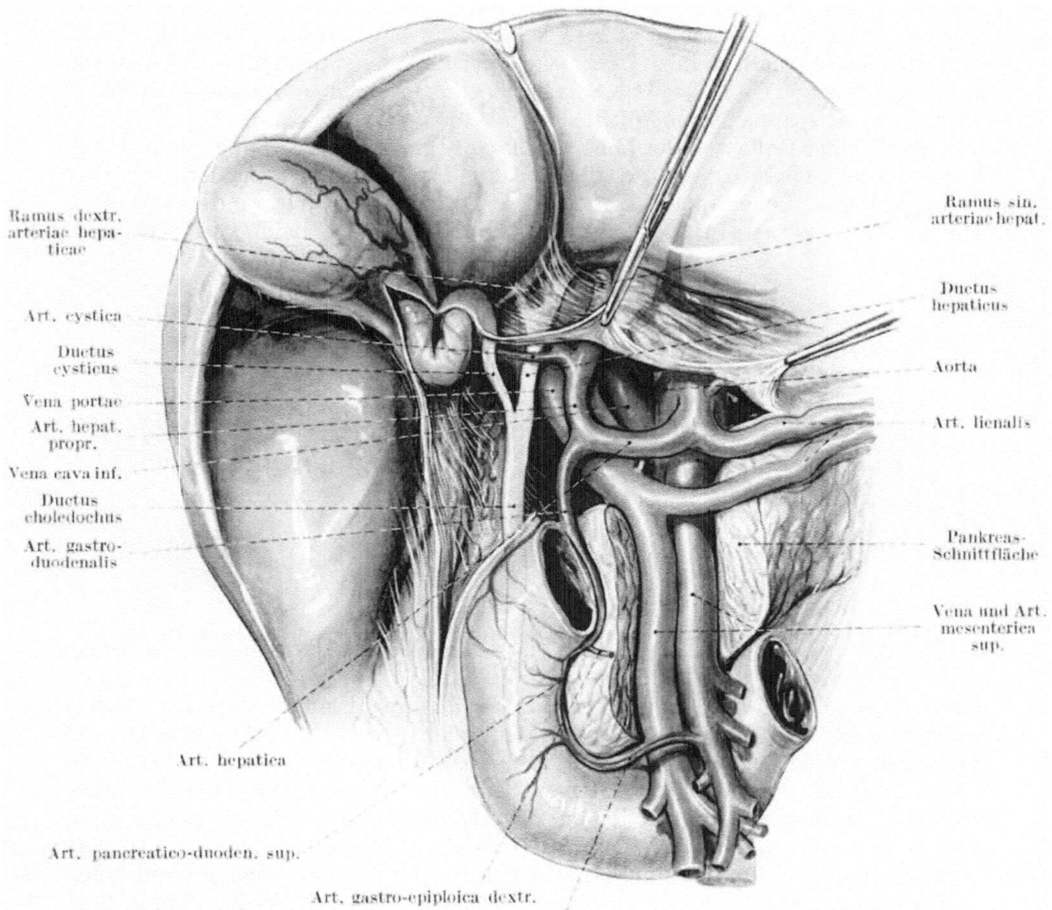


Abb. 349. Die Blutgefäße im Bereiche der Leber, des Gallensystems und der Bauchspeicheldrüse.

Längsspaltung der vorderen, peritonealbekleideten Duodenalwand vom Darminnern aus (Abb. 367 und 371).

Im Lig. hepatoduodenale verlaufen außer dem Ductus choledochus noch die Art. hepatica, und zwar links in gleicher Höhe mit dem Ductus choledochus, und eine Etage tiefer, also dorsal, zwischen Choledochus und Leberarterie, die Pfortader (Abb. 349, 350 und 351). Die Leberarterie teilt sich an der Leberpforte oder schon vorher im Bereiche des Lig. hepatoduodenale in einen rechten und linken Ast für jeden Leberlappen. Bei hoher Teilung kann der rechte Ast stark nach rechts ausbiegen und hart am Halse der Gallenblase vorbeiziehen, wo er leicht unbeabsichtigt verletzt werden kann. Geht man von vorn (ventral) und von rechts an das Lig. hepatoduodenale, so kommt man also zuerst auf den Gallengang und läuft in der Regel nicht Gefahr, eines der andern beiden Gebilde des Lig. hepatoduodenale zu verletzen. Trotzdem können bei großer Tiefe des Operationsgebietes, bei Verwachsungen, beim Pressen der Kranken infolge schlechter Narkose, Irrtümer vorkommen. Im Zweifelsfalle empfiehlt es sich, das als Ductus choledochus angesprochene Gebilde vor der Eröffnung mit feiner Nadel und Spritze zu punktieren.

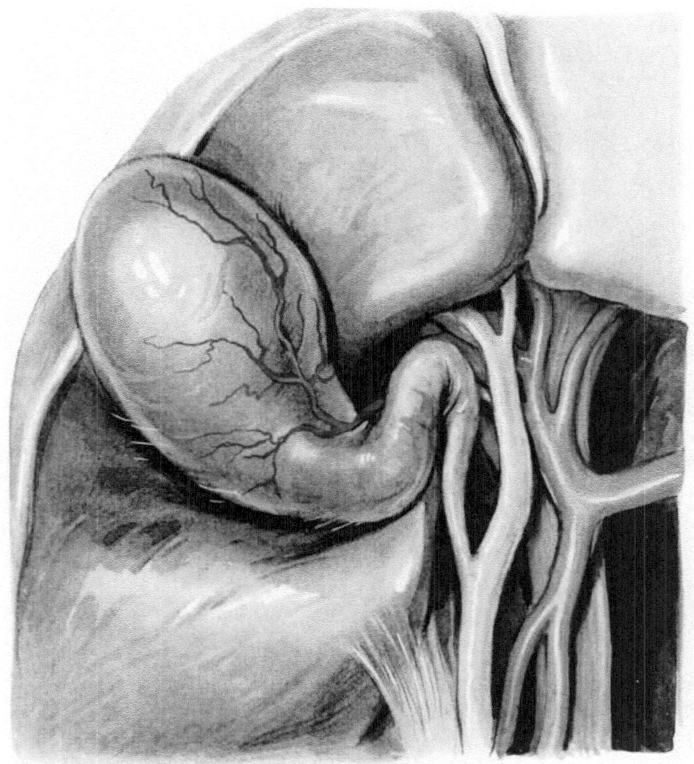

Abb. 350. Bestandteile des Lig. hepatoduodenale. Die Art. cystica zieht dorsal vom Ductus hepaticus zur Gallenblase.

Leider ist der Hauptgallengang auf seiner ventralen, dem Operateur zugekehrten Seite von einem ziemlich dichten Geflechte zartwandiger kleiner Venen bedeckt, dem ZUCKERKANDLschen Venenplexus, aus denen es beim Freilegen des Ganges unangenehm bluten kann, und die schwer zu fassen sind. Zumeist können die kleinen Venen jedoch zur Seite geschoben oder vor der Durchtrennung unterfahren und doppelt unterbunden werden. Auch einige unbedeutende Arterien kreuzen den Gang, die bei seiner Freilegung im Interesse der Übersichtlichkeit des Operationsfeldes vor der Durchtrennung sorgfältig zu unterbinden sind. Abgesehen von diesen kleinen Gefäßen und der Art. cystica kann der Gallengang vom Duodenum bis in die Leberpforte gewöhnlich ohne Verletzung größerer Gefäße oder sonstiger wichtiger Gebilde von vorn freigelegt werden.

Die Art. cystica geht entweder von der Art. hepatica propria oder von ihrem rechten Äste ab. Sie zieht in den meisten Fällen dorsal von den Gallenwegen von links nach rechts zur Gallenblase (Abb. 350), wobei sie entweder noch den Ductus hepaticus communis oder den Ductus hepaticus dexter kreuzt. In $30^0/_0$ der Fälle verläuft sie jedoch ventral von den Gallenwegen (Abb. 351), so daß sie bei der Freilegung der Gallenwege, im besonderen des Ductus hepaticus communis oder dexter leicht verletzt werden kann. Das Gefäß, das von vornherein doppelt angelegt sein kann, tritt nach der Kreuzung der tiefen Gallenwege zum Ductus cysticus, mit dem es durch Bindegewebe und Fett verbunden ist,

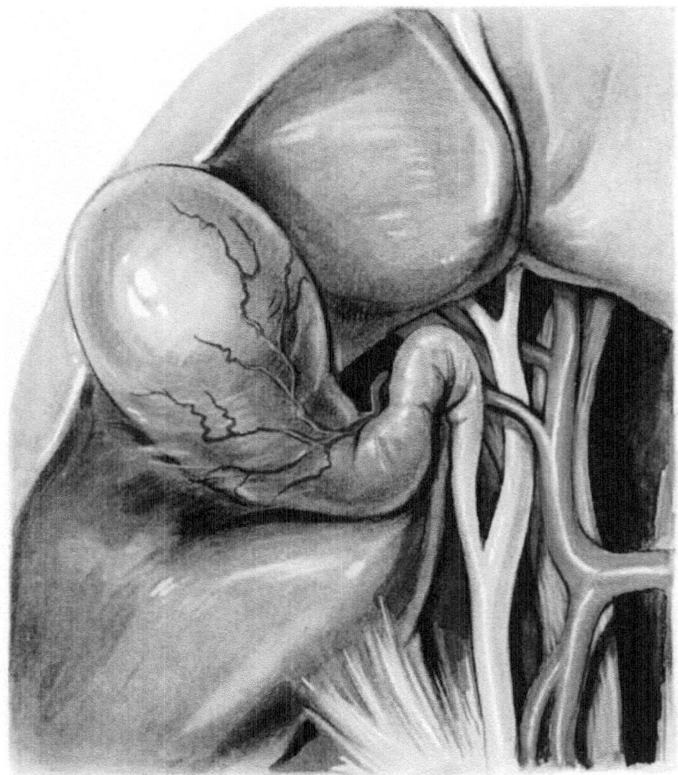

Abb. 351. Bestandteile des Lig. hepatoduodenale. Die Art. cystica zieht ventral vom Ductus hepaticus zur Gallenblase.

und zieht in zwei Ästen zur Kuppe der Gallenblase. Die Arterie kann vom Ductus cysticus, dessen Windungen sie nicht mitmacht, nach Spaltung des gemeinsamen Peritonealüberzuges gesondert und soll vor der Durchtrennung von ihm getrennt unterbunden werden (Abb. 357).

Vom Nabel verläuft zu der in der Medianebene gelegenen Incisura umbilicalis hepatis als Peritonealduplikatur das Lig. teres. Es bildet den freien Rand des Lig. falciforme, das am Zwerchfell in der Medianebene angeheftet ist und in sagittaler Richtung verläuft. Das Lig. falciforme hält die Leber am Zwerchfell fest. Bei starker Erschlaffung des Zwerchfelles, z. B. bei tiefer Betäubung, nach Einschneiden des Anfangsteiles des Lig. falciforme und nach Durchtrennung des Lig. teres (Abb. 352) tritt die Leber tiefer. Trotzdem läßt sie sich nur in einem Teil der Fälle über den Rippenbogen emporheben und kippen (Abb. 353). Es hängt das zu einem großen Teil von dem Spannungszustand und der Gestalt der Leber ab.

Die Gallenblase liegt in unmittelbarer Nachbarschaft einer Anzahl anderer ebenfalls mit Serosa überzogener Organe: Kaudal von ihr befindet sich das Colon transversum mit dem Mesokolon und der Flexura dextra, links

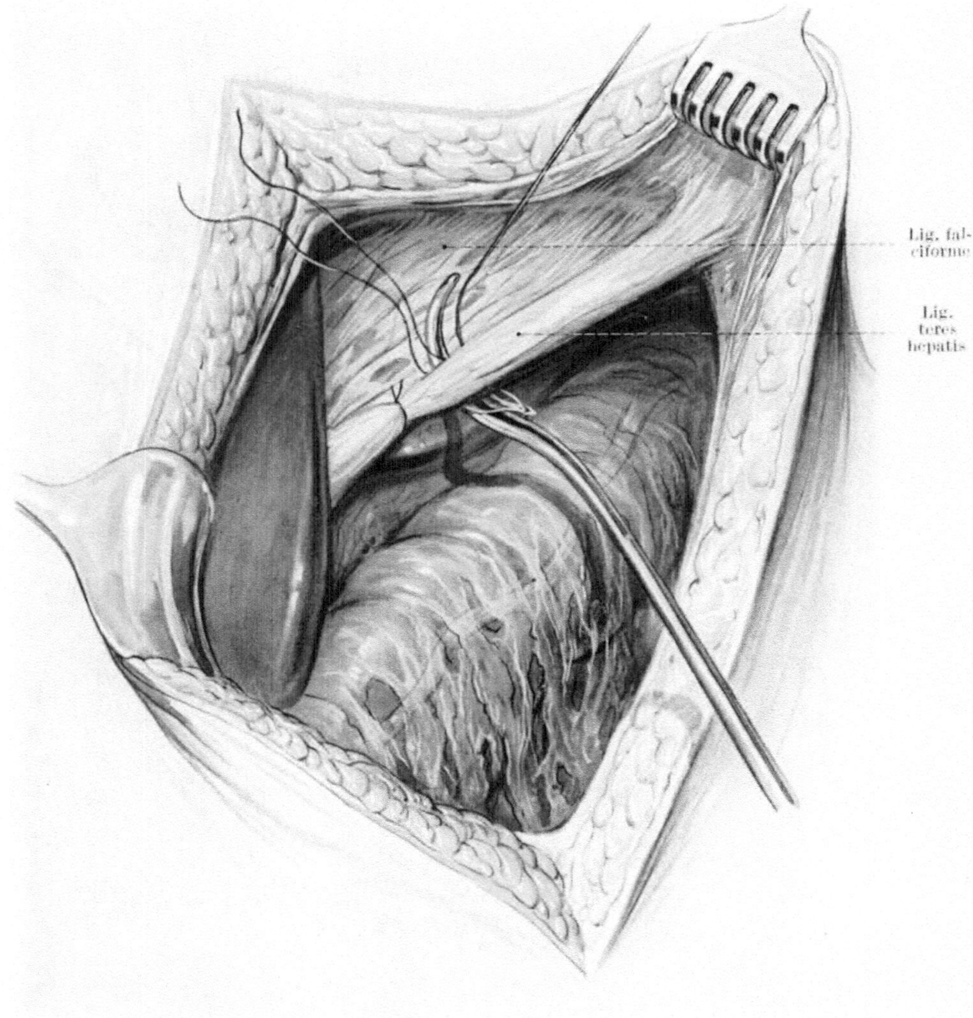


Abb. 352. Durchtrennung des Lig. teres. Das Band wird durch Emporheben des Nabels angespannt, mit der Hohlsonde unterfahren, doppelt unterbunden und zwischen zwei Unterbindungen durchtrennt.

liegt der Magen und das obere Duodenum. Kranial wird dieser Raum durch die untere rechte Leberfläche abgeschlossen. Bei entzündlichen Prozessen, die von der Gallenblase oder von den in der Nachbarschaft gelegenen Gallengängen ausgehen, kann die Entzündung auf diese Organe übergehen, und es kann zu Verwachsungen (vgl. Abb. 353), zu einem Konglomerattumor, zu Abszessen und zu Durchbrüchen kommen.

Auch Fisteln können im Verlaufe derartiger Entzündungen zwischen Gallenblase und Gallengängen einerseits, zwischen Magen, Duodenum, Dünndarm oder Dickdarm andererseits entstehen und die Operation sehr erschweren. Allerdings können sie zu einer Selbstheilung des Gallensteinleidens

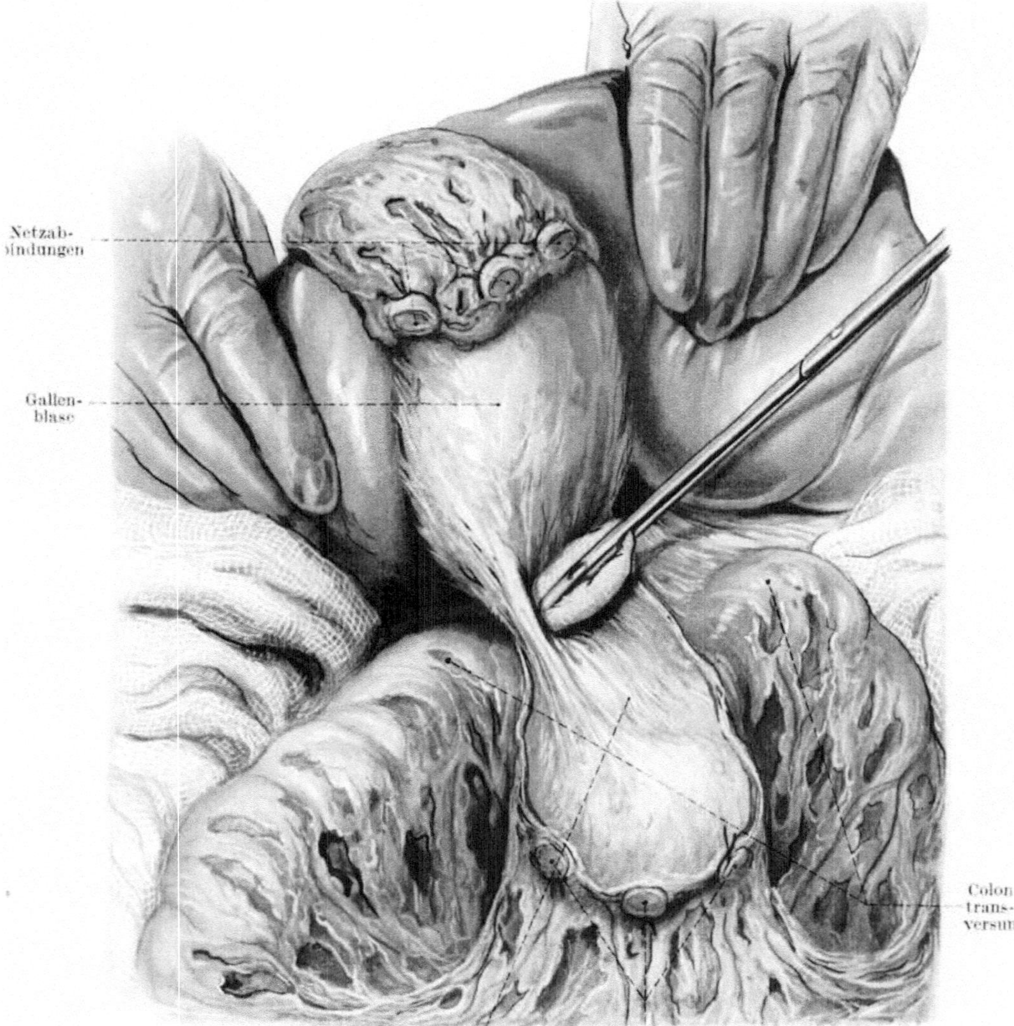


Abb. 353. Freilegung der Gallenblase. Die Leber wird durch die neben der Gallenblase angreifenden Hände eines Assistenten emporgehoben und über den rechten Rippenbogen gekippt. Feste Verwachsungen des großen Netzes am Fundus der Gallenblase sind zwischen doppelten Unterbindungen durchtrennt. Lockere Verklebungen des Colon transversum mit dem Körper der Gallenblase werden durch Abwischen mit der Stieltupferzange gelöst.

durch Abgang der Steine führen. Abgesehen von der großen Gefahr der Peritonitis während der Ausbildung derartiger Fisteln ist aber mit diesem Abgang bei großen Steinen die Gefahr des Gallensteinileus verbunden, und später pflegt sich durch die innere Fistel eine chronische Infektion des Gallengangsystems einzustellen. Verwachsungen und Abszesse können auch in das Leberbett eindringen, so daß eine reinliche Ablösung der Gallenblase von der Leber nicht möglich ist; sie muß dann aus der Leber gleichsam ausgegraben werden.

Besonders schwierig pflegt sich die Darstellung der Gallenblase, ihrer Umgebung und der Gallenwege beim Vorliegen einer Schrumpfblase zu gestalten, wobei die Gallenblase und die benachbarten Organe zu einem festen, narbigen Gebilde verbacken sind, in dessen Mitte die Reste der schwieligen Gallenblase mit den von ihr fest umschlossenen Steinen liegen.

Ein ausreichender Zugang zu dem Gallensystem kann durch mehrere der im Abschnitt A beschriebenen Bauchdeckenschnitte erreicht werden. Ich bevorzuge den rechtsseitigen pararektalen Kulissenschnitt mit Fortsetzung in den medialen Rippenbogenschnitt unter teilweiser oder vollständiger Durchtrennung des rechten Rektus (vgl. Abschnitt A, 5, S. 16). Zuerst wird der mittlere Teil dieses Schnittes ausgeführt, und erst nach Feststellung der Lage der Gallenblase, der Beweglichkeit der Leber und der Art des vorzunehmenden Eingriffes wird der Schnitt kranial oder kaudal erweitert. Viele Operateure wählen den Mittellinienschnitt oberhalb des Nabels (vgl. Abschnitt A, 3, S. 13), der im Bedarfsfalle durch einen im unteren Winkel aufgesetzten, den rechten Rektus durchtrennenden Seitenschnitt erweitert wird. Ich bin der Ansicht, daß der durch diesen Schnitt geschaffene Zugang nicht bequem ist. KEHR bediente sich des durch ihn berühmt gewordenen Wellen- oder Z-Schnittes (vgl. Abschnitt A, 5, S. 19), der am Processus xiphoideus beginnt, in der Medianlinie bis etwa zur Mitte zwischen Schwertfortsatz und Nabel geht, unter schräger Ausbiegung nach rechts den rechten Rektus durchtrennt und an der Außenseite des rechten Rektus als pararektaler Kulissenschnitt verschieden lang ausläuft. Vielfach wird auch der rechtsseitige Rippenbogenschnitt verwendet (vgl. Abschnitt A, 9, S. 31). Ich habe ihn lange benutzt: Der Zugang ist gut, die Gefahr postoperativer Brüche erscheint jedoch erheblich.

Bei Fehldiagnosen (Magenerkrankungen) wird die Bauchhöhle am häufigsten in der Mittellinie oberhalb des Nabels eröffnet. Man schafft sich dann unter Umständen unter Durchtrennung des rechten Rektus genügend Platz. Häufig sind auch Verwechslungen des Gallensteinleidens mit einer Appendizitis. Wurde die Appendix durch den tiefen pararektalen Kulissenschnitt angegangen, so läßt sich der Schnitt leicht nach oben bis an den Rippenrand und entlang dem Rippenrand in der Richtung auf den Schwertfortsatz verlängern. Wurde dagegen ein lateraler Wechselschnitt angelegt, so ist es oft besser, diesen Schnitt zu schließen und einen neuen Schnitt über der Gallenblasengegend anzulegen, als die Bauchdecken durch ausgiebige Durchtrennung der seitlichen Bauchdeckenmuskeln schwer zu schädigen.

Der Zugang zu den tiefen Gallengängen wird durch eine Verstärkung der Lordose der Lendenwirbelsäule erleichtert. Die Kranken werden bequem zur Herstellung dieser Lagerung auf ein Luftkissen gelegt, das beim Antreffen schwieriger Verhältnisse nach Eintritt der Schmerzbetäubung aufgeblasen und vor Beginn der Bauchdeckennaht wieder entleert wird. Um das Tiefertreten der Leber und das Verschwinden der störenden Darmschlingen aus dem Operationsgebiet zu fördern, kann die Platte des Operationstisches so gerichtet werden, daß vom Kopfende nach dem Fußende (Hängelage) und von rechts nach links (linke Seitenlage) ein Gefälle entsteht. Bei der gürtelförmigen Spinalanästhesie, die ich jetzt auch für die Gallenoperation benutze, verbietet sich die Hochlagerung des Kopfendes aber von selbst. Der Operateur steht besser auf der linken als auf der meist gewohnheitsmäßig bevorzugten rechten Seite des Kranken, da er — zumal bei linker Seitenlage — von links einen besseren Zugang und einen besseren Überblick über die tiefen Gallenwege gewinnt.

Für das Vorziehen der Leber ist vollständige Erschlaffung der Bauchdecken erforderlich, wie es am besten durch die gürtelförmige Spinalanästhesie erreicht wird, die ich daher als die bevorzugte Betäubung bei den Eingriffen am Gallensystem ansehe.

Die wegen eines Gallensteinleidens ausgeführten Eingriffe können sehr einfach sein, sie können den Operateur aber auch vor die schwierigsten technischen Aufgaben stellen. Namentlich bei dicken Personen, bei fester Beschaffenheit der Leber, die sich dann unter dem Rippenbogen nicht vorziehen und nicht kippen läßt, bei mangelhafter Entspannung der Bauchdecken und bei starkem Pressen des Kranken können bei den Operationen am Gallensystem ungemein große Schwierigkeiten entstehen.

Auch tragen die meisten Gallensteinkranken, wie das oben geschildert wurde, gleichsam die Visitenkarten der verschiedenen vorausgegangenen Anfälle in Gestalt von Verwachsungen oder Verzerrungen der beteiligten Organe, in Form von Gewebsschrumpfungen oder auch von inneren Fisteln in ihrem Körper. Alle diese Umstände und die oben erwähnten häufigen anatomischen Anomalien machen es verständlich, daß die Freilegung der einzelnen Gebilde, namentlich der tiefen Gallenwege, ungewöhnlich schwierig sein und ohne Schädigung von Nachbarorganen kaum oder nicht gelingen kann. Daher laufen auch dem erfahrensten Operateur trotz aller Sorgfalt gelegentlich verhängnisvolle Irrtümer oder unbeabsichtigte Verletzungen unter.

## b) Zur Indikation des operativen Vorgehens.

Die Chirurgie der Gallenwege und der Gallenblase wird von der Bekämpfung des Gallensteinleidens beherrscht. Weniger häufig verlangen nicht durch Gallensteine bedingte Entzündungen, Narben, Verletzungen, angeborene Mißbildungen oder Neubildungen ein chirurgisches Vorgehen.

Die Indikation zum Eingriff wird von den einzelnen Operateuren sehr verschieden gestellt. Einheitlichkeit herrscht lediglich darüber, daß akut lebensbedrohende Zustände in Gestalt auf die freie Bauchhöhle oder auf die Pfortader übergreifender Entzündungen die sofortige Operation verlangen. Daß der Eingriff bei einer derartigen Indikationsstellung, wobei er lediglich die ultima ratio zur Abwendung des sonst unmittelbar drohenden Todes ist, in vielen Fällen zu spät kommt, ist verständlich. Der ungünstige Ausgang einer derartigen Operation fällt nicht dem Operateur, sondern der Verspätung des Eingreifens zur Last.

Im allgemeinen wird dem chirurgischen Handeln aber ein viel breiteres Feld eingeräumt.

Beim Gallensteinleiden verlangt der am weitesten gehende Standpunkt die Operation bereits beim ersten sicheren Gallensteinanfall. Diese Ansicht wird hauptsächlich damit begründet, daß ein Gallensteinleiden in der Mehrzahl der Fälle nicht von selbst endgültig ausheilt, daß die Gefahren und die Schwierigkeiten der Operation mit jedem Anfall größer werden, indem jeder Anfall anatomische Veränderungen hinterläßt und die Anfälle und das zunehmende Lebensalter die Widerstandskraft des Kranken allmählich untergraben, daß die Aussichten auf eine vollständige Wiederherstellung durch die Operation sich infolge der schließlich nicht mehr ausgleichbaren anatomischen Veränderungen ständig mindern, daß die frühzeitig im freien Intervall ausgeführte Gallensteinoperation relativ ungefährlich ist (unter 5% Sterblichkeit), daß auch die abwartende

Therapie mit Lebensgefahr verbunden ist, und daß schließlich die Operation den Kranken zumeist in wenigen Wochen und mit geringen Kosten wieder gesund macht, während ihm sonst ein jahrzehntelanges, kostspieliges Leiden bevorsteht. Diese Überlegungen sind in der Tat so zwingend und eindrucksvoll, daß es berechtigt erscheint, einem jüngeren, widerstandsfähigen und sonst gesunden Menschen die Operation zu empfehlen, sobald das Vorhandensein eines Gallensteinleidens unzweifelhaft ist. Ein einzelner Anfall dürfte die Diagnose allerdings nur äußerst selten sicherstellen.

Die meisten Operateure nehmen bei der Indikation einen vermittelnden Standpunkt ein, indem sie nur diejenigen Kranken dem Eingriff unterwerfen, die wiederholt Perioden von Anfällen durchgemacht haben, bei denen innere Behandlung und Badekuren keinen Erfolg hatten, und bei denen die Schwere der Anfälle die Arbeitsfähigkeit und den Lebensgenuß häufig und erheblich beeinträchtigt.

Auch die Frage, ob ohne eine besondere zwingende Indikation im akuten Anfall operiert werden darf, oder ob nach Möglichkeit ein freies Intervall abgewartet werden soll, wird nicht einheitlich beantwortet. Die Erfahrung lehrt, daß die Technik der Operation im akuten Anfall zumeist nicht schwerer, häufig sogar leichter als im kalten Stadium ist. Ich bin daher der Ansicht, daß, wenn man sich in einem Falle überhaupt grundsätzlich zum operativen Vorgehen entschlossen hat, der Vorteil nicht aus der Hand gegeben werden sollte, allen weiteren gefährlichen Zufällen durch eine baldige Operation vorzubeugen. Damit soll jedoch nicht gesagt sein, daß der Kranke im Anfall sofort auf den Operationstisch zu legen ist. Ein paar Nächte Schlaf mit narkotischen Mitteln, eine ausreichende Entleerung des Darmes, eine sachgemäße Vorbehandlung des Herzens, die Rückkehr zur normalen Körpertemperatur und das Abklingen der Leberschädigung sind Vorteile, die die Verzögerung einiger Tage aufwiegen, wenn nicht die Schwere des Krankheitsbildes ein sofortiges Handeln wünschenswert macht.

Einer besonderen Besprechung bedarf der durch Steine bedingte chronische Choledochusverschluß. Dem Standpunkte, einen derartigen Kranken in der unsicheren Hoffnung auf einen selbständigen Abgang des eingeklemmten Steines wochen- und monatelang liegen zu lassen, und die chirurgische Hilfe erst beim Auftreten von Fieber und Schüttelfrösten oder bei offensichtlichem Verfall des Kranken in Anspruch zu nehmen, kann nicht scharf genug entgegengetreten werden. Die Aussichten auf den selbsttätigen Abgang eines eingeklemmten Steines sind nach dem Ablauf von 2 Wochen sehr gering. Dafür nimmt die Widerstandskraft des Kranken durch die dauernde Vergiftung mit der gestauten Galle und durch ihr Fehlen im Darm sehr schnell ab. Daher sollte bei einem durch Steine bedingten vollständigen Choledochusverschluß der Eingriff nicht über 14 Tage hinausgeschoben werden.

Ikterische Kranke haben erfahrungsgemäß vielfach eine gesteigerte Neigung zur operativen Blutung. Die mechanische Blutstillung ist bei diesen Kranken daher besonders sorgfältig durchzuführen. Auch ist die Neigung zur Blutung möglichst durch eine besondere Vorbehandlung herabzusetzen, wie das im Allgemeinen Teil, Bd. 1, S. 38 und 292 beschrieben ist, wobei hier auf Chlorkalzium, Vigantol und künstliche Höhensonne besonders hingewiesen sein mag. Das beste Vorbeugungsmittel gegen eine befürchtete und das beste Heilmittel gegen eine eingetretene Blutung ist die Bluttransfusion, wobei die Verträglichkeit des überpflanzten Blutes meines Erachtens nicht allein aus der Zugehörigkeit von Spender und Empfänger zu den nach Testobjekten festgelegten Blutgruppen bestimmt werden sollte, sondern durch das Ausbleiben von Agglutination und Hämolyse des Spenderblutes im Empfängerserum und des Empfängerblutes im Spenderserum makroskopisch auf dem Objektträger nachgewiesen werden muß.

Gelegentlich tritt im Anschluß an einen Eingriff am Gallensystem, namentlich bei länger bestehendem Choledochusverschluß, besonders wenn er zu einem Hydrops des Gallengangsystems, zu dem Zustande der weißen Galle geführt hat, oder bei schwerer Infektion der Leber eine akute Leberinsuffizienz auf, wobei die Kranken aus der Betäubung nicht oder nur unvollständig erwachen oder bald somnolent werden und unter Atemstörungen zugrunde gehen können. Man glaubt, daß dieses Versagen der Leberzellen vornehmlich eine Störung des Zuckerstoffwechsels bewirkt. Der Zustand wird am zweckmäßigsten durch reichliche Zufuhr von Traubenzucker bekämpft, von dem man täglich etwa 100 g teils intravenös, teils per os oder per rectum verabfolgt. Gleichzeitig werden täglich 10 oder 20 Einheiten Insulin gegeben.

Bei einem Karzinom des Gallengangsystems sind die Aussichten auf eine operative Dauerheilung nicht groß, so daß ein verzichtender Standpunkt gegenüber diesem Leiden verständlich ist. Aber schon der Umstand, daß die Unterscheidung zwischen einem Steinleiden und einem Krebsleiden vor der Freilegung sehr schwer ist und immer wieder Irrtümer vorkommen, spricht für ein aktives Vorgehen, abgesehen davon, daß der Eingriff gerade in Frühfällen auch eine dauernde oder eine langjährige Heilung bringen kann. Bewirkt ein Krebsleiden einen Choledochusverschluß, so ist die baldige Operation stets angezeigt, da sie den Kranken häufig wenigstens von den qualvollsten Symptomen der Gelbsucht zu befreien vermag.

Die Frage, ob nach einer glatt verlaufenen Gallenoperation ein primärer vollständiger Verschluß der Bauchhöhle zulässig ist („ideale Cholezystektomie"), wird gegenwärtig nicht einheitlich beantwortet. Die Berücksichtigung des Umstandes, daß nach einer schulmäßig verlaufenen Gallenoperation innerhalb des Bauchraumes kein fortwirkender Infektionsherd zurückbleibt und die Blutung vollständig steht, spricht in Verfolgung der von mir im Abschnitt A, 2, S. 12 und D, 8, c, S. 335f. aufgestellten Grundsätze zunächst für einen vollständigen Verschluß der Wunde. Tatsächlich können wir uns aber am Ende einer mit Eröffnung der Gallenwege und mit einer Auslösung der Gallenblase durchgeführten Operation nicht dafür verbürgen, daß nicht nachträglich eine Infektionsquelle auftritt. Jeder Verschluß des Gallengangsystems, sowohl der des Zystikusstumpfes als auch der des Ductus choledochus, leidet wegen des Mangels an peritoneal bekleideten Verchlußmaterials im Gegensatz zu dem Verschluß von Darmteilen an einer gewissen Unsicherheit, und auch im Leberbett der entfernten Gallenblase kann Galle aus den eröffneten feinen Gallenwegen und Blut aus den Parenchymgefäßen nachträglich austreten.

Ich halte es daher für besser, in allen Fällen ein Drain und in den meisten Fällen außerdem einen abdichtenden Vioformgazestreifen einzulegen. Einen Schaden habe ich von diesen Maßnahmen nicht gesehen, glaube dagegen des öfteren von ihnen einen Nutzen gehabt zu haben, wofür schon das häufige Austreten von galliger Flüssigkeit aus dem Drainrohre in den ersten Tagen nach der Operation spricht.

Die Nachbehandlung nach einem glatt verlaufenen Eingriff an dem Gallengangsystem unterscheidet sich zunächst in nichts von den nach jeder anderen größeren Laparotomie geübten Maßnahmen. Tritt nach der Operation stärkeres, längere Zeit anhaltendes Erbrechen auf, so kann es durch den Druck eines zu umfangreichen Tampons auf das Duodenum oder durch eine hinter dem Tampon stattfindende Gallenstauung veranlaßt sein. Es hört dann nach der Lockerung des Tampons auf. Bei regelrechtem postoperativen Verlauf wird der Tampon nach 4—5 Tagen gezogen, das Drain wird unter allmählicher Kürzung einige Tage später vollständig entfernt.

Die einzelnen Eingriffe am Gallensystem verfolgen je nach dem vorliegenden Krankheitszustande verschiedene Ziele, und sie können diese Ziele häufig auf verschiedenen Wegen erreichen. Trotzdem lassen sich bestimmte immer wiederkehrende Grundsätze aufstellen, die den meisten Operationen am Gallensystem als oberste Richtschnur des Vorgehens dienen, und deren Durchführung zumeist auf dem gleichen oder auf ähnlichen Wegen erfolgt. Hauptsächlich sind es, abgesehen von der Beseitigung aller Steine, drei Forderungen, die immer wieder an den Operateur gestellt werden: 1. Die Bekämpfung der Infektion im Inneren und in der Umgebung des Gallensystems, 2. die Herstellung eines freien Abflusses der in der Leber gebildeten Galle in den Intestinaltraktus und 3. die Verhütung von Rückfällen des ursprünglichen Leidens. Die einzelnen operativen Maßnahmen verfolgen teils nur eines dieser Ziele, teils suchen sie gleichzeitig zwei oder selbst allen drei Forderungen gerecht zu werden.

## 2. Die Eingriffe an der Gallenblase.

### a) Die Eröffnung der Gallenblase (Cholecystotomia).

Die Eröffnung der Gallenblase verfolgt den Zweck der einmaligen Entleerung ihres Inhalts. Als selbständiger Eingriff kommt diese Operation heute nur noch selten in Frage. Denn die einmalige Entleerung der Gallenblase ist nicht imstande, das Wiederauftreten von Entzündungen oder die Neubildung von Steinen zu verhindern, während dieses Ziel durch die Entfernung der Gallenblase mit großer Wahrscheinlichkeit erreicht wird. Ist aber die Ausrottung der Gallenblase wegen technischer Schwierigkeiten, wegen des schlechten Kräftezustandes des Kranken oder wegen einer schweren Infektion nicht oder nicht im Augenblick angebracht, so ist die Cholezystostomie, die vorübergehende Drainage der Gallenblase nach außen, das zweitbeste Verfahren.

Dagegen spielt die Cholezystotomie als unmittelbare Voroperation vor anderen Eingriffen am Gallengangsystem eine große Rolle. Sie wird in derartigen Fällen zweckmäßigerweise als erster Operationsakt stets dann vorgenommen, wenn die Größe der Gallenblase den Zugang zu den tiefer gelegenen Teilen behindert, also vor allem bei einem Hydrops, bei einem Empyem, bei übermäßiger Steinfüllung oder bei starker Stauung der Gallenblase infolge eines Choledochusverschlusses. In jedem Falle ist die frühzeitige Entleerung der Gallenblase dann angebracht, wenn beim Erfassen und beim Emporziehen der geschädigten Wand die Gefahr des Platzens und des Eiteraustrittes besteht.

Nachdem die Umgebung der Gallenblase sorgfältig mit feuchten Kompressen abgedichtet ist, wird die Wand im Bereiche des Fundus mit zwei Kocher-Klemmen gefaßt und in die Höhe gehoben. Bei strotzender Füllung der Gallenblase kann das Anlegen der Kocher-Klemmen unmöglich oder untunlich sein. Mit einem an eine elektrisch betriebene Saugpumpe angeschlossenen Trokar wird die Gallenblase zunächst punktiert und ausgesaugt. Der Trokar muß sehr dick sein, damit auch eine zähflüssige Galle hindurchgeht. Nach vollständiger Aussaugung wird der Trokar entfernt. Die Stichwunde wird — am besten mit dem Diathermiemesser — erweitert, so daß das Innere der Gallenblase ausreichend zugänglich wird. Der Rest des flüssigen Inhalts wird mit Tupfern aufgenommen. Etwa vorhandene Steine werden mit dem

Gallensteinlöffel oder der Zange entfernt, wobei im Ductus cysticus eingeklemmte Steine von außen zwischen Daumen und Zeigefinger in die Höhe massiert werden können (Abb. 354). Gelegentlich läßt sich die Schleimhaut

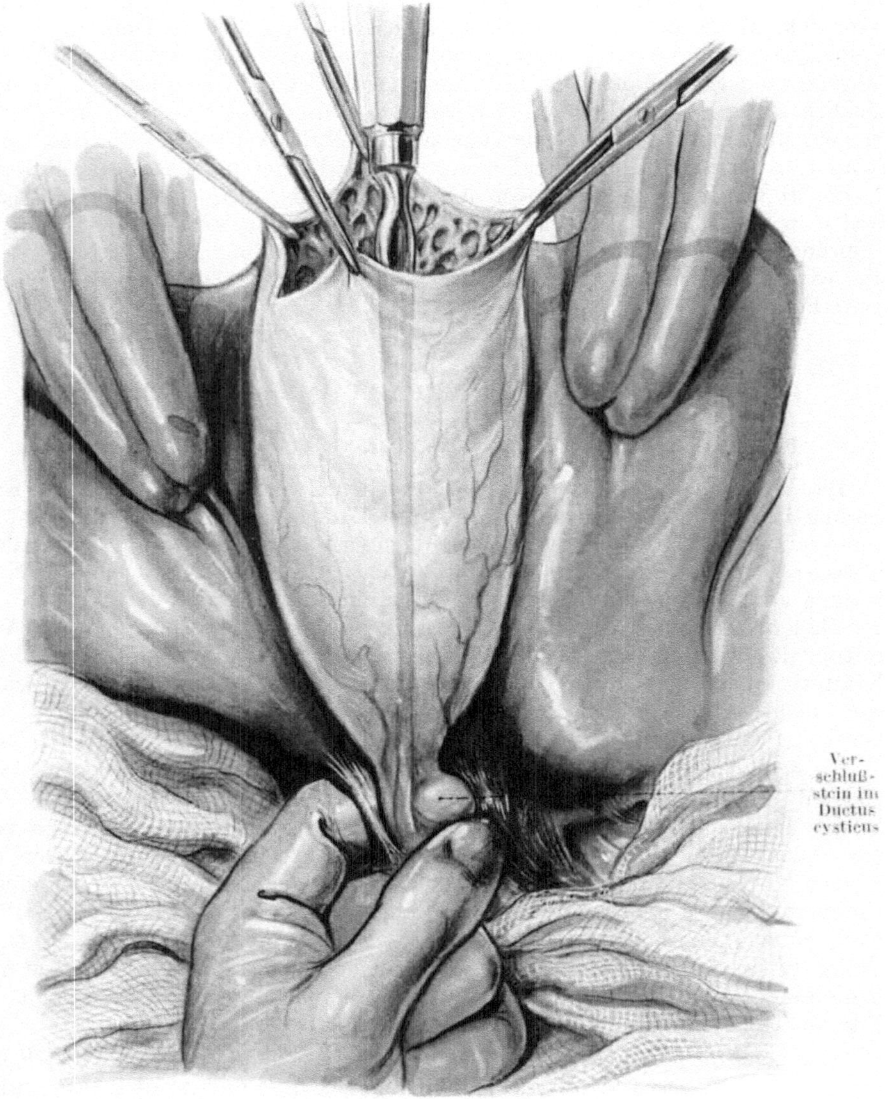


Abb. 354. Eröffnung und Entleerung der Gallenblase (Cholezystotomie). Die am Fundus eröffnete Gallenblase, deren Wundränder mit KOCHER-Klemmen emporgehalten und entfaltet werden, wird mit dem Steinlöffel ausgeräumt. Ein Verschlußstein am Anfange des Zystikus wird mit den Fingern der linken Hand dem ausräumenden Löffel entgegengedrängt.

als nekrotischer Sack oder es läßt sich ein Fibrinpfropf als zusammenhängende Masse entfernen.

Nach der Entleerung des gesamten Inhaltes wird die Gallenblase, wenn sich ein weiterer Eingriff am Gallensystem anschließt, mit einem Gazestück ausgestopft, und die Öffnung wird mit einigen kräftigen, die Wände fassenden Nähten geschlossen. Die Fäden bleiben lang und geben eine wertvolle Handhabe zum Emporziehen der Gallenblase (vgl. Abb. 357).

Bildet die Cholezystotomie ausnahmsweise einen selbständigen Eingriff, so wird die Öffnung der Gallenblasenwand wie eine Darmöffnung zunächst durch alle Schichten fassende Katgutknopfnähte und hierauf durch einstülpende Serosa-Muskularisnähte mit Seide wieder geschlossen.

## b) Die Herstellung einer äußeren Gallenblasenfistel (Cholecystostomia externa).

Die Drainage der Gallenblase nach vorausgeschickter Entleerung wird von den meisten Chirurgen lediglich als eine Notmaßnahme angesehen, wenn beim Vorhandensein von Steinen oder bei einer Entzündung die Ausrottung des Organes wegen ungewöhnlicher technischer Schwierigkeiten, wegen Hinfälligkeit des Kranken oder wegen der Schwere der Infektion nicht ratsam ist. In diesem Sinne wirkt die Drainage der Gallenblase äußerst segensreich. Sie sollte bei alten, hinfälligen Leuten und im Zustande der akuten, schweren Infektion viel häufiger angewendet werden, als es gemeinhin geschieht.

Vereinzelt wird die vorübergehende Drainage der Gallenblase jedoch auch als das Verfahren der Wahl beim Gallensteinleiden angesehen. Die Vertreter dieser Ansicht rühmen diesem Vorgehen nach, daß es die steinbildenden Katarrhe und die Entzündung der Gallenblase zur Ausheilung bringe, und daß es, abgesehen von seiner größeren Ungefährlichkeit, im Gegensatz zu der Ausrottung der Gallenblase dem Körper ein Organ erhalte, dem eine funktionelle Bedeutung in chemischer Beziehung und bei der mechanischen Regelung des Gallenübertrittes in den Darm nicht ohne weiteres abgesprochen werden kann. Ich kann mich aus später zu erörternden Gründen der Auffassung nicht anschließen, bei einem Steinleiden grundsätzlich von der Ausrottung der Gallenblase abzusehen.

Als Notoperation kann die Cholezystostomie gelegentlich noch aus einem zweiten Grund ausgeführt werden. Wenn bei einem Kranken mit Choledochusverschluß wegen allzugroßer Hinfälligkeit oder wegen übermäßiger technischer Schwierigkeiten die Beseitigung des Hindernisses oder die Herstellung einer Verbindung zwischen den gefüllten Gallenwegen und dem Magendarmkanal nicht gelingt, so kann die Herstellung einer äußeren Gallenfistel in Gestalt einer Cholezystostomie dem Kranken durch Ableitung der gestauten Galle eine große Erleichterung verschaffen und ihn entgiften.

Die Technik des Eingriffes stimmt bis einschließlich der Ausräumung des Gallenblaseninhaltes genau mit der soeben auf S. 471 f. beschriebenen Eröffnung der Gallenblase (Cholezystotomie) überein. Anstatt die am Fundus angelegte Öffnung der Gallenblase jedoch am Ende des Eingriffes zu verschließen, wird sie allseitig mit dem benachbarten Peritoneum parietale der Bauchdeckenwunde vernäht. In die Gallenblase kommt ein dickes Drain, das nach außen geleitet wird (Abb. 355). Ihre Umgebung wird gegen die freie Bauchhöhle mit Vioformgaze abgedichtet, die übrige Bauchdeckenwunde wird geschlossen. Wird, wie das zumeist der Fall ist, die Cholezystostomie bei schwerer Infektion der Gallenblase vorgenommen, so ist die Abdichtung gegen die freie Bauchhöhle naturgemäß besonders ausgiebig und sorgfältig zu gestalten, indem die Gallenblase einschließlich des Ductus cysticus auf der der Leber abgekehrten Seite durch einen dichten Vioformgazemantel gegen die übrige Bauchhöhle abgegrenzt wird.

Da bei dem soeben geschilderten Annähen der Gallenblase an das Peritoneum parietale die Oberfläche der Gallenblase von der Oberfläche der Haut durch die Dicke der Bauchdecken getrennt bleibt, so bildet sich zumeist keine Lippenfistel, und die Öffnung schließt sich in der Regel von selbst, sobald Drainage und Tamponade entfernt werden.

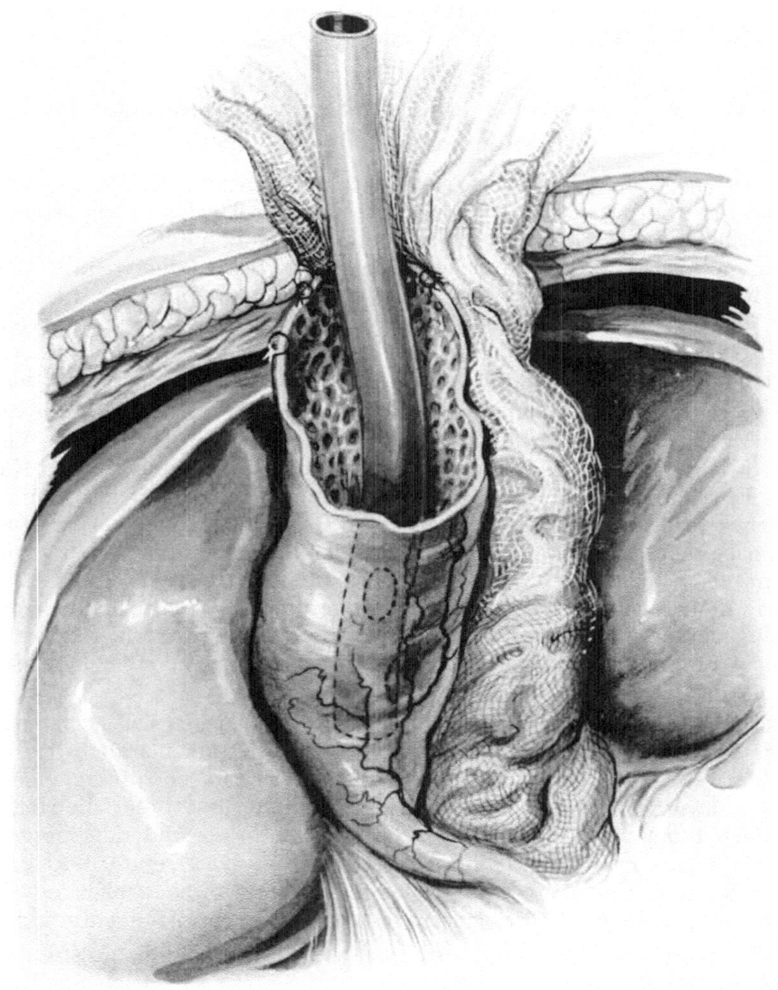

Abb. 355. Drainage der Gallenblase nach außen (Cholezystostomie). Die Wundränder der am Fundus eröffneten Gallenblase sind an den Bauchdeckenwundrändern durch Nähte befestigt. Die Umgebung ist durch eine Gazetamponade geschützt. In der Gallenblase liegt ein nach außen geleitetes Drain.

Will man die Fistel auf die Dauer bestehen lassen, wie das zur Behebung eines nicht mehr zu beseitigenden Choledochusverschlusses notwendig sein kann, so wird die Öffnung der Gallenblase mit dem Hautrande der Bauchdeckenwunde vernäht, nachdem zuvor das Peritoneum parietale eine Etage tiefer ringförmig mit dem Serosaüberzug der Gallenblase vereinigt wurde. Dann wächst das Epithel der Haut und der Schleimhaut zusammen, und die Öffnung bleibt als Lippenfistel dauernd bestehen.

## c) Die Herstellung einer inneren Gallenblasenfistel (Cholecystenterostomia).

Die eben geschilderte Verbindung der Gallenblase nach außen ist eine Notmaßnahme, da das hierdurch zumeist bewirkte Fehlen oder die Verminderung der Galle im Darm die Verdauung schwer schädigt, und da der beständige Gallenfluß nach außen den Kranken dauernd belästigt. Es ist daher bei einem nicht zu behebenden Choledochusverschluß vorzuziehen, die Galle durch eine innere Fistel in den Verdauungskanal zu leiten. Sitzt das Hindernis in unmittelbarer Nähe der VATERschen Papille, wie das am häufigsten beim Karzinom der Papille oder des Pankreaskopfes der Fall ist, so wird eine Choledochoduodenostomie angelegt. Macht dieses Verfahren jedoch Schwierigkeiten, oder sitzt das Hindernis im Bereiche des Choledochus in größerer Entfernung vom Duodenum, so ist, falls die Passage von der Leber nach der Gallenblase frei ist, die Herstellung einer Verbindung zwischen ihr und dem Intestinalkanal zu bevorzugen. Die Durchgängigkeit des Leber-Gallenblasenweges erkennt man unter anderem an der Überfüllung der erweiterten Gallenblase mit Galle und an dem ständigen Ausströmen von Galle nach der Eröffnung der Gallenblase.

Die Gallenblase kann mit dem Magen-Darmkanal an drei Stellen in Verbindung gebracht werden: Mit dem Magen, mit dem Duodenum und mit dem oberen Jejunum.

Am natürlichsten ist die Verbindung mit dem Duodenum, weil die Galle hierbei in den ihr von der Natur zugewiesenen Darmabschnitt gelangt. Es macht jedoch häufig Schwierigkeiten, den Fundus der Gallenblase mit der vorderen Duodenalwand ohne Spannung in Berührung zu bringen; auch ist die zarte Duodenalwand zur Naht weniger geeignet als die kräftige Magenwand, so daß sich beim ersteren Vorgehen gelegentlich Duodenalfisteln entwickeln, die als eine bedenkliche Komplikation zu bewerten sind.

Die Herstellung einer Verbindung mit dem Jejunum ist ein ziemlich umständlicher Eingriff, da zunächst eine geeignete Schlinge retrokolisch durch einen im Mesocolon transversum angelegten Schlitz oder antekolisch in den oberen Bauchraum geleitet werden muß, und da außerdem noch die Anlegung einer Enteroanastomose an den Fußpunkten der Schlinge im unteren Bauchraum anzuraten ist.

Derartige technische Bedenken liegen bei der Verbindung der Gallenblase mit dem Magen nicht vor; und da erfahrungsgemäß die Einleitung der Galle in den relativ bakterienarmen Magen sowohl vom Magen als auch vom Gallensystem auf die Dauer ausgezeichnet vertragen wird, so ist die Cholezystogastrostomie wohl das empfehlenswerteste Verfahren, vorausgesetzt, daß eine ungestörte Entleerungsmöglichkeit des Magens in den Darm vorhanden ist. Das hindert nicht, gelegentlich auch von den beiden anderen Verbindungen Gebrauch zu machen.

Der erste Akt der Herstellung einer Verbindung zwischen Gallenblase und Magen entspricht dem Vorgehen bei der Cholezystotomie. Nach der Befreiung der Gallenblase von ihrem flüssigen und festen Inhalt wird der Fundusteil so weit von der Leber gelöst, daß er bequem an die Vorderwand des Antrum pylori gebracht werden kann. An der Vorderwand des Magens wird nach Möglichkeit mit einer elastischen Klemme eine Falte gefaßt (Abb. 356). An der Gallenblase kann die vorher angelegte Öffnung in der Wand zur Anastomose benutzt werden. In vielen Fällen steht aber ausreichend Material zur Verfügung, um die Verbindung unter Wegfall der eröffneten Kuppe an einer neuen Stelle herzustellen, zumal wenn der Fundus der Gallenblase vorher von der Leber etwas abgelöst wurde. Gelingt es, zystikuswärts von der Anastomose eine federnde Klemme um die Gallenblase zu legen, so wird die Naht durch die Abdämmung des sonst oft störenden Gallenflusses erleichtert. Anderenfalls muß man versuchen, die Galle durch festes Ausstopfen des Blasenhalses möglichst lange zurückzuhalten.

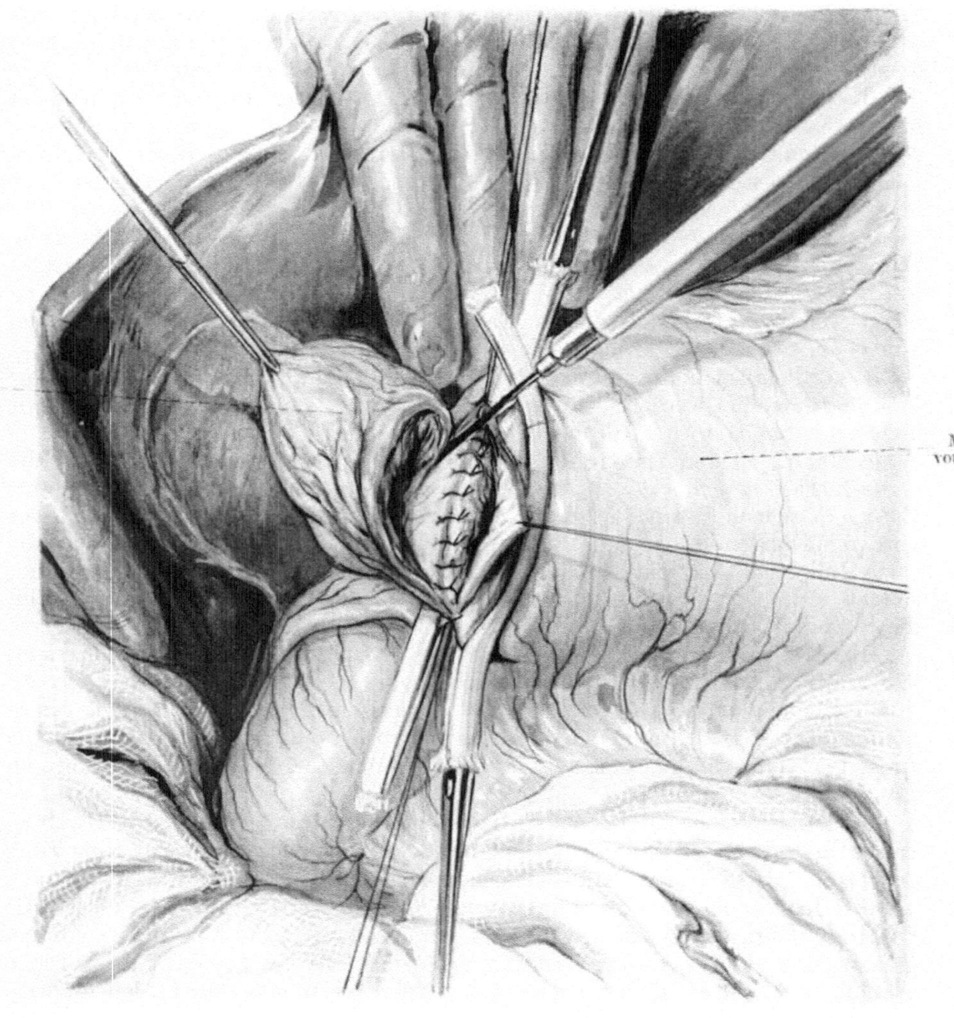


Abb. 356. Herstellung einer Verbindung der Gallenblase mit dem Magen (Cholezysto-Gastrostomie). Eine Falte der vorderen Magenwand und der Fundus der Gallenblase sind mit je einer elastischen Klemme abgeklemmt. Beide Gebilde sind miteinander durch eine hintere LEMBERTsche und nach ihrer Eröffnung durch eine hintere ALBERTsche Nahtreihe verbunden. Die überstehende Kuppe der Gallenblase wird mit dem Diathermiemesser abgetragen.

Die Anastomose selbst wird mit der bei der Vereinigung von zwei Darmteilen üblichen Nahttechnik hergestellt. Erschwerend fällt die meist beträchtliche Zartheit der überdehnten Gallenblasenwand ins Gewicht, die das Anlegen von Serosa-Muskularisnähten ohne Durchstechung der Schleimhaut manchmal kaum gestattet. Die Verwendung des Gefäßnahtinstrumentariums ist in derartigen Fällen zu empfehlen. Zuerst wird die hintere Serosanahtreihe mit Seidenknopfnähten angelegt, dann werden der Magen und die Gallenblase mit dem Diathermiemesser eröffnet, es folgt die mit Katgutknopfnähten ausgeführte hintere Dreischichtennahtreihe, hierauf wird auch die Hinterwand der Gallenblase durchtrennt (Abb. 356), wodurch die Gallenblasenkuppe in Wegfall kommt, und schließlich wird die Verbindung durch die vordere Dreischichtennahtreihe und die vordere Serosanahtreihe vollendet. Der Magen kann an der benachbarten Wand der Gallenblase und der Leberoberfläche durch einige weitere Stiche befestigt werden.

Läßt sich der Fundus der Gallenblase nicht weitgehend beweglich machen, so wird die Anastomose zwischen Gallenblase und Magen wie zwischen zwei Darmabschnitten Seit zu Seit lediglich durch lineäre Eröffnung der Gallenblasenkuppe und ohne Wegfall eines Gallenblasenanteiles vollzogen.

Ist die Vereinigung zwischen Gallenblase und Magen regelrecht hergestellt, so kann die Bauchhöhle vollständig geschlossen werden, andernfalls werden ein Tampon und ein Drain eingelegt.

## d) Die Ausrottung der Gallenblase (Cholecystectomia).

**Allgemeines.** Die Cholezystektomie ist der häufigste Eingriff am Gallensystem. Denn da die Bildung der Gallensteine nach der herrschenden Ansicht ausschließlich oder doch vorwiegend in die Gallenblase verlegt wird, so erscheint die Beseitigung des steinbildenden Organes zugleich als das sicherste Vorbeugungsmittel gegen das Wiederauftreten von Gallensteinen. Für die meisten Operateure bildet daher die Beseitigung der Gallenblase einen unveräußerlichen Bestandteil einer regelrechten, das Gallensteinleiden bekämpfenden Operation.

Von anderen Autoren wird dagegen die grundsätzliche Beseitigung der Gallenblase als eine unnötige Verstümmelung des Körpers bezeichnet. Sie behaupten, daß der Gallenblase eine wichtige chemische Funktion und eine mechanische Bedeutung in der Art eines Windkessels bei der Verteilung der Galle zukomme, und daß die Neubildung von Steinen auch durch eine längere Zeit aufrecht erhaltene Drainage der Gallenblase nach außen verhindert werde. Hiergegen ist jedoch einzuwenden, daß nach tausendfältiger Erfahrung erkennbare Störungen durch den Verlust der Gallenblase nicht herbeigeführt werden, und daß das Organ, das der Chirurg zu entfernen pflegt, nicht mehr eine gesunde Gallenblase mit normaler Funktion, sondern ein krankes und überdies gefährliches Gebilde ist, das die ihm ursprünglich etwa zugewiesenen Aufgaben schon lange nicht mehr erfüllt. Wenn also durch die Beseitigung der Gallenblase dem Körper überhaupt ein Schaden erwächst, so ist er geringfügig, und er ist unter zwei Übeln immer noch das kleinere. Allerdings kann nicht bestritten werden, daß Gallensteine auch nach der Beseitigung der Gallenblase in den tiefen Gallenwegen neu entstehen können. Ich persönlich stehe auf dem Standpunkte der grundsätzlichen Beseitigung der Gallenblase beim Steinleiden.

Gelegentlich ist die Entfernung der Gallenblase auch beim Fehlen von Steinen angezeigt. Es sind das diejenigen Fälle, wo zwar alle klinischen Erscheinungen eines Gallensteinleidens vorhanden sind, bei denen Steine jedoch trotz sorgfältigster Freilegung und Absuchung nicht zu finden sind, und wo auch die Untersuchung der anderen in Frage kommenden Organe (Magen, Duodenum, Pankreas, rechte Niere, Flexura dextra, Appendix) keine Klärung der Krankheitserscheinungen bringt. Der Operateur wird daher zunächst per exclusionem wieder auf die Gallenblase zurückgeführt. Oft geben dann auch Verdickungen der Gallenblasenwand, Verwachsungen mit der Umgebung, eine

Vergrößerung des Organes, seine ungewöhnliche Lage oder eine Abknickung des Stieles den Schlüssel zu den vorhandenen Beschwerden. Es wäre ja auch sonderbar, daß ausgerechnet ein so unzuverlässig aufgehängtes, mit einem so gewundenen, engen Ausgang versehenes, schleimhautbekleidetes Organ wie die Gallenblase gegen Entzündungen oder Stauungen auch beim Fehlen von Steinen gefeit sein sollte. An dem Vorkommen eines „Gallensteinleidens ohne Steine" ist daher kaum zu zweifeln. Trotzdem behält die Entfernung einer Gallenblase ohne Konkremente für den Operateur stets einen unangenehmen Beigeschmack. In vielen Fällen gewähren dann die histologische Untersuchung oder auch das Auffinden eines kleinen, hinter einer HEISTERschen Falte sitzenden Cholestearinsteines, der von außen nicht getastet werden konnte, eine nachträgliche Beruhigung.

Selten verlangen eine Neubildung oder die Verseuchung der Gallenblase mit spezifischen Bakterien, z. B. bei Typhusbazillenträgern, ihre Entfernung.

Nach Verletzungen der Gallenblase bildet ihre Ausrottung in der Regel das einfachere und sicherere Verfahren gegenüber der Naht des geschädigten Organes.

Ich halte es nicht für richtig, die Entfernung der Gallenblase bei einem Gallensteinleiden auf den Anfang des Gesamteingriffes zu verlegen, wie das zumeist geschieht, sondern ich bin der Meinung, daß die Beseitigung der Gallenblase grundsätzlich das Ende der Operation bilden soll, nachdem zuvor die Verhältnisse der tiefen Gallenwege geklärt und in Ordnung gebracht sind. Denn wir haben bei freier Passage zwischen Leber und Gallenblase in der noch im Körper befindlichen Gallenblase ein wertvolles Pfand in der Hand, durch eine Cholezystenteroanastomose der Galle unter Ausschaltung des Ductus choledochus den Übertritt in den Darm zu ermöglichen, und wir würden voreilig handeln, diesen wertvollen Trumpf vorzeitig preiszugeben. Kann man doch niemals voraussagen, ob nicht bei der Freilegung der tiefen Gallengänge überraschenderweise eine nicht zu beseitigende Neubildung oder eine erworbene oder angeborene Verengerung aufgedeckt wird, und man kann schließlich auch niemals eine unbedingte Gewähr gegen eine irreparable unbeabsichtigte Verletzung oder irrtümliche Durchtrennung des Ductus choledochus übernehmen. Aus derartigen schwierigen Lagen kann die Umgehung des Choledochus durch Verbindung der Gallenblase mit dem Intestinaltraktus einen willkommenen Ausweg eröffnen. Weiter bildet die Gallenblase eine ausgezeichnete Handhabe, um die Leber nach oben zu halten, den Zystikus anzuspannen und die in der Tiefe gelegenen Gallenwege vorzuziehen, deren man sich nicht vorzeitig berauben sollte. Schließlich stört in vielen Fällen nach der Auslösung der Gallenblase die Blutung aus dem Leberbett das Arbeiten in der Tiefe. Dem Einwand, daß eine große Gallenblase den Zugang zu dem tieferen Operationsgebiet behindern kann, läßt sich dadurch begegnen, daß die Gallenblase durch eine Cholezystotomie unschwer zu entleeren und zu verkleinern ist. Aus diesen Erwägungen verlege ich die Beseitigung der Gallenblase regelmäßig an das Ende des gesamten Eingriffes.

Die Gallenblase kann in der Richtung entweder Fundus-Zystikus oder Zystikus-Fundus (retrograd) ausgelöst werden. Die Schwierigkeiten der Exstirpation liegen in der Darstellung des Ductus cysticus und in seiner einwandfreien Abgrenzung vom Ductus choledochus und vom rechten Ductus hepaticus. Irrtümer in dieser Richtung können zu äußerst unangenehmen Verletzungen, zu der schwerwiegenden Durchtrennung eines dieser Gänge, oder sie können zum Zurücklassen eines beträchtlichen Stückes des Ductus cysticus führen, was die Veranlassung zur Neubildung von Steinen geben kann.

Wenn sich die anatomischen Verhältnisse an der Einmündung des Ductus cysticus in den Ductus choledochus nicht leicht, einwandfrei und schnell darstellen lassen, so ist die Auslösung der Gallenblase in der Richtung vom Fundus nach dem Choledochus zu bevorzugen, da sich der Zystikus in dieser Richtung einfacher entwickeln läßt und den Operateur wie ein Leitband selbsttätig auf den Choledochus führt. Man sollte es sich zur Gewohnheit machen, das bei der Ausrottung der Gallenblase gewonnene Präparat sofort auf das Vorhandensein eines Gallengangsabschnittes zu untersuchen, um eine stattgefundene Verletzung alsbald versorgen zu können.

In welcher Richtung man auch vorgeht, stets ist zu empfehlen, zuerst den Stamm der Art. cystica zu unterbinden, die — vergleiche die vorausgeschickten anatomischen Ausführungen — meist dorsal (Abb. 350), seltener ventral (Abb. 351) vom Ductus hepaticus von medial nach lateral an die linke Seite des Zystikus zieht und auf der Gallenblase nach dem Fundus steigt. Bei schwieligen Verwachsungen in dieser Gegend, die die Auslösung der Gallenblase in der Richtung Fundus-Zystikus empfehlenswert machen, muß man freilich auf die vorausgeschickte Unterbindung der Art. cystica verzichten.

**Die Ausrottung in der Richtung Fundus-Zystikus.** Das Vorgehen in dieser Richtung mit oder ohne vorhergehende Unterbindung der Art. cystica gestaltet sich folgendermaßen:

Der rechte Leberlappen wird nach etwaiger Durchtrennung des Lig. teres und nach dem Einschneiden des Lig. falciforme nach Möglichkeit über den Rippenrand gekippt. Vorhandene Verwachsungen der Gallenblase werden gelöst. Meist lassen sich anhaftende Organe stumpf abschieben, andernfalls werden die Verbindungen scharf oder nach doppelter Unterbindung durchtrennt. Die Umgebung der Gallenblase wird abgestopft, auch in das Foramen Winslowi wird eine Rollgaze geführt.

Ist die Gallenblase übermäßig gespannt, vergrößert, stark gefüllt, enthält sie Eiter oder ist ihre Wand schwer geschädigt, so beginnt der Eingriff mit der Cholezystotomie, der Entleerung und der Ausstopfung der Blase (vgl. Abb. 471 f.). Die Öffnung im Fundus wird vernäht, die kräftigen Fäden bleiben lang und dienen als willkommene Handhabe beim weiteren Vorgehen (Abb. 357).

Soll, was anzuraten ist, die Art. cystica zuerst unterbunden werden, so gelingt es durch Zug an diesen Fäden oder an einer den Fundus fassenden Zange jedoch nicht ohne weiteres, den Hals der Gallenblase genügend zu spannen. Man muß vielmehr mit stumpfen Faßzangen allmählich an der Gallenblase bis zum Hals hinabklettern und ihn an dem jeweilig gefaßten Abschnitt stark emporziehen (Abb. 357). Die hierdurch in der Gegend des Zystikus sich anspannende Peritonealduplikatur wird parallel zum Zystikus vorsichtig eingeschnitten. Die Durchtrennung der Serosa und des subserösen Fettes ist zumeist ohne Blutung möglich. Die Peritonealwundränder werden mit Pinzetten angehoben und mit dem Stieltupfer nach rechts und links zurückgeschoben. Unter vorsichtiger Nachhilfe mit dem Messer gelingt es dann, den Ductus cysticus zu sichten und links von ihm die Art. cystica zu finden. Die Art. cystica wird, sobald die Entfernung der Gallenblase beschlossen ist, mit der Hohlsonde unterfahren, nach beiden Seiten abgebunden und durchtrennt (Abb. 357).

Der Ductus cysticus wird mit einem dicken Seidenfaden oder mit einer Zange vorgezogen und in der Richtung auf den Choledochus weiter verfolgt. Ist die Einmündungsstelle des Zystikus in den Choledochus erreicht, wobei man an den häufigen langen Parallelverlauf beider Gänge und an die häufigen Spiraltouren des Ductus cysticus denken muß, so folgt bei regelrechtem Vorgehen zunächst die in den folgenden Abschnitten beschriebene

Revision und Behandlung der tiefen Gallengänge, und erst nach Abschluß dieser Maßnahmen wendet sich der Operateur wieder der Entfernung der Gallenblase zu.

Zur Beschränkung der bei der Auslösung der Gallenblase aus der Leber zumeist auftretenden parenchymatösen und venösen Blutung

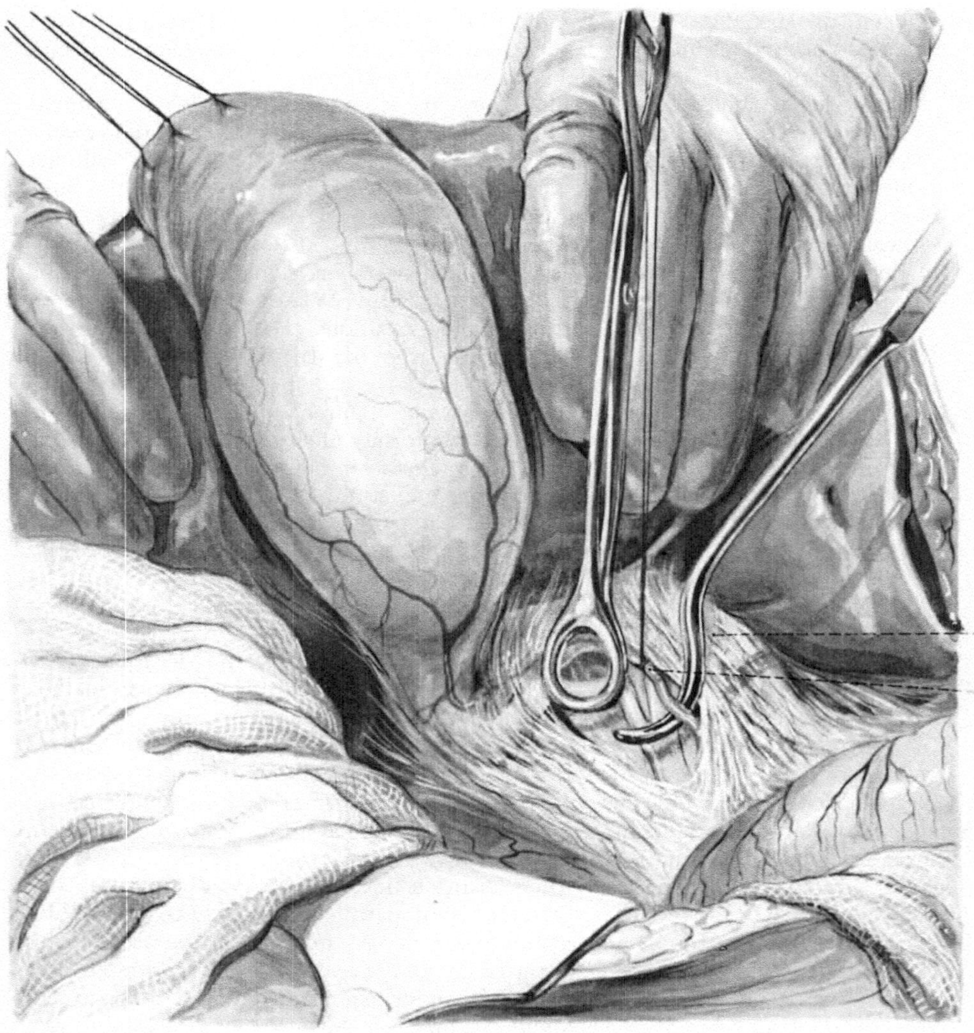


Abb. 357. Unterbindung der Arteria cystica vor der Ausrottung der Gallenblase. Der Serosaüberzug des Lig. hepatoduodenale ist in der Gegend der Art. cystica gespalten. Der Ductus cysticus, der benachbarte Abschnitt des Ductus choledochus und hepaticus und die Arteria cystica sind freigelegt. Der Ductus cysticus wird mit einer Faßzange emporgehoben. Die Arteria cystica ist mit der Hohlsonde unterfahren und nach einer Seite abgebunden.

empfiehlt es sich, die Umschlagsfalte des Peritoneums auf die Gallenblase und den die Gallenblase deckenden Leberanteil mit Suprareninlösung (10 Tropfen der Stammlösung auf 100 ccm Kochsalzlösung) oder mit meiner Hochdrucklokalanästhesie kräftig zu durchtränken. Hierdurch wird außerdem die Trennungsschicht aufgelockert, wodurch die Auslösung der Gallenblase erleichtert wird. Durch das Einspritzen der Lösung wird der Peritonealüberzug ödematös durchtränkt, und die Leberoberfläche wird blaß.

Die Lösung der Gallenblase von der Leber vollzieht sich, in welcher Richtung sie auch vorgenommen wird, entsprechend der oben im anatomischen

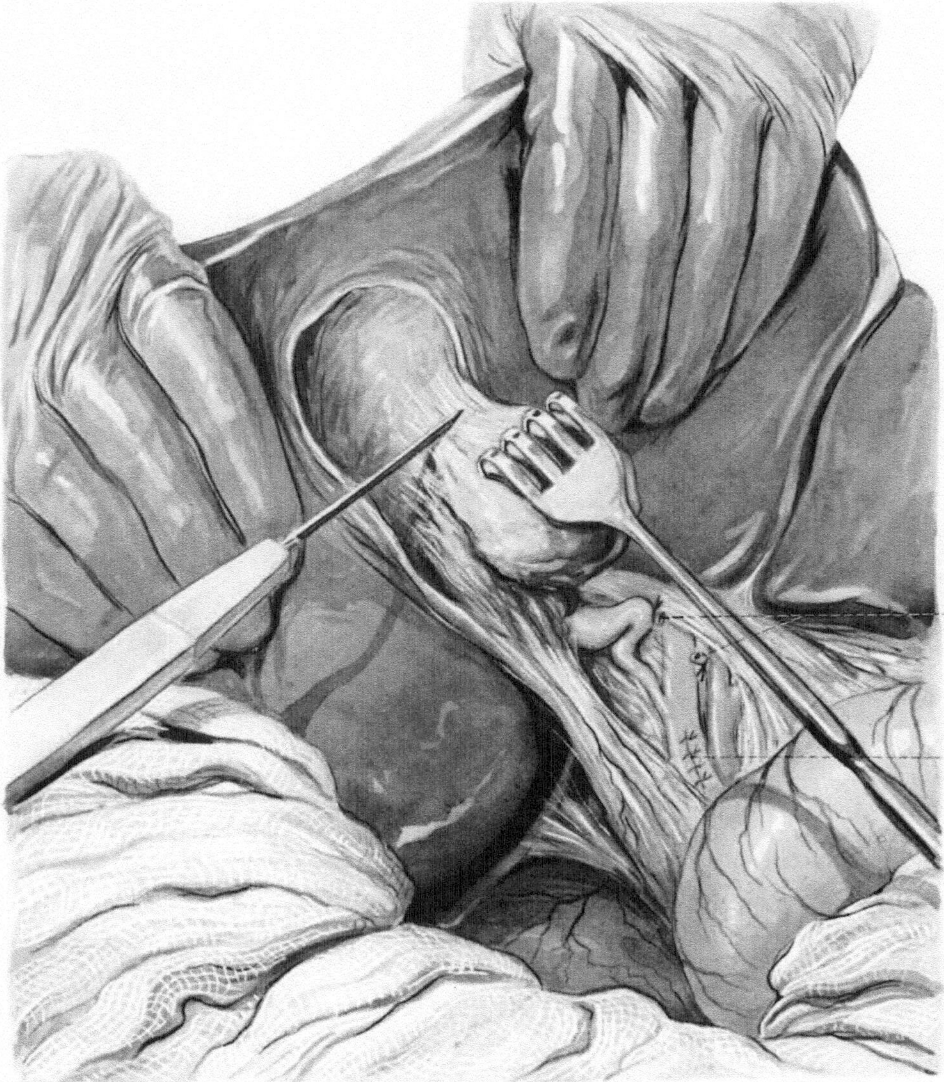


Abb. 358. Ausrottung der Gallenblase (Cholezystektomie) in der Richtung Fundus-Zystikus. Nach Revision des wieder verschlossenen Ductus choledochus wurde die Art. cystica doppelt unterbunden und durchtrennt. Die Umschlagsfalte des Peritoneums von der Gallenblase auf die Leber ist überall eingeschnitten, und die die Gallenblase an die Leber heftenden Bindegewebszüge werden unter starkem Zug an einem in die Gallenblase eingesetzten scharfen Haken mit dem Diathermiemesser durchtrennt.

Teil S. 460f. geschilderten Verschiedenheit der Befestigung unterschiedlich: Besitzt die Gallenblase ausnahmsweise ein mehr oder weniger freies Mesenteriolum, so wird es angespannt, in einzelnen Abschnitten mit der

Hohlsonde unterfahren, abgebunden und mit der Schere durchtrennt. Liegt die Gallenblase, was die Regel ist, der Leber flächenhaft an, und besitzt sie ausnahmsweise einen leicht abziehbaren Peritonealüberzug, so wird dieser in der Mitte in der Längsrichtung gespalten und nach beiden Seiten lappenförmig

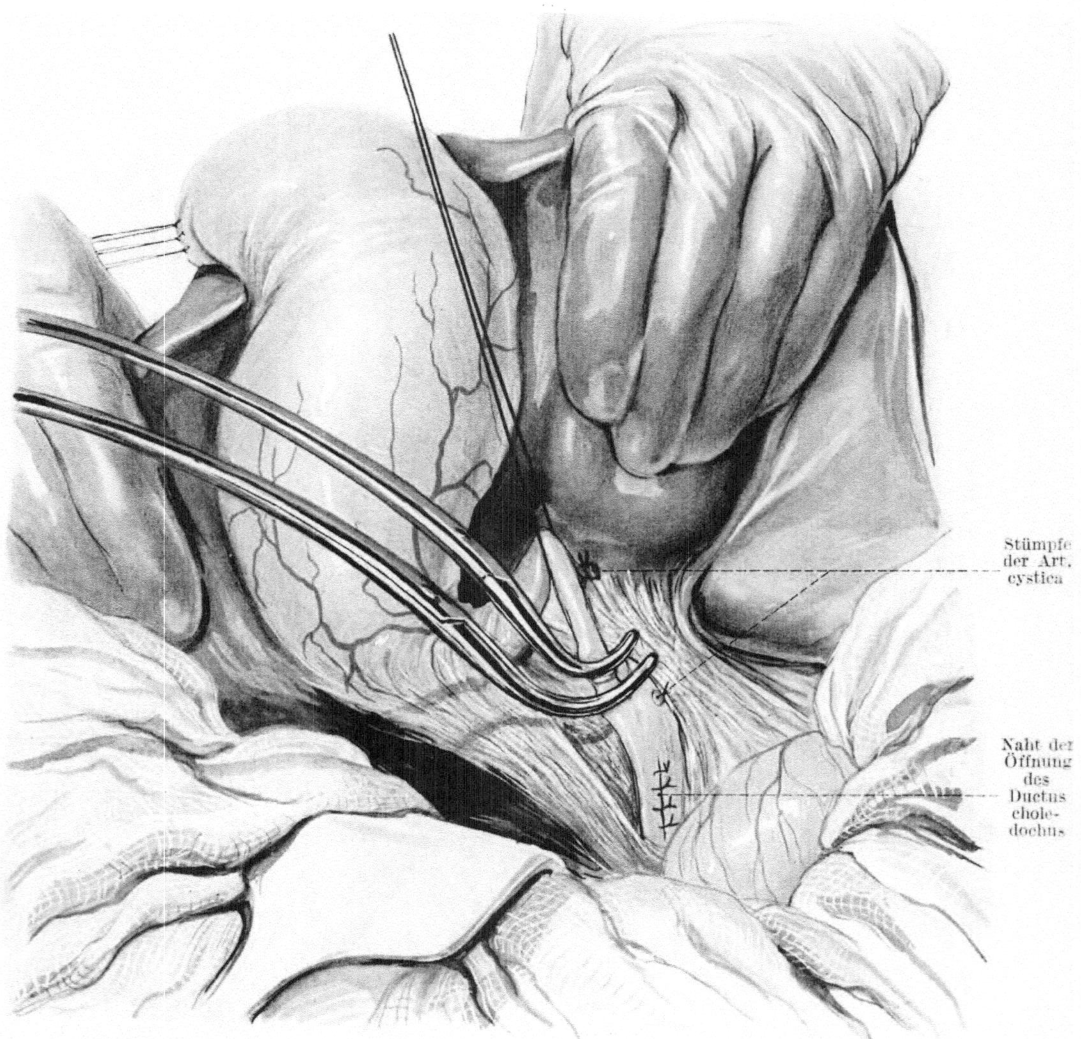


Abb. 359. Ausrottung der Gallenblase (Cholezystektomie) in der Richtung Zystikus-Fundus. Nach Ausräumung der wieder verschlossenen Gallenblase und nach Revision des wieder verschlossenen Ductus choledochus wurde die Arteria cystica doppelt unterbunden und durchtrennt. Der freigelegte Ductus cysticus ist mit 2 Klemmen konzentrischer Krümmung gefaßt und wird zwischen den beiden Klemmen an der rot gekennzeichneten Stelle durchtrennt.

abpräpariert. Läßt sich — der häufigste Fall — der Peritonealüberzug nicht ohne weiteres ablösen, so wird das Peritoneum entlang den beiden seitlichen Umschlagfalten und entlang der Umschlagsfalte am Übergange des Leberrandes auf den Fundus eingeschnitten, und die Gallenblase wird von diesen Schnitten aus halb stumpf und halb scharf ausgelöst. Ist aber die Gallenblase einmal vollständig von Lebergewebe umschlossen, so wird die deckende Parenchymschicht an der dünnsten Stelle in der Längsrichtung mit dem Diathermiemesser gespalten, und die Gallenblase wird allseitig ausgegraben.

Bewegt man sich in der richtigen Schicht, und zieht man die Gallenblase und die Leber kräftig voneinander (Abb. 358), so macht die Auslösung meist

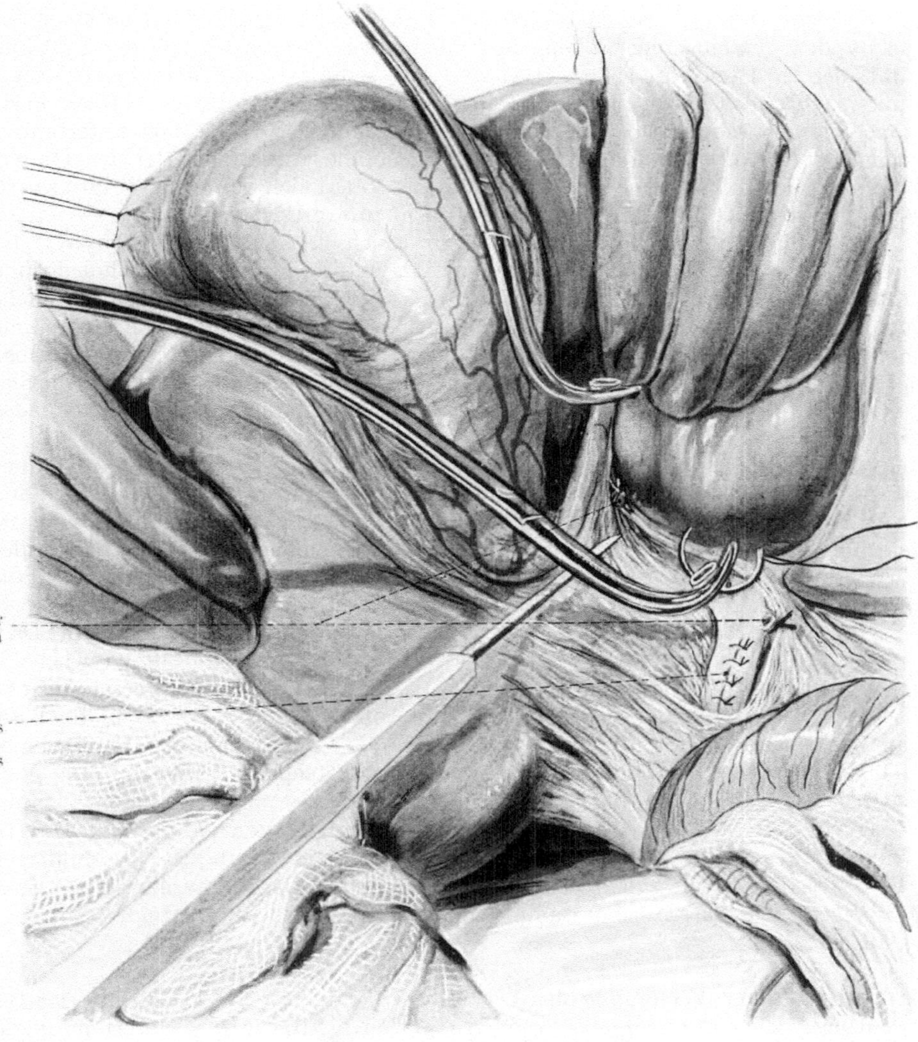


Abb. 360. Ausrottung der Gallenblase (Cholezystektomie) in der Richtung Zystikus-Fundus. Fortsetzung des Zustandes der vorigen Abbildung. Nach Durchtrennung des Ductus cysticus wird der zentrale Stumpf durchstochen und abgebunden. An dem peripherischen Stumpf wird ein Zug ausgeübt, und die Verbindungen der Gallenblase mit der Leber werden mit dem Diathermiemesser durchtrennt, wobei erkennbare Gefäße vorher gefaßt werden.

keine Schwierigkeiten, und die zwischen Leber und Gallenblase befindlichen Gefäße lassen sich vor der Durchtrennung versorgen. Oft geht die Auslösung in der richtigen Schicht so spielend vonstatten, daß die Gallenblase mit dem Finger stumpf umfahren werden kann und fast von selbst herausspringt. Nach schweren Entzündungen und bei hochgradigen Schrumpfblasen kann dagegen eine anatomische Trennung zwischen Leber und Gallenblase schwierig oder unmöglich sein, da die Begrenzung der Gallenblase nach Vernichtung der eigentlichen Wand von der Leber, von Abszeßschwarten oder von Abszessen gebildet wird. Dann vollzieht sich die Beseitigung der Gallenblase mehr in Gestalt einer Leberresektion, indem die kranke Masse mit dem Diathermiemesser aus dem Lebergewebe ausgeschnitten wird.

Je mehr man sich bei der Auslösung in der Richtung Fundus-Ductus choledochus dem gemeinsamen Gallengange nähert, desto breiter wird die den Zystikus umhüllende Peritonealduplikatur. Sie strahlt schließlich fächerförmig links nach dem Choledochus und rechts nach der Leberpforte aus. Diese Peritonealbänder werden vor der Durchtrennung mit der Hohlsonde unterfahren und doppelt unterbunden, da sie zumeist Gefäße enthalten. Bei der Durchtrennung der linksseitigen Peritonealfalte hüte man sich vor einer Verletzung des oft sehr naheliegenden Ductus hepaticus dexter.

Schließlich hängt die Gallenblase nur noch an dem Ductus cysticus. Der Zystikus wird dicht oberhalb seiner Einmündung in den Ductus choledochus mit einer kleinen gebogenen Klemme, die der Nierenstielklemme nachgebildet ist, quer gefaßt. Eine zweite der ersten entsprechende Klemme mit einem kleineren Krümmungsradius faßt den Gang ein zweites Mal unmittelbar peripher der ersten Klemme (Abb. 359). Der Gallengang wird mit scharfem Messer zwischen beiden Klemmen durchtrennt, wodurch die Gallenblase frei wird.

Zentral der ersten Klemme wird ein Katgutfaden mit feiner Nadel quer durch den Stumpf des Ductus cysticus gestochen (Abb. 360), der Faden wird nach beiden Seiten geknüpft und die Klemme abgenommen. Der Zystikusstumpf wird durch LEMBERTsche Knopfnähte versenkt, wobei die Spaltränder des Peritonealüberzuges des Zystikus und die bei der Auslösung des Zystikus durchtrennten Peritonealduplikaturen zur Deckung herangeholt werden.

**Die retrograde Auslösung der Gallenblase** verläuft ähnlich. Nach Darstellung, Unterbindung und Durchtrennung der Arteria cystica wird der besonders sorgfältig freigelegte Zystikus zwischen den oben beschriebenen beiden kleinen Klemmen durchtrennt (Abb. 359). Bevor die Gallenblase ausgelöst wird, wird der zentrale Zystikusstumpf versorgt. Es geschieht das in der oben geschilderten Art mit Durchstechen, Abbinden und Versenken (Abb. 360). An der peripheren, den Zystikusstumpf fassenden Klemme wird ein Zug ausgeübt, so daß sich die bandartigen Verbindungen des Zystikus mit der Umgebung anspannen. Sie werden in der bereits geschilderten Weise nach doppelter Unterbindung durchtrennt. Die Gallenblase wird unter kräftigem Zug am Zystikusstumpf von der Leber bis zum Fundus getrennt und entfernt.

**Die Art der Versorgung des Leberbettes** ist nicht von einschneidender Bedeutung. Die Hauptsorge ist die Blutstillung, die durch Unterbindung so zuverlässig wie möglich durchgeführt wird. Gelingt die Blutstillung auf diese Weise nicht vollständig, so empfiehlt es sich, einen Vioformgazestreifen gegen das Leberbett zu legen und nach außen zu leiten. Konnte das Peritoneum in Gestalt von Lappen von der Gallenblase abgezogen werden, so werden die beiden Lappen miteinander vernäht, das Wundbett wird „peritonealisiert". Eine keilförmige Leberwunde wird, wenn sie sich bequem zusammenziehen läßt, durch Katgutnähte geschlossen. Macht die Deckung der Leberwundfläche jedoch die geringsten Schwierigkeiten, so ist es besser, auf die Naht zu verzichten und die Wundfläche mit Vioformgaze zu bedecken, als sich lange mit Nahtversuchen aufzuhalten oder das benachbarte Lebergewebe durch die Stiche und durch das Durchschneiden der Fäden zu verletzen, was nur zu unbequemen neuen Blutungen führt.

Die Frage des Bauchdeckenverschlusses nach der Cholezystektomie wurde im Abschnitt F, 1, b, S. 470 bereits im Sinne einer grundsätzlichen Drainage und einer häufigen Tamponade beantwortet.

## 3. Die Eingriffe an den Gallengängen.

### a) Die Eröffnung der Gallengänge (Choledochotomia, Hepaticotomia).

Die Eröffnung des Choledochus verfolgt den Zweck, etwaige im Innern der großen Gallengänge befindliche Fremdkörper, wie Steine, Askariden, Echinokokken, zurückgelassene Drainrohre nach Art und Sitz festzustellen und zu entfernen, oder Verengerungen der Gallengänge, namentlich im Bereiche der VATERschen Papille, aufzufinden und zu beseitigen.

Der Choledochus ist der einzige natürliche Weg für die Überleitung der Galle von der Leber nach dem Darm. Die Erfüllung der oben für die Eingriffe am Gallensystem aufgestellten Aufgabe, der Galle einen ungehinderten Abfluß in den Darm für den Augenblick und für später zu gewährleisten, verlangt daher eine äußerst sorgfältige Untersuchung und Behandlung dieses alleinigen Weges. Die Tatsache, daß ein Kranker bisher niemals an den Erscheinungen eines Choledochusverschlusses gelitten hat, rechtfertigt nicht die Annahme, daß im Bereiche des Choledochus kein abflußbehindernder Prozeß vorhanden ist, im besonderen, daß er frei von Steinen ist. Daher ist eine besondere Untersuchung des Ductus choledochus in jedem Falle notwendig.

Schon die äußere Besichtigung des Gallensystems gibt in dieser Richtung oft wertvolle Anhaltspunkte. Ist die Wand der Gallenblase unverändert und elastisch, ist die Blase nicht übermäßig prall gespannt, und läßt sie sich leicht ausdrücken, so kann ein Abflußhindernis zwischen der Gallenblase und der VATERschen Papille nicht vorhanden sein. Ist der Ductus choledochus dünn und seine Wand nicht übermäßig gespannt, so kann die Durchgängigkeit des Gallenganges darmwärts von der besichtigten Stelle nicht aufgehoben sein. Aus diesen Feststellungen darf jedoch nicht gefolgert werden, daß kein Fremdkörper oder keine Verengerung im Gallengange vorhanden ist, da derartige Zustände häufig keine Verschlußerscheinungen machen.

Auch die Betastung der Gallenwege von außen kann einen zuverlässigen Aufschluß über den Zustand seines Inneren nicht ohne weiteres geben. Zwar kann der freie Teil des Choledochus zwischen dem Daumen und den ins Foramen WINSLOWI eingeführten Fingern gut abgefühlt werden. Aber an anderen Stellen versagt diese Untersuchung mehr oder weniger. Im Bereiche der Leberpforte sind die Gallenwege nur schlecht, die im Innern der Leber gelegenen Gänge sind überhaupt nicht abzutasten. Gerade an diesen Stellen verstecken sich aber gern bewegliche Steine. Und das Befühlen des retroduodenalen Choledochusanteils zeitigt selbst nach der Mobilisierung des Duodenums oft kein eindeutiges Ergebnis, da sich gleichzeitig die Duodenalwand und das Pankreasgewebe zwischen den Fingern befinden. Besonders im Bereiche des Pankreaskopfes, der häufig erstaunlich hart ist, ist das Tastergebnis sehr unsicher, so daß auf der einen Seite selbst große in der VATERschen Papille liegende Steine der Feststellung von außen entgehen können und auf der anderen Seite eine Verhärtung, ein Karzinom oder Lymphdrüsen des Pankreaskopfes sich wie Konkremente anfühlen können.

Das beste Mittel, um die Verhältnisse im Inneren der großen Gallengänge mit einiger Sicherheit festzustellen, ist die Eröffnung des Ductus choledochus und die Untersuchung von innen. Da nun bei jedem Gallensteinleidenden mit der Anwesenheit von Steinen in den tiefen Gallenwegen gerechnet werden muß, da ihre Abwesenheit mit einiger Sicherheit nur nach Eröffnung des Ductus choledochus festgestellt werden kann, und da das Übersehen eines Steines die verhängnisvollsten Spätfolgen haben kann, so sollte die Choledochotomie ein unveräußerlicher Bestandteil jeder regelrechten Gallensteinoperation sein und nur in Ausnahmefällen, bei besonderen technischen Schwierigkeiten oder bei unbedingt einwandfreien Verhältnissen und klarem äußeren Untersuchungsergebnis unterlassen werden. Ich kann, seitdem ich seit vielen Jahren möglichst bei jeder Gallensteinoperation den Ductus choledochus von innen untersuche, immer wieder die Anwesenheit von Steinen in Fällen feststellen, in denen weder der Krankheitsverlauf noch die äußere Untersuchung der Gallenwege ihre Anwesenheit vermuten läßt. Ich bin überzeugt, daß infolge der von den meisten Operateuren geübten Unterlassung einer grundsätzlichen inneren Austastung der tiefen Gallenwege viele Steine übersehen werden, und daß hierin der Grund für das Auftreten zahlreicher „Rezidive" liegt.

Unerläßlich wird die Eröffnung des Ductus choledochus natürlich in dem Augenblick, in dem die Anwesenheit eines Steines, eines Fremdkörpers, das Vorhandensein einer Verengerung oder eines sonstigen Krankheitszustandes bereits von außen festgestellt wird.

Die tiefen Gallenwege können an drei Stellen eröffnet werden: In dem oberhalb des Duodenums gelegenen Abschnitt, wo sie im Bereiche des Lig. hepatoduodenale frei zutage liegen, in dem hinter dem Duodenum gelegenen Abschnitt nach Mobilisierung des Duodenums und in dem innerhalb des Pankreaskopfes und der VATERschen Papille gelegenen Abschnitt durch das eröffnete Duodenum.

### α) Die Eröffnung der Gallengänge oberhalb des Zwölffingerdarmes (Choledochotomia supraduodenalis. Hepaticotomia).

Da aus den bei der Schilderung der Cholezystektomie auf S. 478 dargelegten Gründen bei regelrecht verlaufender Steinoperation die Eröffnung des Choledochus der Freilegung des Ductus cysticus unmittelbar folgt, der Entfernung der Gallenblase aber vorausgeht, so verläuft der Eingriff der Choledochotomie bis zu der Stelle, wo der Ductus cysticus freigelegt und mit einem dicken Seidenfaden angeschlungen ist, genau wie der oben geschilderte Anfang der Cholezystektomie (Abschnitt F, 2, d, S. 479). Der Operateur hat an der Gallenblase und an dem um den Zystikus gelegten Seidenfaden eine ausgezeichnete Handhabe, um den Ductus choledochus in der Tiefe des Bauches anzuspannen, und er wird durch den Zystikus ohne weiteres auf den Choledochus geleitet.

Der oben angegebene Schnitt durch den Serosaüberzug des Ductus cysticus wird weiter auf den Choledochus geführt, der entsprechend den oben gemachten anatomischen Angaben (Abschnitt F, 1, a, S. 461) am rechten Rande und in der obersten Schicht des Lig. hepatoduodenale liegt. Bei der Spaltung des Serosaüberzuges des Choledochus ist auf den ZUCKERKANDLschen Venenplexus zu achten. Zumeist lassen sich seine Gefäße erkennen und entweder beiseite schieben oder vor der Durchtrennung doppelt unterbinden.

Der hierdurch auf eine kurze Strecke freigelegte Choledochus wird besichtigt und nach Einführen des linken Zeigefingers in das Foramen WINSLOWI bidigital von der Leberpforte bis zum Duodenum abgetastet.

Vor der Eröffnung des Choledochus wird seine Umgebung noch einmal besonders sorgfältig abgestopft; im besonderen wird in das Foramen WINSLOWI nach dem Zurückziehen der tastenden Finger wiederum eine Rollgaze geführt.

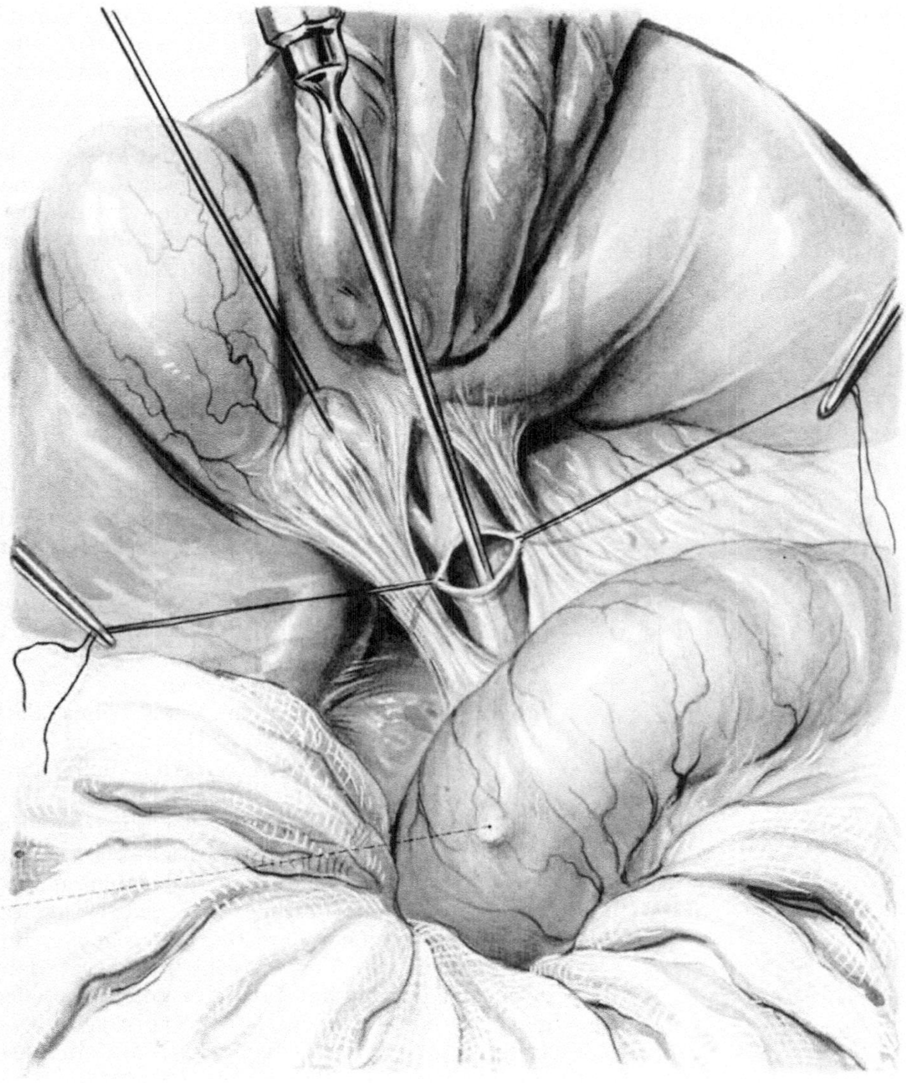


Abb. 361. Eröffnung des Ductus choledochus oberhalb des Duodenums (supraduodenale Choledochotomie). Sondierung der VATERschen Papille. Unter Anspannung des angeschlungenen Ductus cysticus ist der Peritonealüberzug des Ductus choledochus gespalten, und der Gallengang ist eröffnet. Seine Wundränder werden mit 2 Fäden auseinander gehalten. Der in den Ductus choledochus eingeführte Steinlöffel hat die VATERsche Papille passiert, und seine Spitze buckelt die vordere Duodenalwand vor.

In schwierigen Fällen können Zweifel darüber bestehen, ob das als Choledochus angesprochene Gebilde wirklich der gemeinsame Gallengang ist. Es ist besser, den mutmaßlichen Choledochus vor dem Einschneiden mit feiner Nadel zu punktieren, als es auf eine Verwechslung mit der Pfortader oder einem anderen Gebilde ankommen zu lassen. Das Punktionsergebnis klärt die Sachlage einwandfrei, wobei man sich durch die gelegentliche, tiefdunkle, blutähnliche Farbe der Galle nicht beirren lassen darf.

Nicht nur deshalb, weil ich die Durchtrennung des Ductus cysticus der Eröffnung des Ductus choledochus erst folgen lasse, sondern auch weil mir der Zugang und die spätere Versorgung eines neuen, von der Zystikuseinmündung getrennten Schnittes im Choledochus einfacher erscheint, eröffne ich den Choledochus durch einen besonderen, einige Zentimeter duodenalwärts von der Einmündung des Gallenblasenganges gelegenen Längsschnitt in der Vorderwand. Auch die innere Untersuchung der tiefen Gallenwege ist von einer seitlichen Öffnung des Choledochus aus einfacher als durch den Zystikusstumpf, von wo die Sondierung der Gallengänge in der Richtung auf die Leber nicht ohne weiteres gelingt. Die Eröffnung wird zwischen zwei durch die Vorderwand des großen Gallenganges mit feinster Nadel gelegten, mit Klemmen bewaffneten dünnen Haltefäden vorgenommen. Sofort legt ein Assistent an die gesetzte Öffnung die Mündung eines Saugrohres und saugt die austretende Galle ab. Auf ihre Menge, ihre Farbe und ihre Reinheit ist sorgfältig zu achten.

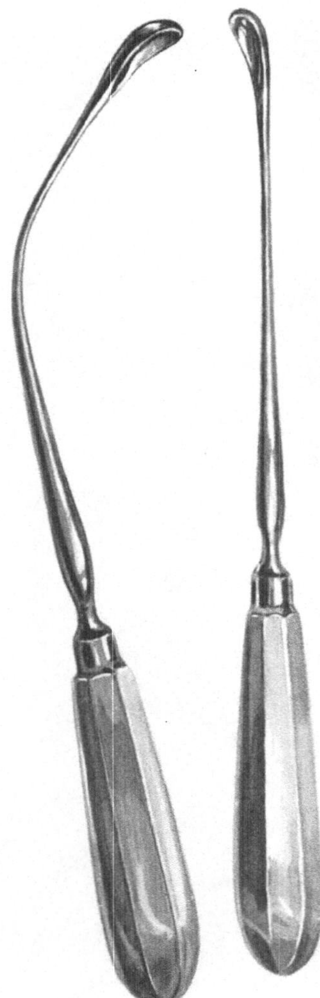

Abb. 362. Steinlöffel mit biegsamen Stiel.

Die innere Untersuchung der Gallenwege wird von der Choledochusöffnung aus in folgender Weise vorgenommen:

Die beiden Haltefäden werden angezogen, so daß die kleine Öffnung im Choledochus klafft (Abb. 361). Mit einer Metallsonde oder mit einem kleinen Steinlöffel (Abb. 362), deren Stiele aus geglühtem, biegsamen Kupfer bestehen, wird das Innere zunächst in der Richtung auf die Leber und hierauf in der Richtung auf das Duodenum abgesucht. Den Instrumenten wird, wenn ihre Weiterführung auf Schwierigkeiten stößt, jeweils eine andere Biegung gegeben, und der Versuch des Vorwärtsschiebens wird dann in neuer Richtung mit äußerster Vorsicht wiederholt. Wird an einer Stelle ein Stein gefühlt, so sucht man ihn mit einem Gallensteinlöffel entsprechender Größe oder mit einer schlanken Zange zu fassen und herauszuziehen, oder man drückt ihn mit melkenden Bewegungen zwischen dem Daumen und dem ins Foramen Winslowi eingeführten Zeigefinger der linken Hand gegen die Öffnung (Abb. 363). Oft läßt sich ein Stein, der den Faßinstrumenten immer wieder ausweicht, ergreifen, wenn man ihn von außen mit den Fingern der linken Hand festhält und in das innen befindliche Faßinstrument drückt. Die Sondierung und Ausräumung des rechten und des linken Ductus hepaticus sollen bewußt getrennt erfolgen.

Findet sich in den Gallengängen dicker Schlamm, kommen zahlreiche Steinbröckel heraus oder verschwindet ein vorher festgestellter Stein in der

Tiefe der Leber, so wird ein mit einer 10 ccm Spritze bewaffneter Nelatonkatheter in den Choledochus geschoben, und die Gallengänge werden mit Kochsalzlösung mit kräftigem Strahl ausgespritzt.

Auf diese Weise gelingt die Säuberung der tiefen Gallengänge in den meisten Fällen. Wankt und weicht ein Stein trotz aller Bemühungen nicht, so hat man im supraduodenalen Teil als letztes Mittel die Möglichkeit, auf ihn unmittelbar einzuschneiden, und zwar auch im Bereiche eines Ductus hepaticus.

Ernstliche Schwierigkeiten können eigentlich aber nur im retroduodenalen und im papillären Teil des Choledochus auftreten. Auch hier wird die Feststellung und Beseitigung von Steinen zunächst in der bisher angegebenen Weise versucht. Zumeist lassen sich die Konkremente mit diesen einfachen Hilfsmitteln auch hier entfernen. Als beendet ist die Behandlung dieser schwierigen Abschnitte des Choledochus aber erst dann anzusehen, wenn die Einführung der Sonde durch die VATERsche Papille mühelos bis ins Duodenum gelingt. Man erkennt den Durchtritt der Sonde durch die Papille oft an einem deutlichen Ruck und daran, daß sich die Sonde nunmehr eine Strecke ohne Widerstand vorwärtsschieben läßt, und daß ihr Ende die vordere Duodenalwand vorbuckelt (Abb. 361) und durch sie hindurch unmittelbar gefühlt werden kann.

Gelegentlich führen diese einfachen Mittel jedoch nicht zum Ziele, da die Verhältnisse hier viel schwieriger als im Bereiche des freien Choledochus liegen: Der Gallengang ist in seinem retroduodenalen und papillären Abschnitt der Betastung nur unvollkommen zugänglich, seine Richtung ist anatomisch nicht eindeutig festgelegt und kann durch vorausgegangene Entzündung und Schrumpfung des Gallenweges und des Pankreaskopfes verändert, sein Lumen kann verengt sein, die VATERsche Papille kann schon unter normalen Verhältnissen infolge ihrer geringen Weite und infolge der Kontraktion ihres Schließmuskels der Sonde einen erheblichen Widerstand entgegensetzen, und oft ist die Unterscheidung unmöglich, ob man mit einem im Inneren vorgeschobenen Instrument oder ob man mit dem von außen tastenden Fingern eine harte Narbe, eine Geschwulst oder einen Stein fühlt. Zu warnen ist vor jeder Gewaltanwendung, da hierbei der Gallengang und die hintere Duodenalwand durchstoßen werden können, wonach sich gelegentlich eine retroduodenale Phlegmone und eine Peritonitis entwickeln.

Am besten nimmt man den Choledochus auf den linken Zeigefinger, legt den Daumen leicht von außen dagegen und schiebt die Sonde unter der Kontrolle dieser beiden Finger in der Richtung der Papille vor (Abb. 363). Mit großer Geduld werden die Versuche der Sondierung und der Ausräumung von Steinbestandteilen immer von neuem, in den verschiedensten Richtungen und mit Instrumenten verschiedenster Krümmung, Art und Gestalt wiederholt. Werden hierbei im retroduodenalen oder im papillären Teil Steine festgestellt, so werden sie in gleicher Weise wie im supraduodenalen Teile angegangen.

Gelingt die Beseitigung eines Widerstandes und die Sondierung der Papille auf diese Weise nicht, so kann die Durchgängigkeit der Papille zunächst durch den Spritzversuch geprüft werden. Ein Nelatonkatheter wird in den Choledochus gegen die Papille geführt, die Choledochuswunde wird durch Zusammendrücken mit chirurgischen Pinzetten möglichst abgedichtet, und es wird mit einer Rekordspritze etwas Wasserstoffsuperoxydlösung eingespritzt. Ist die Papille durchgängig, so bläht sich das Duodenum nach einigen Sekunden infolge der Entwicklung sauerstoffhaltigen Schaums deutlich auf und ergibt beim Beklopfen einen tympanitischen Schall. Ist die Papille undurchgängig, so sind diese Erscheinungen nicht feststellbar, und der gesamte Schaum kommt zur Choledochusöffnung wieder heraus. In ähnlicher Weise kann man den

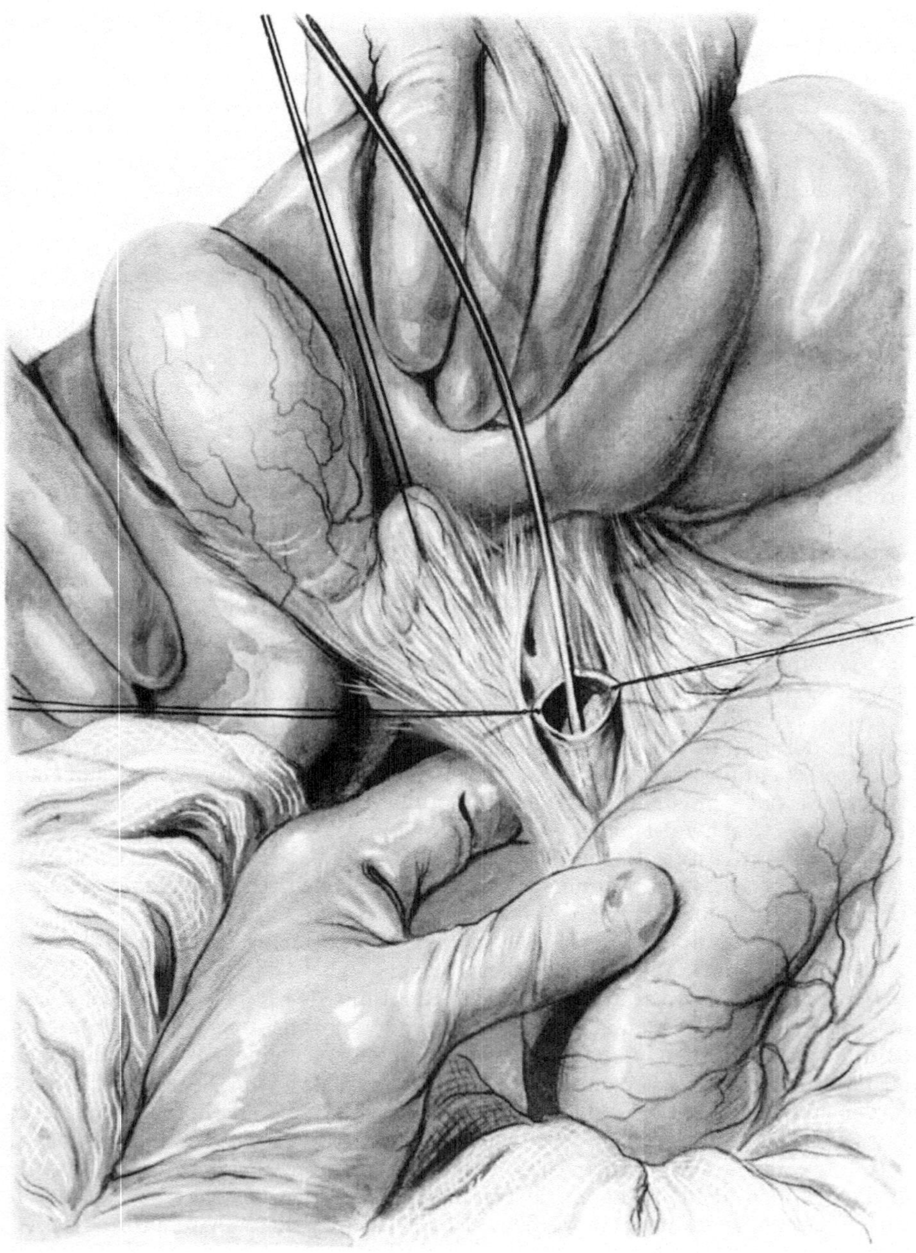

Abb. 363. Eröffnung des Ductus choledochus oberhalb des Duodenum (supraduodenale Choledochotomie). Entfernung eines Steines aus der VATERschen Papille. Der Ductus choledochus ist entsprechend den Angaben der vorigen Abbildung eröffnet. Der retroduodenale Teil des Ductus choledochus und die VATERsche Papille sind zwischen Daumen und den in das Foramen WINSLOWI eingeführten Zeigefinger der linken Hand genommen. Hierdurch werden die Lage und die Bewegungen des in das Innere des Choledochus eingeführten Steinlöffels beim Versuche der Ausräumung eines in der VATERschen Papille festgeklemmten Steines geleitet und überwacht.

Spritzversuch auch mit Kochsalzlösung anstellen. Selbst wenn aber die Durchgängigkeit der Papille durch den Spritzversuch nachgewiesen ist, darf man sich hiermit nicht begnügen, sondern die Durchgängigkeit muß auch für Instrumente von einem erheblichen Kaliber erreicht werden.

Gelingt es überhaupt, eine Sonde bis ins Duodenum zu schieben, so kann die Papille stumpf gedehnt werden. Olivenförmige Sonden, deren Stiel aus biegsamem Kupfer besteht (Abb. 364), so daß ihm jede Krümmung gegeben werden kann, werden unter allmählicher Steigerung des Kalibers mit größter Vorsicht eingeschoben, wobei sich der Durchgang des Sondenknopfes durch die Papille jedesmal beim Hin- und beim Zurückfahren durch einen kleinen Widerstand kenntlich macht und der im Duodenum liegende Sondenkopf durch die vordere Duodenalwand gefühlt werden kann.

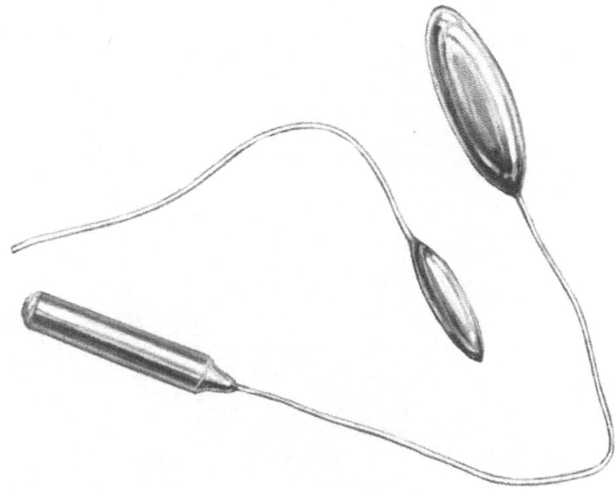

Abb. 364. Olivenförmige Sonde mit biegsamem Stiel zur stumpfen Dehnung der VATERschen Papille.

Gelingt die einwandfreie Durchführung ausreichend dicker Instrumente durch die Papille nicht, oder bleibt die Art eines angetroffenen Hindernisses ungeklärt, so muß die Feststellung der vorliegenden Erkrankung oder die Herstellung einer freien Verbindung zwischen Choledochus und Darm durch eines der später geschilderten Verfahren erzwungen werden.

Nach der Ausräumung und nach der Erzielung einer ausreichenden Durchgängigkeit der tiefen Gallengänge wird die supraduodenale Choledochuswunde in den meisten Fällen primär geschlossen, und ich benutze aus den bei der Beschreibung der Choledochostomie später auf S. 496f. dargelegten Gründen die Öffnung nur äußerst selten zur Anlegung einer Drainage. Der Verschluß der Choledochuswunde wird derartig vollzogen, daß ihre beiden Wundränder mit feinen Katgutknopfnähten vereinigt werden, und daß diese Nahtreihe durch eine Vereinigung der Ränder des abgelösten Serosaüberzuges in Form einer LEMBERTschen Nahtreihe ihrerseits noch einmal versenkt wird (Abb. 359 und 360). Bei der Unsicherheit dieses Verschlusses wird die Nahtstelle jedoch stets durch einen dünnen Gummischlauch, am besten in der Form einer Zieldrainage, nach außen drainiert, wie sie bei der Drainage des Appendixstumpfes im Abschnitt D, 6, g, $\beta$, S. 307 beschrieben und abgebildet ist. Es wird hierbei ein Drainrohr über einen lang gelassenen Faden der Verschlußnaht gezogen und durch Anspannen des Fadens in die Tiefe geleitet. Durch

Einklemmen des Fadens in einen seitlichen Schlitz des Drainrohres wird das Rohr festgelegt.

Bei einer regelrechten Gallensteinoperation folgt auf den Verschluß des Choledochus die oben auf S. 479f. geschilderte Entfernung der Gallenblase.

### β) Die Eröffnung des Hauptgallenganges hinter dem Zwölffingerdarm (Choledochotomia retroduodenalis).

Gelingen die Entfernung eines retroduodenal gelegenen Hindernisses und die Sondierung der Papille nicht, so führt die Freilegung

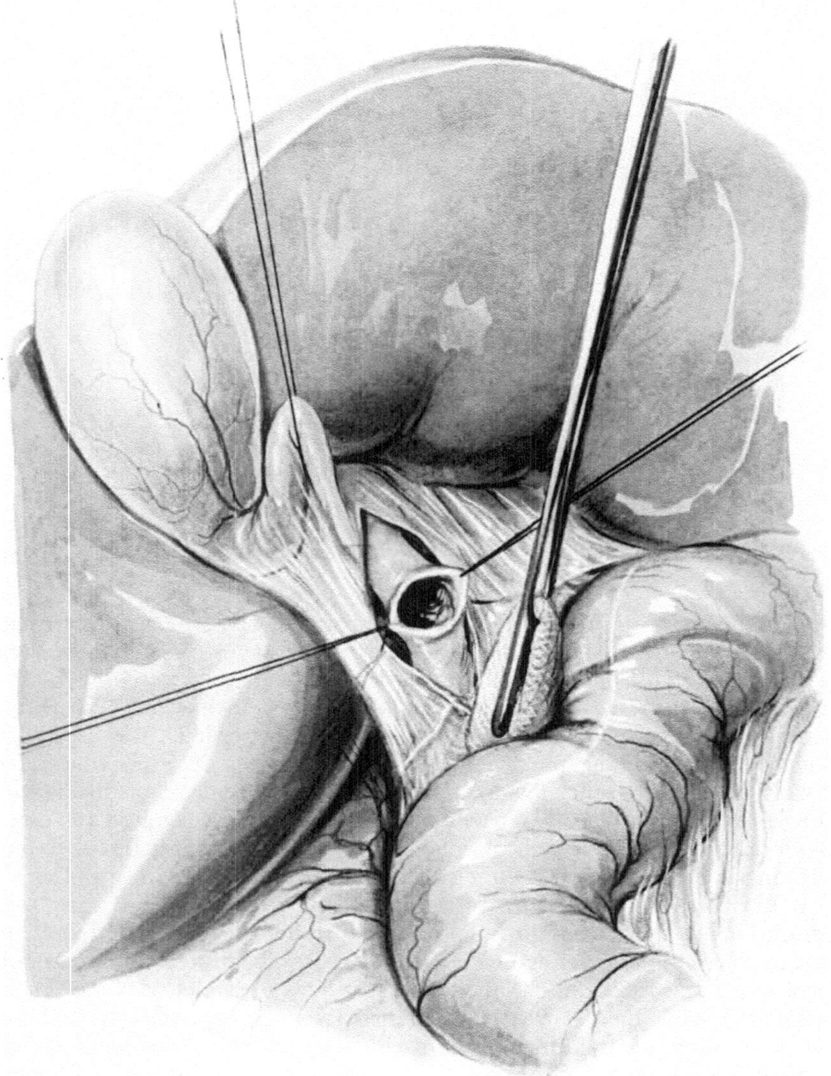

Abb. 365. Mobilisierung des Duodenums zur Freilegung des retroduodenalen Abschnittes des Ductus choledochus. Der peritoneale Überzug der hinteren Bauchwand ist an der rechten Seite des absteigenden Duodenalschenkels eingeschnitten, und das Duodenum wird von der hinteren Bauchwand mit einer Stieltupferzange stumpf nach links abgeschoben.

des retroduodenalen Choledochusabschnittes durch Mobilisierung des absteigenden Duodenalschenkels häufig zum Ziele. Unmittelbar lateral von der lateralen Duodenalgrenze und parallel mit ihr wird der Peritonealüberzug der hinteren Bauchwand eingeschnitten. Das Duodenum wird von lateral nach

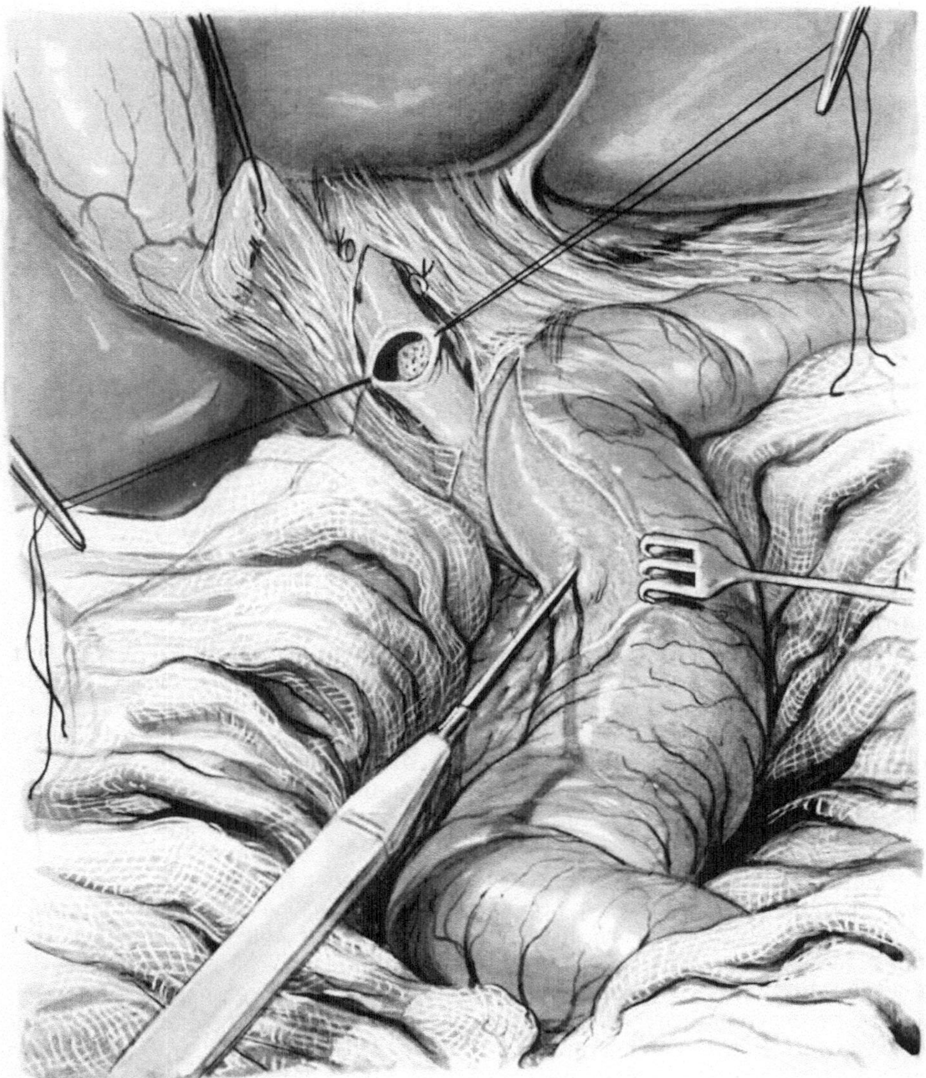

Abb. 366. Retroduodenale Choledochotomie. Fortsetzung des Zustandes der vorigen Abbildung. Nach Ablösung des Duodenums wird auf einen in der VATERschen Papille eingeklemmten Stein mit dem Diathermiemesser eingeschnitten.

medial von der hinteren Bauchwand stumpf abgeschoben (Abb. 365) und mit einem Haken nach links gezogen. Hierdurch wird der schräg nach medial und kaudal ziehende, am Duodenum haftende retroduodenale Teil des großen Gallenganges zugänglich.

Dieser Abschnitt, die VATERsche Papille und der laterale Anteil des abgelösten Duodenums können nunmehr gleich dem freien Choledochusabschnitt auf den linken Zeigefinger geladen und bidigital betastet und behandelt werden, so daß die vorher unmöglich gewesene Ausgrabung von Steinen oder die Durchführung der Sonde bis ins Duodenum nunmehr gelingen kann.

Läßt sich ein im retroduodenalen Anteil des Choledochus sitzender Stein feststellen, trotzdem aber nicht entfernen, so wird von hinten unmittelbar auf ihn eingeschnitten (Abb. 366), und er wird durch die auf diese Weise entstandene Öffnung herausgepreßt oder mit der Zange oder dem Steinlöffel entbunden. Die Sondierung und die etwaige Erweiterung und Ausräumung der Papille wird von dieser neuen, unmittelbar vor der Papille gelegenen Öffnung erneut versucht und durchgeführt.

Später wird die Öffnung des retroduodenalen Choledochusabschnitts mit doppeletagigen Katgutknopfnähten nach Art der beiden Czernyschen Darmnahtreihen geschlossen. Das Duodenum wird zurückgelagert und in seiner alten Lage durch Naht der Serosawundränder auf seiner rechten Seite befestigt, wobei die nunmehr wiederum retroduodenal verlagerte Nahtstelle des Choledochus bei Unsicherheit des Verschlusses mit einem nach außen geleiteten Zieldrain versehen werden kann.

### γ) Die Eröffnung des Hauptgallenganges unter Eröffnung des Zwölffingerdarms von vorn (Choledochotomia transduodenalis).

Bei einem in der Papille selbst gelegenen Hindernis, das sich von einer Öffnung im supraduodenalen oder im retroduodenalen Abschnitt des Choledochus nicht beseitigen oder dessen Natur sich nicht klären läßt, bleibt als letztes Mittel die Freilegung der Papille durch Eröffnung des Duodenums.

Da diesem Eingriff die supraduodenale Eröffnung des Choledochus stets vorauszugehen pflegt, so kann die ungefähre Lage der Papille durch Vorschieben einer Sonde von dieser Öffnung aus festgestellt werden. Die vordere Duodenalwand wird in der gefundenen Höhe mit zwei Haltefäden versehen und zwischen ihnen in der Längsrichtung mit dem Diathermiemesser durchtrennt. Der aus dem Duodenum vorquellende gallige Schaum wird sorgfältig aufgesaugt und aufgetupft. In den zuführenden und in den abführenden Schenkel des Duodenums werden zur Verhinderung des weiteren Austritts von Darminhalt Fadentampons geführt, das sind Gazetupfer, die zum Schutze gegen unbeabsichtigtes Zurücklassen miteinander durch einen langen Seidenfaden verbunden sind (vgl. Abb. 27 und 367).

Durch Vorschieben der im Choledochus liegenden Sonde wird die Vatersche Papille an der hinteren Duodenalwand kenntlich gemacht. Nunmehr läßt sich die Natur des vorliegenden Hindernisses feststellen. Handelt es sich um einen Stein, so wird er entweder auf stumpfem Wege entfernt, oder das über ihm liegende Gewebe wird mit dem Diathermiemesser gespalten (Abb. 367), so daß er hervorgezogen werden kann. Nach dem scharfen Vorgehen und bei einer angetroffenen Verengerung der Papille wird die Papillaröffnung durch die Choledochoduodenostomia interna plastisch erweitert, wie das später auf S. 502 geschildert wird.

Nach Beendigung des intraduodenalen Eingriffes werden die in den Darm eingeführten Gazetupfer an dem angebundenen Seidenfaden vorgezogen, und die Darmwunde wird mit Czernyschen Zweischichtennahtreihen geschlossen. Auch die Wunde des supraduodenalen und die etwaige Wunde des retroduodenalen Choledochusabschnittes werden in der oben beschriebenen Weise geschlossen.

Bei einer regelrechten Gallensteinoperation wird jetzt die auf S. 480 f. beschriebene Exstirpation der Gallenblase angeschlossen. Die Bauchhöhle wird in jedem Falle drainiert.

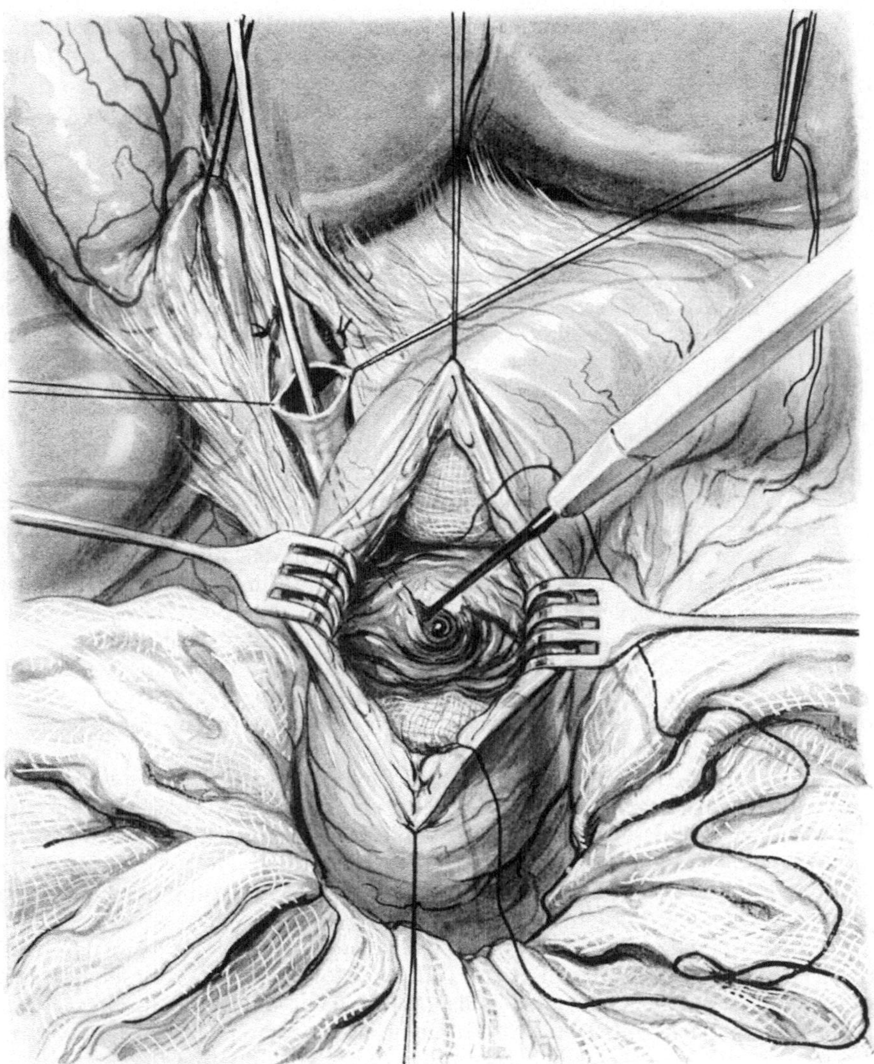

Abb. 367. Transduodenale Choledochotomie. Nach supraduodenaler Eröffnung des Ductus choledochus ist die vordere Duodenalwand in Höhe der VATERschen Papille in der Längsrichtung durchtrennt. Der zuführende und der abführende Schenkel des Duodenums sind mit einem Fadentampon verschlossen. Es wird auf die in der VATERschen Papille neben einem Stein steckende Spitze der durch den Ductus choledochus vorgeschobenen Sonde eingeschnitten.

## b) Die Herstellung einer äußeren Gallengangfistel (Choledochostomia externa, Hepaticostomia externa).

Eine dauernde oder über längere Zeit aufrecht erhaltene Drainage des Ductus choledochus kann entweder nach außen in Gestalt einer Choledochostomia externa, oder sie kann nach dem Darm hergestellt werden. Zur Drainage nach außen kann auch der Ductus hepaticus (Hepaticostomia externa) verwendet werden. Die Verbindung mit dem Darm kann entweder durch eine Anastomose zwischen dem unteren Choledochus und dem Duodenum in

Gestalt einer Choledochoduodenostomia externa oder sie kann nach der breiten Eröffnung des Duodenums durch plastische Erweiterung der Papilla Vateri in Gestalt einer Choledochoduodenostomia interna transduodenalis bewerkstelligt werden.

Bei einer Infektion der tiefen Gallenwege und der Lebergallengänge, die neben den klinischen Erscheinungen an der Trübung und an dem Eitergehalt der aus dem eröffneten Ductus choledochus austretenden Galle erkannt wird, ist entsprechend den allgemeinchirurgischen Grundsätzen auf längere Zeit für eine unbehinderte Entleerung des Infektionsproduktes, der infizierten Galle zu sorgen. Die hierauf gerichteten Maßnahmen fallen zumeist mit der Herstellung eines Abflußweges für die Galle überhaupt zusammen. Die Galle, und zwar sowohl die gesunde als auch die infizierte Galle, kann einmal in den Magen-Darmkanal, das andere Mal nach außen abgeleitet werden. Es ist unbestritten, daß bei gesunder Galle und bei freier Durchgängigkeit der Gallenwege keine Veranlassung besteht, den unnatürlichen Weg nach außen zu wählen oder hinzuzufügen.

Bei infizierter Galle dagegen wird von den meisten Operateuren gleichzeitig die vorübergehende Ableitung nach außen durch eine künstliche Drainage des Choledochus (Choledochostomia externa) für nötig erachtet. Ich halte diesen Standpunkt für abwegig. Meines Erachtens ist die Wiederherstellung des bei einer schweren Infektion der tiefen Gallengänge in den meisten Fällen unterbrochenen oder stark behinderten natürlichen Abflusses das vorzüglichste Mittel zur Bekämpfung der Infektion, ja dieses Vorgehen besitzt gegenüber der unnatürlichen Ableitung der Galle nach außen entschiedene Vorteile. Daher kommt für mich die äußere Choledochostomie nur dann in Frage, wenn die Herstellung eines unbehinderten Abflusses der Galle in den Darm im Augenblicke oder auf die Dauer wegen technischer Schwierigkeiten oder wegen des schlechten Kräftezustandes des Kranken nicht gelingt, nicht möglich oder nicht sicher ist, sie bildet ein zusätzliches Sicherheitsventil, wenn der lebensbedrohende Krankheitszustand eine sofortige und ausgiebige Ableitung der Galle um jeden Preis gebieterisch verlangt, so bei schwerem infektiösen Ikterus, bei schwerer Schädigung der Leberzellen in dem Zustande der weißen Galle, bei akuter Pankreatitis, oder wenn eine unversorgte Verletzung der Gallenwege nicht ausgeschlossen werden kann.

Zur Begründung dieses die äußere Drainage des Choledochus stark einschränkenden Standpunktes führe ich folgendes an: Der Weg für die Galle von einer seitlichen Choledochusöffnung nach außen ist weiter als der natürliche Weg nach dem Duodenum. Der Gallenstrom erfolgt in dem ersteren Falle gegen die Schwere, die Galle muß den Berg hinauflaufen oder durch eine Heberdrainage über ihn gehoben werden; im anderen Falle entspricht der Gallenfluß dem natürlichen Gefälle. Beim Transport der Galle nach dem Duodenum hilft die natürliche Peristaltik des Gallenganges mit; das starre Gummirohr der Drainage dagegen besitzt keine aktiven fortbewegenden Kräfte. Die Choledochostomia externa setzt eine äußere Gallenfistel, die sich erst wieder schließen muß; die innere Drainage schafft vom ersten Tage ab bleibende Verhältnisse. Die Ableitung der Galle nach außen beraubt den Kranken auf Wochen eines wichtigen Verdauungssaftes, den er im Hinblick auf die meist vorangegangene lange Abriegelung dringend nötig hat; die Überleitung nach dem Darm läßt ihm die gesamte Galle vom ersten Tage ab wieder zugute kommen. Die alte Behauptung, daß bei einer Drainage nach außen Steinteile nachträglich abgehen würden, kann sich nur auf ganz seltene Glücksfälle stützen. Durch ein Drain mittlerer Weite können jedenfalls keine größeren Steine abgehen, als auf natürlichem Wege in den Darm entleert werden können. Schließlich kann die Anwesenheit eines T-Drains im Choledochus zur Narbenbildung und Verengerung führen.

Daher halte ich die heute noch allgemein geübte Drainage des Choledochus nach außen für ein durch die Jahrzehnte mitgeschlepptes obsoletes und unphysiologisches Verfahren, von dem sich die moderne Gallenchirurgie endlich befreien sollte. Bei meinem recht umfangreichen Gallenmaterial vergehen zumeist Jahre, bis ich Veranlassung habe, eine Drainage des Choledochus nach außen anzulegen. Nachteile habe ich von meinem zurückhaltenden Vorgehen nicht gesehen.

Für die Herstellung einer Choledochostomia externa wird die zur Revision der tiefen Gallenwege im supraduodenalen Teil des Choledochus angelegte seitliche Öffnung benutzt. Am besten läßt sich die Drainage mit einem KEHRschen T-Rohr durchführen, da hierbei der Übertritt der Galle auch in den duodenalen Teil des Choledochus am besten gewährleistet und einer Abknickung des Choledochus begegnet wird. Das T-Rohr ist vor dem Einlegen auf seine Festigkeit zu prüfen. Um die spätere Entfernung des T-Drains zu erleichtern und Druckgeschwüre zu verhindern, wird das kurze Querstück des T-Drains in der Längsrichtung mit der Schere halbiert, so daß es eine offene Halbrinne bildet (Abb. 368). Die beiden Arme des Querstückes werden kurz gehalten, müssen aber lang genug sein, um dem Drain im Choledochus einen sicheren Halt zu geben. Keinesfalls darf der eine Schenkel bis ins Duodenum reichen. Die Enden werden zur Erleichterung der Einführung zugespitzt. Nachdem die beiden Schenkel des T-Rohres in den Ductus choledochus geführt sind (Abb. 369), wird die Öffnung des Choledochus bis auf die Durchtrittsstelle des Drains vernäht, damit neben dem Drain keine Galle in den Bauchraum fließen kann.

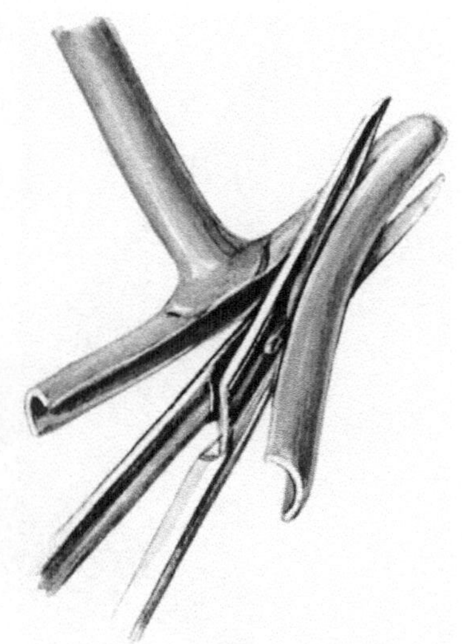

Abb. 368. T-Drain. Das Rohr des kurzen Schenkels des T-Drains wird durch Längsspaltung in eine Rinne verwandelt.

Steht ein T-Drain nicht zur Verfügung, so kann die Drainage des Choledochus auch mit einem gewöhnlichen dünnen Gummischlauch ausgeführt werden. Der Schlauch wird wenige Zentimeter von dem einen Ende mit einem längsgestellten Seitenloch versehen und erhält 1 cm weiter in der Richtung auf das andere lange Ende eine kleine Marke. Der Schlauch wird in den zuführenden Schenkel des Choledochus so weit eingeführt, daß seine Seitenöffnung gegenüber dem duodenalen Schenkel des Gallenganges zu liegen kommt, wobei die Lage der Marke als Anhaltspunkt dient. Da ein derartiger einfacher Schlauch seine Lage leicht ändert, so genügt es für seine Befestigung nicht, die Öffnung des Choledochus um das Drain möglichst zu verengern, sondern es muß außerdem mit einem Katgutfaden umschlungen und mit diesem durch eine besondere Naht an der Wand des Choledochus befestigt werden.

Das Choledochusdrain wird gegen die freie Bauchhöhle durch eine kleine Vioformgazetamponade abgedichtet und zusammen mit dem Tampon durch die Bauchwunde nach außen geleitet. Es wird an den Bauchdecken und am

Wundverband noch einmal durch Naht befestigt. An den aus dem Verbande herausragenden Schlauch wird eine HARTERTsche Tropfsaugung angeschlossen (vgl. Bd. I, S. 233, Abb. 221). Nach 8—10 Tagen kann der Schlauch bei gehörigem Verlauf und bei Rückgang der Krankheitserscheinungen zeitweise abgeklemmt werden. Wird die Abklemmung gut vertragen, gehen der

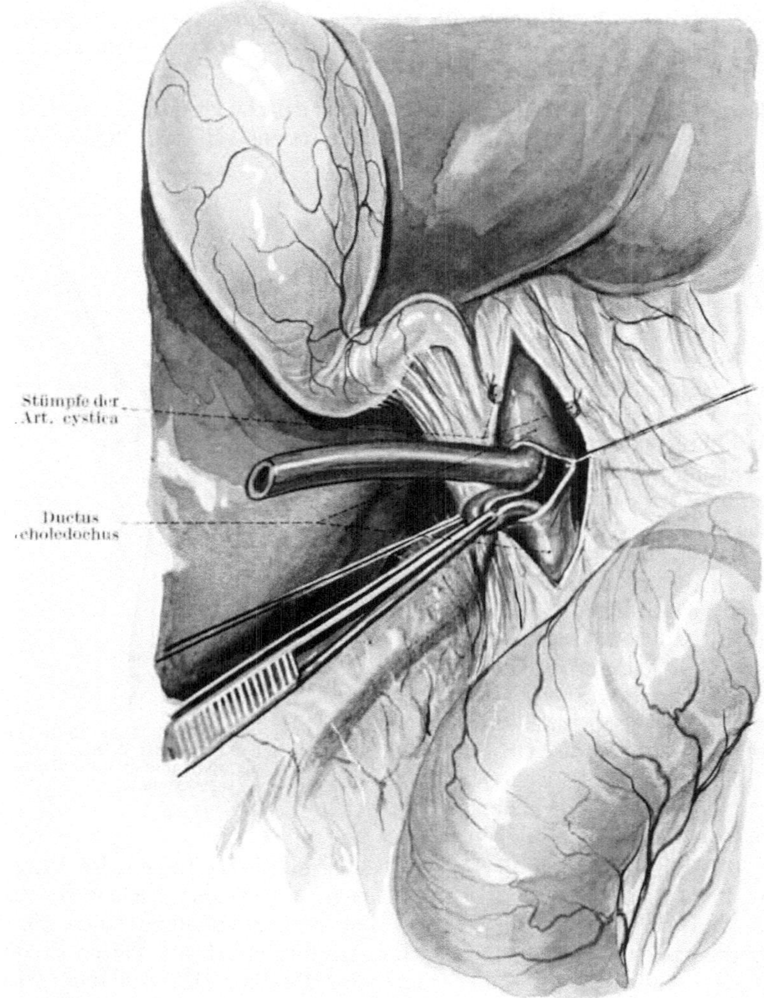


Abb. 369. Drainage des Ductus choledochus mit T-Drain. In eine supraduodenale Öffnung des Ductus choledochus, deren Wundränder mit zwei Haltefäden auseinander gehalten werden, wird ein T-Drain eingeführt, dessen einer Schenkel leberwärts liegt, und dessen anderer Schenkel duodenalwärts eingeschoben wird.

Ikterus und die Entzündungserscheinungen zurück, und ist der Stuhlgang dauernd braun gefärbt, so wird das Drain entfernt.

Ein gerades Drain gleitet bei sanftem Zug zumeist spielend heraus, während ein T-Drain gelegentlich fester sitzt. Macht seine Entfernung Schwierigkeiten, so befestigt man an dem Schlauch eine leichte, über eine Rolle geleitete Extension nach aufwärts, wobei das Gewicht gegen ein plötzliches vollständiges Herunterfallen durch einen Faden zu sichern ist. Nach kurzer Zeit pflegt der Schlauch dann herauszugleiten.

Bei freier Verbindung zwischen Leber und Darmtraktus schließt sich die nach der Entfernung des Drains entstandene Gallenfistel in wenigen Tagen.

Reißt — ein höchst unangenehmes Ereignis! — das Drain beim Versuche seiner Entfernung, und bleibt ein Stück in der Tiefe des Bauches zurück, so wird die Fistel sofort stumpf erweitert, und man sucht des Drainrestes habhaft zu werden. Glückt das nicht, so bleibt als Ausweg nur die scharfe Erweiterung des Drainkanals, ein Eingriff, der dann vielfach in Form einer Relaparotomie ähnlich einer Rezidivoperation verläuft.

## c) Die Herstellung einer inneren Gallengangfistel mit dem Zwölffingerdarm (Choledochoduodenostomia).

Wenn die Beseitigung eines in den tiefen Gallengängen angetroffenen Hindernisses nicht gelingt, so muß der Galle ein anderer Weg, und zwar möglichst nach dem Intestinaltraktus, verschafft werden: Einen der hierbei in Betracht kommenden Wege haben wir bereits in der oben geschilderten Cholezystenteroanastomose im Abschnitt F, 2, c, S. 475 kennen gelernt. Dieser Weg ist jedoch unnatürlich, er reicht bisweilen auf die Dauer nicht aus, und er ist nur bei Durchgängigkeit zwischen Lebergängen und Gallenblase möglich.

Da die meisten Hindernisse im Bereiche der VATERschen Papille sitzen, so erscheint es, falls sie sich nicht beseitigen lassen, natürlicher, einfacher und sicherer, diese kurze ungangbare Strecke durch eine künstliche Verbindung zwischen dem untersten Choledochus und dem Duodenum zu umgehen oder durch eine plastische Erweiterung der Papillenöffnung zu beseitigen.

### α) Die Herstellung einer inneren Gallengangfistel mit dem Zwölffingerdarm von außen (Choledochoduodenostomia externa).

Da sich der große Gallengang mit dem Duodenum von außen ohne breite Eröffnung des Darmes in Verbindung bringen läßt, und da diese Verbindung vorzügliche Dauererfolge liefert, so ist sie das bei weitem beste Verfahren.

Eine derartige Ausschaltung der VATERschen Papille ist jedoch auch mit einem Nachteil behaftet: Die den Gallenstrom regelnde Tätigkeit des papillären Schließmuskels wird ausgeschaltet, so daß die Galle fortan in einem ungeregelten Strom in den Darm läuft und den Infektionskeimen des Darms das Aufsteigen in die Gallengänge und in die Leber erleichtert wird. Wenn sich diese Nachteile nach der Ausschaltung der Papille zumeist auch klinisch nicht bemerkbar machen, so sprechen diese Überlegungen doch in dem Sinne, die Ausschaltung der Papille nicht ohne zwingenden Grund vorzunehmen. Es kann daher der Vorschlag nicht gebilligt werden, die Choledochoenteroanastomose gleichsam als den regelmäßigen Abschluß jeder Gallensteinoperation anzuführen, sondern sie soll nur dort angelegt werden, wo die Papille unpassierbar ist oder Grund zu der Annahme besteht, daß sie sich verengern wird, oder daß Steine in den Leber- oder Gallengängen zurückgeblieben sind.

Die Technik der Choledochoduodenostomia externa ist folgende: Wenn die zur Revision der tiefen Gallenwege bereits angelegte Choledochusöffnung dem Duodenum so nahe liegt, daß sie zur Verbindung beider Organe benutzt werden kann, so wird man diesen Vorteil wahrnehmen, statt die erste Öffnung wieder zu vernähen und den Gallengang noch an einer zweiten Stelle zu eröffnen. Gelegentlich läßt sich das Duodenum derartig beweglich machen, daß es auch mit einer zunächst entfernter gelegenen Choledochusöffnung vereinigt werden kann. In den meisten Fällen wird man freilich, wenn man nicht bereits vor der ersten Eröffnung des Choledochus mit der Herstellung einer Verbindung zwischen ihm und dem Duodenum gerechnet hat und daher den Einschnitt besonders nahe ans Duodenum gelegt hat, eine neue Wandstelle heranholen müssen.

Am lateralen Rande des Duodenums wird die Umschlagsfalte des Peritoneums parallel zu der Linie, wo der Ductus choledochus hinter dem Darm verschwindet, etwas eingeritzt, und die Hinterwand des Zwölffingerdarmes

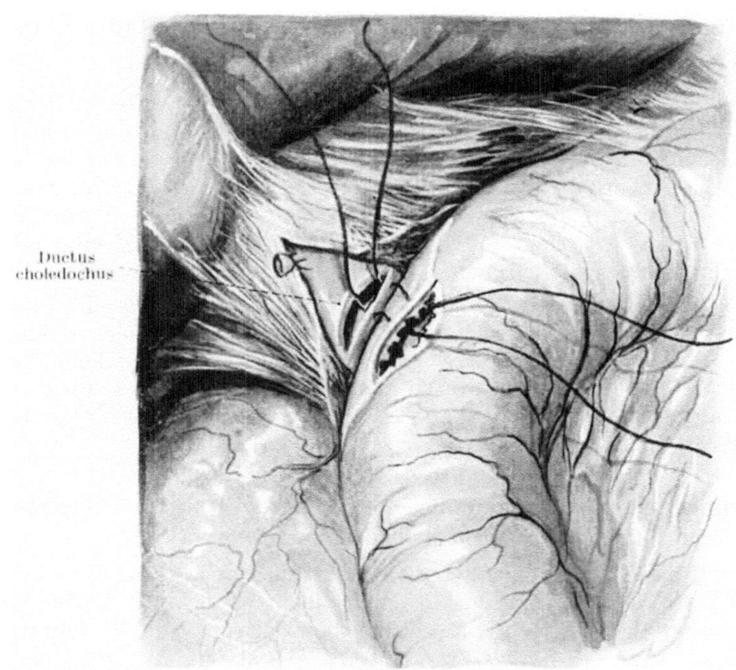


Abb. 370. Herstellung einer inneren Gallenfistel zwischen Ductus choledochus und Duodenum von außen (Choledochoduodenostomia ext.). Das Duodenum ist nach der Durchtrennung der peritonealen Umschlagsfalte auf der rechten Seite etwas von der Unterlage abgeschoben. Nach Eröffnung des Duodenums und des retroduodenalen Ductus choledochus wird die hintere ALBERTsche Nahtreihe angelegt.

wird von der Unterlage ein kurzes Stück abgeschoben und nach links geklappt, sofern nicht bereits eine Mobilisierung des Duodenums zur Untersuchung des retroduodenalen Choledochusanteiles vorausgegangen ist. Kommt man bequem an die Umschlagsfalte von Choledochus und Duodenum heran, so erübrigt sich die Anlegung einer hinteren LEMBERTschen Serosa-Muskularisnahtreihe, die anderenfalls mit feinen Seidenknopfnähten ausgeführt wird. Ist der Choledochus eng, so wird er in der Längsrichtung, ist er breit, so wird er in der Querrichtung möglichst nahe am Duodenum auf eine Strecke von etwa 1 cm mit dem Diathermiemesser eröffnet. Das Duodenum wird gegenüber dieser Öffnung in der Längsrichtung ebenfalls eingeschnitten (Abb. 370). Die beiden Öffnungen werden mit feinsten Katgutknopfnähten durch eine hintere und durch eine vordere

ALBERTsche Dreischichtennahtreihe miteinander vereinigt. Hierüber wird mit feinen Seidenknopfnähten eine vordere LEMBERTsche Serosa-Muskularisnahtreihe gelegt. Bei kleinen Verhältnissen empfiehlt sich für die Nähte die Benutzung

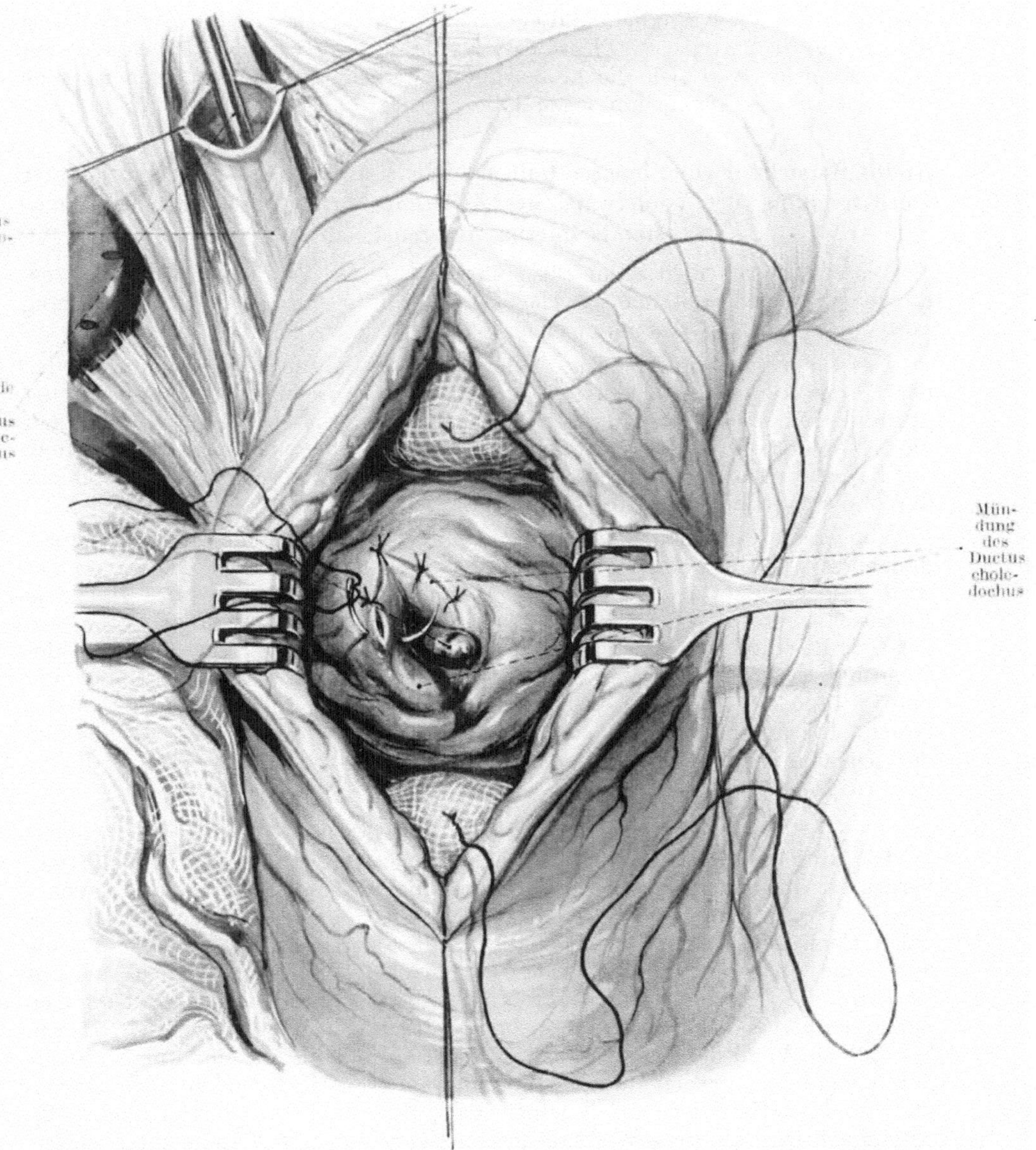


Abb. 371. Herstellung einer inneren Gallengangfistel zwischen Ductus choledochus und Duodenum von innen (Choledochoduodenostomia interna transduodenalis). Nach Eröffnung des Duodenums und nach ausreichender Spaltung der VATERschen Papille auf einer Sonde, die von einer supraduodenalen Choledochusöffnung aus vorgeschoben wurde, werden die Wundränder des Duodenums und des Ductus choledochus durch Knopfnähte vereinigt.

des Gefäßnahtinstrumentariums. Das abgelöste Duodenum wird zurückgelagert und festgeheftet. Zum Schutze der Naht kann ein Netzzipfel auf dem Operationsgebiet befestigt werden.

In ähnlicher Weise, nämlich durch Herstellung einer Verbindung mit dem Duodenum, wird die idiopathische Choledochuszyste, eine angeborene seitliche Ausstülpung des Choledochus, behandelt. Die Schwierigkeiten ihrer Behandlung liegen in der Klarlegung der Verhältnisse und der Stellung der Diagnose. Ist das Krankheitsbild erst richtig gedeutet, so ist die Herstellung einer Verbindung zwischen der Zyste und dem Zwölffingerdarm zumeist leicht, weil sich die große, gut bewegliche Zystenwand zumeist ohne weiteres an das Duodenum legen läßt.

### β) Die Herstellung einer inneren Gallengangfistel mit dem Zwölffingerdarm unter Durchtrennung der Vorderwand des Zwölffingerdarmes (Choledochoduodenostomia interna transduodenalis).

Dieser Eingriff wird dann ausgeführt, wenn die Papille durch eine transduodenale Choledochotomie freigelegt ist und an ihr eine gutartige Verengerung vorhanden oder das Auftreten einer Verengerung zu befürchten ist.

Der Eingriff verläuft bis zur Freilegung und Spaltung der Papille in der bei der Choledochotomia transduodenalis im Abschnitt F, 3, a, γ, S. 494 geschilderten Weise. Bereits bei der Beschreibung dieses Eingriffes wurde auf die Notwendigkeit hingewiesen, der Wiederverengerung oder Wiederverstopfung der Papille durch besondere plastische Maßnahmen zu begegnen. Das geschieht durch die Choledochoduodenostomia interna.

Von einer supraduodenalen Choledochusöffnung aus, oder falls eine supraduodenale Choledochotomie bisher nicht angelegt wurde, vom Duodenum aus wird eine Sonde durch die Papille geschoben. Die Papille wird mit dem Diathermiemesser auf eine Strecke von etwa 2 cm gespalten. Hierbei wird der Schnitt durch den im Duodenum frei vorragenden Teil der Papille in der Richtung nach der Leber geführt, also durch jenen Abschnitt, wo Duodenum und Choledochus auf eine beträchtliche Strecke annähernd parallel miteinander laufen. Die durch diesen Schnitt gebildeten Wundränder des Choledochus und des Duodenums werden miteinander durch feine Katgutknopfnähte vereinigt (Abb. 371).

**Die Resektion der Vaterschen Papille** wegen eines Papillenkarzinoms ist im Grunde nichts anderes als eine erweiterte Choledochoduodenostomia interna transduodenalis. Nachdem eine Sonde von einer supraduodenalen Choledochotomie aus gegen die Papille vorgeschoben und die Papille durch die oben beschriebene Eröffnung des Duodenums zugänglich gemacht ist, wird das Karzinom mit Kocher-Klemmen oder mit einer Muzeuxschen Zange emporgehoben und mit dem Diathermiemesser umschnitten. Sobald die Wand des Duodenums und des Choledochus auf eine kurze Strecke durchtrennt ist, werden die beiden Wundränder der Schleimhaut des Duodenums und des Choledochus mit feinen Katgutknopfnähten vereinigt (Abb. 372). Allmählich wird auf diese Weise die gesamte karzinomatöse Papille unter schrittweiser Vernähung der Wundränder umschnitten und ausgelöst. Die durch den Choledochus vorgeschobene Sonde sorgt dafür, daß der Querschnitt des Choledochus überall und ohne Verengerung mit der Duodenalschleimhaut vereinigt wird.

Die Wunde der vorderen Duodenalwand und die Bauchwunde werden in der üblichen Weise geschlossen.

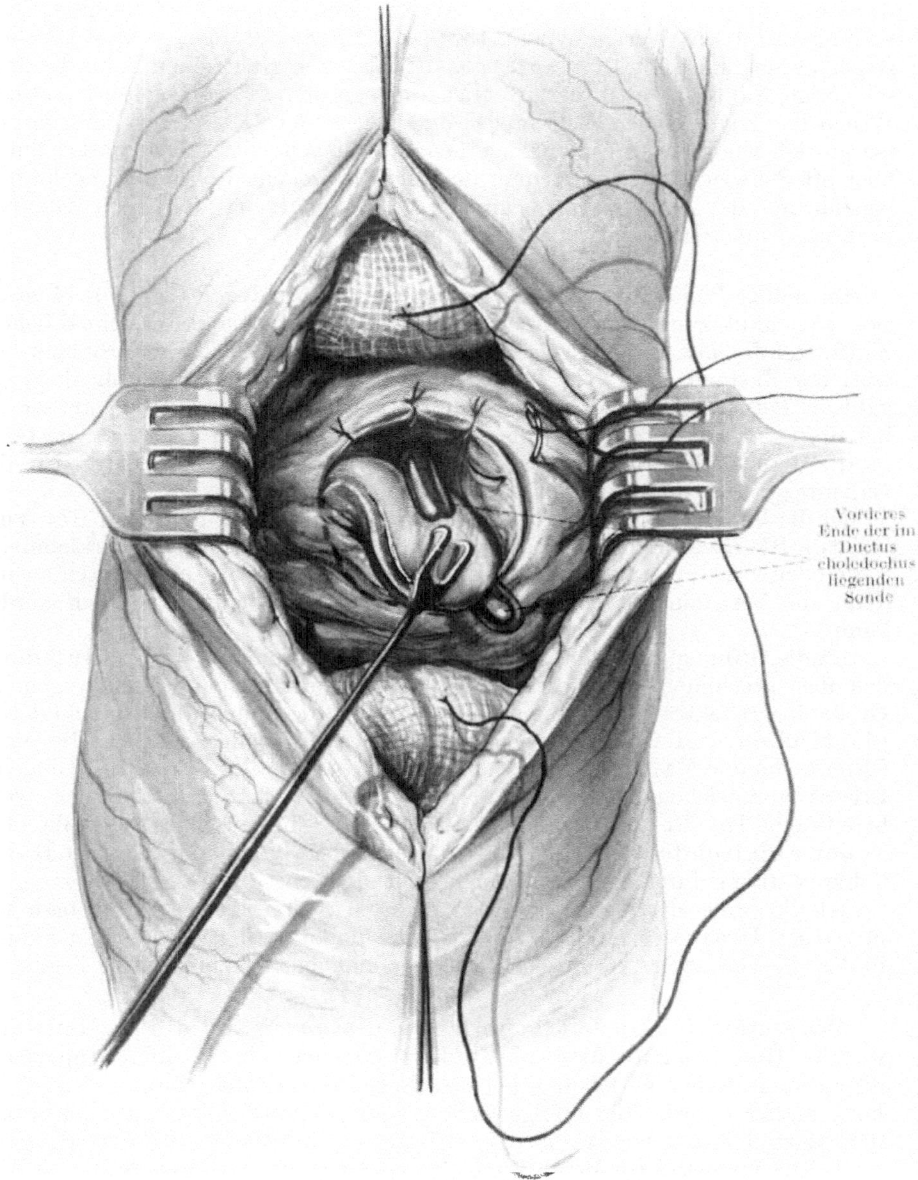


Abb. 372. Resektion der VATERschen Papille. Der Eingriff ist entsprechend der bei der vorigen Abbildung gegebenen Schilderung vorbereitet. Die Papille wird ringförmig umschnitten und ausgelöst, und die hierdurch entstehenden Wundränder des Duodenums und des Ductus choledochus werden durch Knopfnähte miteinander vereinigt. Eine durch den Choledochus ins Duodenum eingeführte Sonde erleichtert die Orientierung.

## d) Der Verschluß und die plastischen Eingriffe an den Gallengängen.

### α) Der Verschluß einer Gallengangöffnung.

**Die Naht** der Wandungen des Gallensystems erfolgt nach den Grundsätzen der CZERNYschen Darmnaht (vgl. B, 2, S. 48), indem erstens eine dreischichtige Nahtreihe nach ALBERT mit Katgut und zweitens eine einstülpende Nahtreihe nach LEMBERT mit Seide angelegt wird. In der Regel werden Knopfnähte angelegt. Bei längeren Nahtreihen kann die dreischichtige Nahtreihe auch als fortlaufende Nahtreihe ausgeführt werden. Wegen der Zartheit der Wandungen und wegen der Gefahr der Verengerung der an sich schon engen Gallengänge macht die regelrechte Anlegung der Nähte aber oft Schwierigkeiten, und man muß sich bisweilen mit einer mangelhaften Ausführung des Verschlusses begnügen. Die Benutzung des Gefäßinstrumentariums schafft bisweilen Erleichterung.

**Die gallige Peritonitis.** Der Austritt von Galle in die Bauchhöhle ist an sich kein akut zum Tode führender Zustand, pflegt aber unter allmählichem Kräfteverfall einen ungünstigen Ausgang zu nehmen. Unbedingt verhängnisvoll wird der Zustand beim Hinzutreten einer Infektion. Die Sterblichkeit der galligen Peritonitis ist bei konservativem Verhalten wesentlich größer als bei operativem Vorgehen. Daher verlangt jede zu einem Übertritt von Galle in die Bauchhöhle führende Verletzung oder Spontanperforation der Gallenwege oder der Gallenblase ein sofortiges Eingreifen.

Ist die Verletzung nicht operativ gesetzt, so kann das Auffinden der verletzten Stelle sehr schwierig sein, zumal wenn bereits fibrinöse Verklebungen vorhanden sind. GARRÈ empfahl, Luft in die Gallenblase einzublasen, wobei dann die Verletzungsstelle an dem Austritt von Schaum kenntlich werden kann.

Ist die Öffnung gefunden, so ist ihre Idealversorgung der Verschluß durch das oben geschilderte Nahtverfahren. Läßt sich die einfache Naht wegen der Größe des Defektes nicht ausführen, so treten die weiter unten geschilderten plastischen und überbrückenden Verfahren in ihre Rechte. Bei einer Öffnung in der Gallenblase ist in den meisten Fällen die Ausrottung des Organs vorzuziehen. Bei schwierigen Verhältnissen, namentlich wenn bereits eine Infektion vorhanden ist, bildet das Einlegen eines die Galle nach außen ableitenden Drains häufig das einfachste Vorgehen. Die freie Bauchhöhle ist dann durch eine Tamponade abzudichten.

Ist die Stelle des Gallenaustrittes nicht aufzufinden, so muß man sich mit einer Drainage des Choledochus und der der Gegend der Bauchhöhle, in der die Verletzung vermutlich liegt, und mit einer Tamponade begnügen.

Gelegentlich fehlen beträchtliche Teile der Wand der Gallenwege, namentlich des Ductus choledochus, so nach unbeabsichtigter operativer oder traumatischer Verletzung, bei erworbener ausgedehnter Narbenstenose, bei kongenitaler Aplasie oder infolge einer Wandresektion bei Karzinom. In einem derartigen Falle stehen vier verschiedene Verfahren zur Verfügung:

1. Die unmittelbare Vereinigung der Gallengangreste durch Naht,
2. die Einpflanzung des hepatischen Gallengangrestes in ein Intestinum,
3. die Einlegung einer Interimsprothese,
4. die Einlegung einer Dauerprothese.

### β) Die unmittelbare Vereinigung der Gallengangreste.

Wenn es irgend möglich ist, so wird der Defekt durch Naht unmittelbar geschlossen, sei es, daß es sich lediglich um eine seitliche, sei es, daß es sich um eine Lücke in der Kontinuität handelt. In letzterem Falle sucht man die beiden Enden des Gallenganges auf ein Stück aus der Umgebung auszulösen, um ihre Aneinanderlagerung zu erleichtern. Bei der geringen Größe der

Verhältnisse ist die Benutzung des Gefäßnahtinstrumentariums häufig unbedingt geboten. Droht durch die Naht eine Verengerung des Gallenganges, so wird die Naht über einem Gummirohr von entsprechender Dicke angelegt, und das Rohr wird als Interimsprothese eine Zeitlang in seiner Lage belassen. Am besten eignet sich hierzu ein T-Drain, wobei dann der nach außen geleitete lange Schenkel weniger zur Ableitung der Galle, als zur Handhabe für die spätere Entfernung der Prothese dient.

### γ) Die Verbindung des hepatischen Gallengangrestes mit dem Magen-Darmkanal.

Gelingt der Verschluß einer Lücke des Ductus choledochus auf diese Weise durch unmittelbare Naht nicht — und das ist am häufigsten dann der Fall, wenn ein für die Naht brauchbarer duodenaler Gallengangrest nicht

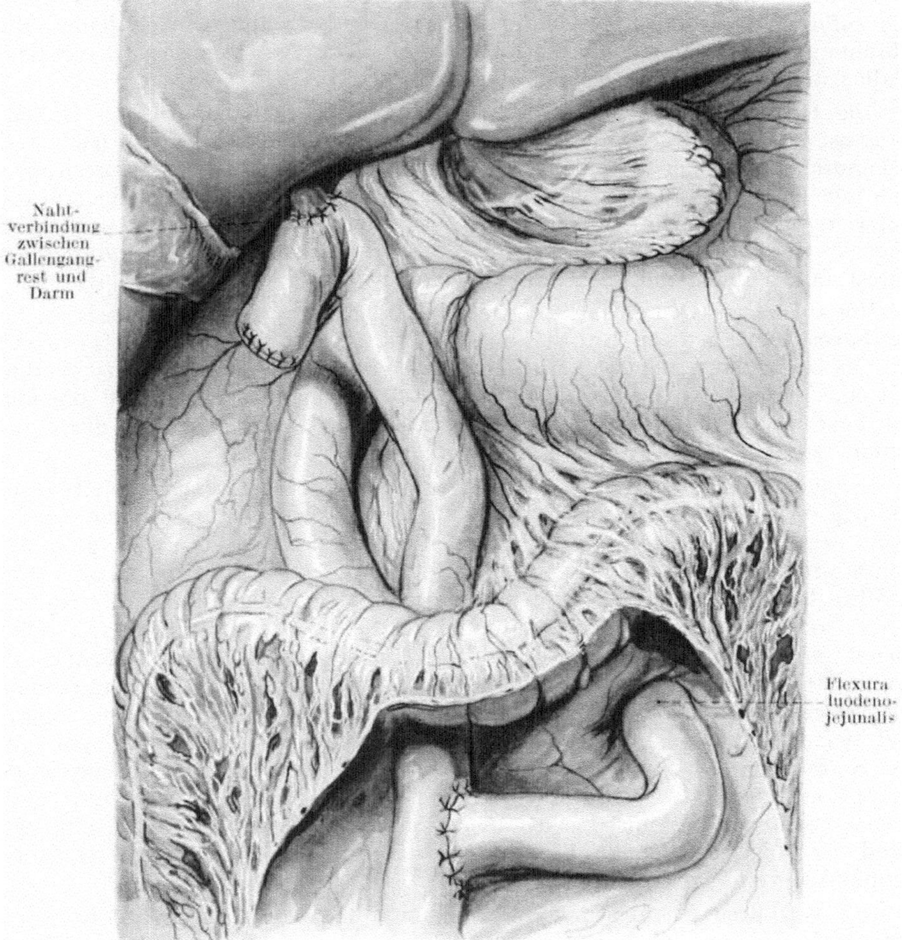


Abb. 373. Verbindung eines Gallengangrestes mit einer einseitig ausgeschalteten Dünndarmschlinge. Schematisch. Das Jejunum ist 30 cm aboral der Flexura duodenojejunalis durchtrennt, der zuführende Schenkel ist in den abführenden Schenkel 50 cm aboral dieser Stelle End zu Seit eingepflanzt. Der abführende blind verschlossene Schenkel ist durch eine Öffnung im Mesokolon an die Leberpforte gelagert und mit dem Reste des Gallenganges an der Leberpforte in Verbindung gebracht.

mehr darstellbar ist —, so ist das zunächst zu erstrebende Verfahren die unmittelbare Einpflanzung des hepatischen Gallengangrestes in ein Intestinum. In erster Linie kommt hierfür das Duodenum in Betracht. Da die Beweglichkeit des Zwölffingerdarmes aber selbst nach der früher beschriebenen Mobilisierung beschränkt ist, so gelingt es häufig nicht, ihn dem Reste des Gallenganges genügend zu nähern. Gelegentlich läßt sich der Pylorusteil des Magens ausreichend nahe an die Leberpforte bringen und kann dann zur Einleitung der Galle verwendet werden. Die größte Beweglichkeit aber besitzt das obere Jejunum. Eine geeignete Schlinge wird, am besten durch eine Öffnung im Mesocolon transversum unter sorgfältigem Einnähen in den Mesokolonschlitz, weniger vorteilhaft antekolisch, in die Lebergegend geleitet. Man benutzt für die Verbindung mit dem Gallengange entweder die Kuppe einer Jejunumschlinge, wobei es empfehlenswert ist, die beiden Schenkel der Schlinge an ihren Fußpunkten miteinander zu anastomosieren, oder man schaltet eine Dünndarmschlinge einseitig aus, indem nach der Durchtrennung des Darmes die zuführende Schlinge seitlich in die abführende Schlinge eingepflanzt, die abführende Schlinge aber blind verschlossen und zur Anastomosierung mit dem Gallengange in die Lebergegend geleitet wird (Abb. 373).

Die Herstellung der Verbindung zwischen dem hepatischen Gallengangrest und dem gewählten Intestinum ist einfach und erfolgt nach den bekannten Regeln der Darmnaht, wenn sich ein zur Naht verwendbarer hepatischer Gallengangrest darstellen läßt. Treten bei einer derartigen Naht Schwierigkeiten auf, so kann die Naht über einer Interimsgummiprothese angelegt werden, die in der später auf S. 509 f. beschriebenen Weise durch das Intestinum geführt und nach außen geleitet wird.

Vor äußerst ernsten Situationen steht der Operateur jedoch, wenn im Bereiche der Leberpforte ein extrahepatischer Gallengang nicht mehr auffindbar ist. Es bleibt dann nichts anderes übrig, als eine in die Leber gesetzte Wunde mit einem Intestinum in der Hoffnung in Verbindung zu bringen, daß die aus der Leberwunde austretende Galle sich dauernd und ausreichend in das Intestinum entleert (Cholangioenterostomie).

In manchen Fällen schimmern die stark gestauten Gallengänge blasenförmig durch die Oberfläche der Leber in der Gegend der Leberpforte durch. Dann wird eine derartige Stelle für den Einschnitt in die Leber gewählt. Sonst wird ein Bezirk der Leber ausgesucht, der nicht in der Nähe der großen Lebergefäße liegt, und wo das zur Anastomose gewählte Intestinum, meist der Magen, sich ohne Spannung an die Leberoberfläche legen läßt. Zuerst wird die Intestinalwand mit Knopfnähten gegen die zur Eröffnung bestimmte Stelle der Leber gesteppt (Abb. 374). Hierauf wird mit dem Diathermiemesser in dem benachbarten Leberabschnitt ein etwa 2 cm langer und tiefer Schnitt gemacht. Ist die Blutung nicht stark, so kann man mit der Kornzange vorsichtig in die Tiefe gehen und die Leberwunde stumpf erweitern. Der der Leberöffnung gegenüberliegende Abschnitt des Magens wird ebenfalls mit dem Diathermiemesser eröffnet, worauf die Vorderwand der Magenwunde mit der Vorderwand der Leberwunde durch Katgutknopfnähte vereinigt wird.

Das Verfahren ist in seinem vitalen und funktionellen Erfolge höchst unsicher. Die Gefahr der Entstehung einer äußeren Intestinalfistel ist groß.

Goetze empfiehlt für derartige Fälle folgende Zipfelplastik: Die Narbenmasse in der Umgebung der Gallenöffnung oder der Leberwunde an der Unterfläche der Leber wird namentlich in ihrem unteren Abschnitt vorsichtig zurückpräpariert. Die Austrittsstelle der Galle aus der Leber oder der Hepatikusstumpf werden durch Sondierung erweitert, so daß man den Anfang ihres intrahepatischen Verlaufes gut feststellen kann. Man führt ein geknöpftes, gerades Messerchen mit der Schneide nach vorn (oben) und etwas nach außen tief in diese Öffnung und spaltet sie nach vorn (oben) und etwas nach außen, wo keine Gefahr einer Gefäßverletzung besteht, in einer Länge von 2 cm oder

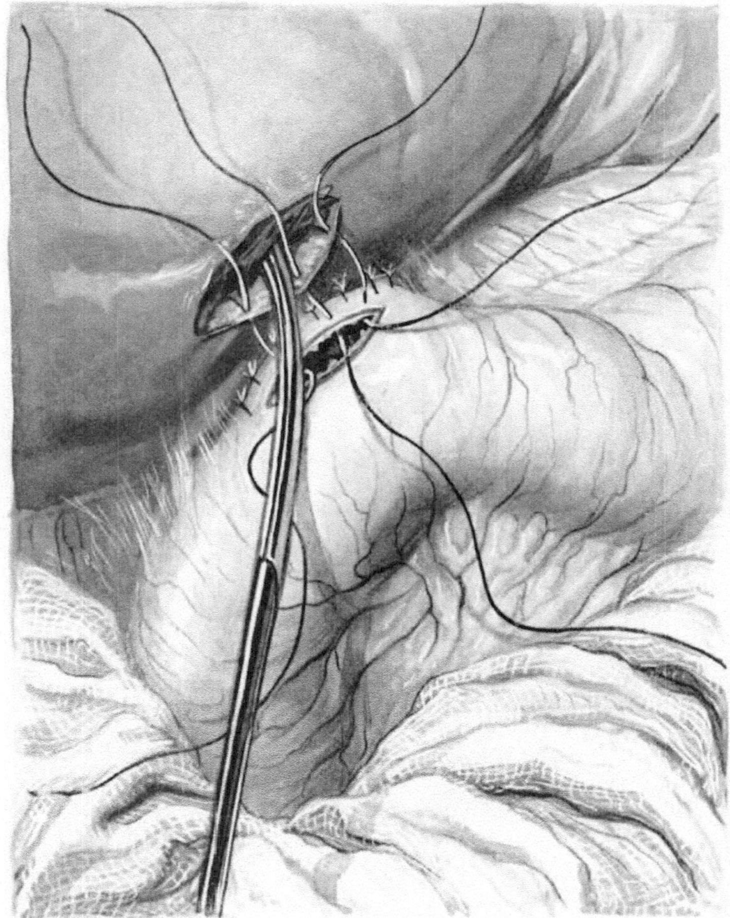

Abb. 374. Verbindung intrahepatischer Lebergänge mit dem Duodenum (Cholangioduodenostomie). Eine Öffnung in der vorderen Duodenalwand wird mit einer Öffnung in der unteren Leberfläche durch Nähte verbunden. Die Öffnung in der Leber wird durch Eingehen mit einer Kornzange mit den intrahepatischen Gallengängen in möglichst ausgiebige Verbindung gebracht.

gar noch etwas weiter, je nach Lage der Hepatikusgabelung oder des rechten Ductus hepaticus. Hierdurch klafft auf der Leberunterfläche vom Narbenloch aus ein Schnitt von etwa 2 cm Länge (Abb. 375), dessen ventrale Wand durch die dreieckige Wunde im Leberparenchym, dessen dorsale Wand durch den intrahepatisch erweiterten Hepatikus gebildet wird. Nun wird aus der ganzen Dicke der Vorderwand des Duodenums ein dreieckiges Läppchen mit der Spitze nach der Leber zu gebildet, das eine Länge von $2^1/_2$ cm und eine Basisbreite von $1^1/_2$—2 cm hat. Die hierdurch entstehende große Duodenallücke wird durch einige Quernähte sofort entsprechend verkleinert, so daß sie zur Anastomosierung mit dem Gallengang paßt. Durch die Spitze des Duodenalläppchens führt man einen kräftigen Katgutfaden und leitet jedes seiner beiden Enden mit einer großen Nadel getrennt von innen nach außen durch die Wand des Hepatikusspaltes. Die beiden auf der Unterfläche der Leber herausgeleiteten Fäden werden miteinander verknotet. Hierdurch zieht

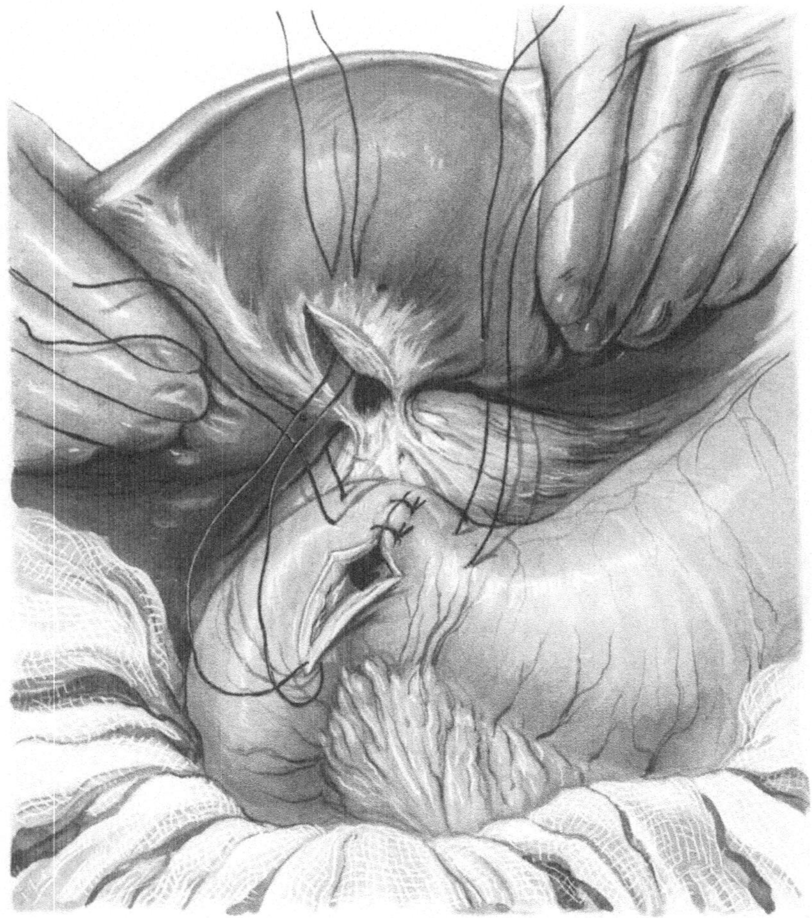

Abb. 375. Verbindung eines Gallengangrestes mit dem Duodenum durch Zipfelplastik. Aus der vorderen Duodenalwand ist ein dreieckiger Zipfel gebildet, der mittels einer durch seine Spitze gelegten Naht in einen aufgeschlitzten Gallengang an der Leberpforte gezogen wird. Das Duodenum wird durch Nähte der Leberunterfläche innig angelagert.

sich das Duodenalläppchen in den Hepatikusspalt und bildet die schleimhautbekleidete Vorderwand des neuen Kanals für die Galle. Der Leberschlitz wird über dem versenkten Läppchen nach Möglichkeit durch Quernähte geschlossen. Die benachbarte Duodenalwand wird durch weitere Nähte rechts und links an der Leberunterfläche befestigt.

Natürlich kann die Zipfelplastik auch bei der Benutzung des Magens oder einer oberen Jejunumschlinge zur Herstellung der Gallenableitung benutzt werden.

### δ) Die Einlegung einer Interimsprothese.

Weniger vorteilhaft ist der Verzicht auf die Herstellung einer sofortigen, unmittelbaren organischen Verbindung zwischen Lebergängen und Intestinum durch Einlegen einer Interimsgummiprothese. Ihre Verwendung beruht auf der Erfahrung, daß das Epithel der Gallenwege eine gewisse, wenn auch beschränkte Fähigkeit zu besitzen scheint, mit der Zeit über granulierende Flächen zu

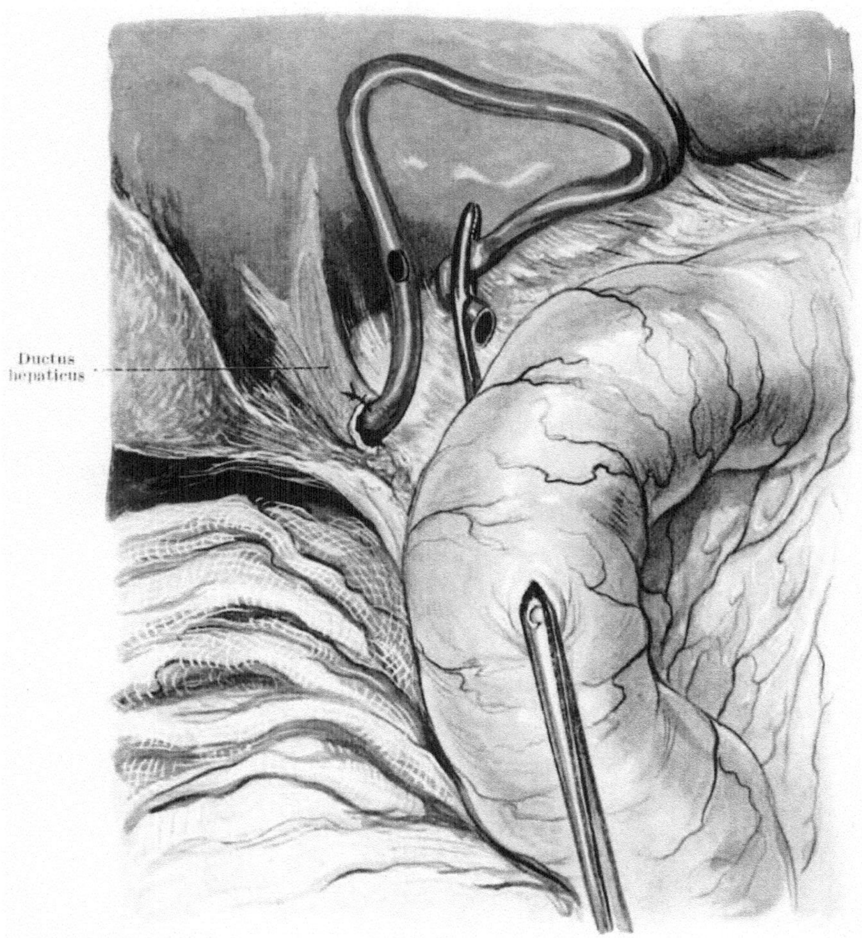


Abb. 376. Überbrückung eines Defektes des Ductus choledochus durch eine Interimsgummiprothese. Das Ende eines in den Rest des Ductus hepaticus eingeführten Gummirohres wird mit einer Kornzange ergriffen, die durch die Vorderwand und durch die Hinterwand des Duodenums geführt wurde. Durch Zurückziehen der Kornzange wird das Gummirohr durch das Duodenum geleitet. Das Gummirohr trägt eine seitliche, für das Innere des Duodenums bestimmte Öffnung.

wachsen, wenn sich ihre Ausdehnung in mäßigen Grenzen hält, und hierdurch einen vollwertigen Ersatz verloren gegangener Wandteile zu bilden. Die Ränder einer Lücke des Gallenganges werden, wenn ein hepatischer und ein duodenaler Gallengangrest darstellbar sind, so nahe wie möglich aneinander gebracht, und der verbleibende Zwischenraum wird durch ein in seinem Kaliber nicht zu enges Rohr überbrückt, das in jedes Ende des

Gallenganges ein Stück hineingeschoben wird. Auch hierbei benutzt man mit Vorteil ein T-Rohr. Über die Plastik wird ein Netzzipfel genäht, wodurch eine gute Abdichtung herbeigeführt wird.

Eine derartige Interimsprothese kann monatelang liegen bleiben, während welcher Zeit der Gummischlauch von Zeit zu Zeit durchgespült

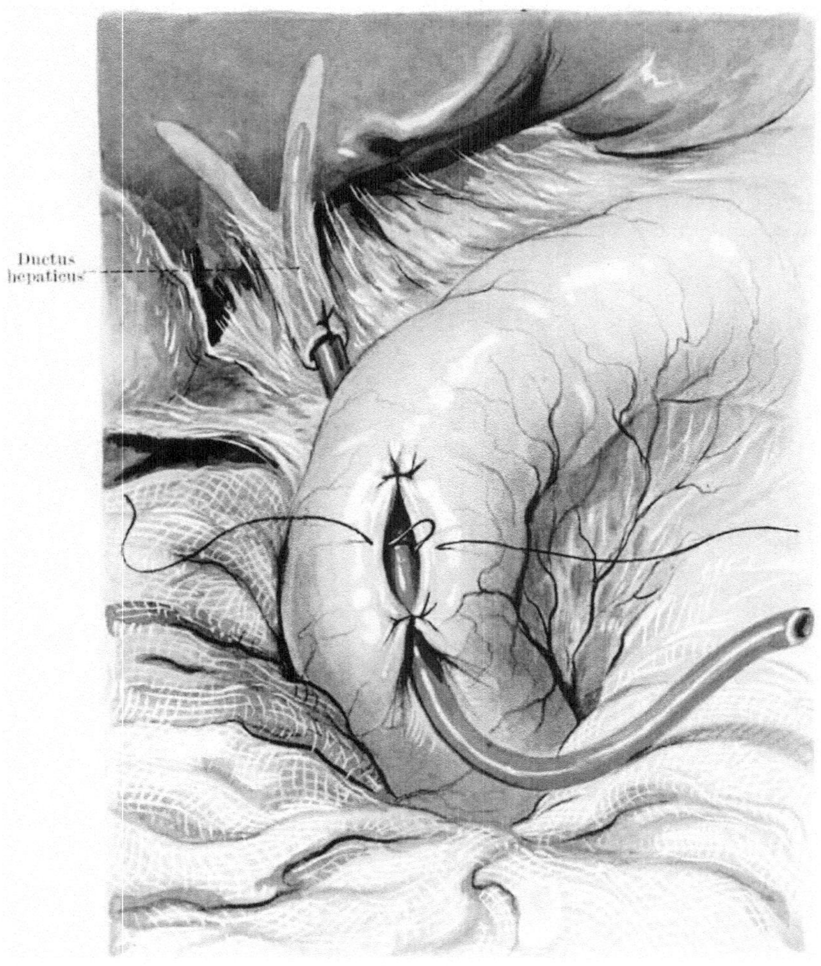


**Abb. 377. Überbrückung eines Defektes des Ductus choledochus durch eine Interimsgummiprothese.** Fortsetzung des Zustandes der vorigen Abbildung. Das Gummirohr ist durch Zurückziehen der Kornzange durch das Duodenum geleitet, wobei seine seitliche Öffnung innerhalb des Darms zu liegen kommt. Das aus dem Darm austretende Gummirohr wird durch einen WITZEL-Kanal auf der Darmoberfläche wasserdicht befestigt.

wird, um der Bildung von Konkrementen zu begegnen. Mit Rücksicht auf die häufig lange Dauer der Verwendung der Prothese prüfe man den Gummi vor der Verwendung sorgfältig auf seine Güte. Man darf nur erstklassiges, frisches und bruchsicheres Material verwenden.

Auch wenn am Duodenum kein Choledochusrest mehr vorhanden ist, so daß die die Lücke ausfüllende Prothese auf der einen Seite unmittelbar in den Darm geführt werden muß, läßt sich eine Interimsprothese, und zwar auch in Gestalt eines T-Drains, verwenden, dessen einer Schenkel in den Gallengang, dessen anderer Schenkel in das Duodenum zu liegen kommt.

Besser ist es in einem derartigen Falle, einen einfachen Gummischlauch zu benutzen und ihn nach der Einführung in das Duodenum wieder nach außen zu leiten. Man verfährt hierbei folgendermaßen: Nachdem das eine Ende des Gummischlauches in das hepatische Ende des Gallenganges eingeführt und hier befestigt ist, wird das Duodenum auf seiner Vorderseite durch Einstich eröffnet. In die Öffnung wird eine schlanke Kornzange geführt und in der Richtung auf den Gallengang durch die Hinterwand des Duodenums wieder nach außen gestoßen. Das Maul der Kornzange ergreift das freie Ende des im Choledochus steckenden Schlauches (Abb. 376), zieht es in den Darm und durch den Darm wieder nach außen. Der vom Choledochus kommende Schlauch tritt also nunmehr an der Hinterwand in den Zwölffingerdarm ein und an der Vorderwand des Zwölffingerdarmes wieder aus. Der Schlauch wird etwas angespannt, und die vordere Duodenalwand wird zurückgedrängt, so daß der im Innern des Duodenums befindliche Teil des Drainrohres vor die vordere Duodenalwand gezogen wird. Diese Stelle wird mit einer seitlichen Öffnung versehen und unter Nachlassen der Spannung wieder in das Innere des Darmes zurückgelagert. Der austretende Schlauch wird auf der Vorderwand des Darmes in einer Länge von etwa 3 cm durch Bildung eines WITZEL-Kanals befestigt (Abb. 377) und weiter durch die Bauchwunde nach außen geleitet.

Da das Duodenum wegen der Minderwertigkeit seiner Peritonealbekleidung und wegen der Gefahr einer Verengerung für das plastische Verfahren der Bildung eines WITZEL-Kanals nicht sehr geeignet ist, so hat man den Schlauch auch vom Innern des Duodenums durch den Pylorus in den Magen und von hier durch eine Magen-WITZEL-Fistel nach außen geführt.

Die nach außen geleiteten, eine Lücke überbrückenden Prothesenschläuche bleiben je nach der Größe der Lücke Wochen oder Monate liegen. Sie lassen sich zumeist leicht durch Zug entfernen. Ist ein durchgängiger organischer Gallenweg nach dem Darm zustande gekommen, so schließt sich die nach der Entfernung der Prothese entstandene äußere Fistel in kurzer Zeit.

### ε) Die Einlegung einer Dauerprothese.

Ist der Zwischenraum zwischen den beiden Enden des Ductus choledochus sehr groß, oder ist der Choledochus in ganzer Länge in Verlust geraten, so kann auf eine allmähliche Überbrückung der Lücke durch Epithel beim Einlegen einer Interimsprothese nicht gerechnet werden.

Gelingt es nicht, in der oben geschilderten Weise einen Abschnitt des Intestinaltraktus, den Magen, das Duodenum oder eine obere Jejunumschlinge mit dem an der Leberpforte liegenden Ende des Gallenganges durch Naht unmittelbar zu verbinden, so muß man sich zum Einlegen einer lebenslänglich im Körper verbleibenden Dauerprothese entschließen.

Die Erfahrung lehrt, daß derartige, aus gutem Gummi hergestellte Prothesen Jahre und Jahrzehnte ihren Dienst ohne Störung der Gesundheit versehen können. Trotzdem bleibt ihre Verwendung ein bedenklicher Notbehelf, der nur als letzter Ausweg anzuraten ist. Das eine Ende eines Rohres entsprechender Dicke aus bestem Gummi wird in dem Ende des zuführenden Gallenganges durch Katgutnähte gut befestigt, das andere Ende wird durch eine kleine Öffnung ins Innere des Duodenums geleitet, wobei die nächstgelegene Wandstelle ausgewählt wird. Die Eintrittsstelle des Schlauches in den Darm wird durch einige Raffnähte versenkt. Die Prothese wird mit Netz gut überdeckt.

In allen Fällen, wo unsichere Nähte angelegt oder zweifelhafte Überbrückungen an den tiefen Gallenwegen vorgenommen werden, wird die Umgebung durch Tamponade gegen den Austritt von Galle geschützt und gut drainiert.

## 4. Wiederholte Eingriffe an dem Gallensystem.

### a) Die Eingriffe bei Wiederkehr des Gallensteinleidens.

Trotz sorgfältigster Technik werden die Beschwerden gallensteinkranker Personen durch die geschilderten Operationen nicht in allen Fällen beseitigt, sondern es bleiben in einem gewissen Prozentsatz der Fälle entweder die gleichen Beschwerden zurück, oder sie treten in abgeschwächter oder veränderter Form alsbald oder erst nach Monaten oder Jahren wieder auf. Diese „Rezidive" im klinischen Sinne sind nicht immer mit dem Vorhandensein von Gallensteinen gleichbedeutend.

In einem Teil der Fälle liegt die Ursache überhaupt außerhalb des Gallensystems in organischen Erkrankungen des Magens, des Dünndarmes, der rechten Niere, der Appendix, des Pankreas, der weiblichen Genitalorgane u. a., in anderen Fällen werden die Anfälle durch Spasmen der Gallengänge, der Vaterschen Papille, des Magen-Darmkanals vorgetäuscht, in anderen Fällen handelt es sich um Adhäsionsbeschwerden, die einmal durch die bereits vor der Operation aufgetretenen, von dem Gallensystem ausgelösten Entzündungen, Narben und Verengerungen hervorgerufen sein können — eine eindringliche Mahnung, die Operation nicht zu lange hinauszuzögern! —, oder die erst durch den operativen Eingriff entstanden sind. Bei anderen Fällen sind Narbenbrüche vorhanden, durch die Einklemmungserscheinungen ausgelöst werden, wieder in anderen Fällen wurden nicht sämtliche Steine in den Gallenwegen gefunden und daher teilweise irrtümlich zurückgelassen — ein Hinweis darauf, auch bei anscheinend harmlosen Fällen die tiefen Gallenwege durch eine Choledochotomie von innen abzusuchen. Nur in einem kleinen Teil der Fälle haben sich tatsächlich neue Steine gebildet, sei es in den tiefen Gallenwegen oder, falls die Gallenblase bei der ersten Operation nicht entfernt wurde, in der Gallenblase.

Die klinische Feststellung, ob in dem gegebenen Falle ein Stein oder ein anderes organisches Leiden die Ursache der erneuten Beschwerden bildet, ist äußerst schwierig, oft unmöglich. Der Abgang von Konkrementen im Stuhlgang, das Auftreten von ständigem oder intermittierenden Ikterus und die Ergebnisse der Cholezystographie klären nur gelegentlich die Lage.

Die in jedem Falle gefährliche und in ihrem Erfolge zweifelhafte Wiedereröffnung der Bauchhöhle nach einer Gallensteinoperation ist ein schwerer Entschluß, und man wird in derartigen Fällen zunächst alle konservativen Mittel erschöpfen, zu denen beispielsweise auch Kuren in Badeorten zu rechnen sind. Sobald jedoch der Nachweis von Steinen oder von einem organischen Abflußhindernis für die Galle erbracht ist, ist der Eingriff nicht länger zu umgehen. Ob man in einem solchen Falle durch die alte Bauchnarbe eingeht oder das alte Operationsgebiet von neuer Stelle (Mittellinienschnitt) aus angeht, ist nicht ein für alle Male zu entscheiden. Im ganzen ist wohl der Angriff von einer neuen Stelle aus vorzuziehen.

Der Eingriff selbst besteht in einer vorsichtigen, meist schwierigen und mit hoher Verletzungsgefahr belasteten anatomischen Präparation der in Narben eingebetteten zuständigen Gebilde, der Leberunterfläche, des Colon transversum, des Duodenums, des Magens und vor allem der tiefen Gallenwege.

Das therapeutische Einzelvorgehen wird durch die jeweils angetroffenen Verhältnisse bestimmt. Hierbei wird man im Hinblick auf die Wiederkehr des krankhaften Zustandes der Herstellung einer weiten, inneren Gallenfistel besonders zuneigen.

## b) Die Eingriffe bei äußeren Gallenfisteln.

Das Zurückbleiben oder das Auftreten einer dauernden Gallenfistel nach einer Gallenoperation nötigt in den meisten Fällen zu einem neuen Eingriff.

Die entscheidende Frage ist zunächst, ob die Gallenpassage von der Leber nach dem Darm frei ist oder nicht. Die Menge der durch die Fistel austretenden Galle, die zeitlichen Schwankungen in der Ausscheidung, das Vorhandensein oder das Fehlen von Galle im Stuhlgang, das stereoskopische Röntgenbild der von der Fistelöffnung oder bei intravenöser Zufuhr mit einem Kontrastmittel ausgefüllten Gallengänge lassen diese Frage in der Regel mit ziemlicher Sicherheit entscheiden.

Ist die Passage zwischen der Leber und dem Darm frei, so bildet die äußere Gallenfistel nur einen belanglosen Seitenarm des Hauptstromes, der voraussichtlich durch einfaches Abdämmen zur Heilung zu bringen ist.

**Der Verschluß einer Gallenblasenfistel.** Führt die Fistel in die Gallenblase, so liegt der Grund ihres Fortbestehens oft in der Ausbildung einer Lippenfistel. Die Fistelöffnung wird dann, wie es in dem Abschnitt D, 5, b, S. 251 bei der Behandlung der seitlichen Darmfistel geschildert ist, umschnitten und bis an die Oberfläche der Gallenblasenkuppe verfolgt, die Öffnung wird nach der Ausräumung etwaiger Konkremente aus der Gallenblase vernäht, diese Nahtreihe wird durch eine zweite Lembert-Nahtreihe versenkt, und die Bauchdeckenwunde wird unter möglichster Darstellung und Vereinigung der einzelnen Schichten geschlossen.

Aber schon mit Rücksicht darauf, daß wir die kranke Gallenblase als die vornehmliche Bildungsstätte der Gallensteine ansehen müssen, ist es in derartigen Fällen oft besser, die die Fistel tragende Gallenblase auszurotten, wodurch gleichzeitig die Gallenfistel versiegt, immer vorausgesetzt, daß die Leber-Darmverbindung für die Galle frei ist.

Führt die seitliche Fistel bei freier Durchgängigkeit der Leber-Darmverbindung in den Ductus choledochus oder einen anderen tiefen Gallengang, so genügt es zumeist, die Fistelöffnung zu umschneiden, sie auf einige Zentimeter in die Tiefe zu verfolgen, hier abzubinden und abzutragen. Führt dieses oberflächliche Vorgehen nicht zum Ziel, so wird der Fistelgang nach der Umschneidung bis an seinen Abgang von dem tiefen Gallengang verfolgt, hier abgebunden und abgetragen. Die tiefe Wunde pflegt sich unter Granulationsbildung zu schließen. Die Technik der Verfolgung der Fistel bis an ihren Ursprung entspricht dem Vorgehen, wie es im Abschnitt D, 5, a, S. 247 bei der Behandlung der Röhrenfistel des Darmes geschildert ist.

Viel schwieriger ist die Beseitigung einer äußeren Gallenfistel, wenn die Galle keinen unbehinderten Abfluß von der Leber nach dem Darm hat. Es liegt dann das Schwergewicht des Eingriffes in der Wiederherstellung dieser Verbindung, während der Verschluß der Fistel in den Hintergrund tritt, weil er nach der Erreichung des obigen Zieles von selbst einzutreten pflegt.

Der Operationsplan kann in zwei verschiedenen Richtungen angelegt werden.

**Die Wiederherstellung der normalen Gallenpassage** von der Leber nach dem Darm. Zu diesem Zweck werden die tiefen Gallenwege und das vorliegende Hindernis durch einen vom Krankheitsgebiet entfernt angelegten oder die

Fistel umschneidenden Bauchdeckenschnitt anatomisch klar gelegt; das kann begreiflicherweise sehr schwierig sein. Je nach dem angetroffenen Befunde wird der Abfluß der Galle in den Darm durch Entfernung eines Steines aus dem Ductus choledochus, durch Behebung einer Stenose, durch eine Choledochoduodenostomia externa oder interna oder durch plastischen Ersatz des in Verlust geratenen Ductus choledochus wiederhergestellt. Gelingt die Herstellung

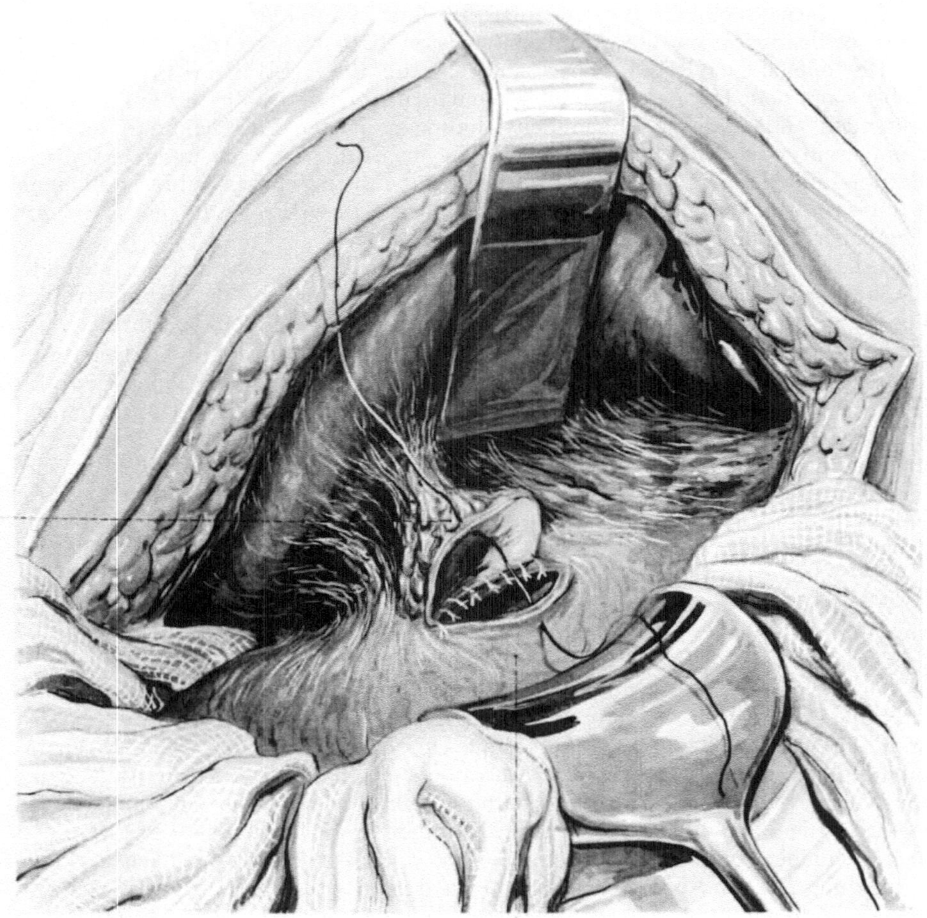


Abb. 378. Einleitung einer äußeren Gallenfistel in den Magen. Die äußere Gallenfistel wurde im Bereich der Haut umschnitten und aus der Umgebung bis in die Gegend der Leberpforte ausgelöst. Die Fistelöffnung wird mit einer in die vordere Magenwand gesetzten Öffnung durch Nähte in Verbindung gebracht.

der Verbindung, so pflegt die äußere Gallenfistel von selbst zu versiegen, oder sie kann unschwer sekundär durch eines der oben geschilderten Verfahren beseitigt werden.

**Die Verpflanzung der Fistel.** Ist der Abfluß der Galle durch die Fistel auf die Dauer sichergestellt (Lippenfistel!), so kann man das andere Mal auch versuchen, durch eine Verbindung der Fistelöffnung mit dem Darm die Galle durch die Fistel dauernd in den Darmkanal zu leiten. Bei diesem Vorgehen sind auf der einen Seite der Fistelgang, auf der anderen Seite ein geeigneter Darmteil so ausgiebig zu mobilisieren, daß beide Gebilde miteinander vereinigt werden können. Der Fistelgang wird durch Einspritzen von Blaulösung gefärbt. Nach Umschneidung der äußeren Öffnung wird der Gang, der sich durch seine härtere Beschaffenheit von der Umgebung unterscheidet, unter sorgfältiger Präparation in die Tiefe verfolgt (vgl. die Ausschneidung einer Röhrenfistel des Darmes S. 247). Das ist schwierig, weil sowohl der Fistelgang als auch im Narbengewebe eingebettete Organe verletzt werden können. Ist der Fistelgang auf eine genügend lange Strecke ausgelöst, so ist ein für die Einleitung des Ganges geeigneter Teil des Magen-Darmkanals freizulegen. Gelingt die Freilegung des Magens, so wird man ihn wegen seiner kräftigen, eine zuverlässige Naht gestattenden Wand, wegen der relativen Harmlosigkeit einer etwa auftretenden Intestinalfistel und wegen der guten Verträglichkeit der Galle im Magen bevorzugen. Anderenfalls muß man sich an das weniger geeignete Duodenum halten oder eine einseitig ausgeschaltete oder an ihren Fußpunkten anastomosierte Jejunumschlinge retrokolisch oder antekolisch heranholen, wie das im Abschnitt F, 3, d, $\gamma$, S. 505 f. beschrieben ist.

Das von einem schmalen Hautsaum eingefaßte Ende des Gallenfistelgangs wird in eine kleine seitliche Öffnung des Intestinums eingenäht (Abb. 378), wobei man, wenn genügend Material vorhanden ist, die Einfügung in Form einer WITZELschen Fistel vornehmen kann. In jedem Falle bleibt die Nahtverbindung unsicher, man muß mit dem Aufgehen der Naht und mit der zumeist allerdings vorübergehenden Bildung einer neuen Gallenfistel oder einer Intestinalfistel rechnen. Deshalb ist die Vereinigungsstelle stets zu drainieren.

## 5. Beispiele von Eingriffen am Gallensystem.

Die wichtigsten der in ihrer Indikation und in ihrer Technik bisher einzeln geschilderten Eingriffe am Gallensystem sollen an einigen verschieden abgewandelten praktischen Beispielen im Zusammenhange geschildert werden:

Fall 12. Beispiel der Ausrottung einer steinhaltigen Gallenblase und der Untersuchung des Ductus choledochus.

Bei einer 35jährigen Frau, bei der die Diagnose auf ein rezidivierendes Steinleiden der Gallenblase gestellt ist, wird die operative Behandlung des Leidens beschlossen. Ikterus ist niemals aufgetreten.

Die Kranke erhält gürtelförmige Spinalanästhesie. Der Operateur steht auf der linken Seite der in Hochlagerung des Beckens und in Tieflagerung der linken Seite auf dem Operationstisch liegenden Kranken. Die Bauchhöhle wird durch rechtsseitigen, bis zum Schwertfortsatz geführten Rippenbogen-Pararektalschnitt eröffnet, wobei der oberste zum Rektus ziehende Interkostalnerv und der rechte Rektus durchtrennt werden.

Die Leber steht tief und wird von einer äußerlich wenig veränderten Gallenblase von der Größe einer mittleren Birne überragt. Die Leber läßt sich auch ohne Durchtrennung des Lig. teres leicht über den rechten Rippenbogenrand kippen. In der Gallenblase sind zahlreiche Steine zu fühlen. Verwachsungen mit der Umgebung sind nicht vorhanden.

Die Baucheingeweide, im besonderen der Magen und das Colon transversum mit seinem Mesenterium werden mit feuchten Kompressen weggestopft, so daß nur die Gallenblase und die benachbarten Abschnitte der Leber im Operationsfeld verbleiben.

Da die Füllung der Gallenblase den Zugang in die Tiefe behindert, wird sie zunächst entleert. Nach sorgfältiger Abdeckung der Umgebung, wird die allein noch sichtbare Kuppe der Gallenblase mit zwei KOCHER-Klemmen gefaßt. Zwischen beiden Klemmen wird ein mit einer elektrischen Saugpumpe verbundener Trokar eingestoßen, durch den die Gallenblase ausgesaugt wird. Zwischen beiden KOCHER-Klemmen wird der Fundus der Gallenblase mit dem Diathermiemesser auf etwa 3 cm Länge eingeschnitten. Der Inhalt der Gallenblase wird mit dem Gallensteinlöffel ausgeräumt und mit trockenen Tupfern aufgenommen. Es kommen hierbei zahlreiche Steine zutage. Ein im Halsteil gelegener großer Stein wird absichtlich nicht entfernt, um das Nachsickern von Galle aus den tiefen Gallenwegen zu verhindern. Die Gallenblase wird mit einem trockenen Vioformgazestreifen locker ausgestopft und ihre Öffnung wird mit mehreren dicken Seidennähten geschlossen. Die Fäden bleiben lang und dienen als Handhabe zum Emporziehen der Gallenblase.

Dieser Zug am Fundus genügt jedoch nicht, um den Ductus cysticus zu strecken, sondern er muß in der Tiefe mit einer Rundfaßzange besonders gefaßt und gespannt werden. Während ein Assistent den Zystikus in dieser Weise ventral und in die Länge zieht, spaltet der Operateur mit dem scharfen Messer seinen Serosaüberzug und schiebt die beiden Serosawundränder mit der Stieltupferzange nach rechts und links ab. Hierbei kommt an der linken Seite des Zystikus die gestreckt verlaufende Art. cystica zu Gesicht. Nunmehr läßt sich der Ductus cysticus ebenfalls mit der Hohlsonde umgehen. Er wird mit einem dicken, nicht geknüpften Seidenfaden angeschlungen und hochgezogen. Die am Ductus cysticus liegende Rundfaßzange wird abgenommen.

In Fortsetzung des den Serosaüberzug des Ductus cysticus spaltenden Schnittes wird der Schnitt durch die Serosa in der Richtung auf den Ductus choledochus verlängert, wobei der Serosaüberzug vorsichtig zwischen zwei ihn anhebenden chirurgischen Pinzetten gespalten und mit der Stieltupferzange nach beiden Seiten abgeschoben wird. Auf diese Weise wird der Übergang des Ductus cysticus auf den Ductus choledochus dargestellt. Duodenalwärts kommen auf der Vorderseite des Choledochus mehrere, dem Zuckerkandlschen Venenplexus angehörige quer verlaufende Gefäße zum Vorschein, die vor der Durchtrennung mit der Hohlsonde unterfahren und doppelt unterbunden werden, worauf die Vorderwand des Ductus choledochus erscheint. Er ist nicht verdickt und nicht gestaut. Der zweite und dritte Finger des Operateurs werden von rechts her in das Foramen Winslowi geführt, und der Choledochus wird zwischen diesen Fingern und dem aufgelegten Daumen abgetastet. Auch hierbei läßt sich kein krankhafter Befund erheben.

Trotz dieses negativen äußeren Befundes und der in dieser Richtung negativen Vorgeschichte wird die innere Untersuchung des Choledochus vorgenommen: Seine Vorderwand wird an einer gut zugänglichen Stelle mit zwei Haltefäden seitlich durchgenäht. Nachdem die Umgebung noch einmal sorgfältig mit Kompressen abgedichtet und im besonderen eine Rollgaze in das Foramen Winslowi geführt ist, wird die Vorderwand des Choledochus mit dem Messer an einer kleinen Stelle eröffnet. Es kommt in geringer Menge klare, gelb gefärbte Galle heraus, die sofort mit der elektrischen Saugpumpe aufgesaugt wird. Mit Gallensteinlöffeln wird das Innere des Ganges ausgetastet. Man kommt bequem in den rechten und in den linken Lebergang. Beim Sondieren des retroduodenalen Teiles des Ductus choledochus stößt der Löffel auf ein kleines Hindernis und beim Zurückziehen kommt ein kleiner Gallenstein und etwas eingedickter Schleim heraus. Weitere Steine können trotz mehrfacher Versuche nicht zutage gefördert werden. Es gelingt jedoch nicht, den Steinlöffel bis in das Duodenum zu schieben. Dagegen gleitet eine Sonde, wenn auch mit einem gewissen Widerstand, durch die Vaterschen Papille in den Darm. Der Spritzversuch fällt positiv aus: Nach dem Einspritzen von Wasserstoffsuperoxyd durch einen in den Ductus choledochus eingeführten Nelatonkatheter wird das Duodenum polsterartig aufgetrieben. Es kann sich also nur um eine geringe Verengerung an der Vaterschen Papille, offenbar um einen Spasmus handeln. Daher wird von einer Freilegung der Papille Abstand genommen, sie wird lediglich gedehnt, indem eine Anzahl Olivensonden von steigender Dicke bis zum Kaliber eines Bleistiftes von der Choledochusöffnung durch die Papille bis ins Duodenum geschoben werden, was mühelos gelingt. Die Öffnung im Ductus choledochus wird durch feine Katgutnähte geschlossen, und diese Naht wird durch Zusammennähen der Wundränder des Serosaüberzuges versenkt.

Es folgt die Ausrottung der Gallenblase. Die bereits vorher freigelegte Art. cystica wird doppelt unterbunden und durchtrennt. Der um den Gallenblasenhals gelegte Faden wird angezogen. Hierbei spannt sich zwischen der Leber und zwischen dem Zystikus und der Gallenblase eine mesenterienartige Serosaduplikatur strangförmig an. Sie wird abschnittsweise mit der Hohlsonde unterfahren, doppelt unterbunden und durchtrennt. Der gegen den Choledochus deutlich abgesetzte Ductus cysticus wird dicht oberhalb seiner Mündung mit den hierfür bestimmten zwei Spezialklemmen quer gefaßt und zwischen beiden Klemmen durchtrennt. Unterhalb der tieferen Klemme wird der Zystikus mit einer Katgutnaht quer durchstochen und nach beiden Seiten abgebunden. Die Klemme wird abgenommen. Der Zystikusstumpf wird durch Vernähen des benachbarten Serosaüberzuges versenkt.

Durch sanften Zug an der den Gallenblasenhals schließenden oberen Klemme löst sich die Gallenblase fast von selbst von der Leber. Einige quer verlaufende Gefäße werden auf der Leberseite gefaßt und nach dem Durchschneiden abgebunden. Die Gallenblase wird auf diese Weise ohne jede Schwierigkeit retrograd entfernt. Das Leberwundbett läßt sich durch Katgutnähte unschwer schließen.

Es werden ein kleiner Vioformgazestreifen auf das Leberbett und ein mittelstarkes Drain auf die Nahtstelle des Choledochus gelegt, die zu dem oberen Wundwinkel herausgeleitet werden. Im übrigen wird die Bauchhöhle nach Entfernung aller Kompressen geschlossen.

Fall 13. Beispiel der Ausrottung einer Schrumpfgallenblase und einer Choledochoduodenostomia interna transduodenalis bei einem in der VATERschen Papille eingeklemmten Stein.

Eine 44jährige Frau leidet seit 15 Jahren an typischen Gallensteinanfällen. Es sind wiederholt Anfälle von Ikterus vorausgegangen. Jetzt besteht seit 2 Wochen ein Choledochusverschluß.

In der im vorigen Beispiel geschilderten Lagerung der Kranken und mit der gleichen Art der Schmerzausschaltung und der Schnittführung wird die Bauchhöhle eröffnet. Die Leber ist klein und hart. Sie läßt sich trotz der zwischen zwei Unterbindungen vorgenommenen Durchtrennung des Lig. teres und trotz Einschneidens des Lig. falciforme nicht hervorziehen und nicht kippen, wodurch das weitere Vorgehen sehr erschwert wird.

In der Gegend der Gallenblase, die zunächst nicht zu erkennen ist, befinden sich zahlreiche Verwachsungen, in die das große Netz, das Colon transversum, der Magen und das Mesocolon transversum einbezogen sind. Nach der Abstopfung der Umgebung mit feuchten Kompressen werden einige von der Gallenblasenkuppe nach dem Kolon ziehende gefäßreiche Stränge doppelt unterbunden und scharf durchtrennt, worauf sich die Adhäsionen von der Oberfläche der Gallenblase auf eine größere Strecke stumpf abschieben lassen. Nur an einer Stelle sind besonders feste Verwachsungen zwischen der Wand der Gallenblase und zwischen dem Magen vorhanden, die ein scharfes präparatorisches Vorgehen verlangen. Hierbei werden sowohl die Gallenblase als auch der Magen eröffnet: Es bestand also eine Magen-Gallenblasenfistel. Aus der Perforationsstelle der Gallenblase entleert sich nur wenig eitrige Galle, da die Gallenblase in einen harten, geschrumpften, einige wenige Steine fest umschließenden Körper verwandelt ist. Die Öffnung im Magen wird sofort durch doppelte Naht geschlossen, die Öffnung der Gallenblase verlangt keine Versorgung.

Bei der angeschlossenen Freilegung des Halses der Gallenblase und des Ductus cysticus entstehen keine besonderen Schwierigkeiten. Das Operationsgebiet im Bereiche der Gallenblase wird in der im vorigen Beispiel geschilderten Weise mit feuchten Kompressen von der übrigen Bauchhöhle abgegrenzt. Nachdem der Serosaüberzug des Ductus cysticus gespalten ist, wird die Arteria cystica unterbunden und durchtrennt, der Ductus cysticus wird mit einem Seidenfaden angeschlungen.

Unter Fortführung des den Zystikus freilegenden Serosaschnittes auf das Lig. hepatoduodenale und nach doppelter Unterbindung und Durchtrennung zahlreicher querverlaufender Gefäße des ZUCKERKANDLschen Venenplexus wird ein dickes, strangförmiges Gebilde freigelegt, das offenbar der gestaute Ductus choledochus ist. Der Sicherheit halber wird der Strang zunächst mit feiner Nadel und Spritze punktiert. Es wird eine trübe, eiterhaltige Galle angesaugt. Die Umgebung wird noch einmal sorgfältig abgestopft, im besonderen wird in das Foramen WINSLOWI eine Rollgaze geführt. Der Choledochus wird mit zwei feinen Fäden durchgenäht, angeschlungen und zwischen den Fäden mit dem Diathermiemesser an einer kleinen Stelle eröffnet. Es stürzt eine große Menge eitriger Galle heraus, die mit der bereitgehaltenen elektrischen Saugpumpe sofort aufgenommen wird. Mit der Galle kommen auch eine Anzahl von kleinen Steinen heraus. Nachdem der Gallenfluß nachgelassen hat, wird der Ductus choledochus mit dem Gallensteinlöffel ausgeräumt, zunächst in der Richtung auf die Leber, wobei ohne Schwierigkeit mehrere Steine und dicke eitrige Galle herausbefördert werden, und hierauf in der Richtung auf das Duodenum, wobei sich ebenfalls mehrere Steine entfernen lassen.

Es gelingt jedoch nicht, den Gallensteinlöffel bis in das Duodenum zu führen, da an der VATERschen Papille ein Widerstand vorhanden ist. Um an diese Stelle heranzukommen, wird das Duodenum mobilisiert. Nachdem außen dicht neben der lateralen Umschlagsfalte seines Peritonealüberzuges ein Schnitt durch die Serosa geführt ist, wird der Darm stumpf von der hinteren Bauchwand abgeschoben. Der retroduodenale Teil des Choledochus wird zwischen die Finger der linken Hand genommen, wobei ein festsitzender Stein deutlich zu fühlen ist. Er wird nach einigen vergeblichen Versuchen unter massierenden Bewegungen leberwärts geschoben und mit dem Gallensteinlöffel aus der Öffnung des Choledochus herausgezogen. Trotzdem gelingt es auch jetzt nicht, den Gallensteinlöffel oder eine Sonde in das Innere des Duodenums zu schieben. Man fühlt bei der Betastung einen harten Widerstand im Bereich der VATERschen Papille, der nicht zu beseitigen ist.

Würde dieser Widerstand erwiesenermaßen auf einer narbigen Verengerung der VATERschen Papille beruhen, so wäre der einfachste Ausweg die Umgehung dieser Narbenstenose durch eine Choledochoduodenostomie, wobei an der Stelle, wo der von rechts an dem lateralen Rande des Zwölffingerdarms tretende Ductus choledochus hinter dem Darm zu verschwinden beginnt, eine kleine Verbindung zwischen Choledochus und Duodenum hergestellt würde.

In dem vorliegenden Falle sitzt jedoch in der Papille ein Stein fest eingeklemmt. Es bleibt daher nur die transduodenale Freilegung der Papille übrig. Nach nochmaligem Abstopfen der Umgebung wird die Vorderwand des Duodenums in der Höhe des angetroffenen Widerstandes mit dem Diathermiemesser auf 4 cm Länge in der Längsrichtung eingeschnitten. Der vorquellende Darminhalt wird aufgetupft. In den zuführenden und in den abführenden Duodenalschenkel werden zwei miteinander durch einen Faden verknüpfte Tampons geschoben. Mit einer in den Choledochus durch die supraduodenale Öffnung eingeführten schlanken Kornzange wird die VATERsche Papille emporgehoben. Aus ihr ragt die Spitze eines kirschkerngroßen Steines. Auf den Stein wird mit dem Diathermiemesser eingeschnitten, so daß er sich leicht entfernen läßt. Nun läßt sich die Kornzange ohne Widerstand in das Duodenum schieben.

Die durch das Einschneiden der VATERschen Papille entstandenen Wundränder des Duodenums und des Ductus choledochus werden, um einer späteren Verengerung vorzubeugen, durch Katgutknopfnähte miteinander vereinigt. Die Tampons werden aus dem Duodenum entfernt, und die Öffnung in der vorderen Duodenalwand wird in der üblichen Weise durch doppelte Nahtreihe geschlossen. Das von der hinteren Bauchwand gelöste Duodenum wird zurückgelagert und mit einigen Nähten in seiner ursprünglichen Lage befestigt.

Die Öffnung im supraduodenalen Teile des Ductus choledochus wird durch Katgutknopfnähte geschlossen und durch Serosaknopfnähte versenkt. Das Duodenum und der Choledochus werden mit Kompressen bedeckt.

Es folgt jetzt die Beseitigung der Gallenblase: In Anbetracht der zutage liegenden Schwierigkeiten wird die Umgebung des Gallenblasenbettes zur Minderung der Blutung zunächst vermittels des Hochdruckanästhesieapparates mit Suprareninlösung durchtränkt. Die Gallenblase wird in der Richtung Fundus-Zystikus von der Leber getrennt. Hierbei gelingt es nicht, die geschrumpfte und verdickte Gallenblase aus dem Leberbett anatomisch auszulösen, da die Grenze vielfach durchbrochen ist und in dem benachbarten Leberabschnitt mehrere Abszesse liegen. Die Gallenblase muß daher mit dem Diathermiemesser aus der Leber förmlich ausgegraben werden. Hierbei wird die Grenzschicht zwischen der Gallenblase und Leber wiederholt nach beiden Seiten überschritten, so daß des öfteren eine nachträgliche Beseitigung von Gallenblasenwandresten notwendig wird. Erst in der Gegend des Halses der Gallenblase wird das Abbinden einzelner zwischen Gallenblase und Leber ausgespannter Serosastränge vor der Durchtrennung möglich. Schließlich hängt die Gallenblase nur noch durch den Ductus cysticus am Ductus choledochus.

Der Zystikus wird in der vorher geschilderten Weise zwischen zwei Klemmen durchtrennt und mit Durchstichunterbindung und Versenken versorgt. Eine Naht des Leberbettes ist nicht möglich, da seine Wandung starr und unnachgiebig ist. Auch eine vollständige Blutstillung gelingt nicht, da die parenchymatösen Gefäße nicht zu fassen sind. Auf das Leberbett wird daher ein Vioformgazetampon gelegt, der zusammen mit einem Drain bis auf die Nahtstelle des Choledochus und des Zystikusstumpfes geleitet wird. Drain und Tampon werden zum oberen Wundwinkel herausgeleitet, im übrigen wird die Bauchwunde geschlossen.

Fall 14. Beispiel einer Cholezystogastrostomie bei inoperablem Pankreaskarzinom.

Bei einem 60jährigen Kranken hat sich, ohne daß Schmerzanfälle aufgetreten wären, im Laufe der letzten 6 Wochen allmählich ein Choledochusverschluß entwickelt. Die Gallenblase ist als eine große, glatte Geschwulst unterhalb der vergrößerten Leber zu fühlen. Die Bauchhöhle wird unter der Diagnose eines Karzinoms der VATERschen Papille durch Wellenschnitt in gürtelförmiger Spinalanästhesie eröffnet. Die glatte, faustgroße, mächtig gefüllte, mit der Nachbarschaft nicht verwachsene Gallenblase überragt um ein Beträchtliches den Rand der stark gestauten Leber. Da die große Gallenblase den Zugang zu den Gallenwegen erheblich behindert, wird sie nach sorgfältiger Abdeckung auf der Höhe der Kuppe mit einem Trokar punktiert und mit angeschlossener elektrischer Saugpumpe ausgesaugt. Da die eingedickte zähe Galle sich durch die Saugung nicht genügend entleeren läßt, wird die Einstichstelle mit dem Diathermiemesser zu einem Schnitt von 3 cm Länge erweitert. Der Inhalt der Gallenblase wird ausgetupft. Eine in die Gallenblase eingeführte Rollgaze verhindert das Austreten der aus der Tiefe ständig nachströmenden Galle. Steine sind in der Gallenblase nicht zu tasten.

Die entleerte Gallenblase und die Leber werden zur Untersuchung der tiefen Gallenwege stark in die Höhe gezogen, worauf sich feststellen läßt, daß der unmittelbar oberhalb des Duodenums gelegene Teil des Choledochus, das Duodenum, der Pankreaskopf und die Wurzel des Mesocolon transversum durch einen harten Tumor zusammengeschweißt sind, über dessen Bösartigkeit und Inoperabilität ein Zweifel nicht bestehen kann.

Die Anlegung einer Verbindung zwischen dem Choledochus und dem Duodenum ist wegen der Größe der Geschwulst und der Veränderung der beteiligten Gebilde nicht möglich. Die Überleitung der Galle in den Magen-Darmkanal ist nur durch Vermittlung der Gallenblase zu bewerkstelligen. In dem vorliegenden Falle wird zur Verbindung der gut zugängliche Magen benutzt: Von der Vorderwand des Antrum pylori wird mit einer elastischen Klemme eine Falte abgeklemmt. Aus der Gallenblase wird die Tamponade entfernt und ihr die Punktionsstelle enthaltender Fundus nach leichter Ablösung von der Leber mit einer federnden Darmklemme quer gefaßt. Der abgeklemmte Magenteil und der abgeklemmte Gallenblasenteil werden aneinandergelagert. Zwischen beide wird eine Rollgaze gelegt und die Umgebung wird abgedeckt. Der dicht oberhalb der Klemme gelegene Teil der Gallenblase, der mit Hilfe von zwei KOCHER-Klemmen nach aufwärts geschlagen wird, wird durch LEMBERTsche Seidenknopfnähte mit der Vorderwand des abgeklemmten Teiles des Antrum pylori verbunden. Gallenblase und Magen werden in $^1/_2$ cm Entfernung von der Nahtlinie eröffnet, worauf die hintere Dreischichtennahtreihe mit fortlaufendem Katgutfaden angelegt wird. Die gegenüberliegende Wand der Gallenblase wird durchtrennt, so daß ihre Kuppe in Wegfall kommt. Die Vereinigung zwischen der Öffnung der Gallenblase und der des Magens wird durch die vordere ALBERTsche fortlaufende Dreischichtennahtreihe und durch die vordere LEMBERTsche Seidenknopfnahtreihe vollendet.

Die Abdeckung und die hinter der Anastomose liegende Rollgaze werden entfernt. Die Bauchhöhle wird vollständig geschlossen.

# G. Die Eingriffe an den parenchymatösen Bauchorganen.

## 1. Die Eingriffe an der Leber.

Die Schwierigkeiten der Leberchirurgie bestehen vornehmlich in der Lösung von zwei Aufgaben: in der Freilegung des Krankheitsherdes und in der Beherrschung der Blutung aus dem Lebergewebe.

### a) Die Freilegung der Leber.

Die gesunde Leber ist in der Bauchhöhle vollkommen vom Rippenbogen gedeckt. Sie ist am Zwerchfell aufgehängt, an der hinteren Bauchwand befestigt und läßt sich nur wenig verschieben. Sie besteht aus unelastischem Gewebe und gestattet keine weitgehenden willkürlichen Veränderungen ihrer Form. Ein Bauchdeckenschnitt, der nur Weichteile durchtrennt, gibt daher nur eine beschränkte Übersicht über das Organ und macht im wesentlichen nur seine kaudale Fläche zugänglich.

Ungleich günstiger gestalten sich diese Verhältnisse, wenn die Leber infolge Vergrößerung, Abschnürung oder Senkung den unteren Rippenbogen überragt, sich infolge gesteigerter Beweglichkeit vorziehen läßt, und wenn sich infolge Erschlaffung des Organs seine einzelnen Teile etwas gegeneinander bewegen lassen.

Die Leber kann von vorn, von hinten, von der Seite oder von kranial, sie kann von der Mitte, von rechts oder von links, sie kann durch Weichteilschnitte oder unter gleichzeitiger Wegnahme von Rippen angegangen werden. Die Wahl des Schnittes richtet sich nach dem Sitz und der Art der Erkrankung. Infolge der stärkeren Ausbildung der rechten Leberhälfte und der rechtsseitigen Lage der Gallenblase und des Hilus überwiegen die Erkrankungen der rechten Leberseite die der linken erheblich.

1. Bei zweifelhaftem Sitz der Erkrankung und zur Freilegung des gesamten Organes wird der mediane Längsschnitt vom Processus xiphoideus kaudalwärts bevorzugt (Abschnitt A, 3, S. 13). Dieser Schnitt wird auch bei den meisten Erkrankungen des linken Leberlappens gewählt. Oft ist es notwendig, den medianen Längsschnitt unter querer Durchtrennung des linken oder des rechten Rektus zu erweitern. Der linke Leberlappen ist meist so beweglich, daß es gelingt, vom Mittelschnitt aus durch Zug auch seine konvexe Fläche einzustellen. Der Kranke wird bei dem durch die vordere

Bauchwand geführten Schnitt mit stark lordotisch gekrümmter Lendenwirbelsäule gelagert.

2. Bei Erkrankungen nur des rechten Leberlappens kann die Bauchhöhle auch durch den rechtsseitigen Rippenbogenschnitt (Abschnitt A, 9, S. 31) eröffnet werden, der am Schwertfortsatz beginnend wenige Zentimeter kaudalwärts vom Rippenbogen diesem parallel läuft. Ist die Leber, wie das bei chronischen Erkrankungen öfters der Fall ist, schlaff, und überragt sie den Rippenbogenrand, so kann von diesem Schnitte auch ein beträchtlicher Teil der Konvexseite übersehen werden.

Beweglicher wird die Leber nach der zwischen zwei Unterbindungen ausgeführten Durchtrennung des Lig. teres hepatis (vgl. Abb. 352) und nach Einschneiden des Lig. falciforme, Maßnahmen, die auch bei Gallensteinoperationen zum „Kippen" des Organes vielfach ausgeführt werden und dort beschrieben sind (S. 464).

Trotzdem reicht der durch den Medianschnitt oder durch den rechten Rippenbogenschnitt geschaffene Zugang für viele Fälle nicht aus, namentlich nicht für den Zugang zur rechten Leberkuppe. Die Verhältnisse werden übersichtlicher, wenn man einen Teil des störenden unteren Rippenbogens entfernt. Das kann in Form der temporären Aufklappung des Rippenbogens nach MARWEDEL oder in Form einer endgültigen Rippenresektion geschehen. Bei schweren, lebensgefährlichen Krankheitszuständen ist die endgültige Wegnahme der Rippen vorzuziehen, da dieses Vorgehen mehr Platz schafft und einfachere Heilungsbedingungen setzt. In beiden Fällen verläuft diese Voroperation in der bei der MARWEDELschen Operation im Abschnitt A, 9, S. 33f. beschriebenen und abgebildeten Weise, indem nach dem queren Einschneiden des (rechten) Rektus der obere dreieckige Bauchdeckenlappen zwischen dem am äußeren Rande des Rippenbogens ansetzenden M. obliquus externus und dem am inneren Rande des Rippenbogens ansetzenden M. obliquus internus der Fläche nach gespalten wird, wonach die von vorn freigelegten Rippen entweder weggenommen oder an beiden Fußpunkten eingeschnitten und aufgeklappt werden. Solange man hierbei zwischen der Sternal- und der Mamillarlinie unterhalb der 7. Rippe arbeitet, befindet man sich außerhalb des Bereiches der Pleura. In der Axillarlinie reicht dagegen der Brustfellsack bis zur 9., neben der Wirbelsäule bis zur 12. Rippe. In diesem Bereiche ist daher bei der Wegnahme der Rippen auf die Schonung der Pleura costalis sorgfältig zu achten. Durch Wegnahme einer entsprechenden Anzahl von Rippen kann auch die rechte Leberkuppe von vorn weitgehend zugänglich gemacht werden.

3. Die rechte Leberkuppe läßt sich auch durch die transpleurale Laparotomie erreichen. Dieser Weg wird dann gewählt, wenn ein Abszeß in der Nähe der hinteren oder seitlichen konvexen Oberfläche des rechten Leberlappens festgestellt ist und Erkrankungen anderer Leberteile auszuschließen sind. Die transpleurale Freilegung des rechten Leberlappens erfolgt in der bei der Freilegung des rechtsseitigen subphrenischen Abszesses im Abschnitt D, 9, d, S. 345f. geschilderten Weise. Es bleibt ja auch in den meisten Fällen zweifelhaft, ob der an dieser Stelle aspirierte Eiter als Leberabszeß im Innern der Leber liegt oder die Leber als subphrenischer Abszeß von außen bespült.

4. Die hintere (dorsale) Fläche des rechten Leberlappens besitzt keinen Peritonealüberzug, sondern ist mit der hinteren Bauchwand unmittelbar bindegewebig verbunden und kann daher von hinten ohne Eröffnung des Bauchfells erreicht werden. Dieser Zugang kommt am ehesten bei einer im hinteren Teil des rechten Leberlappens oder in seiner Umgebung durch Probepunktion festgestellten Eiteransammlung in Betracht. Auch hier bleibt die

Differentialdiagnose zwischen Leberabszeß nnd subphrenischem Abszeß zumeist zunächst ungeklärt, und auch hier gleicht das Vorgehen zunächst dem Angriff auf einen an dieser Stelle gelegenen subphrenischen Abszeß. Beim Einschneiden in die auf diesem Wege freigelegte hintere Leberfläche erinnere man sich an die im medialen Wundwinkel des Operationsgebietes dorsal von der Leber gelegene dünnwandige Vena cava.

## b) Die Blutstillung und die Behandlung der Leberverletzungen.

**Allgemeines.** Bei den traumatischen und bei den unter Durchtrennung des Parenchyms planmäßig gesetzten operativen Verletzungen der Leber tritt die Blutung und die Versorgung der eröffneten Blutgefäße in den Vordergrund. Gleichzeitig werden aber auch stets eine große Anzahl intrahepatischer Gallengänge eröffnet, so daß die Verhinderung des weiteren Austrittes von Galle ebenfalls eine Aufgabe der Versorgung der Leberwunden ist. Die Sorge um die Gallengänge ist jedoch schon deshalb weniger wichtig, weil die auf die oft schwierige Stillung der Blutung hinzielenden Maßnahmen gleichzeitig und unmerklich auch die einfachere Stillung des Gallenflusses bewirken.

Die Blutstillung erfolgt bei traumatischer und bei operativer Verletzung nach den gleichen Grundsätzen, weshalb die Maßnahmen gemeinsam besprochen werden können.

Die Diagnose einer Leberverletzung ist aus der Lage einer äußeren Wunde, den Zeichen der zunehmenden Anämie und der Bauchfellreizung oft leicht zu stellen. In anderen Fällen, namentlich bei stumpfen Bauchverletzungen oder bei mehrdeutiger Lage einer Bauchwunde, bleibt die Abgrenzung der Leberverletzung gegenüber einem Schock oder einer Perforationsperitonitis in der Schwebe. Die Indikation zur Eröffnung der Bauchhöhle ist nicht nur bei jeder sicheren Leberverletzung gegeben, sondern auch dann, wenn sie nur wahrscheinlich ist. Häufig tritt die Verpflichtung zur Freilegung der Leber in Wettbewerb mit der Notwendigkeit der Absuchung der Bauchhöhle nach Verletzungen anderer Organe, namentlich nach Verletzungen des Magen-Darmkanals.

Bei einer derartig weitgehenden Indikation, wo mit dem Absuchen der gesamten Bauchhöhle zu rechnen ist, wird die Bauchhöhle mit Rücksicht auf die an den Operateur möglicherweise herantretenden anderweitigen Aufgaben am besten in der Mittellinie oberhalb des Nabels eröffnet. Einen erweiterten Zugang zur Leber verschafft man sich im Bedarfsfalle in der oben in Abschnitt G, 1, $\alpha$, S. 464 beschriebenen Weise durch Durchtrennung des Lig. teres, durch Einschneiden des Lig. falciforme, durch Einschneiden eines Rektus oder durch Rippenresektion. Erscheint dagegen ein Absuchen entfernterer Teile der Bauchhöhle unnötig, und ist durch die Verletzung eine größere äußere Wunde gesetzt, so wird man sich den Zugang zum Operationsgebiet in den meisten Fällen durch Erweiterung dieser Wunde bahnen.

Die normale Leber besteht aus einem blutreichen und weichen Gewebe. Bei Erkrankungen kann die Substanz durch Hypertrophie des Bindegewebes fester und blutärmer werden, wodurch die operativen Eingriffe im Lebergewebe erleichtert werden. Die Eröffnung der Blutgefäße der Leber kann nicht allein durch den hierbei auftretenden Blutverlust gefährlich werden, sondern es kann auch durch Vermittlung der weit klaffenden Lebervenen zu einer Luftembolie kommen, namentlich bei starker Beckenhochlagerung, die deshalb bei Leberoperationen zu vermeiden ist.

Ein äußerst wertvolles Hilfsmittel zur Herabsetzung der operativen Blutung ist die Umspritzung des Operationsgebietes mit Suprareninlösung. Man benutzt zum Einspritzen eine Lösung von 20 Tropfen Suprarenin 1:1000 auf 100 ccm Kochsalzlösung oder die übliche Lokalanästhesielösung mit verstärktem Suprareninzusatz und durchtränkt das Lebergewebe im Bereiche des Schnittes oder der Umgebung des Operationsgebietes unter Verwendung einer langen dünnen Kanüle mit dieser Flüssigkeit so kräftig, daß es aufquillt und eine weißliche Farbe annimmt. Am besten benutzt man hierzu den Hochdrucklokalanästhesie-Apparat.

Eine weitere Einschränkung der Blutung wird durch die Verwendung des Diathermiemessers erreicht. Suprarenindurchtränkung und elektrisches Messer gestatten häufig ein fast bluttrockenes Vorgehen. Man lasse sich jedoch nicht täuschen: die auf diese Weise bewirkte Blutstillung ist nur vorübergehend, so daß es unbedingt notwendig ist, die für eine endgültige Blutstillung erforderlichen Maßnahmen in jedem Falle sorgfältig durchzuführen. Während Störungen der Wundheilung durch die Anwendung des Diathermiemessers am Lebergewebe nicht bedingt werden, ist vor der Anwendung des glühenden Eisens und des Thermokauters (Paquelins) zu warnen, da die hierdurch gesetzten Wunden eine Herabsetzung der Heilungsneigung zeigen. Die Blutung aus den größeren Gefäßen wird durch das glühende Eisen überdies nur wenig gemindert.

Die endgültige Blutstillung wird in der später geschilderten Weise entweder im Bereiche der Wundfläche selbst oder in einer gewissen Entfernung von ihr vorgenommen.

Probeexzisionen aus der Leber werden mit der geschilderten Technik in Keilform unter Umständen nach Umspritzung mit Suprareninlösung ausgeführt. Die hierdurch entstandene Wunde wird durch Naht versorgt.

**Die arterielle Blutzufuhr** kann durch Verschluß der Arteria hepatica aufgehoben werden. Zu diesem Zwecke greift man mit der linken Hand von rechts nach links in das Foramen Winslowi und drückt das Lig. hepatoduodenale mit den Fingern zusammen (Abb. 379), wobei außer dem arteriellen Zufluß auch der Blutstrom in der Vena portae unterbrochen wird. Das rückwärtige Einströmen von Venenblut auf dem Wege der Vena hepatica wird durch diesen Handgriff aber nicht verhindert. Der Fingerdruck kann durch eine federnde Darmklemme ersetzt werden. Das Abklemmen des Lig. hepatoduodenale schädigt jedoch den Darm durch die Rückstauung des Pfortaderblutes in kurzer Zeit aufs schwerste, bereits nach einer Viertelstunde soll er sich nicht mehr erholen können. Die Abklemmung darf daher nur auf kürzeste Zeit bemessen werden. Dieses Vorgehen kann sowohl prophylaktisch vor größeren Leberoperationen als auch bei bereits eingetretenen Leberblutungen vorübergehend angewendet werden.

**Bei der Resektion eines lappenförmigen Leberanteiles** läßt sich die Blutzufuhr zu der Schnittfläche durch Massenschnürnähte aus dickem Katgut abriegeln, die als Knopfnähte die ganze Dicke des Organes von der Oberseite bis zur Unterseite umgreifen und kettenförmig übereinander fassen (Abb. 380). Die Nähte werden mit langen, geraden, im Querschnitt drehrunden, an der Spitze abgestumpften Stopfnadeln durch die Lebersubstanz geführt. Bei der geringen Widerstandskraft des Lebergewebes dürfen die Fäden, um ein Durchschneiden zu verhindern, nicht zu fest angezogen werden. Dem Durchschneiden kann durch Unterlegen eines widerstandsfähigen Materials, wie eines frei transplantierten Faszien- (Abb. 381) oder Netzstückes begegnet werden. Je weniger das Operationsgebiet gegen die übrige Leber abgesetzt ist, und je dicker die für eine Steppnaht in Betracht kommende Nahtstelle ist, desto schwieriger ist die Durchführung der Nähte, und desto geringer ist ihre blutstillende Wirkung. Die vorübergehende Abriegelung des Operationsgebietes läßt sich zumeist einfacher und zweckmäßiger durch manuelle

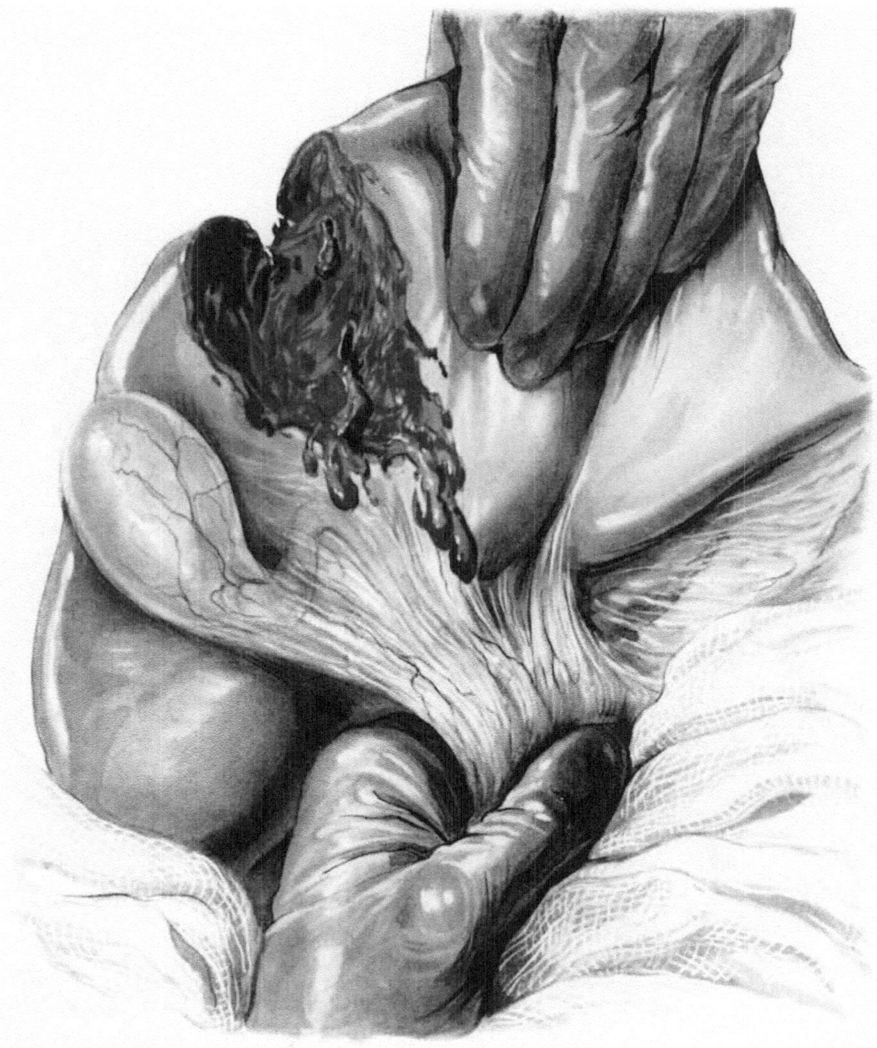

Abb. 379. Manuelle Blutstillung bei einer Leberblutung. Die großen Gefäße im Lig. hepatoduodenale werden mit der linken Hand, deren 2. bis 5. Finger ins Foramen WINSLOWI eingeführt ist, zusammengepreßt.

Kompression erreichen, indem ein Assistent die Leber mit seinen zwei Händen rechts und links von der Operationsstelle zusammenpreßt.

**Die beste Stillung der Blutung** aus großen Lebergefäßen ist die Unterbindung der Gefäße. Sie werden mit Klemmen gefaßt und mit Katgut abgebunden oder umstochen.

**Die beste Versorgung einer Leberwunde ist die Naht,** so daß der Peritonealüberzug an der Verletzungsstelle wieder lückenlos geschlossen ist. Das Zusammenziehen der Wunde geschieht mit dicken Katgutnähten, die entweder mit langer Stopfnadel durch die ganze Dicke jeder Wundseite geführt werden, oder die mit krummen Nadeln nur die oberflächlichen Schichten

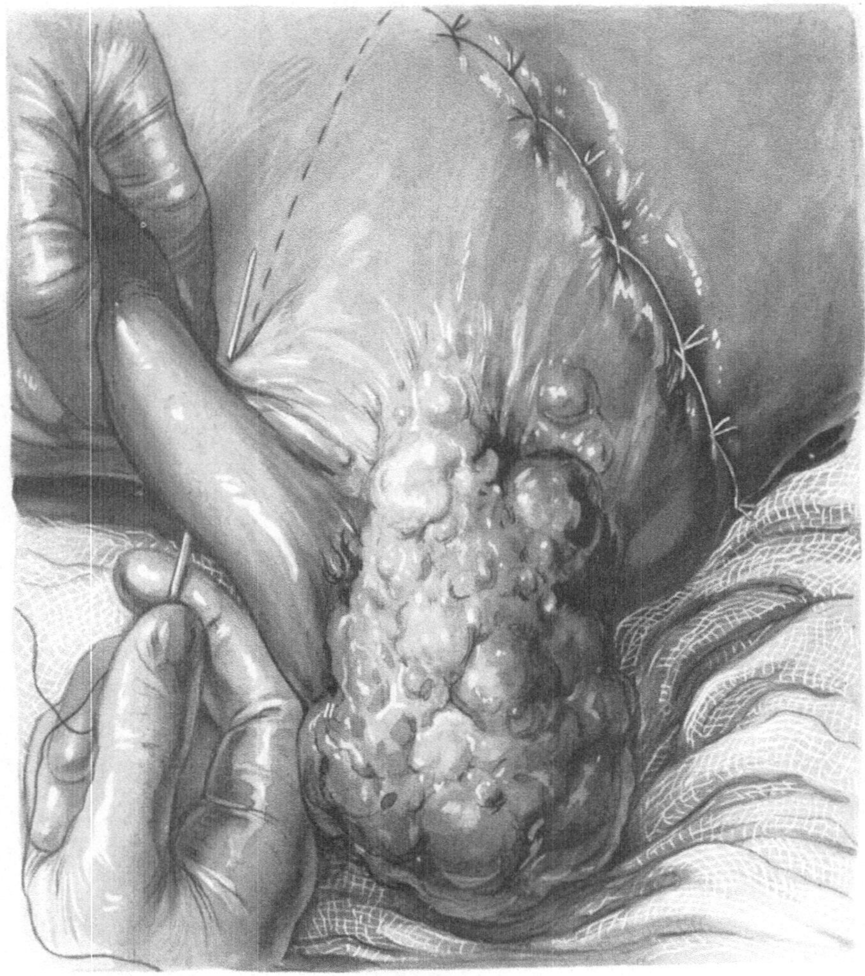

Abb. 380. Blutstillung bei der Ausschneidung eines Leberabschnittes. Der auszuschneidende Leberteil wird durch rückläufige, die Blutzufuhr einschränkende Nähte umgrenzt, die mit gerader Nadel durch die ganze Dicke der Leber geführt werden.

jeder Wundfläche fassen (Abb. 381). Ein derartiger Verschluß der Leberwunde ist nur bei aseptischen Verhältnissen und nur dann möglich, wenn sich die Wundflächen aneinanderbringen lassen, d. h., wenn entweder kein größerer Gewebsverlust eingetreten ist, oder wenn er sich infolge seiner keilförmigen Gestalt oder infolge großer Schmiegsamkeit des Lebergewebes ausgleichen läßt. Eine weitere Nahtreihe durch die Leberkapsel mit dünnen Katgutfäden erhöht die Zuverlässigkeit der auf diese Weise erzielten Blutstillung.

**Die Tamponade.** Mißlingt die Blutstillung auf diese Weise, z. B. bei vielbuchtiger Wunde, so bleibt als letztes Hilfsmittel die Tamponade des Wundbettes. Man verwendet hierzu Vioform- oder Stryphnongaze, die systematisch und fest in das blutende Leberwundbett gepreßt wird

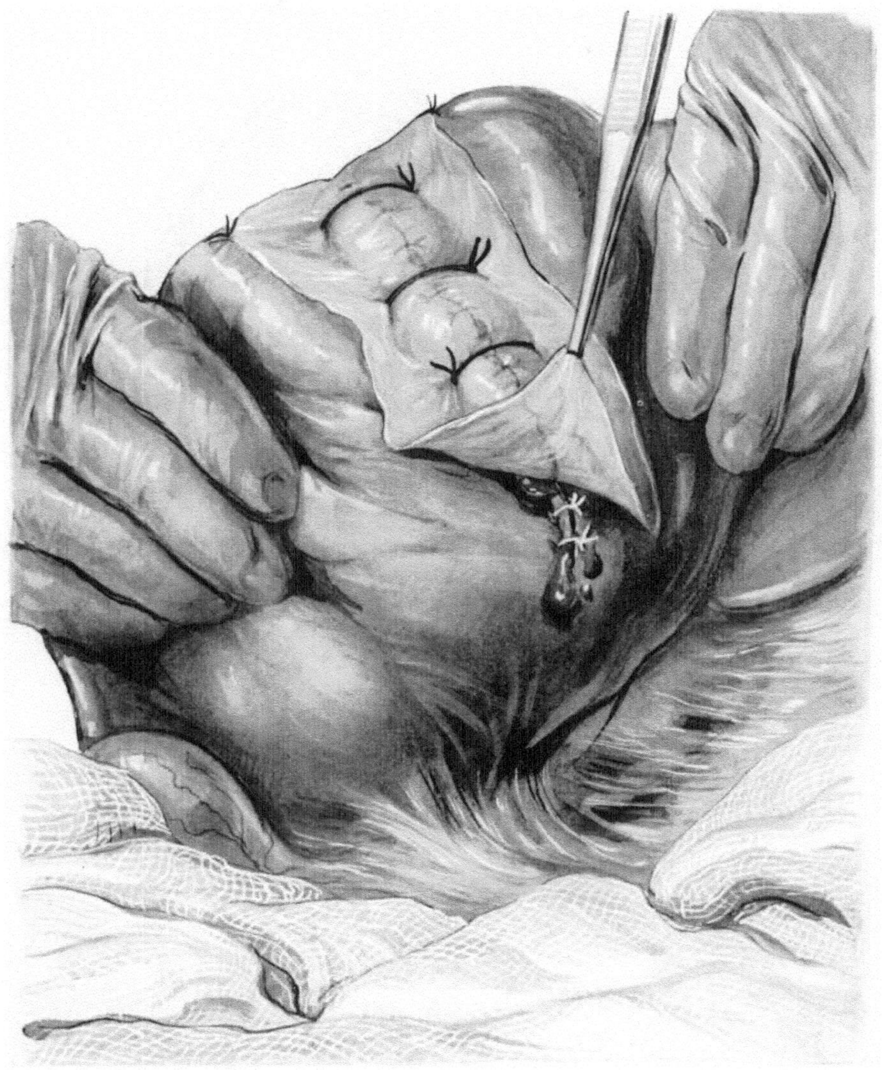

Abb. 381. Lebernaht mit Faszienverstärkung. Die Leberkapsel ist mit kleinen Nähten geschlossen. Ein der Fascia lata entnommener Lappen ist mit großen durchgreifenden Nähten über der Nahtlinie befestigt und wird mit kleinen Nähten auf die Leberoberfläche gesteppt.

(Abb. 382). Der hierdurch geformte Gazebausch hat oft eine große Neigung zum Herausgleiten. Man kann ihn durch Katgutnähte am Lebergewebe befestigen. Da bei verfrühter Entfernung des Gazestreifens Nachblutungen auftreten können, so soll die Entfernung des Tampons erst nach seiner Selbstlockerung beginnen. Man wartet in der Regel 5—6 Tage und versucht

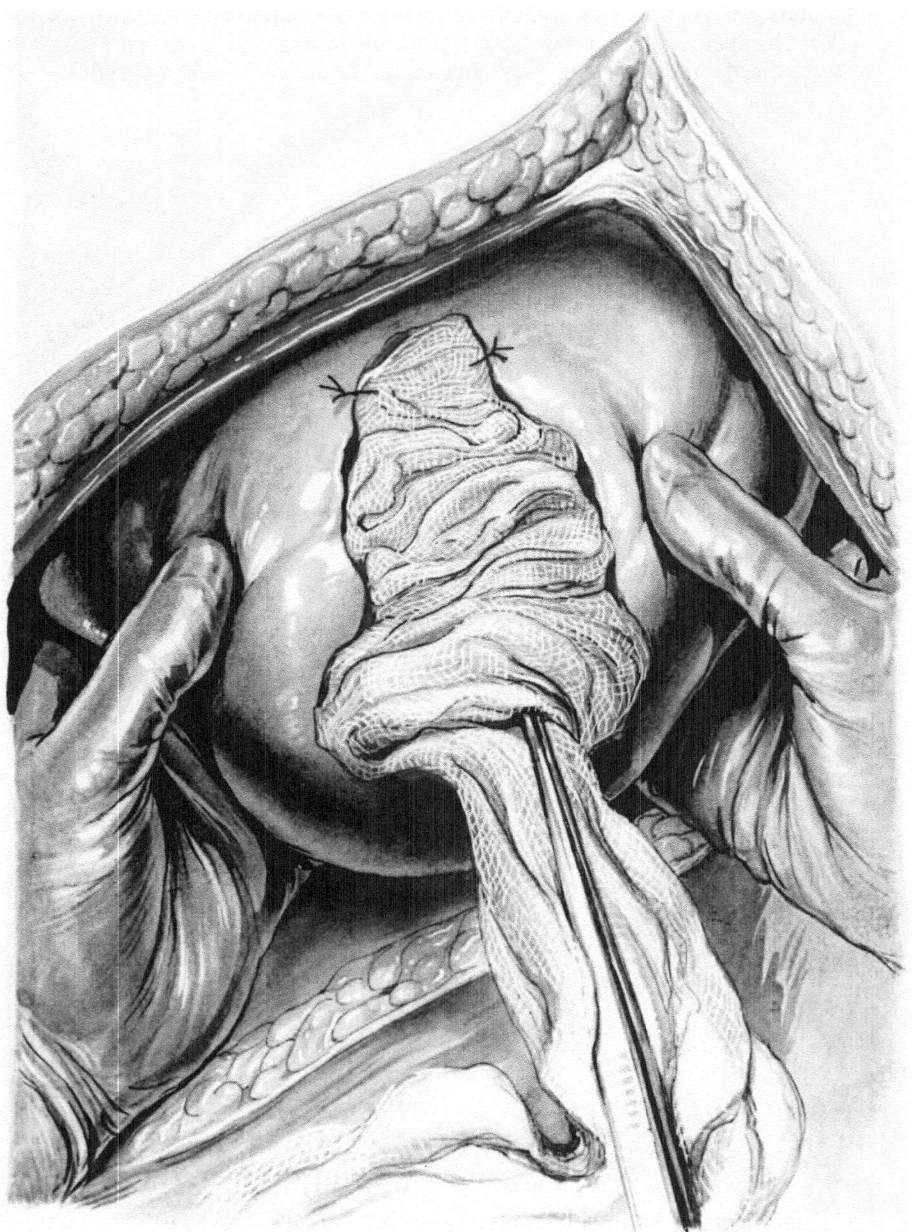

Abb. 382. Tamponade einer Leberwunde. Die Wundhöhle der Leber ist mit Vioformgaze ausgestopft die durch Nähte an der Leber befestigt wird.

dann vorsichtig, ob und wie weit die mit Wasserstoffsuperoxyd angefeuchtete Gaze einem Zuge willig folgt. Sie wird etappenweise entfernt.

Der mit der Gazetamponade verbundene Nachteil des teilweisen Offenbleibens der Bauchdeckenwunde wird vermieden durch Benutzung resorbierbarer oder lebender Tampons. Als resorbierbares Material hat sich Tabotamp bewährt. Es wird in kleinen Stücken in die Leberwunde gepreßt, wo es zumeist ziemlich fest haftet oder mit Katgutnähten befestigt wird. Lebende Tampons werden aus gestieltem Netz oder aus frei transplantierten Faszienstreifen gebildet. Die Muskelstücke werden am besten einem M. rectus, kleine Faszienstreifen werden der vorderen Rektusscheide, große Faszienstreifen der Fascia lata entnommen. Sie werden in die Wundhöhle der Leber gestopft und mit Katgutnähten festgelegt.

**Die Behandlung des Blutes in der Bauchhöhle.** Bei jeder Leberverletzung findet sich in der Bauchhöhle geronnenes oder flüssiges Blut. Man kümmere sich, soweit die Übersicht und der Zugang zur Leber hierdurch nicht behindert wird, zunächst nicht um das Blut, sondern suche zuerst nach der blutenden Stelle, um dem weiteren Austritt von Blut möglichst schnell ein Ende zu machen. Eine sehr starke Blutung kann durch den oben geschilderten Handgriff des Zusammendrückens der Art. hepatica vorübergehend schnell unterbrochen werden.

Wenn auch einzelne Stimmen dafür eintreten, das in der Bauchhöhle befindliche Blut an Ort und Stelle zu belassen, da es örtlich unschädlich sei und als wertvoller Blutersatz durch die Serosa schnell in das Gefäßsystem aufgesaugt werde, so geht die allgemeine, auch von mir vertretene Ansicht doch dahin, das angesammelte Blut zu beseitigen. Eine Autotransfusion des in der Bauchhöhle angetroffenen Blutes ist aber natürlich nur dann gestattet, wenn eine bakterielle Verunreinigung des Blutes nicht erfolgt ist, wofür das Fehlen einer Verletzung des Magen-Darmkanals Vorbedingung ist. Das nach einer Leberruptur in die Bauchhöhle ergossene Blut kann jedoch bei der Einfüllung in den Kreislauf des gleichen Individuums hämolytisch wirken, besonders dann, wenn es bereits mehr als 24 Stunden in der Bauchhöhle verweilt hat. Ob diese hämolytische Wirkung durch die Beimischung von Galle, durch das Fehlen der Lebereinwirkung auf das Pfortaderblut, oder auf andere Weise zustande kommt, ist ungewiß. Jedenfalls ist bei der Reinfusion Vorsicht geboten. Alle Bedenken werden durch die Feststellung des Ausbleibens der Hämolyse bei makroskopischer Prüfung auf dem Objektträger beseitigt.

Das in der Bauchhöhle angesammelte Blut wird zur Reinfusion mit dem Schöpflöffel oder mit Kompressen aufgenommen. Ist die hierbei gewonnene Blutmenge erheblich, ist die Forderung seiner aseptischen Beschaffenheit erfüllt, das Fehlen einer stärkeren Beimischung von Galle wahrscheinlich und das Ausbleiben der Hämolyse sichergestellt, so wird das Blut mit der im Bd. I, S. 316 geschilderten und abgebildeten Technik sofort durch einen mit einer Ellenbeugenvene verbundenen, mit Gaze überzogenen Trichter in die Blutbahn gefüllt.

Nur in den seltensten Fällen werden die Blutstillung und der hiermit parallel gehende Verschluß der intrahepatischen Gallengänge derartig sicher sein, daß gegen den weiteren Austritt von Blut und Galle eine Gewähr übernommen und daher die Bauchhöhle primär vollständig geschlossen werden kann. Zumeist wird man auch die durch Naht geschlossene Leberwunde gegen die Bauchhöhle mit einem durch die Bauchdeckenwunde nach außen geleiteten Vioformgazetampon abdichten und die Bauchwunde drainieren.

## c) Die Behandlung der Lebergeschwülste.

Die Resektion eines eine Geschwulst tragenden Leberabschnittes ist leicht, wenn der zu entfernende Teil mit der übrigen Leber nur durch eine schmale oder dünne Leberbrücke zusammenhängt (Abb. 380), sie ist schwer oder unmöglich, wenn die Geschwulst mitten aus der Masse der Leber ausgeschnitten werden muß. Es empfiehlt sich, das Operationsgebiet zunächst mit Suprareninlösung zu durchtränken. Hierauf wird die Umgebung des Resektionsbezirkes mit Kettenstichen abgesteppt (Abb. 380) oder manuell zusammengepreßt, und der kranke Abschnitt wird mit dem Diathermiemesser, und zwar möglichst in Keilform, abgetrennt, um die Wundseiten flächenhaft miteinander vereinigen zu können.

Die Beseitigung kranker Abschnitte, die kontinuierlich und ohne scharfe Grenze in die gesunde Masse der Leber übergehen, ist zumeist unmöglich. Derartige Resektionen haben auch insofern keinen Sinn, als bei ihnen von einer Radikalität des Eingriffes kaum die Rede sein kann.

Nach der Ausschneidung eines Leberabschnittes erfolgt die Blutstillung und die sonstige Versorgung der Wunde in der oben im Abschnitt G, 1, b, S. 521 f. geschilderten Weise.

## d) Die Eingriffe bei Echinokokkenzysten der Leber.

Die früher im wesentlichen auf den Palpationsbefund gestützte Diagnose eines Leberechinokokkus hat durch die Untersuchung auf Komplementbindung an Sicherheit gewonnen. Zugleich mit der Diagnose ist mit Rücksicht auf die Möglichkeit der Vereiterung und der Aussaat durch Platzen der Zyste oder durch Verschleppung auf dem Blutwege der Entschluß zum Eingriff gegeben.

Bei der Besichtigung der Leberoberfläche nach der Eröffnung der Bauchhöhle wird man gelegentlich infolge der starken Schwielenbildung an der Diagnose wieder irre und glaubt, eine massige, inoperable Geschwulst vor sich zu haben. Die niemals zu unterlassende Probepunktion mit dicker Kanüle oder ein tiefer Probeschnitt in den vermeintlichen Tumor klären dann die Sachlage.

Nach der Durchtrennung der Bauchdecken ist die freie Bauchhöhle durch Abstopfen sorgfältig vor dem Einfließen von Zysteninhalt zu schützen, da diese Flüssigkeit oft Eiterkeime oder keimfähige Skolizes enthält, deren Verschleppung zu einer Peritonitis oder Echinokokkenaussaat in der Bauchhöhle führen kann. Ein mit elektrischer Pumpe betriebener Saugapparat und bereit gehaltene Tupfer nehmen sofort jeden etwa austretenden Flüssigkeitstropfen auf.

Die Einwirkung von 1%iger Formalinlösung soll lebende Echinokokkenkeime innerhalb von 5 Minuten töten, so daß angeraten wird, Echinokokkenzysten zunächst zu punktieren und 5 Minuten mit dieser Flüssigkeit gefüllt zu lassen. Auch können die das Operationsgebiet abdichtenden Kompressen mit dieser Lösung angefeuchtet werden. Das Verfahren ist jedoch als unsicher und zeitvergeudend nicht zu empfehlen.

Eine einzelne Zyste, die in einem abgesetzten, ausgezogenen Leberlappen liegt, wird am besten wie ein bösartiger Tumor durch Resektion dieses Leberlappens uneröffnet entfernt.

Eine oder mehrere dicht unter der Leberoberfläche gelegene, sich deutlich vorbuckelnde Blasen, die durch eine Leberresektion nicht zu beseitigen sind, werden mit einem an den elektrischen Saugapparat angeschlossenen Trokar punktiert, leer gesaugt und hierauf vorsichtig mit dem Diathermiemesser eröffnet. Der Inhalt wird sorgfältig aufgetupft, und der Sack wird mit Vioformgaze ausgelegt.

Auch die durch eine dicke Leberschicht von der Oberfläche getrennten Zysten werden zunächst durch Punktion entleert. Zur Durchtrennung der deckenden Leberschicht wird das Gewebe mit Suprareninlösung infiltriert und mit dem Diathermiemesser bis ins Innere der Zyste durchtrennt. Die Blutung aus dem Leberschnitt wird in der oben geschilderten Weise durch Unterbindung oder durch Kettenumstechungsnaht gestillt.

Das weitere Vorgehen nach der Eröffnung der Zyste hängt davon ab, ob sich die Zystenwand aus der Leber ausschälen läßt, was bei nicht infizierten,

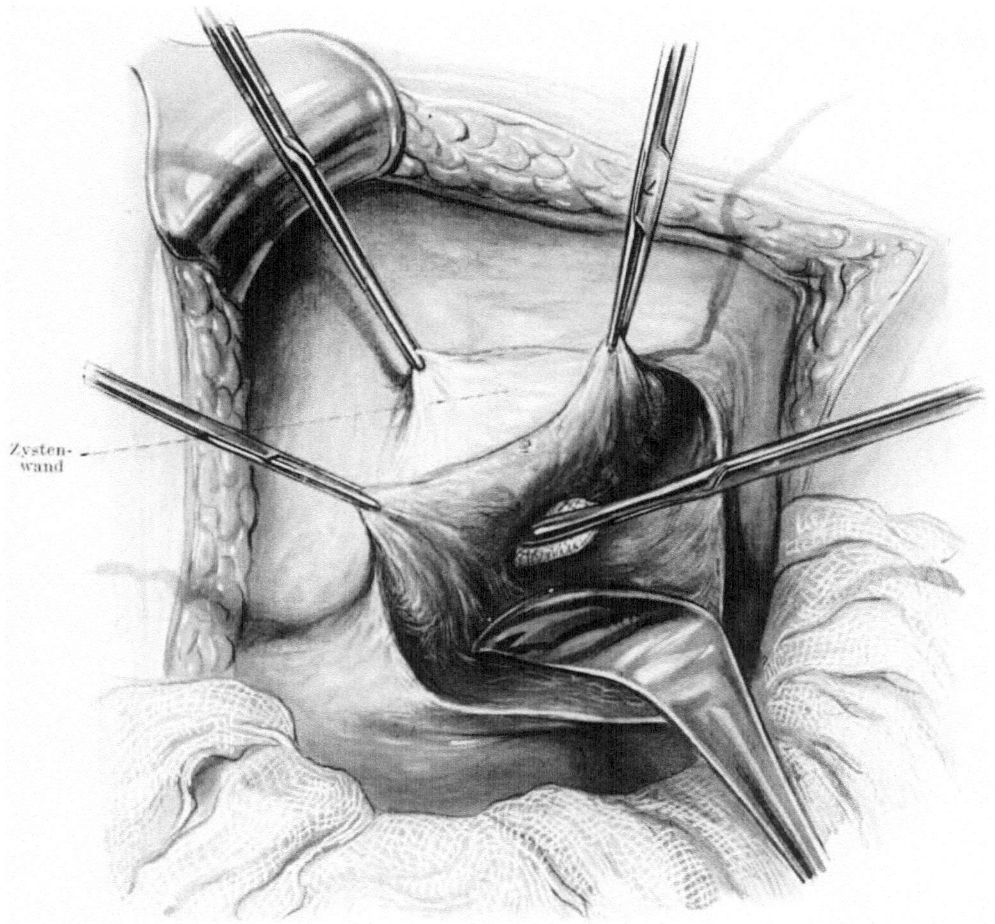


Abb. 383. Einzeitige Ausschälung einer Echinokokkenzyste aus der Leber. Die mit Klemmen angespannte, glatte, dünne Zystenwand wird aus der Leber stumpf ausgelöst.

jungen Blasen häufig möglich ist, oder ob die Zyste durch feste Verwachsungen unschälbar geworden ist.

Wenn irgend möglich, wird die Zyste aus der Leber sofort ausgelöst. Die Wand der schälbaren Zysten wird zumeist von einer fibrösen Gewebsschicht umschlossen. Zwischen dem Bindegewebe und der durch Klemmen angespannten Zystenwand gelingt die Trennung dann meist stumpf und ohne Schwierigkeiten (Abb. 383). Die wenigen hierbei blutenden Gefäße werden gefaßt und unterbunden. Das nach der Entfernung der Zyste zurückbleibende Wundbett wird mit dem Auge (Leuchtstab!) und mit der Hand sorgfältig nach Tochterblasen abgesucht, die in einem erheblichen Prozentsatz der Fälle vorhanden sind. Derartige sekundäre Zysten sind dann ebenfalls zu entfernen.

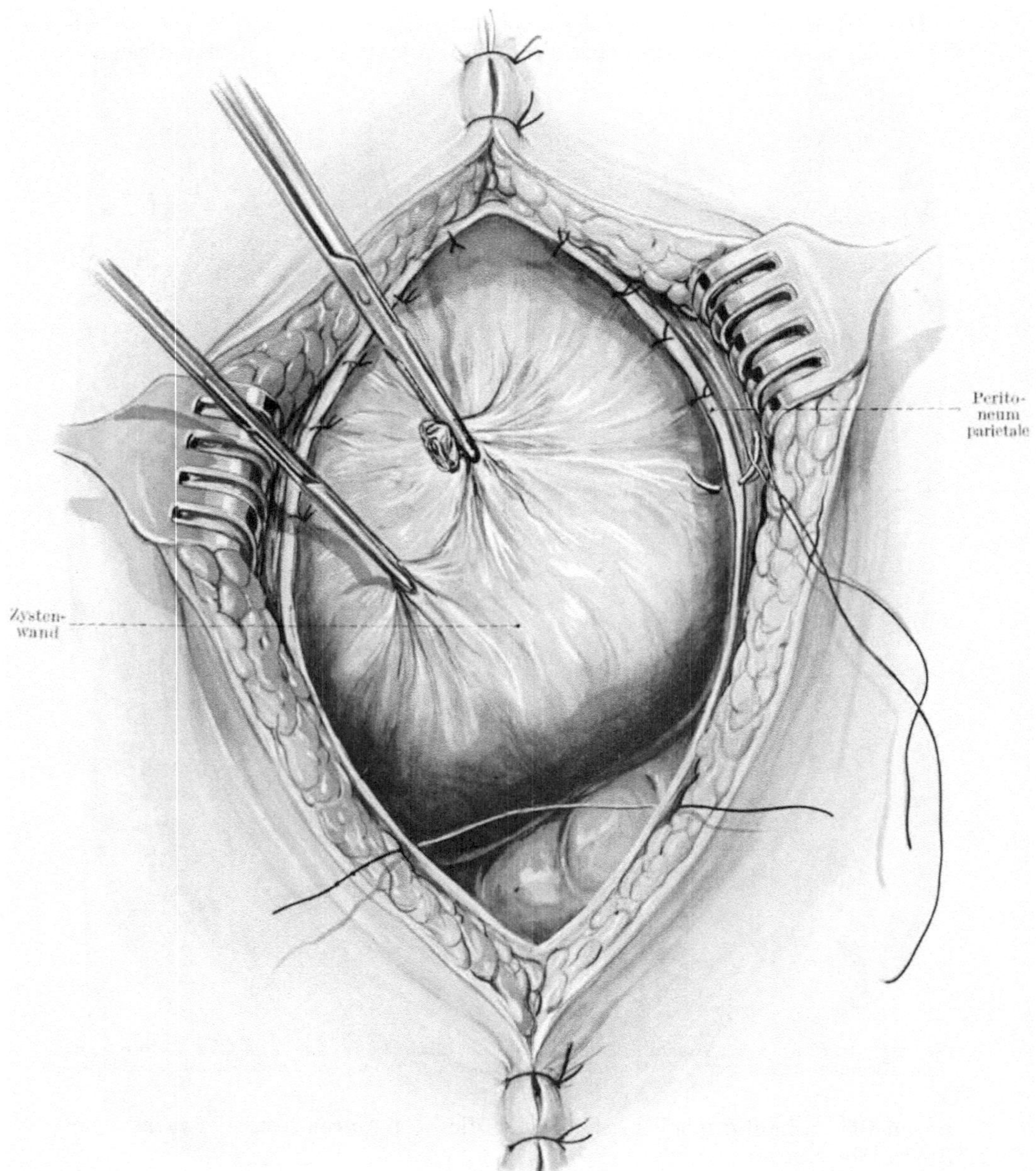


Abb. 384. Einnähung einer Echinokokkuszyste der Leber in die Bauchwunde. Die Wand der durch Punktion entleerten, an der Punktionsöffnung mit einer Klemme verschlossenen Zyste wird allseitig an den Wundrand des Peritoneum parietale genäht.

War der Blaseninhalt nicht infiziert (klare Flüssigkeit, kein Fieber vor der Operation!), steht die Blutung aus dem Leberbett vollkommen, sind alle vorhandenen Zysten mit Sicherheit entfernt, und lassen sich die Wände der Leberwunde einigermaßen aneinanderbringen, so wird die Leberwunde tunlichst verschlossen, indem die Flächen und die Ränder des Wundbettes durch Katgutnähte möglichst innig und zuverlässig aneinander gebracht werden. Aber auch in derartig günstigen Fällen wird das Leberwundgebiet gegen die Bauchhöhle durch einen Vioformgazestreifen geschützt, der zusammen mit

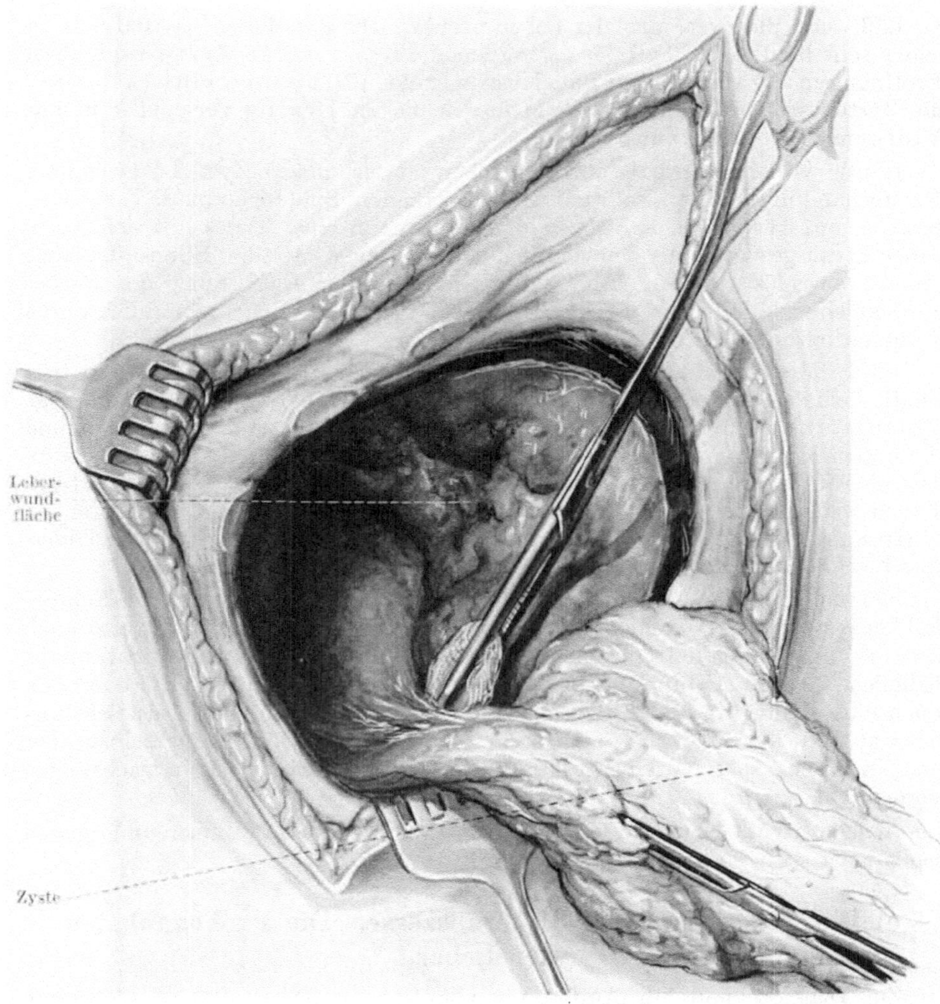


Abb. 385. Zweizeitige Ausschälung einer Echinokokkuszyste aus der Leber. Fortsetzung des Zustandes der vorigen Abbildung. Die dicke, unregelmäßige Zystenwand wird sekundär aus dem Lebergewebe gelöst, das sich gegen die primär eröffnete und eingenähte Zyste durch einen Granulationswall abgegrenzt hat.

einem Drainrohr zu der im übrigen zu schließenden Bauchdeckenwunde herausgeleitet wird.

Gelegentlich läßt sich eine schälbare Echinokokkenzyste auch ohne vorausgeschickte Punktion oder Eröffnung aus der Leber in geschlossenem Zustande auslösen. Dieses Vorgehen bedeutet jedoch immer ein Wagnis, da gegen ein Platzen bei der Auslösung eine Gewähr nicht übernommen werden kann, und da durch die dann stattfindende plötzliche Überschwemmung des Operationsfeldes mit dem Zysteninhalt die Gefahr der Aussaat von Echinokokkenkeimen gegeben ist. Da auf der anderen Seite die Schälbarkeit einer Zyste durch die vorausgeschickte Eröffnung nicht beeinträchtigt wird, so soll die Auslösung einer Zyste in geschlossenem Zustande auf seltene, besonders günstig gelegene Ausnahmefälle beschränkt werden.

Läßt sich die Zyste aus der Leber primär nicht ausschälen — und das ist leider sehr häufig der Fall — so werden die Ränder der Zyste nach ihrer Eröffnung in die verkleinerte Bauchdeckenwunde dicht eingenäht (Abb. 384), die Zyste wird mit einem oder mehreren dicken Drains versehen und mit Vioformgaze ausgestopft.

Häufig wird eine derartig mit der Außenwelt verbundene Zyste bei geeigneter Nachbehandlung, die in schwach desinfizierenden Spülungen und Verbänden besteht, nachträglich schälbar und kann dann eines Tages mit der Kornzange herausgezogen oder vorsichtig mit dem Finger oder der Stieltupferzange stumpf ausgelöst werden (Abb. 385). Die nach der Entfernung des Sackes zurückbleibende Höhle in der Leber schließt sich in der Regel allmählich durch Granulationsbildung.

Wird die eingenähte und eröffnete Zyste jedoch nicht schälbar, so tritt häufig keine Heilung ein, und es bleibt eine Dauerfistel zurück. Der ständige Verlust von Flüssigkeit, die allmählich stark gallig zu werden pflegt und dann dem Körper einen großen Teil der Galle entzieht, und die chronische Infektion können lebensbedrohende Grade annehmen. Es ist in derartigen Fällen gelegentlich gelungen, die eröffnete Zyste mit einem großen ableitenden Gallengang oder mit dem Darm in Verbindung zu bringen und hierdurch schließlich eine symptomatische Heilung zu erzielen.

Kann von vornherein auf eine primäre Ausschälung der Echinokokkenzyste nicht gerechnet werden, so kann die Eröffnung der Zyste auch zweizeitig durchgeführt werden, indem die Zyste im ersten Operationsakt lediglich in eine Öffnung des Bauchdeckenschnittes eingenäht oder, da auch eine dünne Zystenwand nicht durchstochen werden darf, durch abdichtende Tamponade eingefügt wird, die Eröffnung selbst aber erst in einem späteren Operationsakt nach dem Eintritt von Verwachsungen vorgenommen wird.

In jedem Falle wird die übrige Leber vor Schluß der Bauchhöhle genau nach weiteren Echinokokkuszysten abgesucht.

## e) Die Behandlung der Leberabszesse. Die Probepunktion der Leber.

Zur Diagnose und zur Auffindung von Leberabszessen sind perkutane Probepunktionen gelegentlich kaum zu umgehen. Sie werden mit dicken, langen Hohlnadeln durch die Lebersubstanz vorgenommen und zwar von Stellen, an denen die Leber der Körperwand möglichst unmittelbar anliegt, wo jedenfalls kein Darm getroffen werden kann. Die Durchstechung des Pleuraraumes muß dagegen häufig in Kauf genommen werden. Da mit dem Eintritt von Echinokokkenflüssigkeit in die serösen Höhlen die Gefahr der Implantationsmetastasen gegeben ist, so ist eine Probepunktion bei der Möglichkeit des Vorliegens einer Echinokokkenzyste nicht zulässig. Aber auch beim Vorhandensein von Eiter ist die Probepunktion im Hinblick auf die Möglichkeit der Infektion der Brust- und der Bauchhöhle nicht ungefährlich. Die Gefahren werden dadurch gemindert, daß, falls eine Punktion ein positives Ergebnis hat, die operative Freilegung des Eiterherdes unmittelbar angeschlossen wird. Bei der unerwarteten Aspiration von Echinokokkenflüssigkeit ist die Operation natürlich womöglich noch dringender. Das vorläufige Belassen der Punktionskanüle im Körper kann das operative Auffinden eines kleinen und versteckten Abszesses erleichtern.

Der Leberabszeß wird möglichst auf dem kürzesten geraden Wege angegangen. Dieser Weg führt unterhalb des Rippenbogens von vorn durch die Bauchhöhle, oberhalb des Rippenbogens von vorn, von der Seite und von hinten unter Resektion von Rippen durch die Brusthöhle. Das Aufsuchen und das Eröffnen der Abszesse geschieht in der bei der Eröffnung subphrenischer Abszesse in Abschnitt D, 9, d, S. 345 und bei der Eröffnung von Echinokokkuszysten in Abschnitt G, 1, d, S. 528 geschilderten Weise: Nach entsprechender Abdichtung der Bauch- oder Brusthöhle werden die Abszesse entweder im ersten Operationsakt ausgesaugt, eröffnet, austamponiert und drainiert, oder sie werden zunächst durch Einnähen oder durch abdichtende Tamponade gegen die Bauchhöhle oder gegen die Pleurahöhle abgeschlossen und erst sekundär nach außen drainiert und tamponiert.

Jeder Versuch, die Abszeßwand aus der Leber auszuschälen, wird besser unterlassen.

## f) Anhang: Die Behandlung des Aszites.

Unter den verschiedenen Ursachen des Aszites nehmen neben den chronischen Erkrankungen des Peritoneums die diffusen chronischen Erkrankungen (Zirrhosen) der Leber eine hervorragende Stelle ein. Die operative Behandlung der Bauchwassersucht beschränkt sich im wesentlichen auf rein palliative Maßnahmen und besteht entweder in der einfachen Entleerung der Flüssigkeit, oder sie versucht gleichzeitig, der Wiederkehr der Flüssigkeitsansammlung durch Herstellung neuer Abflußwege zu begegnen.

### α) Die Punktion des Aszites.

Die einfachste Form der Entleerung ist die Punktion. Während jede diagnostische Punktion der Bauchhöhle zur Aufklärung zweifelhafter Erkrankungen wegen der Gefahr der Eröffnung eines infektiösen Hohlorgans oder eines Eiterherdes unzulässig ist, ist die therapeutische Punktion bei einer sichergestellten, großen und freien Flüssigkeitsansammlung ungefährlich.

Zum Durchstich durch die Bauchwand ist eine Stelle zu wählen, wo in den Bauchdecken kein größeres Gefäß liegt, und wo an der Innenseite der Bauchwand kein Organ haftet. Diesen Bedingungen entspricht die Mitte der Verbindungslinie zwischen Nabel und Symphyse, die infolgedessen häufig bevorzugt wird. Nachdem die Harnblase vollständig entleert ist, wird der Kranke halb aufrecht gesetzt, damit sich die Flüssigkeit unterhalb des Nabels sammelt und die auf ihr schwimmenden Därme kranialwärts steigen. Die Einstichstelle wird anästhesiert. Ein kleiner Schnitt, der gerade dem Trokar Durchlaß gewährt, wird in der Längsrichtung durch die Haut geführt. Der Griff des nicht zu dünnen Trokar wird in die Hohlhand gestemmt; der Zeigefinger liegt an der Stelle, bis zu der das Rohr eingestoßen werden soll (vgl. Bd. I, Abb. 251, S. 257). Mit kräftigem Schwung und drehender Bewegung wird der Trokar in einem Ruck an der Einstichstelle durch die Bauchdecken getrieben.

Nach Herausnahme des Stachels wird die Flüssigkeit langsam, unter Umständen in Etappen, abgelassen. Stockt der Ablauf, so kommt er bei Lagewechsel, bei pendelnden Bewegungen des Trokars, bei Druck auf den

Bauch, beim Einführen einer Sonde oder eines Nelatonkatheters in den Trokar oft wieder in Gang. Ist ein weiterer Austritt von Flüssigkeit nicht mehr zu erzielen, so wird der Trokar zurückgezogen und die Hautwunde mit einer Naht gut verschlossen.

In dem Bestreben, das lästige und wegen der Infektionsgefahr nicht ungefährliche Nachsickern von Flüssigkeit aus der Punktionsstelle zu erschweren, und um ihren narbigen Verschluß zuverlässiger zu gestalten, wird zum Einstechen vielfach eine dickere Bauchdeckenstelle als die Linea alba bevorzugt. Hierbei ist dann besondere Vorsicht gegenüber den epigastrischen Gefäßen und gegenüber ihren innerhalb der Rektusscheide verlaufenden Ästen geboten. Der Einstich wird daher lateral von der Linea semilunaris Spigeli vorgenommen, am besten an einer Stelle, die etwas nach außen von der Mitte der Verbindungslinie zwischen Nabel und Spina iliaca ant. sup. liegt.

Der Entleerung des Aszites durch Punktion folgt in den meisten Fällen eine baldige Wiederkehr der Flüssigkeit, so daß in mehr oder weniger kurzen Abständen neue Punktionen erforderlich werden. Leider haben auch die auf eine dauernde Ableitung des Aszites ausgehenden operativen Maßnahmen nur in seltenen Fällen den gewünschten Erfolg. Diese Eingriffe verfolgen entweder das Ziel, dem venösen Blut neue Abflußwege zu eröffnen und hierdurch mittelbar auf der Aszites einzuwirken, oder die neu gebildete Flüssigkeit durch eine unmittelbare Dauerdrainage ins interstitielle Gewebe abzuleiten.

### β) Die Entleerung des Aszites durch Bauchschnitt. Die Behandlung der tuberkulösen exsudativen Peritonitis.

Bei der Punktion einer Flüssigkeitsansammlung der Bauchhöhle bleiben trotz aller Bemühungen stets beträchtliche Mengen in der Bauchhöhle zurück. Will man die Flüssigkeit annähernd restlos beseitigen, so kann das nur nach breiter Durchtrennung der Bauchdecken geschehen. Von diesem Vorgehen wird besonders dann Gebrauch gemacht, wenn man von der Eröffnung der Bauchhöhle gleichzeitig eine heilende Einwirkung auf das Grundleiden erwartet oder die Laparotomie gleichzeitig zu anderen intraperitonealen Eingriffen oder zur Sicherung der Diagnose ausnutzt. Das ist vornehmlich bei dem tuberkulösen Aszites der Fall. Worauf bei der Tuberkulose des Bauchraumes die oft beobachtete günstige Wirkung einer derartigen Laparotomie beruht, ist zur Zeit noch ungeklärt. Sie kann durch das Licht, durch die Luft, durch die mechanische, thermische oder chemische Reizung, durch die Entlastung infolge der einmaligen vollständigen Beseitigung der Flüssigkeit, durch Einwirkung auf die Gefäße, durch Proteinkörperwirkung und durch vieles andere hervorgerufen werden.

Die Bauchhöhle wird in der Mittellinie unterhalb des Nabels durch Längsschnitt eröffnet, wobei der Kranke zunächst in Beckenhochlagerung liegt. Die in der Bauchhöhle angetroffene Flüssigkeit wird langsam abgelassen, am besten mit der elektrischen Saugpumpe abgesaugt. Durch Zurückdrängen der vorquellenden Därme sucht man immer wieder, einen kleinen Teich zum Absaugen und zum Ausschöpfen zu bilden. Mit der eingeführten Hand werden abgesackte Flüssigkeitsansammlungen zugänglich gemacht. Die Reste des Aszites werden durch Kompressen oder durch Schwämme aufgenommen, die in der Bauchhöhle getränkt und außerhalb ausgedrückt werden. Die letzten Reste der Flüssigkeit sammeln sich nicht allein mit Vorliebe im Douglasschen Raume, sondern auch unter dem Zwerchfell an. Reichlicher Lichteinfall, eine gewisse Abkühlung und eine sanfte mechanische Reizung des Bauchfellüberzuges der Därme gilt als vorteilhaft für die Heilung.

Zum Schluß kann die Bauchhöhle mit einem Desinfektionsmittel beschickt werden, wobei ich das nur schwach riechende Jodpräparat Jodoformosol bevorzuge.

Andere etwa innerhalb der Bauchhöhle erforderliche Eingriffe, wie sie bei der tuberkulösen Peritonitis nicht selten vorkommen, z. B. die Lösung von Verwachsungen der Därme, die Ausschaltung einer Darmverengerung durch Enteroanastomose oder die Resektion einer tuberkulösen Darmschlinge, am häufigsten einer Ileozökalgeschwulst, werden, wenn irgend möglich, im gleichen Operationsakt angeschlossen.

Nach Beendigung der Eingriffe wird die Bauchdeckenwunde vollständig und sehr sorgfältig geschlossen, um dem Nachsickern von Flüssigkeit wirksam zu begegnen.

### γ) Die Herstellung neuer Venenbahnen (die TALMAsche Operation).

Zur Erschließung neuer venöser Abflußbahnen versucht man gefäßreiche Verwachsungen zwischen blutreichen Baucheingeweiden und den Bauchdecken herzustellen, um die Eingeweidevenen unter Umgehung der Pfortader und der Leber unmittelbar mit dem Gebiete der Vena cava inferior in Verbindung zu bringen.

Die weiteste Verbreitung hat die TALMAsche Operation gefunden. Die Bauchhöhle wird durch einen Medianschnitt oberhalb des Nabels eröffnet. Das große Netz wird vorgezogen und durch Abreiben mit einer Kompresse angefrischt, so daß es leicht blutet. Zu beiden Seiten des Bauchschnittrandes wird das Peritoneum parietale durch Schaben mit einem Messer in der Ausdehnung eines Handtellers wund gemacht. Die Wundfläche des Netzes wird mit der Wundfläche des Bauchdeckenperitoneums durch Katgutnähte vereinigt (intraperitoneale Befestigung). Oder man verlagert das wundgemachte Netz extraperitoneal, indem man es in einer Tasche befestigt, die auf der einen Seite der Bauchwunde entweder zwischen dem Peritoneum parietale und den Bauchmuskeln (Abb. 386) oder zwischen den Bauchmuskeln und der Haut (subkutan) gebildet wird.

Ist das Netz geschrumpft und daher in dieser Weise nicht verwendbar, so kann von einem linksseitigen Flankenschnitte aus der angefrischte untere Milzpol in gleicher Weise intra- oder extraperitoneal befestigt werden.

### δ) Die Fensterdrainage.

Gelegentlich habe ich von einem durch KALB angegebenen Verfahren der subkutanen Ableitung des Aszites einen befriedigenden Erfolg gesehen. Es geht darauf aus, eine breite dauernde Verbindung zwischen der Bauchhöhle und dem subkutanen Bindegewebe herzustellen (Abb. 387), so daß die in der Bauchhöhle ständig gebildete Flüssigkeit wie eine subkutane Dauerinfusion ununterbrochen aufgesaugt wird.

Das Verfahren wird folgendermaßen durchgeführt: Der Kranke wird in Beckenhochlagerung und in Hochlagerung einer Seite gebracht, der der Operateur gegenübersteht. Die Bauchhöhle wird durch einen Schnitt in der Mittellinie eröffnet, der mehr unterhalb als oberhalb des Nabels liegt. Der Aszites wird gründlich entleert. Die dem Operateur gegenüberliegende Seite des Bauchdeckenwundrandes wird mit einer kräftigen MUZEUXschen Zange gefaßt und emporgehoben. Unter Zurückdrängen der Eingeweide, im Notfalle nach Auspacken der Därme, schneidet der Operateur vom Bauchinnern aus — am besten mit dem Diathermiemesser — eine handtellergroße runde Öffnung in der Gegend des PETITschen Dreieckes in die Bauchdecken mit Ausnahme der Haut (Abb. 387). Hierbei ist die äußere Muskelfaszie mit zu entfernen, so daß an dieser Stelle das subkutane Fettgewebe und die

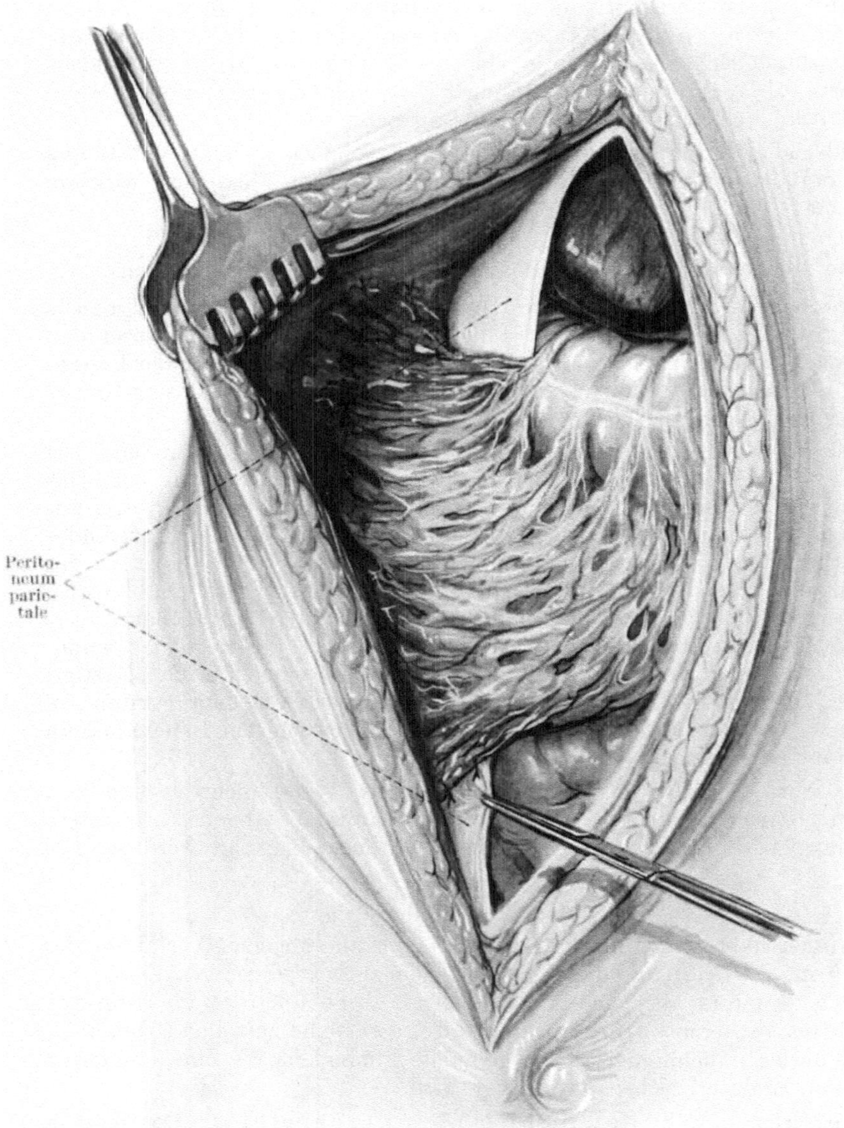


Abb. 386. TALMAsche Operation zur Behandlung des Aszites. Extraperitoneale Verlagerung des Netzes. Das Peritoneum parietale ist auf der rechten Seite der Bauchwunde von der Muskulatur abgelöst. In die hierdurch gebildete Tasche wird das wundgemachte große Netz gelegt und durch Nähte befestigt.

unverletzte Haut den alleinigen Abschluß der Bauchhöhle nach außen bilden. Eine Verletzung der Haut wird durch äußeres Auflegen der linken Hand des Operateurs auf den gefährdeten Bezirk vermieden (Abb. 388). Ist die Übersicht

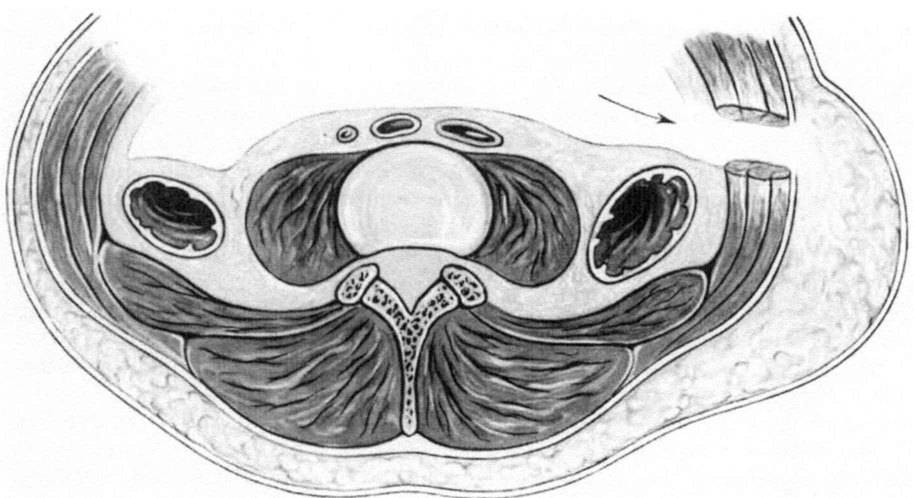

Abb. 387. Die Fensterdrainage des Aszites. Schematisch. Nach Herstellung eines Fensters in den Bauchdecken mit Ausnahme der Haut hat die in der Bauchhöhle befindliche Flüssigkeit die Möglichkeit, in der Richtung des Pfeiles in das Subkutangewebe zu gelangen, wo sie resorbiert werden kann.

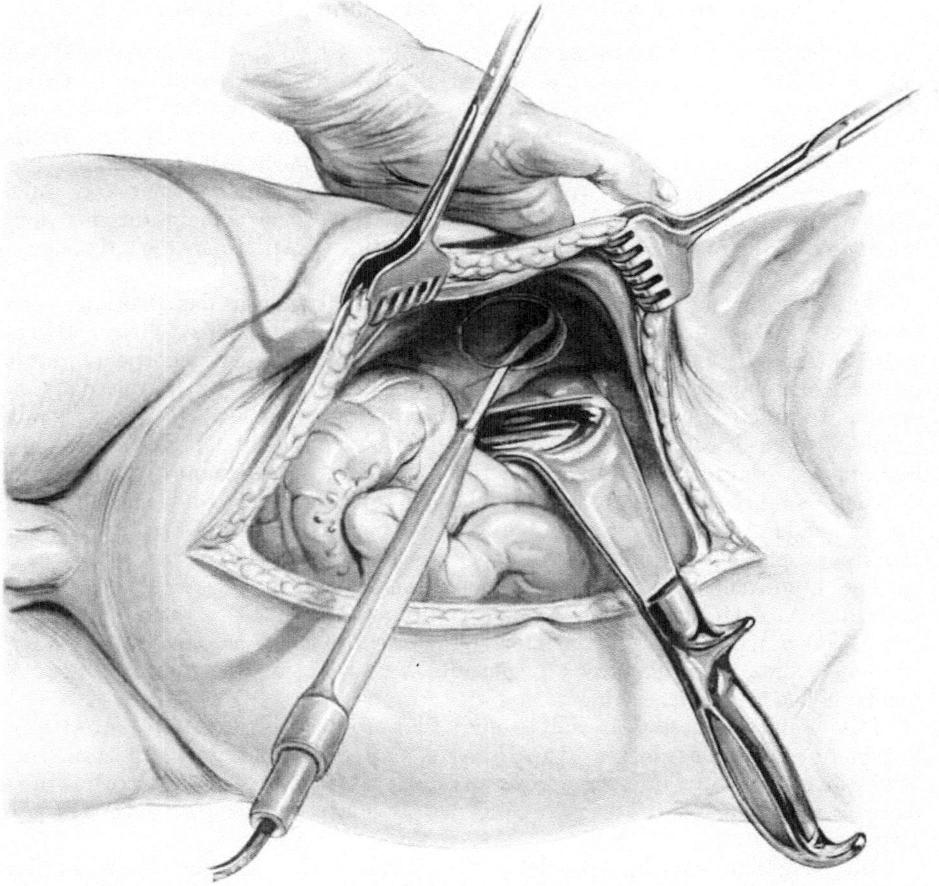

Abb. 388. Die Fensterdrainage des Aszites. Die rechte Bauchdeckenseite wird nach Eröffnung der Bauchhöhle in der Mittellinie stark emporgehoben. Mit dem Diathermiemesser wird in der Gegend des PETITschen Dreiecks ein handtellergroßer Bezirk der Bauchdecken mit Ausnahme der Haut ausgeschnitten, wobei die von außen aufgelegte linke Hand des Operateurs die Haut vor einer Verletzung schützt.

durch Verwachsungen beschränkt, so hüte man sich vor einer Verletzung rechts des Colon ascendens und links des Colon descendens. In der Regel pflegt es aus der Muskelwunde lebhaft zu bluten. Die Blutstillung aus dem schwer zugänglichen Bauchfenster kann schwierig sein, unter Umständen wird es mit einer fortlaufenden Naht umsäumt. Schließlich wird der Mittellinienschnitt wieder vollständig geschlossen.

In der nächsten Zeit buchtet sich die Haut über dem Fenster mächtig aus, und die abhängige Umgebung erscheint ödematös durchtränkt. Das Anasarka kann sich erheblich ausdehnen und namentlich zu beträchtlicher Anschwellung des Hodensacks oder der großen Schamlippen führen. Je stärker und länger derartige Ödeme anhalten, desto besser ist der Erfolg der Operation.

Der Eingriff kann auch doppelseitig durchgeführt werden.

Andere Versuche einer Dauerableitung zwischen der Bauchhöhle und dem Unterhautzellgewebe, z. B. durch das Einheilen von gehärteten Kalbsarterien oder von Seidenfäden, oder die Anastomosierung zwischen Vena saphena und Bauchhöhle haben zu keinen Erfolgen geführt.

## 2. Die Eingriffe an der Bauchspeicheldrüse.

### a) Die Freilegung der Bauchspeicheldrüse.

**Anatomische Vorbemerkungen.** Das Pankreas liegt an der dorsalen Wand der Bauchhöhle und bildet die hintere Begrenzung der Bursa omentalis. Es zieht quer über den 1. oder 2. Lendenwirbel und wird von dem Duodenum in Gestalt eines nach links offenen Hufeisens umklammert. Gleich dem Zwölffingerdarm ist es nur auf seiner Vorderseite mit Peritoneum bekleidet und liegt demnach retroperitoneal. Der Ausführungsgang zieht von links nach rechts durch die Drüse und mündet in der Regel gemeinsam mit dem Ductus choledochus in Gestalt der VATERschen Papille in den absteigenden Schenkel des Duodenums.

Bei der Freilegung des Pankreas und beim Eindringen in das Drüsengewebe ist wegen der Nachbarschaft mehrerer großer, zum Teil lebenswichtiger Blutgefäße Vorsicht geboten (vgl. Abb. 389): Dorsal vom Pankreaskörper verläuft in der Körperlängsrichtung die Art. und Vena mesent. sup., die den gesamten Dünndarm ernähren. Sie werden von dem dorsalwärts abgebogenen Kopfe des Pankreas, dem Processus uncinatus, von rechts her teilweise umklammert, verlaufen also durch die Drüse hindurch. Die genannte Arterie gibt die den Pankreaskopf am Innenrande des absteigenden Duodenalschenkels umsäumende Art. pancreaticoduodenalis inferior ab. Dorsalwärts vom Pankreaskopf liegt die Vena portae. Sie kann auch durch das Pankreasgewebe hindurchziehen. Am kranialen Rande der Bauchspeicheldrüse verläuft die Art. lienalis. Sie ist das Hauptgefäß der Milz, kann aber nach den Erfahrungen von v. MIKULICZ ohne sichtlichen Schaden unterbunden werden. Dorsal vom Pankreas liegen die Vena cava links und die Aorta rechts neben der Wirbelsäule.

Das Pankreas selbst erhält seine Blutzufuhr aus der Art. coeliaca durch die Art. pancreaticoduodenalis superior und die Art. lienalis, sowie aus der Art. mesenterica superior durch die Art. pancreaticoduodenalis inferior. Die Venen der Bauchspeicheldrüsen gehen in die Pfortader.

**Die Zugänge zur Bauchspeicheldrüse** (Abb. 390). In der Mehrzahl der Fälle erfolgt der Zugang zur Bauchspeicheldrüse durch eine Laparotomie. Und zwar wählt man einen dicht oberhalb des Nabels angelegten Mittellinienschnitt. Man ist dann bei einer Fehldiagnose oder bei der Behandlung anderer Bauchorgane in der Erweiterung des Schnittes nach unten und nach den Seiten nicht beschränkt.

1. Der Zugang durch das Lig. gastrocolicum. Nach Eröffnung der Bauchhöhle führt der zweckmäßigste und gebräuchlichste Weg zu dem den Boden der Bursa omentalis bildenden Pankreas durch das Lig. gastrocolicum, das in der nötigen Ausdehnung zwischen Massenligaturen durchtrennt wird (vgl. Abb. 106 und 391). Indem der Magen mit einem breiten Spatelhaken

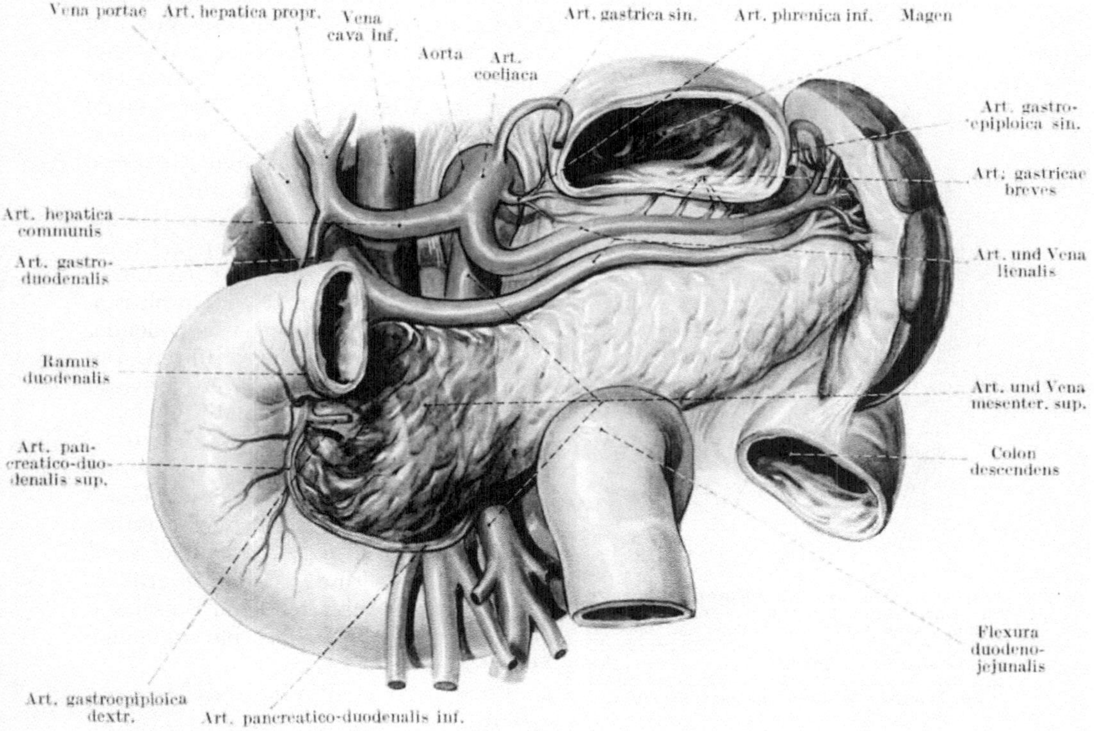


Abb. 389. Die Blutgefäße im Bereiche des Magens, des Duodenums, der Bauchspeicheldrüse und der Milz.

kranial, das Colon transversum kaudal gedrängt werden, wird der Boden des Netzbeutels mit dem dort befindlichen Pankreas eingestellt. Die Bauchspeicheldrüse liegt parallel und dicht kranial vom Ursprung des Mesocolon transversum.

2. Der Zugang durch das Omentum minus. Man kann nach der Durchtrennung der Bauchdecken zur Bauchspeicheldrüse auch durch das kleine Netz gelangen, wobei der Magen stark kaudal, die Leber kranial gehalten werden. Dieser Weg ist jedoch in der Regel weniger bequem, und der Einblick ist weniger übersichtlich, es sei denn, daß ein starker Tiefstand des Magens die Verhältnisse zugunsten dieses Vorgehens verschiebt.

Im Verlaufe von Gallensteinoperationen wird der Pankreaskopf gelegentlich durch Mobilisierung und Aufklappung des Duodenums von rechts her freigelegt.

3. Der Zugang durch das Mesocolon transversum. Selten erscheint der Zugang vom unteren Bauchraum durch das Mesocolon transversum

angebracht. Er ist schon deshalb nicht anzuraten, weil durch die hierbei erforderliche Herstellung einer Verbindung mit dem unteren Bauchraum die Pankreasflüssigkeit zwischen die Dünndärme gelangen und weil die Durchtrennung der Mesenterialgefäße die Ernährung des Colon transversum gefährden kann. Das Kolon wird bei diesem Vorgehen hervorgezogen, nach kopfwärts geschlagen, das Mesokolon wird angespannt und unter Vermeidung der den Querdarm ernährenden größeren Gefäße an seiner Basis teilweise durchtrennt.

4. Der dorsale Zugang. Obwohl das Pankreas der dorsalen Bauchwand unmittelbar anliegt, ist der Zugang von hinten schwierig, umständlich und gefährlich, weil die Wirbelsäule mit den ihr dorsalwärts angelagerten mächtigen Muskelmassen und mit den großen Gefäßen den Weg versperrt. Der dorsale Zugang kommt daher nur ausnahmsweise bei dorsal entwickelten Abszessen in Frage. Er wird erreicht durch einen rechtsseitigen oder linksseitigen Schnitt dicht unterhalb und parallel der 12. Rippe. Die dicken Muskelmassen werden durchtrennt, bis eine ödematöse Durchtränkung des Gewebes oder vorquellender Eiter auf den Infektionsherd führen. Der obere Nierenpol wird, falls er gesichtet wird, nach abwärts gedrängt.

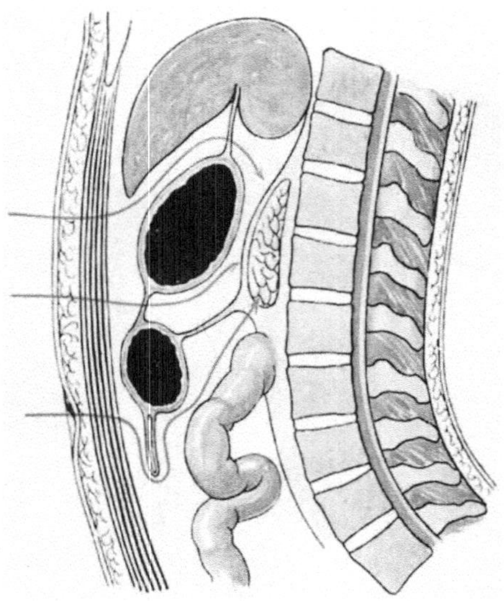

Abb. 390. Die verschiedenen Zugänge zur Bauchspeicheldrüse von vorn. Der kraniale Weg führt durch das Lig. hepatogastricum, der mittlere kürzeste und gebräuchlichste Weg durch das Lig. gastrocolicum, der kaudale Weg kaudal vom großen Netz durch die Wurzel des Mesocolon transversum.

**Allgemeines.** Beim Einschneiden in das Pankreas pflegt es stark zu bluten. Die zartwandigen Gefäße lassen sich schwer fassen und schlecht unterbinden. Die Blutung steht zumeist auf vorübergehende Tamponade. Mit großem Vorteil bedient man sich beim Einschneiden in das Pankreas des blutstillenden Diathermiemessers.

Freie, vom Peritonealüberzug entblößte Pankreaswundflächen sondern ein auf die serosabekleideten Organe toxisch wirkendes Sekret ab. Deswegen sind derartige Wunden nach Möglichkeit zu schließen oder mit Netz zu bekleiden. Auch dann bleibt es aber ein Gebot der Vorsicht, bei umfangreichen Pankreasverletzungen ein Drain oder einen Tampon auf die gefährdete Stelle zu leiten. Gelingt die Überkleidung großer Pankreaswundflächen nicht, so muß die Pankreaswunde ausgiebig drainiert und tamponiert werden. Da auch die äußere Haut durch Pankreassekret gereizt und angedaut wird, so ist die Haut in der Umgebung einer Pankreassekret absondernden Wunde täglich dick mit Zinkpaste einzustreichen.

## b) Die Behandlung der Verletzungen des Pankreas.

Die Verletzungen durch eine äußere Gewalt betreffen fast niemals die Drüsensubstanz allein, oder sie werden, wenn das einmal der Fall ist, nicht als alleinige Pankreasverletzungen diagnostiziert und in Angriff genommen. Sie sind vielmehr zumeist Nebenbefunde, die bei der Versorgung stumpfer oder scharfer, auch andere Organe betreffender Bauchverletzungen erhoben werden. Beim Absuchen der Bauchhöhle darf man in derartigen Fällen nicht vergessen, auch einen Blick auf das Pankreas zu werfen, damit seine Verletzung nicht übersehen wird.

Die Versorgung einer Pankreasverletzung besteht zunächst in der Stillung der Blutung durch Fassen, durch Abbinden oder durch Umstechen blutender Gefäße. Weiterhin ist für eine möglichste Abdichtung der Pankreaswunde gegen die freie Bauchhöhle zu sorgen, was durch tiefgreifende Parenchymnähte mit Katgut, durch oberflächliche Nähte der Kapsel, durch Heranholen und Aufnähen benachbarter Peritonealduplikaturen, vornehmlich des Netzes geschieht. Da aber alle derartigen Verschlüsse großer Pankreaswunden unzuverlässig sind, und da der austretende Pankreassaft die Bauchorgane schwer schädigen kann, so darf man auf eine Tamponade und Drainage der Verletzungsstelle nicht verzichten.

Häufig werden Verletzungen des Pankreas operativ herbeigeführt, namentlich bei der Resektion des geschwürig oder karzinomatös erkrankten Magens. Sind diese Krankheitsherde in das Pankreas eingebrochen, so wird der Grund des Geschwürs durch einen tiefen, schmierig belegten Pankreastrichter gebildet. Wird nunmehr der Magen bei der Resektion mit dem Diathermiemesser ringförmig von diesem Krater abgetrennt (vgl. S. 157), so tritt die Pankreasgeschwürsfläche frei zutage. Die gegen die freie Bauchhöhle gerichtete schmierige Fläche wird mit der Diathermieschlinge abgehobelt und durch Naht oder durch Aufsteppen von Netz gedeckt. Derartige Pankreasgeschwüre haben eine erstaunlich gute Heilungsfähigkeit, so daß die Bauchhöhle nach der geschilderten Versorgung primär geschlossen werden kann.

Auch bei der Mobilisierung geschwürig erkrankter Duodenalabschnitte werden beim Ablösen des Pankreaskopfes und beim Abbinden der kleinen Gefäße zwischen dem Pankreas und der Duodenalwand fast immer Einrisse in die Kapsel und in die oberen Schichten der Drüse gesetzt, und beim endständigen Nahtverschluß des weit aboral quer durchtrennten Duodenums läßt sich das Anstechen des Pankreaskopfes oft nicht vermeiden. Derartige geringe Verletzungen haben jedoch keine ernsteren Folgen und hindern uns nicht, die Bauchhöhle primär ohne Tamponade zu schließen.

## c) Die Behandlung der Pankreasgeschwülste.

Die vollständige Ausrottung der Bauchspeicheldrüse wegen bösartiger Geschwülste ist äußerst schwierig, wenn nicht unmöglich. Bei dem Versuch eines derartigen Wagnisses sind die im Abschnitt G, 2, a, S. 538 gemachten anatomischen Angaben zu beachten. In den meisten Fällen wird es mit einer teilweisen Entfernung von Drüsengewebe sein Bewenden haben, die im Schwanzteil wesentlich leichter und ungefährlicher als im Kopfteil ist und durch Verwendung des Diathermiemessers sehr erleichtert wird. Nach der Unterbindung des Ductus Wirsungianus atrophiert der zugehörige periphere Drüsenabschnitt. Die nach der Exstirpation von Drüsenteilen entstandene Wunde ist nach Möglichkeit zu vernähen und mit Peritoneum zu bedecken, wozu häufig das Netz mit Vorteil herangezogen wird. Tamponade und Drainage lassen sich nicht umgehen.

Wenn die dem Duodenum benachbarten Teile des Pankreas entfernt wurden und ein einzelner Ausführungsgang des zurückgebliebenen Pankreasrestes nicht darstellbar ist, so wird der Pankreasquerschnitt in das Duodenum eingepflanzt, wobei die Nahtvereinigung des serösen Pankreas- und des serösen Duodenalüberzuges möglichst dicht zu gestalten ist (vgl. S. 193f.).

Von außen in das Pankreas eingewachsene Tumoren benachbarter Organe, z. B. Magenkarzinome, lassen sich dagegen häufig ohne besondere

Schwierigkeit im Zusammenhange mit dem Haupttumor ausgraben, wobei wiederum das Diathermiemesser eine bevorzugte Rolle spielt. Auch die hierbei entstandenen Drüsenwundflächen werden durch Naht, durch Serosa- und Netzplastik geschlossen und müssen, wenn der Verschluß nicht vollständig gelingt, tamponiert und drainiert werden.

## d) Die Behandlung der Pankreaszysten.

Im Pankreasgewebe gelegene Zysten werden entweder in die Bauchwunde eingenäht und drainiert, oder sie werden ausgelöst.

Die Auslösung ist das sicherere und kürzere und daher zunächst empfehlenswertere Verfahren, ist aber wegen der Größe des Eingriffes und wegen der Gefahr unbeabsichtigter Nebenverletzungen und Blutungen für den Augenblick ungleich gefährlicher. Es kann daher nur unter besonders günstigen Verhältnissen, wenn die Zyste leicht schälbar ist, und bei widerstandsfähigen Kranken in Anwendung kommen. Nach Eröffnung der Bauchhöhle sucht man sich alsbald über die Möglichkeit der Auslösung zu unterrichten. Ausgedehnte Verwachsungen mit den Nachbarorganen, mit dem Mesokolon, dem Colon transversum, dem Magen und den großen Gefäßen schließen die primäre Beseitigung aus.

Ist die Ausschälung der Zyste möglich, so wird nach dem Abstopfen der Bauchhöhle das Peritoneum an der Umschlagsfalte der Zyste vorsichtig durchtrennt und die Zyste in der Weise ausgelöst, daß alle sich bei Zug anspannenden Stränge nach doppelter Unterbindung durchschnitten und die flächenhaften Verbindungen teils scharf, teils stumpf durchtrennt werden. Diese Arbeit wird häufig durch die vorausgeschickte Entleerung der Zyste erleichtert, die wegen der schädlichen Wirkungen des Pankreassaftes auf die Serosa durch Absaugen, Austupfen und unter sorgfältigem Abdichten der Umgebung vorzunehmen ist.

Nach vollständiger Entfernung der Zyste wird das zurückgelassene Bett sorgfältig nach Blutungen abgesucht. Gelingt die Blutstillung vollständig, und sind keine anderweitigen Verletzungen des Pankreasgewebes erfolgt, so werden die Ränder des Wundbettes vollständig miteinander vernäht, und die Bauchhöhle kann primär geschlossen werden. In den meisten Fällen wird man sich zu einer Tamponade und einer Drainage des Wundbettes entschließen müssen, wobei die Pankreaswunde nach Möglichkeit beutelförmig um den Tampon geschlossen wird.

In der Mehrzahl der Fälle wird die ungefährlichere Einnähung der Zyste vorgenommen. Nach sorgfältigem Abstopfen der Umgebung wird die Zystenwand in möglichst großem Umfange in die Bauchwunde, Serosa visceralis an Serosa parietalis, genäht. Durchstechen die Nadeln die dünne Zystenwand, so ist es besser, die Zyste vorher zu entleeren, als es auf eine Verunreinigung der Bauchhöhle mit Zysteninhalt ankommen zu lassen. Die eröffnete Zyste wird ausgiebig tamponiert und drainiert. Gelingt das Einnähen der geschlossenen Zyste, so wird die übrige Bauchwunde geschlossen und die Zyste entweder sogleich oder erst nach mehreren Tagen nach dem Eintritt ausreichender Verwachsungen eröffnet. Die entleerte Höhle wird drainiert und tamponiert. Die Heilung erfolgt langsam durch Granulationsbildung. Oft bleibt eine Dauerfistel zurück.

Man hat auch vorgeschlagen, die Zysten nach dem Darm zu drainieren, indem zwischen Zyste und einer Dünndarmschlinge eine Anastomose nach den Regeln der Enteroanastomose hergestellt wird. Die Gefahr dieses Vorgehens liegt in der Infektion der Zyste durch Darmbakterien und in sich anschließender Eiterung.

## e) Die Behandlung der akuten Entzündung der Bauchspeicheldrüse.

Die akute Pankreatitis (Pankreasnekrose, Pankreasapoplexie) ist vor der Eröffnung der Bauchhöhle zumeist schwierig oder nicht zu diagnostizieren und im besonderen häufig nicht gegen eine infektiöse Bauchfellentzündung abzugrenzen.

Fettleibigkeit, frühere Gallensteinanfälle, Plötzlichkeit und Heftigkeit des aufgetretenen Schmerzes, Auftreibung des Leibes, Tympanie mit starker Druckempfindlichkeit im Epigastrium, Ausstrahlen der Schmerzen gürtelförmig in die linke Bauch- und Rückenseite, zwischen die Schulterblätter und in die linke Schulter, Kollapserscheinungen, heftiges, gelegentlich blutiges Erbrechen, angestrengte Atmung, leichte Zyanose und subikterische Färbung der Haut sprechen für eine akute Pankreatitis. In der Untersuchung des Urins auf Diastase (WOHLGEMUTHsche Probe) und in der Blutzuckeruntersuchung sind uns in letzter Zeit weitere wertvolle diagnostische Hilfsmittel erwachsen.

WOHLGEMUTHsche Probe zur Bestimmung der Harndiastase in der Modifikation nach BAUMANN. 1. Herstellung einer arithmetischen Verdünnungsreihe der zu untersuchenden Flüssigkeit mit physiologischer Kochsalzlösung auf $^1/_2$, $^1/_4$, $^1/_8$, $^1/_{16}$ usw. bis $^1/_{4000}$, indem man in 12 Reagenzgläser je 1 ccm physiologischer Kochsalzlösung gibt, zum 1. Glas 1 ccm der zu untersuchenden Flüssigkeit zusetzt, durchmischt, hiervon 1 ccm zum 2. Glas zusetzt, durchmischt, hiervon 1 ccm zum 3. Glas zusetzt, durchmischt usw. bis zur 12. Verdünnung.

2. Zu jedem Glas dieser arithmetischen Verdünnungsreihe Zusatz von 1 ccm eines Phosphatpuffergemisches, bestehend aus der frisch hergestellten Mischung von gleichen Teilen einer $^1/_{15}$ molaren Lösung primären Natrium-Phosphates (Chemikalien KAHLBAUM) (9,078 g $KH_2PO_2$ in 1 Liter $H_2O$) und $^1/_{15}$ molarer Lösung sekundären Natrium-Phosphates (11,876 g $Na_2HPO_2 \cdot 2\,H_2O$ in 1 Liter $H_2O$).

3. Zu jedem Glase Zusatz von 1 ccm einer 2‰igen frisch bereiteten Stärkelösung.

4. Durchschütteln der Gläser, Erwärmen im Wasserbad bei 38° für genau 30 Minuten, hierauf Abkühlen der Gläser und Zusatz von 2 Tropfen $^1/_{50}$ Normaljodlösung. Blaue oder violette Farbe zeigt das Vorhandensein von noch nicht abgebauter Stärke an.

5. Für die Berechnung des Diastasewertes ist das Glas mit der höchsten vollständig stärkefrei gewordenen Verdünnung, also das die höchste Zahl tragende weiße Glas, maßgebend. Zur zahlenmäßigen Festsetzung des Diastasewertes multipliziert man den Nenner des Verdünnungswertes dieses Glases mit 2. Die hieraus errechnete Zahl ergibt die Anzahl Milligramm abgebauter Stärke.

Man erhält also folgende Diastasewerte für die einzelnen Gläser: Glas 1 = 4, Glas 2 = 8, Glas 3 = 16 usw. bis 8000.

Ist z. B. der Inhalt von Glas 1 bis 3 weiß, von Glas 4 bis 12 blau, so gilt Glas 3 als Anzeiger, und der Diastasewert beträgt 3 × 8 = 24 mg.

Ist die Diagnose der akuten Pankreatitis sicher oder wahrscheinlich, so ist hiermit die Indikation zum Eingriff noch nicht ohne weiteres gegeben. Zumeist wird bei nicht stürmischen Erscheinungen ein abwartendes Verhalten empfohlen. Andere Kranke kommen in einem so schweren Kollaps in Behandlung, daß eine Operation im Augenblick nicht möglich ist.

Sofort zu operieren sind unbedingt die mittelschweren und die nicht zu stark geschwächten schweren Fälle. Die Eröffnung der Bauchhöhle ist in derartigen Fällen um so eher geboten, als die sichere Abgrenzung gegen andere, in der Fortentwicklung eine eitrige Peritonitis bedingende Krankheitszustände oft nicht möglich ist.

Bei dem Eingriff ist Schonung und Schnelligkeit geboten. Da örtliche Betäubung für den in die Tiefe des Bauches führenden Eingriff nicht ausreicht, die Allgemeinbetäubung von den stark geschwächten Kranken aber meist schlecht vertragen wird, so ist die gürtelförmige Spinalanästhesie das bevorzugte Verfahren der Schmerzausschaltung.

Das Ziel des Eingriffes ist die Entfernung des im Pankreas und in der Bauchhöhle bereits gebildeten, durch seine Ferment- und Giftwirkung schädigenden Exsudates, ist die Bekämpfung der weiteren Nekrotisierung des Pankreas

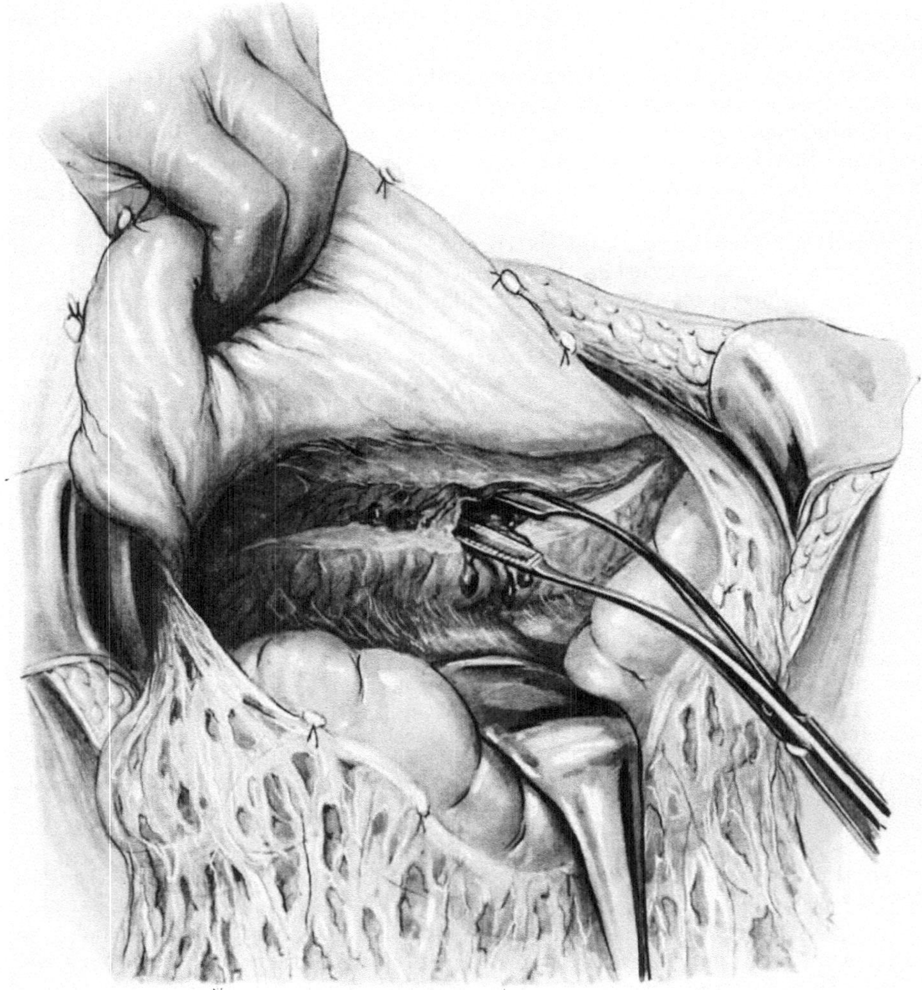

Abb. 391. Spaltung der Bauchspeicheldrüse bei akuter Pankreatitis. Das Lig. gastrocolicum ist breit durchtrennt, der Magen wird kranial, das Colon transversum mit dem Mesokolon werden kaudal gehalten. Mit dem Diathermiemesser ist das in der Tiefe der Wunde an der hinteren Bauchwand liegende Pankreas der Länge nach geschlitzt. Abgesonderte Entzündungsherde werden durch Eingehen mit einer Kornzange breit geöffnet.

und schließlich der Schutz der näheren und weiteren Umgebung vor den sich neu bildenden Pankreasgiften. Hierzu kommt noch die Nebenaufgabe, etwaige auslösende Erkrankungen des Gallensystems unschädlich zu machen.

Bei der Eröffnung der Bauchhöhle lassen die an ihrer schwefelgelben Farbe kenntlichen Fettgewebsnekrosen die Diagnose zumeist sofort stellen. Oft ist bereits eine allgemeine Bauchfellentzündung vorhanden. Die Umgebung des Operationsgebietes wird durch feuchte Kompressen geschützt. Die Bauchspeicheldrüse wird in der Regel durch das Lig. gastrocolicum freigelegt. Die Bursa omentalis pflegt trübeitriges oder blutiges Exsudat zu enthalten, das aufgetupft wird. Der peritoneale Überzug des Pankreas, das geschwollen, blutdurchtränkt, matschig, eitrig oder selbst nekrotisch sein kann, wird mit dem Diathermiemesser gespalten, wobei der Schnitt gleichzeitig in das Drüsengewebe dringt. Von der Inzisionsöffnung wird mit einer Kornzange stumpf in das umliegende Gewebe vorgedrungen (Abb. 391), um nekrotische Herde oder Abszesse zu eröffnen. Findet man bei der Spaltung des Pankreasgewebes einen Stein, so wird er natürlich entfernt.

In Anbetracht des Umstandes, daß die akute Pankreatitis in einem hohen Prozentsatz der Fälle durch Erkrankungen der Gallenwege ausgelöst und unterhalten wird, ist, wenn wegen allgemeinen Kräfteverfalls nicht eine umgehende Beendigung der Operation notwendig erscheint, eine Revision des Gallensystems anzuschließen. Die weitere schädliche Einwirkung von dieser Seite auf das Pankreas ist mit den einfachsten Mitteln abzustellen. Von der restlosen Behebung eines etwa angetroffenen Gallensteinleidens wird man dagegen mit Rücksicht auf die Schwere des akuten Allgemeinzustandes Abstand nehmen.

Die Hauptsache ist, eine etwa vorhandene Stauung der Galle im Ductus choledochus zu beseitigen. Ist der Ductus choledochus erweitert und gestaut, so wird er supraduodenal eröffnet. Finden sich in seinem Inneren Steine, so werden sie möglichst beseitigt, wobei namentlich auf eingeklemmte Steine in der VATERschen Papille zu achten ist. Die Galle wird in diesem Falle durch ein in den Choledochus gelegtes T-Drain nach außen geleitet. Gestattet der Zustand des Kranken, daß auch die Gallenblase untersucht wird, und findet man in ihr Steine, so wird man im allgemeinen von einer Cholezystektomie absehen und sich mit der Eröffnung der Gallenblase, der Ausräumung der Steine und mit einer Cholezystostomie begnügen (vgl. S. 473f.).

Die Wunde im Pankreas wird breit tamponiert und drainiert, und es wird einer örtlichen Verbreitung der Giftstoffe durch abdichtende Tamponade auch der Umgebung des Krankheitsherdes begegnet. Die Tampons und die Drains werden durch die nur teilweise geschlossene Bauchdeckenwunde nach außen geleitet. Ausnahmsweise können sie auch einmal durch eine besondere Öffnung in der Flanke oder in der hinteren Bauchwand herausgeführt werden.

Die Tampons sollen nicht zu zeitig entfernt werden. Oft stoßen sich mit der Zeit größere oder kleinere Pankreassequester ab.

## f) Die Behandlung der chronischen Entzündung der Bauchspeicheldrüse.

Die an einer Verhärtung der gesamten Drüse oder einzelner Teile, besonders häufig des Kopfes, kenntliche chronische Pankreatitis ist meist die Folge einer Erkrankung des Gallensystems. Unsere therapeutischen Maßnahmen richten sich daher in erster Linie auf das Gallensystem. Erst in zweiter Linie kommt eine örtliche Behandlung des Pankreas selbst in Frage. Sie kann nur in einer Spaltung der Kapsel und in einer Tamponade der Wunde bestehen. Der Erfolg derartiger, durchaus nicht gleichgültiger und keineswegs ungefährlicher Eingriffe ist aber zweifelhaft.

# 3. Die Eingriffe an der Milz.

## a) Die Freilegung der Milz.

Die in gesundem Zustande in ihrer Größe etwa einer Faust entsprechende Milz liegt in der Höhe der 9. bis 11. Rippe der hinteren und seitlichen linken Bauchwand an. Ihre Längsachse läuft den Rippen parallel. Die Milz wird vom Rippenbogen und von der Pleura überlagert. Ihre konvexe Seite steht mit dem Zwerchfell in flächenhafter lockerer Verbindung, die sich in der Regel zu einem bandartigen Gebilde, dem Lig. phrenicolienale ausziehen läßt (Abb. 392). Mit dem Magen ist die Milz durch das Lig. gastrolienale, einem Abschnitt des großen Netzes, innig verbunden. Sie paßt sich weitgehend den durch die verschiedenen Füllungszustände bedingten Lage- und Gestaltänderungen des Magens an und folgt, was für den operativen Zugang zur Milz von Bedeutung ist, einem am Magen ausgeübten Zug in weitem Ausmaß. Eine besondere, zur linken Flexur ziehende Peritonealduplikatur wird zum Lig. gastrocolicum gerechnet und gelegentlich als Lig. colicolienale bezeichnet.

Die arterielle Gefäßversorgung der Milz (vgl. Abb. 73) erfolgt durch die mächtige Art. lienalis, die aus dem Tripus Halleri stammt, entlang dem oberen Rande des Pankreas zieht und fächerförmig auf der konkaven Seite der Milz in den Hilus eintritt. Von der Art. lienalis gehen ziemlich nahe an der Milz die Art. gastroepiploica sin. und die Aa. gastricae breves ab. Gleichlaufend mit der Milzarterie verläßt die Vena lienalis das Organ, um das Milzblut in die Pfortader zu führen.

Da die Blutversorgung der Milz am Hilus auf den Gefäßstiel zusammengedrängt ist, kann die Blutzufuhr durch Zusammendrücken des Stieles mit der Hand (Abb. 393) oder mit einer elastischen Klemme sofort unterbrochen und durch Loslassen wieder hergestellt werden. Das Abklemmen des Milzstieles läßt eine Blutung aus der Milz aber keineswegs vollkommen versiegen, da die Milz wie ein Schwamm voll Blut gesaugt ist und das angesammelte Blut noch lange austreten läßt. Unter krankhaften Verhältnissen, namentlich bei starker Vergrößerung des Organes, können in den drei genannten Milzbändern und in hinzugekommenen Verwachsungen jedoch große akzessorische Gefäße namentlich in Gestalt bis daumenstarker, schwer zugänglicher Venen auftreten, deren Verletzung schnell zum Verblutungstode führen kann.

Im Innern der Milz verteilen sich die Gefäße vornehmlich senkrecht zur Längsachse, was beim Einschneiden zu berücksichtigen ist.

Der operative Zugang zur Milz erfolgt in den meisten Fällen durch eine Laparotomie, nur selten bei besonders gelegenen Verletzungen durch eine Thorakolaparotomie.

Bei allen Erkrankungen, die ein anderweitiges Absuchen der Bauchhöhle verlangen, im besonderen bei nicht mit Sicherheit auf die linke obere Bauchseite begrenzten scharfen oder stumpfen Bauchverletzungen, wird die Bauchhöhle durch Mittellinienschnitt oberhalb des Nabels eröffnet, wobei im Bedarfsfalle ein den linken Rektus durchtrennender Querschnitt aufgesetzt wird. Beim alleinigen Angriff auf die Milz ist es besser, die Bauchdecken in größerer Nähe der Milz zu durchtrennen, entweder durch den linksseitigen Rippenbogenschnitt (S. 31 f.) oder durch den linken Wellen- oder Z-Schnitt (S. 16 f.). In besonders schwierigen Fällen kann die Aufklappung des linken Rippenbogens notwendig werden (S. 33).

Der Operateur steht beim Angriff auf die Milz auf der rechten Seite des Kranken, da er von hier mit seinen Händen leichter als von links unter den

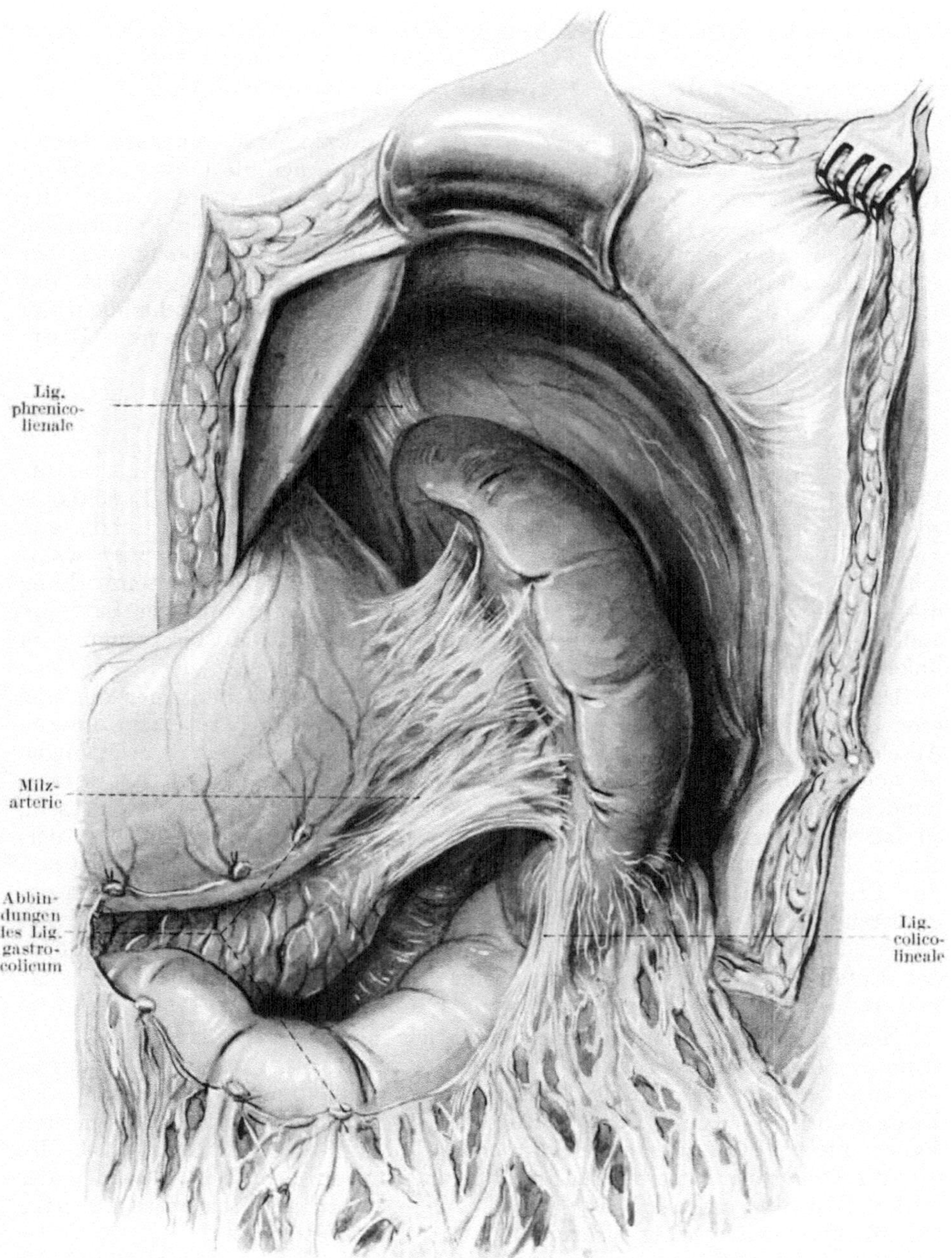


Abb. 392. Lage und Befestigung der Milz. Die Milz liegt der linken Zwerchfellhälfte flächenhaft an und ist an ihr durch Bindegewebszüge, das Lig. phrenicolienale befestigt. Durch das Lig. gastrolienale bestehen gefäßhaltige Verbindungen mit dem Magen. Die großen Gefäße ziehen im Schwanz des Pankreas zur Milz. Die linken, mit der Milz in Verbindung stehenden Teile des Lig. gastrocolicum können als Lig. colicolienale unterschieden werden.

linken Rippenbogen greifen kann. Die Milz wird durch Hervorziehen des Magens an seiner großen Kurvatur entwickelt. Ist sie an der Bauchwand festgewachsen, so leitet die Verfolgung des Magens nach links auf das gesuchte

Organ. Um den Zugang, das Vorholen der Milz und das Wegdrängen der Därme zu erleichtern, liegt der Kranke mit tiefgelagerter rechter Seite und, falls nicht in gürtelförmiger Spinalanästhesie operiert wird, mit tiefgelagerten Beinen.

Die Ausrottung der gesamten Milz ist, obwohl sie ein unpaares Organ ist, mit dem Leben und der Gesundheit verträglich. Auch die Unterbindung der Milzarterie mit Zurücklassung des Organs soll nicht von Nekrosen oder Allgemeinstörungen gefolgt sein. Während man auf Grund dieser Erfahrungen eine Zeitlang mit der Beseitigung des Organes ziemlich weitherzig war, hat man sich allmählich wieder zu dem konservativen Grundsatz bekehrt, das hochwertige Organ nur im Notfalle zu opfern. Hiermit steht nicht im Gegensatz, daß die Indikation zur Entfernung der Milz bei gewissen Blutkrankheiten in den letzten Jahren erheblich erweitert wurde.

## b) Die Behandlung der Milzverletzungen.

Schuß- und Stichverletzungen, bei denen die Bauchhöhle eröffnet, stumpfe Bauchverletzungen, bei denen die Beschädigung eines in der Bauchhöhle gelegenen Organes nicht ausgeschlossen werden kann, verlangen schon von sich aus die Probelaparotomie. Die Verletzung der Milz wird wahrscheinlich, wenn sich nach einer die Milzgegend treffenden Gewalteinwirkung die Zeichen einer inneren Blutung, Blässe und kleiner frequenter Puls einstellen, und wenn Bauchdeckenspannung, Dämpfung und Muskelspannung im linken Oberbauchabschnitt auftreten.

Da die Milz hinter dem linken Rippenbogen liegt, so ist bei vielen die Milz erreichenden scharfen Verletzungen die linke Pleurahöhle in ihrem unteren Abschnitte durchbohrt. Bei Stich- und kleinkalibrigen Schußverletzungen pflegen jedoch die Verletzung des Brustfellraumes und die hiermit häufig verbundene Verletzung der unteren Lungenkante ziemlich belanglos zu sein, so daß sie ein chirurgisches Eingreifen nicht erfordert. Man wird daher in derartigen Fällen, um in die Bauchhöhle zu gelangen, den Wundkanal nicht durch den Pleuraraum und das Zwerchfell verfolgen. Denn abgesehen von der größeren Umständlichkeit und Beschränktheit dieses Zuganges besitzt die Eröffnung der Brusthöhle eine erhebliche Infektionsgefahr und bedeutet durch das Entstehen eines Pneumothorax eine beträchtliche Belastung für Lunge und Herz. Man wählt also als Zugang die unmittelbare Laparotomie.

Macht es die Art der Verwundung (Stich mit Degen, langer Schußkanal, stumpfe Bauchverletzung) wahrscheinlich, daß auch weiter entfernte Bauchorgane verletzt sind, so wird die Peritonealhöhle durch einen medianen Längsschnitt (S. 13) oberhalb des Nabels eröffnet, der in den meisten Fällen durch einen Querschnitt durch den linken Rektus erweitert wird. Ist die Mitbeteiligung entfernt gelegener Organe unwahrscheinlich, so werden der linke Rippenbogenschnitt (S. 31) oder der linke Pararektalschnitt (S. 16) mit Verlängerung bis zum Schwertfortsatz gemacht.

Besteht dagegen eine große klaffende Wunde, ist die Pleurahöhle breit eröffnet und bereits ein traumatischer Pneumothorax vorhanden, so ist die Thorakolaparotomie mit Durchtrennung des Zwerchfells angebracht, wobei der Angelhakenschnitt besonders gute Dienste leistet (vgl. S. 21 f.). Die Schnittführung lehnt sich aber im Einzelfalle möglichst weitgehend an die vorgefundene Wunde an.

Bei jeder schweren Milzverletzung findet sich in der Nachbarschaft des Organs innerhalb der Bauchhöhle reichlich Blut. Die Feststellung der Quelle der Blutung kann schwierig sein. Liegt der Verdacht einer Milzblutung überhaupt vor, so drängt der rechts vom Kranken stehende Operateur, sobald er das Operationsfeld einigermaßen von Blut gereinigt hat, das Colon transversum nach abwärts und rechts, zieht den Magen mit der linken Hand nach rechts und faßt, mit der rechten Hand am Rippenbogen entlang gleitend, nach der Milz, um sie vor die Bauchwunde zu ziehen. Ist die Milz verletzt, so wird die Blutung durch Zusammenpressen des Milzstieles zunächst mit der Hand (Abb. 393),

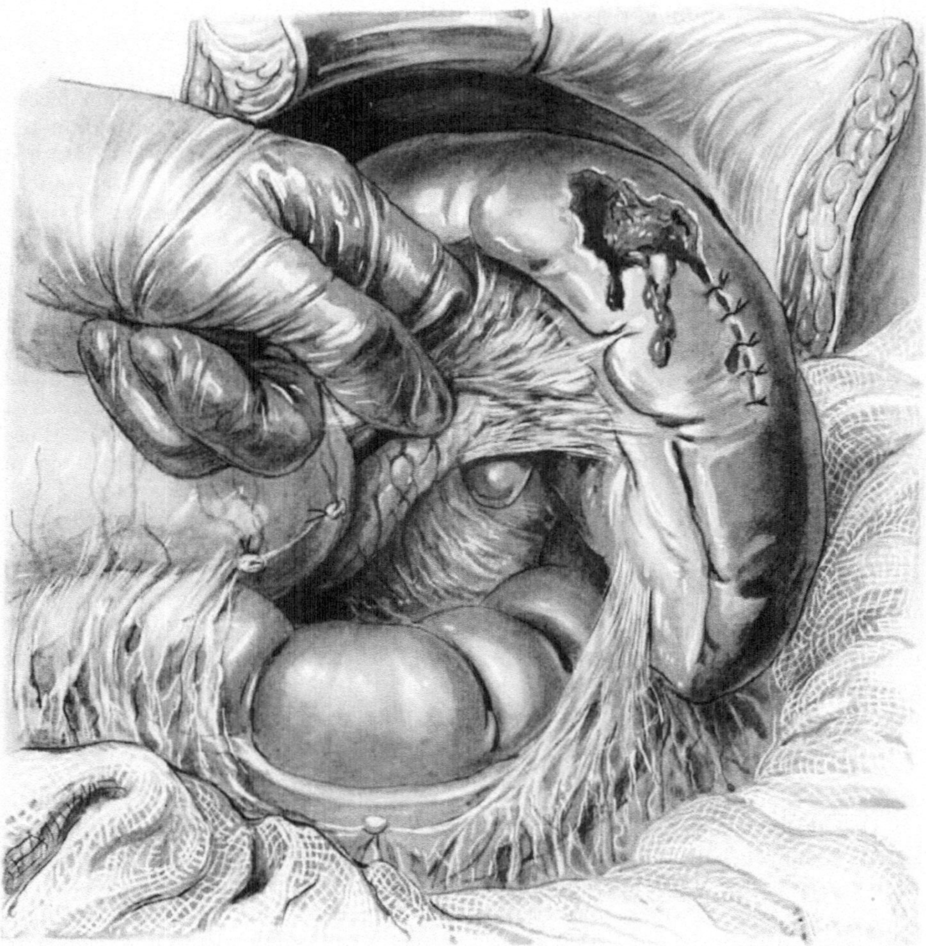

Abb. 393. Versorgung einer Milzverletzung. Während die Blutzufuhr zur Milz durch eine Drosselung des gefäßhaltigen Milzstieles mit der Hand unterbrochen wird, wird die Milzwunde durch Naht der feinen Milzkapsel geschlossen.

hierauf mit einer nicht zu schwach federnden Klemme vorübergehend vermindert. Jetzt kann die Verletzung genauer besichtigt und die Art des Vorgehens bestimmt werden.

Es bestehen drei Möglichkeiten: entweder wird die Milz genäht oder tamponiert oder herausgenommen. Die Wahl steht zunächst unter dem Wunsche der Erhaltung des verletzten Organes. Dieses erhaltende Vorgehen ist jedoch nur dann möglich, wenn der allgemeine Kräftezustand des Kranken noch ausreicht, die Zeit beanspruchende und stets mit einem weiteren Blutverlust verknüpfte Milznaht oder Milztamponade auszuhalten, und wenn die Verletzung des Organes so geringfügig ist, daß die begründete Aussicht besteht, die Blutung durch Naht oder Tamponade zu beherrschen. Man denke jedoch an die Möglichkeit der sog. zweizeitigen Milzruptur, wo infolge des fortgesetzten Blutaustrittes in die weiche Milzpulpa allmählich eine mächtige Hämatombildung und schließlich ein Platzen der Milz erfolgt. Dieser Gefahr der massigen Nachblutung, die also bei den Milzverletzungen ganz besonders groß ist und noch nach Tagen infolge der zarten und leicht zerreißlichen Beschaffenheit des Milzgewebes zu starkem Blutverlust führen kann, darf man den Kranken nicht aussetzen. Man bewerte bei der Entscheidung, ob die Milz entfernt werden soll, nicht allein die Veränderungen der dem Operateur zunächst zugekehrten konkaven Seite des Organes, sondern besichtige, bevor das Urteil zugunsten der Erhaltung der Milz gefällt wird, auch die konvexe Seite, die zumeist stärker gelitten hat.

Soll das verletzte Organ entfernt werden, so wird der Milzstiel in der auf S. 554 geschilderten Weise unterbunden und durchtrennt.

Kann die Milz erhalten werden, so ist das bevorzugte Verfahren die Milznaht. Etwa zerfetzte Teile werden mit der Schere oder dem Diathermiemesser abgetragen, so daß die Wundflächen einigermaßen glatt sind. Die Naht einer tiefen Wunde besteht in der Vereinigung des Parenchyms durch tiefgreifende Nähte und in der Vereinigung der Kapsel durch oberflächliche Nähte. Die tiefgreifenden Katgutnähte (Abb. 393) dürfen mit Rücksicht auf die Brüchigkeit der Pulpa nur leicht angezogen werden. Sind auf diese Weise die Wundflächen aneinandergebracht, so werden die Ränder der fibrösen Kapsel noch besonders mit feinen Nähten vereinigt und adaptiert.

Gelingt die Blutstillung durch die Naht nicht vollständig, so wird die blutende Stelle tamponiert. Da die Milz infolge ihrer Beweglichkeit dem Drucke eines Tampons leicht ausweicht, so wird der Tampon oft mit Vorteil durch Katgutnähte an der Milz befestigt.

Die alleinige Tamponade einer Milzverletzung ist ein unsicheres und daher wenig zu empfehlendes Verfahren. Sie kommt nur für besonders günstig gelegene Fälle in Betracht. Auch hierbei ist das Festnähen des Tampons an der Milz durch Katgutnähte vielfach vorteilhaft.

## c) Die Punktion und die Probeexzision der Milz.

Die gelegentlich noch geübte perkutane Milzpunktion ist mit erheblichen Gefahren belastet und zwar besonders durch die Möglichkeit der Blutung und der Infektion der Bauchhöhle. Selbst wenn der Probestich unter sicherer Vermeidung des Darmes unmittelbar die Milz trifft, und wenn vorschriftsmäßig eine dünne Nadel verwendet wird, bleibt die Gefahr des Austritts von Eiter oder Echinokokkenflüssigkeit in die Bauchhöhle bestehen, eine Gefahr, die auch durch die Erfüllung der Forderung nicht abgewendet wird, bei positivem Ergebnis der Probepunktion die Laparotomie unmittelbar anzuschließen. Bei dem Blutreichtum namentlich des kranken und dann oft mit erweiterten Venen versehenen Organes kann auch die Gefahr einer Nachblutung aus dem Stichkanal nicht niedrig veranschlagt werden. Aus diesen Gründen zieht der Chirurg die probeweise Freilegung und die Probeexzision der Probepunktion vor.

Die Probeexzision wird möglichst am Rande in keilförmiger Gestalt senkrecht zur Längsachse des Organs vorgenommen. Durch die vorausgeschickte Einspritzung von Suprareninlösung und durch Verwendung des Diathermiemessers kann — wie bei der Leber — die Blutung erheblich eingeschränkt werden. Um den Blutverlust noch mehr herabzusetzen, kann man tiefe Parenchymnähte bereits vor der Ausschneidung des Keiles außen

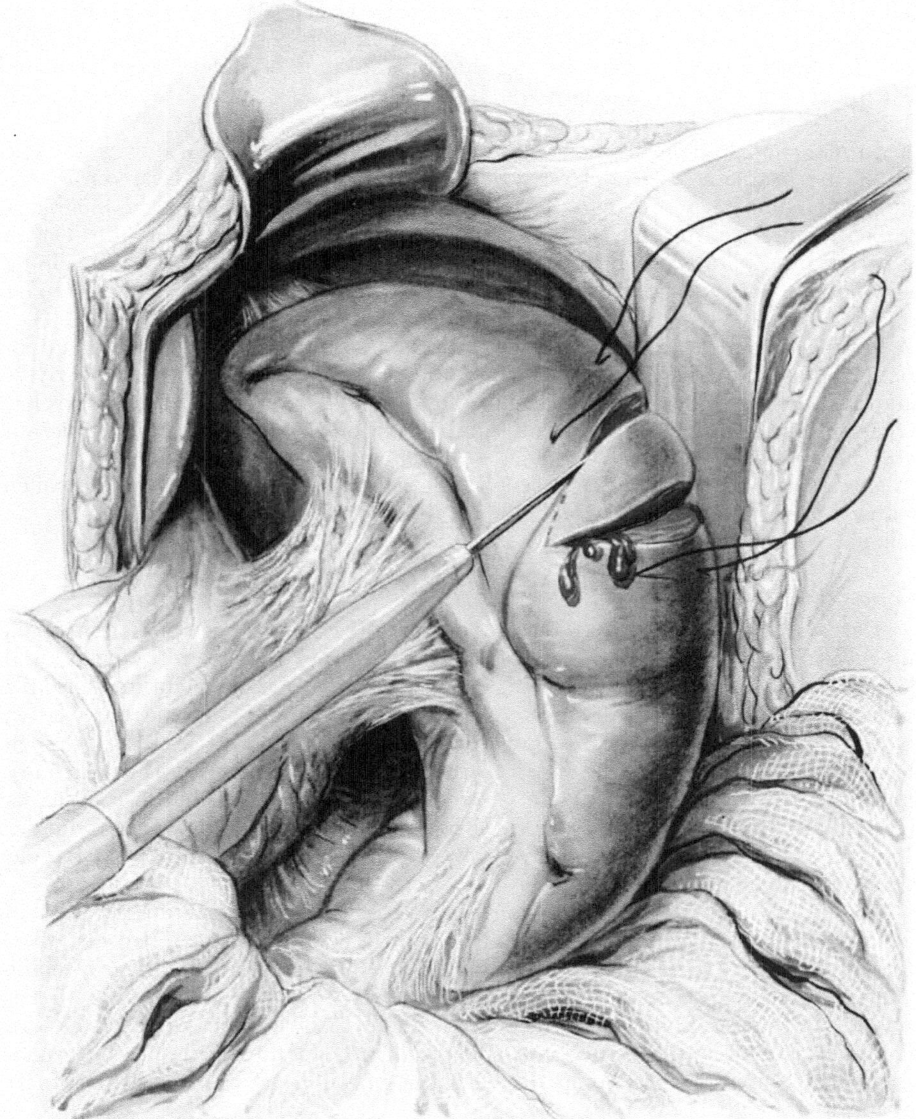

Abb. 394. Probeexzision aus der Milz. Dem Milzrande wird ein keilförmiges Gewebsstück mit dem Diathermiemesser entnommen. Vor Beginn der Ausschneidung wurde der beteiligte Milzabschnitt mit tiefgreifenden Nähten umstochen, die unmittelbar nach Beendigung der Ausschneidung geknüpft werden.

um die Resektionsstelle legen (Abb. 394) und unmittelbar nach dem Ausschneiden knüpfen. Die Kapsel wird stets durch feine Nähte besonders geschlossen.

Die histologische Schnelldiagnose gestattet es, bei offener Bauchhöhle das Ergebnis der Probeexzision abzuwarten, um sofort die notwendigen chirurgischen Folgerungen zu ziehen.

## d) Die Behandlung der Zysten und Abszesse der Milz.

Die Feststellung von Zysten, von Echinokokkusblasen oder von Abszessen gelingt in der Milz erst, wenn sie eine erhebliche Größe erlangt haben. Bei dem sich hieraus ergebenden Mißverhältnis zwischen der geringen Größe der Milz und der beträchtlichen Ausdehnung der Erkrankung kommen Resektionen fast niemals in Frage, sondern die Beseitigung des gesamten kranken Organes ist zunächst das Verfahren der Wahl.

In manchen Fällen machen aber starke Verwachsungen, die ungewöhnliche Größe der kranken Milz oder der schlechte Kräftezustand des Kranken diesen radikalen Eingriff unmöglich. Dann wird das zystische Gebilde in möglichst großem Umfange in die Bauchdeckenwunde eingenäht, wobei die Serosa visceralis der Zyste mit der Serosa parietalis der Bauchdecken in der Umgebung der Bauchwunde vereinigt wird. Die Eröffnung kann dann primär oder sekundär nach der Ausbildung von Verwachsungen erfolgen.

Ist die Wand der Zyste oder des Abszesses so dünn, daß die Nähte durchschneiden und die Flüssigkeit in die Bauchhöhle sickert, so wird die Zyste zuvor unter sorgfältiger Abdichtung der Bauchhöhle mit dem Saugtrokar entleert, breit eröffnet, ausgetupft und mit Vioformgaze ausgestopft; hierauf wird ihre Öffnung in die verkleinerte Bauchwunde eingenäht.

Zysten und Echinokokkenblasen lassen sich aus dem Milzgewebe bisweilen später stumpf lösen, Abszeßhöhlen pflegen durch Granulationsbildung zu heilen.

## e) Die Ausrottung der Milz.

Der Nachweis bösartiger Tumoren der Milz, von denen praktisch allein die Sarkome in Frage kommen, ist so schwierig und gelingt erst so spät, und die Wahrscheinlichkeit der Metastasierung ist bei dem Blutreichtum der Milz so groß, daß, falls überhaupt noch an eine radikale Beseitigung gedacht werden kann, allein die Totalexstirpation des Organes in Betracht kommt. Ähnlich liegen die Verhältnisse bei der äußerst seltenen alleinigen tuberkulösen Erkrankung des Organs. Wenn — der häufigste Fall! — bei Blutkrankheiten die Beseitigung der Milz in Frage kommt, so ist das Organ in der Regel beträchtlich vergrößert, bisweilen nimmt es fast den ganzen Bauchraum ein.

Die Gefahr bei der Exstirpation einer derartig veränderten Milz liegt in der Blutung, weniger aus den zumeist mächtig erweiterten Gefäßen des Milzstieles, als aus akzessorischen Venen der Milzkapsel. Derartige Gefäße entwickeln sich gern in Adhäsionen an der konvexen Seite der Milz — besonders am oberen Pole — mit Zwerchfell und Bauchwand, an der konkaven Seite mit Magen und Flexura coli sinistra. Ausgedehnte blutreiche Verwachsungen können die Entfernung des Organes wegen der Verblutungsgefahr geradezu unmöglich machen.

Überschreitet der Milztumor die Mittellinie, so kann man die Bauchhöhle durch einen medianen Längsschnitt eröffnen, auf den im Bedarfsfalle in Nabelhöhe ein linksseitiger Querschnitt aufgesetzt wird. Bei kleineren Tumoren wird grundsätzlich der linksseitige Rippenbogenschnitt (S. 31) oder der Wellenschnitt (S. 19) gemacht, der aber auch bei großen Milzgeschwülsten einen guten Zugang gewährt. Der Kranke wird in halbschräge rechte Seitenlage gebracht.

Nach Eröffnung der Bauchhöhle tastet der Operateur mit der rechten Hand die konvexe Milzoberfläche und den oberen Pol ab, um sich über die hier etwa vorhandenen Verwachsungen zu orientieren. Wird bei ausreichend starker rechter Seitenlage des Kranken der linke Rippenbogen mit einem Haken stark in die Höhe gezogen, so entfernt sich die Milz ihrer Schwere nach zumeist ein erhebliches Stück von der vorderen Bauchwand, und man kann in dem Spalt einen großen Teil der Milzkonvexität überblicken und

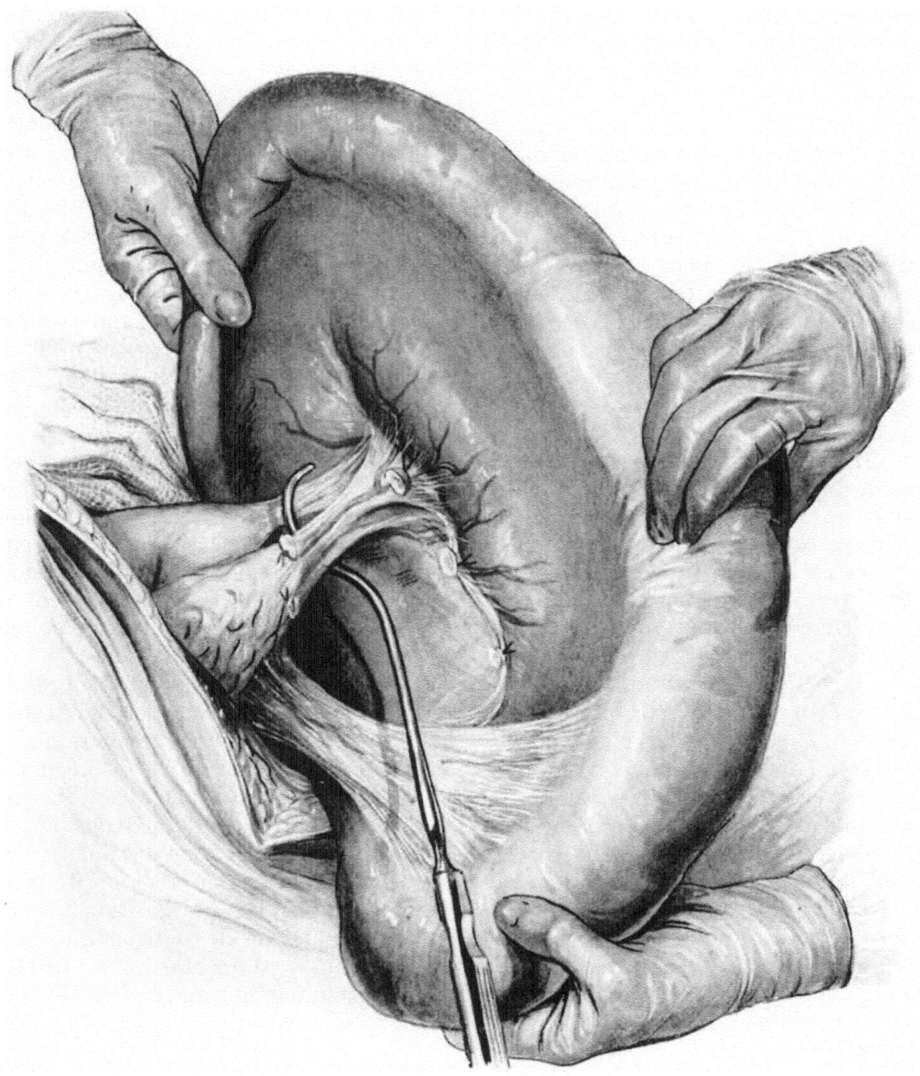

Abb. 395. **Ausrottung einer Riesenmilz.** Die bandartigen, gefäßhaltigen Verbindungen der über den linken Rippenbogen hervorgewälzten Milz werden mit der Hohlsonde in kleinen Abschnitten unterfahren, nach beiden Seiten abgebunden und durchtrennt.

die dort vorhandenen Peritonealduplikaturen und Adhäsionen ohne weiteres oder nach doppelter Unterbindung mit der Schere unter Leitung des Auges durchtrennen. Sind die Verwachsungen jedoch ausgedehnt, gefäßreich, schwer zu lösen, lassen sie sich nicht stielen, gelingt es nicht, an sie heranzukommen, ohne sie vorher zu zerreißen, so muß man unter Umständen auf die Entfernung des Organes verzichten. Das ist glücklicherweise nur sehr selten der Fall.

Ist die Ausrottung der Milz beschlossen, so wird möglichst bald ihr Stiel in Angriff genommen. Den Weg sperrende Adhäsionen werden mit der Hohlsonde unterfahren, doppelt unterbunden und durchgeschnitten. Auch der Hauptgefäßstiel kann zwischen sorgfältig angelegten Massenunterbindungen durchgetrennt werden. Man muß sich hierbei jedoch dicht an die Milz halten, da man sonst Gefahr läuft, Teile vom Pankreasschwanz, die Art. gastroepiploica sinistra oder selbst die Magenwand in eine Abbindung einzubeziehen. Das Einbinden von Teilen der Magenwand oder der Bauchspeicheldrüse kann zu Nekrosen führen, während die Unterbindung der genannten Magenrandarterie ohne Schaden vertragen wird. Erfahrungsgemäß gleiten die Unterbindungen vom Milzstiel äußerst leicht ab. Man wird daher die Massenunterbindungen am besten derartig anlegen, daß sie nicht am Ende des abgeschnittenen Stieles liegen, sondern noch durch das Gewebe des Stieles hindurch laufen. Zum mindesten aber ist jedes durchtrennte größere Gefäß noch einmal gesondert zu unterbinden.

Empfehlenswerter ist es, den Milzstiel nicht zwischen Massenligaturen zu durchtrennen, sondern die Arterie und die Vene einzeln freizulegen und getrennt abzubinden. Hierbei wird zuerst die Arterie und dann die Vene unterbunden, um die Milz vor der Entfernung möglichst blutarm zu machen. Tatsächlich kann man nach der Unterbindung der Arterie bei noch durchgängiger Vene oft ein starkes Schrumpfen des Organs beobachten.

Hierauf werden die anderweitigen Verbindungen mit der Nachbarschaft nach doppelter Unterbindung dicht an der Milz durchtrennt (Abb. 395). Unter starkem Auseinanderziehen der Bauchdecken und Emporhalten des linken Rippenbogens sucht man die flächenhaften Adhäsionen der konvexen Seite weiter zu stielen, um ihre Gefäße wenigstens auf der Körperseite abzubinden. Stärkere, bei flächenhafter Ausschälung auftretende Blutungen zwingen zu vorübergehender Tamponade. Das Lig. phrenicolienale ist fast stets lang genug, um vor der Durchschneidung doppelt unterbunden zu werden.

Nach der Entfernung der Milz wird das Wundbett noch einmal sorgfältig nach Blutungen abgesucht, deren Quellen unterbunden oder umstochen werden. Wenn irgend möglich, wird die Bauchhöhle primär geschlossen.

Wenn die vollständige Ausrottung der Milz infolge starker Verwachsungen auf diese Weise unmöglich ist, so kann man sich nach dem Vorschlage von Szendy auf folgende Weise helfen: Der Milzstiel wird möglichst nahe am Hilus unterbunden, jedoch nicht durchtrennt. Die Milz wird in einem beträchtlichen Teil ihrer Oberfläche in die Bauchwunde eingenäht, indem das Peritoneum viscerale mit dem Peritoneum parietale vereinigt wird. Die übrige Bauchwunde wird geschlossen. Nun wird die Milzkapsel im Bereiche des eingenähten Abschnittes gespalten, und die Pulpa wird mit einem großen stumpfen Löffel ausgeschält, wobei man sich vor einer Verletzung der nach dem Bauchraum gelegenen Milzkapsel hüten muß. Die große Wundhöhle der Milz wird tamponiert.

## f) Die Behandlung der Wandermilz.

Die Mangelhaftigkeit der aus wenigen zarten Peritonealduplikaturen bestehenden Befestigung der Milz bewirkt, daß sie sich gelegentlich unter Ausziehen ihres Bandapparates mehr oder weniger weit aus ihrer ursprünglichen Lage entfernt und in die abhängigen Teile des Bauchraumes begibt (Wandermilz). Ist dieser Zustand nur ein Einzelbestandteil einer allgemeinen Eingeweideptose, und bleibt er ohne stürmische Erscheinungen, so bedarf er keiner operativen Behandlung. Macht dagegen die übermäßige Beweglichkeit der Milz als Einzelerscheinung dauernd starke Beschwerden, oder führt sie durch Drehung des Gefäßstieles zu dem akuten Krankheitsbilde der Milztorsion, so ist operativ einzugreifen.

Auch hier steht die Therapie zunächst unter dem Zeichen der Erhaltung des Organes. Bei einer akuten Milzdrehung wird das Organ in die richtige Lage zurückgebracht, und man sieht zu, ob und wie weit es sich erholt. Wird die blaurote Milz, die bis zum Mehrfachen ihrer normalen Ausdehnung vergrößert sein kann, nach der Rückdrehung wieder braunrot und klein, so kann sie im Körper belassen werden.

Sowohl die im Anfall rückgedrehte wie die frei angegangene Wandermilz ist zuverlässig zu befestigen. Es geschieht das am besten in der Weise, daß das Peritoneum parietale auf der einen Seite der Bauchwunde flächenhaft so weit abgelöst wird, daß die auf diese Weise gebildete Tasche zur Aufnahme des Organs genügt. Die Milz wird in diese Tasche gesteckt, und die Öffnung der Tasche wird durch Nähte so weit verkleinert, daß die Milz nicht wieder herausschlüpfen kann, ihr Gefäßstiel jedoch keine Beeinträchtigung erleidet. Die Bauchwunde wird primär geschlossen.

Erholt sich die Milz nach der Rückdrehung nicht, oder läßt sich die Wandermilz in der geschilderten Weise nicht zuverlässig befestigen, so bleibt nur die Ausrottung des Organes übrig.

# Sachverzeichnis.

Druck der Universitätsdruckerei H. Stürtz, A. G., Würzburg.